U0218924

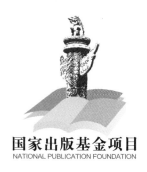

国家出版基金项目
NATIONAL PUBLICATION FOUNDATION

北京协和医学院研究生教育教学改革项目

中药质量控制与分析

主　编　杨美华

中国协和医科大学出版社

图书在版编目（CIP）数据

中药质量控制与分析／杨美华主编. —北京：中国协和医科大学出版社，2020.5
ISBN 978-7-5679-1325-7

Ⅰ. ①中…　Ⅱ. ①杨…　Ⅲ. ①中药材–产品质量–质量控制 ②中药材–产品质量–分析　Ⅳ. ①R282

中国版本图书馆 CIP 数据核字（2019）第 141289 号

中药质量控制与分析

主　　编：杨美华
责任编辑：杨小杰

出版发行：**中国协和医科大学出版社**
　　　　　（北京市东城区东单三条 9 号　邮编 100730　电话 010-65260431）
网　　址：www.pumcp.com
经　　销：新华书店总店北京发行所
印　　刷：中煤（北京）印务有限公司

开　　本：850×1168　　1/16
印　　张：29.75
字　　数：890 千字
版　　次：2020 年 5 月第 1 版
印　　次：2020 年 5 月第 1 次印刷
定　　价：168.00 元

ISBN 978-7-5679-1325-7

编 委 名 单

主　编　杨美华

副主编　骆骄阳　马国需　郭一飞

编　委（按姓氏笔画排序）

马小军　马国需　王　磊　孔丹丹　孔维军

邢小燕　朱乃亮　刘　昶　许旭东　牟　燕

杨美华　豆小文　吴海峰　何　柳　张　磊

张丽霞　陈海梅　罗　云　罗祖良　庞晓慧

赵祥升　俞　静　骆骄阳　郭一飞　戴子茹

　　杨美华 博士，研究员，博士生导师。中国医学科学院药用植物研究所（简称药植所）分析中心副主任兼海南分所副所长。中国医学科学院药用植物研究所学术委员会委员。研究领域为中药质量控制与分析，尤其是中药外源性污染物与安全性研究。

　　获得国务院政府特殊津贴。荣获 2009、2010、2012 年药植所突出贡献奖，2014 年度被评为药植所先进个人。主持或参与国家科技部重大新药创制专项、中医药行业科研专项、国家科技支撑计划、国家自然科学基金、北京市自然科学基金等课题 20 多项。曾赴美国、英国、芬兰、意大利等国做学术交流和访问。参编著作 4 部，在国内外杂志 *Natural Product Reports*、*Nanoscale*、*Trends in Analytical Chemistry*、*Sensors & Actuators B：Chemical*、*Journal of Chromatography A*、*Analytica Chimica Acta*、*Analyst*、《分析化学》《药学学报》等发表论文 300 多篇，其中 SCI 文章 120 多篇。研究成果"中药中真菌及真菌毒素污染分析及应用研究"荣获 2013 年北京市科学技术三等奖（排名第一）；"特色南药益智在大健康产业上的应用研究"荣获 2017 年海南省科学技术三等奖（排名第一）。负责协和硕、博士"中药质量控制与分析"课程。

序 一

屠呦呦先生发现青蒿素获 2015 年诺贝尔生理学或医学奖，充分说明中医药在人类与疾病的斗争中发挥重要的作用。保证中药材质量是中医药稳步发展的关键因素之一，现代分析技术和方法的应用使中药质量控制有了极大的提升。因此，为了研究生教学之需，也为了使广大从事中药质量控制与分析的学生和技术人员及时了解中药质量分析技术的新方法和新进展，亟待编写一本反映中药质量控制与分析领域最新研究成果、教学和科研相结合的参考书。

中国医学科学院药用植物研究所杨美华教授与我相识已久，杨教授及其团队长期致力于中药质量控制与分析方面的教学与研究，尤其在中药真菌毒素、农药残留及重金属残留等研究方面有相当高的造诣。为了与时俱进，杨教授及其团队通过多次研讨，以知识性、应用性、实践性为切入点，编写了《中药质量控制与分析》。我认为本书体现以下三个特点：

1. 内容比较全面、完整。不仅涉及中药化学分析原理和方法，还介绍化学计量学、数据库的简介及应用等顺应大数据分析的新知识和新方法，同时与有关分析实例相结合，便于读者理解、掌握。

2. 特色突出。着重介绍中药常见外源性污染物，如真菌毒素、农药残留、植物生长调节剂、二氧化硫残留等的分析控制技术，并首次将真菌毒素、农药和重金属的转移与脱除引入到该书中，具有一定的引领作用。

3. 侧重方法的新颖性和适用性。该书除注重新产品和新知识外，还侧重新技术和新方法的介绍，并将一些快速检测手段融入中药分析研究当中，有利于培养学生的创新思维和实践能力。

"工欲善其事，必先利其器"，相信《中药质量控制与分析》对于推动中药质量控制专业的教学发展和教材建设起到积极的作用；对于培养开拓性、创新性人才，推动中药现代化发展具有重要意义。

中国工程院院士　中国中医科学院院长

黄璐琦

2020 年 3 月

序 二

中药及中药材质量直接关系到人民的生命安全，也直接影响中医药事业的发展。随着中药产业的迅猛发展以及中药现代化和国际化进程的推进，中药的有效性、安全性和稳定性受到前所未有的关注，应该说中药的安全有效和质量可控是中药实际应用中最基本的要求。

随着科学技术的进步和科研水平的提高，中药质量的分析与控制方法不断发展完善。目前，我国研究者已对近千种中药的来源、化学成分、药理作用及应用等国内外资料进行了系统的归纳整理，为中药质量控制提供了科学依据。随着中药学、植物化学、分析化学、药物分析、药理学及药效学等相关学科间的相互渗透，中药分析与质量控制的研究从最初依靠简单的外观性状观察和显微鉴别，到具有专属性薄层定性鉴别和内在成分的定量检测方向发展，再到如今的高效液相色谱、气相色谱、质谱等方法及各种方法的联用，已使中药质量分析与控制方法有了质的飞跃。

中国医学科学院药用植物研究所杨美华研究员及其团队长期从事中药与天然药物有效成分分析与质量控制、有害残留物污染的研究，尤其对中药中真菌毒素、农药残留、重金属等的分析研究处于领先水平。此外，杨美华研究员长期从事中药质量控制与分析的教学工作，对本学科研究生教学有丰富经验，深知本学科教学的特点、难点和重点。为使中药分析及相关专业本科生、研究生和广大从事中药质量控制与分析相关人员及时了解到中药质量分析新技术、新方法、新突破，进一步建立、实施与完善中药质量分析、检测与控制技术体系，提高中药有效性、安全性和稳定性，杨美华研究员团队在大量参考国内外研究文献并结合自身前期教学和研究工作的基础上编写了《中药质量控制与分析》一书。

我认为《中药质量控制与分析》一书的出版恰逢其时，它是本领域教学和科研上很有用、很适用、很有特色的教材。书的内容比较丰富，充分吸收了国内外学者多年来在中药质量控制与分析方面的最新研究成果。对于中药分析专业本科生、研究生及相关专业技术人员具有很好的指导作用。

中科院大连化物所研究员　中国科学院院士

2020 年 3 月

前　言

中药材是中医药的重要组成部分，加强中药材管理、保障中药材质量安全，对于保障公众健康、促进中药材产业持续健康发展、推动中医药事业繁荣壮大具有重要意义。随着科学技术的发展，现代分析技术和分析方法得到广泛应用，对中药质量安全性、有效性和可控性的技术保障得到进一步的提升。为了与时俱进，使广大从事中药质量控制与分析相关的学生和技术人员及时了解到中药质量分析技术的新方法、新特点，解决学生、老师在学习实践过程中遇到的种种问题，有必要编写一本反映中药质量控制与分析最新研究成果的参考书目。

本书首先概述中药质量控制与分析的重要性、发展历程、特点、研究对象及中药分析的依据和基本程序及质量保障体系；然后通过实例参考，介绍植物药材中所含的各类成分类型及检测特点，矿物药中重金属与有害元素形态分析，并将化学计量学技术在中药质量控制与分析中的应用进行举例说明；随后重点介绍中药中典型外源性污染物的分析与控制，包括产毒真菌与真菌毒素、农药残留、植物生长调节剂、重金属与有害元素、二氧化硫的残留，并首次将真菌毒素、农药和重金属的转移与脱除引入该书目当中；接着对中药材及饮片质量变异的防控等内容进行介绍；最后详细归纳总结国内外中药质量控制与分析的相关数据库，并对其相关论文的撰写与发表以及常规实验、分析仪器的使用与操作进行介绍。

本书在编写过程中力求突出内容的全面性、经典性，体例格式的规范性、适用性，分析方法的新颖性和创新性。在保证全书普适性前提下，重点针对学生在学习实验过程中遇到的问题及自身教学科研实践过程中的经验总结，同时结合中药质量控制与分析的发展趋势，强化一些日益突出的质量控制问题，如植物生长调节剂、重金属价态、二氧化硫残留等，以求紧密联系实际、紧跟学科发展前沿，满足人民群众日益关注的中药质量控制与分析的需求。本书可以作为中药分析专业本科生、研究生或技术人员的系统提高学习课程教材，也可供相关专业研究生了解中药质量控制与分析的方法，从而启迪智慧，开拓创新意识，促进该行业健康持续的发展。

本书按编写内容顺序分工如下：第一章"绪论"（杨美华、赵祥升）；第二章"中药分析基本程序和内容及质量保障体系"（骆骄阳、王磊、郭一飞、牟燕、俞静、马小军）；第三章"植物类中药各类化学成分分析"（马国需、朱乃亮、吴海峰、许旭东）；第四章"矿物药中重金属与有害元素形态分析"（骆骄阳、杨美华）；第五章"化学计量学技术在中药质量控制与分析中的应用"（孔维军）；第六章"中药中典型外源性污染物分析与控制"（庞晓慧、何柳、杨美华、张磊、罗云、戴子茹、豆小文、王磊、罗祖良、马小军、张丽霞、孔丹丹、马国需、许旭东）；第七章"中药中典型外源性污染物转移与脱除"（郭一飞、豆小文、孔丹丹）；第八章"中药材及饮片质量变异的防控"（骆骄阳、张磊、杨美华）；第九章"中药质量控制与分析相关国内外数据库简介及使用"（陈海梅、刘昶）；第十章"科学论文的写作及相关软件的应用"（邢小燕、郭一飞、戴子茹）；第十一章"常规实验及分析仪器的使用与操作"（吴海峰、豆小文、骆骄阳）。

在本书的编写过程中，得到编者单位和领导的大力支持，感谢黄璐琦院士和张玉奎院士在百忙中欣然提笔为本书作序，并提出宝贵的建议，对编者予以鼓励。感谢北京协和医学院研究生教育教学改革项目的资助。由于本书涉及学科领域较多，加之作者水平有限，可能存在一些不妥之处，敬请广大师生及其他读者指正，以便不断修订完善。

编　者

2020 年 3 月

▶ 目 录 ◀

第 一 章

绪　　论

中药是中医药学的瑰宝，几千年来为人类健康、保健、繁衍做出巨大贡献，直到现在，仍然是我国医药体系的重要组成部分，也是大健康产业主要的载体之一。中药的真伪直接关系着临床药效的优劣与科学研究的发展。因此，如何对中药进行有效的质量控制和分析一直是中医药领域研究的关键和热点。中药质量控制方法的发展是推动中药发展的主要动力。随着中医药产业的发展，中药由野生采集到人工栽培，生产也已经从作坊式的小规模生产发展到药品生产质量管理规范（GMP）规模化的大生产。中药的现代化促进中药质量控制和中药标准的现代化进程。

国家"十二五"规划指出，要支持组分中药的发展，明确药效物质基础，促进质量标准提升。2016 年国务院颁布《关于促进医药产业健康发展的指导意见》，提出"完善质量标准体系，健全以《中国药典》为核心的国家药品标准体系"的要求，为今后完善中药、民族药等的生产技术规范和质量控制标准，提高标准的科学性、合理性及可操作性，强化标准的权威性和严肃性指明方向。因此，中药质量研究者要根据中药产业的发展，不断提升其质量标准，逐步实现中药的现代化和国际化。

安全、有效是中药的基本属性，数千年来中药一直处于不断的标准化、规范化的过程。新中国成立后中药的研究一直沿着中药质量控制的主线不断深化，历版药典标准的不断完善和提升就是这方面的集中体现。中药的质量控制方法由宏观到微观，由定性到定量，由单一到多元化，不断地发展进步。因此，总结前人经验，补充完善、提高中药质量控制与分析方法，提升中药标准是中药现代化、国际化的需要。

一、中药质量控制与分析的重要性

中药质量控制与分析是在中医理论的指导下，运用现代药物质量控制理论和方法，对中药材、中药饮片和中成药建立质量标准，并对其质量加以控制。中药质量是对中药有效性和安全性的反映和表征，是中医临床用药和中成药有效性控制的重要依据，是保证中药功效稳定的核心所在。

（一）中药质量控制是保证中药安全和功效稳定的核心

安全性是中药的关键属性之一。随着中药在大健康产业上的应用，中药安全性逐渐成为国内外关注的焦点和热点。一般而言，中药的安全性主要指中药本身的内源性毒性物质及外源性污染物（农药残留、真菌毒素、重金属和二氧化硫等）。对于中药安全性的研究，我国传统中医药学者都很重视。中药本身含有的内源性毒性成分是其引发药物不良反应的主要原因之一。中药使用不当是引发其不良反应的首要因素，如误服伪品，药材同名异物、同物异名等，药物使用剂量过大，炮制不当等。质量控制标准低也是诱发中药安全问题的主要因素。中药老品种，在地标省部颁标准中，有相当一部分没有达到目前的安全控制标准，在临床应用中是一个很大的安全隐患。导致中药不良反应的原因固然是多方面的，但根本原因是缺乏科学、客观、规范的中药安全性的评价方法，缺乏有毒中药安全质量控制标准。

外源性有害物质区别于中药本身所具有的特异性内源性有毒化学成分，是中药在种植、采收、加工和储藏等过程中可能从环境中吸附或蓄积，不当炮制、加工、储藏所造成的污染。外源性污染物主要包含农药残留、真菌毒素残留、重金属及有害元素、二氧化硫残留等。外源性污染物不仅降低中药的疗效，也给中药安全使用带来隐患。国内外对中药材中外源性污染物都制订了严格的限量标准。《中国药典》

（2015 年版，一部）高度重视中药的安全控制，防止滥用或过度使用硫磺熏蒸中药材或中药饮片，制订了中药材及中药饮片中二氧化硫的限量，对由于硫磺熏蒸造成性状改变的中药材品种进行了研究与修订；人参、西洋参增加 16 种有机氯农药残留限量要求；对易霉变的柏子仁、决明子、使君子、槟榔、麦芽等 19 味中药及其饮片增加黄曲霉毒素的限度检查要求[1]。

中药治病的优势之一在于复方用药，"君、臣、佐、使"的药物相互配伍协调，起到单味药无法实现的效果。中药成分复杂，类型多样，同一种中药经过不同的炮制处理，往往得到性味归经和功效不同的饮片，临床疗效也不相同。一味中药的化学成分就非常复杂，复方中药的化学成分就更加复杂，给中药质量控制带来很大困难[2]。中药及中成药的质量控制从单一成分到多成分控制，再到结合指纹图谱以及化学计量法最大限度地控制样本中的定性、定量信息。近年来，生物效价、谱效关联等方法开始应用于中药的质量控制，保证中药的质量和疗效的稳定。

总之，现代多元化的中药质量控制和分析方法不仅增强了中药质量和安全性方面的控制，且进一步提升了中药疗效的稳定性。

（二）中药质量控制与分析是中药产业全过程的质量保障

随着中药产业的飞速发展，中药产品的安全和质量稳定性成为影响中医药发展的关键因素。因此，在国家标准化体系建设的大环境下，中药产业全过程的质量控制得到广泛关注。《中华人民共和国中医药法》第 21 条中明确指出：制订中药种植养殖、采集、贮存和初加工的技术规范、标准，加强中药材生产流通全过程的质量监督管理，保障中药材质量安全。《中医药发展规划纲要（2016~2030 年）》提出：构建现代中药材流通体系，实施中药材质量保障工程，建立中药生产流通全国成果质量管理和质量追溯体系。《"健康中国 2030"规划纲要》提出：全面加强药品监管，形成全品种、全过程的监管链条。工业和信息化部"十三五"《医药工业发展规划指南》明确要求，企业需要贯彻执行质量源于设计理念，结合先进的质量管理方法和控制技术，建立贯穿产品生产整个生命周期的质量管理和全产业链质量追溯体系，以保证产品生产全过程质量控制。

中药从原料到产品，中间经过诸多程序，如原药材种植、加工、煎煮、干燥、制剂等，每一道工序都会对产品质量产生极大的影响，甚至同一原料经过相同的生产过程，最后的产品质量会千差万别。因此，从原料到产品的每一过程中每一环节都需要控制，确保中药产业全过程质量控制的一致性。

第一，中药材种植环节。我国中药材达 12 807 种，经营药材 1200 多种，常用药材 600 种。中药供应主要靠人工栽培。目前人工种植品种达 300 余种，全国药材种植面积超过 5000 万亩（1 亩≈666.67m²），其中符合规范化种植的基地达 100 万亩，为中药大健康产业的发展提供资源保障[3]。中药种植过程中种子种苗、引种及野生抚育、栽培管理、产地及生产布局等因素对中药的质量和安全都有较大的影响。"药材好，药才好"，中药质量控制和分析的加强必然促使中药产业认真对待中药原料的问题，从源头保障质量，成为中药现代化的基石。

第二，中药饮片生产制备过程根据"依法炮制"，饮片质量评价根据"生熟有度"。由原料种植到采收加工，中间不可忽略的便是炮制、切片等加工工艺。中药饮片炮制前后化学成分变化复杂，影响原料质量。因此中药质量控制和分析对建立中药饮片生产全过程的质量保障体系，并对炮制工艺技术和饮片质量评价技术进行传承和创新，确保重要临床疗效至关重要[4]。进而，在中药生产加工过程中，中间体的质量控制也不容忽视。

因此，秉承中药全过程质量控制的理念，根据中药材多成分，流通系统复杂及生产过程影响因素多等特点，中药质量控制和分析对中药质量控制标准建立、中药质量追溯体系及中药全过程质量管理和监管体系有重要意义。

（三）中药质量控制与分析是中药产业化和现代化的关键

中药的发展由中药始祖《神农本草经》到药物学集大成者《本草纲目》，由丸、散、膏、丹等传统剂型到现代各种剂型，均是在历史精华基础上经历时代演变发展而来，是不断继承、创新和发展的产物。因此，中药在世界医药学界拥有一席之地。中药要想在未来取得更大的进步，必须遵循自身发展规律，结合时代特点和实际需求，辩证扬弃、修正创新，促进其现代化、国际化发展。近年来，传统医学受到各国政府的普遍关注，同时天然药物市场的迅速扩大都为中药国际化提供广阔的国际空间，中药国际化面临着大好的发展机遇。

国际医药市场执行"安全有效，质量可控"的标准。中医药的基础研究还有许多含混不清的问题，在标准化、规范化等方面均未能充分利用当今科学技术的新成果，与国际先进技术水平存在较大差距，严重影响中药国际化。我国现有的中药标准缺乏使发达国家认同的说服力。由于中药组分复杂，有效成分难以确定，难以制订出有效的质量标准[2]。此外，中药在国外多以食品或保健补充剂得到认可，安全性按食品标准执行，外源性有害物的超标成为中药走向国际的技术壁垒之一。缺乏客观反映中药质量的标准成为中药现代化、国际化的绊脚石。中药要实现现代化、国际化，首先要标准化，中药质量控制是中药现代化和国际化的关键[5]。

二、中药质量控制与分析的发展历程

中药质量控制的发展推动了中药的发展。从"神农尝百草，一日而遇七十毒"用"尝"的方法，发展到利用药材形态、性状、气味及一些简单的理化反应现象，来判断药材真伪优劣，再到利用现代大量科学技术手段如植物学、植物化学、分析化学及药理学等相关科学的研究，中药质量控制方法有了很大的飞跃。

中药质量控制的每一次进步都推动中药的进步。从我国最早的中药标准《神农本草经》，到唐代我国历史上首部国家颁布的药材标准《新修本草》，再到《本草纲目》对中药标准进一步深化，以及迄今为止发行10个版本的药典，是我国中药标准进步的集中体现[2,6]。纵观我国中药质量发展历程，大致可以分为三个阶段。

（一）以性状鉴定为主的古代中药质量控制

性状鉴定通过观察中药视之可见、嗅之可闻、尝之可得、触之可及的客观特征，包括形状、大小、颜色、气味、质地、表面和断面特征来判断中药的真伪优劣。这些鉴定方法是几千年劳动人民和中医药从业者鉴别中药的宝贵经验总结，是中医药得以继承的体现。感官评价方法主要通过口传心记和药工的经验沿用，以眼看、鼻闻、口尝、手摸等直观方法或水试、火试等简易的实验，对中药品种和品质进行鉴别[7]。这种鉴别带有强烈的个人经验主义，还不能形成统一的鉴别和质量控制系统。

（二）从显微鉴别到理化鉴别的近代中药质量控制

20世纪20~50年代，中药的显微鉴别是中药质量控制的一次革命性进步。显微鉴别可以观察药材的显微结构、特征性组织等，至今仍然采用。《中国药典》（1977年版，一部）附录首次收载"中草药及成方显微鉴别方法"，值得一提的是首次将显微鉴别作为成方制剂的一种常规鉴别方法，打破以往所谓"丸散膏丹，神仙难辨"之说，同时能有效控制投料的真实性。随着科学进步，中药的理化鉴别开始出现，通过中药中某些成分的理化性质及理化反应，直接鉴别中药。理化鉴别的色谱分析法对中药的鉴别起到了重要作用。薄层色谱法（thin layer chromatography，TLC）首载于《中国药典》（1977年版），鉴别中药材及成方制剂仅9个品种，其中锁阳鉴别为纸层析，三七等8个品种为薄层层析。《中国药典》（1985年版）中，薄层鉴别首次广泛应用于中药材及成方制剂的鉴别。《中国药典》（1990年版）是中药薄层鉴别的一个转折点，增加了对照药材，很大程度上解决了没有化学对照品无法鉴别的困难，这也是薄层指纹图谱的雏形，进一步解决了不同品种药材含相同化学成分的鉴别问题。该理念优于国外药典，促使中药质量控制水平进一步提高[8,9]。

（三）以化学成分为中心的现代中药质量控制

随着分析方法的不断发展，现行的中药质量控制以活性成分或主要化学成分为标志物的定性、定量分析指标。主要分析方法包括高效液相色谱法（high performance liquid chromatography，HPLC）、气相色谱法（gas chromatography，GC）、毛细管电泳法、荧光光谱法、原子吸收光谱法（atomic absorption spectrometry，AAS）、DNA分子标记技术等，同时，化学计量学和计算机辅助分析也不断得到应用。现代中药质量控制特点是定量方法的大量采用，从单一成分的检测发展到多个成分的检测，一测多评，指纹图谱或特征图谱的建立，更加全面地应用到中药质量控制中。

中药指纹图谱和特征图谱本质上是《中国药典》色谱技术在应用上延伸。中药指纹图谱和特征图谱是指中药或制剂适当处理后，采用一定分析方法来检测能标识所含各组分群体特性共有峰的图谱。由于两种图谱包括已知成分、未知成分，能显示两者的相对含量，对保证中药产品品质的一致性和稳定性有促进作用。《中国药典》（2010年版，一部），有选择地在中药注射剂、中药提取物和少部分中成药质量标准中采用HPLC色谱指纹图谱和特征图谱技术控制产品质量，到《中国药典》（2015年版）中的应用比例有所上升，指纹图谱增加至22个，特征图谱增加至35个，避免了其他鉴别方法的单一性、局限性。一测多评技术指用一个对照品对多个成分进行定量。《中国药典》（2010年版）首次将该技术应用到黄连（味连）的含量测定中，在《中国药典》（2015年版）中新增品种有丹参、生姜、银杏叶提取物及银杏叶系列制剂[1]。该技术既体现有效成分多指标成分质量控制要求，又节省了成本，节约了对照品的消耗。此外，液相色谱-质谱联用技术（liquid chromatography-mass spectrometry，LC-MS）、DNA分子鉴定技术、薄层-生物自显影方法等技术也在《中国药典》（2010年版）开始应用于中药材及饮片的鉴别[7]。

随着中药质量控制的发展，生物评价方法开始应用于中药的质量控制中。生物评价是将药物作用于生物体或离体器官与组织上，检测药物对其的特定生物效应，从而评判作用药物的生物活性（包括药效作用与毒性作用），控制和评价药物的品质。《中国药典》（2010年版）中水蛭和洋地黄叶均采用了生物评价方法判别其品质和毒性[7]。

我国中药质量控制与分析取得长足的进步，现行的化学标志物为核心的质量标准体系已达到一定的水平。如何让其再上一个新台阶，科研工作者从评价模式和技术手段上提出多种创新思路，为中药质量控制与分析的进一步提高献计献策，如谱效整合指纹图谱技术、等效成分群体系、效应当量模式、质量标志物（Q-marker）概念等。

三、中药质量控制与分析的特点

中药质量控制与分析的基本目标是建立评价及控制其安全性、有效性和稳定性的技术体系。中药质量控制与分析有以下特点。

（一）疗效与安全性并重是中药应用的基本要求

在中药质量控制与分析中，安全性问题应放在首位。近年出现的多起关于中药安全的负面报道，使中药安全问题成为社会关注的焦点。中药危害性主要是由中药本身的内源性毒性物质及外源性有害物质引起。凡是药物就有毒副作用，中药也不例外。中药较西药相比，其来源于天然药物，相对安全和低毒。因此，中药安全无毒是指在规定的品种、用法、剂量、配伍、剂型等范围内而言。中国古代医学家根据在临床验证后中药偏性的程度，将中药分为"上、中、下"三品，这是对中药临床滥用的一种警示，也是我们现今乃至将来进行中药质量控制与分析时极为重要的考虑因素。所以，我们应加强中药毒副作用方面的研究，特别要注意阐明中药的毒性成分及有毒剂量，然后制订限量标准规范使用。此外，中药中外源性有害物质的污染同样带来不可估量的安全问题。特别是中药材种植和加工过程尚缺乏生产规范，农药与化肥滥用，加工过程中过量硫熏、超剂量辐射，不科学的贮藏条件及贮藏期等，均可导致农药、重金属、二氧化硫、真菌毒素等污染物残留严重超标。因此中药质量控制及分析也要充分考虑到各种因素，并制订相关限量标准有效控制危害，保证安全。不仅有效地提升中药临床使用的安全性，而且能够整体提升中药材的质量，促进我国中药产业健康发展。

（二）中药质量控制和分析要符合中医药的特点

1. 坚持药效组分原则，突出有效性。现行的中药质量控制鉴别手段如理化鉴别与薄层鉴别等方法，多是在借鉴化学药品的鉴定模式和手段的基础上发展而来，这种中药西化的方法已经在实践中暴露出不少问题。最典型的问题是检测控制的成分不是药物的有效成分，与实际疗效成分没有直接关系。尽管质量标准要求的成分达标，但不能有效控制中药的真伪和药效。如冬虫夏草以腺苷为检测成分，既不是专属成分也不是有效成分，这样的检测对质量控制没有任何意义。因此，中药质量控制与分析的成分要与功效相关。

2. 坚持专属性原则，突出可控性。注重质量控制的专属性、有效性，由测定的指标成分逐渐向测定活性成分转变，由单一成分定性、定量向有效成分、多指标成分质量控制转变。建立与质量直接相关、能体现中药活性的专属性检测方法。如采用液相-质谱串联技术，建立专属的肽类二级质谱特征图谱鉴别方法，可有效区分阿胶、黄明胶等不同胶类药材。

3. 坚持整体性原则，突出全面性。中药的特点是整体性、多靶点、多途径，如果仅控制一个或几个单一起效的化学物质，必然导致质量控制的"失真"，故需要建立反映中药整体质量的控制方法和手段。在目前技术条件下，色谱指纹图谱和特征图谱技术能够基本反映中药内在质量的整体变化情况，符合中药的整体、宏观的特点。如果指纹图谱和特征图谱能和中药的功效有机地结合起来，在中药的质量控制上将有较好的应用前景。

4. 坚持协调统一原则，突出一致性。对于中成药同系列品种，我们按照同一个要求进行研究和提高，力争做到系列品种标准基本一致或大体一致，突出自药材、饮片到中成药控制的系统性、均衡性的全过程质量控制[10,11]。

（三）应用特色技术，提升中药质量控制的水平

随着分析技术的不断发展，为了更好地诠释中药本质，保证其质量、安全有效，新的技术方法如生物指纹图谱、代谢指纹图谱也在不断尝试；此外，联用技术（LC-MS、GC-MS、LC-NMR）与化学计量学的结合，以及化学和生物学的结合，使中药的质量控制与分析沿着综合、全面的方向不断发展和前进。

四、中药质量控制与分析的研究内容和任务

中药是一个复杂的体系，多组分/成分经多靶点、多途径发挥防病治病的功效，具有整体性和系统性的特点。中药质量的优劣不仅影响药效的发挥，还直接关系使用者的健康甚至生命安全。因此，无论是中药材、中药饮片还是制剂，若要成为临床相关的药用产品，必须达到安全、有效和稳定等一系列标准。一直以来，中药质量控制都是中药现代化、国际化关键问题之一，中药质量控制与分析研究对象和任务有以下几个方面。

（一）建立符合中医药特点的中药质量控制评价模式

现行的中药质量标准很大程度上是参照西药质量标准的模式建立的，对中药来讲没有从整体把握药物。中药必须作为一个整体加以评价，标准与中医临床脱节，难以反映其有效性[12]。因此，建立符合中

医药理论，从整体上反映中药安全、有效、质量均一等特征是中药质量控制和分析的主要任务之一。

（二）研究中药生产过程质量控制与分析方法，促进中药产品的均一和稳定

中药成分复杂，中成药等产品多数以复方为主，成分更加复杂，对每种活性成分进行控制的可能性不大，且操作性不强。采用恰当的方法保证批次间产品质量的一致性和稳定性是保证临床疗效安全、稳定的有效途径。中药产品质量与生产过程中的每一环节密切相关[13]。因此，建立从药材到产品全产业链的质量控制方法是保证药品质量均一、稳定的有效途径。

（三）建立基于药效物质和作用机制的质量控制与分析标准

中药药效物质的阐明是解释中药作用奥秘的关键，是中药质量控制的核心与基础。由于中药作用的特点，成分间的相互作用难以预测，中药药效物质的阐明一直进展缓慢。目前中药药效物质基础的研究存在以下问题：药效物质没有与相应的疾病结合起来，药效物质基础的辨识和筛选技术与中医药的整体观、多靶点整体作用特点不吻合，没有重视药效成分在体内的动态变化工作[14]。因此，中药质量控制与分析在未来的研究要寻找合适的方法，阐明药效物质，解释中药作用机制，建立基于药效物质和作用机制的质量控制标准。

（四）研究中药质量变化规律，促进中药资源的高效利用和可持续发展

中药材是中医药事业发展的物质基础。随着人类疾病谱的改变和健康意识的增加，中药大健康产业迎来发展的大好机遇。2015年我国颁布了《中药材保护和发展规划（2015~2020年)》，对当前和今后一个时期我国中药资源的保护、中药产业的发展指出新的方向。中药质量和分析的科研工作者紧紧围绕着这一规划开展以下研究内容[10]：研究中药药效物质在植（动）物生长过程中的动态变化、分布规律、影响因素，为中药材的采收、生产和合理利用奠定基础；配合中药资源深入开发新途径研究，推进资源持续、高效利用，促进中药产业化进程。

（五）研究中药内源性毒性成分和外源性污染物的积累、转移及分布规律，提高中药的安全性

伴随中药现代化和国际化进程，中药安全性成为国内外关注的敏感话题。中药安全是中药的基本要求，也是中药现代化走向世界和发展的必备条件。对于中药内源性毒性物质利用现代仪器分析手段和方法加强本草考证、炮制等质量控制标准的建立，并在中医药理论的指导下，确定其使用剂量、剂型等参数，确保中药的安全。对于外源性污染物，提升检测水平，制订和提高限量标准，还要在限量标准的指导下，加强中药栽培、采收加工、贮藏等的规范化，减少污染途径，保障公众的用药安全，推动中药产业化和国际化发展。

小 结

本章对中药质量控制的重要性、发展历程、特点、研究任务和对象进行了概述。中药是我国传统医学的宝贵遗产，是我国千百年来对抗疾病经验总结的精华。随着中医药在世界范围内的广泛传播和健康理念的逐步形成，中药具有的医疗价值和潜在的开发价值逐渐得到国际社会的广泛关注。中药的发展离不开中药的质量控制，中药质量是中药有效性、安全性的反映，是中医临床用药和中成药有效性控制的基础。中药质量控制的发展要以中药自身的特点为核心，建立科学、客观的评价体系和模式，保证质量控制结果的准确性和可靠性，进而实现中药真实、安全、有效、可控、稳定的目的。

思考题

1. 中药质量控制对中药品质的意义。

2. 中药质量控制对中药大健康产业的意义。

3. 中药质量控制的发展趋势。

（杨美华　赵祥升）

参 考 文 献

[1] 石上梅. 逐步完善中药质量标准体系和质量控制模式：解读 2015 年版《中药药典》（一部）[J]. 中国药学杂志，2015，50（20）：1752-1753.

[2] 高文远. 现代中药质量控制及技术[M]. 北京：科学出版社，2010.

[3] 张伯礼，张俊华，陈士林，等. 中药大健康产业发展机遇与战略思考[J]. 中国工程科学，2017，19（2）：16-20.

[4] 史新元，张燕玲，王耘，等. 中药生产过程中质量控制的思考[J]. 世界科学技术-中医药现代化，2008，10（5）：121-125.

[5] 张伯礼，张俊华. 中医药现代化研究 20 年回顾与展望[J]. 中国中药杂志，2015，40（17）：3331-3334.

[6] 张铁军，刘昌孝. 中药大品种质量标准提升研究[M]. 北京：科学出版社，2016.

[7] 熊吟. 中药品质整合评价方法研创：以黄连为例[D]. 北京：北京中医药大学，2015.

[8] 李敏，周娟. 中药材质量与控制[M]. 北京：中国医药科技出版社，2005.

[9] 周福荣，王宝琹. 回顾《中国药典》中药标准发展提高与完善的历程[J]. 中国药品标准，2016，17（1）：9-14.

[10] 刘丽芳. 中药分析学[M]. 北京：中国医药科技出版社，2015.

[11] 张玉萍. 中药质量检测技术[M]. 北京：中国中医药出版社，2017.

[12] 袁久荣，袁浩. 中药质量控制与方法学研究[J]. 中国药学杂志，2001，36（8）：566-569.

[13] 张娜，徐冰，陈衍斌，等. 中药质量源于设计方法和应用：全过程质量控制[J]. 世界中医药，2018，13（3）：556-560.

[14] 齐炼文，周建良，郝海平，等. 基于中医药特点的中药体内外药效物质组生物/化学集成表征新方法[J]. 中国药科大学学报，2010，41（3）：195-202.

第 二 章

中药分析基本程序和内容及质量保障体系

中药分析的基本程序应依据分析的目的和要求，参照中国药典和相关标准，包括强制性标准（如部分国家标准）以及推荐性标准（国际标准、部分国家标准、部分行业标准、团体标准、地方标准、企业标准）进行；在无标准参考时，可借鉴已开发的相关分析方法，或根据相关指导原则并结合中药中化学成分的性质进行自主研发，且需要进行方法学验证。

中药的基原、产地、生长年限等不同，均可影响中药的品质。另外，部分中药存在同名异物、同物异名、同物异质的情况，加之中药商品在市场流通中可能存在掺杂、混伪等不规范环节，这给中药的使用带来了很多问题。因而在药材使用前首先需要对药材进行鉴别，再对药材所含化学成分、常规杂质以及有毒、有害物质进行检查，保证中药的有效性和安全性。分析检测合格的药材经加工炮制成合格饮片后按处方工艺制成相应的制剂，且必须符合《中国药典》（2015 年版，四部）中关于中药制剂通则的要求。本章围绕中药分析的基本内容，包括取样和前处理、鉴别、检查及制剂通则以及中药分析检测质量的保障体系要求进行介绍，含量测定部分将在本书第三章详细介绍。

第一节　中药取样及样品前处理

中药的化学成分复杂，待测成分含量差异较大，因此需要对中药进行取样以及样品前处理，减少样品的不均一性以及其他物质或杂质等带来的影响，根据中药所含化学成分特有的性质，选取适当前处理方法，制成较纯净的、符合分析方法要求的供试品形式，才能针对性地对中药待测成分进行进一步分析。样品前处理的主要原则是最大限度地保留待测组分，尽可能去除干扰成分，以提高分析结果的准确度[1-3]。

一、中药取样

中药材分析前，首先要进行样品登记，样品登记完毕后就是取样，取样应注意样品的代表性及均一性，取样是否具有代表性将直接影响检验结果。因此，如何取好样，要使所取样品真正具有代表性，就必须在取样时严格遵循取样原则，做到客观公正，不受任何事实以外因素的影响[4]。

取样前，应核对品名、产地、规格等级及包件式样，检查包装的完整性、清洁程度以及有无水迹、霉变或其他物质污染等情况，详细记录。凡有异常情况的包件，应单独分析并拍照，可参照《中国药典》（2015 年版，四部）药材和饮片取样法有关规定[5]。用以国际贸易的中药商品，可参照世界卫生组织（WHO）关于草药质量控制的分析取样法[6]。

（一）参照《中国药典》（2015 年版，四部）药材和饮片取样法

1. 从同批药材和饮片包件中抽取供分析用样品的原则　总包件数不足 5 件的，逐件取样；5～99 件，随机抽 5 件取样；100～1000 件，按 5%比例取样；超过 1000 件的，超过部分按 1%比例取样；贵重药材和饮片，不论包件多少均逐件取样。

2. 每一包件至少在 2～3 个不同部位各取样品 1 份；包件大的应从 10cm 以下的深处在不同部位分别

抽取；对破碎的、粉末状的或大小在1cm以下的药材和饮片，可用采样器（探子）抽取样品；对包件较大或个体较大的药材，可根据实际情况抽取有代表性的样品。

每一包件的取样量：一般药材和饮片抽取100~500g；粉末状药材和饮片抽取25~50g；贵重药材和饮片抽取5~10g。

3. 将抽取的样品混匀，即为抽取样品总量。若抽取样品总量超过分析用量数倍时，可按四分法再取样，即将所有样品摊成正方形，依对角线划"X"，使分为四等份，取用对角两份；再如上操作，反复数次，直至最后剩余量能满足供分析用3倍样品量。

4. 一般情况下，所取样品不得重新放回到原容器中，中药材和中药饮片用四分法再取样后，剩下的样品可用干净的密闭容器盛装，做好标识并放在明显位置[7]。

5. 样品容器一般应密封，最好有防止随意开启的装置，在转移过程和储存时能防止污染，不影响样品的质量。实验室应有样品室或样品柜，样品的贮存条件应与相应取样材料的贮存条件（温度、湿度、防光照等）一致。

已取样的外包装上应贴上取样标识，标明取样量、取样人和取样日期。并且样品容器应当贴有标签，注明样品名称、批号、取样日期、取自哪一包装容器、取样人等信息[7]。

（二）参照 WHO 关于草药质量控制的分析取样法[6]

由于草药材料的特殊性，且缺乏同质性，因此在取样方面需要特殊的处理程序。在从一批材料中选择和制备平均样品时，应遵循以下程序。

1. 散装材料取样　检查每个容器或包装单元是否符合药典专论或有关包装和标签的其他要求。检查包装的状况，并注意可能影响内容物质量或稳定性的任何缺陷（物理损坏、湿气等）。

如果初始检查表明批次是均匀的，按如下方式取样。当一个批次由5个容器或包装单元组成时，从每个容器或包装单元中取样。从一批6~50个单位中取出5个样本。在批次超过50个单位的情况下，取10%的单位，将单位数量保留到10的倍数。例如，一批51个单位将被抽样为60个，即从6个单元中取样。

打开后，检查内容包括：①感官特征（颜色、质地和气味）；②材料的展示（原料、切割、压碎、压缩）；③混合物，异物（沙子、玻璃颗粒、污垢），霉菌或腐烂迹象的存在；④昆虫的存在；⑤包装材料为退化的容器。

从所选的每个容器或包装中取出3份原始样品，注意避免碎裂。样品应从容器的顶部、中部和底部取出。在包装的情况下，3份样品应该用手取，第1个从顶部开始不小于10cm，第2个和第3个从中间和底部切割到包装的侧面。应使用谷物探针取出种子样品。从上层采样；然后应移除大约一半的内容物并取出第2份样品。最后，在进一步去除材料后，应从底部取出另一个样品。样品应尽可能均匀。然后将3份样品合并成一份，混合应仔细。

通过四分法获得平均样品。将合并的样品充分混合成均匀和方形的堆，并将其对角分成4个相等的部分。取两个对角相对的部分并小心地混合。根据需要重复该过程，直至获得所需的量，在±10%以内（花类样品为100~200g，对于某些根类样品则为10kg）。任何剩余的材料都应退回批次。

使用相同的四分法程序，将平均样品分成4个最终样品，注意每个部分代表散装材料。测试最终样品的以下特征：①碎裂程度（筛分试验）；②杂质残留量；③水分和灰分；④可能的情况下，活性成分的含量。

应保留每个最终样品的一部分作为参考材料，如有必要，也可用于重新测试。

2. 零售包装中的材料取样　从每个选择用于取样的批发容器（盒子、纸盒等）中，随机取两个消费包装。从小批量（1~5盒）取样，需要10个消费包装。通过混合所选消费包装的内容物来制备合并的样品，并参照散装材料取样中所述操作，以获得最终样品。

二、样品前处理

中药样品前处理方法的选择直接决定中药分析结果的可靠性，大致可分为以下几个过程：样品的粉碎、提取、纯化与富集。

（一）粉碎

对于固体样品，如中药材、饮片等，应视情况进行粉碎，并通过规定筛目。粉碎的主要目的是：①保证测定所取样品的均匀性和代表性，提高测定结果的准确度；②增大固体中药的比表面积，增大中药与提取溶剂的接触面积，使样品中的被测成分能更快、更充分提取出来。但样品粉碎不宜过细，以免在提取时粘结聚集、难于过滤；同时要防止粉尘飞散或样品中挥发性成分的损失。无法通过筛孔的样品粉末需要反复粉碎，以使其全部通过筛孔。对于中药固体制剂，如片剂、胶囊剂、丸剂等，需先去除包衣或囊壳，再对其内容物进行研碎。

近年来，研究表明，中药的有效成分的体外溶出量与粉末的粒径直接相关，当粉末粒径小于 $20\mu m$ 时，有效成分溶出量趋于稳定[8]。另外，对于花类、叶类、茎枝柔软的全草类等，粉碎较为容易，而对于较为坚硬的根茎类、藤木类等，粉碎较困难，过筛时有一部分不能通过筛网，而通过筛网的粉末比例不同，含量测定结果也会相应变化，因此在相关标准中进一步明确粉碎方法和通过筛网比例对中药样品粉碎的规范性及可操作性将起到积极的作用[9]。

（二）中药提取方法

1. 常用提取法

（1）煎煮法：煎煮法是最早使用的一种简单的浸出方法，并且仍然是至今为止最常用的浸出方法，通常情况下煎煮液选用水。此方法适用于有效成分可溶于水的药材。根据其煎煮时是否需要加压，可以将其分为加压煎煮法和常压煎煮法。加压煎煮法适用于药效成分在高温下不易被破坏或常温下不易被煎透的药材；常压煎煮法则适用于一般药材的煎煮[10]。

此方法的优点是操作简单，提取时间短，生产效率高。但因此法浸提成分广泛，往往含有较多的杂质，给精制带来困难，并且煎出液极易霉变。

（2）浸渍法：浸渍法是先将药材粗粉加入到容器中，然后选择适宜的溶剂加入到容器中对药材进行浸渍，一段时间后溶出有效成分[10]的方法。

此法适用于易被破坏的、黏性的、无组织结构、新鲜并且易膨胀以及有效成分遇热易被破坏或挥发的价格低廉的药材。不适宜于具有毒性、贵重的药材。此法最大的缺点就是操作时间长并且不易浸出全部有效成分，导致有效成分损失，因此往往需要多次浸渍。

（3）渗漉法：渗漉法是将适度粉碎的药材置于渗漉筒中，由上不断滴加溶剂，溶剂渗过药材层向下流动过程中提取有效成分的方法。

此方法属于动态浸出方法，溶剂利用率高，提取率与浸渍法相比也大大提高。但其操作相对复杂，溶剂消耗量大，耗时较长。该方法适用于毒性药材、贵重药材以及有效成分含量低的药材。但对于新鲜的、易膨胀的药材不适用。

（4）升华法：升华法是固体物质受热直接气化，遇到冷空气后凝聚成固体物质的方法。此法可以将药材中具有挥发特性的有效成分提取出来。

该方法简单易行，但是易出现炭化现象，并且在此过程中会伴随分解现象。

（5）沉淀法：沉淀法是在提取液中加入某些试剂使其产生沉淀，以获得其有效成分或除去杂质的方法。最常用的是铅盐沉淀法[10]。

（6）压榨法：某些中药中有效成分含量较高且存在于植物的汁液中，可将其直接进行压榨，压出汁液再进行提取。本方法大多用于提取精油。该方法无需提取溶剂，排除了溶剂残留的可能性，但该方法只适用于油脂含量高的药材[11]。

（7）回流提取法：回流提取法是利用易挥发性的有机溶剂作为试剂，在回流装置进行加热提取，连续回流提取法则是采用少量溶剂，通过连续回流直到有效成分提取完全为止。

由于回流提取时需要加热，因此不适用于含加热易被破坏成分的药材[10]。

（8）水蒸气蒸馏法：水蒸气蒸馏法适用于难溶或不溶于水，与水不发生反应并且能随水蒸气蒸馏并不被破坏的中药成分的提取。而且这些成分的沸点较高，此方法大多用于精油的提取[11]。

（9）超声波提取法：超声波提取法是利用超声波的空化作用、机械作用、热效应等以增加物质分子运动频率和速度，加强细胞内容物的穿透力和传输能力，从而提高中药成分的浸出率的方法[12]。对于中药中的生物碱[13]、苷类[14]、黄酮类[15]等化合物具有很高的提取效率。该方法的优点是速度快，效率高，温度低。缺点是超声时间越长，杂质成分浸出的越多，杂质也就越多[16]。

2. 提取新方法

（1）超临界流体萃取法（supercritical fluid extraction，SFE）：超临界流体萃取是一种利用超临界流体（super cutical fluid，SCF，常用 CO_2）代替常规有机溶剂进行提取的方法[17]。该方法具有有效成分不易被破坏，萃取能力强，提取率高，无有机溶剂残留的优点。但其对生产设备的工艺要求较高。

（2）微波辅助提取法[18]：微波辅助提取法是利用不同结构的物质在吸收微波能力的差异，使基体中的某些区域或萃取体系中某些组分被选择性加热，从而使被萃取物质从基体或体系中分离[19]。此方法选择性高、重现性好、节能、污染性小，而且对于易挥发性成分提取率高。但是使用该方法时应注意防止微波的泄漏。

（3）半仿生提取法：半仿生提取法是将整体药物研究法与分子药物研究法相结合，从生物药剂学的角度，模拟口服给药及药物经胃肠道转运的原理，为经消化道给药中药制剂设计的一种新的提取工艺[20]。半仿生提取技术属于热提取技术，对热敏性物质会有一定的影响，而且调节 pH 会引入或者生成其他物质[21]。

（4）酶解提取法：酶解提取法就是通过选用一些适当的酶作用于植物细胞，破坏其纤维结构和细胞结构，使有效成分流出的方法。该方法优点在于缩短了提取时间，提高了有效成分的提取率，但其缺点在于酶的残留问题。

（5）连续逆流提取法：连续逆流提取法是通过多个提取单元间物料、溶剂的合理梯度安排以及相应的流程配置结合物料的粒度、提取单元组数、摄取温度和提取溶剂量，循环组合，对物料进行提取的方法。使用该方法可大幅度提升提取率，减少溶剂和热能的损耗[10]。

（6）液泛提取法：液泛提取法的原理是利用加热溶剂时所产生的蒸气，增加液相的湍动程度，提高溶质的扩散速率；同时，不断加入的冷凝液，使溶质与溶剂间保持较高的浓度梯度，提高了相间传质推动力，使提取率得到提高[10]。此方法提取速率高，提取时间短，而且溶剂使用量少。

（7）超高压提取法：超高压提取法是指 100~1000MPa 的流体静压力作用于提取溶剂和中药的混合液上，并在预定压力下保持一段时间，使植物细胞内外压力达到平衡后迅速卸压，由于细胞内外渗透压力忽然增大，细胞膜的结构发生变化使得细胞内的有效成分能够穿过细胞的各种膜而转移到细胞外的提取液中，达到提取中药有效成分的目的[18]。此方法效率高，应用范围广，耗能低。但该方法不适用于含有大量淀粉的药材。

（8）亚临界水提法：亚临界水又称超加热水、高压热水或热液态水，特点是在一定的压力下，将水加热到100℃以上临界温度374℃以下的高温，水体仍然保持在液体状态[22]。亚临界状态下流体微观结构的氢键、离子水合、离子缔合、簇状结构等发生了变化，因此亚临界水的物理、化学特性与常温常压下的水在性质上有较大差别。常温常压下水的极性较强，亚临界状态下，随着温度的升高，亚临界水的氢键被打开或减弱，从而将水从高到低萃取出来。这样就可以通过控制亚临界水的温度和压力，使水的极性在较大范围内变化，从而实现天然产物中有效成分从水溶性成分到脂溶性成分的连续提取，并可实现选择性提取。因为该方法使用水作为溶剂，因此极其环保，但是具有操作时间长、耗能大、选择性差等缺点。

（三）中药纯化与富集技术和方法

1. 液-液萃取法　液-液萃取法是利用溶质在两种互不相容的溶剂中分配系数的不同而达到分离纯化的方法。有效成分在两种溶剂中的分配系数相差越大，分离效果越好。如果在水提取液中的有效成分是亲脂性的物质，一般多用亲脂性有机溶剂，如苯、氯仿或乙醚进行两相萃取；如果有效成分是偏于亲水性的物质，在亲脂性溶剂中难溶解，就需要选用弱亲脂性的溶剂，如乙酸乙酯、丁醇等[23]。

2. 固相萃取法　固相萃取法（solid phase extraction，SPE）是利用选择性吸附与选择性洗脱的液相色谱法分离原理。较常用的方法是使液体样品溶液通过吸附剂，保留其中被测物质，再选用适当强度溶剂冲去杂质，然后用少量溶剂迅速洗脱被测物质，从而达到快速分离净化与浓缩的目的。也可选择性吸附干扰杂质，而让被测物质流出；或同时吸附杂质和被测物质，再使用合适的溶剂选择性洗脱被测物质。

3. 分子印迹技术　分子印迹技术是以待分离的化合物为印迹分子（也称模板、底物），制备对该类分子有选择性识别功能的高分子聚合物——分子印迹聚合物，然后以这种分子印迹聚合物为固定相进行分离的技术[17]。该技术可用以分离富集中草药中活性成分，如用于中药虎杖中白藜芦醇的分离。

4. 高速逆流色谱技术　高速逆流色谱技术是不用任何固态载体或支撑体的液-液分配色谱技术，用于天然药物成分的分离制备。该技术效率高、纯度高，避免了载体对样品的吸附和污染，具有溶剂消耗少和制备量大等优点[17]。

5. 超滤膜分离技术　膜技术包括超滤、微滤、纳滤和反渗透等。超滤膜技术是以多孔性半透膜——超滤膜作为分离介质。利用天然或人工合成的具有选择透过性的薄膜，以外界能量或化学位差为推动力，对双组分或多组分体系进行分离、分级、提纯或富集的技术。该方法操作方便、耗能低、简单而且无二次污染[17]。

6. 分子蒸馏技术　分子蒸馏技术也叫短程蒸馏，作为一种对高沸点、热敏性物料进行有效分离的手段。分子蒸馏主要用于天然维生素的提取、挥发油的精制、天然色素的提取、超标残余农药和重金属的脱除等[11]。

7. 大孔树脂吸附技术　大孔树脂是一类具有大孔结构的高分子吸附树脂，具有良好的大孔网状结构和较大的比表面积，可以通过物理吸附从水溶液中有选择地吸附有机物。其优点是可再生，省时省力，对环境无污染[11]。

8. 超速离心分离技术　超速离心分离技术是以超过重力速度上千倍的高速离心力使药物沉降，用于中药水提液澄清分离。结合运用多级过滤法，省时、省力、药液回收完全，有效成分含量高、澄明度高的特点。制剂质量优于水醇法，沉降效果胜过重力沉降[24]。

9. 双水相萃取技术　双水相萃取技术是利用被提取物质在不同的两相系统间分配行为的差异进行分离。具有较高的选择性和专一性，可有效提取含有众多成分的中药有效成分[23]。

10. 澄清剂吸附法　用吸附澄清剂代替醇沉法，吸附澄清剂一般为天然有机高分子化合物，无毒性，使用方便，恰当地选择吸附澄清剂，可针对性去除蛋白质、鞣质、多糖等无效成分。该方法适用起来周期短，成本低，效益高；成品稳定性好，制剂的疗效好[17]。

小　结

本节对中药样品的取样法和前处理进行了介绍。其中，取样法主要围绕中药的常量分析展开，包括《中国药典》（2015 年版，四部）中取样通则规定以及 WHO 中草药分析取样法；同时，也对取样过程中的注意事项进行了阐述。样品前处理部分，分别对样品粉碎、提取、纯化和富集的技术和方法等内容展开了介绍。其中，提取、纯化方法均包含了常用方法和新方法，分别从方法的适用范围和优缺点进行阐述。本节内容提示：中药的取样需要体现样品的代表性和均一性；另外，中药提取、纯化和富集方法也在逐渐发展，一些新型、高效、环境友好型的提取和纯化方法值得期待。

思考题

1. 简述中药的取样原则。
2. 中药样品提取和纯化的方法主要有哪些？

第二节　中药鉴别

中药鉴别旨在鉴别和研究中药的品种和质量、制定中药标准、寻找和扩大新药源。它在继承中药学遗产和传统鉴别经验的基础上，运用现代自然科学的理论知识和技术方法，研究和探讨中药的来源、性状、显微鉴别、理化鉴别、质量标准及寻找新药源等的理论和实践问题。

一、中药鉴别的研究对象及任务

（一）中药鉴别的研究对象

中药鉴别是以中药材为主要研究对象，兼顾中药饮片和中药提取物，同时涵盖了以中药材为原料的中成药、保健食品、功能食品等。其中，中药材（中药饮片）的"真伪、优劣"，是确保临床用药安全的基本保障。

（二）中药鉴别的任务

1. 考证和整理中药品种、发掘祖国药学遗产　中药材资源是中医临床防病治病、新药开发、工业生产等应用领域的物质基础。中药材具有来源广泛，受自然环境、采收和加工条件影响大，药效成分不完全清晰等特点，因此，质量差异悬殊。这已严重制约了中药产业的现代化，也是中药国际化的阻碍之一。中药材品种明确和质量可靠是中医药产业运行和发展的根本，也是解决上述问题的必然要求。我国中医药文化是劳动人民千百年来与疾病不断斗争中总结得出，汇集成众多本草著作，记载了近 3000 种中药，对中药在不同阶段的品种、栽培、疗效、加工、鉴别、储藏等多方面的知识有着独特的见解。当今使用的常用中药约 1200 种，由于历史的沿革变迁，各种本草书籍中的混乱记载，造成一部分中药品种混乱严重，对其使用造成影响，混乱主要原因如下。

（1）本草典籍记述粗略。如《本草经集注》曰："白头翁处处有之，近根处有白茸，状如白头老翁，故以为名。"造成从古到今就有多种根部有白茸的植物混作白头翁，以致清代的吴其濬得出这样的结论，"凡草之有白毛者，以翁名之皆可"。造成白头翁多种植物混用的结果，涉及毛茛科、蔷薇科、石竹科等多个科属的植物。

（2）同物异名，同名异物。如益母草，东北称坤草或愣子棵，江苏称天芝麻或田芝麻，浙江称三角胡麻，青海称千层塔，四川称血母草，甘肃称全风赶，广东称红花艾，云南称透骨草。商品透骨草又有十数种之多。

（3）一药多源易混杂。如石决明来源于同科属 6 个不同物种，小通草来源于不同科属的 3 种原植物，老鹳草来源于同科不同属的 3 种原植物。

（4）历史沿革与品种变迁。如《中国药典》（2015 年版，一部）中百合的来源有三种：一种为叶大茎长，根粗花白的百合；一种为上部叶腋有珠芽，茎近宽球形，花橙红色带紫黑色斑点的卷丹；一种为叶线形，茎卵形，花红或紫红的细叶百合。

（5）名称相近造成混乱。如川木通、木通等。

（6）外形相近造成混乱。如川贝、浙贝等。

2. 鉴别中药真伪优劣，确保中药质量 中药的真伪优劣，即中药品种的真伪和质量的好坏。真即正品，凡是国家药品标准所收载的品种均为正品；伪即伪品，凡是不符合国家药品标准规定的品种以及非药品冒充或者以它种药品冒充正品的均为伪品。优是指符合国家药品标准规定的各项指标的药品；劣是指不符合国家药品标准规定的各项指标的药品。

（三）药材及饮片的鉴别

目前市场流通中药材 3000 余种，常用中药材 1200 余种，各地加工的饮片 2000 余种。由于多方面原因，药材和饮片的真伪问题严重，尤以饮片更为突出。究其原因，除历史根源外，引起药材和饮片品种混乱的原因主要有以下几种。

1. 鉴别知识缺失导致的误种、误采、误收、误售、误用。如大黄误种为无泻下作用的藏边大黄 *Rheum emodi* Wall；金钱草误采为风寒草（聚花过路黄）；红参误用为商陆 *Phytolacca acinosa* Roxb. 的细根等。

2. 有意掺伪作假，以假充真。三七为五加科植物三七 *Panax notoginseng*（Burk）F. H. Chen 的根，因其疗效显著，价格贵，因此，各地药材市场发现有以竹节参、菊三七、莪术、水田七、藤三七、淀粉、树脂等伪制品充三七销售。人参以往伪品较多，如商路根、野豇豆根等。目前，已有从栽培的国产人参中选出类似西洋参外形者，加工成西洋参出售。还有山银花冒充金银花、桃仁中掺上苦杏仁、鸡冠花籽代替青葙子等，这些伪品很难以肉眼鉴别出来。

3. 正品短缺导致类似品泛滥。如砂仁为姜科阳春砂 *Amomum villosum* Lour.、海南砂 *A. longiligulare* T. L. Wu、绿壳砂 *A. villosum* Lour. var. xanthioides T. L. Wu et Senjen 的干燥成熟果实，而海南省南部民间曾将海南假砂仁 *A. chinense* Chun ex T. L. Wu 的果实伪充砂仁收购，并销往外省。

4. 名称、外形相近导致的品种混淆。如以川射干充射干、滇枣仁充酸枣仁。

5. 地区用药习惯不同导致的品种混乱。如石菖蒲，药典所载为天南星科石菖蒲的根茎，而市场商品石菖蒲为毛茛科植物阿尔泰银莲花的根茎，在全国许多地方大量销售，其形、色、味均与石菖蒲完全不同。

（四）中成药的鉴别

中成药是中药的重要组成部分，《中国药典》（2015 年版，一部）收载 1493 种成方制剂和单味制剂。中成药组成复杂、剂型多样、检测指标建立较难等特点给中成药的质量控制工作增加了困难。加之许多中成药缺乏质量标准和适宜的检测方法，影响到产品质量和用药安全有效，也限制了在世界范围内的推广使用。因此，制定和提高中成药质量鉴别标准，增强中成药质量的可控性，完善中成药现代化和标准化，也是中药鉴定学的主要任务之一。

《中国药典》（2015 年版，一部）中成药的标准，主要包括性状、鉴别、检查和含量测定等。鉴别项不再使用显色或沉淀的化学反应以及光谱鉴别方法，所有含药材粉末的中成药均增加了专属性很强的粉末显微鉴别，大量地使用了薄层色谱（TLC）鉴别，强化了安全性检查，采用多成分含量测定指标，为中成药的真伪鉴别和质量控制提供标准。

（五）寻找和扩大新药源

1. 中药资源 中药资源包括药用植物、药用动物和药用矿物资源。又分为天然中药资源和人工中药资源，后者包括人工栽培、养殖和加工的中药资源。我国现有的中药资源达 12807 种，其中植物药 11146 种，占 87%；动物药 1581 种，占 12%；矿物药 80 种，不足 1%。在这些种类中，市场流通中药材 3000 余种，常用中药材 1200 余种，民族药 1500~2000 种，其余为民间草药。

2. 寻找和扩大新药资源的途径　在保护和合理开发中药资源的基础上，积极寻找和扩大新药源也是中药鉴别的任务之一。寻找和扩大新药源的途径如下：

（1）进行全国性药源普查寻找新药源。如通过多次全国性药源普查，发现了不少野生中药资源和某些进口药材的国产品种资源，如新疆的阿魏、紫草、贝母，西藏的胡黄连，广西的安息香等。

（2）从民族药或民间药中寻找新药源。如穿心莲为华南民间用清热解毒药，后经研究发现，其所含的内酯成分具有解热抗炎，提高免疫力的作用。

（3）根据生物亲缘关系寻找新药源。如忍冬属植物有十多种，有效的绿原酸含量种间差别较大，如灰毡毛忍冬和红腺忍冬的花蕾含量较高，但木犀草苷含量甚微，现分别以金银花和山银花载入《中国药典》（2015 年版，一部）。

（4）以有效成分为线索寻找新药源。麝香酮是麝香的主要有效成分之一，麝鼠香和灵猫香中含有的麝香酮等与天然麝香成分类似，且具有相同的药理作用，可能成为麝香的代用品。

（5）从古本草中寻找新药源。古本草中有许多品种至今尚未使用，有些多来源的品种现今只用了一二种或古今用药不同，若能认真考证，一定能发掘出有用的新资源种类。

（6）药理研究与临床研究结合开发。新药鹤草芽中含有鹤草酚，药理研究及临床研究表明，具有很强的驱虫活性，从而开发了鹤草芽栓等。

（7）老药开发新用途。葛根历来作为解表退热、生津透疹、升阳止泻中药。研究表明，葛根中含有异黄酮类物质，可以增加脑及冠状动脉血流量，并具有解痉、降血糖以及调节女性内分泌的作用，从而开发出了葛根异黄酮系列抑制剂。

（8）扩大药用部位。在中医药传统经验中，药用植物往往仅采用一个部位，其他部位弃之不用。研究发现，同一种药用植物不同部位也有类似的药效成分，具有类似的药理作用。如人参的茎、叶、花蕾、果实、种子均含有与根类似的皂苷类，且功效近似。

二、中药鉴别的发展史

（一）古代中药鉴别知识

中药鉴别知识是在长期的实践中产生和发展起来的。我国人民在同疾病作斗争的过程中，通过不断尝试，逐渐积累了医药知识和经验，并学会运用眼、耳、鼻、舌等感官来识别自然界的植物、动物和矿物的形、色、气味，从而识别出哪些药可供药用，哪些药有毒，哪些药无毒等，逐渐形成了"药"的感性认识。早在我国第一部诗歌总集《诗经》（公元前 11~公元前 6 世纪）中就记载有治病的药物，如采苹、采艾（苦艾）、采卷耳（苍耳）等。1973 年在长沙马王堆发掘了三号汉墓，墓葬年代是汉文帝十二年（公元前 168 年），出土有药物和医方的著作共 6 种，记载的药名总数初步统计有 394 种。其中《五十二病方》有药物 247 种。据专家推论它是迄今为止我国发现的最早的医学方书。《神农本草经》为我国已知最早的药物学专著。著者不明，成书年代在汉代。它总结了汉代以前的药物知识，载药 365 种，分上、中、下三品。梁代陶弘景以《神农本草经》和《名医别录》为基础编成《本草经集注》，载药 730 种。全书以药物的自然属性分类，分为玉石、草木、虫兽、果、菜、米食、有名未用七类，是后世依药物性质分类的导源。唐代李绩、苏敬等 22 人集体编撰，由官府颁行的《新修本草》（又称《唐本草》），可以说是我国最早的一部国家药典，也是世界上最早的一部由国家颁布的药典。唐代个人编著的本草亦多，较著名的有孟诜的《食疗本草》、陈藏器的《本草拾遗》和李珣的《海药本草》等。开宝六年，宋太祖下诏令刘翰等重订中医的药典《本草》。在唐代本草的基础上撰成《开宝新详定本草》，在其基础上又重加详定，是为《开宝重定本草》，简称《开宝本草》，此时由于医药的发展，药物品种越趋繁多。至宋，嘉祐年间，官命掌禹锡、林亿、苏颂等编辑《嘉祐补注神农本草》，简称为《嘉祐补注本草》或《嘉祐本草》，新增药物99种。又令苏颂等校注药种图说，编成《图经本草》，共21卷，对药物的产地、形态、用途等均有说明，成为后世本草图说的范本。金、元时代的本草著作，有张元素的《珍珠囊》、李杲的《内外伤辨惑论》、王好古的《汤液本草》和朱震亨的《本草衍义补遗》等。明代的本草著作甚多，其中对药学贡献最大的，当首推李时珍撰著的《本草纲目》。李时珍参阅了经史百家著作和历代本草800余种，历经30年，编写成52卷，约200万字，载药1892种的巨著《本草纲目》，其中新增药物374种，附方有11 000余条，可以说这部著作是我国16世纪以前医药成就的大总结。本书按药物自然属性作为分类基础，每药标名为纲，列事为目，名称统一，结构严谨，为自然分类的先驱。清代著名的本草有赵学敏编撰的《本草纲目拾遗》，此书是为了拾遗补正李时珍的《本草纲目》而作，载药921种，其中新增药716种。

（二）中药鉴别的起源与发展

1840年鸦片战争以后中国沦为半封建半殖民地社会，国外药学大量传入我国。在西方生药学传入我国以前，中国的学者主要以传统方法研究中药。19世纪中叶李善兰（1811~1882年）编译《植物学》一书，我国有了第一部现代植物学译本。20世纪初，中药鉴别工作在国外科技和学术思想的影响下有了一定的进展，如曹炳章著《增订伪药条辨》（1927年），对110种中药的产地、形态、气味、主治等方面作了真伪对比；丁福保著《中药浅说》（1933年），从化学实验角度分析和解释中药，引进了化学鉴别方法。1934年赵橘黄、徐伯差等编著了我国第一本《生药学》上篇，接着叶三多广集西欧及日本书籍的有关资料，于1937年写出了《生药学》下篇。上下两篇《生药学》的内容，大多着重于介绍国外书中收载或供西医应用的生药，对我国常用中药收载较少，但它引进了现代鉴别中药的理论和方法。

中华人民共和国成立以后，中医药事业得到空前迅猛发展，党和国家十分重视中医药的研究和人才培养。20世纪70年代以前，中药鉴别方法和技术基本是应用传统的性状鉴别，全靠人的感官对中药的品种和质量进行评价，是以经验鉴别为主体。到了20世纪80~90年代，显微鉴别方法和理化鉴别方法得到了广泛应用，成为鉴别中药的主要手段。20世纪90年代以来，随着生物技术的发展及其在中药鉴别方面的应用，以在分子水平上鉴别中药真伪优劣以及创新和保护中药资源为特色为目标的分子鉴别应运而生。在这期间，中药鉴别方法和技术取得了令人瞩目的成果，如DNA分子遗传标记技术、生物芯片技术、免疫技术、细胞生物学技术、中药指纹图谱质量控制技术等。进入21世纪以来，利用计算机图像分析技术、薄层色谱生物自显影技术鉴别中药等也取得一定进展，计算机图像分析技术（CIA）可将不同层次二维图像用计算机进行处理，获取此图像的三维定量数据。在中药鉴别方面，它可将果实、种子、花粉或组织切片中的某一特征的形态用计算机进行处理，比较其形态差异，从而达到鉴别的目的。

（三）中药鉴别的依据和一般程序

1. 中药鉴别的依据　《中华人民共和国药品管理法》第32条规定，"药品必须符合国家药品标准"，国务院药品监督管理部门颁布的《中国药典》和药品标准为国家药品标准，国家药品标准为法定的药品标准。除国家药品标准外，各省、自治区、直辖市颁布的中药饮片炮制规范亦为法定药品标准。另外，各省、自治区、直辖市颁布的中药材标准，也可作为中药鉴别的依据。

2. 中药鉴别的一般程序　中药鉴别就是依据《中国药典》（2015年版，一部）等药品标准，对样品的真实性、纯度、质量进行评价和检定。中药鉴别程序大体分为三步：

（1）取样：药材的取样是指选取供鉴别用的药材样品。所取样品应具有代表性、均匀性并留样保存。取样的代表性直接影响到鉴别结果的准确性。因此，必须重视取样的各个环节。

（2）鉴别：根据不同的样品及要求，按药品标准进行鉴别。①中药品种（真、伪）的鉴别包括中药的来源、性状、鉴别［包括经验鉴别、显微鉴别、理化鉴别、薄层色谱鉴别、气（液）相色谱鉴别等内容］；②中药质量（优、劣）的鉴别指中药的纯度和质量的优良度，包括检查项（杂质、水分、干燥失重、总灰分、酸不溶性灰分、重金属及有害元素、农药残留量、毒性成分的限量等）、浸出物、有效成分的含量测定等是否符合规定的标准。

（3）结果：提供鉴别记录和鉴别报告。①鉴别记录是出具分析报告的原始依据，应做到记录原始、数据真实、字迹清楚、资料完整；②鉴别报告包括鉴别的依据、试验内容、结果、结论等，要求做到依据准确，数据无误，结论明确，格式规范，文字简明扼要，书写清晰。

三、中药鉴别的方法

中药鉴别的样品非常复杂，有完整的药材，也有饮片、碎块或粉末。因此，中药鉴别的方法也是多种多样的。各种方法有其特点和适用对象，有时还需要几种方法配合使用，这要根据样品的具体情况和要求灵活掌握。常用的鉴别方法主要有以下几种。

（一）基原鉴定

基原鉴定，又称来源鉴定，采用动物、植物的分类学知识及方法，确定中药的原植物或原动物的来源物种，以便进一步确定其拉丁学名，保证品种的准确无误，这也是其他中药材鉴定方法的基础。古代本草及文献资料中所记载的相关信息是基原鉴定的重要依据。通过考证中药材在古代文献中的记载及历史演变，明确其鉴别特征，据此观察植物形态，并核对文献和标本，结合分类学知识，最终确定中药材的正确学名。基原鉴定对确定品种真伪的意义重大[25]，例如，我国一些学者通过查阅大量的文献，对金银花原植物形态描述进行了系统性的研究，并对文献中金银花的特点进行了总结，通过查阅古药图，从中找出描述金银花特征的有力证据。经过对古代文献中金银花特点的分析，最终确定金银花的基原为忍冬科忍冬属金银花[26]。

（二）性状鉴别

性状鉴别，又称感官鉴定，是用感官（如眼看、手摸、鼻闻、口尝等）观察中药材性状特征的方法，具有简便、迅速、不需复杂仪器设备等特点，是最常用的鉴别手段。性状特征鉴别主要从药材的形状、大小、表面、颜色、质地、断面、气、味、水试和火试等10个方面进行[27-30]。它具有简单、易行、迅速的特点。例如，对一些地区性或新增的品种，鉴别时常缺乏有关资料和标准样品，可寄送生产流通药材的省、自治区药检部门了解情况或协助鉴定，必要时可到产地调查，采集实物标本，了解生产、加工、销售和使用等情况。熟练地掌握性状鉴别方法是非常重要的，它是中药鉴别工作者必备的基本功之一。但应该指出的是，有些药材的野生品和栽培品有较大差异，新鲜药材与干燥药材也有区别。

1. 性状鉴别内容

（1）形状：形状是指药材和饮片的形态。形态分类是根据植物外部形态特征进行分类，包括野外采集、观察和记录等野外研究和实验室鉴别，在此基础上通过对外部形态进行比较，分析和归纳，建立分类系统或对分类系统进行修订。

不同种类的药材由于用药部位的不同，其形状特征也会有所差异。如根类药材多为圆锥形、圆柱形或纺锤形，皮类药材多为卷筒状或板片状，叶类药材多为长卵形、椭圆形等。另外，一些药材有着特有的特征，如黄连为"鸡爪形"；海马外形为"马头蛇尾瓦楞身"；天麻形如"鹦哥嘴"；防风根头如"蚯蚓头"；羚羊角角弯中深锐紧小，有挂痕者为真，角内有"骨塞""通天眼"[31]；款冬花有"火炬头""连三朵"等称谓；牛黄表面有"乌金衣"；蕲蛇有"翘鼻头""方胜纹"等特征；又如野山参形如"芦长碗密枣核艼，锦皮细纹珍珠须"；人参有"铁线纹""珍珠疙瘩"；生晒山参有"珍珠疙瘩""铁线纹"

"雁脖芦"；石柱参"芦头细长，个小体灵，皮老纹深，须长而清晰，须条上有珍珠疙瘩，娇美多姿"[32]；党参有"狮子盘头芦"等。

植物的鉴别利用已建立的分类系统，确定植物的正确名称。药材的形状与药用部位有关，观察时一般不需要预处理，如观察皱缩的全草、叶或花类，可先浸湿使软化后，展平。观察某些果实、种子类时，如有必要可浸软，取下果皮或种皮，以观察内部特征。传统的经验鉴别术语形象生动，易懂好记，如党参根顶端具有的瘤状茎残基术语称"狮子头"，防风的根头部具有的横环纹习称"蚯蚓头"，海马的外形鉴别术语称"马头蛇尾瓦楞身"等。描写时对形状较典型的用"形"，类似的用"状"，必要时可用"×形×状"，形容词一般用长、宽、狭，如长圆形、宽卵形、狭披针形等。饮片的规格有片、段、块、丝等。制成饮片后，根及根茎、木本茎大多为类圆形切片，草本茎多为段状。

（2）大小：大小系指中药的长短、粗细（直径）和厚薄。一般应测量较多的供试品。测量时可用毫米刻度尺。对细小的种子类中药，如葶苈子、车前子、菟丝子等，可放在有毫米方格纸的纸上或放大镜上测量，每 10 个种子紧密排列成一行，测量后求其平均值。

（3）色泽：色泽包括中药表面和断面的颜色，一般应在日光下观察。如用两种色调来描述色泽时，以后一种色泽为主。例如，黄棕色即以棕色为主。中药的色泽一般较为固定，如玄参黑、丹参紫、茜草要红、黄连要黄。鸡血藤"采收时割断，有赤如鸡血斗液浸出"，故以名之[33]。

同一中药的色泽变化与其质量密切相关，加工条件变化、贮藏时间不同或养护不当等，都有可能改变中药的固有光泽，甚至引起内在质量的变化。如加工或保管不当时，黄芩中主要成分黄芩苷在黄芩苷酶作用下水解成葡萄糖醛酸和黄芩素，进而氧化成醌类而显绿色，导致药材质量降低。

（4）表面：表面指中药表面所能看到的特征，如光滑、粗糙、皱纹、皮孔或毛茸及其他附属物等。观察药材表面是否光滑或粗糙，是否长有鳞叶、皮孔或茸毛，有无皱纹、突起等。如遇干燥皱缩的全草、叶、花类等药材，应先用温水浸泡，待其展开后再观察。如白头翁根头部的白毛（叶柄残基）；羌活环节紧密似蚕；金毛狗脊表面"密披金黄色长茸毛"；白芷有唇形皮孔等，都是重要的鉴别特征。

（5）质地：质地指折试中药时所感知的特征，一般用软、硬、坚韧、疏松、致密、黏性、粉性、轻、重、油润、绵性、角质柴性等术语形容。如南沙参软而松泡，北黄芪软而绵韧，当归软而柔和。苏木、降香以及矿石之类药材坚硬，击之有声，捏之不变。折试时，需用未经软化处理的干燥中药。并要注意药用部位和加工方法不同的中药质地有区别。如盐附子易吸潮变软，黑顺片则质硬而脆。含淀粉多的中药，经蒸煮加工干燥后，会因淀粉糊化而变得质地坚实[34]。在经验鉴别中，用于形容中药质地的术语很多，如质轻而松，断面多裂痕，谓之"松泡"，如南沙参；中药富含淀粉，折断时有粉尘散落，谓之"粉性"，如山药；质地柔软，含油而润泽，谓之"油润"，如当归；质地坚硬，断面半透明状或有光泽，谓之"角质"，如郁金。

（6）断面：断面指中药折断后所具有的特征，包括自然折断面和用刀横切的平面。折断面主要观察和描述折断时的现象，如易或不易折断，有无粉尘散落、响声等；折断时的断面特征，如平坦、纤维性、刺状、颗粒性、裂片状、胶丝状、是否可以层层剥离等。对于根及根茎、茎和皮类中药的鉴别、折断面观察很重要。如茅苍术易折断，断面放置能"起霜"（析出白毛状结晶），白术不易折断，断面放置不"起霜"；甘草折断时有粉尘散落（淀粉）；杜仲折断时有胶丝相连；黄柏折断面，呈纤维性；苦楝皮的折断面呈层片状；厚朴折断面可见亮星。

此外，横切面需要重点观察皮部与木部的比例，维管束的排列方式，射线的分布，油点的多少等。常用术语有"菊花心"，如黄芪等；"车轮纹"，如粉防己等；"朱砂点"，如茅苍术等；"星点"，如大黄等；"云锦纹"[35]，如何首乌等；"罗盘纹"，如商陆等。

（7）气：气是用鼻闻后的感觉，各个中药都有特定的气味，尤其是含挥发性成分的中药，具有特殊香气或臭气，可作为鉴别该中药的主要依据之一。如薄荷搓揉后有特殊的清凉香气，阿魏具强烈的蒜样臭气[36]，白鲜皮有似羊膻气，鹿角霜嗅之带石灰气，龙骨粉嗅之有泥土气等。一般直接嗅闻干燥的中药，也可在折断、破碎或揉搓时进行，必要时可用热水湿润后检查。

（8）味：味是用味觉来识别中药。检查味感时，可取少量直接口尝，或加开水浸泡后尝试浸泡液。如阿魏味辛辣，嚼之有灼烧感[36]；熊胆味极苦、微甘甜，有清凉感，与牛羊胆苦不同；大黄味苦而涩，嚼之有沙粒感，唾液染成黄色；龙胆草味苦而锥舌，虽漱口难消，与黄连之苦味有别。又如半夏味辛辣、麻舌而刺喉，具有"载人咽"的刺激性[37]。荜茇辣而刺鼻，薄荷辛而发凉，荆芥辛而微苦，蟾酥味初甜而后有持久的麻辣感。有毒的中药如需尝味时，应注意防止中毒。尝味时应注意，由于舌尖部对甜味敏感，近舌根部对苦味敏感，所以口尝要取少量代表性的中药在口里咀嚼约1分钟，使舌头各部位都充分接触药液。另外尝药时还要注意取样的代表性，因为重要的各部位味感可能不同，如果实的果皮和种子，树皮的外侧和内侧，根的皮部和木部等。中药的味与其成分和含量密切相关，如乌梅、木瓜、山楂均以酸味为好；黄连、黄柏以苦味为好；甘草、党参以味甜为好等。一般每种中药的味感相对固定，如中药的味感改变，则要考虑其品种或质量是否有变化。

（9）水试：水试是指利用中药在水中或遇水发生沉浮、溶解、颜色变化、透明度、膨胀性、旋转性、黏性、酸碱变化等特殊现象进行鉴别的一种方法。如西红花投入水中后，先呈现一条黄色线状带，直接下垂，柱头膨胀，水液渐渐染成黄色[38]；秦皮水浸后，浸出液在日光下显碧蓝色荧光，葶苈子、车前子等加水浸泡后变黏滑，且体积膨胀；熊胆粉投入清水杯中，即在水面旋转并呈黄色线状下沉而不扩散。这些现象与中药中所含化学成分或组织构造有关。

（10）火试：火试是通过火烧或煅中药所产生的现象进行鉴别的一种方法。有些中药用火烧，能产生特殊的气体、颜色、烟雾、闪光和响声等现象，可作为鉴别手段之一。如降香微有香气，点燃则香气浓烈，有油流出，烧后留有白灰；麝香少许用火烧时有轻微爆鸣声，起油点，似烧毛发但无臭气，灰烬白色[39]；海金沙易点燃而产生爆鸣及闪光，而松花粉及蒲黄无此现象。青黛如用火烧时有紫红色烟雾，持续时间长者为佳品；马勃置火焰上轻轻抖动，并可见微细的火星飞扬，熄灭后发出大量白色浓烟[40]。

2. 中药性状鉴别要点

（1）根类：根类中药大多取自被子植物的根，包括药用为根或以根为主带有部分根茎的中药。根上通常没有节和节间，一般无芽，少数双子叶植物根有不定芽。要注意辨别是双子叶植物还是单子叶植物的根。双子叶植物根类中药一般呈圆柱形或圆锥形，平直或稍弯曲、扭转，有的分枝，上端常连短缩的根茎（习称"芦头"）；表面常较粗糙，多数有木栓、皮孔及支根痕；横断面呈放射状结构，形成层环大多明显，中心常无髓，少数中药有异型构造。单子叶植物根类中药多为须根或须根膨大成块状根，块状根的形状比较多样；表面常较光滑，无木栓及皮孔，断面不呈放射状，内皮层环较明显，中心有髓。

（2）根茎类：根茎类中药是以植物的地下茎入药，包括根状茎、块茎、鳞茎或球茎。根茎类中药表面有节和节间，以单子叶植物的根茎为明显，节上常有退化的鳞片状叶，有时可见叶痕和芽痕，周围或下侧有不定根或根痕。蕨类植物根茎的表面常有鳞片或鳞毛，有时周围密布整齐的叶柄基。观察根茎类中药的横断面，双子叶植物根茎呈放射状结构，中心有明显的髓；单子叶植物的根茎不呈放射状，内皮层环大多明显，环圈内外均散有维管束小点；蕨类植物根茎有的中心为木部，无髓；有的木部呈完整的环圈，中心有髓；有的为数个分体中柱断续排列呈圈状。蕨类植物根茎也可将叶柄基横断面分体中柱的树木和排列状况作为鉴别点。

（3）茎类：茎类中药是以植物的地上茎或茎的一部分入药，包括木本植物的枝条、木质藤本的茎、草本植物的茎或茎髓等。一般茎类生药呈圆柱形，也有呈方柱形或扁圆柱形，大多数有明显的节和节间，有的节部膨大并残存小枝痕、叶痕或芽痕，若叶痕显著可供观察叶序。草质茎干缩后因维管束或机械组织的存在，常形成纵向隆起的棱线及凹沟；木质茎表面较粗糙，木栓层时有纵横裂纹，皮孔易见。双子叶植物的茎横断面呈放射状结构，草质茎木部不发达，髓疏松或成空洞，木质茎木部发达，皮部薄；单子叶植物茎不呈放射状结构，维管束散列，无明显的髓。

（4）木类：木类中药是木本双子叶植物或裸子植物树干形成层以内的部分，通常以心材入药。一般将木材锯截成段，或劈成条块或刨成薄片。观察其形状、色泽、表面纹理与斑块、质地、气味，以及横切面、纵切面所呈现的年轮、射线等纹理。

（5）皮类：皮类中药是木本双子叶植物或裸子植物树干、枝条或根的形成层以外的部分，可分为树皮、枝皮和根皮。有的皮类中药已刮去外皮而以"内皮"入药。皮类中药因所采部位、厚度及加工方法的不同，可呈板片状、卷片状、槽状、筒状或双筒状，根皮形状较不规则，卷曲度不均一，近地面处剥下的根皮有的呈靴状。皮类重要的外表面较粗糙，有纵横裂纹，并有不同形状、大小的皮孔，有时栓皮呈鳞片状剥落，有的干皮附着灰白色地衣斑块，有的生钉刺或毛刺，若外皮已刮去则较平滑；内表面一般平滑，颜色较深，常见纵向细纹理或网状皱纹。皮类中药有的易折断，有的不易折断，这与皮的厚薄及有无纤维层有关。折断面有的平坦或呈颗粒状（示有石细胞群），有的呈纤维状或裂片状，且可层层撕离（示有纤维层），也有些皮类折断时有胶质丝状物相连或有粉尘。

（6）叶类：叶类中药大多以单叶入药，也有以复叶的小叶或带叶的枝梢。观察叶类中药时，首先将皱缩的叶片湿润展平，观看叶的组成判断是单叶或是复叶；再观察叶片的形状、大小、色泽、叶端、叶基、叶缘、叶脉、上下表面、质地及叶柄的有无或长短。叶面的表面特征比较多样，有的具较厚的角质层，光滑无毛；有的一面或两面被毛；有的在放大镜下可见腺鳞；有的叶片对光透视可见透明的腺点（油室）。叶柄的平直或扭曲也有鉴别意义。小叶片的基部常不对称。

（7）花类：花类中药包括未开放的花蕾和已开放的花，或花的某一部分如花瓣、花冠、柱头、花粉，或是完整的花序。花的形状比较特异，大多有鲜明的颜色和香气，故较易鉴别。观察内容包括花的开放形态、全形、大小、花各部分的形状、色泽、数目、排列、有无毛茸以及气味等，必要时湿润后在解剖镜下观察。若是以花序入药的，注意花序的类型及苞片或总苞的形状。

（8）果实类：果实类中药包括完整的果实，或果实的一部分如果皮、果核、果皮维管束、或整个果穗以及果柄、宿萼等。另有商品以果实出售，临用时除去果皮取种子入药的，也归列于果实类。果实类中药的性状鉴别首先观察果实的类型、形状、大小、颜色、顶部、基部、表面和切断面特征，以及有无残存苞片、花萼、雄蕊、柱基及果柄。果实类的中药表面有的具光泽或被粉霜，有的有隆起的棱线，有的有凹下的油点，有的着生毛茸。对完整的果实，还需关注所含种子的数目、形状、大小、色泽及表面特征。

（9）种子类：种子类中药大多用完整的种子、少数用种皮、种仁，或以附属物假种皮入药。种子类中药的性状鉴别首先观察种子的形状、大小、颜色以及表面特征，如种脐、种脊、合点、珠孔位置和形状，各种纹理、突起、毛茸、种阜的有无以及纵横剖面等。剥去种皮后，注意有无胚乳。一般无胚乳种子的内胚乳仅为一层透明膜状物，子叶发达；有胚乳种子的内胚乳有的富油质，有的角质样，子叶富油质或粉性。

（10）全草类：全草类中药是以草本植物的全株入药，也有将草本植物的地上部分或带叶的花枝、果枝归入全草类的，其中少数为灌木的草质茎。全草类中药的叶大多干缩或破碎，可湿润后摊平观察。若花、果实完整，可依植物鉴别的方法进行观察；若残缺，可根据各部分形态，参照有关类别进行观察。

（11）动物类：动物类中药是以动物全体或其器官或代谢产物、分泌物入药，动物基原可以通过文献比对、标本核对进行确证，如肌肉、骨、皮肤、毛、角等各部分。

（12）矿物类：主要观察其结晶形状、结晶习性、透明度、颜色、光泽、硬度、脆性、延展性、弹性、磁性、比重、解理、断口、气味等。此外，需依据理化实验等方法鉴别。

（三）显微鉴别

中药显微鉴别是利用显微镜、显微技术及显微化学方法对中药进行分析鉴别，以鉴别其真伪、纯度及品质。中药显微鉴别的研究范围是中药材、饮片及其粉末性制剂，即应用植物解剖学、矿物晶体光学、植物显微化学等基本知识和技术，观察和测定动、植物性中药的细胞组织及内含物特征、颗粒形态及矿物的光学特性等。

显微鉴别根据供试品的形态不同可分为粉末鉴别和组织鉴别。组织鉴别是粉末鉴别的基础，粉末鉴别应用最广泛。根据鉴别目的的不同又分为定性鉴别和定量鉴别。显微定性鉴别主要是根据观察显微特征、化学成分显微定位或显微化学反应等进行真伪鉴别；显微定量鉴别主要是通过测定某些鉴别指标的物理常数或特征性颗粒、细胞组织中化学成分的相对含量等进行品质鉴别。因此显微鉴别专属性较强，在《中国药典》中广泛使用。近年来，出现了激光共聚焦扫描显微镜、扫描电镜联用仪、原子力显微镜等显微观察新技术，以及多种显微分析技术（如高分辨率蓝光光学显微分析系统、计算机图像分析技术、显微数量分析技术等），有力地拓宽了显微鉴别的技术手段[29-30]。

1. 中药显微鉴别的原理　中药来源的植物、动物、矿物的微观结构因它们种类的不同而具有显著差异，这些微观结构的差异可以作为显微鉴别的依据。所以，中药显微鉴别的原理就是利用显微镜等仪器，记录各种中药显微特征的差异，来进行中药鉴别的科学方法。由于中药来源的多样性，其原理依据中药来源的不同而异。

（1）细胞及其后含物特征：细胞是组成有机的基本单位，生长、发育、繁殖等一切活动都由细胞完成。细胞这个词是在 17 世纪时由英国的显微镜学家 Robert Hooke 所引用。典型的植物细胞由细胞壁、原生质体、细胞后含物和生理活性物质等组成。细胞及其后含物的特征，是显微鉴别的重要依据。其中，来源相同、形态结构相似、功能相同而又密切结合、互相联系的细胞群称为组织。例如，植物的组织可分为 6 类，即分生组织、保护组织、基本组织、机械组织、输导组织和分泌组织。在中药鉴别中，组织及特化细胞的形态特征，是显微观察的重要依据。

（2）动物类中药的显微鉴别原理：动物类中药的来源复杂，既有动物的全体也有动物的一部分，还有动物的生理、病理产物及动物的加工品等不同药用部位。同时，动物的演化千变万化，从高等动物到低等动物的物种范围广泛，种类间差别极大。所以对于动物类中药的鉴别难以像植物类中药那样可归纳出较多的共性内容。但是，动物类中药的显微鉴别原理总体来说还是建立在动物的细胞、组织及器官的微观差异基础上。

（3）矿物类中药的显微鉴别原理：矿物类中药多数是无机物，所以这一类中药的显微鉴别主要是利用无机矿物在显微镜下所显示的光学特征及物理性质的差异进行鉴别。矿物的显微鉴别适用于矿物的磨片、细粒集合体的矿物药及矿物粉末。透明的矿物利用透射偏光显微镜、不透明的矿物利用反射偏光显微镜鉴别，主要观察其形态、透明度、颜色、光性的正负、折射率和必要的物理常数。折射率常用来鉴别透明矿物，是一种重要的物理常数，但需要是用矿物的磨片进行观察。

2. 显微鉴别的方法

（1）制片：进行显微鉴别，首先根据观察的对象和目的，选择具有代表性的中药，制作不同的显微制片，包括组织制片、表面制片和粉末制片。组织制片的方法主要有徒手制片、滑走制片、冰冻制片及石蜡制片等。对植物类生药，如根、根茎、茎藤、皮、叶等类，一般制作横切片观察，必要时制作纵切片；果实、种子类须制作横切片及纵切片观察；木类中药须制作横切片、径向纵切片及切向纵切片 3 种切片观察。表面制片系将表皮细胞组织制成显微观察片的一种方法，适用于观察叶片、花瓣、花萼及其他器官表皮细胞的形状、气孔、腺毛、非腺毛的类型和角质层的纹理以及各种细胞内含物等显微特征。粉末制片时根据观察目的物的不同选用斯氏液或水合氯醛制片，适用于观察各种中药的组织、细胞及细胞后含物特征。有时，为了观察某些细胞组织如纤维、石细胞、导管等，可制作解离组织片。

（2）显微观察和结果记录

1）组织特征的观察与描述：组织特征特别是横切面组织特征的观察和描述，一般是由外向内进行，如双子叶植物茎的初生构造由外向内依次为表皮、皮层和中柱 3 个部分。

在观察和描述中，首先注意其各部分的位置、形态、有无其他组织分布等特征，其次应注意各种细胞及其内含物的颜色、形状、大小。颜色是指在显微镜下所见到的颜色，描述方法同前已述及的性状鉴别。形状一般指在显微切片中所见到的平面形状。大小指在显微镜下用目镜测微尺测量的数据,一般取直径,如长度有鉴别意义,可加长度数据;导管、分泌细胞的直径常指外径;分泌腔、分泌道的直径常指内径;当目的物的大小差异很小时,可记载 1 个数字,如直径约 50μm;当目的物的大小有一定差距时,可记载最小值与最大值,如直径为 15~40μm(50μm),括号内的数字表示少数目的物的大小;若目的物的大小差距很大时,可记载最小值、常见值和最大值,如长 20~40~80μm。

2)粉末特征的观察与描述:粉末制片在显微镜下观察时,可见到多种组织碎片、细胞及内含物的特征。描述方法同上,在描述顺序上,一般可以按照"先多后少"或"先特殊后一般"的原则进行。

3)显微测量:显微测量是指在显微镜下用目镜测微尺测量细胞或后含物的大小。将目镜测微尺用载台测微尺标化,计算出每一小格的微尺数,应用时将测得目的物的小格数,乘以每一小格的微尺数,即得欲测定物的大小。测量微细体物时宜在高倍镜下进行,因在高倍镜下目镜测微尺的每一格的微尺数较少,测得的结果比较准确,而测量较大物体时可在低倍镜下进行。

4)结果记录:显微鉴别结果的记录,除用文字描述外,还需附图说明。

(3)各类中药的显微鉴别要点

1)根类中药

组织构造:大多为被子植物的根,首先根据维管组织特征,区别其为双子叶植物根的初生构造、次生构造或为单子叶植物根。

双子叶植物根类:多数双子叶植物根类中药为次生构造,表层为木栓组织;皮层狭窄;韧皮部较发达或较狭窄,形成层环多明显;木质部由导管、管胞、木纤维、木薄壁细胞及木射线组成;中央大多无髓,少数有明显的髓部。少数双子叶植物根类中药为初生构造,皮层宽,中柱小,木质部束及韧皮部束数目少,相间排列,初生木质部呈星芒状,一般无髓。有些双子叶植物根有异常三生构造,如何首乌根的形成层环外方有数个异常复合维管束。

单子叶植物根类:单子叶植物根类中药一般无木栓组织,其表皮细胞外壁有时增厚,也有表皮发育成数列根被细胞,壁木栓化或木化;皮层宽广,占根的大部分;内皮层凯氏点通常明显;中柱小,木质部及韧皮部束数目多,相间排列成一圈;中央髓部大多为薄壁细胞或细胞壁木化增厚。

根类中药有分泌组织,大多分布于韧皮部,包括乳汁管、树脂道、油室或油管、油细胞等。根类生药中常有各种草酸钙结晶,包括簇晶、方晶、砂晶、针晶等。此外,纤维、石细胞及淀粉粒、菊糖的有无及形状亦宜注意。

粉末特征:除无叶肉组织外,其他细胞、组织碎片都有可能存在。根的木栓组织多见,应注意木栓细胞表面观的形状、颜色、壁的厚度。导管一般较粗,应注意其类型、直径、导管分子的长度及末端壁的穿孔、纹孔的形状及排列等。石细胞应注意形状、大小、细胞壁增厚形态和程度、纹孔形状及大小、孔沟密度等特征。观察纤维时要注意纤维的形状、长短、粗细、端壁、胞壁增厚的程度及性质、纹孔类型、孔沟形态、排列等特征;同时还要注意维管束的周围细胞是否含有结晶形成晶鞘纤维。分泌组织观察时应注意分泌细胞、分泌腔、分泌管及乳汁管的类型、分泌细胞的形状、分泌物的颜色、周围细胞的排列及形态特征。结晶大多数为草酸钙结晶,其次还有菊糖、硅质晶体等,应注意结晶的类型、大小、排列及含晶细胞的形态等。淀粉粒一般较小,应注意淀粉粒的多少、形状、类型、大小、脐点形状及位置、层纹等特征。

2)根茎类中药

组织构造:是以被子植物地下茎入药,包括根状茎、块茎、鳞茎及球茎,以根茎多见。首先根据中柱、维管束的类型,区别其为蕨类植物、双子叶植物或单子叶植物的根茎。蕨类植物根茎的最外层,多为后壁性的表皮及下皮细胞,基本薄壁组织较发达。中柱的类型,有的是原生中柱,木质部位于中心,韧皮部位于四周,有中柱鞘及内皮层;有的为网状中柱,在横切面可见数个分体中柱断续排列成环状,每一份分体中柱为一原生中柱状。根茎表面鳞片的形状、边缘特征有一定鉴别意义。

双子叶植物根茎大多有木栓组织；皮层中有时可见根迹维管束，中柱维管束无限外韧型，环列；中心有髓，少数种类有三生构造。

单子叶植物根茎的最外层多为表皮，皮层中有叶迹维管束，内皮层大多明显，中柱中散有多数有限外韧型维管束或周木型维管束，较粗的根茎、块茎等的内皮层不明显，鳞茎的鳞叶表皮可见气孔。

粉末特征：与根类相似。注意鳞茎、块茎、球茎常含大量的淀粉粒，其形状、大小、脐点、层纹以及复粒、半复粒、多脐点单粒等特征是鉴别的重要依据。鳞茎的鳞叶表皮常可察见气孔。单子叶植物根茎较易见到环纹导管，而蕨类植物不是导管而是管胞。

3）茎藤类中药：大多数为双子叶植物草质茎或木质茎，少数为单子叶植物茎。除了无叶肉组织外，其他组织一般都可能存在粉末特征。

4）皮类中药：皮类中药是木本植物形成层以外的部分，通常包括木栓组织、皮层及韧皮部。观察木栓组织的层数、颜色、细胞壁的增厚程度等。皮类中药常有树脂道、油细胞、乳汁管等分泌组织以及草酸钙结晶。大多数皮类中药含淀粉粒，但较微小。

5）木类中药：木类中药指木本植物树干，根形成层以内的所有组织，即主要为次生木质部木材。药用一般为心材。次生木质部的主要组成有轴向系统的导管、管胞、纤维、木薄壁细胞及径向系统的射线薄壁细胞。

组织构造：木类中药通常从3个切面观察组织构造。横切面主要观察木射线宽度、密度、导管与木薄壁的比例及分布形式，导管和木纤维形状、直径等；切向纵切面主要观察木射线的宽度、高度及类型，木射线在切向纵切面成梭形，其宽度是指最宽处的细胞数，高度是指从上至下的细胞数，同时观察导管、木纤维等；径向纵切面主要观察木射线的高度及细胞类型，木射线在径向切面呈横带状，与轴向导管、木纤维、木薄壁细胞相垂直，同时观察导管的类型，导管分子的长短、直径及有无侵填体，木纤维的类型及大小、壁厚度、纹孔等。

粉末特征：以导管、木纤维、木薄壁细胞、木射线细胞的形态特征，以及细胞后含物为主要鉴别点。

6）叶类中药

组织构造：通常做横切片观察表皮、叶肉及叶脉的组织构造，注意上下表皮细胞的形状、大小、外壁、气孔、角质层厚度，以及有无内含物，特别是毛茸的类型及其特征。

表面制片：主要观察表皮细胞、气孔及各种毛茸的全形，以及叶肉组织的某些鉴别点，如草酸钙结晶类型及其分布等。应注意上、下表皮细胞的形状，垂周壁，角质层纹理，气孔的类型。毛茸为叶类中药的重要鉴别特征，应注意观察腺毛、腺毛的细胞形状、细胞壁的厚度及其表面特征。

另外，观察叶的表面制片，可用以测定栅表细胞比、气孔数、气孔指数及脉岛数，对鉴别亲缘相近的同属植物的叶，有一定参考意义。

粉末特征：与表面制片所观察到的特征基本一致，但毛茸多碎断。

7）花类中药：根据不同的目的物，将苞片、花萼、花冠、雄蕊或雌蕊等分别做表面制片，或将完整的花做表面制片观察，苞片、花萼的构造，与叶相似。花粉粒为花类中药的重要特征，应注意其形状、大小、萌发孔、外壁雕纹等。

8）果实类中药

一般观察果皮的组织特征，由子房壁分化和增大形成的真果的果皮，可分为外果皮、中果皮及内果皮，内、外果皮相当于叶的上、下表皮，中果皮相当于叶肉。

9）种子类中药：着重观察种皮的构造。有的种皮只有1列细胞，较多的种皮由数种不同的细胞组织构成。种子的外胚乳、内胚乳或子叶细胞的形状、细胞壁增厚状况，以及所含脂肪油糊粉粒或淀粉粒等，也有鉴别意义。

10）全草类中药：大多为草本植物的地上部分，少数为带根的全株。全草类中药包括草本植物的各个部位，其显微鉴别可参照以上各类中药的鉴别特征。

11）菌类中药：大多以子实体或菌核的形式入药，无淀粉和高等植物的显微特征。观察时应注意菌丝的形状、有无分枝、颜色、大小；团块、孢子的形态；结晶的有无及形态、大小与类型。

12）动物类中药：因药用部位不同，有动物体、分泌物、药理产物和角甲类之分。

（四）理化鉴别

中药理化鉴别是利用某些物理、化学或仪器分析方法，鉴别药材的真实性，纯度和品质优劣程度的一种鉴别方法。通过理化鉴别，分析药材中所含的主要化学成分或有效成分的有无和含量多少，以及有害物质的有无等。20 世纪 60 年代，色谱、光谱技术等在中药分析的应用中得到推广，使中药理化鉴别的系统方法逐渐形成并趋于完善。

色谱技术在 20 世纪初产生，于 50 年代开始用于中药分析，经逐步完善后列入《中国药典》（1977 年版），且在以后各版药典的中药和成方制剂中的应用比例迅速上升，并成为中药鉴别的核心技术之一。中药理化鉴别实验方法，一般是用少量的药材粗粉、切片、浸出液或经初步提取分离后进行定性定量分析。理化鉴别方法主要包括显色反应、沉淀反应、荧光法、微量升华法、分光光度法、色谱法、薄层色谱法、光谱法等。其中薄层色谱法最早应用于中药的理化鉴别，采用对照品、对照药材或对照提取物进行对照鉴别，促使 TLC 成为中药定性鉴别中专属性较强和最广泛使用的色谱技术。中药薄层色谱研究的代表性著作是谢培山等编著的《中国药典中药材薄层色谱彩色图集》等。随着色谱分离、分析技术的发展，高效液相色谱法（HPLC）为代表的色谱技术逐渐成为中药鉴别的主要技术，其他包括气相色谱法（GC）、高效毛细管电泳法（high-performance capillary electrophoresis，HPCE）和凝胶电泳等方法，可更精细和准确地反映中药中的化学组分和数量分布等特征，成为中药鉴别和质量控制的最有效方法之一。

1. 呈色反应 指利用药材的某些化学成分能与某些试剂产生特殊的颜色反应来鉴别。如小檗碱的酸性水溶液与适量的漂白粉反应显樱红色。如采用小檗碱漂白粉显色反应和没食子酸反应[29]：将 5 滴黄连不同炮制品的乙醇提取液与数滴含少量氯石灰的稀盐酸反应显樱红色，与 2~3 滴 5%没食子酸乙醇溶液混合，蒸干，趁热加数滴硫酸显深绿色。如采用显色反应对蒙药阿给生药及炭药中的黄酮类成分进行定性分析[41]。

2. 沉淀反应 指药材的某些化学成分能与某些试剂产生特殊的沉淀反应来鉴别。例如，采用索氏提取法，用 85%乙醇对葫芦巴进行提取，加盐酸调 pH、过夜沉淀等处理，将上清液上 AB-8 大孔树脂，用 10%、30%、50%、70%、90%的乙醇溶液进行梯度洗脱，采用生物碱与碘化铋钾试剂、碘-碘化钾试剂、苦味酸试剂的沉淀反应，对各梯度洗脱液进行检测，结果只有 70%、90%乙醇部位显阳性反应，从而判断出生物碱存在于 70%、90%的乙醇溶液洗脱液中[42]。

3. 荧光法 利用中药中所含的某些化学成分，在紫外光或自然光下能产生一定颜色的荧光性质进行鉴别。所用的溶液介质可以是水溶液，也可以是有机溶剂。有些药材本身没有产生荧光的特性，为了使荧光分析法应用更加广泛，发展了各类荧光分析方法，通过某类化学反应使其转变为适合于测定的荧光物质，也可以进行定性分析[43]。实际上，大多数药材化学成分复杂，成分之间可能产生干扰，或药材本身不产生荧光，需要用酸、碱或有机溶剂处理，提取药材中的荧光物质，在紫外灯下产生可见荧光。例如，芦荟水溶液与硼砂共热，所含芦荟素即起反应，显黄绿色荧光。某些药材的粉末或切片在紫外光的照射下即可产生荧光，因此对这些药材可以通过目视观察，直接进行真伪鉴别。如麦冬的薄切片，在紫外光灯（365nm）下观察，显示浅蓝色荧光。荧光法作为中药饮片的鉴别手段之一，鉴别方法省时、省力。但荧光法鉴别的结果受一定因素的影响，如实验材料不同、实验方法不同、标定荧光的依据不同，再加上人与人视觉上会有所差异，若无统一的标准作为依据，对荧光的标定就难免掺杂主观因素，那么荧光鉴别就失去了意义。另外，药材表面的尘土也是影响荧光观察结果的因素，因此利用荧光可用于检查药物的洁净程度，从而提高中药饮片自身的质量[44]。

4. 微量升华法 利用中药中所含的某些化学成分，在一定温度下能升华的性质，获得升华物，在显微镜下观察其结晶形状、颜色及化学反应作为鉴别特征。通过改进微量升华装置，加强对升华温度和时间的观测，对 8 种矿物药（雄黄、天然朱砂、紫石英等）进行微量升华鉴别，实验结果准确、科学[45]。

5. 显微化学反应法　显微化学反应法是将中药粉末、切片或浸出液，置于载玻片上，滴加某些化学试剂使产生沉淀、结晶或特殊颜色，在显微镜下观察进行鉴别的一种方法。如黄连滴加 30% 硝酸，可见针状小檗碱硝酸盐结晶析出。丁香切片滴加 3% 氢氧化钠的氯化钠饱和溶液，油室内有针状丁香酚钠结晶析出。该方法可类推所有含酚类、蒽醌类、苷类等化学成分药材的鉴别。

6. 色谱法　色谱技术利用薄层色谱法（TLC）、气相色谱法（GC）、高效液相色谱法（HPLC）和联用技术对中药进行鉴别，是中药的化学成分分离分析、质量控制与评价的核心技术。《中国药典》（1977 年版）首次收载色谱技术，在以后各版药典中的应用比例快速上升。其中，TLC 法最早用于中药理化鉴别，至今仍然被我国的药典、地方标准以及企业内控标准广泛使用[46]。目前，HPLC 已经成为中药鉴别的主要技术，如《美国药典》（United States Pharmacopeia，USP）中食品补充剂部分的所有提取物都采用了 HPLC 进行鉴别。GC 和 HPCE 则可精细地反映中药的化学成分及含量分布等特性。无论是从技术需求还是从法规要求考虑，色谱鉴别已经是中药鉴别技术的必需组成部分[47]。

（1）TLC：TLC 使用对照药材、对照标准提取物或对照化学单体作为参比，可以同时从定性和定量两方面鉴别药材，但由于 TLC 定量分析步骤多且平行性和精确性易受影响，随着 HPLC 系统的普及和降价，TLC 定量技术逐渐退出舞台。TLC 主要从定性和半定量研究的角度用于鉴别中药材、中药提取物及其制剂中所采用的中药品种。该鉴别可以在一块薄层板上容纳数个样品并提供多个信息，具有分离和鉴别的双重功能，适用于天然药物尤其是组分复杂的中成药的真伪鉴别，可以补充性状、显微鉴别的不足，但其对于化学组分类似的近缘物种区分度不高[48]。

（2）GC：GC 主要是根据不同化合物在色谱柱中的固定相和气态流动相两者间的分配行为不同而实现分离分析，它可以从定性和定量两个方面分析气体、有一定挥发性的液体以及能够产生足够蒸汽压的固体样品[49]。GC 鉴别主要针对中药中具有挥发性且热稳定的化学成分，如对柴胡、紫苏的挥发油及对天然冰片和人工冰片的鉴别等。GC 是对 HPLC 鉴别的有效补充。程序升温分析方法能够减少分析时间，并且有利于各个色谱峰间的分离，多用于鉴别用途的 GC 指纹图谱。沈振铎等[50]借助 GC 测定了 26 批五味子药材，利用南、北五味子 GC 指纹图谱间的差异可以较容易区分不同产地的样品。张广春等[51]对西红花药材及其伪品的 GC 指纹图谱进行比较，发现西红花均含有 3 个共有特征峰群，而伪品中均不存在，借此特征峰能够快速辨别真伪。

（五）光谱鉴别

光谱鉴别的基本原理是利用中药光谱行为的差异，测定并记录其光谱以用于鉴别。其常用方法有紫外光谱法（ultraviolet spectroscopy，UV）、中红外光谱法、X 线衍射法、质谱（mass spectrography，MS）法和近红外光谱法等[52-55]。

1. UV 法　该方法需要对中药材或中成药进行提取后，对提取液进行 UV 分析。由于中药中各个组分溶解度不同，需要对提取溶剂进行研究。药材提取物的 UV 光谱一般会存在吸收峰较宽、各峰严重重叠等问题。

2. 中红外光谱法　红外光谱按照波长范围的不同可分为近红外光谱（near infrared spectroscopy，NIR）、中红外光谱（mid infrared spectroscopy，MIR）和远红外光谱（far infrared spectrometry，FIR），其中中红外光谱技术应用历史较长，谱图库完善，文献资料丰富。一般采用傅氏转换红外线光谱分析法（FTIR）、二阶导数谱和相关谱进行中药的鉴别。中红外光谱用于中药材鉴别具备如下优势：可全面反映样品组分信息，具有指纹性；能够无损检测多种形态的样品，可简化或取消样品前处理工作；与化学计量学结合可进行快速鉴定；仪器通用性好且使用便捷，无污染而成本低；重复性好，可建立标准化学图谱库。不过由于 MIR 鉴定较高的灵敏度，可能会由于药材的采收和前处理过程的差异导致药材被误判，因此图谱库的辨识宽容度需要研究。红外光谱鉴别法可用于阿胶真伪的鉴别[56]，连翘[53]和人参[52]产地的区分等。近红外光是指介于可见光谱区到中红外光谱区之间的电磁波，谱区范围为 780~2526nm（12820~3959cm^{-1}），NIR 法具有测定迅速，能进行无损检测，可直接对饮片、提取物和固体粉末等进行定性定量分析等特点，因此近年来 NIR 技术在我国药物分析领域尤其是中药分析方面取得了较快发展，目前通过在线监测的方式在中药生产线中得到了应用。NIR 技术在中药材质量评价方面的进展和作用越来越得到肯定[55]。

3. X 线衍射法　X 线进入晶体物质后，受到晶体中原子核的作用而发生衍射，原子排列不同则衍射图谱各异，可用于推测晶体结构。中药材衍射图谱一般由两类峰叠加而成，一类是由淀粉、多糖、纤维、蛋白等大分子所产生的弥散峰，另一类是由草酸钙、蔗糖等晶态物质产生的锐峰。中药材的 X 线衍射图谱具有指纹性，可用于中药材的鉴别。1997 年 X 线衍射技术被首次用于中药鉴别，相比于植物和动物类药材，该方法对矿物类中药的鉴别准确性较高[54]，但是衍射法仍然难以分辨成分和晶型相同或差异极少的药材。

4. 色谱-光谱联用分析法　每一种分析技术都有其适用范围和局限性。如色谱技术分离能力强、检测灵敏度高、分析速度快等优点，但对未知物质定性鉴别往往难以给出可靠信息。又如质谱（MS）、红外光谱（IR）等，具有很强的鉴别未知物结构的能力，却不具分离能力，对复杂混合物无能为力。因此，出现了将具高效分离性能的色谱技术与能获取化学成分丰富结构信息的光谱技术相结合形成的色谱-光谱联用技术，如高效液相色谱-质谱（HPLC-MS）、气相色谱-质谱（GC-MS）、红外光谱-质谱（IR-MS）、气相色谱-傅立叶变换红外光谱（GC-FTIR）、高效毛细管电泳-质谱（HPCE-MS）等，这些新技术在中药的品种鉴别与质量评价方面发挥了重大的作用。其中应用最广泛的是高效液相色谱-质谱（HPLC-MS）联用技术。

（六）指纹图谱鉴别

中药指纹图谱鉴别具有专属性强、稳定性好、重现性好的特点[57]。其目的在于反映中药多成分特点，整体控制中药质量，确保其内在质量的均一、稳定。根据质量控制目的，可分为指纹图谱和特征图谱。指纹图谱是基于图谱的整体信息，用于中药质量的整体评价；特征图谱是选取图谱中某些重要的特征信息，作为控制中药质量的鉴别手段。中药指纹图谱按照测试样品来源可以分为中药材、饮片、提取物或中间体、成方制剂指纹图谱[58]。

中药指纹图谱鉴别是评价中药优劣、鉴别真伪、区分物种和确保其一致性和稳定性的有效方法之一[59]。中药指纹图谱分为中药化学指纹图谱和中药生物指纹图谱。中药化学指纹图谱是测定中药各种化学成分而得到的光谱或色谱图，其相应的分析技术包括红外光谱法、紫外光谱法、核磁共振波谱法、电化学法、薄层色谱法、高效液相色谱法、气象色谱法、毛细管电泳法等[60]；中药生物指纹图谱主要用于中药材基因片段的真伪鉴别[61]。

在采用中药指纹图谱鉴别时，需要把握中药指纹图谱整体性和模糊性这两大特征，建立直观而又全面、合理而又简易、精确而又方便的中药指纹图谱计算机处理方法，如直观分析比较法、化学模式识别方法、相似度评价方法等，对中药指纹图谱的质量进行合理评价[62]。

中药指纹图谱数据库的研究和建立必将成为中药质量评价的重要发展趋势之一，成为中药鉴别的重要手段之一[63]。中药指纹图谱鉴别发展的高级阶段是功能指纹图谱鉴别，需在谱效学基础上，进一步开展谱效学研究，采用生物信息学方法把指纹图谱和生物活性、药效等相关的化合物群对应的联系起来，最终建立各种手段的指纹图谱鉴别的综合数据库。随着科学的进步以及现代仪器分析技术的快速发展，中药指纹图谱鉴别在中药质量控制的领域有十分广阔的前景。

（七）DNA 条形码鉴别

近年来，随着分子生物技术的不断发展，常用于物种鉴别的植物 DNA 分子标记技术有：限制性内切酶片段长度多态性（restriction fragment length polymorphism，RFLP）、随机扩增多态性 DNA 标记（random amplified polymorphic DNA，RAPD）、简单重复序列（simple sequence repeat，SSR）、简单重复序列间区（inter-simple sequence repeats，ISSR）、扩增片段长度多态性（amplified fragment length polymorphism，AFLP）等。虽然 DNA 分子标记技术可以从分子水平弥补传统物种鉴别方法的一些不足，但是每一种分子标记技术都有其自身的特点和应用范围，存在通用性差、没有相应的国际应用平台、不适于推广等缺点[64]。直至 2003 年，加拿大圭尔夫大学的 Paul Hebert 教授将条形码技术引入生物界并提出"DNA 条形码"概念[65,66]，才解决了上述的部分问题。

1. DNA 条形码的优点

（1）不受生物个体形态特征上的限制。只需采用一小部分材料来准确鉴别大多数物种，鉴别结果不受样本部分受损的影响，扩大了物种识别样本的范围。

（2）个体生长发育阶段不影响鉴别结果，可加快鉴别进程。有些物种在不同生长发育时期，形态特征有明显的差异，给形态学鉴别带来了不便，但其不同生长时期的遗传信息不会随形态变化而改变。

（3）准确性高。对于分类学中难以区分的类群，采用 DNA 条形码技术可以避免以形态学鉴别造成的误差，从分子水平上提供了一种稳定可靠的分类依据。

（4）数据库的建立，快速有效地鉴别。在分子层面上构建的核苷酸序列数据库，可以从数字上提供永久性的确切信息，从而弥补了形态学鉴别上的缺陷，进而实现在短时间内识别已知物种，同时有利于发现新物种，这将促进分类学科更加深入、快速的研究。

（5）非专家鉴别化。条形码相关科技设备的应用，将会解决分类学鉴别人才短缺的问题，促进物种分类学的发展，加快全世界物种鉴别分类与保护的进程。

2. 理想的 DNA 条形码的标准

（1）在种内、种间需要有明显的遗传变异和分化，同时种内变异足够小。

（2）片段足够短。便于一个反应完成测序工作，而且便于 DNA 提取，满足 PCR 扩增，尤其是对存在 DNA 降解的材料。

（3）存在保守区域，便于设计通用引物。DNA 条形码技术具有良好的通用性，只需选用一个或少数几个基因片段就可快速有效地鉴别物种，使得物种鉴别过程更加快速，大大缩短了鉴别样本的时间，并且该技术操作简便，具有良好的重复性和稳定性，目前已得到广泛的应用。

DNA 条形码技术已广泛应用于各行各业，针对不同研究对象和内容，包含中药鉴定学、系统分类学、发育进化、生态学、生物多样性保护等各个领域展开研究，均有相关研究报道[67,68]。该方法需要选定一段通用的 DNA 片段的碱基序列作为条形码，并建立条形码数据库，借助生物信息学方法分析对比条形码，实现对样品物种的迅速、精准的鉴定。DNA 条形码技术可以较好地摆脱样品背景信息的缺失情况，而且易于实现标准通用化、数字化、可视化等[69]。

3. DNA 条形码鉴别的优势[70,71]

（1）具有较强的方法通用性。只需选用一个或数个合适的基因片段即可对整个属、科甚至是几十个科的绝大部分物种进行准确的鉴别。

（2）重复性和稳定性好。可在短时间内完成大量样本的鉴别，特别便于非中药鉴定学专业和非分类学的人员掌握。

（3）样品性状限制少。可用于药材部位或粉末，对少量样品进行测试即可确定其基原品种。

（4）便于共享。国际条形码组织可在 GeneBank 的平台上汇集、整合和应用，全世界科研人员测定的 DNA 序列，对现有物种的几个重要的序列信息在全球范围内集中管理，有利于构建统一的数据库和鉴别平台，以便实现标准化并推广。

DNA 条形码技术对于一些分类学上存在争议的植物的种属划分以及相关的药材分辨也很有帮助。美国 FDA 也希望进行申报的植物药采用 DNA 条形码技术来鉴别药材基原，并在美国药典给出了建议。当然，DNA 条形码数据库的建立也存在耗时耗资较多的问题。2008 年 3 月，在 DNA 条形码数据库中已有来自 13 761 种生物的 136 338 条序列符合 DNA 条形码标准，截至 2015 年 12 月，序列数则达到 2 869 168 条。在 2014 年，基于 ITS2+psbA-trnH 片段组合的中药材 DNA 条形码鉴别系统已初步建成，它系统收载了《中国药典》以及《日本药典》（*Japanese Pharmacopeia*，*JP*）、《韩国药典》（*Korean Pharmacopeia*，*KP*）、《美国药典》（*UP*）、《欧洲药典》（*European Pharmacopoeia*，*EP*）和《印度药典》所记载的 23 262 个物种（包含了 95% 以上的草药药材），共计 78 847 条 DNA 条形码序列[72]。DNA 条形码技术的发展缓解植物分类学面临的困境，至少能解决部分问题[73]。在动物界中，COI 序列已成为世界公认的动物 DNA 条形码标准序列，COI 序列由 Hebert 等[65,66]在细胞色素 b（cytb）、细胞色素 c 氧化酶亚基 I（cytochrome c oxidase subunit I，CO I）、II（CO II）、III（CO III）、NADH 氧化还原酶亚基 1-6、4L（ND1-6、ND4L）和 ATP 合成酶亚基 6 和 8（ATPase6、ATPase8）等 13 种蛋白编码基因中筛选获得，通过对动物界中 11 个门 13 300 个同属物种进行研究对比，确定了 COI 基因序列在动物的遗传因子中具有显著的变异特点，2005 年和 2007 年生命条形码联盟（CBOL）举办的两届国际 DNA 条形码大会，会议正式通过了 COI 基因序列作为动物物种通用的 DNA 条形码序列的决定。Herbert 等[65,66]通过对鸟类、节肢动物、鱼类、哺乳动物等动物类群的具体鉴别，进一步佐证了这一结论。

通过近十几年的发展，DNA 条形码分子鉴别技术取得了丰硕的成果，在植物的通用条形码进行了大量研究中，有研究者将 ITS、trnHpsbA 和 rbcL 这 3 个片段作为植物的通用条形码[74,75]。国际生命条形码联盟于 2009 年对来自 550 个物种 907 个样品的 7 个序列（rbcL，matK，rpoC1，rpoB，psbA-trnH，psbK-psbI，atpF-atpH）分析比较后，提议将 rbcL+matK 组合作为植物界的通用条形码[76]。中国 DNA 条形码植物工作组通过对大量样本的 rbcL、matK、psbA-trnH、ITS 以及 ITS2 序列进行研究，分析比较后建议将 ITS/ITS2 作为种子植物的核心条形码[77]。

ITS 具有较好的稳定性与准确性，但是在对一些物种的鉴别中，ITS 并不能获得有效的鉴别结果。ITS2 序列的变异位点能够确保其鉴定能力，维持物种鉴定的成功率，从而能够鉴定种类繁多、数量庞大的中药基原植物。matK 难以进行扩增和测序，引物通用性差，不同植物类群通常需要使用不同的引物。rbcL 序列虽然具有通用、易扩增、易比对的优点，但是在物种水平上的变异性不显著。psbA-trnH 比较容易设计通用引物，并且具有高通用性、扩增成功率高的特点，但是该片段在不同物种间间隔区的长度或拷贝的变异性较大，存在过多的插入、缺失现象，较难在大规模的样本间进行序列比对，导致鉴别同属的植物物种较困难[78]。

4. 内转录间隔区（internal transcribed spacer，ITS） ITS 是核糖体 RNA（rRNA）基因非转录区的一部分。ITS 位于 18S rRNA 基因和 28S rRNA 基因之间，中部被 5.8S rRNA 基因一分为二，即 ITS1（the first internal transcribed spacer）区和 ITS2（the second internal transcribed spacer）区。间隔区 ITS（ITS1 和 ITS2）进化速率较快，一般用于研究属间、种间甚至居群间等较低分类等级的系统关系。

在植物类药材的鉴别中，ITS 也体现了较好的稳定性与准确性。如对菊属（*Dendranthema*）8 个物种 20 个样本的 ITS 测序，样品中除药用菊花（*Chrysanthemum morifolium* Ramat）和野菊（*Dendranthema indicum* L.）外，还包含同属 6 种密切相关物种。其研究结果表明，药用菊花与其近缘种之间的遗传距离大于药用菊花种内的遗传距离；野菊与其近缘种之间的遗传距离大于野菊种内的遗传距离；在邻接（NJ）分子系统树上对药用菊花栽培类型的 7 个个体的鉴别率为 82%；对野菊的 4 个个体的识别率为 78%[79]。

为了检验 ITS 鉴别的稳定性与准确性，以羌活（*Notopterygium incisum* Ting ex H. T. Chang）药材为对象，对 31 份样本的 ITS 序列进行 PCR 扩增和双向测序结果显示，ITS 序列种内平均 K2P 遗传距离小于其与混伪品的种间平均 K2P 遗传距离；NJ 系统树分析结果显示利用 ITS 可明显区分羌活、宽叶羌活（*Notopterygium franchetii* H. de Boiss.）及其混伪品[80]。

然而，也有研究表明，利用 ITS 可以准确鉴别崖爬藤属（*Tetrastigma*）中的 5 种药用植物，尤其是三叶崖爬藤 [台湾崖爬藤 *Tetrastigma formosanum*（Hemsl.）Gagnep.]。但并不能鉴别出所有物种，特别是喜马拉雅崖爬藤［*Tetrastigma rumicispermum*（Laws.）Planch.］[81]；还有对芸香科 72 个属 192 个种 300 个样本进行了研究，发现 ITS 序列扩增效率很低，难以对物种进行鉴别[82]。

5. ITS2　ITS2 基因序列是去除 5.8S rRNA 序列和 28S rRNA 序列的核糖体 DNA 序列间隔区，具有良好的通用性，片段足够短并且易扩增、测序。ITS2 序列在多个科属基原植物及植物类药材中的鉴别能力已得到大量的验证，能够鉴别种类繁多、数量庞大的药用植物及其密切相关的物种[83]。并且 ITS2 的变异位点也足够确保其鉴别能力，维持其鉴别物种的成功率[84]。

研究者利用大量的植物材料对热点候选条形码序列进行了分析研究，并提出 ITS2 最适合作为 DNA 条形码。如对 7 个候选 DNA 条形码（psbA-trnH、matK、rbcL、rpoC1、ycf5、ITS2、ITS）PCR 扩增效率、种内/种间遗传变异以及条形码间隙（barcoding gap）进行分析比较，并针对 ITS2 序列，对 753 个属 4800 个物种 6600 多个样品进行研究，评价其鉴别能力，所鉴别的样品涉及范围广泛，包括 7 个门（被子植物门、裸子植物门、蕨类植物门、苔藓植物门、地衣、藻类和真菌），结果显示，ITS2 在物种水平的鉴别效率高达 92.7%，此研究结果表明 ITS2 是最适合的 DNA 条形码。在所研究的五加科 23 个属 276 个物种中，ITS2 能成功鉴别 85% 的物种，在属级水平上成功率达 97%，因此研究者建议将 ITS2 作为五加科的条形码[85]。条码 ITS2 在果实类药材枸杞（*Lycium barbarum* L.）的鉴别中，能够成功区分出枸杞物种[86]。对于《中国药典》中记载的皮类药材，该序列也能得到良好的鉴别效果[87]。ITS2 可以有效地识别具有一定年限的、物种繁多的药用材料标本[88]。而且 ITS2 序列对红景天（*Rhodiola rosea* L.）和合欢（*Albizia julibrissin* Durazz）物种鉴别及其混伪品鉴别、中药制品的市场监管方面提供了准确、便利的方法[88,89]。

6. matK　matK 基因是位于叶绿体赖氨酸 tRNA 基因（trnK）高度保守的 2 个外显子之间的内含子中，序列长度约 1500bp，为单拷贝编码基因，编码参与 RNA 转录本中Ⅱ型内含子剪切的成熟酶（maturase）。matK 基因是叶绿体基因组中进化较快的基因之一，进化速率介于 ITS 与 rbcL 之间。

matK 的通用性差的问题可以通过开发合适的引物来解决。matK 位于叶绿体 trnK 中，其进化速率较快，但难以进行扩增和测序，引物通用性差，不同植物类群通常需要使用不同的引物，将 matK 作为条形码出现了争议。为了解决这些问题，对整个 matK 区域分析比较[90]，结果发现了一对命名为 matK472F 和 matK1248R 的引物适用于 matK 的扩增和测序，而且具有足够的变异位点、极高的扩增率和测序成功率；在对来自 47 个科 58 个种被子植物的测试实验中，获得了 93.1% 的扩增率和 92.6% 的测序成功率，指出这对引物将能解决使用 matK 时遇到的通用性差的问题，因此建议将 matK 作为被子植物的 DNA 条型码。在裸子植物物种（覆盖裸子植物 92% 的科，大约占据 47% 的属）研究当中[91]，使用 9 个 matK 候选引物对样品进行 PCR 扩增和测序，结果发现，matK 具有较高的扩增率和测序成功率，经过比较分析，建议将 matK（Gym _ F1A/Gym _ R1A）作为裸子植物的 DNA 条形码。

有些研究表明，matK 序列并不适合作为药用植物的 DNA 条形码。对肉豆蔻科毛楠属（*Compsoneura*）的 8 个物种进行扩增，测序结果表明，matK 不能作为它们的条形码[92]。对石斛属（*Dendrobium*）植物 DNA 条形码（ITS、rbcL、matK、trnH-psbA）进行筛选[93]，结果表明 matK 序列在种内和种间的变异没有显著性差异，因此，matK 不适合作为石斛属的 DNA 条形码。对蔷薇科植物 DNA 条形码（rbcL、matK、rpoC1 和 ITS）进行了筛选[94]，结果表明，matK 的成功扩增率在 90% 以上，但难以进行测序。在菊科植物中获得 91% 的扩增和测序成功率[95]，但并不能成功鉴别物种。matK 序列是植物叶绿体 DNA 中进化较快的一条编码区序列，虽然是多位研究者推荐的条形码序列之一，但 matK 序列在忍冬科植物中几乎无法扩增成功，对于 matK 序列作为药用植物的 DNA 条形码还有待于继续研究。

7. rbcL　rbcL 基因位于植物叶绿体基因组的大单拷贝区，序列长度约 1400bp，编码 1,5-二磷酸核酮糖羧化酶/氧化酶大亚基，在不同植物类群中的进化速率有着较大的差异。

虽然 rbcL 片段对有些物种难以进行有效的鉴别，但是研究者可以充分探索 rbcL 序列的变异性和它的鉴别能力，通过对引物设计的改进，使 rbcL 更适合作为 DNA 条形码。

rbcL 序列虽然具有通用、易扩增、易比对的优点，但自从其被提出作为候选 DNA 条形码以来，因其在物种水平上的变异性不显著，而遭到广泛的质疑，事实上人们还从未在所有植物类群中（从藻类到有花植物）充分探索 rbcL 序列的变异性和它作为条形码的鉴别能力。有研究通过对绿藻门、轮藻门、苔藓植物、蕨类植物和被子植物等 6 个门中被提议作为 DNA 条形码的 rbcL 序列比较分析，结果表明，rbcL 列具有良好的通用性、较好的序列质量以及较好的物种鉴别能力，可作为通用的植物条形码。在对忍冬科 5 个属 15 个物种 26 个样本的研究中，选取 4 个序列进行比较研究，虽然 PCR 扩增效率为 88.5%，测序成功率达到 100%，但在种内种间变异分析中发现其种内变异小，甚至种间变异也很小，难以对物种进行区分鉴别[96]，但在棕榈科的鉴定中却获得了 90.0% 的鉴别成功率[97]。变异位点及信息位点数可反映所分析材料的碱基变异程度，而碱基变异程度是衡量鉴别物种的依据之一，若序列较保守，缺乏足够的信息位点，则无法准确鉴别物种。在石斛属药用植物相关研究中，发现 rbcL 序列没有明显的 barcoding gap，序列种内和种间变异重复较多，而且序列的种间变异偏小。对茜草（*Rubia cordifolia* L.）及其混伪品的鉴别实验中，rbcL 并不能将茜草及其同属其他物种成功鉴别。虽然 rbcL 片段对有些物种难以进行有效的鉴别，但是研究者仍然可以通过对引物设计的改进，使 rbcL 容易获取，非常适合用于获得高质量的双向测序，适用于与其他序列片段组合。

8. psbA-trnH　psbA-trnH 基因是位于叶绿体 psbA 基因和 trnH 基因之间的一段非编码区，该区间进化速率较快，常用于植物属间、种间的系统发育研究。

尽管 psbA-trnH 序列具有良好的通用性，然而该片段在不同物种间的长度或变异性变化较大，导致较难鉴别植物物种。psbA-trnH 是叶绿体间隔区（非编码区）中的一个片段，在植物中进化速率较快。其平均长度多数在 400~700bp，长度适宜，两端存在保守序列，较容易设计通用引物，并且该片段的引物具有高通用性、扩增成功率高的特点[76]。但是该片段不同物种间间隔区的长度或拷贝的变异性较大，序列长度变化区间为 296~1120bp，另外该序列存在过多的插入/缺失现象，较难在大规模的样本间进行序列比对[98]，导致鉴别植物物种较困难。在忍冬属的研究中发现（*Lonicera*）具有很高的扩增效率和鉴别成功率，且其种间变异扩增效率到达 96.2%，测序成功率达到 100%，在属级和种级水平上该序列鉴别成功率分别为 100% 和 75.0%。并且该序列能鉴别 70.0% 的毛楠属（*Compsoneura*）植物[99]，也能实现对中药材八角茴香（*Illicium verum* Hook. f.）及其混伪品的成功鉴别[100]。DNA 条形码都面临着难以鉴别近源物种的问题，一个理想的 DNA 条形码序列需要有足够的变异，其种间变异应明显大于种内变异[101]。在对千斤拔属（*Flemingia*）药用植物进行 DNA 条形码筛选中发现 psbA-trnH 序列，其变异位点及信息位点数均较多（148/270），根据序列的变异位点数及信息位点数，认为 psbA-trnH 序列对千斤拔属的物种鉴别能力有限[102]。

部分物种的 psbA-trnH 序列具有 polyA/T 结构，使得该片段不能得到广泛的应用。该序列难以进行双向测序，主要原因是单核苷酸高频率的重复，干扰了测序的进行[76]。在主要针对马兜铃科的 13 个科 24 个属 79 个种 289 个样本的研究中，发现 psbA-trnH 虽然可以成功鉴别物种，但由于存在大量的 poly（A）结构域尾巴，导致序列测序难以进行。虽然能完全扩增成功，但测序成功率较低，并且 psbA-trnH 的种内最大变异超过了种间最小变异[103]。因此，使用 psbA-trnH 作为标准条形码需要改进测序技术，以获得更高质量的序列。psbA-trnH 序列在豆科物种鉴别研究中，其长度为 249~515bp，并且种间和种内变异差异显著，因此是一种理想的 DNA 条形码[104]。

在此，对以上各序列研究各药用植物或草药成功案例进行了归纳总结并列于表 2-1[78]。

DNA 条形码技术在动物物种鉴别中得到了广泛应用，在植物物种鉴别研究中快速发展，其技术日益成熟，能够更加客观、精确、简便地对物种进行鉴别。大量研究表明，并不能找到对所有物种进行鉴别的植物 DNA 条形码。依据形态分类学对类群进行鉴别是开展植物 DNA 条形码研究的基础，而植物 DNA 条形码也可以检验传统分类鉴别，但目前两者还未能有机结合使用。并且目前针对植物具体类群的研究较少，仅以有限的物种种类作为相应科或属的代表，使得许多 DNA 片段尽管在某些特定科属中的鉴别效率较高,但在鉴别更多物种时,成功率就会显著下降。目前 ITS2 序列是发现的较适合的条形码,ITS2 序列能够鉴别种类繁多、数量庞大的药用植物。这一发现将为非分类专业的植物研究者提供快速准确的鉴别方法,从而对药用植物进行正确的鉴别分类,有望在不久的将来建立药用植物条形码数据库,这将有助于弥补传统方法鉴别药用植物和植物类药材鉴别的缺陷,实现中药材的快速检索和鉴别。

表 2-1　近年来主要研究的药用植物科、属、种或草药及其对应的 DNA 条形码[78]

片段	科	属	种/草药
ITS2	姜科 Zingiberaceae	贝母属 *Fritillaria*	贝母 *Fritillaria Bulbus*
	菊科 Asteraceae	重楼属 *Paris*	白术 *Atractylodes macrocephala* Koidz.
	茜草科 Rubiaceae	灯心草属 *Juncus*	苍术 *Atractylodes Lancea* (Thunb.) DC.
	忍冬科 Caprifoliaceae	豆蔻属 *Amomum*、山姜属 *Alpinia*	杜仲 *Eucommia ulmoides* Oliver
	五加科 Araliaceae	豆蔻属 *Amomum*	莪术 *Curcuma zedoaria* (Christm.) Rosc
	芸香科 Rutaceae	麻黄属 *Ephedra*	枸杞 *Lycium barbarum* L.
		曼陀罗属 *Datura*	红景天 *Rhodiola rosea* L.
		千斤拨属 *Flemingia*	合欢皮 *Albizae Cortex*、合欢花 *Albizae Flos*
			鸡骨草 *Abri Herba*、独活 *Angelica pubescens Radix*、降香 *Daibergiae odoriferae lignum*、合欢皮 *Albizae Cortex*
			秦艽 *Gentiana macrophyllae Radix*
			蒲黄 *Cattail Pollen*、松花粉 *Pine Pollen*
			锁阳 *Cynomorll Herba*
ITS	楝科 Meliacea	菊属 *Dendranthema*	冬虫夏草 *Ophiocordyceps Sinensis*
		女贞属 *Ligustrum*	黄细心 *Boerhavia diffusa* L.
		羌活属 *Notopterygium*	黄芪 *Radix astragali*
		沙芥属 *Pugionium*	芸香 *Ruta graveolens* L.
		崖爬藤属 *Tetrastigma*	沙苑子 *Astragalus complanatus* R. Br.
		榕属 *Ficus*、棉属 *Gossypium*	
ITS+*tmH-psbA*		梅花草属 *Parnassia*	
matK+ITS		龙胆属 *Gentiana*	
matK		薯蓣属 *Dioscorea*	
rbcL	棕榈科 Palmae		
PsbA-tmH	豆科 Leguminosae	淫羊藿属 *Epimedium*	八角茴香 *Illicium verum* Hook. f.
			威灵仙 *Radix et Rhizoma Clematidis*

表中的"科""属""种"并无属性,也没有相关性,只是为了反映近年来主要研究的药用植物各科、不同属和各物种所适用的 DNA 条形码

尽管目前的研究表明,ITS2 最适合作为药用植物 DNA 条形码,但还需要针对具体类群进行更深入地研究,注重亲缘关系较近的亚种或近缘种的比较,还需要选择和评价可能的 DNA 条形码(如 rbcL、matK),并且进行大规模的分析和整体评价。另外,也需要加强研究力度,进一步开发出针对某些特殊序列的研究分析方法(如 rbcL、matK、psbA-trnH),以期找到更适合的药用植物 DNA 条形码,从而构建更完整的公共序列数据库,最终使快速有效的 DNA 条形码技术越来越实用。

9. 中成药 DNA 条形码分子鉴别　近年来,中药作为西药的补充或替代在亚洲之外的应用与日俱增[105]。中药制品的日益普及使得该行业产值每年增加数百万美元[106],与此同时,全球补充和替代药物

的使用也在增加。中医处方通常包含不同动、植物来源药材，协同作用、相互影响以达到预期治疗效果。方剂中不同药材加工炮制方法的特殊性，所含成分的生物来源难以确定，均会导致有关中药质量、疗效和安全性等方面的问题[107]。对北美 12 家公司 44 种草药产品的检测结果显示大部分草药产品均能够获得DNA 条形码序列（rbcL+ITS2 序列）[92]。59.0% 的供试样本中含有未在标签上列出的物种；68.2% 的供试样本中存在替代品；实验中涉及的草药产品多数质量较差，含有大量替代品、杂质或其他无药用价值的填料；仅有 2 家公司的产品未检出任何替代品。该研究表明 DNA 条形码技术能够用于北美草药产品市场监控，有助于监督制药企业为消费者提供安全、优质的草药产品。

目前基于 DNA 条形码技术对中成药进行鉴别的相关报道较少，但已有研究者采用 DNA 分子鉴别技术对中成药进行鉴别。基于高通量测序技术和宏基因组数据分析等方法[108]，对中成药六味地黄丸物种组成进行分析，结果显示不同厂商生产的六味地黄丸物种组成上差异较大，影响其临床疗效。基于高通量测序技术检测包括散剂、片剂、胶囊剂、草药茶等在内的 15 种不同剂型的中成药，共获得超过 49 000 条 trnL和 16S rRNA 序列，证实第二代高通量测序技术（high-throughput sequencing，HTS）是在基因层面检测复方中药的有效方法[109]。部分供试样本中含有濒危野生动、植物物种国际贸易公约（CITES）中所收载的物种、潜在毒性、致敏性植物或未申明成分。序列比对结果显示植物药中含有 68 个不同科属的植物，包括麻黄属（*Ephedra*）、细辛属（*Asarum*）等具有潜在毒性的属种；动物药中包含一些渐危、濒危甚至极度濒危的种属，如亚洲黑熊（*Ursus thibetanus*）、赛加羚羊（*Saiga tatarica*）。此外，许多供试品中检测出含有一些极少在产品包装上标识的牛科（*Bovidae*）、鹿科（*Cervidae*）和蟾蜍科（*Bufonidae*）动物的DNA。该研究表明采用高通量测序技术进行深度测序是检测中成药的有效手段，植物 DNA 相关数据库的完善将有助于监测中成药的合法性和安全性。

10. 保健食品 DNA 条形码分子鉴别　　DNA 条形码分子鉴别技术除发挥其在药用植物及中药材物种鉴别领域的优势外，亦可尝试将其应用于保健食品鉴别工作中。食品质量安全一直是消费者及食品安全监督管理机构关注的重点，无论何种情况，食品质量问题一旦被媒体报道出来，都会对舆论造成很大影响。为保证食品质量，各国政府均依据本国实际情况制订有关食品生产及贮藏的国家标准。保健食品作为特殊食品，其质量安全同样极受关注。我国《保健食品注册管理办法（试行）》由国家食品药品监督管理总局颁布[110]，于 2005 年 7 月 1 日正式实施，对保健食品进行严格的定义：保健食品指声称具有特定保健功能或者以补充维生素、矿物质为目的的食品，即适用于特定人群食用，具有调节机体功能，不以治疗疾病为目的，并且对人体不产生任何急性、亚急性或者慢性危害的食品。依据国家食品药品监督管理总局规定，列入既是食品又是药品物品名单的中药材共 87 种[111]，可用于保健食品的共 114 种[112]，保健食品禁用物品共 59 种[113]。为保证保健食品质量安全可靠，确保其不含有禁用物品列表中的物种，有必要对其原材料物种来源进行监控。

目前相关食品监控多采用蛋白质或 DNA 序列分析方法，基于蛋白质的分析方法主要包括免疫组化分析、高效液相色谱（HPLC）和薄层色谱（TLC）等[114,115]。然而上述方法仅适用于新鲜食品，对于已经过深加工的食品，其效率较低；相较而言，基于 DNA 序列的鉴别方法更为适用，DNA 序列提供的有效信息比蛋白质丰富，且易于提取，即使供试样品量较少也能够获得满足后续分析的基因组 DNA，适用于不同类型食物，因此可选用基于 DNA 序列的方法对深加工食品进行鉴别[116,117]。随着分子生物学技术迅速发展，DNA 分子标记已逐渐用于追踪食品生产工业流水线上的原材料[117,118]。研究者正在尝试将 DNA 条形码分子鉴别技术应用于保健食品原材料及深加工制品物种鉴别方面，实现其在保健食品原料质量控制方面的作用，以保证食品质量安全并有效防止商业欺诈现象。De Mattia 等[119,120]采用 CBOL 提出的核心条形码序列 matK+rbcL 及 trnH-psbA 间隔序列对唇形科（*Lamiaceae*）薄荷属（*Mentha*）、罗勒属（*Ocimum*）、牛至属（*Origanum*）、鼠尾草属（*Salvia*）、百里香属（*Thymus*）和迷迭香属（*Rosmarinus*）植物进行鉴别，结果显示，除牛至属墨角兰（*Origanum majorana* L）和牛至（*Origanum vulgare* L.）两个物种由于杂交事件使得种内变异均高于其种间变异之外，大部分样本都能够鉴别到物种；matK 和 trnH-psb 序列能够有效区分市售正品罗勒（*Ocimum basilicum* L）及其同属植物。对"药食同源"的枸杞进行鉴别分析，结果表明，ITS2 序列能够区分宁夏枸杞（*Lycium barbarum*）、枸杞（*L. chinense*）和黑果枸杞（*L. ruthenicum*）三个物种，可以作为枸杞及其近缘物种鉴别的 DNA 条形码[86]。

11. DNA 条形码分子鉴别的其他应用　中药材生态型多样性是道地药材研究的重要组成部分，对产自新疆及内蒙古两大生态适宜生产集中区（两类生态型）野生肉苁蓉（*Cistanche deserticola* YC Ma）的 psbA-trnH 序列分析结果表明，不同产地肉苁蓉 psbA-trnH 序列存在变异位点，序列比对后新疆、内蒙古产肉苁蓉在 191bp 处存在 G-A 变异，该序列可以区分野生肉苁蓉生态型[121]。由于植物不同的栽培品种基因遗传变异较小，且往往存在杂交繁育事件，采用通用 DNA 条形码序列进行药用植物栽培品种水平的鉴别存在局限性。Kane 和 Cronk 提出基于整个叶绿体基因组和大部分核基因组的"超级条形码（ultra-bar-coding）"方法[122]，与传统 DNA 条形码技术仅需要相对较短的通用 DNA 序列相反，该方法将叶绿体全基因组与部分核基因组相结合，为证明物种水平以下的遗传多样性提供充足的信息，能够区分纯系和杂交品系，因此该方法比传统 DNA 条形码技术灵敏度更高。采用超级条形码对可可（*Theobroma cacao* L）进行鉴别，发现可可叶绿体基因和核基因中存在单核苷酸多态性（SNP），有利于鉴别不同栽培品种[123]。该研究为中药"道地药材"品种及鉴别提供了新思路。

除上述应用领域之外，亦有研究者将 DNA 条形码技术应用于食用菌鉴别中。对云南食用牛肝菌的研究表明，被云南当地人认为的 4 种牛肝菌经鉴别为 12 个独立物种，该研究筛选出 rpbl 序列作为牛肝菌属（Boletus）的核心条形码，tefl-e 和 rpb2 可作为辅助条形码用于该属真菌的鉴别[124]。

DNA 条形码鉴别技术是传统分析鉴别方法的有效补充，填补了中药材鉴别在 DNA 分子水平上的不足，是中药材分子鉴别的又一个跨越式进步，但在研究过程中亦会遇到各种挑战，该技术并不能完全替代其他现有鉴别技术手段，如显微、理化、色谱和光谱等对中药材、饮片及中成药进行物种鉴别和质量控制。不同入药部位的中药材根据其组织结构特征不同，药材在采收时所含活细胞的量均具有差异，某些特定部位，如根皮等其外部多具有木栓组织，其中的木栓细胞为死细胞，DNA 降解程度较高，会对实验产生一定影响，在操作时应当尽量去除此类组织。此外，储存时间较久、贮藏养护方式不当造成中药材、饮片和中成药生虫、变色、走油或霉变等现象，会严重影响其质量和疗效，此类情况在进行 DNA 条形码鉴别过程中，可能会由于 DNA 降解过于严重而无法成功获得其条形码序列，亦或由于霉变使得提取到的药材 DNA 被真菌污染从而影响鉴别结果。因此，在实际工作中如若遇到上述情况，须将 DNA 条形码技术与其他方法相结合进行检验，综合评价药品质量。

（八）其他鉴别方法简介

近年来，随着对中药研究的深入、生物技术的发展以及安全性评价的需要，染色体鉴别、生物鉴别法、免疫鉴别等新技术得到逐渐发展和完善，这对推动中药鉴定学的发展意义重大。

1. 染色体鉴别　该方法主要是通过观察药材细胞中染色体形态来辨别药材真伪。某一特定种群生物的体细胞中染色体的数量、核型、染色体相对长度、染色体总体积、核型不对称系数等是相对稳定的，是该种群的基本遗传特征的代表，可用于和相邻物种进行区分。染色体形态一般在真核生物细胞有丝分裂中后期才可观测到，植物染色体的观察和分析的历史可以追溯到 19 世纪中期，该方法主要适用于种子和果实类药材鉴别。目前染色体核型分析在常用中药材鉴别中的研究已经比较普遍，如黄柏、黄芪、牛蒡子、栀子等[125]。

2. 生物鉴别法　该方法一方面通过测定中药的活性或毒性等生物效应，另一方面对核酸或蛋白等生命信息物质进行识别，从而实现品质鉴定。主要包括生物效价测定法、免疫鉴别法、电泳法等[25,28]。

（1）生物效价测定法：常借助生物效价法对活性成分不明确的中药进行质量评价，该方法是中药鉴定学与定量药理学交融发展的成果。生物效价法的设计一般基于中药的主要药效，借助在体动物模型、离体器官模型或细胞及微生物等作为评价体系，比较不同样品对该评价体系所产生的可量化测定的生理、生化指标，甚至是行为学的改变，来评价中药的生物活性具备与否和强度。该方法是从药效的角度对中药进行客观评价的最好方法[25]。美国 FDA 在 2004 年版的《植物药生产指南》和 2015 年版的《植物药研发行业指南（草案）》中也建议采用生物效价测定法对植物药进行全程质量控制，特别是针对药效组分不够明晰，或者是从化学角度进行全面质量控制难度较大的植物药。一般而言，生物效价测定法的主要具体形式有抗菌效价、抗凝活性、免疫反应、异常毒性、降压物质测定以及过敏反应检查、溶血与凝聚检查等[47,70]。日本津村制药的汉方药物大建中汤（含有蜀椒、干姜、人参 3 味药物）在美国 FDA 药品注册过程中，就采用了药物对肠道细胞离子通道的抑制活性作为质量控制的一个指标，得到 FDA 的支持。此外，也可以根据中药的性味归经，特别是其中的性热、性寒理论，结合现代热力学技术，测定中药本身以及中药对动物体特别是人体的细微温度改变或是人体皮肤机体的超氧离子的改变，反映中药对机体的作用[126]。

（2）免疫鉴别法：不同的动植物药材所含特异蛋白不同，可以针对这些蛋白制备特异性的抗体，并通过与待测样品进行抗原-抗体反应来鉴定药材真伪。该技术适用于动物药材的鉴别，尤其是用于分辨亲缘较近的动物药材[127]。

（3）电泳法：该方法是基于药材所含的蛋白多肽、有机酸、生物碱等分子的电荷性、电荷数和分子量的差异，在电场作用下各成分移动的方向和距离不同，结合染色结果的差异，从而实现分离鉴别。根据实验体系的不同，一般可以分为纸上电泳、凝胶电泳和高效毛细管电泳（HPCE）等。凝胶电泳常用于动物类药材的鉴别。例如，金钱白花蛇伪品较多，常用游蛇科或其他科的幼蛇伪造，由于常见伪品蛇类中的蛋白组成与金钱白花蛇不同，因此，蛋白凝胶电泳可以较容易地辨别真伪。HPCE 技术是凝胶电泳技术的进步，近年来发展迅速，其主要是将电泳体系放到玻璃或其他材质的毛细管中进行，具有分离效果好、分析迅速、可微量分析和分析范围广等优点。还可在 HPCE 的电泳体系中加入胶束和脂质体等带电微粒，通过引入相间分配等新的分离机制来增强分离效果。目前 HPCE 已用于中药真伪辨别和品质评价，如对天麻及其伪品的分辨[128]，也可用于动物类药材的鉴别。

小　结

中药的准确鉴别是确保中药用药安全及科研结果准确可靠的必不可少的工作。针对药材、饮片及中成药可采用的鉴别方法有：基原鉴定、性状鉴别、显微鉴别、理化鉴别、光谱鉴别、指纹图谱鉴别、DNA 条形码鉴别等。在单一鉴别方法不能满足鉴别要求时，可将多种鉴别方法联合使用，实现中药的准确鉴别。除了这些常用的鉴别技术，伴随科学技术的发展，新型鉴别技术及模式不断涌现，特别是构建中药鉴别大数据库并应用到普通的扫描终端等模式，可实现中药鉴别的标准化、自动化。新技术与传统鉴别技术互为补充、相得益彰，为中药的准确鉴别提供保障。

思考题

1. 中药鉴别的方法有哪些？
2. 性状鉴别包括哪些内容？
3. 除传统的性状、显微、薄层等鉴别手段外，还有哪些鉴别新手段？

第三节　中药材和饮片检查

近年来，中药材和饮片掺假和杂质超标的情况较为普遍，加之种植、初加工等生产过程中农药残留、二氧化硫残留、重金属的可能污染以及储藏条件的不规范等，均会影响中药的质量和安全，这给中药检查提出了更高的要求。中药材和饮片的检查是对其纯净程度、可溶性物质、有害或有毒物质进行的限量检查，包括水分、灰分、杂质、浸出物、毒性成分、重金属及有害元素、二氧化硫残留、农药残留及黄曲霉毒素等。如产地加工中易带进非药用部位的应进行杂质检查；易夹带泥沙的要进行酸不溶性灰分检查；一般均应有水分、灰分检查；栽培药材，应进行重金属及有害元素、农药残留量等检测；易霉变的品种应进行黄曲霉毒素检查；采用硫磺熏蒸的药材及饮片还需进行二氧化硫残留量检查。

一、纯净度检查

中药的纯净度检查是指对不发挥治疗作用的杂质成分进行控制。这些有害杂质的来源包括以下几方面：药材的生长环境含重金属或有害元素过高；对药材施用含砷农药或不易降解的农药；药材的采收加工混入有害杂质和非药用部位、成分；药材贮藏过程中发霉、腐败、虫蛀代谢物等；饮片和中成药的工艺过程有不当之处；不良辅料带入；工厂的环境污染及其他。对上述的各种杂质来源进行分析研究，弄清实际来源后就可以针对性地采取措施予以控制，使中药能够符合现代人们的用药需求[129,130]。

（一）重金属检查法[131]

本法所指的重金属系指在规定实验条件下能与硫代乙酰胺或硫化钠作用显色的金属杂质。

标准铅溶液的制备：称取硝酸铅 0.1599g，置 1000ml 量瓶中，加硝酸 5ml 与水 50ml 溶解后，用水稀释至刻度，摇匀，作为贮备液。

精密量取贮备液 10ml，置 100ml 量瓶中，加水稀释至刻度，摇匀，即得（每 1ml 相当于 10μg 的 Pb）。本液仅供当日使用。

配制与贮存用的玻璃容器均不得含铅。

第一法

除另有规定外，取 25ml 纳氏比色管 3 支，甲管中加标准铅溶液一定量与醋酸盐缓冲液（pH 3.5）2ml 后，加水或各品种项下规定的溶剂稀释成 25ml，乙管中加入按各品种项下规定的方法制成的供试品溶液 25ml，丙管中加入与乙管相同重量的供试品，加配制供试品溶液的溶剂适量使溶解，再加与甲管相同量的标准铅溶液与醋酸盐缓冲液（pH 3.5）2ml 后，用溶剂稀释成 25ml；若供试品溶液带颜色，可在甲管中滴加少量的稀焦糖溶液或其他无干扰的有色溶液，使之与乙管、丙管一致；再在甲、乙、丙 3 个管中分别加硫代乙酰胺试液各 2ml，摇匀，放置 2 分钟，同置白纸上，自上向下透视，当丙管中显出的颜色不浅于甲管时，乙管中显示的颜色与甲管比较，不得更深。如丙管中显出的颜色浅于甲管，应取样按第二法重新检查。

如在甲管中滴加稀焦糖溶液或其他无干扰的有色溶液，仍不能使颜色一致时，应取样按第二法检查。

供试品如含高铁盐影响重金属检查时，可在甲、乙、丙 3 个管中分别加入相同量的维生素 C 0.5 ~ 1.0g，再照上述方法检查。

配制供试品溶液时，如使用的盐酸超过 1ml，氨试液超过 2ml，或加入其他试剂进行处理者，除另有规定外，甲管溶液应取同样同量的试剂置瓷皿中蒸干后，加醋酸盐缓冲液（pH 3.5）2ml 与水 15ml，微热溶解后，移置纳氏比色管中，加标准铅溶液一定量，再用水或各品种项下规定的溶剂稀释成 25ml。

第二法

除另有规定外，当需改用第二法检查时，取各品种项下规定量的供试品，按炽灼残渣检查法（通则 0841）进行炽灼处理，然后取遗留的残渣；或直接取炽灼残渣项下遗留的残渣；如供试品为溶液，则取各品种项下规定量的溶液，蒸发至干，再按上述方法处理后取遗留的残渣；加硝酸 0.5ml，蒸干，至氧化氮蒸气除尽后（或取供试品一定量，缓缓炽灼至完全炭化，放冷，加硫酸 0.5 ~ 1.0ml，使恰湿润，用低温加热至硫酸除尽后，加硝酸 0.5ml，蒸干，至氧化氮蒸气除尽后，放冷，在 500 ~ 600℃炽灼使完全灰化），放冷，加盐酸 2ml，置水浴上蒸干后加水 15ml，滴加氨试液至对酚酞指示液显微粉红色，再加醋酸盐缓冲液（pH 3.5）2ml，微热溶解后，移置纳氏比色管中，加水稀释成 25ml 作为乙管；另取配制供试品溶液的试剂，置瓷皿中蒸干后，加醋酸盐缓冲液（pH 3.5）2ml 与水 15ml，微热溶解后，移置纳氏比色管中，加标准铅溶液一定量，再用水稀释成 25ml，作为甲管；再在甲、乙两管中分别加硫代乙酰胺试液各 2ml，摇匀，放置 2 分钟，同置白纸上，自上向下透视，乙管中显出的颜色与甲管比较，不得更深。

第三法

除另有规定外，取供试品适量，加氢氧化钠试液 5ml 与水 20ml 溶解后，置于纳氏比色管中，加硫化钠试液 5 滴，摇匀，与一定量的标准铅溶液同样处理后的颜色比较，不得更深。

（二）砷盐检查法[131]

标准砷溶液的制备：称取三氧化二砷 0.132g，置 1000ml 量瓶中，加 20%氢氧化钠溶液 5ml 溶解后，用适量的稀硫酸中和，再加稀硫酸 10ml，用水稀释至刻度，摇匀，作为贮备液。临用前，精密量取贮备液 10ml，置 1000ml 量瓶中，加稀硫酸 10ml，用水稀释至刻度，摇匀，即得（每 1ml 相当于 1μg 的 As）。

1. 古蔡氏法 是通过金属锌与酸作用产生新生态的氢与药品中微量亚砷酸盐反应生成了具有挥发性的砷化氢，遇溴化汞试纸产生黄色至棕色的砷斑，与同一条件下定量标准砷溶液所产生的砷斑进行比较，由此来判定砷盐的限量。

（1）仪器装置（图 2-1）：A 为 100ml 标准磨口锥形瓶；B 为中空的标准磨口塞，上连导气管 C（外径 8.0mm，内径 6.0mm），全长约 180.0mm；D 为具孔的有机玻璃旋塞，其上部为圆形平面，中央有一圆孔，孔径与导气管 C 的内径一致，其下部孔径与导气管 C 的外径相适应，将导气管 C 的顶端套入旋塞下部孔内，并使管壁与旋塞的圆孔相吻合，黏合固定；E 为中央具有圆孔（孔径 6.0mm）的有机玻璃旋塞盖与 D 紧密吻合。

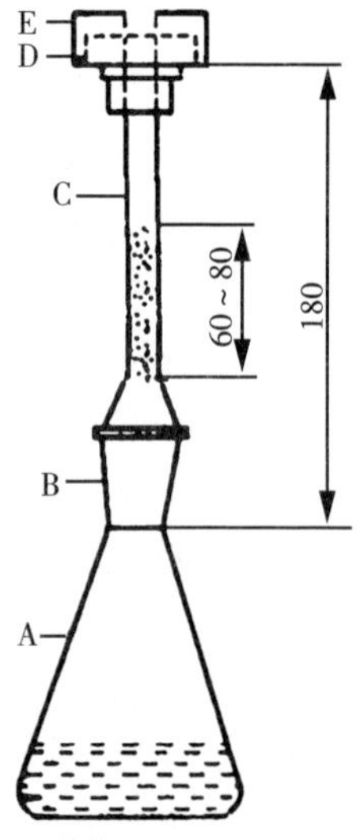

测试时，于导气管 C 中装入醋酸铅棉花 60mg（装管高度为 60～80mm），再于旋塞 D 的顶端平面上放一片溴化汞试纸（试纸大小以能覆盖孔径而不露出平面外为宜），盖上旋塞盖 E 并旋紧，即得。

（2）标准砷斑的制备：精密量取标准砷溶液 2ml，置 A 瓶中，加盐酸 5ml 与水 21ml，再加碘化钾试液 5ml 与酸性氧化亚锡试液 5 滴，在室温放置 10 分钟后，加锌粒 2g，立即将照上法装妥的导气管 C 密塞于 A 瓶上，并将 A 瓶置 25～40℃水浴中，反应 45 分钟，取出溴化汞试纸，即得。若供试品需经有机破坏后再行检砷，则应取标准砷溶液代替供试品，照该品种项下规定的方法同法处理后，依法制备标准砷斑。

（3）检查法：取按各品种项下规定方法制成的供试品溶液，置 A 瓶中，照标准砷斑的制备，自"再加碘化钾试液 5ml"起，依法操作。将生成的砷斑与标准砷斑比较，不得更深。

图 2-1 古蔡氏法装置图[131]

2. 二乙基二硫代氨基甲酸银法 是将生成的砷化氢气体导入盛有二乙基二硫代氨基甲酸银试液的试管中，使之还原为红色胶态银，与同一条件下定量的标准砷溶液所制成的对照液进行比较，或在 510nm 的波长处测定其吸光度，以此来判定含砷盐的限度或测定含量。

（1）仪器装置（图 2-2），A 为 100ml 标准磨口锥形瓶；B 为中空的标准磨口塞，上连导气管 C（一端外径为 8.0mm，内径为 6.0mm；另一端长为 180.0mm，外径为 4.0mm，内径为 1.6mm，尖端内径为 1.0mm）。D 为平底玻璃管（长为 180.0mm，内径为 10.0mm，于 5.0mm 处一刻度）。

测试时，于导气管 C 中装入醋酸铅棉花 60mg（装管高度约 80mm），并于 D 管中精密加入二乙基二硫代氨基甲酸银试液 5ml。

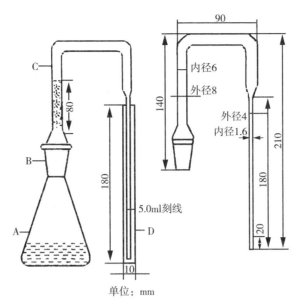

图 2-2　二乙基二硫代氨基甲酸银法装置图[131]

（2）标准砷对照液的制备：精密量取标准砷溶液 2ml，置 A 瓶中，加盐酸 5ml 与水 21ml，再加碘化钾试液 5ml 与酸性氯化亚锡试液 5 滴，在室温放置 10 分钟后，加锌 2g，立即将导气管 C 与 A 瓶密塞，使生成的砷化氢气体导入 D 管中，并将 A 瓶置 25~40℃水浴中反应 45 分钟，取出 D 管，添加三氯甲烷至刻度，混匀，即得。

若供试品需经有机破坏后再行检砷，则应取标准砷溶液代替供试品，照各品种项下规定的方法同法处理后，依法制备标准砷对照液。

（3）检查法：取照各品种项下规定方法制成的供试品溶液，置于 A 瓶中，照标准砷对照液的制备，自"再加碘化钾试液 5ml"起，依法操作。将所得溶液与标准砷对照液同置白色背景上，从 D 管上方向下观察、比较，所得溶液的颜色不得比标准砷对照液更深。必要时，可将所得溶液转移至 1cm 吸收池中，照紫外-可见分光光度法在 510nm 波长处以二乙基二硫代氨基甲酸银试液作空白，测定吸光度，与标准砷对照液按同法测得的吸光度比较，即得。

（4）附注：①所用仪器和试液等照本法检查，均不应生成砷斑，或至多生成仅可辨认的斑痕；②制备标准砷斑或标准砷对照液，应与供试品检查同时进行；③本法所用锌粒应无砷，以能通过一号筛的细粒为宜，如使用的锌粒较大时，用量应酌情增加，反应时间亦应延长为 1 小时；④醋酸铅棉花系取脱脂棉1.0g，浸入醋酸铅试液与水的等容混合液 12ml 中，湿透后，挤压除去过多的溶液，并使之疏松，在100℃以下干燥后，贮于玻璃塞瓶中备用。

（三）杂质检查法[131]

药材中混存的杂质，直接影响药材纯度、质量及后续产品的质量，影响用药安全，按《中国药典》（2015 年版，一部）要求，药材中混存的杂质需检查。

取规定量的供试品，摊开，用肉眼或放大镜（5~10 倍）观察，将杂质拣出；如其中有可以筛分的杂质，则可通过适当的筛，将杂质分出。将各类杂质分别称重，计算其在供试品中的含量（%）。检查过程中需注意：①药材中混存的杂质如与正品相似，难以从外观鉴别时，可称取适量，进行显微、化学或物理鉴别试验，证明其为杂质后，计入杂质重量中。②个体大的药材或饮片，必要时可破开，检查有无虫蛀、霉烂或变质情况。③杂质检查所用的供试品量，除另有规定外，按药材和饮片取样法称取。

（四）干燥失重测定法[131]

干燥失重测定法是指药品在规定的条件下，经干燥后所减失的重量，主要是指水分、结晶水，但也包括其他挥发性的物质如乙醇等。中药常使用常压恒温干燥法，常压恒温干燥法适用于受热较稳定，不易挥发、氧化、分解或变质的中药的测定。

取供试品粉末，混合均匀，取约 1g 或各品种项下规定的重量，置与供试品相同条件下干燥至恒重的扁形称量瓶中，精密称定，除另有规定外，在 105℃ 干燥至恒重。由减失的重量和取样量计算供试品的干燥失重。供试品干燥时，应平铺在扁形称量瓶中，厚度不可超过 5mm，如为疏松物质，厚度不可超过 10mm。放入烘箱或干燥器进行干燥时，应将瓶盖取下，置称量瓶旁，或将瓶盖半开进行干燥；取出时，需将称量瓶盖好。置烘箱内干燥的供试品，应在干燥后取出置干燥器中放冷，然后称定重量。

（五）水分测定法[131]

为了保证中药的品质，便于储存，中药材和中药饮片项下往往规定了其水分含量；另外，固体中成药多数要检查水分，如含量过高，易引起成药结块、霉变或有效成分改变。因此，水分是丸剂、散剂、颗粒剂等固体制剂的常规检查项目。《中国药典》（2015 年版，四部）通则收载有水分测定法，共有五法，这里主要对其中常用的四种方法进行介绍[131]。

1. 烘干法（本法适用于不含或少含挥发性成分的药品）　取供试品 2~5g，平铺于干燥至恒重的扁形称量瓶中，厚度不超过 5mm，疏松供试品不超过 10mm，精密称定，开启瓶盖在 100~105℃ 干燥 5 小时，将瓶盖盖好，移置干燥器中，放冷 30 分钟，精密称定，再在上述温度干燥 1 小时，放冷，称重，至连续两次称重的差异不超过 5mg 为止。根据减失的重量，计算供试品中含水量（%）。

2. 减压干燥法（适用于含有挥发性成分的贵重药品）　取直径 12cm 左右的培养皿，加入五氧化二磷干燥剂适量，铺成 0.5~1.0cm 的厚度，放入直径 30cm 的减压干燥器中。

取供试品 2~4g，混合均匀，分别取 0.5~1.0g，置已在供试品同样条件下干燥并称重的称量瓶中，精密称定，打开瓶盖，放入上述减压干燥器中，抽气减压至 2.67kPa（20mmHg）以下，并持续抽气半小时，室温放置 24 小时。在减压干燥器出口连接无水氯化钙干燥管，打开活塞，待内外压一致，关闭活塞，打开干燥器，盖上瓶盖，取出称量瓶迅速精密称定重量，计算供试品中的含水量（%）。中药测定用的供试品，一般先破碎并需通过二号筛。

3. 甲苯法（适用于含挥发性成分的药品）　仪器装置如图 2-3 所示，A 为 500ml 的短颈圆底烧瓶；B 为水分测定管；C 为直形冷凝管，外管长 40cm。使用前，全部仪器应清洁，并置烘箱中烘干。

取供试品适量（相当于含水量 1~4ml），精密称定，置 A 瓶中，加甲苯约 200ml，必要时加入干燥、洁净的无釉小瓷片数片或玻璃珠数粒，连接仪器，自冷凝管顶端加入甲苯至充满 B 管的狭细部分。将 A 瓶置电热套中或用其他适宜方法缓缓加热，待甲苯开始沸腾时，调节温度，使每秒馏出 2 滴。待水分完全馏出，即测定管刻度部分的水量不再增加时，将冷凝管内部先用甲苯冲洗，再用饱蘸甲苯的长刷或其他适宜方法，将管壁上附着甲苯推下，继续蒸馏 5 分钟，放冷至室温，拆卸装置，如有水黏附在 B 管的管壁上，可用蘸甲苯的铜丝推下，放置使水分与甲苯完全分离（可加亚甲蓝粉末少量，使水染成蓝色，以便分离观察）。检读水量，并计算成供试品的含水量（%）。

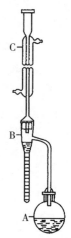

图 2-3　甲苯法仪器装置[131]

上述操作过程中需注意：①测定用的甲苯须先加水少量充分振摇后放

置，将水层分离弃去，经蒸馏后使用；②中药测定用的供试品，一般先破碎成直径不超过 3mm 的颗粒或碎片；直径和长度在 3mm 以下的可不破碎。

4. 气相色谱法（适用于各种类型药品中微量水分的准确测定） 用直径为 0.18~0.25mm 的二乙烯苯-乙基乙烯苯型高分子多孔小球作为载体，或采用极性与之相适应的毛细管柱，柱温为 140~150℃，热导检测器检测。注入无水乙醇，照气相色谱法测定，应符合下列要求：①理论板数按水峰计算应大于 1000，理论板数按乙醇峰计算应大于 150；②水和乙醇两峰的分离度应大于 2；③用无水乙醇进样 5 次，水峰面积的相对标准偏差不得大于 3.0%。

对照溶液的制备：取纯化水约 0.2g，精密称定。置 25ml 量瓶中，加无水乙醇至刻度，摇匀，即得。

供试品溶液的制备：取供试品适量（含水量约 0.2g）。剪碎或研细，精密称定，置具塞锥形瓶中，精密加入无水乙醇 50ml，密塞，混匀，超声处理 20 分钟，放置 12 小时，再超声处理 20 分钟，密塞放置，待澄清后倾取上清液，即得。

测定法：取无水乙醇、对照溶液及供试品溶液各 1~5µl，注入气相色谱仪，测定，即得。

注意事项：对照溶液与供试品溶液的配制须用新开启的同一瓶无水乙醇。用外标法计算供试品中的含水量。计算时应扣除无水乙醇中的含水量。方法如下：

$$对照溶液中实际加入的水的峰面积 = 对照溶液中总水峰面积 - K × 对照品溶液中乙醇峰面积$$
$$供试品中水的峰面积 = 供试品溶液中总水峰面积 - K × 供试品溶液中乙醇峰面积$$

$$K = \frac{无水乙醇中水峰面积}{无水乙醇中乙醇峰面积}$$

（六）炽灼残渣检查法[131]

中药多由有机化合物组成，经炽灼炭化，再加硫酸湿润，加热使硫酸蒸汽除尽后，于高温（700~800℃）炽灼至完全灰化，使有机物破坏分解变为挥发性物质，逸出残留的非挥发性无机杂质（多为金属的氧化物或无机盐类），称为炽灼残渣。炽灼残渣检查的目的是用于检查药品中所引入的无机杂质。

取供试品 1.0~2.0g 或各药品项下规定的重量，置已炽灼至恒重的坩埚中，精密称定，缓缓炽灼至完全炭化，放冷至室温；除另有规定外，加硫酸 0.5~1.0ml 使湿润，低温加热至硫酸蒸汽除尽后，在 700~800℃ 炽灼使完全灰化，移至干燥器内，放冷至室温，精密称定后，再在 700~800℃ 炽热至恒重，即可。如需将残渣留作重金属检查，则炽热温度必须控制在 500~600℃。

在上述操作中需注意：

1. 取样量可根据炽灼残渣限量来决定。取样量过多，炭化及灰化时间长，取样量少，炽灼残渣少，称量误差大，所以一般如限量为 0.1% 者取样约 1g，若为 0.05% 取样约为 2g，在 1% 以上者取样可在 1g 以下，如遇贵重药品或供试品数量不足时，取样量也可酌情减少。由于炽灼残渣限量一般在 0.1%~0.2%，所以取样量一般为 1.0~2.0g。

2. 加热时，必须小心的先用小火加热，以免供试品溅出坩埚外，切不可直接大火加热坩埚底部，否则供试品全部受热引起暴沸或燃烧。

3. 如需将残渣做重金属检查，则炽热温度必须控制在 500~600℃。

4. 具有挥发性的无机成分的中药受热挥发或分解，残留非挥发性杂质，也可以用炽灼残渣法检查。

（七）灰分测定法[131]

中药经粉碎后加热，高温炽灼至灰化所遗留的无机物为总灰分。同一种中药材，在无外来掺杂物（泥土、沙石等杂质）时，一般都有一定的总灰分含量范围。规定中药的总灰分限度，对保证中药的品质和结晶程度有一定的意义。

中药经高温炽灼得到的总灰分加盐酸处理，得到不溶于盐酸的灰分，为酸不溶性灰分。由于在酸中钙盐等无机物可溶而泥土、沙石等（主要含硅酸盐等成分）不溶解，因此酸不溶性灰分的测定对于生理灰分本身差异较大，特别是在组织中含有草酸钙较多的中药，能更准确表明其中泥土沙石等杂质的掺杂含量，如大黄中含有大量草酸钙。在这种情况下，总灰分的测定就不能说明是否有外来无机杂质的存在，而需测定其酸不溶性灰分。

1. 总灰分测定法　测定用的供试品需粉碎，使能通过二号筛，混合均匀后，取供试品 2~3g（如需测定酸不溶性灰分，可取供试品 3~5g），置炽灼至恒重的坩埚中，称定重量（准确至 0.01g），缓缓炽热，注意避免燃烧，至完全炭化时，逐渐升高温度至 500~600℃，使完全灰化并至恒重。根据残渣重量，计算供试品中总灰分的含量（%）。

2. 酸不溶性灰分测定法　取总灰分，在坩埚中加入稀盐酸约 10ml，用表面皿覆盖坩埚，置水浴上加热 10 分钟，表面皿用热水 5ml 冲洗，洗液并入坩埚中，用无灰滤纸滤过，坩埚内的残渣用水洗于滤纸上，并洗涤至洗液不显氯化物反应为止。滤渣连同滤纸移至同一坩埚中，干燥，炽灼至恒重，根据残渣重量，计算供试品中酸不溶性灰分的含量（%）。

3. 注意事项

（1）测定前先将供试品称取适量粉碎，使其能通过 2 号筛，将粉末混合均匀后再取样。

（2）如供试品不易灰化，可将坩埚放冷，加热水或 10%硝酸铵溶液 2ml，使残渣湿润，然后置水浴上蒸干，得到的残渣再按前法炽灼至坩埚内。内容物完全灰化。

（3）《中国药典》（2015 年版，一部）中中药材检查灰分的品种较多，而中成药以合格的药材为原料，原则上可以不再检查灰分，但对于某些以根茎等原药材粉末为原料的制剂，为控制外来杂质的量，仍需检查。

（八）酸败度测定法[131]

酸败是指油脂或含油脂的种子类药材和饮片，在贮藏过程中发生复杂的化学变化，生成游离脂肪酸、过氧化物和低分子醛类、酮类等产物，出现特异臭味，影响药材和饮片的感观和质量。本方法通过测定酸值、羰基值和过氧化值，以检查药材和饮片中油脂的酸败度。

1. 油脂提取　除另有规定外，取供试品 30~50g（根据供试品含油脂量而定），研碎成粗粉，置索氏提取器中，加正己烷 100~150ml（根据供试品取样量而定），置水浴上加热回流 2 小时，放冷，用 3 号垂熔玻璃漏斗滤过，滤液置水浴上减压回收溶剂至尽，所得残留物即为油脂。

2. 酸值测定　酸值系指中和脂肪、脂肪油或其他类似物质 1g 中含有的游离脂肪酸所需氢氧化钾的重量（mg），但在测定时可采用氢氧化钠滴定液（0.1mol/L）进行滴定。

除另有规定外，按表 2-2 中规定的重量，精密称取供试品，置 250ml 锥形瓶中，加乙醇-乙醚（1:1）混合液［临用前加酚酞指示液 1.0ml，用氢氧化钠滴定液（0.1mol/L）调至微显粉红色］50ml，振摇使完全溶解（如不易溶解，可缓慢加热回流使溶解），用氢氧化钠滴定液（0.1mol/L）滴定至粉红色持续 30 秒不褪。以消耗氢氧化钠滴定液（0.1mol/L）的体积（ml）为 A，供试品的重量（g）为照下式计算酸值：

$$供试品的酸值 = \frac{A \times 5.61}{W}$$

滴定酸值在 10 以下的油脂时，可用 10ml 的半微量滴定管。

3. 羰基值测定　羰基值系指每 1kg 油脂中含羰基化合物的毫摩尔数。除另有规定外，取油脂 0.025~0.5g，精密称定，置 25ml 量瓶中，加甲苯适量溶解并稀释至刻度，摇匀。精密量取 5ml，置 25ml 具塞刻度试管中，加 4.3%三氯醋酸的甲苯溶液 3ml 及 0.05% 2,4-二硝基苯肼的甲苯溶液 5ml，混匀，置水浴加热 30 分钟，取出冷却，沿管壁缓缓加入 4%氢氧化钾的乙醇溶液 10ml，加乙醇至 25ml，密塞，剧烈振摇 1 分钟，放置 10 分钟，以相应试剂作空白，照紫外-可见分光光度法在 453mn 波长处测定吸光度，按下式计算：

$$供试品的羰基值 = \frac{A \times 5}{854 \times W} \times 1000$$

式中，A 为吸光度；W 为油脂的重量（g）；854 为各种羰基化合物的 2,4-二硝基苯肼衍生物的摩尔吸收系数平均值。

表 2-2 酸值与重量关系表

酸值	称重（g）	酸值	称重（g）
0.5	10	100	1.0
1	5	200	0.5
10	4	300	0.4
50	2		

4. 过氧化值的测定　过氧化值系指油脂中过氧化物与碘化钾作用，生成游离碘的百分数。除另有规定外，取油脂 2~3g，精密称定，置 250ml 的干燥碘瓶中，加三氯甲烷-冰醋酸（1:1）混合溶液 30ml，使溶解。精密加新制碘化钾饱和溶液 1mU 密塞，轻轻振摇半分钟，在暗处放置 3 分钟，加水 100ml，用硫代硫酸钠滴定液（0.01mol/L）滴定至溶液呈浅黄色时，加淀粉指示液 1ml，继续滴定至蓝色消失；同时做空白试验，照下式计算：

$$供试品的过氧化值 = \frac{(A - B) \times 0.001269}{W} \times 100$$

式中，A 为油脂消耗硫代硫酸钠滴定液的体积（ml）；B 为空白试验消耗硫代硫酸钠滴定液的体积（ml）；W 为油脂的重量（g）；0.001269 为硫代硫酸钠滴定液（0.01mol/L）1ml 相当于碘的重量（g）。

二、可溶性物质检查[131]

本部分主要介绍浸出物检查法。浸出物检查是指用水或其他适宜的溶剂对药材和饮片中可溶性物质进行测定。对活性成分或指标性成分不清或含量很低或尚无精确的定量方法的中药，需要测定浸出物含量，是控制和评价中药质量的重要方法。以下内容参照《中国药典》（2015 年版，四部）浸出物检查法进行介绍。

（一）水溶性浸出物测定法

测定用的供试品需粉碎，使能通过二号筛，并混合均匀。

1. 冷浸法　取供试品约 4g，精密称定，置 250~300ml 的锥形瓶中，精密加水 100ml，密塞，冷浸，前 6 小时内时时振摇，再静置 18 小时，用干燥滤器迅速滤过，精密量取续滤液 20ml，置已干燥至恒重的蒸发皿中，在水浴上蒸干后，于 105℃ 干燥 3 小时，置干燥器中冷却 30 分钟，迅速精密称定重量。除另有规定外，以干燥品计算供试品中水溶性浸出物的含量（%）。

2. 热浸法　取供试品 2~4g，精密称定，置 100~250ml 的锥形瓶中，精密加水 50~100ml，密塞，称定重量，静置 1 小时后，连接回流冷凝管，加热至沸腾，并保持微沸 1 小时。放冷后，取下锥形瓶，密塞，再称定重量，用水补足减失的重量，摇匀，用干燥滤器滤过，精密量取滤液 25ml，置已干燥至恒重的蒸发皿中，在水浴上蒸干后，于105℃干燥3小时，置干燥器中冷却30分钟，迅速精密称定重量。除另有规定外，以干燥品计算供试品中水溶性浸出物的含量（%）。

（二）醇溶性浸出物测定法

依照水溶性浸出物测定法测定。除另有规定外，以各品种项下规定浓度的乙醇代替水为溶剂。

（三）挥发性醚浸出物测定法

取供试品（过四号筛）2~5g，精密称定，置五氧化二磷干燥器中干燥12小时，置索氏提取器中，加乙醚适量，除另有规定外，加热回流8小时，取乙醚液，置干燥至恒重的蒸发皿中，放置，挥去乙醚，残渣置五氧化二磷干燥器中干燥18小时，精密称定，缓缓加热至105℃，并于105℃干燥至恒重。其减失重量即为挥发性醚浸出物的重量。

三、有害或有毒物质限量检查

中药有害或有毒物质限量检查主要包括内源性毒性成分和外源性污染物检查。由于第六章对中药中典型外源性污染物（真菌毒素、农药残留、植物生长调节剂、重金属及有害元素、二氧化硫）有专题介绍，这里仅对内源性毒性成分限量检查进行介绍。

（一）概述

中药中的内源性毒性成分可分为以下类型：生物碱类、苷类、毒蛋白、萜及内酯类、金属元素类[132]。不同毒性成分表现出不同毒性反应。有毒成分产生的毒性作用往往是对人体的运动系统、神经系统、内分泌系统、血液循环系统、呼吸系统均有一定损伤（表2-3）。其代表性的结构式见表2-4。

表 2-3　中药中内源性毒性成分分类[133]

种类	化学成分	毒性作用	代表中药
生物碱类	乌头碱、士的宁、马钱子碱、雷公藤碱、番木鳖碱、莨菪碱、苦楝碱、麻黄碱、秋水仙碱、罂粟碱、羟喜树碱、长春新碱、吡咯里西啶类生物碱	损害神经系统、外周迷走神经和表感觉神经，表现异常兴奋后抑制，直接影响心脏功能，并使其他脏器的变性坏死；中枢神经中毒，可引起视丘、中脑、延髓、脊髓的病理改变；呼吸中枢中毒，可引起呼吸麻痹窒息	川乌、草乌、附子、雪上一支蒿、马钱子、雷公藤、昆明山海棠、曼陀罗、洋金花、苦楝子、麻黄、山慈姑、罂粟、延胡索
苷类	强心苷、氰苷（苦杏仁苷）、长春藤皂苷元、雷公藤总苷、皂苷、黄酮苷、柴胡总皂苷、远志总皂苷、桔梗皂苷	对心肌有兴奋作用，具有强心生理活性。服用量过大、服药时间过长等可造成含强心苷类中药的中毒	洋地黄、万年青、八角枫、蟾酥、夹竹桃、木通、黄药子、商陆、芫花、广豆根、柴胡、远志、桔梗等中药以及杏、桃、银杏的种仁
萜类、内酯类	挥发油、苦艾素、马桑内酯、马兜铃酸、倍半萜内酯	对局部有刺激作用，并引起神经变性病变，尤其对脑细胞具有细胞毒性	大戟科、爵床科、伞形科、木兰科、防己科、菊科、漆树科、樟科、芸香科、八角科和苔类植物
毒蛋白	双链蛋白和单链蛋白	通过抑制细胞内蛋白质等生物大分子合成而杀死细胞，对肝肾毒性较大。中毒症状亦相似，急性中毒最终死于呼吸衰竭	白扁豆、苦楝子、苍耳子、相思子、蓖麻子
金属类	含砷、汞、铅类	水中不易被分解，人饮用后毒性放大，与水中的其他毒素结合生成毒性更大的有机物。含汞矿物药朱砂和轻粉在服用方式不当或高剂量服用时会导致急性肝肾毒性；朱砂、红粉和轻粉在长期外用时可能导致慢性肝肾毒性、神经毒性和胚胎遗传毒性[134]	砒石、水银、轻粉、铅丹、朱砂、砒霜、雄黄、密陀僧、红升丹、白降丹、铅粉

表 2-4　代表性内源性毒性物质结构式

种类	毒性成分	结构式
生物碱	乌头碱类	C-19 生物碱母核　　　C-20 生物碱母核
	士的宁	盐酸士的宁
	马钱子碱	盐酸马钱子碱
	雷公藤碱	$R_1=-CH_3$　$R_1=$furan　$R_1=-Ph$ $R_2=-CH_3$　$R_2=-CH_3$　$R_2=-CH_3$ $R_3=-OH$　$R_3=-H$　$R_3=-H$ 雷公藤定碱　雷公藤古碱　雷公藤次碱
	莨菪碱	莨菪碱
	麻黄碱	麻黄碱
	秋水仙碱	秋水仙碱

续　表

种类	毒性成分	结构式
生物碱	罂粟碱	 罂粟碱
	羟喜树碱	 10-羟基喜树碱
	长春新碱	 长春新碱
	吡咯里西啶	 吡咯里西啶
苷类	强心苷	 强心苷元
	氰苷	 氰苷
	长春藤皂苷元	 常春藤皂苷元

种类	毒性成分	结构式
苷类	皂苷	皂苷
	黄酮苷	黄酮苷
	桔梗皂苷	桔梗皂苷
萜类 内酯类	苦艾素	苦艾素
	马桑内酯	马桑内酯

续 表

种类	毒性成分	结构式
	马兜铃酸	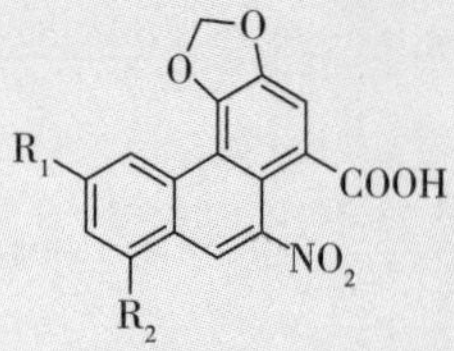 R₁=—H R₁=—H R₁=—OH R₁=—OH R₂=—OCH₃ R₂=—H R₂=—H R₂=—OCH₃ 马兜铃酸A 马兜铃酸B 马兜铃酸C 马兜铃酸D
萜类 内酯类	倍半萜内酯	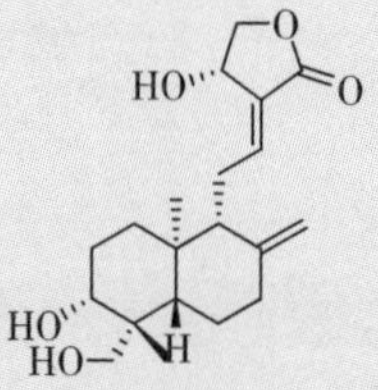 穿心莲内酯

（二）内源性毒性成分检测与分析

近年来，研究者在中药内源性毒性成分检测与分析研究方面取得了较大进展。针对不同类型的内源性毒性成分，建立了相应的定性与定量分析方法，可分为常规分析方法和免疫分析方法以及其他分析方法。

1. 常规分析方法

（1）色谱法：色谱法是利用不同物质在不同相态的选择性分配，以流动相对固定相中的混合物进行洗脱，混合物中不同的物质会以不同的速度沿固定相移动，最终达到分离的效果。用于中药中内源性毒性物质分析的方法主要有薄层色谱法（TLC）、液相色谱法（LC）、气相色谱法（GC）和毛细管电泳色谱法（CE）。

1）TLC：TLC 是一种简便的检测分析方法。《中国药典》（2015 年版，一部）对乌头类药材的中药制剂的乌头碱限量选用 TLC。目前已有学者采用 TLC 对乌头碱、士的宁进行了检查，检查的中药包括附子和风湿灵片[135-138]。

2）LC：具有特异性强、灵敏度高、定量准确等优点，可用于多种中药毒性成分的分离，适于广泛的样品分析。常规液相色谱法包括高效液相色谱法（HPLC）和超高效液相色谱法（ultra performance liquid chromatography，UPLC）。近年来，液相色谱法应用于中药中内源性毒性成分检测见表 2-5。

表 2-5　HPLC 应用于中药中内源性毒性成分分析[133]

毒性成分	基质	检测方法	方法学验证及结果	参考文献
二苯乙烯苷	制何首乌	HPLC	指纹图谱相似度在 0.052~0.998 26 批制何首乌二苯乙烯苷含量在 0.004~0.442%	[139]
秦皮乙素、千金子素 L1、L2、L3	千金子	HPLC	检测限：1.08、100、100、100ng/ml，平均回收率：98.2%、99.8%、100.9%、101.9%	[140]

毒性成分	基质	检测方法	方法学验证及结果	参考文献
马兜铃酸 AA Ⅰ、AA Ⅱ、AA Ⅲa、AAⅣa	马兜铃、天仙、藤青、木香、寻骨风、关木通、辽细辛	HPLC	检测限：100ng/ml（样品含量 mg/L）AA Ⅰ 97.2~120.6、AA Ⅱ 58.3~90.0、AA Ⅲ a 73.6~86.0、AA Ⅳ a 82.5~111.4	[141]
东莨菪碱	洋金花	RP-HPLC	平均回收率：99.9%（样品含量 mg/L）0.48	[142]
东莨菪碱、阿托品	洋金花	RP-HPLC	平均回收率：99.7%、99.4%（样品含量 mg/L）3.94、1.16	[143]
氢溴酸东莨菪碱、硫酸阿托品、盐酸麻黄碱、盐酸伪麻黄碱	3 批止喘灵口服液	HPLC	平均回收率：101.9%、99.80%、100.3%、100.2%（样品含量 mg/L）14.30、6.77、165.03、75.80	[144]
氢溴酸东莨菪碱、硫酸阿托品	镇痛口服液	HPLC	平均回收率：91.1%、92.4%（样品含量 mg/L）20.32、6.94	[145]
苍术苷	通窍鼻炎颗粒，鼻炎康片、鼻渊舒胶囊、利鼻片，鼻渊丸	SPE-HPLC	平均回收率：95.7%（样品含量 mg/L）0.226、0.464、0.386、0.066、1.040	[146]
氢溴酸高乌甲素、乌头碱、新乌头碱	白喉乌头	HPLC	平均回收率：100.0%、99.9%、100.8%（样品含量 mg/L）2.610、0.063、0.390	[147]
士的宁	3 批马钱予散	HPLC	平均回收率：97.9%（样品含量 mg/L）12.07	[148]
	3 批骨筋丸胶囊	RP-HPLC	平均回收率：98.7%（样品含量 mg/粒）0.41、0.42、0.41	[149]
	细辛和中成药	HPLC	平均回收率：101.2%	[150]
	10 批消肿止痛酊	SPE-HPLC	检测限：0.21ng/ml，平均回收率：90.1%	[151]
马兜铃酸 A	排石颗粒	SPE-HPLC	检测限：0.9ng/ml，平均回收率：96.4%	[152]
	六经头痛片	SPE-HPLC	检测限：0.9ng/ml，平均回收率：99.2%	[153]
	细辛	HPLC	平均回收率：100.6%	[154]
	细辛挥发油	HPLC	回收率较高	[155]
	大黄清胃丸	HPLC	平均回收率：95.8%	[156]
	马兜铃、寻骨风、青木香、关木通、蜜马兜铃及配方颗粒、寻骨风配方颗粒、青木香配方颗粒、关木通配方颗粒、蜜马兜铃配方颗粒	PDA-UPLC	（样品含量 mg/L）0.76、0.52、0.85、4.17、0.45、0.32、0.05、0.40、1.17、0.11	[157]

　　液相色谱法与质谱检测联用提高分析的灵敏度和专属性，在中药毒性成分检测中，液质联用方法比 TLC 法、HPLC 具有明显优势。LC-MS/MS 法已成功应用于乌头碱类生物碱和雷公藤萜类化合物定量分析[158,159]。近年来，液质联用技术用于检测中药中毒性成分的报道较多，如表 2-6 所示。

　　3）气相色谱法（GC）：具有选择性强、灵敏度高等优点，是中药毒性成分常用分析方法之一。主要适用于沸点低、极性低的有毒中药分析。GC 法和 GC-MS 法已用于油酸、棕榈酸、亚油酸、巴豆酸、毒黎碱、东莨菪碱、莨菪碱、鬼臼毒素、伪麻黄碱、麻黄碱、可待因、吗啡、罂粟碱等的测定[171-173]。

表 2-6　LC-MS/MS 应用于中药中内源性毒性成分分析[133]

毒性成分	基质	检测方法	方法学验证及结果	参考文献
苍术苷	辛芩颗粒、鼻咽清毒颗粒、通窍鼻炎颗粒和鼻渊通窍颗粒	RRLC-MS/MS	检测限：0.01ng/ml 平均回收率：95.4% 样品含量：69.7、141.7、358.2、50.4μg/g	[160]
蟾蜍毒素	华蟾毒它灵、蟾蜍灵、华蟾毒配基及脂蟾毒配基	LC-MS/MS	平均回收率：101.1%；99.7%；100.4%；100.8% 样品含量：0.12、0.30、0.32、0.14μg/g	[161]
总莨菪碱（以阿托品计）	3 批天仙子	LC-MS/MS	总莨菪碱（以阿托品计）含量范围为之内 0.02%~0.05%	[162]
阿托品，东莨菪碱	洋金花	PE-SCIEX API-LC-MS	工作曲线范围东莨菪碱 0.4~6.0ng/ml，阿托品 0.4~6.0ng/ml	[163]
8 种马兜铃酸类物质	细辛、马兜铃、青木香、关木通和广防己	UHPLC-Q/TOF-MS	平均回收率：95.9%~98.7%	[164]
马兜铃酸 A	木通、防己、细辛、马兜铃等	UPLC-QQQ-MS	平均回收率：82.8%~90.2%	[165]
马兜铃酸 A	清血内消丸	LC-MS	检测限：0.1ng/ml，平均回收率：119.2%	[166]
苦参碱、N-甲基金雀花碱、金雀花碱、氧化苦参碱	山豆根	LC-MS	苦参碱 1~6ng/ml，N-甲基金雀花碱 45~180ng/ml，金雀花碱 0.5~2.0ng/ml，氧化参碱 1~6ng/ml	[167]
雷公藤饮片中 4 种萜类成分	10 个不同产地雷公藤饮片	LC-MS/MS	回收率：100.5%~102.7%	[168]
雷公藤片中 5 种成分	雷公藤片	LC-MS/MS	回收率：94.1%~105.7%	[169]
雷公藤药材中 5 种成分：雷公藤甲素，雷公藤内酯酮，雷公藤定碱，雷公藤晋碱，雷公藤次碱	13 个批次的雷公藤及昆明山海棠根	LC-MS/MS	检测限：1.49、3.65、1.11、0.03、0.29ng/ml 回收率：96.72%~103.2%	[170]

　　4）毛细管电泳色谱法（CE）：毛细管电泳色谱法是利用缓冲溶液的电渗流作为泵，使被分析的分子通过对其具有不同保留程度的第二相，达到分离的目的。具有简便、快速、专属性强、富集效率高等特点，已应用于有毒中药生物碱类、苷类和萜类成分检测分析。目前该法已应用于莨萸次碱、乌头碱、次乌头碱、马兜铃酸类成分、盐酸麻黄碱、苦杏仁苷、雷公藤有效成分等的测定[174-178]。

　　（2）光谱法：光谱法是基于物质与辐射能作用时，测量由物质内部发生量子化的能级之间的跃迁而产生的发射、吸收或散射辐射的波长和强度进行分析的方法。目前用于毒性成分分析的光谱分析方法主要包括紫外分光光度法、近红外漫反射光谱法和拉曼光谱法。

　　1）紫外分光光度法：紫外分光光度法是一种简单的光谱分析方法。用于鉴别、杂质检查和定量测定。主要适用于有毒中药中生物碱和马兜铃酸类检测分析。已应用于白喉乌头、准噶尔乌头和关木通中生物碱类成分的测定[179,180]。

　　2）近红外漫反射光谱法：近红外光谱分析技术作为一种快速、无损、准确的新型分析方法，目前已广泛用于中药材的化学组成和物化性质测定[181]。已应用于川乌和制川乌中双酯型生物碱的测定[182,183]。

　　3）拉曼光谱法：拉曼散射光谱作为研究物质结构、分子的振动能级以及晶体中晶格的光学声子振动能级的工具已有七十多年的历史[184]。该方法可用来弥补红外光谱上不显示的吸收峰或很弱的峰，能反映出不具红外活性分子的对称性振动和非极性基团的振动，具有样品处理简单、检测快速、选择性好等优点[185]。目前在有毒中药中生物碱和矿物药类均有应用，其中在有毒矿物药如朱砂、轻粉、雄黄、信石、密陀僧、铅丹和硫磺等中应用广泛，其专属性拉曼光谱可作为这些毒性矿物药材及其粉末鉴别和质量控制的可靠依据[186-188]。

2. 免疫检测分析方法　免疫检测技术是基于抗原与抗体的特异性反应而建立的，对抗原或抗体实现定性定量检测的方法。目前在中药研究领域中应用最多的免疫检测方法有酶联免疫吸附法（enzyme-linked immunosorbent assay，ELISA）、胶体金免疫层析法（GICA）、免疫印迹法（western blot，WB）。免疫检测技术具有样品用量小、操作简单、检测快速、检测成本低廉、高通量、易于现场化等优点。

（1）酶联免疫吸附法（ELISA）：ELISA 是以生物酶为标志物的标记免疫分析方法，将抗原-抗体反应的特异性与酶的高效催化放大作用相结合，基于酶催化作用的敏感性和抗原-抗体反应的特异性，极大地提高了检测灵敏度。与色谱、光谱法相比，ELISA 虽然在中药毒性化学成分分析中的应用范围较小，但其正逐渐成为中药毒性成分分析检测技术的新方向，具有良好的前景[189]。目前，ELISA 法已成功应用于马兜铃酸、乌头双酯型生物碱、雷公藤甲素等的快速检测[190-194]。

（2）胶体金免疫层析测定法（ICG）：ICG 是以胶体金作为示踪标志物应用于抗原抗体的一种新型免疫标记技术。在免疫分析中，由于胶体金颗粒具有高电子密度的特性，且抗原抗体反应聚集达到一定密度时，出现肉眼可见的粉红色斑点，可用于免疫电镜、光镜下的抗原定位、定量和定性研究。胶体金蛋白结合物的质量鉴别，常通过其吸光度 OD 值进行定量分析，并可利用结合蛋白的特异性与敏感性测定。该方法已成功应用于马兜铃酸 A 残留量测定[195]。

（3）免疫印迹法（WB）：WB 是依据抗原抗体的特异性结合检测样品中蛋白质的方法，用于体外检测，操作比较简便[196]。通过常规方法培养可稳定表达荧光蛋白的细胞，应用 WB 和荧光显微镜分析 4 种中药肾毒性成分（汉防己碱、马兜铃酸、雷公藤甲素、芦荟大黄素）的 IC_{50} 和 FC_{50}[197]。通过制备识别 AA-Ⅰ和 AA-Ⅱ的单克隆抗体（MAb），建立一种能特异观察和简便测定马兜铃和细辛植物提取物或组织中 AA-Ⅰ和 AA-Ⅱ的蛋白质印迹技术[198]。

3. 其他检测分析方法　除上述方法外，目前已有基因分析方法、网络毒理学预测法，还有基于发光技术的 Microtox 方法、化学发光法，该类检测方法均能够快速检测有害物质的成分。

（1）基因分析法：基于 DNA 条形码技术，已建立马兜铃科植物草药的标准条形码序列库和一个实时的 PCR 检测方案[199]。另外，基于热休克信号响应和分泌型碱性磷酸酶（SEAP）报告基因建立 HSE-SEAP-HeLa 细胞模型，预测重金属（汞及其化合物）的早期毒性，可应用于重金属有关的早期毒性预测或药物毒性评估[200]。

（2）Microtox 技术：Microtox 技术（微毒测试）是以一种非致病的明亮发光杆菌作为指示生物，以其发光强度的变化作为指标，测定环境中有害有毒物质的生物毒性的一种方法。该技术具有快速、准确地表征样品综合毒性的特点，在有毒中药及中药注射剂的安全性和有效性评价方面有很好的应用前景[201]。目前，该技术已应用于雷公藤、苍耳子、吴茱萸、马钱子提取物的综合毒性测试[202-205]。

目前，Microtox 技术已在水质毒性、食品安全性等领域得到广泛应用。同时，针对发光细菌适应性、稳定性以及检测技术的改进也在不断完善，基因工程技术的引入，使能够提供特定毒性物质信息的重组型发光细菌不断涌现[205,206]，与 GC、GC/MS 及荧光等大型分析仪器相结合[207]，使 Microtox 技术法毒性检测逐步向在线监测方向发展。

（3）化学发光法：用经典的化学发光体系检测生物碱类物质已有报道[208]，但经典体系选择性较差，应用具有一定的局限性。研究者前期研究发现，在碱性条件下，$[Ag(HIO_6)_2]^{5-}$ 配合物可以氧化鲁米诺产生稳定的化学发光信号，$[Ag(HIO_6)_2]^{5-}$ 配合物-鲁米诺化学发光体系与经典的化学发光体系（鲁米诺-过氧化氢、鲁米诺-铁氰化钾等）相比具有反应迅速、发光效率高的优势，并且此体系可应用于多种药物及毒物的分析测定。该方法成功应用于盐酸士的宁的快速检测[209]。

（4）网络毒理学预测法：随着中医药的现代化，人们更深刻地认识了中药的毒性成分，而中药毒性评估与预测却相对复杂，有时难以用一种器官或组织的毒性反应来权衡，因此需要用有效的现代技术手段对中药毒性进行评价和预测[210]。研究中应用 DNA 微阵列来分析中药配方引起的毒性事件，预测配方的治疗潜力，并对配方的安全性进行评估[211]。还有研究用支持向量机（SVM）的方法建立预测模型来验证和优化生物标志物，并通过代谢组学对其优化，为药物安全性评价和二次开发提供更好的依据[212]。中药肝毒性多靶点、多途径的复杂机制较为符合网络毒理学的优势，网络毒理学可从数据库中抽提出中药毒性靶器官的信息，借助相关的工具构建有毒中药-靶点网络。根据相关实验，毒性预测软件 ADMET Predictor 对黄药子、千里光、何首乌等化学成分具有肝毒性的中药进行毒性预测，其中以中药千里光为例，其肝毒性化学成分有全缘千里光碱、riddelline N-oxide、retrorsine N-oxide 以及 monocrotaline N-oxid，毒性预测软件与文献数据相比，结果均为阳性，表明该软件预测的准确率高，对肝毒性成分的预测表现较好，可应用于中药成分肝毒性的早期筛选[213,214]。

相比于传统的检测方法，这类分析方法均具有快速准确分析等优点。其中，基因检测、Microtox 技术、化学发光法均能用于毒性成分的检测分析，而 Microtox 技术和网络毒理学预测法能同时对毒性成分预测和评价。此外，化学发光方法在毒性成分检测分析方面，目前主要用于生物碱类成分分析，针对其他类型成分的分析方法还有待于开发与利用。不同类型的现代分析方法为中药的毒性成分评价提供了先进的技术保证，为准确的量效评价提供了研究基础。

小　结

本节主要针对中药材及饮片的纯净度检查、可溶性物质和内源性毒性物质限量检查进行介绍。内容包括重金属、砷盐、杂质、浸出物、水分、灰分（酸不溶性灰分）、干燥失重、炽灼残渣及酸败度测定法。内源性毒性成分限量检查主要包含生物碱类、苷类、毒蛋白、萜类及内酯类、金属元素类；并对其限量检查法进行了较为系统的总结，包括色谱法、光谱法、免疫检测分析方法以及新型分析方法。近年来，随着血清药理学、分子生物学、毒代动力学，代谢组学、蛋白组学、转录组学等新技术、新方法在中药毒性研究方面的引入，为中药综合、系统地安全性评价提供了更多可能性。

思考题

1. 中药纯净度检查的内容有哪些？
2. 中药内源性毒性成分检测常用的方法有哪些？

第四节　中药制剂通则检查

为确保中药制剂的稳定性、安全性及有效性，需要对中药制剂进行相关检查。根据中药不同的剂型，需要进行的检查项目有所差异。在《中国药典》（2015 年版，四部）中对于每一种中药剂型需要进行的检查都进行了详细的描述，本节对于中药制剂的分类及相关通则检查规定进行简单归纳，并对新剂型进行简单介绍。

一、中药传统剂型与特点

中药传统剂型除汤剂、丸剂、散剂、膏剂外，还有片剂、胶囊剂、颗粒剂和栓剂等。

（一）汤剂

汤剂是指将药物用煎煮或浸泡后去渣取汁的方法制成的液体剂型。汤剂是我国最为传统、应用最早、最广泛的一种剂型。汤剂适应中医的辨证施治，随症加减的原则。

汤剂具有制备简单，吸收较快，能迅速发挥药效等优点。但是汤剂也存在一些不足之处：①中药汤剂口感较差，味苦，不利于服用；②容易受到溶媒影响，部分有效成分难于煎出[215]；③易受真菌、残留有机物或有害金属等的污染而影响药效；④中药汤剂煎液体积较大且不宜大量制备，不便携带；⑤中药汤剂多由医生开具处方后临配，且处方不宜长期使用，需调方适用；⑥有时对危重患者不适用。

（二）丸剂

丸剂系指药材细粉或药材提取物加适宜的黏合剂或其他辅料制成的球形或类球形制剂。按制备方法分类：①塑制丸，如蜜丸、糊丸、浓缩丸、蜡丸等；②泛制丸，如水丸、水蜜丸、浓缩丸、糊丸等；③滴制丸，如滴丸。按赋形剂分为水丸、蜜丸、浓缩丸、水蜜丸、糊丸和蜡丸等类型。

丸剂的特点主要有以下几点：①释药缓慢，可延长药效，多用于治疗慢性疾病；②可以缓和药物的毒副作用，含有刺激性、毒性药物的方剂可选制成糊丸、蜡丸等，延缓吸收，降低毒性和不良反应；③易于制备，适用范围较广，如固体、半固体、液体药物均可制成丸剂；④可掩盖不良气味；⑤可较多容纳黏稠性药物，贵重、芳香不宜久煎的药物宜制成丸剂。但丸剂也存在缺点：由于原药多以原粉入药，易染菌，成品较难符合我国药品卫生标准；剂量较大，儿童服用困难；丸剂生产操作不当易影响溶散等。

（三）散剂

散剂是指一种或多种药物或其提取物经粉碎、混合后制成的粉末状制剂，可供内服也可外用。散剂的分类：①按组成药味多少分为单散剂和多散剂；②按剂量情况分为分剂量散与不分剂量散；③按用途分为吹散、内服散剂、煮散剂和外用散剂等。

散剂的主要特点：①比表面积大、易分散、溶出较快、起效快，可用于急性病的治疗；②制备工艺简单，剂量易于控制，便于小儿服用；③对外伤具有保护、吸收分泌物、促进凝血和愈合的作用；④运输、携带、服用方便。同时，散剂也存在一些不足之处：散剂比表面积大，异味、刺激性、吸湿性及化学活性相应增强，尤其是一些刺激性强或易吸潮变质的药物一般不宜制成散剂；另外，散剂的口感较差，剂量大的药物还会造成服用困难、患者依从性差等。

（四）外用膏剂

外用膏剂是指采用适宜的基质将药物制成主要供外用的半固体或者近似固体的一类制剂。外用膏剂广泛应用于皮肤科与外科，易于涂布或粘贴于皮肤、黏膜或创面上，起保护创面、消炎止痒、润滑皮肤和局部治疗的作用，有的还可以透过皮肤或者黏膜起全身治疗作用。

外用膏剂的特点：①避免口服给药可能发生的肝首过效应和胃肠灭活的现象，提高药物治疗效果；②皮肤表皮不具有血管，外用膏剂对于皮肤类疾病等局部治疗具有明显的优势；③延长有效作用时间，减少用药次数，药物可长时间持续扩散进入血液循环，如起全身作用的透皮贴剂；④可以通过改变给药面积调节给药剂量，减少个体间差异和个体内差异；⑤患者可以自主给药，也可以随时终止用药，降低药物副作用，提高依从性。

（五）片剂

中药片剂是指药材细粉或药材提取物加药材细粉或赋形剂压制而成的片状剂型，可供内服和外用。

特点：①通常片剂的溶出度及生物利用度较丸剂好；②剂量准确，片剂内药物含量差异较小；③质量稳定，片剂为干燥固体，且某些易氧化变质及易潮解的药物可借包衣加以保护，光线、空气、水分等对其影响较小；④服用、携带、运输等较方便；⑤机械化生产，产量大，成本低，卫生标准易达到。

缺点：①片剂中需加入若干赋形剂，并经过压缩成型，溶出速度较散剂及胶囊剂慢，有时影响其生物利用度；②儿童及昏迷患者不易吞服；③含挥发性成分的片剂贮存较久时易引起含量下降。

（六）胶囊剂

胶囊剂是指将药物盛装于硬质空胶囊或具有弹性的软质胶囊中制成的固体制剂。分为硬胶囊剂、软胶囊剂（胶丸）、肠溶胶囊剂、缓释胶囊剂、控释胶囊剂，一般供口服用。

特点：①整洁、美观、容易吞服；②可以掩盖药物的不良气味，减少药物的刺激性；③与片剂、丸剂等相比，制备时不需加黏合剂，在胃肠液中分散快、吸收好、生物利用度高；④可提高药物的稳定性，胶囊壳可保护药物免受湿气和空气中氧气的影响；⑤可弥补其他剂型的不足，提高生物利用度，如含油量高或液态的药物难以制成丸、片时，可制成胶囊剂；另对服用量小、难溶于水、胃肠道不易吸收的药物，可使其溶于适当的油中，再制成胶囊剂，以利吸收；⑥可制成缓释、控释制剂，如可先将药物制成颗粒，然后用不同释放速率的高分子材料包衣，按需要的比例混匀后装入胶囊中，可制成缓释、肠溶等多种类型的胶囊制剂；⑦可使胶囊具有各种颜色或印字，便于识别。

（七）颗粒剂

颗粒剂是指饮片提取物与适宜的辅料或饮片细粉制成具有一定粒度的颗粒状制剂。按溶解性能和溶解状态的不同，颗粒剂可分为可溶性颗粒剂、混悬性颗粒剂和泡腾性颗粒剂。

特点：①吸收快、作用迅速；②适用于工业化生产；③产品质量稳定，味道可口；④体积小，服用、贮藏及运输方便；⑤载药量大。但颗粒剂也存在缺点：①成本高；②易吸潮，因此对包装方法和材料要求高；③处方固定，不能随症加减。

（八）栓剂

栓剂是指药材提取物或药材细粉与适宜基质制成供肛门、阴道等腔道给药的固体制剂。

特点：①药物不受或少受胃肠道 pH 或酶的破坏；②避免药物对胃黏膜的刺激性；③中下直肠静脉吸收可避免肝首过效应；④适用于不能或不愿口服给药的患者；⑤可在腔道起润滑、抗菌、杀虫、收敛、止痛、止痒等局部作用。

栓剂因施用腔道的不同，分为直肠栓、阴道栓和尿道栓。栓剂中药物的吸收途径主要有：①药物通过直肠上静脉，经门静脉进入肝脏，代谢后，再由肝脏进入体循环；②药物通过直肠下静脉和肛门静脉，经髂内静脉绕过肝脏，从下腔大静脉直接进入体循环起全身作用；③药物通过直肠淋巴系统吸收。

（九）浸出制剂

浸出制剂是指用适宜的溶剂和方法浸提饮片中有效成分，直接或者再经一定的制备工艺过程而制得的可供内服或者外用的一类制剂。浸出制剂可分为水浸出制剂、含糖浸出制剂、含醇浸出制剂、无菌浸出制剂及其他浸出制剂等。

特点：①浸出制剂具有中药中各浸出成分的综合作用与特点，且符合中医药理论，与同一中药中提取的单体化合物相比，不仅效果好，有时还能发挥单体化合物所不能起到的治疗效果；②作用缓和持久，毒性降低，对于中药复方制剂而言，由于多种成分的相辅相成或者相互制约，不仅可以增强疗效，有的还可以降低毒性；③有效成分浓度提高，体积缩小；浸出制剂在浸出过程中除去了部分无效成分和组织物质，相应地提高了有效成分的浓度，故与原方药相比，减少了体积，便于携带与服用；④浸出制剂可以作为其他制剂的原料，浸出制剂在浸提过程中，除汤剂、酒剂、酊剂等可直接由提取液制得外，其他提取液一般需经纯化浓缩成流浸膏、浸膏等作为原料，供进一步制备成其他制剂，如中药注射剂、片剂、胶囊剂、气雾剂等；但浸出制剂的质量控制比纯化学药品为原料的制剂复杂，崩解时限延长，易吸湿结块，甚至液化等。

二、中药剂型制剂通则

根据《中国药典》（2015 年版，四部）规定，将传统剂型的制剂通则列举如下[215]。

（一）丸剂

1. 丸剂的生产与贮藏 丸剂在生产过程中除特殊规定外，使用的药粉应为细粉或最细粉。部分丸剂由于原料药的性质、使用和贮藏要求的不同，需使用各品种制法项下规定的包衣材料进行包衣和打光，供口服的丸剂可包糖衣或薄膜衣，必要情况下，薄膜衣包衣丸剂应检查残留溶剂。除特殊规定外，丸剂的外观应该大小均一，色泽均匀，圆整无粘连。

制备丸剂所用的基质分为水溶性基质和非水溶性基质，目前常用的有聚乙二醇类（如 PEG、泊洛沙姆）、硬脂酸类、明胶、氢化植物油等；且丸剂在制备过程中使用的冷凝介质不能与原料药物发生作用，同时必须是安全无害的，液状石蜡、植物油、甲基硅油和水等均为常用的冷凝介质。另外，丸剂外观表面应无冷凝介质黏附。

制备蜡丸时，应将加热熔化的蜂蜡冷却至适宜温度后，再按比例加入药粉混合均匀；且制备的蜡丸表面应光滑无裂纹，丸内不得有蜡点和颗粒。

蜜丸的生产要求为细腻滋润，软硬适中，因此可根据具体情况选用不同程度的炼蜜制备蜜丸。浓缩丸所用饮片提取物应严格按照制法规定，采用一定的方法提取浓缩制成。

在干燥过程中，需在 80℃ 以下干燥的丸剂有水蜜丸、水丸、浓缩水蜜丸和浓缩水丸；糊丸等含挥发性成分或淀粉较多的丸剂应在 60℃ 以下干燥；不宜加热干燥的丸剂在干燥时应视具体情况而定；糖丸的干燥除特殊规定外，均需在包装前选择适宜条件进行，且需过筛处理，具体药筛的筛号由丸重大小决定。

除特殊规定外，丸剂在贮藏期间需注意防止受潮、发霉、虫蛀、变质，一般选择密封贮存。

2. 除另有规定外，丸剂的检查

（1）水分检查：按照水分测定法测定。除另有规定外，蜜丸和浓缩蜜丸中所含水分不得过 15.0%；水蜜丸和浓缩水蜜丸不得过 12.0%；水丸、糊丸、浓缩水丸不得过 9.0%。蜡丸不检查水分。

（2）重量差异检查：①滴丸剂照下述方法检查，应符合表 2-7 规定。精密称定供试品 20 丸，每丸重量及平均丸重。每丸重量与标示丸重相比较（无标示丸重的，与平均丸重比较），按表 2-7 中的规定，超出重量差异限度的不得多于 2 丸，并不得有 1 丸超出限度 1 倍。②糖丸剂照下述方法检查，应符合规定（表 2-8）。精密称定供试品 20 丸，每丸重量及平均丸重，每丸重量与标示丸重相比较（无标示丸重的，与平均丸重比较），按表 2-8 中的规定，超出重量差异限度的不得多于 2 丸，并不得有 1 丸超出限度 1 倍。③其他丸剂照下述方法检查，应符合规定（表 2-9）。以 10 丸为 1 份（丸重 1.5g 及 1.5g 以上的以 1 丸为 1 份），取供试品 10 份，分别称定重量，再与每份标示重量相比较（无标示重量的丸剂，与平均重量比较），按表 2-9 规定，超出重量差异限度的不得多于 2 份，并不得有 1 份超出限度 1 倍。

表 2-7 滴丸剂检查规定

标示丸重或平均丸重	重量差异限度
≤0.03g	±15%
0.03~0.10g	±12%
0.10~0.30g	±10%
>0.30g	±7.5%

表 2-8　糖丸剂检查规定

标示丸重或平均丸重	重量差异限度
≤0.03g	±15%
0.03~0.30g	±10%
>0.30g	±7.5%

表 2-9　其他丸剂检查规定

标示丸重或平均丸重	重量差异限度
≤0.05g	±12%
0.05~0.10g	±11%
0.10~0.30g	±10%
0.30~1.5g	±9%
1.5~3.0g	±8%
3.0~6.0g	±7%
6.0~9.0g	±6%
>9.0g	±5%

　　包糖衣丸剂应检查丸芯的重量差异并符合规定，包糖衣后不再检查重量差异，其他包衣丸剂应在包衣后检查重量差异并符合规定；凡进行装量差异检查的单剂量包装丸剂及进行含量均匀度检查的丸剂，一般不再进行重量差异检查。

　　（3）装量差异除糖丸外，单剂量包装的丸剂，按照下述方法检查应符合规定（表 2-10）。取供试品10袋（瓶），分别称定每袋（瓶）内容物的重量，并与标示装量相比较，超出装量差异限度的不得多于2袋（瓶），并不得有1袋（瓶）超出限度1倍。

表 2-10　单剂量包装的丸剂检查规定

标示装量	装量差异限度
≤0.5g	±12%
0.5~1.0g	±11%
1~2g	±10%
2~3g	±8%
3~6g	±6%
6~9g	±5%
>9g	±4%

　　（4）装量以重量标示的多剂量包装丸剂，应符合最低装量检查法规定，以丸数标示的多剂量包装丸剂，不检查装量。

　　（5）溶散时限检查：除另有规定外，取供试品6丸，选择适当孔径筛网的吊篮（丸剂直径在2.5mm以下的用孔径约0.42mm的筛网；在2.5~3.5mm之间的用孔径约1.0mm的筛网；在3.5mm以上的用孔径约2.0mm的筛网），按照崩解时限检查法片剂项下的方法加挡板进行检查。小蜜丸、水蜜丸和水丸应在

1 小时内全部溶散；浓缩丸和糊丸应在 2 小时内全部溶散。滴丸剂不加挡板检查，应在 30 分钟内全部溶散，包衣滴丸应在 1 小时内全部溶散。操作过程中如供试品黏附挡板妨碍检查时，应另取供试品 6 丸，以不加挡板进行检查。上述检查，应在规定时间内全部通过筛网。如有细小颗粒状物未通过筛网，但已软化且无硬心者可按符合规定论。蜡丸按照崩解时限检查法片剂项下的肠溶衣片检查法检查，应符合规定。

除另有规定外，大蜜丸及研碎、嚼碎后或用开水、黄酒等分散后服用的丸剂不检查溶散时限。

（6）以动物、植物、矿物质来源的非单体成分制成的丸剂中微生物限度按照非无菌产品微生物限度检查（微生物计数法、控制菌检查法、非无菌药品微生物限度标准），应符合规定。

（二）散剂

1. 散剂的生产与贮藏　散剂在生产过程中用到的原料药物应粉碎。除特殊规定外，口服用散剂为细粉，儿科用和局部用散剂应为最细粉。制备过程中，可根据情况添加或不添加辅料；矫味剂、芳香剂和着色剂等为口服散剂的常用辅料。散剂应干燥疏松，色泽均匀。散剂包装可分为单剂量包装和多剂量包装，多剂量包装应附分剂量的用具。

针对制备含有毒性药、贵重药或药物剂量小的散剂时，应采用配研法混匀并过筛；且含有毒性药的口服散剂应单剂量包装。

针对用于烧伤治疗的非无菌制剂的散剂，应标明"非无菌制剂"；产品说明书中应注明"本品为非无菌制剂"，同时在适应证下应明确"用于程度较轻的烧伤（Ⅰ度或Ⅱ度）"；注意事项下规定"应遵医嘱使用"。

散剂的贮藏重点在于防潮。除特殊规定外，散剂应密闭贮存，针对易吸潮和具有挥发性的散剂应密封贮存。

2. 除另有规定外，散剂的相关检查

（1）粒度检查：用于烧伤或严重创伤的中药局部用散剂及儿科用散剂，取供试品 10g，按照粒度和粒度分布测定法测定，通过六号筛的粉末重量，不得少于 95%。

（2）外观均匀度检查：取供试品适量平铺约 5cm² 光滑纸上，表面压平，应色泽均匀，无花纹与色斑。

（3）水分检查：中药散剂按照水分测定法测定，水分含量不得超过 9.0%。

（4）装量差异检查：单剂量包装的散剂，精确称取 10 袋（瓶）内容物质量并计算平均质量，按照表2-11 检查，超出装量差异限度的散剂不得多于 2 袋（瓶），并不得有 1 袋（瓶）超出装量差异限度的 1 倍（表 2-11）。多剂量包装的散剂，应符合最低装量检查法规定。

表 2-11　装量差异单剂量包装的散剂检查规定

平均装量或标示装量	装量差异限度（中药）
≤0.1g	±15%
0.1~0.5g	±10%
0.5~1.5g	±8%
1.5~6.0g	±7%
>6.0g	±5%

（5）无菌检查：除另有规定外，用于烧伤［除程度较轻的烧伤（Ⅰ度或Ⅱ度外）］、严重创伤或临床必需无菌的局部用散剂，应符合无菌检查法规定。

（6）微生物限度检查：除另有规定外，按照非无菌产品微生物限度检查（微生物计数法、控制菌检查法、非无菌药品微生物限度标准）微生物含量。

（三）膏剂

软膏剂是指原料药物与油脂性或水溶性基质混合制成的均匀半固体外用制剂。乳膏剂是指原料药物溶解或分散于乳状液型基质中形成的均匀半固体制剂。

1. 软膏剂、乳膏剂的生产与贮藏　软膏剂和乳膏剂选用的基质可为单一的基质，也可为不同类型的混合基质，但都应均匀细腻，具有适当的黏稠度，在皮肤及黏膜上易于涂布，且对皮肤或黏膜无刺激性。基质的选择取决于剂型的特点、原料药的性质、制剂的疗效以及产品的稳定性等。

软膏剂的基质有水溶性和油脂性两种基质，凡士林、石蜡、液状石蜡、硅油、蜂蜡、硬脂酸、羊毛脂等属于常用的油脂性基质；聚乙二醇为主要的水溶性基质；软膏剂中若含有不溶性原料药，则应提前制备成符合药典规定的细粉。

水包油型和油包水型的乳化剂是乳膏剂中常见的两种。钠皂、三乙醇胺皂类、脂肪醇硫酸（酯）钠类和聚山梨酯类等属于水包油型的乳化剂；钙皂、羊毛脂、单甘油酯、脂肪醇等属于油包水型的乳化剂。

同时软膏剂和乳膏剂可根据需要，加入保湿剂、增稠剂、稀释剂、抑菌剂、抗氧剂及透皮促进剂等；针对加入抑菌剂的确定处方时，除特殊规定外，抑菌效力应符合抑菌效力检查法的规定。用于软膏剂和乳膏剂所需的内包装材料，不可与原料药或基质产生反应。

软膏剂和乳膏剂在贮藏期间，软膏剂应避光密封贮存，乳膏剂应25℃以下避光密封置贮存，且二者不得出现酸败、异臭、变色、变硬等变质情况，同时应避免乳膏剂出现油水分离及胀气现象。

软膏剂、乳膏剂用于烧伤治疗如为非无菌制剂的，应在标签上标明"非无菌制剂"；产品说明书中应注明"本品为非无菌制剂"，同时在适应证下应明确"用于程度较轻的烧伤（Ⅰ度或Ⅱ度）"；注意事项下规定"应遵医嘱使用"。

2. 除另有规定外，软膏剂、乳膏剂的检查

（1）粒度检查：除另有规定外，混悬型软膏剂、含饮片细粉的软膏剂照下述方法检查。取供试品适量，置于载玻片上涂成薄层，薄层面积相当于盖玻片面积，共涂3片，粒度和粒度分布均不得检出大于180μm的粒子。

（2）装量检查：应符合最低装量检查法规定。

（3）无菌检查：用于烧伤 [除程度较轻的烧伤（Ⅰ度或Ⅱ度外）] 或严重创伤的软膏剂与乳膏剂，应符合无菌检查法检查规定。

（4）微生物限度检查：除另有规定外，按照非无菌产品微生物限度（微生物计数法、控制菌检查法、非无菌药品微生物限度标准）检查，应符合规定。

（四）片剂

1. 片剂的生产与贮藏　片剂在生产过程中，可根据临床需要加入辅料如矫味剂、芳香剂和着色剂等；也可通过包肠溶衣避免部分口服药物被胃液破坏或刺激胃黏膜等；或者通过包糖衣或薄膜衣等增加药物稳定性掩盖药物不良气味等。

片剂的制备过程中原料药与辅料应混合均匀，为防止成分损失，可针对易挥发及光热稳定性差的原料药采用避光低温的条件下制备；为防止片剂贮藏期间变质发霉，应对压片前的物料、颗粒或者半成品控制水分；针对含药量小或含毒的片剂，应根据原料药物的性质采用适宜方法使其分散均匀。

片剂应保持色泽均匀、完整有光洁，具有适宜的硬度（除特殊规定外，非包衣片剂应符合片剂脆碎度检查法的要求），微生物限度、溶出度、释放度、含量均匀度等均需符合要求（多组分且难以建立测定方法的胶囊剂，对溶出度、释放度、含量均匀度的考察可适当调整）。在贮藏过程中，除特殊规定外，片剂应选择密封贮存。

2. 除另有规定外，片剂的检查

（1）重量差异检查：取供试品 20 片，精密称定每片重量及平均片重，与平均片重比较，按表 2-12 中的规定（无含量测定的片剂或有标示片重的中药片剂，与标示片重比较），超出重量差异限度的不得多于 2 片，并不得有 1 片超出限度 1 倍。

表 2-12　片剂重量差异检查规定

平均片重或标示片重	重量差异限度
<0.30g	±7.5%
≥0.30g	±5%

包糖衣后不再检查重量差异。薄膜衣片应在包薄膜衣后检查重量差异并符合规定。凡规定检查含量均匀度的片剂，一般不再进行重量差异检查。

（2）崩解时限检查：含片的溶化性按照崩解时限检查法检查，舌下片按照崩解时限检查法检查，阴道片按照融变时限检查法检查，口崩片按照崩解时限检查法检查，应符合相关规定。咀嚼片不进行崩解时限检查。凡规定检查溶出度、释放度的片剂，一般不再进行崩解时限检查。

（3）发泡量检查：阴道泡腾片按照表 2-13 规定检查。取 25ml 具塞刻度试管（内径 1.5cm，若片剂直径较大，可改为内径 2.0cm）10 支，按表 2-13 中规定加水，置 37℃±1℃ 水浴中 5 分钟，各管中分别投入供试品 1 片，20 分钟内观察最大发泡量的体积，平均发泡体积不得少于 6ml，且少于 4ml 的不得超过 2 片。

表 2-13　发泡量阴道泡腾片加水量规定

平均片重	加水量
≤1.5g	2.0ml
>1.5g	4.0ml

（4）分散均匀性检查：分散片按照崩解时限检查法检查，不锈钢丝网的筛孔内径为 710μm，水温为 15~25℃；取供试品 6 片，应在 3 分钟内全部崩解并通过筛网。

（5）微生物限度检查：以动物、植物、矿物来源的非单体成分制成片剂和黏膜或皮肤炎症或腔道等局部用片剂（如口腔贴片、外用可溶片、阴道片、阴道泡腾片等）的微生物限度检查，应符合非无菌产品微生物限度检查（微生物计数法、控制菌检查法、非无菌药品微生物限度标准）规定。

（五）胶囊剂

1. 胶囊剂的生产与贮藏　胶囊剂在生产过程中所填充的内容物不可与囊材发生作用引起变质。硬胶囊的内容物可制备成不同的形式，比如将原料药粉末直接填充，或者加适宜的辅料制成颗粒状或片状，也可制备成小丸状起到缓释或控释的作用，也可以以包合物、微囊、微球等形式填充于囊材中，而且液体的内容物也可通过特制的灌囊机进行填充，必要时密封。内容物剂量较小的胶囊剂可选用适宜的稀释剂将内容物原料药进行稀释，混合均匀后再使用。

制备的胶囊剂外观应整洁，不应出现异臭、黏结、变形、渗漏或囊壳破裂等现象；且胶囊剂的微生物限度、溶出度、释放度、含量均匀度等均应符合要求（针对多组分且难以建立测定方法的胶囊剂，对溶出度、释放度、含量均匀度的考察可适当调整），对于内容物进行包衣的胶囊剂必要情况下应检查残留溶剂。为避免胶囊剂受潮发霉变质，胶囊剂在贮藏过程中，除特殊规定外，应控制密封存放于适宜湿度，且温度不得高于30℃的环境下。

2. 除另有规定外，胶囊剂的检查

（1）水分检查：中药硬胶囊剂按照水分测定法测定，除另有规定外，不超过9.0%。硬胶囊内容物为液体或半固体者不检查水分。

（2）装量差异检查：除另有规定外，取供试中药10粒，分别精密称定重量，倾出内容物（不得损失囊壳），硬胶囊囊壳用小刷或其他适宜的用具拭净；软胶囊或内容物为半固体或液体的硬胶囊囊壳用乙醚等易挥发性溶剂洗净，置通风处使溶剂挥尽，再分别精密称定囊壳重量，求出每粒内容物的装量与平均装量。每粒装量与平均装量相比较（有标示装量的胶囊剂，每粒装量应与标示装量比较），按照表2-14的规定，超出装量差异限度的不得多于2粒，并不得有1粒超出限度1倍。凡规定检查含量均匀度的胶囊剂，一般不再进行装量差异的检查。

表2-14　胶囊剂装量差异检查规定

平均装量或标示装量装量	差异限度
<0.30g	±10%
≥0.30g	±10%

（3）崩解时限检查：除另有规定外，应符合崩解时限检查法规定。凡规定检查溶出度或释放度的胶囊剂，一般不再进行崩解时限的检查。

（4）微生物限度考察：由动物、植物、矿物质来源的非单体成分制成的胶囊剂中微生物限度按照非无菌产品微生物限度进行检查（微生物计数法、控制菌检查、非无菌药品微生物限度标准），应符合规定。

（六）颗粒剂

1. 颗粒剂的生产与贮藏　颗粒剂在生产过程中可根据临床需要加入稀释剂、黏合剂、着色剂和矫味剂等药用辅料，也可通过包薄膜衣以掩盖药物不良气味、防潮等，必要情况下应对包衣颗粒检查残留溶剂。

用以制备颗粒剂的原料药应与辅料混合均匀。针对易挥发或光热不稳定药物，可采用避光、适宜温度条件下制备；对于含药量小或含毒、剧药的颗粒剂，应根据原料药的性质采用适宜方法使其分散均匀；针对含挥发油的颗粒剂，除特殊规定外，应将挥发油均匀地喷入干燥颗粒中，采用包合或密闭特定时间等技术预处理后再加入；针对以中药饮片制备的颗粒剂，需按照药典中各饮片品种规定的方法制得清膏，再以适宜方法制得细粉后，加入辅料（不超过干膏量的2倍）或饮片细粉，混匀制成颗粒，也可直接将清膏加适量辅料（不超过清膏量的5倍）或饮片细粉，混匀制得颗粒剂。

颗粒剂应保持干燥均匀的状态、颗粒大小均一、色泽均匀，避免出现吸潮软化等现象。且颗粒剂的微生物限度、溶出度、释放度、含量均匀度等均需符合要求（针对多组分且难以建立测定方法的颗粒剂，对溶出度、释放度、含量均匀度的考察可适当调整）。在贮藏过程中，除特殊规定外，颗粒剂应密封贮存于干燥处，避免潮解。

2. 除另有规定外，颗粒剂的检查

（1）粒度检查：除另有规定外，按照粒度和粒度分布测定法测定，不能通过一号筛与能通过五号筛的总和不得超过15%。

（2）水分检查：中药颗粒剂照水分测定法测定，除另有规定外，水分不得超过8.0%。

（3）溶化性考察：除另有规定外，颗粒剂照下述方法检查。①可溶颗粒检查法：取供试品10g（中药单剂量包装取1袋），加热水200ml，搅拌5分钟，立即观察，可溶颗粒应全部溶化或轻微浑浊。②泡腾颗粒检查法：取供试品 3 袋，将内容物分别转移至盛有 200ml 水的烧杯中，水温为 15~25℃，应迅速产生气体而呈泡腾状，5 分钟内颗粒均应完全分散或溶解在水中。颗粒剂按上述方法检查，均不得有异物，中药颗粒还不得有焦屑。混悬颗粒以及已规定检查溶出度或释放度的颗粒剂可不进行溶化性检查。

（4）装量差异考察：取单剂量包装颗粒剂 10 袋（瓶），除去包装，分别精密称定每袋（瓶）内容物的装量与平均装量。按照表 2-15 的规定（无含量测定的颗粒剂或有标示装量的颗粒剂，每袋/瓶装量应与标示装量比较），超出装量差异限度的颗粒剂不得多于 2 袋（瓶），并不得有 1 袋（瓶）超出装量差异限度 1 倍。多剂量包装的颗粒剂，按照最低装量检查法检查，应符合规定。多剂量包装的颗粒剂，按照最低装量检查法检查，应符合规定。凡规定检查含量均匀度的颗粒剂，一般不再进行装量差异检查。

表 2-15　颗粒剂装量差异检查规定

平均装量或标示装量	装量差异限度
≤1.0g	±10%
1.0~1.5g	±8%
1.5~6.0g	±7%
>6.0g	±5%

（5）微生物限度考察：动物、植物、矿物质来源的非单体成分制成的颗粒剂中微生物限度，按照非无菌产品微生物限度进行检查（微生物计数法、控制菌检查法、非无菌药品微生物限度标准）。

（七）栓剂

1. 栓剂的生产与贮藏　栓剂的制备方法分为挤压成形法和模制成形法，常用基质有两种，分别为油脂性基质和水溶性基质，半合成脂肪酸甘油酯、可可豆脂、氢化植物油等属于油脂性基质，聚氧乙烯硬脂酸酯、聚氧乙烯山梨聚糖脂肪酸酯、泊洛沙姆、聚乙二醇类等为水溶性基质。作为栓剂用基质，首先在常温下具有适宜的硬度，进入体内后能够融化、软化或溶化；其次安全无毒，无刺激性，且不与原料药发生反应。

栓剂在制备过程中原料药物与基质应混合均匀，且所需的固体原料药除特殊规定外，应提前制备成细粉或者最细粉待用，同时可以根据临床需要添加润滑剂、稀释剂、表面活性剂或者抑菌剂等，除特殊规定外，在制剂确定处方时抑菌效力应符合抑菌效力检查法的规定。

栓剂的外观应完整光滑，且所用的内包装材料均应安全无毒，且不与药物和基质发生作用。为防止栓剂因受热受潮引起变形变质，除特殊规定外，栓剂的密闭贮存和运输均应在 30℃ 以下进行。

2. 除另有规定外，栓剂的检查

（1）重量差异检查：取供试品 10 粒，精密每粒重量及平均粒重后，每粒重量与平均粒重相比较（有标示粒重的中药栓剂，每粒重量应与标示粒重比较），按表 2-16 中的规定，超出重量差异限度的不得多于 1 粒，并不得超出限度 1 倍。凡规定检查含量均匀度的栓剂，一般不再进行重量差异检查。

表 2-16　栓剂重量差异检查规定

平均粒重或标示粒重	重量差异限度
≤1.0g	±10%
1.0~3.0g	±7.5%
>3.0g	±5%

（2）融变时限检查：除另有规定外，按照融变时限法检查。

（3）微生物限度检查：除另有规定外，按照非无菌产品微生物限度检查（微生物计数法、控制菌检查法、非无菌药品微生物限度标准），应符合规定。

（八）流浸膏剂、浸膏剂

流浸膏剂、浸膏剂是指饮片用适宜的溶剂提取，蒸去部分或全部溶剂，调整至规定浓度而成的制剂。

1. 流浸膏剂、浸膏剂的生产与贮藏　在生产过程中，浸膏剂可采用煎煮法、回流法或渗漉法等制备而成，流浸膏剂除特殊规定外，可用渗漉法制备，也可通过稀释浸膏剂制得。

渗漉法的要点如下：①渗漉器形状的选择可依据药材的性质；②药材装入渗漉器内之前，应先将药材粉碎后加规定的溶剂均匀湿润，且需要密闭放置一定时间；③药材装入渗漉器时应均匀，松紧一致，加入溶剂时应尽量排除饮片间隙中的空气，溶剂应高出药面，浸渍适当时间后进行渗漉；④渗漉速度应符合各该流浸膏项下的规定；⑤收集85%饮片量的初漉液另器保存，续漉液经低温浓缩后与初漉液合并，调整至规定量，静置，取上清液分装。

长期放置流浸膏剂可能会产生沉淀，在乙醇和有效成分含量符合流浸膏剂项下规定的情况下，可滤过除去沉淀。除特殊规定外，均应置遮光容器内密封，且流浸膏剂应在阴凉处贮存。

2. 除另有规定外，流浸膏剂、浸膏剂的检查

（1）乙醇量检查：除另有规定外，含乙醇的流浸膏应符合乙醇量测定法规定。

（2）甲醇量检查：除另有规定外，含甲醇的流浸膏应符合甲醇量检查法各品种项下的规定。

（3）装量检查：应符合最低装量检查法规定。

（4）微生物限度检查：应符合非无菌产品微生物限度检查（微生物计数法、控制菌检查法、非无菌药品微生物限度标准）规定。

三、中药新制剂拓展

中药制剂的应用历史悠久，种类繁多，随着现代科学技术的进步和临床需求的提升，中药新制剂随之涌现，如胃内滞留型漂浮缓控释制剂、微囊、微丸、纳米粒、脂质体等。

（一）胃内滞留型漂浮缓控释制剂

胃内滞留型漂浮缓控释制剂是根据流体动力学平衡控制系统（hydrodynamically balanced systems，HBS）原理设计制备的，是一种不崩解可漂浮于胃液之上的口服缓控释制剂。多数用于治疗胃部疾病，其主要吸收部位为胃黏膜吸收。利用羟丙基甲基纤维素（HPMC）制备的小金丹漂浮缓释胶囊，漂浮在胃液表面，不易与食物一起由幽门排至小肠。由于其表面形成的亲水性凝胶，使胃液缓缓进入并将药物溶出，凝胶团逐渐减小，最后吸水过多而下沉，通过调整 HPMC 的规格及比例，延长漂浮时间，生物利用度提高[216]。

（二）微球

由高分子材料载体吸附或分散药物分子而组成的微粒分散体系被称为微球。目前研究较多的为抗癌药和抗生素类等。以复乳法制备的大蒜素壳聚糖微球，静脉注射后可被肺毛细血管截留而富集在肺部[217]，且带正电荷的微球更易靶向于肺[218]，这为大蒜素壳聚糖微球肺部靶向提供了支持。

（三）微丸

微丸是指将药物与阻滞剂混合制丸或先制成普通丸芯后包功能衣而制备的小型丸剂，其直径一般

低于 1.5mm[219]。微丸属于由分散的多个单元组成的多分散体系。服用后可均匀地分散在胃肠道，降低对胃黏膜的刺激性，同时提高生物利用度，包功能衣后可达缓释、控释目的，从而可保持血药浓度的平稳，减少由峰谷等引起的不良反应。将复方丹参方制成黏附微丸，通过蟾蜍上颚纤毛毒性实验证实制成微丸后，延长了药物在胃肠道内的驻留时间，提高了生物利用度，同时降低了组方中冰片对胃肠黏膜的刺激[220]。

（四）微囊

中药微囊系指利用天然或合成的高分子材料（又称囊材），将中药药粉微粒或药液微滴（称之为囊心物）包裹而成的微小囊状物[221]。将药物微囊化之后，不仅可以提高药物的稳定性，并且能够达到缓、控释的目的，同时能够掩盖药物的不良气味，减少不良反应的发生。采用单凝聚法成功制备了斑蝥素微囊，选择性地将微囊注入到支配肝癌细胞的肝小动脉内，使之发生机械性阻塞，阻断病变区域肝癌细胞所需营养来源，并缓慢定向释放斑蝥素，维持有效血药浓度，抑制癌细胞蛋白质的合成，从而抑制肝癌细胞的生长和分化，达到治愈肝癌的目的[222]。采用喷雾包囊法将具有挥发性的油状大蒜素制备成大蒜素微囊，使其形成了高分散体系，减少了药物在消化道的聚集，从而降低了刺激性，同时延缓了药物的释放，达到长效的目的[223]。

（五）滴丸

滴丸是指固体或液体药物与基质混匀加热熔化后，滴入不相混溶的冷却剂中，收缩冷凝成丸的一种速效剂型，主要供口服应用[224]。这种滴法制丸过程，实际上是将固体分散体制成滴丸的形式。以硬脂酸为缓释基质采用熔融法制备穿心莲内酯缓释滴丸，制备出穿心莲内酯缓释滴丸，其在体外释放达 12 小时，降低了用药次数，减小血药浓度波动、提高患者依从性、增加药物吸收，从而提高了生物利用度[225]。将雷公藤红素制备成缓释滴丸，在提高药物释放度的同时，能够缓慢释药，达到了增加口服生物利用度和减少不良反应的目的[226]。

（六）固体分散体

固体分散体系指为了改善难溶性药物的溶出、溶解及稳定性等，或使药物具有缓释效果，将一种或多种药物以分子、胶态、无定形、微晶等状态分散于某一固体载体中所形成的分散体系[227]。将根皮素制备成固体分散体后能够显著提高药物的溶解度[228]。将大黄素制成固体分散体，在人工肠液中 45 分钟累积溶出率为 70%，显著提高大黄素的体外溶出速率[229]。丹参酮组分缓释固体分散体，提高丹参酮组分的溶出，并控制其释放度，达到较好的缓释效果，减少给药次数，长效保护心血管系统[230]。

（七）脂质体

脂质体又称为类脂小球，是由一层或多层脂质体双分子膜包封而成的超微型球状药物载体制剂[231]。脂质体作为药物载体，不仅具有载药靶向性，还能够延长药物半衰期，达到缓释的效果，降低不良反应等。利用薄膜法制备姜黄素脂质体，发现姜黄素脂质体能在一定程度上逆转人乳腺癌对多柔比星的耐药性，通过调控 miRNA 的表达来影响相关信号通路，可能是姜黄素脂质体调节乳腺癌细胞对多柔比星药物敏感性的一条重要分子途径[232]。

（八）纳米粒

纳米粒是指粒径为 1~1000nm 的粒子[233]。利用纳米技术将药物制成粒径为 1~1000nm 纳米粒后，不仅改善药物的溶解度，增加体内循环时间，还能具有缓控释、靶向、增效减毒等功效。采用薄膜超声法制备的吴茱萸碱衍生物（EVB）纳米粒，改善了 EVB 在大鼠体内的药动学行为，明显提高了

EVB 的口服生物利用度[234]。采用单乳溶剂蒸发法制备的槲皮素纳米粒，更易靶向到达癌细胞更好的发挥治疗作用[235]。

小　结

随着制剂工艺的不断优化和革新，药学工作者在传统中药制剂的基础上，进行了中药新制剂的研究和开发，在保留传统中药制剂的优势外，增加了新剂型的缓释、速释、靶向等优势，同时在给药方式上也日趋多样化，逐步实现制剂现代化。如用新型辅料对传统片剂改变包衣，从而使药物定时、定点释放；采用纳米技术延长药物半衰期等。在剂型不断创新的同时，根据中药不同的剂型、给药途径、使用方法，按照《中国药典》（2015 年版，四部）的规定与要求，需要对中药汤剂进行相关的外源性污染物检查，对丸剂、散剂、外用膏剂、片剂、胶囊剂、颗粒剂、栓剂及浸出制剂进行相关的理化及微生物学检查，以保证中药制剂的安全性。

虽然中药近些年取得了长足的发展，但中药制剂长期存在的一些问题仍需要进一步解决，如中药制剂的研究缺少一定的理论基础，中药制剂在体内的药代动力学研究缺少经验存在些许空白，中药制剂的质量评价体系尚不如西药制剂清晰健全等。作为药学工作者，应积极投身药学事业的建设中，多领域多学科融合，以扬长避短，在提高中药新制剂质量的同时，明确中药新制剂研究的基础理论，从整体上提高中药新制剂的水平，从而实现我国药剂学的专业化和国际化。

思考题

1. 中药传统剂型主要包括哪几种，各有什么特点？
2. 传统剂型制剂通则的主要内容是什么？
3. 新剂型中纳米制剂的特点是什么？

第五节　中药分析检测质量的保障体系

中药分析检测是评价、监督和管理中药质量的一项技术工作。然而，分析检测工作本身的水平高低和质量优劣也存在一个评价、监督和管理的问题。目前我国对中药分析检测机构的检测能力及可靠性的确认，主要实行中国计量认证（China Inspection Body and Laboratory Mandatory Approval，CMA）及中国合格评定国家认可委员会（China National Accreditation Service for Conformity Assessment，CNAS）两种认证/认可制度。可以说只有由具有这两种认证资质的检测机构或者实验室出具的检测报告，才是具有法律效力并且具社会公信力的权威检测报告。

依据《中华人民共和国认证认可条例》，认证是指由认证机构证明产品、服务、管理体系符合相关技术规范、技术要求或标准的合格评定活动。认可是由认可机构对认证机构、实验室及从事评审等认证活动人员的能力和执业资格，予以承认的合格评定活动。在中药分析领域全面推行认证认可制度和检验检测监督体系建设，将中药分析检测纳入稳定、可靠、准确和可追溯的质量管理体系，对于加强中药以及中药大健康产品质量管理、保障中药安全、提升中药科技服务水准具有重要意义。

一、CMA 和 CNAS

根据《中华人民共和国计量法》的规定，CMA 是由省级以上的政府计量行政部门对检测机构的检测能力和管理水平进行的一种全面的认证及评价。其认证对象是所有对社会出具公正数据的产品质量监督检验机构及其他各类实验室，如各种产品质量监督检验站、环境检测站、食品药品检定院（所）、疾病预防控制中心等。根据《中华人民共和国产品质量法》的有关规定，在中国境内从事面向社会检测、检验产品的机构，必须由国家或省级计量认证管理部门会同评审机构评审合格，依法授权后，才能从事检测、检验活动，并允许其在检验报告上使用 CMA 标记。有 CMA 标记的检验报告可用于产品质量评价、成果及司法鉴定，具有法律效力。

CNAS 是由国家认证认可监督管理委员会批准设立并授权的国家认可机构，统一负责对认证机构、实验室和检查机构等相关机构进行认证能力的资格认可。通过认可的实验室出具的检测报告可以加盖 CNAS 的印章，与 CMA 不同的是，其所出具的数据国际互认（表 2-17）。

表 2-17　CMA 和 CNAS 的比较

类别	CMA	CNAS
目的	管理水平和技术能力评定	管理水平和技术能力评定
主管部门	国家认证认可监督管理委员会（简称认监委）	中国合格评定国家认可委员会（简称认可委）
法律依据	《中华人民共和国计量法》《食品安全法》《食品检验机构资质认定管理办法》	GB/T 27025—2008（等同采用 ISO/IEC 17025：2017）
性质	强制的，不与国际接轨	自愿的，与国际接轨
评审对象	向社会出具具有证明作用的数据、结果的检验检测机构（原则上只适用于第三方）	社会各界第一、二、三方检测/校准实验室
评审依据	《检验检测机构资质认定能力评价检验检测机构通用要求》（RB/T 241—2017）	CNAS/CL01：2018《检测和校准实验室能力认可准则》（等同采用 ISO/IEC 17025：2017）
实施主体	质量技术监督部门（包括省级和国家级认定），按照注册地进行申请	中国合格评定国家认可委员会（CNAS）
考核结果	发证书，使用 CMA 标志	发证书，使用 CNAS 标志
适用范围	在通过认定的范围内，可提供公正数据，国内通用	国际通用，但不能取代审查认可和资质认定

中药的质量是保证疗效稳定的基础，因此，国家通过制定药典标准、部颁标准及 GAP、GPP、GLP、GCP、GMP、GSP 等政策法规，力求做到对中药的数据客观化、质量标准化及过程规范化[236]。优化检测机构本身的质量保障体系，建立一种独立于企业、政府，完全由市场运作的第三方中药认证机构势在必行[237]。

二、分析检测质量保证体系的任务和工作内容

1. 检验检测样品的质量保证　为保证被检验检测样品是合格的，可从样品质量是否达标、数量是否充足等方面进行确认。为保证检测的严谨，样品在存储过程中避免损坏甚至混淆，即要求实验人员具备采用何种方式存储样品依然能使其保持原样。

2. 分析检测依据的质量保证　分析检测过程中所使用的方法、步骤及判定标准是影响测定效果、结果的关键因素。而且不同的检测分析有其不同的检测方法和标准，选择一套与检测对象相吻合的、能够准确可靠得出实验结果的检测方法，是分析检测质量保证的必备条件之一。多数情况下，可采用国家规定或行业通行的标准和方法，常用的有《中国药典》、ISO 标准、国家标准、行业标准、地方标准、企业标准等。同时，由于检验检测对象的多样性和复杂性，就要求检验检测方法需不断改进和优化，以确保所使用的方法和标准是最新且行之有效的版本。

3. 分析检测中仪器和环境的质量保证　为保证实验数据的准确性，要确保实验仪器设备和实验环境满足实验要求。仪器和设备需按标准选用及能否保持正常运转，实验室温度、湿度是否适宜，都需检查，

保证实验在最佳条件和环境下进行。

三、分析检测质量保证体系的保障措施和管理方法

1. 依法成立并能够承担相应法律责任的法人或者其他组织。

（1）检验检测机构或者其所在的组织应有明确的法律地位，对其出具的检验检测数据、结果负责，并承担相应法律责任。不具备独立法人资格的检验检测机构应经所在法人单位授权。

（2）检验检测机构应明确其组织结构及质量管理、技术管理和行政管理之间的关系。

（3）检验检测机构及其人员从事检验检测活动，应遵守国家相关法律法规的规定，遵循客观独立、公平公正、诚实信用原则，恪守职业道德，承担社会责任。

（4）检验检测机构应建立和保持维护其公正和诚信的程序，同时应建立识别出现公正性、风险性的长效机制。检验检测机构及其人员应不受来自内外部的、不正当的商业、财务和其他方面的影响，确保检验检测数据真实、客观、准确和可追溯。若检验检测机构所在的单位还从事检验检测以外的活动，应识别并采取措施避免潜在的利益冲突。检验检测机构不得使用同时在两个及以上检验检测机构从业的人员。

2. 具有与其从事检验检测活动相适应的检验检测技术人员和管理人员。

（1）检验检测机构应建立和保持人员管理程序，对人员资格确认、任用、授权和能力保持等进行规范管理。检验检测机构应与其人员建立劳动或录用关系，明确技术人员和管理人员的岗位职责、任职要求和工作关系，使其满足岗位要求并具有所需的权力和资源，履行建立、实施、保持和持续改进管理体系的职责。

（2）检验检测机构的最高管理者应履行其对管理体系中的领导作用和承诺：负责管理体系的建立和有效运行；确保制定质量方针和质量目标；确保管理体系要求融入检验检测的全过程；确保管理体系所需的资源；确保管理体系实现其预期结果；满足相关法律法规要求和客户要求；提升客户满意度；运用过程方法建立管理体系和分析风险、机遇；组织质量管理体系的管理评审。

（3）检验检测机构的技术负责人应具有中级及以上相关专业技术职称或同等能力，全面负责技术运作；质量负责人应确保质量管理体系得到实施和保持；应指定关键管理人员的代理人。

（4）检验检测机构的授权签字人应具有中级及以上相关专业技术职称或同等能力，并经资质认定部门批准。非授权签字人不得签发检验检测报告或证书。

（5）检验检测机构应对抽样、操作设备、检验检测、签发检验检测报告或证书以及提出意见和解释的人员，依据相应的教育、培训、技能和经验进行能力确认并持证上岗。应由熟悉检验检测目的、程序、方法和结果评价的人员，对检验检测人员包括实习员工进行监督。

（6）检验检测机构应建立和保持人员培训程序，确定人员的教育和培训目标，明确培训需求和实施人员培训，并评价这些培训活动的有效性。培训计划应适应检验检测机构当前和预期的任务相适应。

（7）检验检测机构应保留技术人员的相关资格、能力确认、授权、教育、培训和监督的记录，并包含授权和能力确认的日期。记录包含能力要求的确定、人员选择、人员培训、人员监督、人员授权和人员能力监督。

3. 具有固定的工作场所，工作环境满足检验检测要求。

（1）检验检测机构应有包括固定的、临时的、可移动的或多个地点的场所，上述场所应满足相关法律法规、标准或技术规范的要求。检验检测机构将其从事检验检测机构活动所必需的场所、环境要求制定成文件。

（2）检验检测机构应确保其工作环境满足检验检测的要求。检验检测机构在固定场所以外进行检验检测或抽样时，应提出相应的控制要求，以确保环境条件满足检验检测标准或者技术规范的要求。

（3）检验检测机构应建立和保持检验检测场所的内务管理程序，该程序应考虑安全和环境的因素。检验检测机构应将不相容活动的相邻区域进行有效隔离，应采取措施以防止干扰或者交叉污染，检验检测机构应对使用和进入影响检验检测质量的区域的使用和进入加以控制，并根据特定情况确定控制的范围。

4. 具备从事检验检测活动所必需的检验检测设备设施。

（1）检验检测机构应配备满足检验检测（包括抽样、物品制备、数据处理与分析）要求的设备和设施。用于检验检测的设施，应有利于检验检测工作的正常开展。检验检测机构使用非本机构的设备时，应确保满足本准则要求。设备包括检验检测活动所必需的仪器、软件、测量标准、标准物质、参考数据、试剂、消耗品、辅助设备或响应组合装置。检验检测机构使用非本机构的设备时，应确保满足本标准要求。检验检测机构租用仪器设备开展检验检测时，应确保：①租用仪器设备的管理应纳入本检验检测机构的管理体系；②本检验检测机构可全权支配使用，即租用仪器设备由本检验检测机构的人员操作、维护、检定或校准，并对使用环境和贮存条件进行控制；③在租赁合同中明确规定租用设备使用权；④同一台设备不允许在同一时期被不同检验检测机构共同租赁和资质认定。

（2）检验检测机构应建立和保持检验检测设备和设施管理程序，以确保设备和设施的配置、维护和使用满足检验检测工作要求。

（3）检验检测机构应对检验检测结果、抽样结果的准确性或有效性有显著影响或计量溯源性有要求的设备，包括用于测量环境条件等辅助测量设备有计划地实施检定或校准。设备在投入使用前，应采用检定或校准等方式，以确认其是否满足检验检测的要求。所有需要检定、校准或有有效期的设备应使用标签、编码或以其他方式标识，以便使用人员易于识别检定、校准的状态或有效期。

检验检测设备包括硬件和软件应得到保护，以避免出现致使检验检测结果失效的调整。检验检测机构的参考标准应满足溯源要求。无法溯源到国家或国际测量标准时，检验检测机构应保留检验检测结果相关性或准确性的证据。

当需要利用期间核查以保持设备检定或校准状态的可信度时，应建立和保持相关的程序。针对校准结果产生的修正信息，检验检测机构应确保在监测数据及相关记录中加以利用并备份和更新。

（4）检验检测机构应保存对检验检测具有影响的设备及其软件的记录。用于检验检测并对结果有影响的设备及其软件，如可能，应加以唯一性标识。检验检测设备应由经过授权的人员操作并对其进行正常维护。若设备脱离了检验检测机构的直接控制，应确保该设备返回后，在使用前对其功能和检定、校准状态进行核查，并得到满意结果。

（5）设备出现故障或者异常时，检验检测机构应采取相应措施，如停止使用、隔离或加贴停用标签、标记，直至修复并通过检定、校准或核查表明设备能正常工作为止。应核查这些缺陷或超出规定限度对以前检验检测结果的影响。

（6）检验检测机构应建立和保持标准物质管理程序。可能时，标准物质应溯源到单位或有证标准物质。检验检测机构应根据程序对标准物质进行期间核查。

5. 具有并有效运行保证其检验检测活动独立、公正、科学、诚信的管理体系。

（1）检验检测机构需要建立、实施和保持与其活动范围相适应的质量管理体系，应将其政策、制度、计划、程序和指导书编制成质量管理体系文件并应传达至有关人员，并被其获取、理解、执行。质量管理体系文件包括质量手册、程序文件、操作指导书、记录文件4个部分。

1）质量手册：是管理体系运行的纲领性文件，按照《检验检测机构资质认定管理办法》《检验检测机构资质认定评审准则》，制定质量方针、目标，描述检验检测机构管理体系的管理要求和技术要求，以及各岗位职责和管理途径。

2）程序文件：描述管理体系所需的相互关联的过程和活动。该文件将管理体系运行各项管理活动的目的和范围、应该做什么，由谁来做，何地做，何时做，怎样做，应该使用什么材料、设备和文件；如何对该活动进行控制和记录等给予详细、明确的描述。

3）作业指导书：是"有关任务如何实施和记录的详细描述"，用以指导某个具体过程、描述事物形成的技术性细节的可操作性文件。

4）质量和技术记录：阐明所取得的结果或提供所完成活动的证据的文件。记录可用以为可追溯性提供文件，并提供验证、预防措施和纠正措施的证据。记录通常不需要控制版本。

（2）检验检测机构应建立和保持评审客户要求、标书、合同的程序，对要求、标书、合同的偏离、变更应征得客户同意并通知相关人员。

（3）检验检测机构需分包检验检测项目时，应分包给依法取得资质认定并有能力完成分包项目的检验检测机构，具体分包的检验检测项目应当事先取得委托人书面同意，检验检测报告或证书时，应将分包项目予以区分。

（4）检验检测机构应建立和保持选择和购买对检验检测质量有影响的服务和供应品的程序。明确服务、供应品、试剂、消耗材料的购买、验收、存储的要求，并保存对供应商的评价记录。

（5）检验检测机构应建立和保持服务客户的程序。保持与客户沟通，跟踪对客户需求的满足，以及允许客户或其代表合理进入为其检验检测的相关区域观察。

（6）检验检测机构应建立和保持处理投诉的程。明确对投诉的接收、确认、调查和处理职责，跟踪和记录投诉，确保采取释义的措施，并注重人员的采取回避。

（7）检验检测机构应建立和保持出现不符合的处理程序，明确对不符合的评价、决定不符合是否可接受、纠正不符合、批准恢复被停止的工作的责任和权力。必要时，通知客户并取消工作。该程序包含检验检测前中后全过程。

（8）检验检测机构应建立和保持在识别出不符合时，采取纠正措施的程序；检验检测机构应通过实施质量方针、质量目标，应用审核结果、数据分析、纠正措施、预防措施、管理评审、人员建议、风险评估、能力验证和客户反馈等信息来持续改进管理体系的适宜性、充分性和有效性。

（9）检验检测机构应建立和保持记录管理程序，确保记录的标识、贮存、保护、检索、保留和处置符合要求。

（10）检验检测机构应建立和保持管理体系内部审核的程序，以便验证其运作是否符合管理体系和本准则的要求，管理体系是否得到有效的实施和保持。内部审核通常每年一次，由质量负责人策划内审并制定审核方案。内审员须经过培训，具备相应资格，内审员应独立于被审核的活动。

（11）检验检测机构应建立和保持管理评审的程序。管理评审通常 12 个月一次，由最高管理者负责。最高管理者应确保管理评审后，得出的相应变更或改进措施予以实施，确保管理体系的适宜性、充分性和有效性。应保留管理评审的记录。

（12）检验检测机构应建立和保持检验检测方法控制程序。检验检测方法包括标准方法、非标准方法（含自制方法）。应优先使用标准方法，并确保使用标准的有效版本。在使用标准方法前，应进行验证。在使用非标准方法（含自制方法）前，应进行确认。检验检测机构应跟踪方法的变化，并重新进行证实或确认。必要时检验检测机构应制定作业指导书。如确需方法偏离，应有文件规定，经技术判断和批准，并征得客户同意。当客户建议的方法不适合或已过期时，应通知客户。非标准方法（含自制方法）的使用，应事先征得客户同意，并告知客户相关方法可能存在的风险。需要时，检验检测机构应建立和保持开发自制方法控制程序，自制方法应经确认。

（13）检验检测机构应根据需要建立和保持应用评定测量不确定度的程序。

（14）检验检测机构应当对媒介上的数据予以保护，应对计算和数据转移进行系统和适当地检查。当利用计算机或自动化设备对检验检测数据进行采集、处理、记录、报告、存储或检索时，检验检测机构应建立和保持保护数据完整性和安全性的程序。自行开发的计算机软件应形成文件，使用前确认其适用性，并进行定期、改变或升级后的再确认。维护计算机和自动设备以确保其功能正常。

（15）检验检测机构应建立和保持抽样控制程序。抽样计划应根据适当的统计方法制定，抽样应确保检验检测结果的有效性。当客户对抽样程序有偏离的要求时，应予以详细记录，同时告知相关人员。如果客户要求的偏离影响到检验检测结果，应在报告、证书中做出声明。

（16）检验检测机构应建立和保持样品管理程序，以保护样品的完整性并为客户保密。检验检测机构应有样品的标识系统，并在检验检测整个期间保留该标识。在接收样品时，应记录样品的异常情况或记录对检验检测方法的偏离。样品在运输、接收、制备、处置、存储过程中应予以控制和记录。当样品需要存放或养护时，应保持、监控和记录环境条件。

（17）检验检测机构应建立和保持质量控制程序，定期参加能力验证或机构之间比对。通过分析质量控制的数据，当发现偏离预先判据时，应采取有计划的措施来纠正出现的问题，防止出现错误的结果。质量控制应有适当的方法和计划并加以评价。

（18）检验检测机构应准确、清晰、明确、客观地出具检验检测结果，并符合检验检测方法的规定。结果通常应以检验检测报告或证书的形式发出。检验检测报告或证书应至少包括下列信息：①标题；②标注资质认定标志，加盖检验检测专用章（适用时）；③检验检测机构的名称和地址，检验检测的地点（如果与检验检测机构的地址不同）；④检验检测报告或证书的唯一性标识（如系列号）和每一页上的标识，以确保能够识别该页是属于检验检测报告或证书的一部分，以及表明检验检测报告或证书结束的清晰标识；⑤客户的名称和地址（适用时）；⑥对所使用检验检测方法的识别；⑦检验检测样品的描述，状态和标识；⑧检验检测的日期；对检验检测结果的有效性和应用有重大影响时，注明样品的接收日期或抽样日期；⑨对检验检测结果的有效性或应用有影响时，提供检验检测机构或其他机构所用的抽样计划和程序的说明；⑩检验检测检报告或证书的批准人；⑪检验检测报告或证书签发人的姓名、签字或等效的标识和签发日期；⑫检验检测结果的测量单位（适用时）；⑬检验检测机构接受委托送检的，其检验检测数据、结果仅证明所检验检测样品的符合性情况；⑭检验检测机构不负责抽样（如样品是由客户提供）时，应在报告或证书中声明结果仅适用于客户提供的样品；⑮检验检测结果来自外部提供者时的清晰标注；⑯检验检测机构应做出未经本机构批准，不得复制（全文复制除外）报告或证书的声明。

（19）检验检测报告或证书签发后，若有更正或增补应予以记录。修订的检验检测报告或证书应标明所代替的报告或证书，并注以唯一性标识。

（20）检验检测机构应当对检验检测原始记录、报告或证书归档留存，保证其具有可追溯性。检验检测原始记录、报告或证书的保存期限不少于 6 年。

6. 符合有关法律法规或者标准、技术规范规定的特殊要求。特定领域的检验检测机构，应符合国家认证认可监督管理委员会按照国家有关法律法规、标准或者技术规范，针对不同行业和领域的特殊性，制定和发布的评审补充要求[238,239]。

四、CMA 和 CNAS 的认证

1. CMA 和 CNAS 的认证机构

（1）CMA 计量认证是由各省、自治区、直辖市人民政府质量技术监督部门（以下简称省级资质认定部门）负责所辖区域内检验检测机构的资质认定工作；县级以上人民政府质量技术监督部门负责所辖区域内检验检测机构的监督管理工作。

（2）实验室认可是有政府部门授权的权威团体（中国合格评定国家认可委员会，即 CNAS）对该实验室有能力进行规定类型的检测所给予的一种正式承认。

2. CMA 和 CNAS 的认证流程（图 2-4）

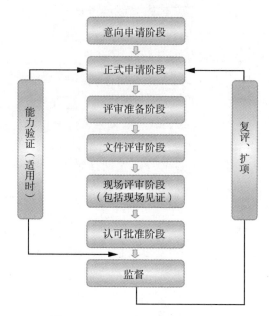

图 2-4　CMA 和 CNAS 的认证流程

小　结

中药分析检测是评价、监督和管理中药质量的一项技术工作。然而，分析检测工作本身的水平高低和质量优劣也存在一个评价、监督和管理的问题。目前我国对中药分析检测机构的检测能力及可靠性的确认，主要实行 CMA 及 CNAS 两种认证/认可制度。可以说只有由具有这两种认证资质的检测机构或者实验室出具的检测报告，才是具有法律效力并且具社会公信力的权威检测报告。本节概括地介绍了中国计量认证 CMA 及中国合格评定国家认可委员会对检测机构的认可 CNAS 的概念；分析检测质量保证体系的任务和工作内容；分析检测质量保证体系的保障措施和管理方法以及 CMA 和 CNAS 的认证流程。

思考题

1. 什么是 CMA 和 CNAS，两者的主要区别是什么？
2. 质量管理体系文件包括哪四部分？
3. 分析检测质量保证体系主要在哪几个方面予以保障？

（骆骄阳　王　磊　郭一飞　牟　燕　俞　静　马小军）

参　考　文　献

［1］段明慧，马晋芳，张陈，等. 中药活性成分样品前处理方法研究进展［J］. 中药材，2017，40（6）：1495-1498.
［2］张丽，尹华. 中药分析学［M］. 北京：中国医药科技出版社，2015.
［3］李萍，贡济宇. 中药分析学［M］. 北京：中国中医药出版社，2012.
［4］张志义. 谈中药材检验过程中规范操作的重要性. 中国民族民间医药，2011，11：37.
［5］《中国药典》（2015 年版，四部）0211 药材和饮片取样法.
［6］World Health Organization. Quality control methods for herbal materials，2011.
［7］司徒传艺 CIO 合规保证组织. 物料取样的合规性操作（下）. 医药经济报，2017，F03.

[8] 杨胜，李羿，杨明. 大黄粉碎粒径与有效成分溶出关系的研究 [J]. 化学研究与应用，2006，18（10）：1217-1218.

[9] 何柏涛. 粉碎后不同过筛比例对丹参含量测定结果的影响 [J]. 现代中药研究与实践，2005，19（3）：49-50.

[10] 夏委. 中药有效成分提取方法研究进展 [J]. 中国药业，2016，25（9）：94-96.

[11] 杨霞，范圣此. 中药提取方法研究进展 [J]. 亚太传统医药，2012，08（8）：194-196.

[12] 万水昌，王志祥，乐龙，等. 超声提取技术在中药及天然产物提取中的应用 [J]. 西北药学杂志，2008，23（1）：60-62.

[13] 蒲含林，郑元升，麻建军. 超声法提取金鸡纳生物碱的工艺 [J]. 南大学学报，2008，29（3）：329.

[14] 刘宁，李健，金龙哲. 超声波法提取豆角总皂苷的工艺研究 [J]. 食品科学，2008，29（10）：327.

[15] 何兰香，丁科，谢明华，等. 酶法-超声提取黄精总黄酮及其抗氧化活性研究 [J]. 中国现代应用药学，2019，（09）：1075-1080.

[16] 丁元清，武秀娟，郝文艳，等. 中药有效成分提取技术及分析方法研究进展 [J]. 山东化工，2017，46（03）：59-60，62.

[17] 陈秦娥，梁金龙. 中药制剂分离与纯化新技术应用进展 [J]. 江西中医药，2012，43（6）：72-76.

[18] 李慧琪. 中药有效成分提取技术新进展 [J]. 中华中医药杂志，2016，31（2）：581-584.

[19] 陈猛，袁东星，许鹏翔. 微波萃取法研究进展 [J]. 分析测试学报，1999，18（2）：82-86.

[20] 陈秦娥，梁金龙. 中药制剂分离与纯化技术创新进展 [J]. 过滤与分离，2012，22（2）：1-8.

[21] 刘明言. 用于中药提取的新技术进展 [J]. 中草药，2010，41（2）：169-175.

[22] Smith RM. Extraction with superheated water [J]. Journal of Chromatography A，2002，975（1）：31-46.

[23] 李敏杰，邓启刚，安东正义. 中药有效成分分离纯化工艺概述 [J]. 齐齐哈尔大学学报（自然科学版），2006，22（2）：7-10.

[24] 陈秦娥，梁金龙. 中药提取、分离与纯化新技术进展 [J]. 化工与医药工程，2012，33（4）：65-68.

[25] 张贵君，李晓波，李仁伟. 常用中药生物鉴定 [M]. 北京：化学工业出版社，2006，124-161.

[26] 张训. 不同方法与技术在中药材鉴定中的应用 [J]. 中国农业信息，2017，6（11）：76-77.

[27] "九五"以来中药学科发展报告（1996~2007年）第一部分 中药学科 中药鉴定学 [C]. "九五"以来中医药学科发展报告. 2008.

[28] 黄璐琦. 分子生物学 [M]. 北京：北京大学医学出版社，2006，120.

[29] 康廷国. 中药鉴定学 [M]. 北京：中国中医药出版社，2007.

[30] 张贵君. 中药鉴定学 [M]. 北京：科学出版社，2002.

[31] 郑聪，尹改珍. 浅谈中药羚羊角的性状鉴别 [J]. 新疆中医药，2003，21（3）：33-34.

[32] 王荣祥，许亮，任百林，等. 石柱参的性状与显微鉴别 [J]. 中药材，2007，30（9）：1076-1078.

[33] 孙艳艳，刘波，张胜圆. 鸡血藤与其混品的性状鉴别 [J]. 现代中西医结合杂志，2007，16（29）：4282-4282.

[34] 梁兆昌，彭才圣，周秋贵. 中药材性状鉴别技巧 [J]. 井冈山大学学报（自然科学版），2007，28（3）：117-118.

[35] 牟书才. 浅谈中药材的性状鉴别 [J]. 黑龙江医学，2006，19（2）：136.

[36] 希尔艾力·吐尔逊，斯拉甫·艾白，凯撒·苏来曼. 阿魏质量标准的研究 [J]. 中成药，2007，29（9）：1388-1390.

[37] 吴皓. 汉至宋代半夏炮制的沿革研究 [J]. 南京中医药大学学报，2001，17（1）：45-47.

[38] 薛潇春，陈云红，刘逊. 传统水试技术在中药材鉴定中的应用与新发展 [J]. 内蒙古中医药，2014，33（19）：79.

[39] 胡妮娜，田淑琴，于景伟，等. 传统中药鉴定方法的研究发展概况 [J]. 中医药信息，2008，25（3）：15-18.

[40] 刘安龙. 火试法鉴别部分常用中药 [J]. 吉林中医药，2007，27（7）：54.

[41] 张婉，唐丽，谢坤，等. 蒙药阿给生药及炭药中总黄酮的含量测定 [J]. 时珍国医国药，2008，19（12）：2952-2953.

[42] 于洋. 胡芦巴生物碱的提取、纯化及分离的研究 [D]. 吉林农业大学，2012.

[43] 彭爱华，席永清，武明丽，等. 荧光分析法在药物分析中的应用 [J]. 武汉工程大学学报，2007，29（1）：20-24.

[44] 吴放. 浅谈中药饮片的荧光鉴别 [J]. 中国医药指南，2011，9（23）：123-125.

[45] 李峰，项鹏，李久明，等. 8种矿物类中药的微量升华鉴别 [J]. 山东医药工业，2002，21（4）：7-8.

[46] 孙得森，王欣然，王京昆. 中药材鉴定方法概述 [J]. 中南药学，2017，15（4）：487-491.

[47] 张尊建，王源园，李茜. 五种石斛的指纹图谱研究 [J]. 中国药科大学学报，2003，34（6）：534-540.

[48] 刘义梅. 中药鉴定学基源鉴定方法探讨 [J]. 湖北中医药大学学报, 2014, 16 (6): 54-58.

[49] 黄荣清. 气相色谱保留指数在中药挥发油鉴定中的应用 [J]. 药物分析杂志, 1998, 18 (s1): 232-234.

[50] 沈振铎, 陈晓辉, 熊丽, 等. 评价五味子和南五味子质量的 GC 指纹图谱的建立与分析 [J]. 沈阳药科大学学报, 2008, 25 (8): 650-655.

[51] 张广春, 赵昕, 陈明明. 西红花的气相色谱法真伪鉴别分析 [J]. 中医药导报, 2011, 17 (7): 86-88.

[52] 周容, 周群, 孙素琴. 人参及其伪品北沙参、桔梗和峨参的红外"指纹"特征 [J]. 现代仪器与医疗, 2003, 9 (4): 27-28.

[53] 肖辉. 红外光谱在中药鉴别中的应用 [J]. 世界临床医学, 2015, 9 (4): 167.

[54] 吕扬, 郑启泰, 吴楠, 等. 中药材 X-射线衍射图谱研究 [J]. 药学学报, 1997, 32 (3): 193-198.

[55] 白钢, 丁国钰, 侯媛媛, 等. 引进近红外技术用于中药材品质的快速评价 [J]. 中国中药杂志, 2016, 41 (19): 3501-3505.

[56] 许长华, 周群, 孙素琴, 等. 二维相关红外光谱法与阿胶的真伪鉴别 [J]. 分析化学, 2005, 33 (2): 221-224.

[57] 徐妍, 杨华蕊, 杨永寿, 等. 中药指纹图谱研究现状及展望 [J]. 世界最新医学信息文摘, 2018, 18 (76): 91-94.

[58] 姚令文, 刘燕, 郑笑为, 等. 指纹图谱、特征图谱技术在中药材和中成药中的应用 [J]. 中国新药杂志, 2018, 27 (08): 934-939.

[59] 刘东方, 赵丽娜, 李银峰, 等. 中药指纹图谱技术的研究进展及应用 [J]. 中草药, 2016, 47 (22): 4085-4094.

[60] Jayaramann U, Gupta AK. An efficient minutiae based geometric hashing for fingerprint database [J]. Neurocomputing, 2014, 137 (5): 115-126.

[61] 张健. 色谱指纹图谱在中药质量控制中的应用价值分析 [J]. 临床研究, 2018, 26 (8): 112-113.

[62] Ethanolic C. Chromatographic fingerprint analysis of *Acacia catechu* Ethanolic leaf extract by HPTLC technique [J]. International Journal of Drug Development & Research, 2012, 4 (1): 180-185.

[63] 李强, 杜思邈, 张忠亮, 等. 中药指纹图谱技术进展及未来发展方向展望 [J]. 中草药, 2013, 44 (22): 3095-3104.

[64] 陈士林, 庞晓慧, 姚辉, 等. 中药 DNA 条形码鉴定体系及研究方向 [J]. 世界科学技术-中医药现代化, 2011, 13 (5): 747-754.

[65] Hebert PDN, Ratnasingham S, Dewaard JR. Barcoding animal life: Cytochrome c oxidase subunit 1 divergences among closely related species [J]. Proceeding of the Royal Society B: Biological Sciences, 2003, 270 (Suppl_ 1): S96-S99.

[66] Hebert PDN, Cywinska A, Ball SL, et al. Biological identifications through DNA barcodes [J]. Proceedings of the Royal Society of London. Series B: Biological Sciences, 2003, 270 (1512): 313-321.

[67] 裴男才, 陈步峰. 生物 DNA 条形码: 十年发展历程、研究尺度和功能 [J]. 生物多样性, 2013, 21 (5): 616-627.

[68] 张红印, 刘冬, 刘侗, 等. DNA 条形码鉴定技术在动物类中药材鉴定领域的研究进展 [J]. 吉林中医药, 2017, 37 (4): 378-381.

[69] 陈士林. 中药 DNA 条形码分子鉴定 [M]. 北京: 人民卫生出版社, 2012.

[70] 宁淑萍, 颜海飞, 郝刚, 等. 植物 DNA 条形码研究进展 [J]. 生物多样性, 2008, 16 (5): 417-425.

[71] 陈士林, 姚辉, 宋经元, 等. 基于 DNA barcoding (条形码) 技术的中药材鉴定 [J]. 世界科学技术-中医药现代化, 2007, 9 (3): 7-12.

[72] Chen SL, Pang XH, Song JY, et al. A renaissance in herbal medicine identification: From morphology to DNA [J]. Biotechnology Advances, 2014, 32 (7): 1237-1244.

[73] Li DZ, Liu JQ, Chen ZD, et al. Plant DNA barcoding in China [J]. Journal of Systematics & Evolution, 2011, 49 (3): 165-168.

[74] Newmaster SG, Fazekas A, Ragupathy S. DNA barcoding in land plants: Evaluation of rbcL in a multigene tiered approach [J]. Canadian Journal of Botany, 2006, 84 (3): 335-341.

[75] Kress WJ, Wurdack KJ, Zimmer EA, et al. Use of DNA barcodes to identify flowering plants [J]. Proceeding of the National Academy of Sciences of the United States of America, 2005, 102 (23): 8369-8374.

[76] Group Cbol Plant Working. A DNA barcode for land plants [J]. Proceedings of the National Academy of Sciences of the United States of America, 2009, 106 (31): 12794-12797.

［77］ Li DZ, Gao LM, Li HT, et al. Comparative analysis of a large dataset indicates that internal transcribed spacer（ITS）should be incorporated into the core barcode for seed plants［J］. Proceeding of the National Academy of Sciences of the United States of America, 2011, 108（49）: 19641-19646.

［78］ 蔡金龙, 谢世清, 张广辉, 等. 药用植物 DNA 条形码鉴定研究进展［J］. 植物科学学报, 2017, 35（3）: 452-464.

［79］ 夏至, 李家美, 张红瑞, 等. 中药材菊花和野菊花的 DNA 条形码鉴定研究［J］. 时珍国医国药, 2013, 24（8）: 1902-1905.

［80］ 辛天怡, 姚辉, 罗焜, 等. 羌活药材 ITS/ITS2 条形码鉴定及其稳定性与准确性研究［J］. 药学学报, 2012, 47（8）: 1098-1105.

［81］ Fu YM, Jiang WM, Fu CX. Identification of species within *Tetrastigma*（Miq.）Planch.（*Vitaceae*）based on DNA barcoding techniques［J］. Journal of Systematics & Evolution, 2011, 49（3）: 237-245.

［82］ 罗焜, 陈士林, 陈科力, 等. 基于芸香科的植物通用 DNA 条形码研究［J］. 中国科学: 生命科学, 2010, 40（4）: 342-351.

［83］ Pang XH, Shi LC, Song JY, et al. Use of the potential DNA barcode ITS2 to identify herbal materials［J］. Journal of Natural Medicines, 2013, 67（3）: 571-575.

［84］ Song JY, Shi LC, Li DZ, et al. Extensive pyrosequencing reveals frequent intra-genomic variations of internal transcribed spacer regions of nuclear ribosomal DNA［J］. PLoS ONE, 2012, 7（8）: e43971.

［85］ Liu Z, Zeng X, Yang D, et al. Applying DNA barcodes for identification of plant species in the family *Araliaceae*［J］. Gene, 2012, 499（1）: 76-80.

［86］ Xin TY, Yao H, Gao HH, et al. Super food *Lycium barbarum*（*Solanaceae*）traceability via an internal transcribed spacer 2 barcode［J］. Food Research International, 2013, 54（2）: 1699-1704.

［87］ Sun ZY, Chen SL. Identification of cortex herbs using the DNA barcode nrITS2［J］. Journal of Natural Medicines, 2013, 67（2）: 296-302.

［88］ Han J, Zhu Y, Chen X, et al. The short ITS2 sequence serves as an efficient taxonomic sequence tag in comparison with the full-length ITS［J］. Biomed Research International, 2013, 2013（1）: 741476-741483.

［89］ 赵莎, 庞晓慧, 宋经元, 等. 应用 ITS2 条形码鉴定中药材合欢皮、合欢花及其混伪品［J］. 中国中药杂志, 2014, 39（12）: 2164-2168.

［90］ Yu J, Xue HJ, Zhou SL, et al. New universal matK primers for DNA barcoding angiosperms［J］. Journal of Systematics & Evolution, 2011, 49（3）: 176-181.

［91］ Li Y, Gao LM, Poudel RC, et al. High universality of matK primers for barcoding gymnosperms［J］. Journal of Systematics & Evolution, 2011, 49（3）: 169-175.

［92］ Newmaster SG, Grguric M, Shanmughanandhan D, et al. DNA barcoding detects contamination and substitution in North American herbal products［J］. BMC Medicine, 2013, 11（1）: 222-235.

［93］ 黄海, 李劲松, 符岸军, 等. 石斛属植物 DNA 条形码序列的筛选［J］. 热带作物学报, 2010, 31（10）: 1769-1777.

［94］ Pang XH, Song JY, Zhu YJ, et al. Applying plant DNA barcodes for *Rosaceae* species identification［J］. Cladistics-the International Journal of the Willi Hennig Society, 2011, 27（2）: 165-170.

［95］ Gao T, Yao H, Song JY, et al. Evaluating the feasibility of using candidate DNA barcodes in discriminating species of the large *Asteraceae* family［J］. BMC Evolutionary Biology, 2010, 10（1）: 324-331.

［96］ 刘震, 陈科力, 罗焜, 等. 忍冬科药用植物 DNA 条形码通用序列的筛选［J］. 中国中药杂志, 2010, 35（19）: 2527-2532.

［97］ Naeem A, Khan AA, Cheema HMN, et al. DNA barcoding for species identification in the *Palmae* family［J］. Genetics & Molecular Research, 2014, 13（4）: 10341-10348.

［98］ Lahaye R, Van Der Bank M, Bogarin D, et al. DNA barcoding the floras of biodiversity hotspots［J］. Proceedings of the National Academy of Science of the United states of America, 2008, 105（8）: 2923-2928.

［99］ Newmaster SG, Fazekas AJ, Steeves RAD, et al. Testing candidate plant barcode regions in the *Myristicaceae*［J］. Molecular Ecology Resources, 2010, 8（3）: 480-490.

［100］ Liu MZ, Yao H, Luo K, et al. Authentication of *Illicium verum* using a DNA barcode psbA-trnH［J］. Journal of Medicinal

Plants Research, 2012, 6 (16): 3156-3161.

[101] Kress WJ, Erickson DL. A two-locus global DNA barcode for land plants: the coding rbcL gene complements the non-coding trnH-psbA spacer region [J]. PLoS One, 2007, 2 (6): e508.

[102] 张忠廉, 宋美芳, 李海涛, 等. 千斤拔属药用植物 DNA 条形码鉴定研究 [J]. 中草药, 2015, 46 (1): 118-122.

[103] Wu L, Sun W, Wang B, et al. An integrated system for identifying the hidden assassins in traditional medicines containing aristolochic acids [J]. Scientific Reports, 2015, 5 (5-6): 11318-11357.

[104] Gao T, Ma XY, Zhu XZ. Use of the psbA-trnH Region to Authenticate Medicinal Species of *Fabaceae* [J]. Biological & Pharmaceutical Bulletin, 2013, 36 (12): 1975-1979.

[105] Tang J L, Liu BY, Ma KW. Traditional Chinese medicine [J]. Lancet, 2008, 372 (9654): 1938-1940.

[106] Ernst E. Risks of herbal medicinal products [J]. Pharmacoepidemiology Drug Safety, 2010, 13 (11): 767-771.

[107] World Health Organization. WHO traditional medicine strategy 2002~2005 [EB/OL]. 2002.

[108] Cheng XW, Su XQ, Chen XH, et al. Biological ingredient analysis of traditional Chinese medicine preparation based on high-throughput sequencing: the story for Liuwei Dihuang Wan [J]. Scientific Reports, 2014, 4 (1): 5147-5159.

[109] Coghlan ML, Haile J, Houston J, et al. Deep sequencing of plant and animal DNA contained within traditional Chinese medicines reveals legality issues and health safety concerns [J]. Plos Genetics, 2012, 8 (4): e1002657.

[110] 国家食品药品监督管理总局. 保健食品注册管理办法 (试行) [EB/OL]. http://www.sda.gov.cn/WS01/ CL1131 / 24516.html.

[111] 国家食品药品监督管理总局. 既是食品又是药品的物种名单 [EB/OL]. http://www.sda.gov.cn/WS01/CL1159/.

[112] 国家食品药品监督管理总局. 可用于保健食品物品 [EB/OL]. http://www.sda.gov.cn/WS01/CL1160/.

[113] 国家食品药品监督管理总局. 保健食品禁用物品 [EB/OL]. http://www.sda.gov.cn/WS01/CL1161/.

[114] Carrera E, Garcia T, Cespedes A, et al. Immunostick colorimetric ELISA assay for the identification of smoked salmon (Salmo salar) trout (Oncorhynchus mykiss) and bream (Brama raii). Journal of Food Agriculture and Environment, 1997, 74: 547-550.

[115] Hellberg RS, Morrissey MT. Advances in DNA-based techniques for the detection of seafood species substitution on the commercial market [J]. Journal of Laboratory Automation, 2011, 16 (4): 308-321.

[116] Lockley AK, Bardsley RG. DNA-based methods for food authentication [J]. Trends in Food Science & Technology, 2000, 11 (2): 67-77.

[117] Mafra I, Ferreira IMPLVO, Oliveira MBPP. Food authentication by PCR-based methods [J]. European Food Research & Technology, 2008, 227 (3): 649-665.

[118] Kumar P, Kamle M, Iqbal A, et al. Role of molecular markers in plant biotechnology [J]. Plant Omics, 2009, 2 (4): 141-162.

[119] Woolfe M, Primrose S. Food forensics: using DNA technology to combat misdescription and fraud [J]. Trends in Biotechnology, 2004, 22 (5): 222-226.

[120] Mattia FD, Bruni I, Galimberti A, et al. A comparative study of different DNA barcoding markers for the identification of some members of *Lamiacaea* [J]. Food Research International, 2011, 44 (3): 693-702.

[121] 黄林芳, 郑司浩, 武拉斌, 等. 基于化学成分及分子特征中药材肉苁蓉生态型研究 [J]. 中国科学: 生命科学, 2014, 44 (3): 318-328.

[122] Kane NC, Quentin C. Botany without borders: Barcoding in focus [J]. Molecular Ecology, 2010, 17 (24): 5175-5176.

[123] Li QS, Li Y, Song JY, et al. High-accuracy de novo assembly and SNP detection of chloroplast genomes using a SMRT circular consensus sequencing strategy [J]. New Phytologist, 2015, 204 (4): 1041-1049.

[124] 李艳春, 吴刚, 杨祝良. 我国云南食用牛肝菌的 DNA 条形码研究 [J]. 植物分类与资源学报, 2013, 35 (6): 725-732.

[125] 刘培洪. 中药鉴定学新技术新方法研究 [J]. 亚太传统医药, 2015, 11 (9): 42-43.

[126] 赵国求. 中医证候实质与阴阳平衡 [J]. 武钢大学学报, 1998, 4: 47-51.

[127] 杨光明, 蔡宝昌, 王明艳, 等. 分子生物学技术在中药鉴定中的应用 [J]. 科学中国人, 2001, 3 (4): 29-34.

[128] 陈振江, 陈科力, 王曦, 等. 金钱白花蛇可溶性蛋白凝胶电泳图谱的研究 [J]. 中草药, 2000, 31 (5): 374-377.

[129] 王强，罗集鹏. 中药分析［M］. 北京：中国医药科技出版社，2005.

[130] 文旭. 中药材、中成药的纯净度考察问题［J］. 云南中医学院学报，1997，20（1）：13-15.

[131]《中国药典》（2015 年版，四部）0821 重金属检查法，0822 砷盐检测法，0831 干燥失重法，0832 水分测定法，0841 炽灼残渣检查法，0871 甲醇量检测法，2201 浸出物测定法，2301 杂质检查法，2302 灰分测定法，2303 酸败度测定法.

[132] 张新广. 毒性中药的毒理作用及炮制原理的探讨［C］. 中国药学会药事管理专业委员会年会暨"十二五"医药科学发展学术研讨会，2012.

[133] 段亚萍，骆骄阳，刘好，等. 中药中内源性毒性成分分析方法研究进展［J］. 中国中药杂志，2018，43（24）：4808-4816.

[134] 王晓烨，林瑞超，董世芬，等. 含汞矿物药的毒性研究进展［J］. 中国中药杂志，2017，42（7）：1258-1264.

[135] 王苏会，闫荟，王瑞，等. 消骨增贴质量标准研究［J］. 中国医药导报，2011，8（31）：81-82.

[136] 王苏会，李志平，王瑞，等. 消骨增贴的薄层色谱鉴别研究［J］. 中医药导报，2015，21（18）：46-48.

[137] 唐凤岚，周梁，王静. 薄层色谱法检查风湿灵片中乌头碱限量［J］. 中国民族民间医药，2013，22（5）：25.

[138] 曹玲丽，余马，舒晓燕，等. 薄层色谱法用于生附子指纹图谱及质量评价的研究［J］. 湖北农业科学，2015，54（11）：2738-2740.

[139] 庞晶瑶，王伽伯，马致洁，等. 基于化学指纹图谱和生物毒性检测的何首乌质量评控［J］. 中草药，2014，45（23）：3392.

[140] 孟夏，王延年，庄贺飞，等. HPLC 同时测定千金子不同部位中 4 种有效成分的含量［J］. 中国实验方剂学杂志，2012，18（18）：91.

[141] 张品杰，魏杰，章飞芳，等. 中药材中 4 种马兜铃酸的检测方法研究［J］. 世界科学技术——中医药现代化，2013，15（1）：131.

[142] 付传香，郑悦，王婷婷，等. RP-HPLC 法测定洋金花中东莨菪碱的含量［J］. 包装与食品机械，2017（5）：65.

[143] 马相锋，吴人杰，张扬，等. RP-HPLC 法同时测定洋金花中东莨菪碱和阿托品的含量［J］. 现代医院，2011，11（6）：5.

[144] 张妤琳，李玉萍. HPLC 同时测定止喘灵口服液中氢溴酸东莨菪碱、硫酸阿托品、盐酸麻黄碱和盐酸伪麻黄碱的含量［J］. 中国中药杂志，2013，38（19）：3291.

[145] 张浩，张庆. HPLC 法测定镇痛口服液中 2 种生物碱类成分［J］. 中成药，2013，35（6）：1216.

[146] 刘鹏，刘玉红，刘云华，等. SPE-HPLC 法检测苍耳子复方制剂中苍术苷的含量［J］. 药物分析杂志，2015（12）：2138.

[147] 王伟，赵翡翠，陈良，等. HPLC 法同时测定白喉乌头中高乌甲素、乌头碱、新乌头碱［J］. 中成药，2014，36（4）：796.

[148] 徐涛，张颖，于佳. 高效液相色谱法测定马钱子散中士的宁的含量［J］. 黑龙江医药，2012，25（1）：11.

[149] 司晓萍，李琦. RP-HPLC 法测定骨筋丸胶囊中士的宁的含量［J］. 药物分析杂志，2010（10）：1960.

[150] 刘雅琳，高慧敏，王智民，等. 微量马兜铃酸 A 检测方法的建立及其应用［J］. 中国中药杂志，2010，35（24）：3314.

[151] 唐秀玲，何颂华，谢谭芳. SPE-HPLC 法测定消肿止痛酊中马兜铃酸 A 的含量［J］. 药物分析杂志，2012（9）：1690.

[152] 邓雪华，吴红菱，陆连英，等. 固相萃取-高效液相色谱法测定排石颗粒中马兜铃酸 A 的含量［J］. 国际中医中药杂志，2015，37（9）：822.

[153] 黄可婧，祝小静. 固相萃取-高效液相色谱法测定六经头痛片中马兜铃酸 I 的含量［J］. 天津药学，2015，27（5）：9.

[154] 朱振兴. 细辛药材不同部位中马兜铃酸 A 含量的高效液相色谱法测定［J］. 时珍国医国药，2015（10）：2394.

[155] 朱华李，毛先兵，李隆云，等. 基于 HPLC 的细辛挥发油中马兜铃酸 A 的检测分析［J］. 西南师范大学学报：自然科学版，2015（10）：177.

[156] 舒翔，陈军，林世和，等. 大黄清胃丸中马兜铃酸 A 的限量检测［J］. 中国医院药学杂志，2016，36（17）：1512.

[157] 沈爱云，丁亚亭. 超高效液相色谱法考察中药饮片及配方颗粒中的马兜铃酸 A 含量［J］. 医药，2015（12）：00290.

[158] Liu Y, Tan P, Li F, et al. Study on the aconitine-type alkaloids of Radix Aconiti Lateralis and its processed products using HPLC-ESI-MS" [J]. Drug Testing and Analysis, 2013, 5 (6)：480–484.

[159] 王芳琳, 栾玉静, 应剑波, 等. 雷公藤内酯甲、雷公藤内酯酮、雷公藤甲素和雷公藤红素的液相色谱-串联质谱检验方法, CN 104991020 A [P]. 2015.

[160] 陈璐璐, 朱雅玲, 杨柳, 等. 4种含苍耳子的复方颗粒中毒性成分苍术苷的含量测定 [J]. 中药新药与临床药理, 2013, 24 (3)：297–300.

[161] 王兆基, 粟晓黎, 刘秋铭, 等. 毒性中药蟾酥质量检测方法研究 [J]. 药物分析杂志, 2011, 31 (6)：1027.

[162] 祁文娟, 王兆基, 吴志成, 等. 毒性中药天仙子有效成分的液相色谱-质谱法定性定量分析 [J]. 药物分析杂志, 2012, 32 (4)：599–602.

[163] 付晖, 单伟光, 粟晓黎, 等. 有毒中药洋金花研究近况及检测方法补充报道 [J]. 药物分析杂志, 2013, 33 (10)：1822–1834.

[164] Kong D, Dan Y. Rapid determination of eight aristolochic acid analogues in five Aristolochiaceae plants by ultra-high performance liquid chromatography quadrupole/time-of-flight mass spectrometry [J]. Journal of Pharmaceutical Sciences, 2015, 24 (6)：364–375.

[165] 李功辉, 陈莎, 邬兰, 等. UPLC-QQQ-MS 测定中药材中马兜铃酸 I 的含量 [J]. 中国实验方剂学杂志, 2017, 23 (13)：61–65.

[166] 甘盛, 韩婷, 刘华钢, 等. 液相色谱-质谱串联法测定清血内消丸中马兜铃酸 A 含量 [J]. 中国实验方剂学杂志, 2013, 19 (16)：163–167.

[167] 李妃, 李成平, 付晖, 等. 山豆根研究进展及毒性成分检测方法补充报道 [J]. 药物分析杂志, 2013, 33 (8)：1453–1463.

[168] 张本永, 龙观洪, 朱华旭, 等. LC-MS/MS 同时测定不同产地雷公藤饮片中 4 种萜类成分的含量 [J]. 中药新药与临床药理, 2016, 27 (3)：417–421.

[169] 谷升盼, 付淑军, Mussa A, 等. 雷公藤片中 5 种有效成分同时测定及其质量评价研究 [J]. 天津中医药, 2015, 32 (1)：38–41.

[170] 胡峻, 刘超, 郭兰萍, 等. 超高效液相色谱串联质谱同时测定雷公藤药材中 5 个有效成分 [J]. 中国中药杂志, 2016, 41 (8)：1469–1473.

[171] 于静之, 侯立静, 张会敏, 等. 毒性中药千金子制霜前后脂肪酸成分 GC-MS 分析 [J]. 四川中医, 2011, 29 (3)：70–71.

[172] 王洪宗. GC/MS 法检验中草药中毒死亡案的毒性成分研究 [C]. 第三届全国毒物与毒品检验专业技术交流论文集, 2012：32–35.

[173] 罗璇, 罗芳. GC/MS 方法检验制毒原生植物中的毒性成分 [J]. 刑事技术, 2013, 38 (4)：46–47.

[174] 李珺沫, 蒋晔, 孙婷. 高效毛细管电泳法测定温胃舒颗粒中乌头碱 [J]. 中草药, 2009, 40 (10)：1577–1579.

[175] 张桂华. 中药体外毒性试验及其毛细管电泳研究 [D]. 广西民族大学, 2010.

[176] 张盼盼. 在线及离线富集技术在痕量毒性成分分析中的研究与应用 [D]. 河北医科大学, 2013.

[177] 罗兴平, 杨玲霞. 马兜铃科中药材中马兜铃酸类成分检测方法的研究 [C]. 西北地区色谱年会, 2010, 272–276.

[178] 丛日琳. MEEKC、MEKC 分别测定雷公藤有效成分及部分中药对映体的毛细管电泳新方法研究 [D]. 福建中医药大学, 2014.

[179] 刘淑敏, 聂继红, 潘荣, 等. 分光光度法测定新疆乌头属植物总生物碱的含量 [J]. 新疆医科大学学报, 2012, 35 (2)：193–196.

[180] 尚明英, 李军, 胡波, 等. 中药关木通中总马兜铃酸的含量测定 [J]. 中草药, 2000, 31 (12)：899–900.

[181] 张瑞, 王英平, 许世泉, 等. 近红外分析技术在中药检测体系中的应用 [A]. 吉林省科学技术协会. 低碳经济与科学发展-吉林省第六届科学技术学术年会论文集 [C]. 吉林省科学技术协会：吉林省科学技术协会学术部. 2010：368–369.

[182] 吴文辉, 冯建, 胡昌江, 等. NIR 技术对川乌毒性成分快速测定的模型研究 [J]. 中药与临床, 2015, 6 (1)：40–42.

[183] 巩晓宇, 陆燕萍, 邱凤邹, 等. 近红外漫反射光谱结合相关系数法快速检测制川乌中双酯型生物碱的限量 [J]. 中

国医院用药评价与分析，2017，17（8）：1036-1038.

[184] 黄蓉，杨永健. 拉曼光谱在药物分析中的研究进展 [J]. 医药导报，2018，37（1）：81-84.

[185] 俞允，何雁，陈伟炜，等. 拉曼光谱在中药检测中的研究进展 [J]. 江西中医药大学学报，2013，25（2）：85-88.

[186] 熊平，郭萍，周群. 草乌的拉曼光谱分析 [J]. 光谱学与光谱分析，2002，22（3）：417-418.

[187] 韩斯琴高娃，哈斯乌力吉，林翔，等. 利用拉曼光谱技术检测中蒙药中朱砂的研究 [J]. 光谱学与光谱分析，2015，35（10）：2773-2775.

[188] 明晶，陈龙，黄必胜，等. 7种毒性矿物类中药拉曼光谱解析 [J]. 时珍国医国药，2016，27（10）：2423-2426.

[189] 滕海英，余宇燕. 免疫分析法在中药化学成分分析中的应用 [J]. 中国新药杂志，2012，21（21）：2511-2515.

[190] Yu FY, Lin YH, Su CC. A sensitive enzyme-linked immunosorbent assay for detecting carcinogenic aristolochic acid in herbal remedies [J]. Journal of Agricultural and Food Chemistry, 2006, 54（7）：2496-2501.

[191] 黄磊，许玉，袁帅，等. 川乌附子中双酯型生物碱的 ELISA 法测定 [J]. 中国医药工业杂志，2015，46（8）：895-897.

[192] Kido K, Edakuni K, Morinaga O, et al. An enzyme-linked immunosorbent assay for aconitine-type alkaloids using an anti-aconitine monoclonal antibody [J]. Analytica Chimica Acta, 2008, 616（1）：109-114.

[193] 张瑾. 雷公藤活性成分雷公藤甲素单克隆抗体的制备 [D]. 上海中医药大学，2016.

[194] Xu Y, Huang L, Yuan S, et al. Preparation of Immunogen and Polyclonal Antibodies against Aconitine [J]. Chin J Biochem Pharm, 2015, 46（6）：578-580+585.

[195] 周坚，汤朝阳，李云峰. 一种马兜铃酸A快速检测卡及其检测方法，CN 104897890 A [P]. 2015.

[196] 朱伟涛. 酶联免疫吸附法和免疫印迹法检测抗核小体抗体的方法学比较 [D]. 郑州大学，2015.

[197] 龙军，许立，袁冬平，等. 一种中药肾毒性成分体外检测方法的建立 [J]. 中国药科大学学报，2012，43（6）：526-529.

[198] Li XW, Morinaga O, Tian M, et al. Development of an Eastern blotting technique for the visual detection of aristolochic acids in *Aristolochia* and *Asarum* species by using a monoclonal antibody against aristolochic acids Ⅰ and Ⅱ [J]. Phytochem Analysis, 2013, 24（6）：645-653.

[199] 王怡. 快速检测中草药马兜铃酸方法找到 [J]. 前沿科学，2015，9（35）：85.

[200] 余占江，杨秦，杨晓达，等. 报告基因方法监测重金属汞及其化合物的早期毒性 [J]. 中国中药杂志，2006，31（16）：1346-1349.

[201] 郑晓秋，鄢良春，赵军宁，等. 应用 Microtox 技术检测鱼腥草注射液综合毒性的研究 [J]. 中药药理与临床，2013，29（6）：92-95.

[202] 夏见英，华桦，鄢良春，等. 基于 Microtox 技术快速检测苍耳子药材及其饮片、成方制剂毒性变化规律 [J]. 中药药理与临床，2016，32（2）：151-154.

[203] 赵军宁，鄢良春. 基于 Microtox 技术（微毒测试）的中药综合毒性快速评价 [J]. 世界中医药，2014，9（2）：137-141.

[204] 李孝容. 基于 Microtox 技术的中药毒性分级初步研究 [D]. 西南医科大学，2016.

[205] Taek HE, Hyung LJ, Ju CY, et al. Analysis of the toxic mode of action of silver nanoparticles using stress-specific bioluminescent bacteria [J]. Small, 2008, 4（6）：746-750.

[206] Ahn JM, Hwang ET, Youn CH, et al. Prediction and classification of the modes of genotoxic actions using bacterial biosensors specific for DNA damages [J]. Biosensors and Bioelectronics, 2009, 25（4）：767-772.

[207] 汤云. 发光细菌在重金属检测中的应用 [J]. 仪器仪表与分析监测，2010，（4）：1-3.

[208] 朱龙，封满良，万秀琴，等. HPLC 分离化学发光检测药物中的马钱子碱、士的宁和麻黄类生物碱 [J]. 高等学校化学学报，1996，17（11）：1693-1696.

[209] 刘菲. 生物碱类物质检测方法及毒性分析研究 [D]. 河北医科大学，2016.

[210] 严妍，吴娟，焦月华，等. 毒性中药复方临床安全性再评价的思考 [J]. 中国新药杂志，2017，26（15）：1762-1766.

[211] Cheng HM, Li CC, Chen CY, et al. Application of bioactivity database of Chinese herbal medicine on the therapeutic prediction, drug development, and safety evaluation [J]. Journal of Ethnopharmacology, 2010, 132（2）：429-437.

［212］Li Y, Ju L, Hou Z, et al. Screening, verification and optimization of biomarkers for early prediction of cardiotoxicity based on metabolomics［J］. Journal of Proteome Research, 2015, 14（6）：2437-2445.

［213］史少泽, 王旗. 两毒性预测软件应用于中药成分毒性预测的验证分析［J］. 中国新药杂志, 2016, 25（23）：2647-2652.

［214］宋捷, 钟荣玲, 夏智, 等. 中药肝毒性研究方法技术的新进展及其应用［J］. 中国中药杂志, 2017, 42（1）：41-48.

［215］国家药典委员会. 中国药典（2015年版）［M］. 北京：中国医药科技出版, 2015.

［216］刘新, 林於, 喻录蓉. 小金丹漂浮缓释制剂的研究［J］. 中成药, 2001, 23（02）：11-13.

［217］敦洁宁, 邓树海, 苗彩云, 等. 大蒜素壳聚糖微球的研究［J］. 山东大学学报（医学版）, 2005, 43（5）：452-454.

［218］朱盛山. 药物新剂型［M］. 北京：化学工业出版社, 2003.

［219］刘毓婷, 苏峰, 刘为中, 等. 缓控释微丸制剂的研究进展［J］. 广州化工, 2017, 45（24）：34-36.

［220］赵梦迪, 黎丹奇, 陈笑南, 等. 复方丹参黏附微丸对黏膜刺激性研究［J］. 实用药物与临床, 2018, 21（2）：121-128.

［221］董方言. 药物新剂型［M］. 北京：人民卫生出版社, 2007.

［222］田景奎. 斑蝥素微囊的制备及其治疗肝癌的设想［J］. 中成药, 1994, 16（2）：48-49.

［223］陈庆华, 陆伟根, 王伟民. 喷雾包囊工艺制备大蒜素微囊及其特性研究［J］. 中国医药工业杂志, 1990, 21（12）：540-544.

［224］王存, 赵双桅. 中药滴丸剂的研究进展［J］. 江西中医药大学学报, 2008, 20（5）：98-100.

［225］孟戎茜, 刘晓燕, 付玉佳. 穿心莲内酯缓释滴丸的制备及其体外释放度［J］. 中成药, 2014, 36（04）：742-748.

［226］夏海建, 张振海, 贾晓斌. 雷公藤红素缓释滴丸的研究［J］. 中草药, 2013, 44（07）：834-838.

［227］Vasconcelos T, Sarmento B, Costa P. Solid dispersions as strategy to improve oral bioavailability of poor water soluble drugs［J］. Drug Discovery Today, 2007, 12（23-24）：1068-1075.

［228］韩雷, 马诗经, 江森, 等. 根皮素固体分散体的制备和表征［J］. 中国实验方剂学杂志, 2015, 21（24）：10-13.

［229］韩刚, 阎林奇, 索炜, 等. 大黄素固体分散体的制备及其溶出度测定［J］. 中草药, 2011, 42（3）：487-490.

［230］陈小云, 张振海, 郁丹红, 等. 丹参酮组分缓释固体分散体的研究［J］. 中草药, 2013, 44（17）：2391-2396.

［231］王田. 中药脂质体应用研究进展［J］. 河南中医, 2015, 35（9）：2293-2295.

［232］周思颖. 脂质体姜黄素通过调控MicroRNA调节乳腺癌细胞对阿霉素药物的敏感性［D］. 南京中医药大学. 2017.

［233］盛竹君, 徐维平, 徐婷娟, 等. 纳米技术在难溶性药物制剂研究中的应用［J］. 广州化工, 2016, 44（1）：13-15.

［234］万坤. 吴茱萸碱衍生物EVB的合成及其纳米粒的初步评价［D］. 重庆医科大学. 2014.

［235］Chabita S, Agrima K, Asmita D, et al. Anthracycline drugs on modified surface of quercetin-loaded polymer nanoparticles：A dual drug delivery model for cancer treatment［J］. PLoS ONE, 2016, 11（5）：e0155710.

［236］胡期丽, 刘维蓉, 李燕, 等. 第三方认证助推中药产业国际化进程［J］. 中国卫生产业, 2015, 12（27）：1-3.

［237］刘艳, 胡元佳, 卞鹰, 等. 建立中药市场第三方认证的意义［J］. 华西药学杂志, 2006, 21（3）：319-320.

［238］CNAS-CL01, 检测和校准实验室能力认可准则［S］. 2018.

［239］检验检测机构资质认定能力评价检验检测机构通用要求RB/T 214-2017［S］. 北京：中国合格评定国家认可管理委员会, 2018.

第 三 章

植物类中药各类化学成分分析

植物在生长过程中进行一系列的新陈代谢活动，形成和积累各种代谢产物，一级代谢指植物通过光合作用、碳水化合物代谢和柠檬酸代谢，生成植物生长所必需的化合物，如糖类、氨基酸、蛋白质、脂肪酸、核酸及其衍生物。二级代谢指以一级代谢产物为原料，通过特有的生物化学反应生成不是生物体生长必需的化合物，如黄酮类、生物碱类、萜类、鞣质、香豆素类等，二级代谢产物对于不同种类植物常具有特征性。下面对已知重要类型的植物类中药的化学成分的理化性质、定性鉴别以及含量测定方法进行介绍。需要指出的是新建立的分析方法都需要进行方法学考察，包括线性、准确度（回收率）、精密度、专属性、检测限（limit of detection，LOD）、定量限（limit of quantitation，LOQ）、系统适用性和耐用性，本章对此不一一列出，具体可参考《中国药典》（2015 年版，四部）。

第一节　黄酮类化合物

黄酮类化合物是一类广泛存在并较为重要的一类天然产物。该类化合物多为有色物质，普遍存在于自然界高等植物中，如唇形科、芸香科等植物。黄酮类化合物生理活性多种多样，其中葛根总黄酮、银杏叶总黄酮等具有扩张冠状血管作用，临床可用于治疗冠心病；芦丁、橙皮苷、d-儿茶素等具有降低毛细血管脆性和异常通透性作用等。迄今为止，已从自然界中分离得到了一系列黄酮类化合物，该类物质的含量分析已成为中药质量控制不可或缺的一部分，其中紫外分光光度法、比色法和高效液相色谱法是最常用的含量测定方法。

一、定义

黄酮类化合物（flavonoids）原指基本母核为 2-苯基色原酮类的化合物，现在泛指两个具有酚羟基的苯环（A-与 B-环）通过一个 C_3 部分连接而成的一类化合物，即分子结构中具有 C_6-C_3-C_6 的基本骨架，是一类广泛分布于自然界且具有广谱生物活性的天然多酚类化合物，多具有黄色或淡黄色，且分子中亦多具有酮基，因此被称为黄酮；在植物体内大部分与糖结合成苷，一部分以游离形式存在。

二、黄酮类化合物的结构与分类

黄酮类化合物的母核为 C_6-C_3-C_6 的基本骨架，根据中央三碳链的氧化程度、三碳链是否构成环状结构、3 位是否有羟基取代以及 B 环（苯基）连接的位置（2 位或 3 位）等结构特点进行分类。天然黄酮类化合物结构分类与分布见表 3-1。

表 3-1　黄酮类化合物的结构类型与分布

结构类型	基本结构	分布
黄酮 (flavones)		唇形科、忍冬科、芸香科、豆科等，如黄芩中的黄芩素和汉黄芩素、忍冬藤中的木犀草素等
黄酮醇 (flavonols)		木本植物的花和叶，如槐米中的槲皮素、银杏中的山柰酚等
二氢黄酮 (flavanones)		蔷薇科、芸香科等，如陈皮中的橙皮苷
二氢黄酮醇 (flavanonols)		裸子植物、豆科、姜科，如松科植物中的二氢槲皮素
异黄酮 (isoflavones)		豆科、鸢尾科，如葛根中的大豆素和葛根素、鸢尾中的鸢尾素
二氢异黄酮 (isoflavanones)		豆科、蔷薇科，如苏木中的5,7-二羟基-4′-甲氧基二氢异黄酮
查耳酮 (chalcones)		菊科、豆科、苦苣苔科，如广豆根中的广豆根酮、甘草中的异甘草素
黄烷醇 (flavan-3-ols)		双子叶植物中含鞣质的木本植物，如儿茶中的儿茶素
花色素 (anthocyanidins)		组成植物花、果、叶等各种颜色，如矢车菊素、飞燕草素和天竺葵素等
橙酮（噢哢）类 (aurones)		玄参科、菊科、苦苣苔科、莎草科等

三、黄酮类化合物的理化性质

（一）颜色

黄酮的色原酮部分无色，在 2-位上引入苯环后，即形成交叉共轭体系，使共轭链延长，构成生色团的基本结构，因而呈现出颜色，有特定的紫外吸收峰，两个吸收带分别位于 300~400nm 与 240~280nm，这是光谱分析学的基础。黄酮、黄酮醇及其苷类多显灰黄~黄色，查耳酮为黄~橙黄色，异黄酮类显微黄色，二氢黄酮、二氢黄酮醇不显色。花色苷及其苷元的颜色随 pH 不同而改变，一般显红色（pH<7）、紫色（pH 7~8.5）、蓝色（pH>8.5）等颜色。

（二）性状

黄酮类化合物多为晶状固体，少数（如黄酮苷类）为无定形粉末。

（三）溶解性

一般来说，游离苷元难溶或不溶于水，易溶于甲醇、乙醇、醋酸乙酯、乙醚等有机溶剂及稀碱液中。花色苷元（花青素）类以离子形式存在，水溶度较大。黄酮类苷元分子中羟基数越多，水中的溶解度越大。黄酮苷类，水溶性比相应苷元大；糖链越长，则水溶度越大，一般易溶于水、甲醇、乙醇等强极性溶剂中，但难溶或不溶于苯、氯仿等有机溶剂中。

（四）旋光性

苷元中，二氢黄酮、二氢黄酮醇、黄烷及黄烷醇具有手性碳，具旋光性，其余黄酮类无旋光性。苷类结构中含糖的部分结构，均有旋光性，且多为左旋。

（五）酸碱性

1. 酸性　黄酮类化合物分子中具有酚羟基，故显酸性，可溶于碱液中，该性质常被用于黄酮类化合物的分离。酸性的强弱与羟基的位置有关，一般来说，当羟基位于 7 位或 4′位时呈较强的酸性。

2. 碱性　黄酮类化合物在强酸条件下，γ-吡喃酮环上的氧原子具有未共用电子对，表现出微弱的碱性，可与强无机酸（浓硫酸、浓盐酸）生成极不稳定的𨦜盐（加水即可分解）。不同的黄酮溶于浓硫酸时形成𨦜盐，常表现出特殊的颜色，可用于鉴别：（二氢）异黄酮：黄色；黄酮（醇）：黄色至橙色；二氢黄酮：橙色（冷时）至紫红色（热时）；查尔酮：橙红至洋红；橙酮：红色至洋红。

四、黄酮类化合物的定性鉴别

（一）化学法鉴别黄酮类化合物

1. 还原反应

（1）盐酸-镁粉（或锌粉）反应：是鉴别黄酮类化合物最常用的方法之一。多数黄酮、黄酮醇、二氢黄酮及二氢黄酮醇类化合物显橙红~紫红色，少数显紫~蓝色，当 B 环上有-OH 或-OCH₃ 取代时，颜色亦会随之加深。但查耳酮、橙酮、儿茶素类不显色。异黄酮类一般不显色。需要注意的是，花色素、部分查耳酮、橙酮仅在盐酸酸性条件下也会呈现颜色。所以，为避免中药提取液本身颜色的干扰，可注意观察加入盐酸后升起的泡沫颜色，如泡沫为红色，即示阳性。反应原理是生成了阳碳离子的缘故。

方法：将中药用适当方法提取分离，制成供试品液，取 1ml，加入少许镁粉（或锌粉）振摇，再滴加数滴浓盐酸，数分钟（必要时加热）后即可显色。

（2）四氢硼钠（钾）反应：$NaBH_4$ 是对二氢黄酮类化合物专属性较高的一种还原剂。与二氢黄酮类化合物产生红~紫色。其他黄酮类化合物均不显色。

2. 与金属盐类试剂的络合反应　黄酮类化合物分子中具有 3-羟基、4-羰基或 5-羟基、4-羰基或邻二酚羟基的结构，可以和金属盐类试剂如铝盐（Al^{3+}）、锆盐（Zr^{4+}）、锶盐（Sr^{2+}）、镁盐（Mg^{2+}）等反应，生成有色的络合物或有色沉淀，有的还产生荧光。这些性质有的可用于黄酮类成分的定性、定量分析，有的用于他们的结构鉴定。

（1）三氯化铝反应：试剂：1%三氯化铝乙醇溶液；生成物：多为黄色络合物（$\lambda_{max} = 415nm$），在紫外灯下显鲜黄色或黄绿色荧光。

（2）锆盐-枸橼酸反应：试剂：2%二氯氧锆甲醇溶液及 2%枸橼酸甲醇溶液；沉淀：黄色络合物，适用条件：分子中有游离的 3-或 5-羟基存在。若有 3-OH 和/或 5-OH，加二氯氧锆显黄色。若只有 5-OH，加枸橼酸后黄色减退，若有 3-OH，则加枸橼酸后黄色不变。

（3）氨性氯化锶反应：试剂：0.01mol/L 氯化锶甲醇溶液；沉淀：绿色~棕色至黑色沉淀，适用条件：分子中具有邻二酚羟基。

（4）醋酸镁反应：试剂：醋酸镁甲醇溶液；荧光：紫外灯下，二氢黄酮、二氢黄酮醇类显天蓝色荧光，黄酮、黄酮醇、异黄酮类等显黄~橙黄~褐色。

（二）色谱法鉴别黄酮类化合物

1. 薄层色谱法　薄层色谱法是分离和检识黄酮类成分最常用的鉴别方法，在实际应用中多数采用吸附薄层，常用的吸附剂有硅胶和聚酰胺；其他还有纤维素薄层色谱。展开后的检识可采用在紫外灯下观察荧光和喷显色剂相结合的方法。

（1）硅胶薄层色谱法：检识黄酮类化合物的常用方法。黄酮类成分鉴别通常采用硅胶为吸附剂，用硅胶分离黄酮类成分遵循正相色谱层析规律，化合物极性越强，所需溶剂的极性越大。硅胶主要用于分离极性较弱的黄酮类化合物，包括大多数黄酮苷元和部分黄酮苷。《中国药典》（2015 年版，一部）中黄酮类成分的鉴别主要采用硅胶薄层色谱法。在制备硅胶薄层板时可加入适量的氢氧化钠溶液，可有效减少黄酮类成分的拖尾现象。因为黄酮类化合物呈现弱酸性，一般采用酸性展开系统。

1）分离检识游离黄酮常用有机溶剂系统展开，如：甲苯-乙酸乙酯-甲酸（5：4：1）、苯-甲醇（95：5）、三氯甲烷-甲醇（8.5：1.5）、苯-甲醇-乙酸（35：5：5）、甲苯-三氯甲烷-丙酮（8：5：7）等。

2）分离检识黄酮苷采用极性较大的溶剂系统展开，如：正丁醇-乙酸-水（3：1：1）、乙酸乙酯-甲酸-水（8：1：1）、三氯甲烷-甲醇-水（65：45：12）、三氯甲烷-乙酸乙酯-丙酮（5：1：4）和乙酸乙酯-丁酮-甲酸-水（10：1：1：1）等。

（2）聚酰胺薄层色谱：分离检识含游离酚羟基的黄酮类化合物。聚酰胺也是常用的吸附剂，适用于含游离酚羟基的黄酮苷及苷元，如《中国药典》（2015 年版，一部）对黄芩中黄芩苷的鉴别。黄酮类成分含有酚羟基，聚酰胺含有酰胺基，二者形成氢键。聚酰胺色谱为氢键吸附原理，吸附能力与化合物酚羟基数目、位置、共轭双键、化合物类型以及是否成苷等因素有关，主要吸附规律如下：酚羟基数目越多则吸附力越强；酚羟基数目相同时，易于形成分子内氢键，吸附力减小；芳香化程度越高，共轭双键越多，则吸附力越强；吸附力强弱顺序为：黄酮醇>黄酮>二氢黄酮醇>异黄酮；与展开剂有关：以含水溶剂（如甲醇-水）展开，苷比苷元易展开；有机溶剂（如三氯甲烷-甲醇）展开，则苷元易展开。

展开剂：聚酰胺对黄酮类化合物有较强的吸附能力，因此需采用展开能力较强的展开剂，展开剂中大多含有醇、酸或水，或兼有两者。

1）分离检识游离黄酮常用有机溶剂为展开剂，如三氯甲烷-甲醇（94：6，96：4）、三氯甲烷-甲醇-丁酮（12：2：1）、苯-甲醇-丁酮（90：6：4，84：8：8，60：20：20）等。

2）分离检识黄酮苷常用含水的有机溶剂为展开剂，如甲醇-乙酸-水（90：5：5）、甲醇-水（1：1）、丙酮-水（1：1）、异丙醇-水（3：2）和水-正丁醇-丙酮-乙酸（16：2：2：1）。

（3）纤维素薄层色谱：纤维素无吸附性，属分配色谱，适用于分离极性较强的黄酮苷类成分，其色谱行为可参考纸色谱。

2. 纸色谱法　纸色谱法可用于各类黄酮化合物的检识，但现在应用较少。纸色谱中固定相为纸纤维吸附的水。各成分分离效果及 R_f 值取决于所选流动相的极性及配比。R_f 值与结构之间大致有下列关系：

（1）同一类型化合物：当用醇性展开剂如：正丁醇-乙酸-水（BAW）系统展开时，如分子中羟基数目越多，极性越大，则 R_f 值越小；相反，则 R_f 值越大。

（2）不同类型化合物：水性展开剂时，非平面型分子如二氢黄酮、二氢黄酮醇、二氢查耳酮等，R_f 值较大（0.10~0.30）；平面型分子如黄酮、黄酮醇、查耳酮等，几乎停留在原点不动（$R_f<0.02$）。黄酮苷元和黄酮苷，醇性展开剂展开，R_f 值：苷元>单糖苷>双糖苷；水性展开剂，次序相反。

3. 高效液相色谱法　高效液相色谱法作为鉴别依据，具有准确、快速等优点，《中国药典》（2015 年版，一部）中就收录了灯盏细辛、萹蓄、槐角、清开灵片、清开灵软胶囊等品种的高效液相色谱鉴别。中药包含较复杂的化学成分，采用高效液相色谱法鉴别黄酮类成分，供试品需要进行一定的预处理，否则获得色谱结果不理想。供试品溶液制备参照《中国药典》（2015 年版，一部）各品种项下含量测定中高效液相色谱法供试品溶液制备要求。

五、黄酮类化合物的含量测定

（一）总黄酮含量测定

分光光度法一般用于黄酮类成分及其苷类的含量测定。黄酮类成分由于分子中多含有共轭体系或交叉共轭体系，所以一般都显一定的颜色，以黄色为主，此外由于黄酮化合物母核苯环上常含有一个或两个相邻的羟基，这些羟基能与一些金属离子如：铝、铁、锶等离子，形成络合物，呈现出黄色或橙色，从而在光谱上产生明显变化。所以，可利用黄酮类化合物这些颜色或荧光上的特征采用比色法进行含量测定。

1. 紫外分光光度法　含黄酮类化合物的中药经一定方法提取纯化后，选择恰当的对照品，直接于最大吸收波长处测定其吸收度，计算其含量。如以野黄芩苷为对照品，测定中药半枝莲中总黄酮含量[1]，如以染料木素为对照品，测定中药淡豆豉中总异黄酮的含量[2]。

2. 亚硝酸钠-硝酸铝-氢氧化钠比色法　本方法是将中药及其制剂样品提取后，制成供试品溶液，以芦丁为对照品，以亚硝酸钠-硝酸铝-氢氧化钠为显色条件，在 500nm 处测定吸收度，以标准曲线法计算样品含量的方法。显色的原理是若结构中含有 3′、4′-邻二酚羟基，则可按上述条件显色。同理，只要结构中含有邻二酚羟基的非黄酮类化合物也可以显色，如原儿茶醛、原儿茶酸、迷迭香酸、绿原酸、咖啡酸等非黄酮类化合物，也可与亚硝酸钠-硝酸铝-氢氧化钠试剂反应产生红色物质，并在 500nm 左右有强吸收或较强吸收。可见，本方法测定黄酮成分含量专属性不强，应用该法测定总黄酮含量要慎重。在保证其他不含有 3′、4′-邻二酚羟基结构的化合物存在时可用本方法，否则，误差较大。

3. 三氯化铝-醋酸钾比色法　该方法是中药及其制剂中常用的一种总黄酮测定方法，中药及其制剂经提取后制成供试品溶液，以芦丁为对照品，采用三氯化铝-醋酸钾为显色剂，显色后在 420nm 波长处测定吸收度（A），以标准曲线法计算含量。此法只用于结构中含有 3,4′-二羟基或 3-羟基，4′-甲氧基或 3,5-二羟基或 3,3′,4′-三羟基或 3-羟基，3′,4′-二甲氧基或 3,5,4′-三羟基或 3,5-二羟基，4′-甲氧基或 5,3′,4′-三羟基的黄酮化合物，用三氯化铝显色以后，在 420nm 左右有强或较强吸收，如芦丁、金丝桃苷、山奈酚、榭皮素等。不具有以上结构的黄酮化合物，与三氯化铝显色后在 420nm 左右几乎无吸收或只有弱吸收，则不能采用此方法测定总黄酮含量，如黄芩苷、芹菜素等。

4. 高效液相色谱法　高效液相色谱法与比色法相比较，具有稳定性好、重现性高、干扰因素少等优点，测定结果更为精确可靠。实验中选择合理的对照品是高效液相色谱法测定总黄酮含量的关键步骤，如银杏叶总黄酮醇苷的含量测定等[3]。

（二）单体黄酮含量测定

1. 薄层扫描法（TLCS）　薄层扫描法是测定中药中单体黄酮类成分的有效方法之一。中药样品经有机溶剂或水提取后，可用硅胶、纤维素或聚酰胺进行薄层色谱，以达到分离的目的。然后用薄层扫描仪接在薄层板上测定。但由于该方法操作较复杂、重现性差，使用受到限制。如以橙皮苷为对照品，测定中药制剂枳实导滞丸中黄酮含量。

2. 高效液相色谱法（HPLC）　HPLC 具有快速、分离效能好的优点。而黄酮类化合物在紫外光区有较强的吸收，使其用 HPLC 法检测灵敏度甚高。如含有黄酮类化合物的中药，只要经过适当的预处理，并选择好色谱条件，一般都能得到较满意的结果。《中国药典》（2015 年版，一部）中黄酮类单体成分的定量分析主要采用高效液相色谱法。

HPLC 条件分为正相和反相色谱两类。正相色谱多用于没有羟基的黄酮类化合物或乙酰化黄酮类化合物，固定相为硅胶，流动相可套用薄层色谱条件，但极性要相对小一点。反相色谱测定多用 C₁₈ 键合相固定液，流动相常用甲醇-水-醋酸（或磷酸缓冲液）及乙腈-水等。检测仪器主要采用紫外检测器或二极管阵列检测器、荧光检测器等，如北刘寄奴中木犀草素的含量测定等[4]。

3. 超高效液相色谱法（UPLC）　UPLC 是指采用小颗粒填料色谱柱（粒径<2μm）和超高压系数（压力>10⁵kPa）的新型液相色谱技术，能显著改善色谱峰的分离度和检测灵敏度，同时大大缩短分析周期，因此特别适用于中药中多种黄酮类成分的同时测定，如 UPLC 法同时测定黄芩中 9 种黄酮类成分的含量[5]。

4. 新方法

（1）微柱液相色谱法（μ-LC）：μ-LC 是指采用内径为 0.10~1.00mm 色谱柱的液相色谱装置。与常规液相色谱相比，μ-LC 可以使用较小颗粒的固定相，具有更高的柱效和更快的分析速度，其总分析效能可达 15 万理论塔板/米以上。此外，固定相和流动相相比常规 HPLC 节省 97% 以上，环境污染小；进样量通常是 μl 甚至 nl 级，样品消耗减少 90%，如 μ-LC 法测定葛根中的四种黄酮类成分[6]。

（2）二维液相色谱法（2D-LC）：2D-LC 是样品经过两种不同分离机制或过程的液相色谱分离，该过程通常通过柱切换技术来完成，如 2D-LC 技术在复方银黄制剂中黄酮类成分研究中的应用[7]。

（3）超临界流体色谱法（SFC）：SFC 是以超临界流体为流动相，依靠流动相的溶剂化能力来进行分析的色谱方法。SFC 兼有 GC 和 HPLC 的特点。它既可以发现 GC 不适宜的高沸点、低挥发性样品，又比 HPLC 有更快的分析速度和条件，如 SFC 法测定银杏叶提取物中的黄酮类化合物[8]。

（4）近红外光谱法（NIRS）：NIRS 又称近红外分光光度法，是以近红外光作为辐射源照射样品，根据样品的吸收曲线对物质进行分析的方法。该方法分析对象广泛，可用于复杂样品的无损、快速分析，适用于中药中复杂的黄酮类成分生产过程的在线分析和在线监测，如近红外光谱技术在金线莲定性、定量分析中的应用研究[9]。

（5）液相色谱-质谱联用技术（LC-MS）：LC-MS 是液相色谱作为分离系统，质谱为检测系统的分析方法。样品分子在质谱部分和流动相分离，在离子源中离子化，经质量飞行器将碎片离子按质荷比大小顺序分开，经检测器得到质谱图。LC-MS 可以在短时间内对组成复杂的样品直接进行分析并提供化合物的质谱图，具有高灵敏度、高选择性和快速的特点，已成为中药黄酮类成分检测、鉴定最重要的工具之一，如 LC-MS 法同时测定银杏保健茶中的 16 种黄酮类功效成分[10]。

六、黄酮类成分分析实例

【例1】常见黄酮类成分性质及分析（表3-2）

表3-2　常见黄酮类成分性质及分析简表

化学成分	理化特征	常用分析方法	代表中药及制剂
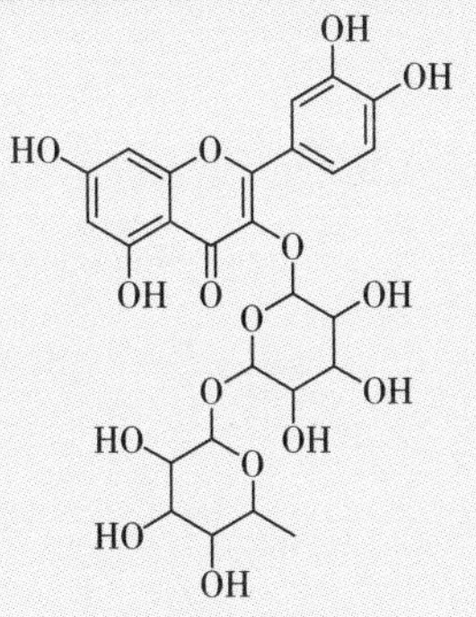 C₂₇H₃₀O₁₆；610.51 芦丁 （Rutin）	易溶于碱水；可溶于热水、甲醇、乙醇、吡啶；微溶于丙酮、乙酸乙酯；难溶于冷水、苯、乙醚、三氯甲烷 mp：177~178℃ UV：259、266、299、359nm	紫外分光光度法 铝盐配位比色法 HPLC TLCS	槐花、银杏叶
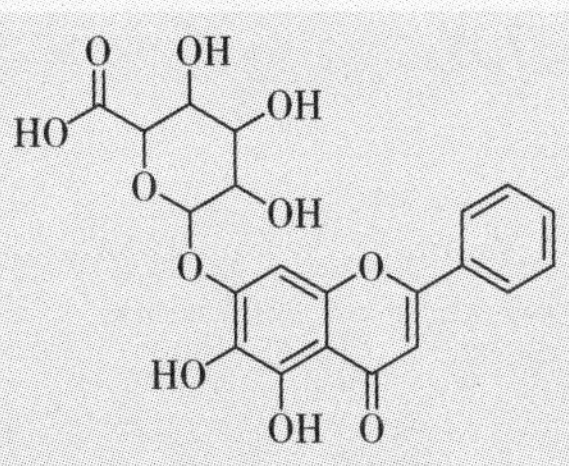 C₂₁H₁₈O₁₁；446.35 黄芩苷 （Baicalin）	易溶于二甲基甲酰胺、吡啶；微溶于热冰乙酸、碳酸氢钠和氢氧化钠等溶液；难溶于甲醇、乙醇、丙酮、几乎不溶于水、乙醚、苯、三氯甲烷 mp：223℃ UV：242、271、310nm	HPLC TLCS	黄芩、牛黄解毒片、葛根芩连片
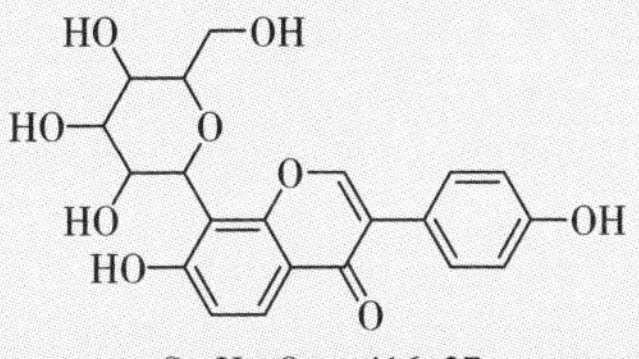 C₂₁H₂₀O₉；416.37 葛根素 （Puerarin）	溶于甲醇；略溶于乙醇；微溶于水；不溶于乙醚、三氯甲烷 mp：187℃（分解） UV：254nm	紫外分光光度法 HPLC TLCS	葛根、心可舒片、葛根芩连丸、俞风宁心片
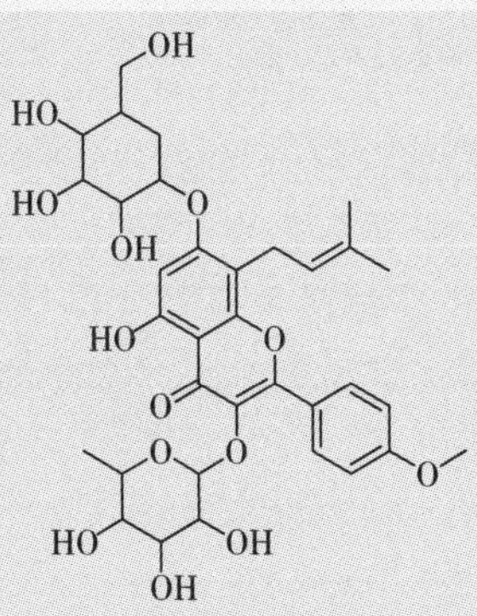 C₃₃H₄₀O₁₅；676.65 淫羊藿苷 （Icariin）	溶于乙醇、乙酸乙酯；不溶于醚、三氯甲烷、苯 mp：231~232℃ UV：272nm	HPLC TLCS	淫羊藿

续 表

化学成分	理化特征	常用分析方法	代表中药及制剂
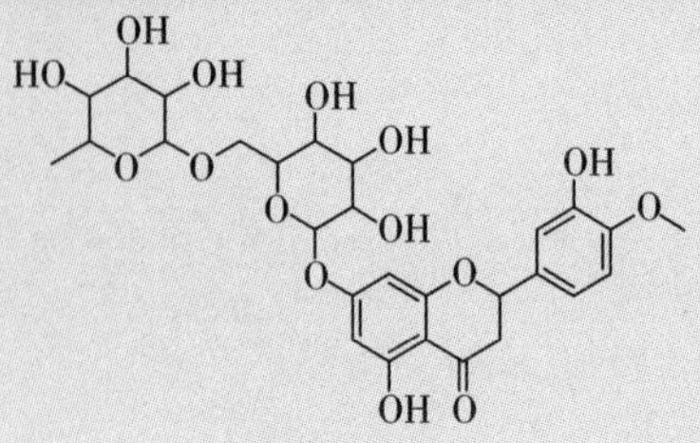 $C_{28}H_{34}O_{15}$；610.55 橙皮苷 （Hesperidin）	在60℃溶于二甲基甲酰胺及甲酰胺；略微溶于甲醇及热冰醋酸；几乎不溶于水、丙酮、苯及三氯甲烷；而易溶于稀碱及吡啶 mp：258~262℃ UV：284nm	HPLC TLCS	陈皮 枳实
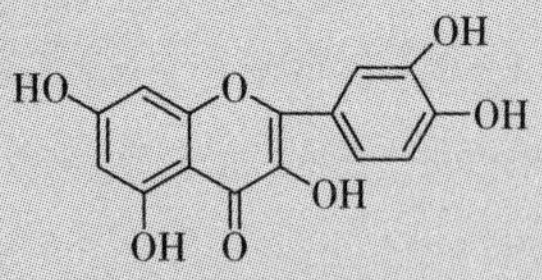 $C_{15}H_{10}O_{7}$；302.23 槲皮素 （Quercetin）	略溶于无水乙醇；易溶于沸乙醇；溶于冰醋酸、碱性水溶液呈黄色；几乎不溶于水 mp：314℃（分解） UV：258、375nm	紫外分光光度法 HPLC TLCS	槐花 银杏叶 金钱草

【例2】 UPLC法同时测定风轮菜总黄酮中柚皮素-7-O-新陈皮糖苷、香蜂草苷、木犀草素-7-O-葡萄糖醛酸苷正丁醇酯和羊红膻酯的含量

风轮菜为唇形科风轮菜属植物，主要分布于浙江、江苏、安徽、江西、福建等地。风轮菜首载于《救荒本草》（1406）草部，在我国有悠久的民间药用历史，《中国药典》（2015年版，一部）收载为断血流，具有收敛止血的功效，用于治疗崩漏、尿血、鼻出血、牙龈出血、创伤出血。现代研究表明，风轮菜主要含三萜类、黄酮类、苯丙素类、有机酸类和甾体类等化合物，具有止血、抗菌、抗炎及免疫、抗肿瘤等多种生理活性，黄酮类化合物是活血主要活性成分。

风轮菜总黄酮的制备：风轮菜地上部分15kg粉碎后，以70%乙醇回流提取2次，回收乙醇得浸膏约1.8kg。以6000ml水溶解此浸膏后，依次用6000ml石油醚萃取三次，每次2000ml，减压回收溶剂，得石油醚萃取物（FS，100g）；用18 000ml乙酸乙酯萃取三次，每次6000ml，减压回收溶剂，得乙酸乙酯萃取物（FY，700g），用18 000ml正丁醇萃取三次，每次6000ml，减压以回收溶剂，得正丁醇萃取物（FY，310g），剩余水层萃取物（FS2，600g）；乙酸乙酯萃取物（FY，200g）经聚酰胺柱色谱，以甲醇-水（20：80→85：15，V/V）梯度洗脱，收集甲醇-水（30：70→70：30）部位得风轮菜总黄酮（TFCC，85g）。

色谱条件及系统适用性实验：ACQUITY UPLC ® BEH C_{18}色谱柱（2.1mm×50mm，1.7μm）；检测波长330nm；流速0.4ml/min；柱温40℃；进样量4μl。采集时间30分钟；流动相：乙腈（A）-0.2%甲酸水（B）梯度洗脱，梯度变化如表3-3所示。

表3-3 风轮菜总黄酮梯度洗脱条件

时间（分钟）	A%	B%
0	2	98
3	12	88
6	14	86
10	23	77
15	26	74
18	26	74
21	30	70
30	50	50

对照品溶液的制备：精密称取柚皮素-7-*O*-新陈皮糖苷、香蜂草苷、木犀草素-7-*O*-葡萄糖醛酸苷正丁醇酯和羊红膻酯对照品 11.50、11.20、10.00、11.40mg，分别置于 25ml 的容量瓶中，用甲醇超声溶解，定容至刻度，摇匀即得浓度分别为 0.0641、0.1304、0.0240、0.0581mg/ml 的柚皮素-7-*O*-新陈皮糖苷、香蜂草苷、木犀草素-7-*O*-葡萄糖醛酸苷正丁醇酯和羊红膻酯对照品溶液。

供试品溶液的制备：精密称取风轮菜总黄酮干燥粉末约 5mg，于 10ml 容量瓶中，加甲醇超声，使其完全溶解，定容，摇匀，用 0.22μm 微孔滤膜过滤，即得风轮菜总黄酮供试品溶液。

测定法：按标准曲线法测定含量。色谱图见图 3-1。

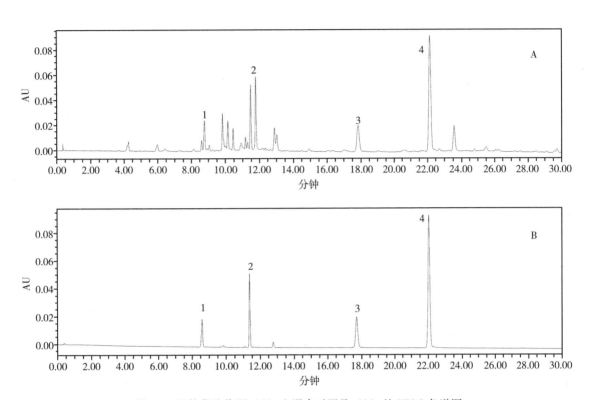

图 3-1 风轮菜总黄酮（A）和混合对照品（B）的 UPLC 色谱图

1. 柚皮素-7-*O*-新陈皮糖苷；2. 香蜂草苷；3. 木犀草素-7-*O*-葡萄糖醛酸苷正丁醇酯；4. 羊红膻酯

小 结

本节对黄酮类物质的定义、结构类型、理化性质、定性鉴别、含量测定方法进行了介绍，并结合现有工作对该类物质的含量测定进行了实例分析。黄酮类物质是中药中最常见的一种结构类型，由于结构中存在共轭单元，具有一定的颜色，紫外吸收也较为明显，因此，紫外法、比色法以及高效液相或超高效液相是其较为常用的含量测定方法，近年来，灵敏度较高的 LC-MS 也逐渐运用到该类物质的含量测定当中。由于黄酮类物质研究较多，结构类型也基本确定，因此，该类物质的含量测定方法适用性较强。

思考题

1. 常用于黄酮类化合物定量显色反应的试剂有哪些？

2. 分析中药黄酮类单体成分时，如何根据其结构特征和理化性质来选择分析条件和方法？

3. 可用于黄酮类成分含量测定的方法有哪些？说明每种方法的使用依据。

第二节　皂苷类化合物

皂苷类化合物是苷元为三萜或螺旋甾烷类化合物的一类糖苷，主要分布于陆地高等植物中，也少量存在于海星和海参等海洋生物中。许多中草药如人参、远志、桔梗、甘草、知母和柴胡等的主要有效成分都含有皂苷。有些皂苷还具有抗菌、解热、镇静、抗癌等有价值的生物活性。液相色谱以及液质联用（LC-MS）是目前皂苷类成分的质量控制与分析的常用方法。

一、定义

皂苷（saponins）被称为天然洗涤剂，其水溶液振摇能产生大量类似肥皂水的持久性泡沫，故名皂苷。皂苷广泛分布于植物界，也有少数分布于动物界中[11]。皂苷是由苷元和糖两部分组成，并且按其苷元结构可分为三萜皂苷（triterpenoidalsaponins）和甾体皂苷（steroidalsaponins）两大类。皂苷会通过增加细胞膜的通透性而引起溶血、溶红细胞，使得它们在注入血液时具有剧毒。因而人们曾将一些含有皂苷的提取物涂抹于箭头便于捕猎等。皂苷的溶血作用与其结构和血细胞相关。此外，研究发现一些皂苷还具有抗炎、抗菌和抗病毒活性及降低胆固醇作用等。

二、皂苷类化合物的结构与分类

甾体皂苷（steroidalsaponins）是指一类以螺甾烷（spirostanes）为骨架的化合物与糖结合成的寡糖苷。依 C-25 构型和 F 环的差异可以将甾体皂苷分为四种类型：螺甾烷醇类（spirostanols）、异螺甾烷醇类（isospirostanols）、呋甾烷醇类（furostanols）和变形螺甾烷醇类（pseudo-spirostanols）。

三萜皂苷（triterpenoidalsaponins）是由三萜皂苷元（triterpenesapogenin）和糖组成。苷元通常为四环三萜和五环三萜。常见的糖有葡萄糖、木糖、半乳糖、阿拉伯糖、鼠李糖、葡萄糖醛酸、半乳糖醛酸等，多数糖为吡喃型糖，也有少数呋喃型糖。有些苷元或糖上还有酰基等。这些糖多以低聚糖形式与苷元成苷，成苷位置多为 3 位或与 28 位羧基成酯皂苷（estersaponins），另外也有与 16、21、23、29 位等羟基成苷的。根据糖链的多少，可分为单糖链苷（monodemosides）、双糖链苷（bisdemosides）、三糖链苷（tridesmosides）。当原生苷由于水解或酶解、部分糖降解时，所生成的苷称次皂苷（prosapogenins）[12]。皂苷类化合物主要结构与分类见表 3-4。

表 3-4　皂苷类化合物的结构类型与分类

结构类型		基本结构	分类
甾体皂苷	甾体苷元		薯蓣科、玄参科、百合科、菝葜科、龙舌兰科，如菝葜、黄山药、三角叶薯蓣、知母、麦冬等[13]

结构类型		基本结构	分 类
四环三萜皂苷	达玛烷型		五加科、鼠李科,如人参、三七、酸枣仁等
	羊毛脂烷型		多孔菌科、毛茛科,如猪苓、茯苓、灵芝、黄三七等[4]
	环阿屯烷型		豆科、五味子科,如黄芪、黑老虎、南五味子等
五环三萜皂苷	齐墩果烷型		木犀科、豆科等
	乌苏烷型		蔷薇科、豆科、茜草科等,如栀子、女贞子、积雪草、枇杷
	羽扇豆烷型		鼠李科、百合科等,如酸枣仁、天冬

三、皂苷类化合物的理化性质

1. 性状　皂苷类成分的分子量较大，不易结晶，大多数为无色或白色无定型粉末，仅少数为晶体，而皂苷元大多呈结晶状态。

2. 溶解性　大多数皂苷极性较大，易溶于热水、含水稀醇、热甲醇和乙醇，难溶于丙酮、乙醚、苯等有机溶剂。皂苷有一定的助溶性能，可促进其他成分在水中的溶解。

3. 表面活性（发泡性）　皂苷有降低水溶液表面张力的作用，多数皂苷的水溶液经强烈振摇能产生持久性的泡沫，并不因加热而消失。而含蛋白质和黏液质的水溶液虽也能产生泡沫，但不能持久，加热后很快消失。

4. 酸碱性　大多数甾体皂苷属于中性皂苷，而多数三萜皂苷属于酸性皂苷。

5. 味　皂苷多数具有苦而辛辣味。粉末对人体黏膜有较强的刺激性，尤其鼻内黏膜的敏感性最大，吸入鼻内能引起喷嚏。因此，有的皂苷内服，能刺激消化道黏膜，产生反射性黏膜液腺分泌，而用于祛痰止咳。

6. 溶血作用　皂苷的水溶液大多能破坏红细胞而有溶血作用。这是因为，皂苷的水溶液可与细胞壁上的胆甾醇生成分子复合物沉淀，导致细胞内渗透压增加，细胞发生崩解，产生溶血现象。因此，一般含皂苷的药物不制成静脉注射剂。甾体皂苷所具有的溶血作用与三萜类皂苷相似，但 F 环开裂的皂苷往往不具有溶血作用。

7. 甾体皂苷与甾醇形成分子复合物　甾体皂苷的乙醇溶液可与甾醇（常用胆甾醇）形成难溶的分子复合物而沉淀。甾体皂苷与胆甾醇生成的分子复合物的稳定性强于三萜皂苷，故可利用此性质进行分离。

四、皂苷类化合物的定性鉴别

（一）化学法鉴别皂苷类化合物

1. 泡沫反应　皂苷水溶液经振摇后能产生大量持久的泡沫（15 分钟以上）。

2. 显色反应

（1）颜色反应：三萜类化合物在无水条件下，与强酸（硫酸、高氯酸）、中等强酸（三氯乙酸）或 Lewis 酸（氯化锌、三氯化铝、三氯化锑）作用，会产生颜色变化。需要注意的是，全饱和且 3 位并无羟基或羰基的三萜类化合物呈阴性反应。

乙酸酐-浓硫酸反应（Liebermann-Rurchard 反应）：将样品溶于醋酐中，加浓硫酸-乙酸酐（1∶20），三萜皂苷可产生黄→红→紫→蓝颜色变化，并且放置一段时间后，颜色会逐渐退去。甾体皂苷在颜色变化中最后出现绿色。

五氯化锑反应（Kahlenberg 反应）：将样品溶于三氯甲烷后点于滤纸上，喷以三氯化锑饱和三氯甲烷溶液，干燥后 60~70℃加热，显蓝色、紫色等颜色斑点。

三氯乙酸反应（Rosen-Heimer 反应）将含有三萜的样品溶液滴在滤纸上，喷 25%三氯乙酸乙醇溶液，加热至 100℃，样品由红变紫色。而甾体皂苷加热至 60℃即发生颜色变化。

三氯甲烷-浓硫酸反应（Salkowski 反应）：样品溶于三氯甲烷，加入浓硫酸后分层。浓硫酸层呈绿色，三氯甲烷呈红色或蓝色。

冰乙酸-乙酰氯反应（Tschugaeff 反应）：样品溶于冰乙酸中加入乙酰氯和氯化锌，样品呈淡红色至紫红色。

（2）沉淀反应：皂苷的水溶液可以和一些金属盐类（铅盐、钡盐、铜盐等）产生沉淀。酸性皂苷（通常指三萜皂苷）的水溶液可与中性盐类（硫酸铵、醋酸铅等）产生沉淀，碱性皂苷（通常指甾体皂苷）水溶液可与碱性盐类（碱式醋酸铅、氢氧化钡等）产生沉淀。利用该性质可以进行提取和分离。

（二）色谱法鉴别皂苷类化合物

薄层色谱法是分离和检识皂苷类成分最常用的鉴别方法，在实际应用中多数采用吸附薄层，常用的吸附剂有硅胶、氧化铝和硅藻土。展开后的检识可采用在紫外灯下观察荧光和喷显色剂相结合的方法。

亲水性的皂苷通常要求硅胶的吸附活性弱些，较大的展开剂的极性才能有较好的分离效果。常用的溶剂系统有氯仿-甲醇-水（13：7：2，下层）、正丁醇-乙酸乙酯-水（4：1：5）、水饱和的正丁醇、正丁醇-乙酸-水（4：1：5，上层）、氯仿-乙醇（95：5）等。三萜苷元极性较小，若以硅胶为固定相，展开剂极性应较小，才能适应亲脂性的三萜苷元。常用溶剂系统有环己烷-乙酸乙酯（1：1）、苯-乙酸乙酯（1：1）、石油醚：乙酸乙酯（1：1）氯仿-丙酮（20：1）等。常用广谱显色剂如5%或10%硫酸乙醇溶液或磷钼酸等。

【例1】黄芪的鉴别［《中国药典》（2015年版，一部）］

供试品溶液的制备：取样品粉末3g，加甲醇20ml，加热回流1小时，滤过，滤液加于中性氧化铝柱（100～200目，5g，内径为10～15mm）上，用40%甲醇洗脱，收集洗脱液，蒸干，残渣加水30ml使其溶解，用水饱和的正丁醇提取2次，每次20ml，合并正丁醇液，用水洗涤2次，每次20ml，弃去水液，正丁醇液蒸干，残渣加甲醇0.5ml使溶解，作为供试品溶液。

对照品溶液的制备：取黄芪甲苷对照品，加甲醇制成每1ml含1mg的溶液，作为对照品溶液。

测定方法：吸取上述两种溶液各2μl，分别点于同一硅胶G薄层板上，以氯仿-甲醇-水（13：7：2）溶液为展开剂，展开，取出，晾干，喷以10%硫酸乙醇溶液，在105℃加热至斑点显色清晰。供试品色谱中，在与对照品色谱相应的位置上，日光下显相同的棕褐色斑点；紫外光灯（365nm）下显相同的橙黄荧光斑点。

五、皂苷类化合物的定量分析

中药中皂苷类化合物的定量分析对象有总皂苷、总皂苷元或单体皂苷。主要的分析方法有重量法、分光光度法和高效液相色谱法等。三萜类成分测定的方法虽有多种，但相比于其他化合物，其检测难度大、灵敏度低。这是因为三萜类成分除少数化合物如甘草酸、远志皂苷等外，大多紫外吸收不明显，或仅有末端吸收，因此，直接使用紫外分光光度法或高效液相色谱紫外检测器测定的不多，一般采用高效液相色谱蒸发光散射检测器进行检测。

（一）重量法

重量法多用于测定皂苷含量较高的中药材中总皂苷的含量。可根据皂苷类成分的溶解性进行提取、分离和纯化。应当注意的是，尽量避免测定皂苷水解后的产物。

（二）比色法

分光光度法通常用于总皂苷或总皂苷元的测定。药材经提取后萃取或由大孔树脂富集，可得到总皂苷成分。大多数皂苷类成分在近紫外区吸收不明显，却可以与某些试剂（如高氯酸、浓硫酸、香草醛-高氯酸、硫酸-乙酸酐等）反应产生颜色。因此可以利用这一性质进行比色测定。该法虽灵敏且简便易行，但专属性较差，易受试剂浓度、反应温度、反应时间等因素影响。因而使用紫外分光光度法测定总皂苷含量时，须注意反应条件的控制。

（三）高效液相色谱法

HPLC 法与比色法相比较，具有稳定性好、重现性高、干扰因素少等优点，测定结果更为精确可靠，常用于皂苷类成分的含量测定。若样品中所含皂苷类成分本身具有较强的紫外吸收，则可以使用 HPLC 法并使用紫外检测器进行检测。然而多数皂苷在紫外无明显的吸收，仅用其在末端吸收检测灵敏度较低。近年来，随着蒸发光散射检测器（ELSD）技术的发展，使 HPLC 法检测皂苷类成分的方法日趋成熟。

1. 超高效液相色谱法（UPLC） UPLC 借助于 HPLC（高效液相色法）的理论及原理，涵盖了小颗粒填料及快速检测手段等全新技术。与 HPLC 相比，UPLC 具有高分离度、高灵敏度和高分析速度的特性。目前，UPLC 在天然产物的分析方面运用逐渐兴起，因为在这些领域深入研究需要更高的分析精度，如 UPLC 法同时测定肾八味胶囊中 6 种皂苷的含量[13]。

2. 液相色谱-质谱联用技术（LC-MS） 液相色谱-质谱联用技术结合色谱、质谱两者的优点，将色谱的高分离性能和质谱的高鉴别特点相结合，组成较完美的现代分析技术。液质联用技术对样品不需要进行烦琐和复杂的前处理，可对已知成分进行定性、定量分析，在对未知成分的研究中，质谱检测器可以提供大量的结构信息，结合已知结构化合物的裂解规律，或结合其他方法，即可对未知成分进行定性或定量。随着液相色谱-质谱接口技术的不断完善，液质联用技术将在天然产物分析中占据越来越重要的地位。如高效液相色谱串联质谱同时测定柴胡配方颗粒中柴胡皂苷 a、b_1、b_2、c 的含量[14]。

3. 二维液相色谱法（2D-LC） 中药样品体系复杂，需要更强的分离能力，二维色谱能使样品组分在两个不同的分离条件下进行分离，显著提高分离能力，降低色谱峰重叠，同时改善色谱峰鉴定的可靠性，具有样品损失低、重现性好及自动化程度高的特性，在中药质量控制中发挥着越来越重要的作用，如在线二维液相色谱法快速测定桂枝茯苓胶囊中芍药苷、丹皮酚、苦杏仁苷和肉桂酸的含量[16]。

（四）其他方法

酶联免疫吸附（ELISA）法是酶免疫测定技术中应用最广的技术，具有较高的灵敏度，特异性强。其基本方法是将已知的抗原或抗体吸附在固相载体（聚苯乙烯微量反应板）表面，使酶标记的抗原抗体反应在固相表面进行，用洗涤法将液相中的游离成分洗除。常用的 ELISA 法有双抗体夹心法和间接法，前者用于检测大分子抗原，后者用于测定特异抗体。如使用 ELISA 法测定人参中原人参萜三醇（protopanaxatriol，PPT）的含量[16]。

六、皂苷类化合物实例分析

【例 2】比色法测定黄芪药材中总皂苷的含量测定[17]

黄芪是我国重要的大宗常用中药材之一，为豆科植物膜荚黄芪 *Astragalus membranaceus*（Fisch.）Bge. 或蒙古黄芪 *A. membranaceus*（Fisch.）Bge. var. *mongholicus*（Bge.）Hsiao 的干燥根，具有补气升阳、固表止汗、利水消肿、生津养血、行滞通痹、托毒排脓、敛疮生肌的功能。皂苷类成分为黄芪中主要的有效成分之一，具有降压、抗炎、镇静、镇痛、调节代谢等作用，是黄芪注射液、参芪注射液、补中益气丸等常用中成药的主要有效成分。

对照品溶液的制备：精密称取黄芪甲苷对照品 2.07mg，置于 10ml 容量瓶中，加适量甲醇溶解并定容至刻度，摇匀，即得 0.207mg/ml 黄芪甲苷的对照品溶液。

供试品溶液的制备：取黄芪药材粉末（过 60 目筛）0.5g，精密称定，加甲醇 25ml，加热回流 1 小时，过滤，减压回收甲醇（65℃），残渣用 25ml 水饱和正丁醇分 3 次转移至分液漏斗中，氨试液洗涤

3 次，每次 15ml，正丁醇层减压回收至干，用甲醇溶解，溶液转移至 25ml 量瓶中并定容至刻度，摇匀，即得黄芪总皂苷的供试品溶液。

溶液的显色：分别精密量取对照品溶液和供试品溶液各 0.5ml，于具塞玻璃试管中，空气吹干后，加质量分数为 5% 的香草醛-冰醋酸溶液 0.2ml，高氯酸溶液 0.8ml，于 60℃ 水浴加热 20 分钟，取出后立即冰浴，冷却至室温，再加入冰醋酸 5ml，摇匀，用于吸光度测定。

测定法：使用比色法测定。每批黄芪药材平行取 3 份，每份 0.5g，精密称定，按供试品溶液的制备方法制备，541nm 处测定吸光度，代入标准曲线，计算黄芪总皂苷含量。

【例 3】 UPLC 法测定地榆药材中地榆皂苷-Ⅰ的含量[18]

地榆为蔷薇科地榆属植物地榆 *Sanguisorba officinalis* L. 或长叶地榆 *Sanguisorba officinalis* L. var. *longifolia*（Bert.）Yüet Li 的干燥根，性微寒、味苦，归肝、大肠经，具有凉血止血、解毒敛疮的作用。主要含有鞣质酚酸类、三萜及其苷类和黄酮类化合物。地榆中分离得到的三萜及其苷类化合物，大多数为乌苏烷型五环三萜及其苷类化合物，以地榆皂苷-Ⅰ为主要代表成分。地榆皂苷-Ⅰ既可以防止胶原纤维的降解，又能有效促进Ⅰ型胶原蛋白的生成，减少皮肤皱纹。

色谱条件及系统适用性试验：Diamonsil C$_{18}$ 色谱柱（250mm×4.6mm，5μm）；蒸发光散射器的漂移管温度 40℃，氮气流速：1.5L/min，增益 2；流速：1ml/min；柱温：40℃；进样量：10μl。采集时间：10 分钟；流动相：乙腈-0.2% 甲酸水溶液（40∶60）。

对照品溶液的制备：精密称取 3.7mg 地榆皂苷-Ⅰ于 5ml 容量瓶中，加入冰醋酸溶解并定容，摇匀，制得浓度为 0.74mg/ml 的对照品储备液。

供试品溶液的制备　精密称定地榆药材粉末 100mg，加入 8ml 甲醇，超声 30min，滤过，再用甲醇定容至 10ml，0.45μm 的微孔滤膜过滤后，得供试品溶液。

测定法：按标准曲线法测定含量。色谱图见图 3-2。

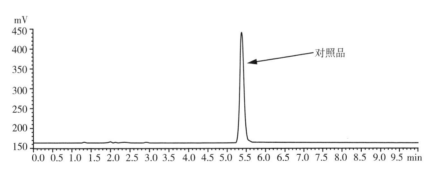

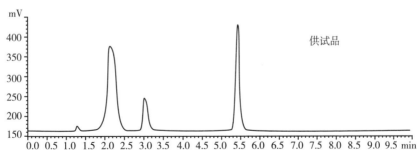

图 3-2　地榆皂苷-Ⅰ对照品及供试品的 HPLC-ELSD 色谱图

小　结

本节对皂苷类物质的定义、结构类型、理化性质、定性鉴别、含量测定方法进行了介绍，并参考文献及《中国药典》对该类物质的含量测定进行了实例分析。皂苷类物质是中药中活性较为显著的一种结构类型，一般由萜类苷元与糖类缩合形成，由于该类物质共轭基团较少，紫外吸收不明显，因此，总皂苷的含量测定多采用比色法，单体成分多采用蒸发光散射检测-高效液相色谱法测定。另外，LC-MS 技术的出现弥补了皂苷类共轭吸收低的缺陷，使得该类成分的含量测定更为灵敏。然而，皂苷类成分极性极为相似，也经常出现异构现象，尽管目前已存在高分离效能的色谱填料，仍然无法满足该类物质的分离效能，因此，选择合适的色谱柱和分离条件是皂苷类物含量测定的关键。

思考题

1. 皂苷的颜色反应中常用的显色试剂有哪些？
2. 在皂苷的定性鉴别和含量测定中，限制其使用紫外检测器的原因是什么？
3. 可用于皂苷类成分含量测定的方法有哪些？说明每种方法的使用依据。

第三节　生物碱类化合物

生物碱类化合物是中草药中重要的一类含氮类化合物，大多数有复杂的环状结构，氮素多包含在环内，有显著的生物活性。生物碱类化合物的研究起始较早，自从 1806 年德国学者 FW Serturner 从鸦片中分出吗啡碱以来，迄今为止已从自然界中分出多种生物碱。该类物质的含量测定主要集中在总生物碱方面，单体成分的含量测定多以高效液相色谱法为主。

一、定义

生物碱类化合物（alkaloids）是指来源于生物界的一类含有氮原子，且氮原子大多处在复杂环状结构上的一类重要的天然有机化合物。但生物体必需的含氮有机化合物除外，如：氨基酸、肽类、蛋白质、氨基糖、核酸和维生素类。生物碱在植物体内大多以多种生物碱共存，少数碱性极弱的生物碱以游离状态存在，另外少数生物碱以有机酸盐或者无机酸盐形式存在。大多数生物碱具有显著的生物活性，对人类疾病的治疗起重要的作用。如喜树碱、长春新碱、紫杉醇具有抗肿瘤活性；小檗碱具有抗菌消炎作用；利血平具有降压作用；麻黄碱具有止咳平喘作用；延胡索乙素具有镇痛作用；黄连素具有抗菌、抗炎活性等[19]。

二、生物碱类化合物的结构与分类

生物碱类化合物的结构类型较为复杂，分类方法多样。大致可根据植物来源、生源途径、化学结构和生源途径结合化学结构类型进行分类。根据化合物结构特点，可将生物碱分为杂环类、有机胺类、肽生物碱类。杂环类生物碱是指氮原子处于杂环上的有机化合物，主要包括吡咯类、吡啶类、莨菪烷类、喹啉类、异喹啉类、吲哚类、吖啶酮类、咪唑类和萜类等。有机胺类一般指氮原子不处于环状结构上的生物碱。肽生物碱类是指由多个氨基酸缩合而形成的生物碱类。生物碱类化合物的常见结构类型如下[20]：

1. 吡咯类　包括吡咯烷类生物碱和吡咯里西啶类生物碱。例如，山莨菪中的红豆古碱（cuscohygrine）、益母草中的水苏碱（stachydrine）、菊科千里光属中的大叶千里光碱（macrophylline）（图 3-3）。

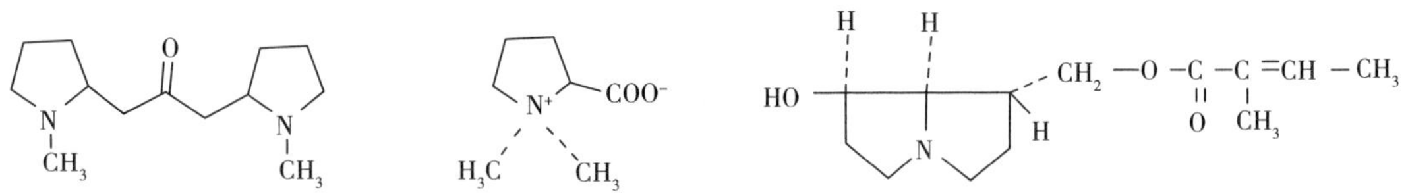

红古豆碱 水苏碱 大叶千里光碱

图 3-3 常见的吡咯类生物碱

2. 吡啶类 包括吡啶或六氢吡啶衍生的生物碱。如槟榔中的槟榔碱（arccoline）和槟榔次碱（arecaidine）、苦参中的苦参碱（matrine）、野决明中的金雀儿碱（cytosine）等（图 3-4）。

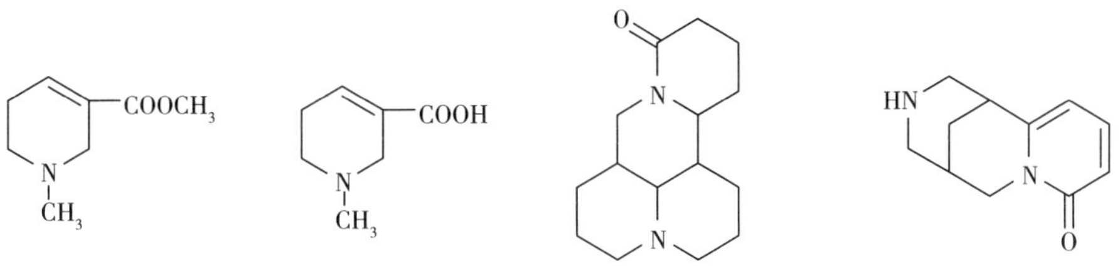

槟榔碱 槟榔次碱 苦参碱 金雀儿碱

图 3-4 常见的吡啶类生物碱

3. 莨菪烷类 多由莨菪烷环系的 C3-醇羟基和有机酸缩合成酯。如颠茄叶中的东莨菪碱（scopolamine）和莨菪碱（hyoscyamine）（图 3-5）。

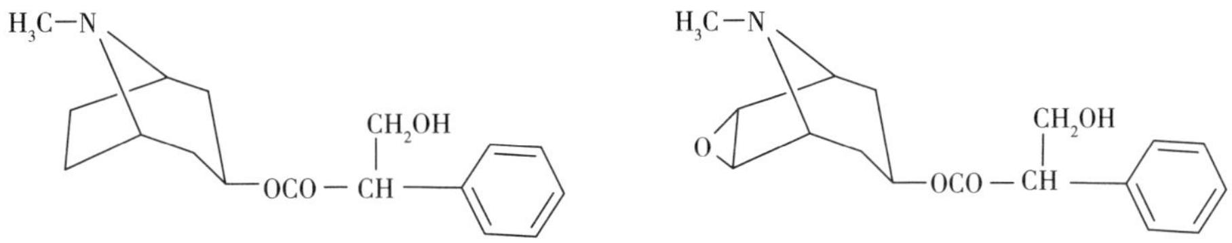

莨菪碱 东莨菪碱

图 3-5 常见的莨菪烷类生物碱

4. 喹啉类 如喜树树皮中发现的喜树碱（camptothecine）和 10-羟基喜树碱（10-hydroxycamptothecine），具有良好的抗肿瘤活性（图 3-6）。

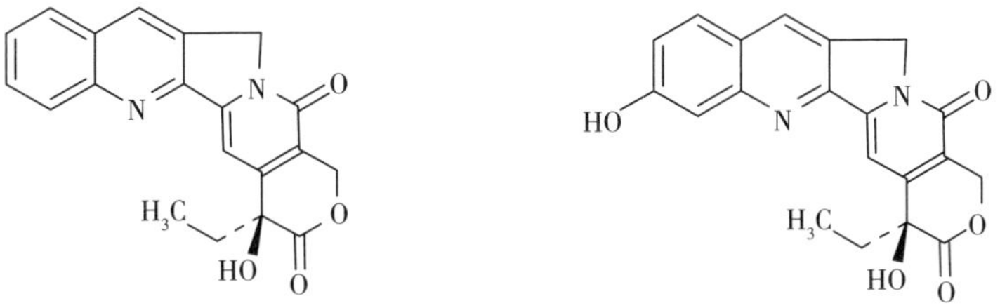

喜树碱 10-羟喜树碱

图 3-6 常见的喹啉类生物碱

5. 异喹啉类　该类生物碱在药用植物中分布非常广泛，类型和数目较多。主要包括小檗碱类、原小檗碱类、苄基异喹啉类、双苄基异喹啉类和吗啡烷类等。如黄连中的小檗碱（berberine）、延胡索中的延胡索乙素（corydalis B）、罂粟中的罂粟碱（papaverine）和吗啡（morphine）、防己科北豆根的蝙蝠葛碱（dauricine）（图3-7）。

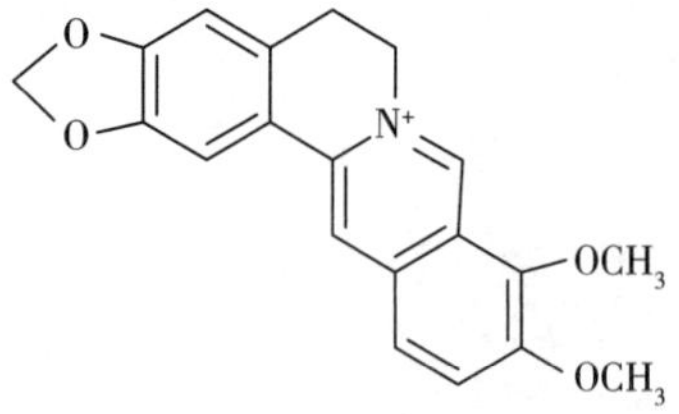

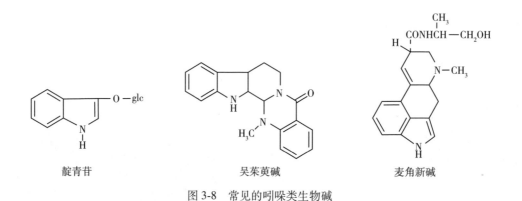

小檗碱 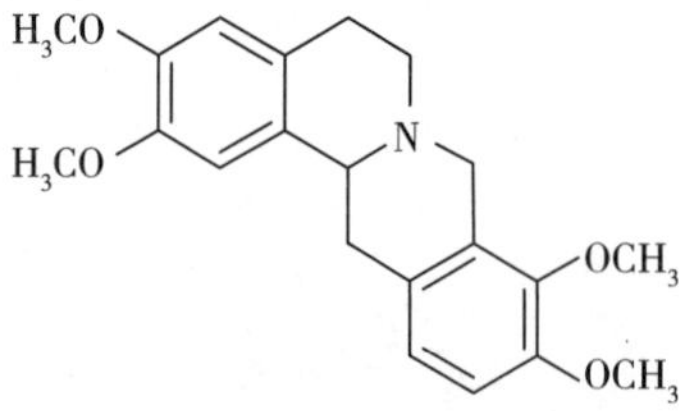　　　　　　　　　　延胡索乙素 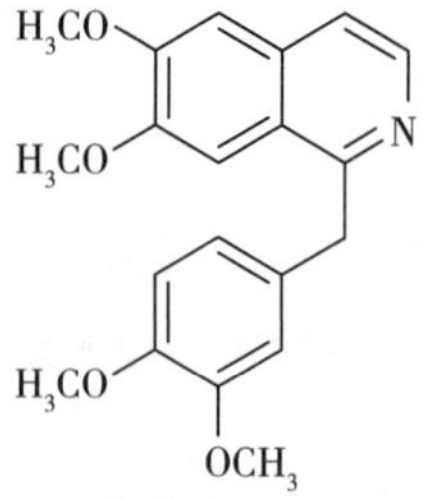　　　　　　　　　罂粟碱

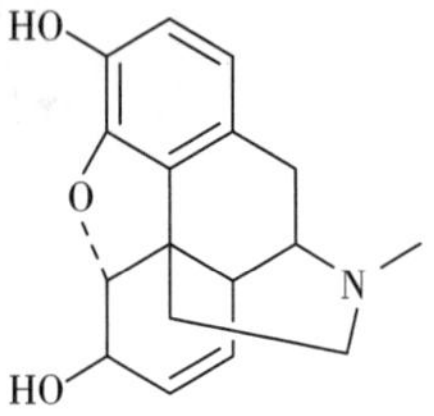

吗啡 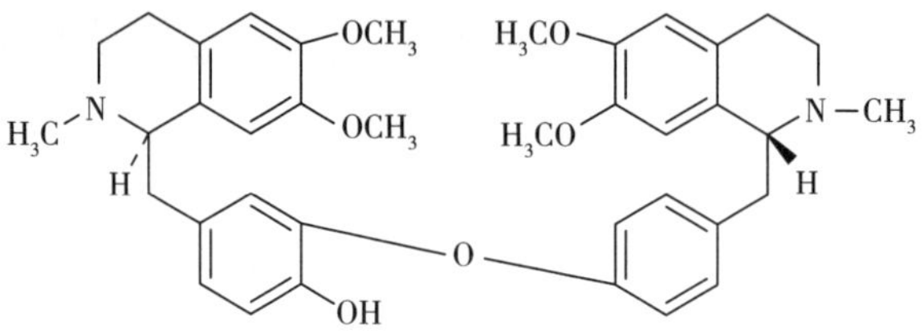　　　　　　　　　　　　蝙蝠葛碱

图3-7　常见的异喹啉类生物碱

6. 吲哚类　结构中含有吲哚母核。如菘蓝中的靛青苷（indican）、吴茱萸中的吴茱萸碱（evodiamine）、麦角菌类中的麦角新碱（ergometrine）（图3-8）。

靛青苷　　　　　　　　　　吴茱萸碱　　　　　　　　　　麦角新碱

图3-8　常见的吲哚类生物碱

7. 咪唑类　该类生物碱数目较少。如芸香科植物毛果芸香中的毛果芸香碱（pilocarpine）（图3-9）。

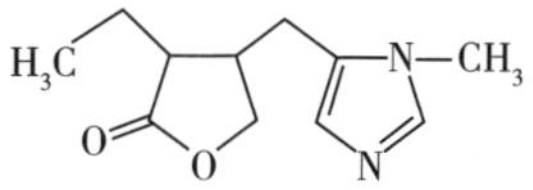

8. 萜类生物碱　指具有萜类化合物骨架的生物碱类化合物。如龙胆科中的龙胆碱（gentianine）为环烯醚萜类生物碱，乌头中的乌头碱（aconotine）为二萜类生物碱，石斛中的石斛碱（den-

毛果芸香碱

图3-9　常见的咪唑类生物碱

drobine）为倍半萜类生物碱（图 3-10）。

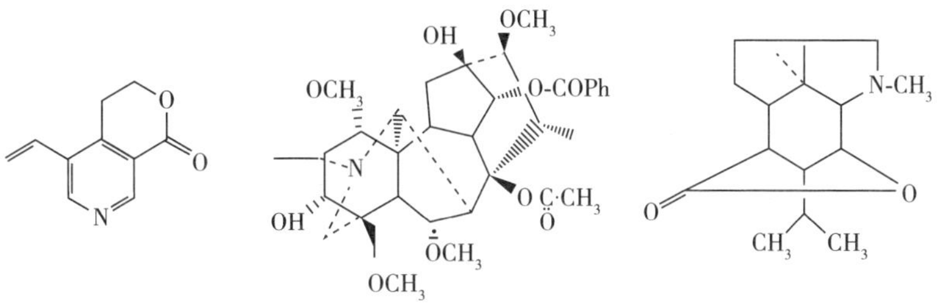

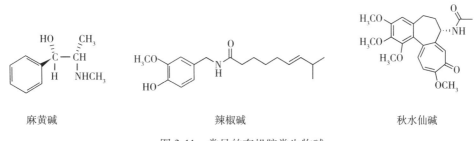

龙胆碱   乌头碱   石斛碱

图 3-10 常见的萜类生物碱

9. 有机胺类 该类生物碱通常是指氮原子不处于环状结构上的生物碱。如麻黄中的麻黄碱（ephedrine）、秋水仙中的秋水仙碱（colchicine）、辣椒中的辣椒碱（capsaicin）（图 3-11）。

麻黄碱   辣椒碱   秋水仙碱

图 3-11 常见的有机胺类生物碱

三、生物碱类化合物的理化性质

1. 颜色 生物碱类化合物一般为无色或白色，少数具有颜色，如小檗碱呈黄色、一叶萩碱呈淡黄色。

2. 性状 生物碱类化合物多为结晶型固体，少数为非晶形粉末，个别（槟榔碱、烟碱）为液体，多具苦味。

3. 溶解性 生物碱的溶解性受很多因素影响，如结构中氮原子的存在状态、官能团极性大小、数目以及溶剂种类等因素。大多数生物碱极性较小，游离状态下难溶于水，易溶于三氯甲烷、乙醚、乙醇、丙酮等有机试剂，与酸结合成盐后一般都易溶于水而难溶于有机溶剂。通常生物碱的无机酸盐的水溶性大于有机酸盐，小分子的有机酸盐的水溶性大于大分子有机酸盐。而游离生物碱中，仲胺、叔胺生物碱一般能溶于有机溶剂而不溶或难溶于水；季胺类和某些具有氮氧配位键的生物碱一般可溶于水、甲醇、乙醇，难溶于亲脂性有机溶剂。小分子固体生物碱和液体生物碱既可溶于水又可溶于有机溶剂，如麻黄碱、烟碱等。

4. 旋光性 生物碱结构中若有手性碳原子或本身为手性分子则有旋光性。影响生物碱旋光性的因素主要包括手性碳的构型、测定溶剂、pH 和样品浓度等。如麻黄碱在水中测定呈右旋光性，而在氯仿中测定呈左旋光性。生物碱旋光性与其生理活性有关，一般左旋体的生理活性要强于右旋体。

5. 碱性 生物碱一般都具有碱性，其碱性强弱与氮原子的存在状态有关，是生物碱类成分分离提取、分析方法的建立及条件选择的理论依据。碱性基团的 pKa 值越大，碱性越强。一般生物碱碱性强弱的顺序为：胍类>季铵碱>脂肪胺>芳杂环（吡啶）>酰胺类。

四、生物碱类化合物的定性鉴别

用于中药及其制剂中生物碱类成分的定性鉴别的方法主要有化学反应法（化学检识法）、薄层色谱法、纸色谱法、气相色谱法及高效液相色谱法。其中化学反应法和薄层色谱法是《中国药典》（2015 年版，一部）收载的主要方法[21]。

（一）化学反应法

沉淀反应是生物碱理化鉴别常用的方法，主要是根据生物碱在酸性条件下能与一些试剂生成沉淀的特性进行鉴别。生物碱沉淀试剂主要有：碘化铋钾试剂、碘化汞钾试剂、硅钨酸试剂、碘-碘化钾试剂、苦味酸试剂、雷氏铵盐试剂。最常用的碘化铋钾试剂的配制方法如下：溶液 I：0.85g 次硝酸铋溶于 10ml 冰醋酸及 40ml 水中。溶液 II：8.0g 碘化钾溶于 20ml 水中。取 I 和 II 等体积混合 1ml，与 2ml 乙酸、10ml 水混合即可用于显色。碘化铋钾试剂与生物碱反应生成橘红色至黄色无定形沉淀。

沉淀反应鉴别生物碱的专属性较差，由于中药中含有多种成分如蛋白质、多肽和鞣质等，也可与沉淀反应试剂生成沉淀而造成假阳性结果。因此，制备含生物碱样品供试液时必须采用适宜的方法净化处理，除去干扰成分，才能用沉淀反应法对中药中生物碱类成分进行鉴别。沉淀反应操作方便快捷，但如果中药制剂中含有两种以上含生物碱的药味时，则以沉淀反应进行定性鉴别就很难说明问题，此时可采用 TLC、HPLC 等专属性强的色谱法对不同中药分别进行鉴别。

（二）色谱法

色谱法鉴别中药及其制剂中的生物碱类成分可用薄层色谱法、纸色谱法、气相色谱法和高效液相色谱法，其中以薄层色谱法最常见。

1. 薄层色谱法（TLC）　薄层色谱法鉴别生物碱常用的吸附剂是硅胶或氧化铝，展开剂多以氯仿、苯、乙酸乙酯等低极性溶剂为主。由于硅胶的活性基团硅醇基显酸性，可与碱性强的生物碱成盐，导致 R_f 值很小，或拖尾或形成复斑。所以应用硅胶薄层色谱分离和检识生物碱时需注意在碱性系统或碱性环境下进行，即在展开剂中加入少量碱性试剂，如二乙胺、氨水等。氧化铝的吸附性能较硅胶强，因其本身略显弱碱性，故不需经过处理便可用于分离和检识生物碱，一般适用于在中性展开剂条件下鉴别亲脂性较强的生物碱。用薄层色谱法鉴别中药中生物碱成分，需根据被测成分的存在状态、溶解性及共存成分的性质，选用适宜的溶剂和方法进行提取和制备供试液，并选择合适的展开剂进行展开。

薄层色谱展开后，除少数有色生物碱可直接日光下观察斑点颜色，具有荧光的生物碱可在紫外光下观察外，绝大多数生物碱的薄层色谱要喷显色剂，其中常用的显色剂是改良的碘化铋钾试剂，生物碱与改良的碘化铋钾试剂反应大多呈橘红色，有时喷碘化铋钾试剂之后还要再喷硝酸钠试剂，可使样品斑点颜色更明显易于观察。同时也需注意有些生物碱如咖啡碱不显色，有些非氮杂环化合物如香豆素、黄酮等显色，对生物碱鉴别造成干扰。

2. 纸色谱法　纸色谱法可用于水溶性生物碱、生物碱盐和亲脂性生物碱的鉴别，主要是用水、甲酰胺或酸性缓冲液为固定相，分离效果取决于展开剂的性质。鉴别生物碱盐时，若以水作固定相的纸色谱，可用正丁醇-醋酸-水（BAW）系统作展开剂。若以甲酰胺或酸性缓冲液作固定相的纸色谱，可用苯、氯仿、乙酸乙酯等亲脂性有机溶剂为主组成的溶剂系统作展开剂。生物碱纸色谱的显色剂和薄层色谱的基本相同，但不能用硫酸等强腐蚀性的试剂。

3. 高效液相色谱法（HPLC）　高效液相色谱法作为鉴别生物碱的色谱方法，具有准确性高的优点。有些结构相似的生物碱无法用薄层色谱或纸色谱分离检识，能够通过高效液相色谱法获得满意的分离效果。在相同的色谱条件下，各种生物碱均具有一定的保留时间，可作为定性鉴别的参数。若色谱条件不完全相同，则可采用对照品、对照提取物随行对照法进行鉴别。用高效液相色谱鉴别生物碱时需注意两点：第一，由于生物碱具有碱性，故通常使用的流动相需偏碱性。第二，中药制剂成分复杂，供试品需经过预处理，否则会影响分离效果和色谱柱的使用寿命。

五、生物碱类化合物的含量测定

中药及其制剂中生物碱类成分含量测定的方法较多，总生物碱的含量测定常用分光光度法和化学分析法，而单体生物碱的含量测定方法可用高效液相色谱法、气相色谱法和薄层扫描法。

（一）总生物碱含量测定

1. 化学分析法　化学分析法包括滴定分析法和重量分析法，适用于单味中药或处方药味较少、成分简单的中药制剂中总生物碱的含量测定。

（1）酸碱滴定法：用于总生物碱含量测定时，应根据生物碱分子的碱性强弱选择是在水溶液还是在非水溶液条件下进行滴定。通常先将供试液溶于定量过量的标准酸溶液（如 0.01mol/L 硫酸溶液），待反应完全后再用标准碱溶液（如 0.02mol/L 氢氧化钠溶液）滴定剩余的酸。强碱滴定生物碱盐时，常将生物碱盐溶于 90%乙醇，再用标准的碱乙醇液滴定。这是由于滴定终点的判断在 70%~90%的乙醇介质中比在水中更准确。酸碱滴定终点的确定可用电位滴定法或指示剂法，《中国药典》（2015 年版，一部）规定以指示剂法确定终点时须以电位法作对照。水溶液酸碱滴定和非水溶液酸碱滴定所用的指示剂有所不同，水溶液中常用溴酚蓝、甲基红、溴甲酚蓝等指示剂，非水溶液酸碱滴定常用结晶紫、酚酞、甲基黄、溴酚蓝等指示剂。

（2）重量分析法：测定总生物碱的含量可采用萃取法和沉淀法。萃取法是以适宜溶剂从中药粗提溶液中萃取生物碱类成分，蒸去溶剂后干燥萃取物，直接称重得总生物碱的含量。该方法不适用于挥发性、遇热不稳定、易水解的生物碱。沉淀法是供试液中加入沉淀剂，与生物碱反应生成具有固定组成的不溶性沉淀，经洗涤、干燥后称重，计算生物碱的含量。沉淀试剂的种类、反应液的浓度、pH、温度、中药中蛋白质多肽等等这些因素都可能会对沉淀法测定生物碱的含量进行干扰。

化学分析法误差较大，一般要求供试品中总生物碱纯度和含量较高。中药成分复杂，尤其是复方制剂中与生物碱类成分共存的酸性成分、蛋白质和多肽等，会干扰总生物碱的含量测定，因此样品需经分离、纯化、脱水、过滤等处理后制备供试液，然后选用合适的化学分析方法测定总生物碱的含量。

2. 分光光度法　总生物碱的分光光度法含量测定大多采用比色法，单波长测定。供试品溶液制备时一般需经适当的分离净化处理，除去干扰组分方可进行测定。常用的分离净化方法有溶剂法、沉淀法、柱色谱法等。

比色法测定总生物碱含量应用较多的有酸性染料比色法和雷氏盐比色法，苦味酸盐比色法和异羟肟酸铁比色法也有一定应用。

（1）酸性染料比色法：在适当的 pH 介质中，生物碱（B）可与氢离子 H^+ 结合成盐，成为阳离子 BH^+，而酸性染料（HIn）在此条件下解离为阴离子 In^-，生物碱盐的阳离子与酸性染料阴离子定量地结合成有色的络合物（即离子对）。

$$BH^+ + In^- \rightarrow (BH^+In^-) \rightarrow BH^+ \cdot In^-$$

该离子可定量溶于某些有机溶剂，通过在一定波长下测定有机溶剂的吸光度或经碱化后释放出的染料的吸光度，即可测定生物碱的含量。

应用本方法的关键在于介质的 pH 值、酸性染料的种类和有机溶剂的选择，其中尤以 pH 值的选择最为重要。若 pH 值偏低，虽然生物碱以盐的形式存在，但染料仍以酸的形式存在；若 pH 值偏高，染料以阴离子形式存在，而生物碱却以游离形式存在，上述两种情况均不能使阴、阳离子定量结合。pH 值的选择要根据染料的性质及生物碱的碱性（pKa）大小来确定。常用的酸性染料有溴麝香草酚蓝（BTB）、甲基橙、溴甲酚绿和溴酚蓝等。以 BTB 为例，一般一元生物碱与 BTB 形成 1：1 的离子对，此时的 pH 值最好在 5.2~6.4；若为二元碱则形成 1：2 的离子对，则 pH 值最好低一些，在 3.0~5.8 之间。

选择有机溶剂的原则是根据离子对与有机相是否能形成氢键以及形成氢键能力的强弱而定。苯、四氯化碳不与离子对形成氢键，提取率较低，三氯甲烷、二氯甲烷与离子对形成氢键，有中等程度的提取率，且选择性好，是常用的提取溶剂。用有机溶剂提取时需注意有机试剂水分的混入会影响结果的测定，所以有机溶剂可以事先加入脱水剂（如无水硫酸钠）或经滤纸滤过除去微量的水分。

（2）雷氏盐比色法：雷氏盐为暗红色的结晶或结晶性粉末，微溶于冷水，易溶于热水，可溶于乙醇，又称雷氏铵或硫氰化铬铵 $\{NH_4[Cr(NH_3)_2(SCN)_4]\cdot H_2O\}$。其在酸性介质中可与生物碱类成分定量生成难溶于水的有色络合物。若生物碱分子结构中只含有 1 个碱性氮原子时，则生物碱与雷氏盐反应的沉淀组成受 pH 的影响较小；若结构中含有 2 个以上氮原子时，则要根据各氮原子碱性强弱，此时生物碱与雷氏盐反应的沉淀组成与 pH 有关：碱性都较强的生物碱在酸性较小的溶液中生成单盐，在酸性较大的溶液中可相应地生成双盐、叁盐等；碱性较弱的则无论酸性较高或较低均生成单盐；季铵类生物碱分子中有几个季铵氮原子，即可与几个沉淀剂分子结合。

生物碱与雷氏盐反应生成的沉淀易溶于丙酮，故可将沉淀滤过洗净后溶于丙酮直接比色测定。但需注意丙酮溶液所呈现的吸收特征是分子结构中的雷氏盐部分，而不是结合的生物碱部分，所以需要换算成生物碱的含量。沉淀法也可以通过精密加入过量雷氏盐试剂，滤除生成的生物碱雷氏盐沉淀，滤液在 520~526nm 进行比色测定残存的过量的雷氏盐含量，间接计算生物碱含量。

进行雷氏盐比色法测定时，应注意以下几个问题：雷氏盐水溶液可在室温分解，故应现用现配；沉淀反应需要在低温下进行；雷氏盐丙酮溶液的吸光度，随时间变化，应尽快测定；中药中的干扰物质应事先经过净化处理；若供试液含生物碱浓度较稀，应浓缩再进行沉淀反应。

（3）苦味酸盐比色法：根据在弱酸性或者中性水溶液中生物碱可与苦味酸定量生成苦味酸沉淀，该沉淀可溶于三氯甲烷等有机溶剂，也可以在碱性条件下解离生成生物碱和苦味酸。具体有三种方法：一是滤取生物碱苦味酸盐沉淀，洗去多余试剂，加碱使沉淀解离，将苦味酸转溶到碱水液中进行比色测定，再换算出生物碱的含量。二是在 pH 为 7 的缓冲溶液中加入试剂，使生物碱与苦味酸成盐，用三氯甲烷提取该盐，再用 pH 为 11 的缓冲溶液使其解离，苦味酸转溶到碱水液中进行比色，再换算出生物碱的含量。三是直接在 pH 为 4~5 的缓冲液中加三氯甲烷提取生物碱苦味酸盐，三氯甲烷提取液在 360nm 直接比色测定。

（4）异羟肟酸铁比色法：生物碱结构中若含有酯键，可在碱性介质中加热发生水解，生成的羧基可与羟胺反应生成异羟肟酸，再与 Fe^{3+} 生成紫红色的异羟肟酸铁配合物，在 530nm 波长处进行测定，根据 Beer 定律测得生物碱的含量。由于含有酯键（包括内酯）结构的成分都能与试剂反应，因此用该方法进行测定时，供试品溶液中必须不存在其他酯类成分。

（二）单体生物碱的含量测定

中药及其制剂中单体生物碱的含量测定方法一般包括高效液相色谱法、气相色谱法和薄层扫描法等。色谱法具有分离和测定生物碱的双重作用，较化学反应法准确度更高。若中药中的化学成分较简单，可以提取后直接进行测定；若供试品溶液中杂质过多，需净化处理，再进行含量测定。

1. 高效液相色谱法　由于生物碱类化合物碱性强弱不同，存在形式不同，既可以以游离形式存在又可与酸结合成盐的形式存在，因此用高效液相色谱法进行中药及其制剂中单体生物碱成分的含量测定时，可用液-液分配色谱法、液-固吸附色谱法以及离子交换色谱法，其中液-液分配色谱法应用最多。

生物碱含量测定在《中国药典》（2015 年版，一部）应用最多的是用 C_{18} 反相柱色谱法。为了避免 C_{18} 柱残存的游离硅醇基对色谱峰造成保留时间延长、峰形变宽、拖尾的影响，可采取改进流动相或者固定相措施，如在流动相中加入一些减尾剂（如二乙胺、三乙胺、磷酸盐缓冲溶液等）以使生物碱易出峰，峰形好。

离子交换色谱法是以阳离子交换树脂为固定相，利用质子化的生物碱阳离子与离子交换剂交换能力的差异而达到分离生物碱的目的。

高效液相色谱法测定中药及其制剂中生物碱类成分的含量时，大多采用紫外检测器。其他情况下可根据待测生物碱的化学性质，也可采用荧光检测器、电化学检测器进行检测。

2. 气相色谱法　气相色谱法用于中药中生物碱成分的含量测定，不具有普遍性，只适用于有挥发性、遇热不分解的生物碱类，如麻黄碱、苦参碱、颠茄碱和槟榔碱类生物碱。在《中国药典》（2015 年版，一部）中，采用气相色谱法测定金钗石斛中石斛碱的含量。应用气相色谱法测定中药中生物碱含量时，在制备供试品溶液时需要注意一般采用冷提法，净化过滤避免加热以防成分流失，最后用三氯甲烷等低极性有机溶剂为溶媒制备成供试液。供试液进入色谱柱分析时，无论注入的样品是游离碱还是生物碱盐，都只能得到一个游离的色谱峰。

3. 薄层色谱扫描法　采用薄层色谱扫描法对中药及其制剂中的生物碱成分进行含量测定时，选用的吸附剂、展开剂及显色方法与鉴别相似，但要求更严格。当待测成分具有荧光时，可采用荧光色谱扫描法如小檗碱的测定；当待测成分具有紫外吸收，不具有荧光时，应利用荧光淬灭（硅胶 GF_{254} 薄层版）如士的宁的测定。在使用稀碘化铋钾等显色剂时，显色颜色应相对稳定，必须等展开剂挥干后（尤其是在碱性环境下展开），才可喷洒显色剂，否则背景深、反差小会影响测定。

六、生物碱类成分分析实例

【例 1】常见生物碱类成分性质及分析（表 3-5）

表 3-5　常见生物碱类成分性质及分析简表

化学成分	理化特征	常用分析方法	代表中药
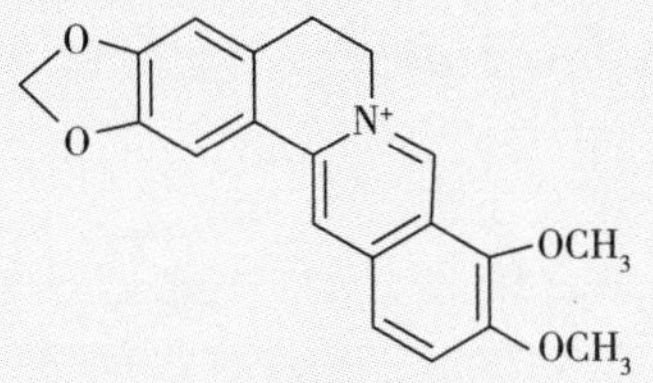 $C_{20}H_{18}NO_4^+$；336.17 小檗碱 （Berberine）	易溶于热水或热乙醇，微溶或不溶于苯、三氯甲烷、丙酮，其盐酸盐水中溶解度小 mp：145℃ UV：225、270、331nm	HPLC TLCS	黄连、黄柏、三黄片、左金胶囊、万氏牛黄清心丸
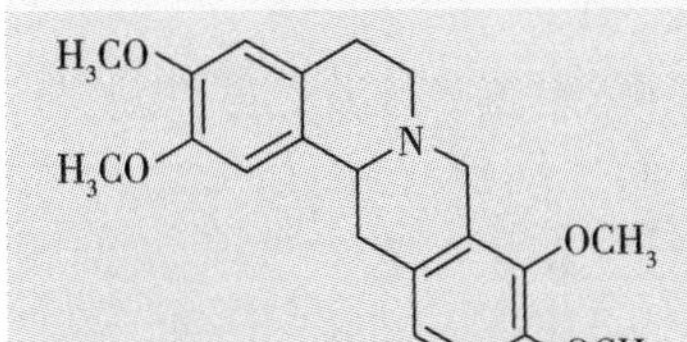 $C_{21}H_{25}NO_4$；355 延胡索乙素 （Corydalis B）	易溶于三氯甲烷、乙醚，难溶于石油醚 mp：147℃ UV：282、230、211nm	HPLC	延胡索、元胡止痛片、安胃片

续　表

化学成分	理化特征	常用分析方法	代表中药
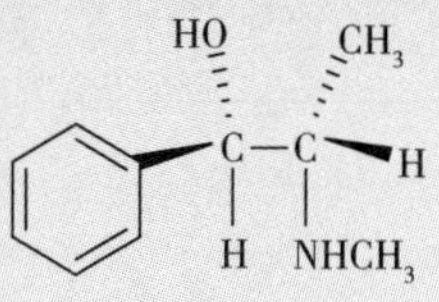 C麻黄碱（Ephedrine）$C_{10}H_{15}NO$；165.24	具有挥发性，可溶于水，易溶于三氯甲烷、乙醚及苯 mp：34℃ UV：211、282nm	滴定法 HPLC TLCS	麻黄、小儿咳喘颗粒、止喘灵注射液、镇咳宁糖浆、小青龙颗粒
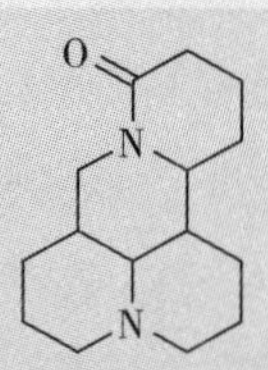 苦参碱（Matrine）$C_{15}H_{24}N_2O$；248	可溶于三氯甲烷、苯乙醚、二硫化碳及水，微溶于石油醚、正己烷 mp：87℃（β体） UV：205nm	HPLC	苦参、山豆根、妇炎康片、康妇消炎栓、消银片
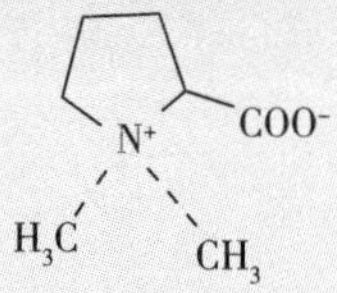 水苏碱（Stachydrine）$C_7H_{13N}O_2$；143.19	溶于热三氯甲烷、乙醇、甲醇、水，不溶于石油醚、乙醚和丙酮 mp：238~240℃	HPLC TLCS	益母草、益母草颗粒、产妇康颗粒、益母草丸
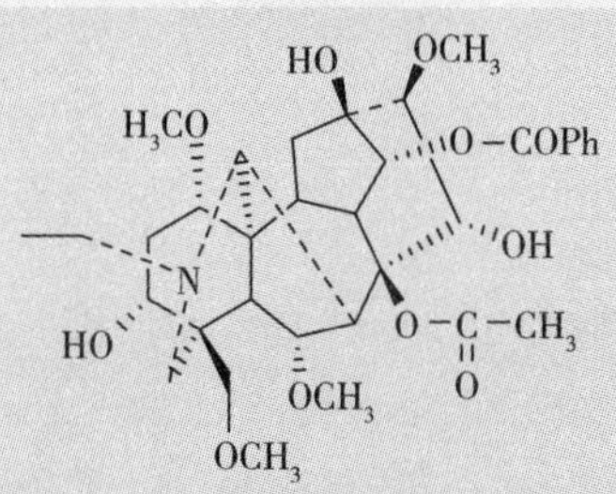 乌头碱（Aconotine）$C_{34}H_{47}NO_{11}$；645.76	溶于三氯甲烷、苯、无水乙醇和乙醚，难溶于水，微溶于石油醚 mp：204℃ UV：202、230、273、281nm	紫外 - 可见分光光度法（总生物碱，TLC）	乌头、风湿骨痛胶囊、跌打镇痛膏

【例2】止喘灵注射液中麻黄的鉴别（化学反应法）和总生物碱的含量测定（滴定分析法）[《中国药典》（2015 年版，一部）]

处方：麻黄、洋金花、苦杏仁、连翘

鉴别方法：取本品 20ml，加氨试液使成碱性，用三氯甲烷提取 2 次，每次 10ml，合并三氯甲烷液，取三氯甲烷液 4ml，分置 2 支试管中，一管加氨制氯化铜试液与二硫化碳各 5 滴，振摇，静置，三氯甲烷层显黄色至黄棕色；另一管为空白，以三氯甲烷 5 滴代替二硫化碳，振摇后三氯甲烷层应无色或显微黄色。

含量测定：精密量取本品 10ml，加 1mol/L 氢氧化钠溶液 0.5ml，用三氯甲烷提取 4 次（10ml、10ml、5ml、5ml），合并三氯甲烷液，置具塞锥形瓶中，精密加硫酸滴定液（0.01mol/L）10ml 及新沸过的冷水 10ml，充分振摇，加茜素磺酸钠指示液 1~2 滴，用氢氧化钠滴定液（0.02mol/L）滴定至淡红色，并将滴定结果用空白试验校正。每 1ml 硫酸滴定液（0.01mol/L）相当于 3.305mg 的麻黄碱（$C_{10}H_{15}NO$）。

【例3】万氏牛黄清心丸中黄连的鉴别（薄层色谱法）和盐酸小檗碱的含量测定（高效液相色谱法）[《中国药典》（2015 年版，一部）]

处方：牛黄、朱砂、黄连、栀子、郁金、黄芩

鉴别方法：取［含量测定］黄连项下的供试品溶液作为供试品溶液。取黄连对照药材 50mg，加甲醇 10ml，加热回流 15 分钟，滤过，滤液蒸干，残渣加甲醇 1ml 使溶解，作为对照药材溶液。另取盐酸小檗碱对照品，加甲醇制成每 1ml 含 0.5mg 的溶液，作为对照品溶液。照薄层色谱法《中国药典》（2015 年版，四部通则 0502）试验，吸取上述三种溶液各 2μl，分别点于同一硅胶 G 薄层板上，以甲苯-乙酸乙酯-异丙醇-甲醇-浓氨试液（12：6：3：3：1）为展开剂，在氨蒸气饱和下展开，取出，晾干，置紫外光灯（365nm）下检视。供试品色谱中，在与对照药材色谱和对照品色谱相应的位置上，显相同颜色的黄色荧光斑点。

含量测定：依照高效液相色谱法《中国药典》（2015 年版，四部通则 0502）测定。

色谱条件与系统适用性试验：以十八烷基硅烷键合硅胶为填充剂；以乙腈-0.05mol/L 磷酸二氢钾溶液（50：50）（每 100ml 中加十二烷基硫酸钠 0.4g，再以磷酸调节 pH 值为 4.0）为流动相；检测波长为 345nm。理论板数按盐酸小檗碱峰计算应不低于 5000。

供试品溶液的制备：取重量差异项下的本品，剪碎，混匀，取约 0.3 g，精密称定，置具塞锥形瓶中，精密加入盐酸-甲醇（1：100）混合溶液 25ml，称定重量，85℃ 水浴中加热回流 40 分钟，放冷，再称定重量，用盐酸-甲醇（1：100）混合溶液补足减失的重量，摇匀，离心，上清液滤过，取续滤液，即得。

对照品溶液的制备：取盐酸小檗碱对照品适量，精密称定，加甲醇制成每 1ml 含 80μg 的溶液，即得。

测定法：分别精密吸取对照品溶液与供试品溶液各 5μl，注入液相色谱仪，测定，即得。

本品每丸含黄连以盐酸小檗碱（$C_{20}H_{17}NO_4 \cdot HCl$）计，小丸不得少于 7.5mg；大丸不得少于 15.0mg。

【例4】枸杞子中甜菜碱的含量测定（薄层扫描法）[《中国药典》（2015 年版，一部）]

供试品溶液的制备：取本品剪碎，取约 2g，精密称定，加 80% 甲醇 50ml，加热回流 1 小时，放冷，滤过，用 80% 甲醇 30ml 分次洗涤残渣和滤器，合并洗液与滤液，浓缩至 10ml，用盐酸调节 pH 值至 1，加入活性炭 1g，加热煮沸，放冷，滤过，用水 15ml 分次洗涤，合并洗液与滤液，加入新配制的 2.5% 硫氰酸铬铵溶液 20ml，搅匀，10℃ 下放置 3 小时。用 G4 垂熔漏斗滤过，沉淀用少量冰水洗涤，抽干，残渣加丙酮溶解，转移至 5ml 量瓶中，加丙酮至刻度，摇匀，作为供试品溶液。另取甜菜碱对照品适量，精密称定，加盐酸甲醇溶液（0.5→100）制成每 1ml 含 4mg 的溶液，作为对照品溶液。照薄层色谱法（通则 0502）试验，精密吸取供试品溶液 5μl、对照品溶液 3μl 与 6μl，分别交叉点于同一硅胶 G 薄层板上，以丙酮-无水乙醇-盐酸（10：6：1）为展开剂，预饱和 30 分钟，展开，取出，挥干溶剂，立即喷以新配制的改良碘化铋钾试液，放置 1~3 小时至斑点清晰，照薄层色谱法《中国药典》（2015 年版，四部通则 0502）进行扫描，波长：$\lambda_S = 515nm$，$\lambda_R = 590nm$，测量供试品吸光度积分值与对照品吸光度积分值，计算，即得。

本品按干燥品计算，含甜菜碱（$C_5H_{11}NO_2$）不得少于 0.03%。

小　结

本节对生物碱类物质的定义、结构类型、理化性质、定性鉴别、含量测定方法进行了介绍，并以《中国药典》（2015 年版，一部）为参考介绍了部分处方总生物碱和单体类生物碱的含量测定实例。生物碱类物质是中药中最为独特的一种结构类型，其活性显著但也有一定的毒性，该类物质骨架奇特，结构多样，但一般均含有碱性，因此，以氮元素作为目标进行滴定分析的总生物碱含量测定是一种常用的方法。部分中药中也以高效液相法测定单体生物碱的含量，然而由于生物碱类物质碱性基团的存在，此种方法往往需要加入一定的缓冲盐试剂以改善分离效果，从而达到准确定量的目的。

思考题

1. 常用于生物碱类化合物鉴别反应的沉淀试剂有哪些？
2. 中药中总生物碱和单体生物碱含量测定的方法有哪些？说明每种方法的使用依据。

第四节　其他类成分分析

除上述几种主要成分外，植物中还存在其他种类化学成分，如香豆素类、木脂素类、鞣质类、氨基酸、蛋白、多肽类等。这些不同类型的成分均存在一定的特性和生理活性，是植物有机体不可或缺的重要组成部分。总体而言，其他类成分均可采用高效液相法对其进行含量测定，但流动相需要依成分不同而进行适当的选择。

一、香豆素类成分分析

（一）概述

香豆素是一类具有苯骈 α-吡喃酮母核的化合物，其结构可视为由顺邻羟基桂皮酸脱水形成的内酯类化合物。香豆素广泛分布于高等植物中，部分动物以及微生物中也含有此类化合物，尤其是芸香科和伞形科植物，如白芷、独活、蛇床子、前胡、茵陈、补骨脂等。香豆素类化合物及其衍生物具有抗凝血、抗菌、抗炎、抗艾滋病、抗肿瘤、扩张冠状动脉等多种生物活性，如祖师麻中的瑞香素具有显著的消炎镇痛的功效，可用于治疗类风湿性关节炎等症[22,23]；白芷中的白芷素具有解除平滑肌痉挛，扩张冠状动脉的功效；秦皮中的秦皮甲素和秦皮乙素可用于治疗痢疾。

（二）定性鉴别

1. 化学反应法

（1）异羟肟酸铁反应：香豆素可视为内酯类化合物，在碱性条件下内酯开环，与盐酸羟胺缩合形成异羟肟酸，在酸性条件下与 Fe^{3+} 络合显现出红色。

（2）三氯化铁反应：香豆素类化合物有酚羟基取代，则可与三氯化铁溶液反应生成绿色至墨绿色沉淀。

（3）重氮化反应：香豆素的邻位有酚羟基取代、对位无取代，可与重氮化试剂发生反应显红色至紫红色。

（4）Gibb 反应：香豆素类化合物的内酯环在碱性条件下水解形成酚羟基，若其对位（6 位）无取代，可与 Gibb 试剂反应显蓝色。

（5）Emerson 反应：与 Gibb 反应相似，若 6 位无取代，内酯环在碱性条件下水解形成酚羟基与 Emerson 试剂反应显红色。

2. 荧光法　香豆素类化合物在紫外光下通常显蓝色或紫色荧光，在碱性条件下荧光可增强。其荧光的有无、强弱受取代基和取代位置影响，香豆素的母核本身无荧光，7 位羟基取代的香豆素衍生物却具有较强的蓝色荧光，此时，若在 7 位碳的邻位（6 位或 8 位）引入羟基，荧光减弱甚至消失。利用此性质可对香豆素类化合物进行检识。

3. 色谱法　香豆素类化合物通常可用薄层色谱法进行鉴别，硅胶作为吸附剂，可用环己烷（石油醚）-乙酸乙酯、正己烷-乙醚等系统展开，在紫外灯下显蓝色或紫色斑点，若荧光微弱，也可喷异羟肟酸铁试剂显色。此外，纸色谱、聚酰胺色谱均可用于香豆素类化合物的定性鉴别。

（三）含量测定

1. 紫外分光光度法　香豆素类成分一般具有紫外吸收，在样品纯度较高时，可直接在适当的紫外波长下测定。总香豆素的含量可通过与适当的显色剂生成有色物质，利用分光光度法进行测定。

2. 荧光光度法　羟基香豆素多数具有强烈的荧光，用荧光光度计测定荧光，灵敏度高，选择性好。当干扰成分较多时，可先用色谱法净化。

3. 薄层扫描法　样品经薄层分离后，利用香豆素具有紫外吸收或产生荧光的特性，直接进行吸收扫描或荧光扫描测定。

4. 高效液相色谱法　由于香豆素类成分含有芳环和其他共轭结构，有较强的紫外吸收，采用反相高效液相色谱法测定，C_{18}色谱柱，紫外灯检测，甲醇-水或乙腈-水系统为流动相，具有较高的灵敏度。

5. 气相色谱法　部分具有挥发性的香豆素类成分可用气相色谱进行测定。

（四）常见香豆素类成分性质及分析实例

【例1】常见香豆素类成分性质及分析（表3-6）

表3-6　常见香豆素类成分性质及分析

化学成分	理化特征	常用分析方法	代表中药及制剂
$C_{11}H_6O_3$；186.17 补骨脂素 （Psoralen）	无色针状结晶（乙醇）。溶于乙醇、氯仿，微溶于水、石油醚 mp：189~190℃	TLCS HPLC GC SFC	补骨脂、四神丸、生发搽剂、白蚀丸、白癜风胶囊、补肾益脑片、腰痛丸
$C_{11}H_6O_3$；186.17 异补骨脂素 （Isopsoralen）	无色针状结晶（乙醇）。溶于乙醇、氯仿，微溶于水、乙醚、石油醚 mp：137~138℃	TLCS HPLC GC SFC	补骨脂、四神丸、生发搽剂、白蚀丸、白癜风胶囊、补肾益脑片、青蛾片
$OCH_2CH=C(CH_3)_2$ $C_{16}H_{14}O_4$；270.28 欧前胡素 （Imperatorin）	白色结晶。 易溶于氯仿，溶于苯、乙醇、乙醚 mp：102℃	TLC HPLC GC	白芷、清眩片、伤痛宁片、前列欣胶囊、通窍鼻炎片
$OCH_2CH=C(CH_3)_2$ $C_{16}H_{14}O_4$；270.28 异欧前胡素 （Isoimperatorin）	浅黄色块状结晶（乙酸乙酯）。 mp：109~110℃。 白色片状结晶（无水乙醇）。 mp：106~107℃。 溶于丙酮、乙酸乙酯、氯仿、乙醇，不溶于水	TLC HPLC GC	羌活、天麻丸、伤痛宁片

续　表

化学成分	理化特征	常用分析方法	代表中药及制剂
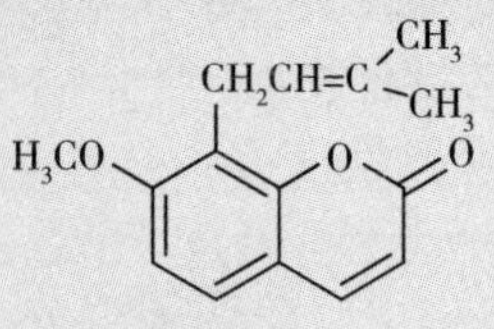 $C_{15}H_{16}O_3$；244.29 蛇床子素 （Osthole）	棱柱状结晶（乙醚），针状结晶（稀乙醇） 溶于碱溶液、甲醇、乙醇、氯仿、丙酮、乙酸乙酯、沸石油醚等，不溶于水和石油醚 mp：83~84℃	TLC HPLC GC	蛇床子、独活、天麻丸、伤湿止痛片、寄生追风酒、净阴灵
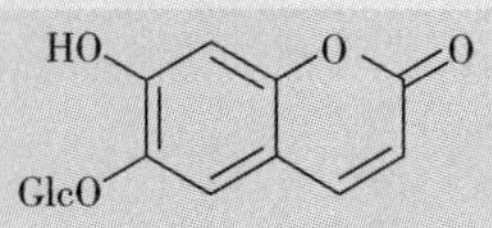 $C_{15}H_{16}O_9$；340.28 秦皮甲素 （Esculin）	白色针状结晶。 溶于热乙醇、甲醇、吡啶、乙酸乙酯和醋酸（水合物） mp：204~206℃	TLC HPLC	秦皮、八味秦皮片、整肠生颗粒
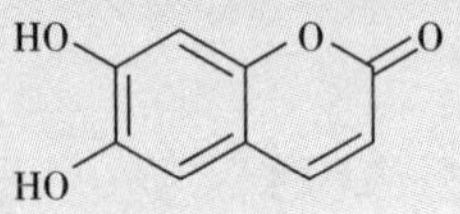 $C_9H_6O_4$；178.14 秦皮乙素 （Esculein）	淡黄色针状结晶或结晶粉末 溶于乙醇和稀碱溶液，微溶于水、乙醇、乙酸乙酯，不溶于乙醚、氯仿 mp：271~273℃	TLC HPLC	秦皮、紫花地丁、二丁颗粒、消炎退热颗粒、尿感宁颗粒

【例2】测定抗风湿胶囊中蛇床子素含量（薄层扫描法）[24]

扫描条件：采用硅胶G板，厚0.5mm，晾干，在105℃下烘40分钟左右，苯-乙酸乙酯（20∶1）系统展开。$\lambda_S=322nm$，$\lambda_R=370nm$，$\lambda_X=3$，反射式锯齿扫描，灵敏度为中度，$\Delta Y=0.22mm$。

对照品溶液制备：精密称量蛇床子素对照品12.55mg，置25ml容量瓶中，加乙醇溶解稀释，定容至刻度线，摇匀，制成每毫升含对照品0.502mg的溶液。

供试品溶液制备：取本品1g，精密加乙醇25ml，称重，超声30min，冷却，称重，补足减失的重量，过滤得供试品溶液。

测定：分别取对照品溶液和供试品溶液点样与同一硅胶G板上，点样量在0.5~3.0μg之间，按上述色谱条件进行展开，扫描，测定。

二、木脂素类成分分析

（一）概述

木脂素（lignanoids）是一类由二分子苯丙素衍生物（即 $C_6~C_3$ 单体）聚合而成的天然化合物，大部分存在于植物的木质部，开始析出时呈现出树脂状，所以称之为木脂素。由于其聚合位置不同，且其侧链γ-碳原子上的含氧基团会发生互相脱水缩合等反应，所以形成的木脂素分子结构类型较为丰富。组成木脂素的单体主要有四种：桂皮酸（cinnamic acid），少数情况下有桂皮醛（cinnam aldehyde）、桂皮醇（cinnamy alcohol）、丙烯苯（propenyl benzene）、烯丙苯（allyl benzene）。木脂素类成分在自然界中的分布较为广泛，常见的中药有连翘、五味子、厚朴、牛蒡子、细辛等。且其生物活性类型多样，如五味子所含的木脂素具有补肾、安神、保肝降酶等作用。厚朴中的木脂素具有消炎、止痛、松弛肌肉的功效。牛蒡子中的木脂素具有抗菌、抗肿瘤、抗 HIV 病毒、抗急慢性肾炎等多种功效。

中药制剂中若含有木脂素类成分的中药，应选择该中药含有的木脂素成分作为定性定量的依据。在《中国药典》（2015 年版，一部）中，有 51 个中药制剂测定木脂素的含量，其中用 HPLC 的有 51 个，同时测定两种或两种以上木脂素成分的有 17 个；以木脂素为对照品进行定性鉴别的中药制剂有 84 个。木脂素分析已经成为中药制剂分析中非常重要的一类成分分析。

（二）定性鉴别

1. 化学反应法　木脂素类成分的母核没有特征性的化学反应，只能利用分子结构中的特殊官能团如酚羟基、亚甲二氧基等进行特征显色反应。

（1）三氯化铁反应：鉴别是否存在酚羟基。

（2）Labat 反应：鉴别是否存在亚甲二氧基。具有亚甲二氧基的木脂素加浓硫酸后，再加没食子酸，产生蓝绿色现象。

（3）Ecgrine 反应：其反应机制与 Labat 反应相同，也可用于鉴别是否存在亚甲二氧基。具有亚甲二氧基的木脂素加浓硫酸后，再加变色酸，在温度 70~80℃ 保持 20 分钟，产生蓝紫色现象。

（4）异羟肟酸铁反应：鉴别是否存在内酯环。在碱性条件下内酯环开裂，与盐酸羟胺缩合重排后生成异羟肟酸，再在酸性条件下与 Fe^{3+} 生成红色络合物。

上述颜色反应干扰较多，专属性差，应慎用。一般多用于单味中药及其制剂，复方中药制剂必须采用阴性对照试验，以验证其专属性。

2. 荧光法　一些木脂素类化合物具有荧光，可用这一性质进行鉴别。如将牛蒡子药材粉末放于白瓷板上，在紫外光灯下观察，显示绿色荧光，其乙醇提取液在紫外光灯下显绿色荧光，可与其常见的伪品进行区别。

3. 薄层色谱法　吸附薄层色谱法鉴别木脂素类成分效果较好，所以含木脂素类成分的中药材及其中药制剂的鉴别使用较多的方法是薄层色谱鉴别法。木脂素类成分大多数具有较强的亲脂性，采用吸附色谱可获得较好的分离效果，常用的吸附剂是硅胶，展开剂一般选用极性较小的亲脂性有机溶剂，如甲苯、三氯甲烷、三氯甲烷-甲醇（9∶1）、三氯甲烷-乙酸乙酯（9∶1）、三氯甲烷-二氯甲烷（9∶1）和乙酸乙酯-甲醇（95∶5）等。薄层色谱展开后，有色木脂素可直接日光定位，有荧光的木脂素可在紫外光下定位。无色无荧光的木脂素需喷显色试剂，常用的显色剂有 10% 硫酸乙醇溶液、茴香醛浓硫酸试剂（110℃加热 5 分钟）、5% 或 10% 磷钼酸乙醇溶液（120℃加热至斑点明显出现）、碘蒸气（熏后观察，或置于紫外光灯下观察荧光）等。

（三）含量测定

木脂素类成分的含量测定的方法较多，根据测定的目的不同可分为总木脂素含量测定法和单体木脂素成分的含量测定[20]。

1. 总木脂素的含量测定　总木脂素的含量测定方法多采用变色酸-浓硫酸比色法，该方法是目前中药材及其中药制剂中总木脂素含量测定的常用方法之一。该方法的原理是利用木脂素结构中的亚甲二氧基与变色酸-浓硫酸试剂反应，产生颜色的变化，在 570nm 处呈现最大吸收的特点，进行比色测定。但应注意，此方法干扰较多，当利用此法进行中药制剂的含量测定时，要进行阴性试验，以证明方法的专属性。

2. 单体木脂素类成分的含量测定　单体木脂素类成分的含量测定方法主要用色谱法，常用的有高效液相色谱法和薄层色谱扫描法。

高效液相色谱法是单体木脂素类成分含量测定的主要方法。一般以十八烷基硅烷键合硅胶为填充剂，乙腈-水或甲醇-水系统为流动相，多采用紫外检测器。

薄层色谱扫描法，一般可用吸附色谱，以硅胶为吸附剂，用低极性的有机溶剂展开。在可见光或紫外光区有吸收的木脂素类成分，用薄层吸附扫描法测定含量；可利用能发出荧光或利用荧光薄层板上暗斑的荧光淬灭的特点，用薄层荧光扫描法测定含量。

（四）木脂素类成分分析实例（表3-7）

表3-7 常见木脂素类成分分析

化学成分	理化特征	常用分析方法	实例
$C_{24}H_{32}O_6$ 416.51 五味子甲素 （五味子素 a） Deoxyschizandrin （schizandrin A）	联苯环辛烯型木脂素，亲脂性强，溶于石油醚、甲醇、乙醇，易溶于乙醚，极易溶于苯及氯仿，不溶于水 mp：116～117℃。旋光度 $[\alpha]_{25}^{D}+107$ UV：250nm	薄层扫描法 高效液相色谱法	益心舒片（五味子，高效液相色谱法） 肝得宁丸（五味子，高效液相色谱法） 安神补心胶囊（五味子，高效液相色谱法） 参芪五味子片（五味子，高效液相色谱法） 益肝灵片（五味子，高效液相色谱法）
$C_{32}H_{34}O_{11}$ 534.55 牛蒡子苷 （Arctiin）	木脂内酯，白色簇状针晶（95%乙醇）。易溶于氯仿、甲醇等有机溶剂 mp：110～112℃。旋光度 $-51.5°$（c=2.0，乙醇） UV：280nm	高效液相色谱法	五福化毒丸（炒牛蒡子，高效液相色谱法） 银翘解毒丸（浓缩丸）（牛蒡子，高效液相色谱法） 羚羊感冒片（牛蒡子，高效液相色谱法） 维C银翘片（牛蒡子，高效液相色谱法） 感冒舒颗粒（牛蒡子，高效液相色谱法）
$C_{27}H_{34}O_{11}$ 534.56 连翘苷 （Forsythin）	双环氧木脂素，具有双骈四氢呋喃环。可溶于水、乙醇等溶剂 UV：332nm	薄层扫描法 高效液相色谱法	小儿感冒茶（连翘，高效液相色谱法） 感冒退热颗粒（连翘，高效液相色谱法） 银翘解毒片（连翘，高效液相色谱法） 桑菊感冒片（连翘，高效液相色谱法） 桑菊感冒片/合剂（连翘，高效液相色谱法）
$C_{18}H_{18}O_2$ 266.32 厚朴酚 （Magnolol）	无色针状结晶（水），溶于苯、乙醚、氯仿、丙酮及常用的有机溶剂，难溶于水，易溶于苛性碱稀溶液，得到钠盐。酚羟基易被氧化，而烯丙基则容易进行加成反应 mp：102℃ UV：294nm	高效液相色谱法	开脑顺气丸（姜厚朴，高效液相色谱法） 木香顺气丸（厚朴，高效液相色谱法） 加味藿香正气软胶囊（厚朴，高效液相色谱法） 香苏正胃丸（厚朴，高效液相色谱法） 金桑利咽丸（厚朴，高效液相色谱法）

【例3】HPLC法测定木香顺气丸中厚朴含量［《中国药典》（2015年版，一部）］

色谱条件与系统适用性试验，按照高效液相色谱法《中国药典》（2015年版，四部通则0512）测定。以十八烷基硅烷键合硅胶为填充剂；甲醇-乙腈-水-磷酸（50:19:31:0.3）为流动相；检测波长为294nm。理论板数按厚朴酚峰计算应不低于3000。

对照品溶液的制备：取厚朴酚对照品、和厚朴酚对照品适量，精密称定，加甲醇制成每1ml含厚朴酚、和厚朴酚各20μg的溶液，即得。

供试品溶液的制备：取本品适量，研细，取约2g，精密称定，置具塞锥形瓶中，精密加入甲醇50ml，密塞，称重，超声处理（功率250W，频率33kHz）30min，放冷，再称重，用甲醇补足减失的重量，摇匀，过滤，精密量取续滤液5ml置25ml量瓶中，加甲醇稀释至刻度，摇匀，即得。

测定法：分别精密吸取对照品溶液与供试品溶液各10μl，注入液相色谱仪，测定，即得。

本品每1g含厚朴以厚朴酚（$C_{18}H_{18}O_2$）与和厚朴酚（$C_{18}H_{18}O_2$）的总量计，不得少于1.7mg。

三、鞣质类成分分析

（一）概述

鞣质（tannins），又称单宁、鞣酸、丹宁酸，是存在于植物体内的一类结构比较复杂的多元酚类化合物，主要包括没食子酸（或其聚合物）的葡萄糖（及其他多元醇）酯、黄烷醇及其衍生物的聚合物以及两者的混合物等。鞣质能与蛋白质结合形成不溶于水的沉淀，故可用来鞣皮，即与兽皮中的蛋白质相结合，使皮成为致密、柔韧、难于透水且不易腐败的革，因此称为鞣质。

鞣质存在于多种树木（如橡树和漆树）的树皮和果实中，也是这些树木受昆虫侵袭而生成的虫瘿中的主要成分，含量达50%~70%。除少数为结晶外，大多数鞣质为灰白色无定形粉末，且在空气中颜色逐渐变深；有强吸湿性；水溶液味涩；在210~215℃分解；极性较强，溶于水、甲醇、乙醇、丙酮，可溶于乙酸乙酯、丙酮和乙醇的混合液，难溶或不溶于乙醚、苯、三氯甲烷、石油醚及二硫化碳等，少量水的存在能够增加鞣质在有机溶剂中的溶解度。

鞣质具有与蛋白质发生结合使之沉淀的性质，称之为收敛性。鞣质传统的药理活性大部分都可归因于收敛性。大多数植物类中药中都含有鞣质类成分，尤其在种子类中药中分布更为广泛，如蔷薇科、大戟科、蓼科、茜草科中药中多见，如五倍子、地榆、大黄、虎杖、仙鹤草、老鹳草、四季青、麻黄等。且鞣质的生物活性多样，如四季青具有收敛止血止泻、治烧伤烫伤的作用；贯众鞣质可抗流感病毒；月见草中的月见草素B有显著的抗肿瘤作用等。

（二）定性鉴别

1. 化学反应法　利用鞣质能与生物碱、重金属盐、蛋白质反应生成沉淀或与$FeCl_3$的作用等对鞣质进行定性鉴别，其中，明胶沉淀反应和$FeCl_3$显色反应是常用的鞣质鉴别反应。

2. 薄层色谱法　鞣质含多个酚羟基，且分子量较大，因此采用硅胶薄层色谱法鉴别时，为了增加酚羟基的游离度，通常需要在展开剂中加入微量酸。展开系统通常采用苯-甲酸乙酯-甲酸或不同比例三氯甲烷-丙酮-水-甲酸的混合溶剂。展开后，可分别一次喷三氯化铁、茴香醛-硫酸或三氯化铁-铁氰化钾（1:1）、亚硝酸钠醋酸溶液显色。以没食子酸为对照品或对照药材为对照根据斑点颜色可判断鞣质类化合物的类型。

（三）定量测定

1. 总鞣质的含量测定　利用碱性溶液里鞣质中的酚类化合物将钨钼酸还原（使W^{6+}变为W^{5+}）生成

蓝色化合物（在760nm处有最大吸收），其颜色深浅与酚含量正相关，采用分光光度法进行测定。该法可测定试样中的总酚含量，包括鞣质、低分子多酚、简单酚、带酚羟基的氨基酸及蛋白质的抗坏血酸等易被氧化的物质。

《中国药典》（2015年版，四部通则2202）"鞣质含量测定法"如下：

对照品溶液制备：精密称取没食子酸对照品50mg，置于100ml棕色量瓶中，加水溶解并稀释至刻度，精密量取5ml，置于50ml棕色量瓶中，加水稀释至刻度，摇匀即可（每1ml中含没食子酸0.05mg）。

标准曲线制备：精密量取对照品溶液0.5、1.0、2.0、3.0、4.0、5.0ml，分别至25ml棕色量瓶中，各加入磷钼钨酸试液1ml，再分别加水11.5、11、10、9、8、7ml，用29%碳酸钠溶液稀释至刻度，摇匀放置30分钟以相应的试剂为空白，采用紫外-可见分光光度法，在760nm的波长处测定吸光度，以吸光度为纵坐标，浓度为横坐标，绘制标准曲线。

供试品溶液制备：取药材粉末适量（按各品种项下的规定），精密称定，置250ml棕色量瓶中，加水150ml，放置过夜，超声处理10分钟，放冷后加水稀释至刻度，摇匀，静置使固体沉淀，滤过，弃去初滤液50ml，精密量取续滤液20ml，置于100ml棕色量瓶中，用水稀释至刻度，摇匀即得。

测定方法：①总酚：精密量取供试品溶液2ml，至25ml棕色量瓶中，照标准曲线制备项下的方法，自"加入磷钼钨酸试液1ml"起，加水10ml，依次测定吸光度，从标准曲线中读出供试品溶液中没食子酸的量（mg），计算即得。②不被吸附的多酚：精密量取供试品溶液25ml，加到已装有干酪素0.6g的100ml具塞锥形瓶中，密塞，置30℃水浴中保温1小时，时时振摇，取出，放冷，摇匀，滤过，弃去初滤液，精密量取续滤液2ml，置25ml棕色量瓶中，照标准曲线制备项下的方法，自"加入磷钼钨酸试液1ml"起，加水25ml，依次测定吸光度，从标准曲线中读出供试品溶液中没食子酸的量（mg），计算即得。鞣质含量等于总酚量减去不被吸附的多酚量。

2. 单体鞣质的含量测定　高效液相色谱法是目前准确有效的鞣质含量测定的方法，流动相中添加缓冲液，或酸以抑制拖尾。因为鞣质的单体一般具有紫外吸收，通常需要将鞣质水解后再进行测定。

（四）鞣质类成分分析实例

【例4】地榆中鞣质类成分分析［《中国药典》（2015年版，一部）］

1. 定性分析-薄层色谱法　取本品粉末2g，加10%盐酸的50%甲醇溶液，加热回流2小时，放冷，滤过，滤液用盐酸饱和乙醚振摇提取2次，每次25ml，合并乙醚液，挥干，残渣加甲醇1ml使其溶解，作为供试品溶液。另取没食子酸对照品，加甲醇制成每1ml含0.5mg的溶液，作为对照品溶液。照薄层色谱法试验，吸取供试品溶液5~10μl、对照品溶液5μl，分别点于同一硅胶G薄层板上，以甲苯（用水饱和）-乙酸乙酯-甲酸（6：3：1）为展开剂，展开，取出，晾干，喷以1%三氯化铁乙醇溶液。供试品色谱中，在与对照品色谱相应的位置上，显相同颜色的斑点。

2. 含量测定

（1）总鞣质的含量测定：取本品粉末（过四号筛）约0.4g，精密称定，照鞣质含量测定法测定，在"不被吸附的多酚"测定中，同时作为空白试验校正，计算即得。本品按干燥品计算，不得少于8%。

（2）单体鞣质含量测定

色谱条件与系统适用性试验：以十八烷基硅烷键合硅胶为填充剂；以甲醇-0.05%磷酸溶液（5：59）为流动相；检测波长为272nm。理论塔板数按没食子酸峰计算，应不低于2000。

对照品溶液的制备：取没食子酸对照品适量，精密称定，加水制成每1ml含30μg的溶液，即得。

供试品溶液的制备：取本品粉末（过四号筛）约0.2g，精密称定，置具塞锥形瓶中，加10%盐酸溶液10ml，加热回流3小时，放冷滤过，滤液置100ml容量瓶中，用水适量分几次洗涤容器和残渣，洗涤滤入同一容量瓶中，加水至刻度，摇匀，滤过，取续滤液即得。

测定法：分别精密吸取对照品溶液和供试品溶液各10μl，注入液相色谱仪，测定即得。

本品按干燥品计算，含没食子酸（$C_7H_6O_5$）不得少于 1.0%。

四、有机酸类成分分析

（一）概述

有机酸类（organic acids）是指自然界中存在的一些具有酸性的有机化合物。最常见的有机酸是具有羧基（-COOH）的羧酸，此外，磺酸（-SO₃H）、亚磺酸（RSOOH）、硫羧酸（RCOSH）等也属于有机酸。其广泛存在于植物的花、茎、果、种子、根等各部分。常见的有机酸按结构可以分为三种：脂肪族有机酸（酒石酸、阿魏酸、香草酸、原儿茶酸、没食子酸等）、芳香族有机酸（桂皮酸、水杨酸等）、萜类有机酸（熊果酸、齐敦果酸）。除了少数有机酸以游离状态存在外，一般都与钾、钠、钙等结合成盐，有的与生物碱结合成盐。

常用中药乌梅、五味子等均含有有机酸类成分，许多有机酸具有多方面的生理活性。如阿魏酸具有抑制血小板聚集的作用；绿原酸具有抗菌作用；桂皮酸具有抗癌作用；地龙中的丁二酸具有止咳平喘的作用；鸦胆子中的油酸具有抗癌的作用；齐敦果酸具有防治脂肪肝，抗动脉粥样硬化的作用；柿叶中的琥珀酸、水杨酸、丁香酸等具有防治冠心病的作用；牛黄中的胆酸等具有清热、消炎、解痉等作用。少部分芳香族有机酸具有较强的毒性，如存在于关木通、广防己、青木香等中药中的马兜铃酸具较强的肾毒性，易导致肾衰竭。

中药制剂中含有机酸类的中药时，常选择该中药含有的有机酸成分作为定性定量的依据。在《中国药典》（2015 年版，一部）中有 70 个中药制剂分析测定有机酸含量，其中用 HPLC 的 70 个；有 94 个中药制剂以有机酸为对照品进行定性鉴别。

（二）定性鉴别

1. 化学法 有机酸结构中含有羧基，显酸性，可利用羧基与某些显色试剂产生颜色反应进行鉴别。如，有机酸能与氯化钙、醋酸铅或氢氧化钡生成不溶于水的钙盐、铅盐或钡盐沉淀；另外有机酸还可与醇反应生成酯，与氨或胺类缩合生成酰胺等。

2. 薄层色谱法 有机酸的薄层色谱分析常采用硅胶为吸附剂。为消除因有机酸解离而产生的拖尾现象，常在展开剂中加入一定量的甲酸等调节展开剂使其呈现酸性。常用硫酸乙醇等通用显色剂。而绿原酸、阿魏酸等本身具有荧光的有机酸，可直接在荧光灯下观察。

（三）含量测定

1. 总有机酸含量测定

（1）酸碱滴定法：药材中总有机酸的含量测定可采用酸碱滴定法。例如，《中国药典》（2015 年版，一部）中收载的山楂中总有机酸的含量测定，即采用酚酞为指示液，用氢氧化钠为滴定液滴定。若药材中有机酸类成分为弱酸性，可采用非水溶液滴定法。另外，滴定法一般根据指示剂的颜色变化来确定滴定终点，而中药材提取液一般具有比较深的颜色，对滴定终点的判定有一定的干扰，为提高酸碱滴定法测定中药中有机酸含量的准确性，可利用电位的变化来确定滴定终点，即采用电位滴定法。也可在样品处理中选择大孔吸附树脂、离子交换色谱等适当的方法对中药材提取液进行纯化，减少干扰性物质的存在，提高酸碱滴定的准确性。

（2）分光光度法：可利用有机酸与显色剂反应生成有色物质后，采用分光光度法测定总有机酸的含量。同样可选择适当方法将样品进行预处理，除去干扰性物质，调高准确性和灵敏度。例如，以咖啡酸为对照，以三氯化铁-铁氰化钾显色，在 763nm 处测定蒲公英中总有机酸的含量；以齐敦果酸为对照，以香草醛-冰醋酸-高氯酸显色，在 546nm 处测定乳香药材中总三萜类有机酸的含量[20]。

2. 有机酸类单体成分含量测定

（1）高效液相色谱法：主要用于芳香族酸类和其他具有紫外吸收的酸类成分，如绿原酸、没食子酸、桂皮酸、阿魏酸等的测定。可以根据样品的构成与性质来选择合适的色谱条件（色谱柱、流动相、检测器）。有机酸在水中很容易发生电离，产生多峰现象，一般使用酸性流动相来抑制有机酸的离解。通常在流动相中加入磷酸盐缓冲液、冰醋酸、磷酸等。

（2）薄层扫描法：适用于在可见光或紫外光区有吸收的有机酸类成分或经过显色后在可见光或紫外光区有吸收的有机酸类成分，用薄层色谱扫描法测定含量；可利用能发出荧光或利用荧光薄层板上暗斑的荧光淬灭，用薄层荧光扫描法测定含量。如脂肪酸类、萜类等一些不具有紫外吸收的酸类物质，可用薄层色谱扫描分析，在选用合适的显色剂，显色后测定。

（3）高效毛细管电泳法：在中药有机酸类成分的分析中以毛细管区带电泳（CZE）法应用最多，它是根据带电泳质在电场中电泳淌度的差异而实现分离的。CZE 较适合带电溶质的分离，其次应用较多的为毛细管胶束电泳（MECC）法。如山茱萸、夏枯草、女贞子、枇杷叶中齐墩果酸和熊果酸的测定就用高效毛细管电泳法[20]。

（4）气相色谱法：主要用于长链脂肪酸的分析和测定，其次为萜酸，在酚酸和小分子脂肪酸方面的应用较少。脂肪甲酯化是气相色谱测定脂肪酸的关键步骤，常用的有重氮甲烷法、三氟化硼催化法、硫酸盐酸催化法及快速甲酯化法等。如小半夏汤中琥珀酸、苹果酸、柠檬酸、亚油酸的测定。

此外，没有紫外吸收的化合物，可用超临界流体色谱法测定（如怀牛膝及其制剂中齐墩果酸的测定）[25]。

（四）有机酸类成分分析实例

【例 5】安神补心丸中丹参含量测定（HPLC 法）[《中国药典》（2015 年版，一部）]

主要组成：丹参、五味子（蒸）、石菖蒲、安神膏

色谱条件与系统适用性试验：用十八烷基硅烷键合硅胶为填充剂；以甲醇-乙腈-甲酸-水（30：10：1：59）为流动相，检测波长为 286nm。理论塔板数按丹酚酸 B 峰计算应不低于 4000。

对照品溶液的制备：取丹酚酸 B 对照品适量，精密称定，加 75% 甲醇制成每 1ml 含 90μg 的溶液，即得。

供试品溶液的制备：取本品 30 丸（糖衣丸除去糖衣），精密称定，精密加入 75% 甲醇 25ml，称定重量，超声处理（功率 140W，频率 42kHz）30 分钟，放冷，再称定重量，用 75% 甲醇补足失去的重量，摇匀，滤过，取续滤液，即得。

测定：分别精密吸取对照品溶液和供试品溶液各 10μl，注入液相色谱仪，测定，即得。

本品每丸含丹参以丹酚酸 B（$C_{36}H_{30}O_{16}$）计，不得少于 1.15mg。

五、氨基酸、多肽、蛋白质类成分分析

（一）概述

氨基酸（amino acids）是羧酸分子中羟基上的氢被氨基取代后的化合物，其结构中既具有羧基又有氨基。通常根据氨基和羧基的相对位置不同，即邻位（α 位）、间位（β）、对位（γ 位），将氨基酸分为 α-氨基酸、β-氨基酸以及 γ-氨基酸，其中 α-氨基酸占多数。氨基酸是组成多肽和蛋白质的基本单位，其中人体必不可少又不能自身合成的氨基酸叫必需氨基酸，此类氨基酸对机体至关重要，具有重要的功能，在医药领域发挥了巨大作用，如精氨酸、谷氨酸、鸟氨酸等具有降血压的作用，精氨酸和谷氨酸可作肝

昏迷抢救药；蛋氨酸具有去脂的作用；甘氨酸和谷氨酸具有调节胃酸的作用；组氨酸可治疗胃溃疡、十二指肠溃疡以及肝炎等。中药中所含的游离氨基酸也具有多种生物活性，如使君子中的使君子氨酸有驱蛔虫的作用；天冬、玄参、棉根中具有的天门冬素具有止咳平喘的作用；三七中的三七素有止血作用等[26]。

多肽（polypeptides）是由 α-氨基酸通过脱水缩合形成肽键连接而成的化合物。两个分子脱水缩合，我们将其称为二肽，以此类推有三肽、四肽、五肽等，三个或三个以上氨基酸分子脱水缩合的可统称为多肽。由酰胺键和肽键构成的环状肽类化合物称为环肽（cyclopeptides）。肽类化合物广泛分布于动植物的各个部位中，并具有多方面的生物活性，如大豆多肽可起到降血压的作用[27]；人参多肽具有降血糖作用[28]；新鲜水蛭中的水蛭素具有抑制凝血酶的活性；茜草中的一系列十四元环的茜草环肽具有抗肿瘤的作用。

蛋白质（protein）是由 α-氨基酸按一定顺序结合形成一条多肽链，再由一条或一条以上的多肽链按照其特定方式结合而成的高分子化合物，它是生命体的基本物质。酶是活性蛋白中的重要部分，蛋白质与酶在医疗领域已得到广泛应用，如天花粉蛋白可用于引产、治疗异位妊娠、胎物残留、抗肿瘤以及抑制人体免疫缺陷病毒[29]；半夏蛋白可抑制早期妊娠；麦芽中的淀粉酶有助于消化；苦杏仁中的苦杏仁酶具有止咳平喘的作用。

（二）定性鉴别

1. 化学反应法　常用氨基酸的显色反应有茚三酮反应、米伦反应、酚试剂反应、Folin 反应、Sulliwan 反应、Isatin 反应等。蛋白质可通过热变性、沉淀反应等进行定性鉴别。

2. 薄层色谱法　做氨基酸、多肽、蛋白质的定性分析时常以硅胶 G 或硅胶 H 为吸附剂，用氯仿-甲醇（9:1）展开，2%茚三酮溶液作显色剂。毛细管电泳法也是多肽和蛋白质定性鉴别的常用方法，聚丙烯酰胺凝胶电泳定性鉴别蛋白质效果良好[30]。

（三）含量测定

氨基酸的含量可通过氨基酸自动分析仪进行测定或采用高效液相色谱法。多肽和蛋白质可采用双缩脲法、邻苯二甲醛（OPA）法、考马斯亮蓝法、紫外吸收法等进行含量测定[26]。

【例6】高效液相色谱法测定阿胶中的 L-羟脯氨酸［《中国药典》（2015 年版，一部）］

色谱条件：以十八烷基硅烷键合硅胶为填充剂；以乙腈-0.1mol/L 醋酸钠溶液（用醋酸调节 pH 至6.5）（7:93）为流动相 A。以乙腈-水（4:1）为流动相 B，按表 3-8 中的规定进行梯度洗。检测波长为254nm；柱温为 43℃。理论板数按 L-羟脯氨酸峰计算应不低于 4000。

表 3-8　高效液相色谱法测定阿胶中的 L-羟脯氨酸的洗脱条件

时间（分钟）	流动相 A（%）	流动相 B（%）
0~11	100 → 93	0 → 7
11~13.9	93 → 88	7 → 12
13.9~14	88 → 85	12 → 15
14~29	85 → 66	15 → 34
29~30	66 → 0	34 → 100

对照品溶液的制备：取 L-羟脯氨酸对照品、甘氨酸对照品、丙氨酸对照品、L-脯氨酸对照品适量，精密称定，加 0.1mol/L 盐酸溶液制成每 1ml 分别含 L-羟脯氨酸 80μg、甘氨酸 0.16mg、丙氨酸 70μg、

L-脯氨酸 0.12mg 的混合溶液，即得。

供试品溶液的制备：取本品粗粉约 0.25g，精密称定，置 25ml 量瓶中，加 0.1mol/L 盐酸溶液 20ml，超声处理（功率 500W，频率 40kH）30 分钟，放冷，加 0.1mol/L 盐酸溶液至刻度，摇匀。精密量取 2ml，置 5ml 安瓿中，加盐酸 2ml，150℃水解 1 小时，放冷，移至蒸发皿中，用水 10ml 分次洗涤，洗液并入蒸发皿中，蒸干，残渣加 0.1mol/L 盐酸溶液溶解，转移至 25ml 量瓶中，加 0.1mol/L 盐酸溶液至刻度，摇匀，即得。

精密量取上述对照品溶液和供试品溶液各 5ml，分别置 25ml 量瓶中，各加 0.1mol/L 异硫氰酸苯酯（PITC）的乙腈溶液 2.5ml，1.0mol/L 三乙胺的乙腈溶液 2.5ml，摇匀，室温放置 1 小时后，加 50%乙腈至刻度，摇匀。取 10ml，加正己烷 10ml，振摇，放置 10 分钟，取下层溶液，滤过，取续滤液，即得。

测定法：分别精密吸取衍生化后的对照品溶液与供试品溶液各 5μl，注入液相色谱仪，测定，即得。

本品按干燥品计算，含 L-羟脯氨酸不得少于 8.0%，甘氨酸不得少于 18.0%，丙氨酸不得少于 7.0%，L-脯氨酸不得少于 10.0%。

小 结

本节对香豆素类、木脂素类、鞣质类、有机酸类、氨基酸、多肽、蛋白质类的定义、定性鉴别、含量测定方法进行了介绍，并参照《中国药典》（2015 年版，一部）介绍了一些含量测定实例。需要指出的是这些成分均是中药当中不可或缺的一类成分，对于保持中药药效的发挥具有重要作用，部分中药的制订标准也是以某一类成分的含量作为参考依据的。了解该类成分的定义和理化性质可以选择更为合适的洗脱剂，从而可以更好地建立该类成分的含量测定方法。然而，相比于前面几种物质类型而言，其他类成分的研究相对较少，因此在实际的中药质量控制与分析当中要因药而异，选择最为合适的含量测定方法。

思考题

1. 常用于香豆素类化合物定量显色反应的试剂有哪些?
2. 可用于木脂素类成分定性鉴别的方法有哪些? 说明每种方法的使用依据。
3. 可用于鞣质类成分含量测定的方法有哪些? 说明每种方法的使用依据。
4. 写出有机酸的含量测定方法，并予以实例说明。
5. 写出多肽和蛋白质的辨析及其含量测定的方法，并举例说明。

（马国需 朱乃亮 吴海峰 许旭东）

参 考 文 献

[1] 郗玉玲，缪红，商亚珍. 紫外分光光度法测定半枝莲总黄酮含量 [J]. 承德医学院学报，2009，26（1）：66-67.

[2] 杨丹，王洪礼，马丹宁，等. 不同发酵条件对淡豆豉中总异黄酮含量及蛋白酶活力的影响 [J]. 中国现代中药，2016，18（07）：826-830.

[3] 韩立路，孙兴力，龙红萍，等. HPLC 法快速测定银杏叶中银杏总黄酮醇苷含量 [J]. 中国医药指南，2009，7（12）：5-6.

[4] 汪凤山，赵旭伟，方舟，等. 高效液相色谱法测定北刘寄奴药材中木犀草素和芹菜素的含量 [J]. 黑龙江医药科学，2015，38（05）：70-71.

[5] 连中学，刘玉，柴俊雯，等. UPLC 法同时测定黄芩中 9 种黄酮类成分的含量 [J]. 中国中医药科技，2017，24（5）：604-606.

[6] 杨亚玲，胡秋芬，杨国荣，等. 微柱高效液相色谱法测定葛根中的几种黄酮类成分 [J]. 分析科学学报，2005，21

（4）：465-466.

［7］刘文翔. 二维液相色谱-质谱联用技术在复方银黄制剂成分研究中的应用［D］. 陕西师范大学，2011.

［8］刘志敏，赵锁奇，王仁安，等. 超临界流体色谱法测定银杏叶提取物中的黄酮类化合物［J］. 分析化学. 1999，27（2）：214-216.

［9］王澄林. 近红外光谱技术在金线莲定性定量分析中的应用研究［D］. 福建中医药大学，2017.

［10］蒋娅兰，黄芳，毋福海，等. 高效液相色谱-串联质谱法同时测定银杏保健茶中的16种黄酮类功效成分［J］. 色谱，2015，33（10）：1032-1039.

［11］Soumyanath A，Soumyana A. Traditional medicines for modern times：Antidiabetic plants［M］. Economic Botany，2005.

［12］Jung DW，Lee JM，Sung CK. Enzyme-linked immunosorbent assay for the determination of 20（S）-protopanaxatriol［J］. Analytica Chimica Acta，2002，462（2）：157-163.

［13］杨宇，周灿灿，唐跃年. 用UHPLC-MS/MS法同时测定肾八味胶囊中6种皂苷的含量［J］. 药学服务与研究，2016，16（6）：452-456.

［14］田伟，甄亚钦，曹文丽，等. 高效液相色谱串联质谱同时测定柴胡配方颗粒中柴胡皂苷a、b_1、b_2、c的含量［J］. 中国药学杂志，2016，51（23）：2068-2071.

［15］张艳海，张大伟，刘绿叶，等. 在线二维液相色谱法快速测定桂枝茯苓胶囊中芍药苷、丹皮酚、苦杏仁苷和肉桂酸的含量［J］. 中国中药杂志，2013，38（23）：4088-4093.

［16］顾玲，欧阳柳凤，陈飞燕，等. 人参总皂苷多克隆抗体的制备和鉴定［J］. 国珍国医国药，2016，27（8）：1793-1795.

［17］刘凤波，侯俊玲，王文全，等. 不同来源黄芪中黄芪总皂苷含量比较研究［J］. 中国现代中药，2013，15（8）：650-4.

［18］张学文，韦玮，程悦，等. 地榆药材中总皂苷及地榆皂苷-Ⅰ的含量测定［J］. 中药新药与临床药理，2013，24（2）：186-191.

［19］刘宏栋，潘玲玲，周翔，等. 兰科植物生物碱类化学成分及药理活性研究进展［J］. 中草药，2019，50（3）：731-744.

［20］李萍，贡济宇. 中药分析学［M］. 北京：中国中医药出版社，2012.

［21］张丽，尹华. 中药分析学［M］. 北京：中国医药科技出版社，2015.

［22］程果，徐国兵. 香豆素类化合物的药理作用研究进展［J］. 中成药，2013，35（6）：1288-1291.

［23］康阿龙，李伟，孙成荣，等. 祖师麻的化学成分及制剂学研究进展［J］. 西北药学杂志，2011，26（6）：479-482.

［24］张晓丽，曹爱民. 薄层扫描法测定抗风湿胶囊中蛇床子素含量［J］. 时珍国医国药，2004，15（12）：818.

［25］吴玫涵，李修禄，王梅，等. 用超临界流体色谱法测定怀牛膝及其制剂中齐墩果酸的含量［J］. 药学学报，1992，27（9）：690-694.

［26］蒋昊翔. 氨基酸在医药领域的应用［C］. 国际氨基酸产业发展高峰论坛. 2013.（氨基酸生物活性）.

［27］李书国，陈辉. 大豆多肽的功能特性及加工工艺［J］. 粮油食品科技，2000，8（1）：14-15.

［28］王本祥，杨明，金玉莲，等. 人参多肽降血糖作用［J］. 药学学报，1990，25（6）：401-405.

［29］张丽君，姜惠中. 天花粉蛋白的临床应用近况及展望［J］. 中国中西医结合杂志，1994，14（5）：319-320.

［30］李天平，徐斑，吴逢波，等. 多肽类物质分离纯化与鉴定方法的研究进展［J］. 中国药房，2009，20（22）：1750-1752.

第 四 章

矿物药中重金属与有害元素形态分析

重金属与有害元素毒性和生物有效性不仅与其浓度相关，还决定于其化学形态。例如，甲基汞（MeHg）的毒性要远高于离子汞（Ion-Hg），并且 MeHg 具有极强的生物亲和力，还可透过胎盘屏障。日本水俣病事件就是由 MeHg 污染食物链引起的，人体血液中 MeHg 的含量超过 0.2mg/kg 就会出现中毒症状。对于砷（As），无机 As 的毒性大于有机砷，亚砷酸盐化合物的可溶性、迁移性和毒性更高，三价砷［As（Ⅲ）］的毒性是五价砷［As（V）］的 60 倍，是一甲基砷（MMA）的 70 倍；而有机态的 As 中，MMA 的毒性要强于其他的有机态 As，砷甜菜碱（AsB）、砷胆碱（AsC）等则基本无毒。重金属与有害元素主要通过生物链的富集作用进入动物或人体，其富集倍数可高达 $10^6 \sim 10^7$。可见，重金属与有害元素的不同形态具有不同的生物活性和毒性，有些甚至毒性迥异。本章分别针对重金属与有害元素形态分析技术概况、矿物药中重金属与有害元素形态分析和毒性，以及含矿物药成方制剂的药效与安全性展开介绍，为中药中重金属形态研究与学习提供参考。

第一节　重金属与有害元素形态分析和毒性

重金属与有害元素可给环境和人体健康带来风险，重金属元素的毒性与其含量有关，也取决于该元素存在形态及迁移转化规律。如有机汞毒性大于无机汞；无机砷毒性大于有机砷；三价铬是人体必需微量元素，参与脂类和糖代谢，而六价铬毒性高于三价铬上百倍；其他重金属也存在形态特征与毒性密切相关的特点。目前中药中重金属元素含量检测大多是基于总量测定，缺乏相应的元素形态分析。开展重金属元素在环境及食品中的形态分析工作是科学合理评估重金属污染状况的基础。近年来，元素形态分析技术备受关注，在食品安全、环境科学和生命科学等领域都有越来越多的应用。

一、重金属与有害元素形态、价态检测技术

重金属的形态主要包括价态、结合态、化合态和结构态四个方面。往往经过形态分离后，单一形态的重金属含量是较低的，有必要选择适当低检测限的仪器。同时，对于具有复杂基质的样品，选择检测仪器时也要充分考虑基体干扰对信号的影响。高频电感耦合等离子体具有基体效应小、线性范围宽等优点，电感耦合等离子体质谱（inductively coupled plasma-mass spectrometry，ICP-MS）和原子荧光光谱法（atomic fluorescence spectrometry，AFS）是重金属检测较为成熟的方法。高效液相色谱与毛细管电泳灵敏度高，可以对重金属形态与价态高效能的分离。在重金属元素形态分析的方法研究进程中，HPLC 或 GC 与质谱的联用技术已取得一些进展，联用技术成为未来发展的主要方向[1]。

1. 高效液相色谱法-电感耦合等离子体质谱联用技术（HPLC-ICP-MS）　HPLC-ICP-MS 技术（图 4-1）是通过 HPLC 对目标元素化合物进行分离，结合 ICP-MS 的元素检测实现对目标元素化合物的定量分析。其原理是以液体为流动相，采用高压输液系统，将具有不同极性的单一溶剂或不同比例的混合溶剂、缓冲液等流动相泵入装有固定相的色谱柱，在柱内实现目标元素化合物的分离，再经接口连接至 ICP-MS。在 ICP-MS 中目标元素化合物经氩等离子体的高温作用完全分解形成激发态的原子和离子，部分等离子体经过不同的压力区进入真空系统，在真空系统内正离子被拉出并按其质荷比分离，检测器将离子转化为

电子脉冲，然后由积分测量线路进行计数，电子脉冲的大小与样品中目标离子的浓度有关，通过与已知的标准或参比物质比较，实现对未知样品的痕量目标元素化合物的定量分析。

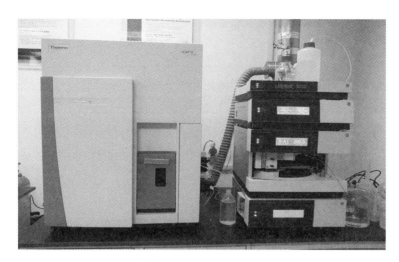

图 4-1　HPLC-ICP-MS

该联用技术因其检测限低、测定范围广、分离步骤少、分离程序快、元素形态改变少、分析效率高的特点被广泛地应用于环境、材料和生命科学样品的元素形态分析中[2]。

2. 毛细管电泳-电感耦合等离子体质谱联用技术（CE-ICP-MS）　CE-ICP-MS 联用技术结合了 CE 与 ICP-MS 的优势，是当今元素形态分析中最有前景的分析方法之一。自 1995 年这种联用技术首次被报道以来[3]，接口与联用方法得到了迅速的发展，依托于此的元素形态分析方法的研究也随着接口技术的成熟而逐渐增多。毛细管电泳（CE）又称高效毛细管电泳，是一类以毛细管为分离通道、以高压直流电场为驱动力的新型液相分离技术。毛细管电泳包含电泳、色谱及其交叉内容，使分析化学得以从微升水平进入纳升水平，并使单细胞分析，乃至单分子分析成为可能。以往困扰我们的生物大分子如蛋白质的分离分析也因此有了新的转机。通过与 ICP-MS 结合将有望对与生物大分子结合的元素形态进行定量分析。

CE-ICP-MS 分离效率高、速度快、所需样品少、适用范围广，可以分离从简单离子、非离子性化合物到生物大分子等各类化合物。主要用于分离各种有机分子、蛋白等，也用于分离不同的金属离子和各种无机阴离子等。CE-ICP-MS 的联用既具有高分辨率，又具有高灵敏度，还可提供元素的氧化态和物质的结构信息，目前主要应用于离子的形态分析以及生物分子（如蛋白、肽）和药物领域。

元素的化学形态分析不仅可以分析因氧化态的区别而稳定存在于体系中的无机阳离子、阴离子，还可以分析通过共价键与碳联结，成为有机形态的各种化合物。除此之外，分析元素在特定环境下通过配位键与配体形成的稳定或不稳定络合形式的形态逐渐成为元素形态分析的热点。近十年来，使用 CE-ICP-MS 联用技术进行形态分析的元素包括锰（Mn）、砷（As）、铬（Cr）、硒（Se）、锑（Sb）、汞（Hg）等，涉及的领域涵盖环境科学、生命科学、食品安全等多个领域。

3. 高效液相色谱法-原子荧光光谱联用技术（HPLC-AFS）　HPLC-AFS 技术是一种将痕量元素的不同形态进行分离后再分别检测的分析技术，氢化物发生（HG）-原子荧光光谱仪是我国拥有自主知识产权的分析仪器，其结合了 HG 技术和 AFS 的优势，该分析仪器具有结构简单、分析成本低、灵敏度高、选择性好、线性范围宽等优点，逐渐在微量元素形态分析中占有重要地位[4,5]。

色谱分离系统将被测元素的不同形态按照在色谱柱中停留时间的不同顺序流出，达到按形态分离的效果；接口装置将色谱分离出来的有机态元素转化为可进行氢化物反应的无机态；光谱检测系统将被测试元素定量转化为可被检测的光谱信号；数据处理系统负责记录这些光谱数据并进行相应的数据处理。

经色谱分离后的各形态由专用接口装置进入到氢化物发生装置。因为氢化反应需要在酸性环境中进行，所以，首先样品溶液与酸溶液（一般是盐酸）混合均匀后再与还原剂（一般是硼氢化钠或硼氢化钾）在氢化物发生装置中混合均匀，这时候溶液中能够形成氢化物的元素如砷、汞、铅等与还原剂发生还原反应，过量的氢气和气态氢化物与载气混合，进入到原子荧光检测系统进行荧光光谱信号的检测。

当原子受到具有特征波长的光源照射后，其中的一些自由原子受到激发从而跃迁到较高能态，然后从较高能态又回到某一较低能态（通常是基态），即去活化，在去活化的过程中发射出特征的荧光光谱。每种元素都有自己特征的原子荧光光谱，因此根据荧光的强度就可以计算出样品中待检测元素的含量。

二、砷、汞、铬元素形态分析

由于砷、汞、铬元素形态表现出的毒性差异，最近十几年来上述元素的形态分析成为热门研究领域。砷元素中的无机砷、汞元素中的甲基汞因其具有致癌性在环境样品、生物样品、食品药品中的分析显得至关重要，而铬元素因其价态不同呈现出对人体有害和有益两面性也备受关注。

（一）砷元素形态分析

砷是一种非金属元素，广泛存在于自然界之中。砷的无机化合物一般具有毒性，毒性的大小随化合物不同而不同，有机砷的毒性一般比无机砷小得多，目前已知的对人体有害的常见砷化物包括 As（Ⅲ）、As（Ⅴ）、一甲基砷（MMA）、二甲基砷（DMA）；而有些形态的砷，如砷甜菜碱（AsB）、砷胆碱（AsC）和砷糖（AsS），几乎无毒。11 种砷形态的化学结构式如表 4-1 所示。

表 4-1　常见砷形态的化学结构式

1. 砷形态提取方法　砷形态分析时常见的提取方法有水提取法、甲醇–水提取法、稀酸提取法、酶解析提取法等[6]，各方法的应用范围各有不同。

（1）水提取法：中性的水能避免对各种砷形态的转化。水提取简单高效，适用于油脂含量较低、结构简单的样品，如植物样品的蔬菜水果、人体尿液等。有研究者用水提取了乳制品中五种砷形态（As^{5+}、As^{3+}、DMA、MMA、AsB），加标回收率为 89.9% ~ 98.1%，相对标准偏差为 1.09% ~ 3.21%（$n = 6$）[7]。

另有研究者采用水作为萃取剂提取了富硒大蒜中的以上五种砷形态，称取样品后，加入 20ml 超纯水，涡流混匀，超声萃取 40 分钟，于 4℃ 下转速 8000r/min 冷冻离心 15 分钟，上清液过 0.45μm 水相滤膜后进 HPLC-ICP-MS 分析。测得平均回收率为 89.5%～108.2%，相对标准偏差为 0.68%～4.20%[8]。

（2）甲醇-水提取法：甲醇-水提取剂多采取比例为 1：1 甲醇水溶液。前期已有研究者采取甲醇-水 (1：1) 辅助超声提取法，成功应用于烟草中 4 种砷形态（As^{3+}、DMA、MMA 和 As^{5+}）分析[9]，以及饲料、玉米中 7 种砷形态（As^{5+}、As^{3+}、DMA、MMA、4-羟基苯胂酸、对氨基苯胂酸、洛克沙胂）的分析[10]。

（3）稀酸提取法：稀酸提取剂一般指盐酸水溶液、硝酸水溶液、乙酸水溶液以及磷酸水溶液。某些基质样品含有还原性物质，能使 As（V）还原成 As（Ⅲ）。基于硝酸体系结合热辅助提取技术被认为是解决上述问题的有效途径。水-乙酸体系因其提取液 pH 与标准溶液相近，操作简单，也常常被用作砷形态的提取剂。但对于含脂较高的样品，如动物源性食品，则需先去脂再提取，常采用正己烷或丙酮等去除油脂。

有研究者采用 10% HCl 和 7% HCl 溶液为提取剂辅助振荡提取，可成功提取海产品中 As^{5+}、As^{3+}、DMA、MMA、AsB 等形态[11,12]。另有研究者采用 1：1 的硝酸-水溶液成功提取出膳食基质中以上 5 种砷形态[13]；在真空条件下采用水-磷酸（99：1）提取花茶中 As^{5+}、As^{3+}、DMA、MMA、AsB 和 AsC[14]。

（4）酶解析提取法：某些物质由于成分复杂，其中含有较多的大分子干扰物质，可利用酶反应使这些大分子物质降解。酶法的提取率较高，对于含有较多的大分子干扰物质的样品能较好地提取砷形态，如乳类、含有细胞壁的菌类等，但提取时间较长，需要严格控制温度、酸度等介质条件。有学者在测定鸡肉和鸡肝中的砷形态时，选择人工胃液作为提取液进行超声处理，并成功分离出 7 种砷形态（对氨基苯胂酸、As^{5+}、As^{3+}、DMA、MMA、AsB 和 AsC）[15]。

2. 砷形态分离技术　目前，对砷形态的分离技术主要涉及的是固相萃取技术（SPE）、离子交换色谱分离技术和毛细管电泳技术[16]。

（1）固相萃取技术：SPE 在样品处理中主要有净化和富集两个功能，因元素分析为痕量分析，需对样品进行分离和富集，因此有研究者用 SPE 进行不同砷形态的研究。已有研究用固相微萃取系统分离酒和环境水中的 As^{3+}，再将 As^{3+} 氧化成 As^{5+} 进行检测从而得到 As^{5+} 的含量[17]；另有研究者用阴离子交换固相萃取法分离大米中的 As^{5+}、As^{3+}[18]。

（2）离子交换色谱分离技术：因离子交换色谱技术具有高效的分离能力，可通过改变流动相和固定相使不同化合物得到最佳分离，能对不同砷形态进行高效的分离。近年来，离子交换色谱技术在形态分析中得到广泛应用。有研究者采用超声萃取结合高效液相色谱法，经过阴离子交换柱分离，成功在大米、土壤、鸡肉、鱼样品中分离出 5 种砷形态（As^{5+}、As^{3+}、DMA、MMA、AsB）[19]。另有研究者在超声处理鸡肉和鸡肝后，用阴离子交换色谱对样品进行分离，成功检测出 7 种砷形态（As^{5+}、As^{3+}、DMA、MMA、AsB、AsC、对氨基苯胂酸）[15]。

（3）毛细管电泳技术：该技术是以毛细管为分离通道，用高压直流电场作为驱动力的液相分离技术。该技术不需要填料，对已经存在的化学平衡影响相对较小，并且试样用量少，分离效率高，分析的速度快。有研究者经超声辅助萃取法对干海产品进行处理，经毛细管电泳法分离出 6 种砷形态（As^{5+}、As^{3+}、DMA、MMA、AsB、AsC）[20]。另有研究者用甲醇-水（3：1）经微波辅助提取藻类中的砷形态，并用毛细管电泳成功分离出以上 6 种砷形态[21]。

3. 砷形态分析技术　砷形态分析技术主要包括液相色谱（LC）联用、气相色谱（GC）联用、毛细管电泳（CE）联用和离子色谱（IC）四类。其中液相色谱联用技术通常包含 HPLC-ICP-MS 联用法、HPLC-AAS 联用法、HPLC 与氢化物发生-原子荧光光谱（AFS）联用法、HPLC-ICP-AES 联用法、HPLC 与电喷雾电离-质谱（ESI-MS）联用法、HPLC 与四级杆-飞行时间质谱（qTOF-MS）联用法。

（1）液相色谱联用技术

1）HPLC-ICP-MS 联用法：是目前报道中最常用也是最有效的分析方法。HPLC-ICP-MS 对砷的形态分析适用范围广，可以测定有机体如水产品、蘑菇和鱼肉、陆生植物、药材、大米等，也可测定无机体如土壤和沉积物、垃圾渗透液等。Suzuki et al.（2002）比较了两种类型的色谱柱，即阴离子交换（AEC）和阳离子交换（CEC），用于描述无机和有机砷化合物，并描述尿液中的代谢途径[22]，且使用 CEC 和 AEC 分析尿液中砷的代谢途径，在研究中增加了两个样品基质：血浆和胆汁。与谷胱甘肽（GSH）结合的三价砷被识别并在使用 AEC 时观察到其完整的洗脱[22]。

2）HPLC-AAS 联用法：有研究者采用 HPLC-AAS 测定了当地环境水样中的总砷、有机砷、As（Ⅲ）及 As（Ⅴ）的含量。在 pH 5.6~6.0 之间测定 As（Ⅲ）时，As（Ⅴ）不干扰测定。总无机砷用 KI 将 As（Ⅴ）还原为 As（Ⅲ）后测定，As（Ⅴ）的含量为总无机砷的含量与 As（Ⅲ）含量的差值。方法的线性范围为 0.088~10ng/ml，回收率为 92.5%~103.5%之间，RSD 为 0.94%[23]。另有研究者建立了一种色谱分离-紫外线消解-氢化物原子吸收光谱测定 6 种有机砷形态（MMA、DMA、AsB、AsC、TMAO、TMAs+）的方法，由于 AsB、AsC 和 TMAs 不能直接与 $NaBH_4$ 反应产生氢化物，因此在色谱柱与检测器之间增设了一个紫外线消解装置，使这些砷化合物在发生氢化物前先行消解[24]。

3）HPLC 与氢化物发生-原子荧光光谱（AFS）联用法：HPLC-AFS 联用技术对设备投入要求不高，但该方法目前报道测出的砷形态种类较为有限。有研究者建立了高效液相色谱-氢化物发生-原子荧光光谱砷形态分析在线联用系统，考察了不同实验条件对 4 种砷形态化合物［As（Ⅲ）、DMA、MMA、As（Ⅴ）］分离分析的影响，测定四种砷形态的检出限为 2.76~7.37ng/ml，RSD 为 2.9%~4.2%[25]。

4）HPLC-ICP-AES 联用法：HPLC 与 ICP-AES 的结合不仅能够解决元素的化学形态分析问题，而且有效地减少 ICP-AES 的光谱干扰，也是常用的形态分析方法。该方法已被成功应用于 4 种砷形态［As（Ⅲ）、As（Ⅴ）、DMA、MMA］的分析[26]。

5）HPLC 与电喷雾电离-质谱（ESI-MS）联用法：ICP-MS 对于没有标准物质验证的成分难以进行定性定量。ESI-MS/MS 能提供分子量及其结构的验证，对于没有标准物质验证的成分也可定性定量，因此 ESI-MS 可应用于重金属形态分析。已有研究采用 HPLC-ESI-MS 检测了海藻中四甲基砷（m/z 135）、OH-砷核糖（m/z 329）、PO4-砷核糖（m/z 483）、砷脂肪酸（m/z 437）等 4 种物质[27]。

6）HPLC 与四级杆-飞行时间质谱（qTOF-MS）联用：qTOF-MS 的高分辨率、高专属性，在定性分析方面具有明显优势，在砷糖、砷脂等结构复杂且目前无标准品的砷形态的分析具有优势。有研究者采用 HPLC-qTOF-MS 分析了深海鱼油中砷脂类成分，大部分为 $AsHC_5$-$C_{17}H_{38}AsO$、$C_{19}H_{42}AsO$、$C_{23}H_{38}AsO$[28]。

（2）气相色谱联用法：气相色谱进行砷分离需要先将它们转化为气态或可以挥发的液态衍生物。常见的衍生方法有：氢化物法、二硫代氨基甲酸衍生法、三甲基硅烷衍生法、DMA 的碘代二甲基砷氢化物法等。气相色谱分离效率高，可与检测器如原子吸收、原子发射光谱联用。但气相色谱最大的局限是很难找到一种合适的衍生方法使几种重要的砷形态同时被衍生成低沸点化合物，使得该方法在砷形态分离上受到局限。

（3）毛细管电泳联用法：常与毛细管电泳法（CE）联用的检测方法有原子吸收光谱法、荧光光谱法、热镜、拉曼光谱法、质谱法和电化学方法等。在砷的形态分析中 CE 与 UV、氢化物发生-电热原子吸收光谱法（HG-ETAAS）以及 ICP-MS 的结合，提高了分离和检测效率，该方法应用在海产品、沉淀物和藻类等中的砷形态分析中，回收率均大于 90%。CE 主要特点为一般不需要填充或复杂的处理；操作环境在水介质的缓冲溶液中，不易产生环境污染；样品用量少；分离柱效能高；预处理要求低，使用广泛等[29]。但 CE 的灵敏度较低，限制了该方法在实际中的应用。

（4）离子色谱联用法：IC-ICP-MS 常被用于四种砷形态［As（Ⅲ）、DMA、MMA、As（Ⅴ）］的分析。有学者采用 IC-ICP-MS 检测了水体中以上 4 种砷形态，使用 Ionpac AS18 阴离子色谱柱，NH_4HCO_3 作为淋洗液，方法检出限为 10~30ng/L，回收率为 82.6%~110.0%，相对标准偏差（$n=6$）为 2.2%~10.9%[11]。

（二）铬元素形态分析

对于元素铬，Cr（Ⅲ）是生物体所必需的微量元素之一，是维持生物体内正常葡萄糖代谢的有益因子。在人体内证实，Cr（Ⅲ）与β-球蛋白络合，为球蛋白的正常新陈代谢所不可缺少，人体内缺乏Cr（Ⅲ）容易诱发心血管疾病。同时，Cr（Ⅲ）能增强血浆卵磷脂胆固醇酰基转移酶、肝内皮细胞脂酶的活性以及脂蛋白脂酶的作用，而使血脂、胆固醇下降。而Cr（Ⅵ）是有毒的，被认为是一种致癌物质，可能引起肺癌和皮肤癌等。Cr（Ⅵ）的毒性源于它的强氧化性，Cr（Ⅵ）很容易与各种生物分子发生氧化反应而造成损伤。Cr（Ⅵ）可被碳酸盐、硫酸盐和磷酸盐载体系统转运入细胞，进入细胞内的Cr（Ⅵ）在细胞核附近还原成Cr（Ⅲ），这个反应使得Cr（Ⅵ）具有遗传效应，在核酸上分离出Cr（Ⅲ）并产生一些中间产物及活性氧自由基，进而对DNA造成损伤，具有明显的遗传毒性。因此，人们对环境中Cr（Ⅵ）的检测更为重视。

1. Cr 的分离富集

（1）共沉淀（coprecipitation）：Cr 的共沉淀根据其作用机制不同分为无机共沉淀和螯合物共沉淀[30]。共沉淀法存在灵敏度低、操作复杂等特点。流动注射分析[31]的出现使得沉淀和共沉淀分离富集的传统手工操作模式实现了在线化、自动化，简化了实验操作。

（2）溶剂萃取（solvent extraction）：Cr 的溶剂萃取体系较多，主要有以下几种萃取剂：磷酸三丁酯、甲基异丁基酮、氯仿、胺类（TnOA、N-235）、异戊醇、2-丙醇、熔融萘[32-38]。将流动注射技术引入到溶剂萃取中可以实现自动化，得到高萃取效率、更低的样品消耗量及更好的精密度，而且密封的萃取系统可大大减少沾污及避免溶剂挥发，减少使用易燃溶剂时的危险性。

（3）浮选分离（flotation）：浮选的方法来源于选矿，意为从水的悬浮体矿浆中浮出固体矿物的选矿过程，现可用于分离富集金属离子。浮选法[39]的灵敏度比较低，操作比较复杂。

（4）电化学分离（electro-chemical separation）：在 pH = 5.1 的 HAC-NaAC 缓冲溶液中，Cr（Ⅲ）与 Cr（Ⅲ）-4-（2-吡啶偶氮）间苯二酚络合物，能在悬汞电极上富集，从而实现 Cr（Ⅲ）的富集[40]。

（5）固相萃取（SPE）：固相萃取分离 Cr（Ⅲ）和 Cr（Ⅵ），将提取、分离、富集融为一体，具有操作便捷、干扰少、样品用量小、灵敏度高等优点[41]。常见的固相萃取材料[42]主要有离子交换树脂、螯合树脂、C_{18}硅胶吸附剂、XAD 系列吸附树脂以及近年来发展起来的生物吸附剂[43-45]。

（6）浊点萃取（cloud point extraction）：基于非离子表面活性剂相分离发展起来的浊点萃取主要用于分离和预富集金属螯合物和有机化合物。通过改变溶液的性质、加入添加剂使溶液达到相分离。浊点萃取具有应用范围广、分离效率高、环保、操作简单以及可与原子吸收光谱、电感耦合等离子体质谱等仪器联用等优点，广泛应用于形态分析中的分离富集[46,47]。

（7）纳米吸附：纳米材料是近年来广泛应用的一种新型功能材料。金属氧化物纳米材料具有优异的吸附性能、粒径小、表面积大、表面原子具有不饱和性等优点，可用于痕量 Cr 的分离富集。近几年，利用固相吸附剂分析 Cr（Ⅲ）和 Cr（Ⅵ）受到了国内外广泛的关注，用于分离富集的吸附材料有离子交换树脂、螯合树脂、螯合剂涂覆氧化物（如 Al_2O_3、ZnO、MgO、SiO_2）及纳米材料 TiO_2 等。

（8）色谱分离：Cr 形态分析中应用最多的色谱方法是离子色谱[48-50]和高效液相色谱[51-53]，这两种色谱技术可改变固定相和流动相、流速、pH 值等条件，适用范围性广泛。由于环境样品的复杂性，高效液相色谱不需经过衍生化，更适合于环境样品分析。Cr 形态色谱分析需要螯合物与其螯合，然后在 C_{18} 色谱柱上采用有机溶剂进行分离，螯合后，两种 Cr 形态都在色谱柱上保留。Cr 元素形态的分离富集技术的应用情况见表 4-2。

表 4-2　Cr 的形态分析技术及应用情况

检测样品	分离富集技术	检测方法	LOD	检测值	参考文献
矿泉水等水样	薄层固相萃取	ICP-AES	Cr（Ⅵ）= 0.04μg/L Cr（Ⅲ）= 0.02μg/L	Cr（Ⅵ）= 0.04μg/L	[54]
焊接烟雾	碱性萃取	快速蛋白液相色谱-原子吸收光谱（FPLC-AAS）	Cr（Ⅵ）= 30μg/L	Cr（Ⅵ）= 39.6±2.5g/kg	[55]
尖刺的霍拉玛巴德河水样 染料厂废水样	琼脂糖螯合吸附剂分离	AAS	Cr（Ⅲ）≤1mg/L Cr（Ⅵ）≤1mg/L	Cr（Ⅲ）= 0.299±1.4mg/L Cr（Ⅵ）= 0.299±1.3mg/L Cr（Ⅲ）= 0.410±1.6mg/L Cr（Ⅵ）= 0.296±1.5mg/L	[42]
矿泉水样和最佳水样及尿样	固相漂浮有机微滴法（SFODME）	石墨炉原子吸收光谱法（GFAAS）	Cr（Ⅲ）= 0.006μg/L	Cr（Ⅲ）= 0.020g/L	[56]
电镀厂废水	差分脉冲吸附阴极溶出伏安法（DPAdCSV）	AAS	Cr（Ⅵ）= 30mg/L Cr（Ⅲ）= 30mg/L	Cr（Ⅵ）= 23.5~26.4mg/L	[57]
底泥	离子交换流动注射	AAS	Cr（Ⅵ）= 0.90μg/L Cr（Ⅲ）= 2.70μg/L	Cr（Ⅵ）= 0.095μg/mg	[58]
最佳水样	浊点萃取分离	ICP-DRC-MS	Cr（Ⅲ）= 0.025μg/g Cr（Ⅵ）= 0.010μg/g	Cr（Ⅵ）/Cr（Ⅲ）= 1±1.5ng/ml	[59]
巢湖表层沉积物	浊点萃取分离	高效液相色谱法	Cr（Ⅵ）= 3.50μg/L Cr（Ⅲ）= 7.50μg/L	Cr（Ⅲ）= 50.8±1.1mg/kg Cr（Ⅵ）= 42.5±0.9mg/kg	[60]
环境水样	单壁碳纳米管分离	ICP-MS	Cr（Ⅵ）= 0.024μg/L Cr（Ⅲ）= 0.010μg/L	Cr（Ⅲ）= 0.01ng/ml Cr（Ⅵ）= 0.024ng/ml	[61]
电镀废液	流动相、色谱柱	毛细管电泳法	Cr（Ⅵ）= 0.05mg/L	Cr（Ⅵ）= 295mg/L Cr（Ⅲ）= 14.5mg/L	[62]
河水和最佳水样	均质液-液萃取	电位测定法	Cr（Ⅲ）= 3μg/L	Cr（Ⅲ）= 25.9±0.6ng/ml Cr（Ⅵ）= 22.6±0.7ng/ml	[63]
河水和最佳水样	浊点萃取分离	火焰原子吸收光谱法（FAAS）	Cr（Ⅲ）= 0.17μg/L	Cr（Ⅲ）= 24.9±0.6μg/L Cr（Ⅵ）= 21.6±0.6μg/L	[64]
环境水样	浊点萃取分离	GFAAS	Cr（Ⅲ）= 0.021μg/L	Cr（Ⅲ）= 2.35±0.08μg/L Cr（Ⅵ）= 1.42±0.06μg/L Cr（Ⅲ）= 25.9±0.7μg/L Cr（Ⅵ）= 23.3±0.6μg/L	[65]
环境水样及生物样品	浊点萃取分离	FAAS	Cr（Ⅵ）= 0.60μg/L	Cr（Ⅲ）= 25.9±0.7μg/L Cr（Ⅵ）= 23.3±0.6μg/L	[66]
环境水样	浊点萃取分离	电热蒸发-原子吸收光谱法（ETV-AAS）	Cr（Ⅵ）= 0.001μg/L	Cr（Ⅵ）= 7.5μg/L	[67]

DRC：动态反应池技术

　　2. 铬形态检测方法　铬形态检测方法主要包括色谱法、光谱法以及联用技术三类。其中色谱法包括液相色谱法和离子色谱法。光谱法包括原子吸收光谱法和原子发射光谱法。此外基于 HPLC-ICP-AES/MS 和 CE-ICP-AES/MS 联用技术为十分有前景的元素形态分析技术。

　　（1）色谱法：色谱法在铬形态分析中应用最多的有离子色谱法[68-70]和高效液相色谱法[71-73]，与其他方法相比，液相色谱法不需经过衍生化因更适合于环境样品分析。同时，离子色谱法和高效液相色谱法拥有较多的可改变因素（包括固定相和流动相、流速、pH 等），使得其适用范围性更为广泛。铬形态色谱分析需要螯合物与其螯合，然后在 C_{18} 色谱柱上采用有机溶剂进行分离，螯合后，两种铬形态都在色谱柱上保留。

（2）光谱法：原子光谱法包括原子发射光谱法、原子吸收光谱法和原子荧光光谱法等。原子光谱法用于形态分析灵敏度高，但一般要与适当的分离富集方法相结合，即联用技术，而多种方法的联用又拓展了该技术的应用范围。

（3）联用技术：将色谱方法与 ICP-MS 偶联的方法在食品中进行分析 Cr 形态的研究报道日益增多。Guidotti 等（2015）在使用[53]Cr（Ⅵ）和乙二胺四乙酸（EDTA）萃取的情况下，可靠地提取和定量测定了污染土壤中的 Cr（Ⅵ），即使在 Fe 和有机质含量高的土壤中[74]。阴离子交换柱是最常用来分离 Cr 形态的。如果样品预处理步骤不包括螯合剂，如 EDTA，则 Cr（Ⅵ）将是唯一一吸附到色谱柱固定相的形态。可以使用 ICP-MS 的碰撞或反应池来控制基质相关的多原子干扰。需要指出的是，由于 Cr 对 pH 值极为敏感，Cr（Ⅲ）和 Cr（Ⅵ）可能由于电解液 pH 值的变化从而发生转化及迁移[75]。联用技术在 Cr 形态检测中的应用情况见表4-3。

表 4-3 联用技术在 Cr 形态检测中的应用

检测样品	联用技术	LOD	检测值	参考文献
饮用水	离子色谱-电感耦合等离子体质谱法（IC-ICP-MS）	Cr（Ⅵ）= 0.02μg/L Cr（Ⅲ）= 0.05μg/L	Cr（Ⅲ）= 0.15~200μg/L	[76]
烟草	高效液相色谱-电感耦合等离子体质谱（HPLC-ICP-MS）	Cr（Ⅵ）= 0.054μg/L Cr（Ⅲ）= 0.048μg/L	Cr（Ⅵ）= 1.3μg/L Cr（Ⅲ）= 5.19μg/L	[77]
环境水	HPLC-ICP-MS	Cr（Ⅵ）= 1μg/L Cr（Ⅲ）= 1μg/L	Cr（Ⅵ）= 0.5~5.6μg/L Cr（Ⅲ）= 0.7~15.3μg/L	[78]
营养补充剂	毛细管电泳-电感耦合等离子体质谱（CE-ICP-MS）	Cr（Ⅵ）= 0.10μg/L Cr（Ⅲ）= 0.18μg/L	吡啶甲酸铬 = 1514.6μg/g	[79]
食用动物油	RPLC-ICP-MS	Cr（Ⅵ）= 0.052μg/L Cr（Ⅲ）= 0.045μg/L	Cr（Ⅵ）= 0.160±0.007μg/L	[80]
饮用水	离子交换色谱-电感耦合等离子体质谱（IEC-ICP-MS）	Cr（Ⅵ）= 0.02μg/L Cr（Ⅲ）= 0.04μg/L	Cr（Ⅲ）= 0.080±0.015μg/L	[81]
环境水	顺序注射-火焰原子吸收光谱法	Cr（Ⅵ）= 42μg/L Cr（Ⅲ）= 81μg/L	Cr（Ⅲ）= 0.045ng/ml	[82]
矿泉水和盐水	固相萃取-石墨炉原子吸收光谱法	Cr（Ⅵ）= 30μg/L	Cr（Ⅵ）= 0.052ng/ml	[83]
环境水	微型液相萃取-原子光谱法（LPME-FAAS）	Cr（Ⅵ）= 0.34μg/L Cr（Ⅲ）= 1μg/L	Cr（Ⅵ）= 0.38±0.02μg/L Cr（Ⅲ）= 69.9±2.6μg/L	[84]

（三）汞元素形态分析

汞是一种毒性较大、熔点低、易挥发的重金属。在自然界中它以金属汞、无机汞和有机汞的形态存在。无机汞有一价及二价的化合物；有机汞有甲基汞、二甲基汞、乙基汞、苯甲基汞等。在有机汞和无机汞之间，可以有生物或非生物的甲基化过程，而在自然界中的甲基汞也会通过生物和化学途径发生降解，产物为甲烷及金属汞[85]。

1. 汞形态提取方法 汞形态分析时常见的提取方法可分为溶剂提取法和萃取法两类。生物样品常采用溶剂提取法，如酸提取法和碱提取法；大气和水样常用到各种萃取富集方法提取，如固相萃取（SPE）、固相微萃取（SPME）、分散固相萃取（DSPE）、分散液–液微萃取（DLLME）等。

（1）酸提取法：由于汞对巯基具有较强亲和力，加入氢卤酸（如盐酸和氢溴酸）或有机酸（如半胱氨酸、抗坏血酸、草酸和柠檬酸）和络合剂形成烷基汞卤化物可增加其在有机溶剂（如甲苯或氯仿）中的溶解度而被提取出来。有学者用含重蒸水、浓盐酸、甲苯和 L-半胱氨酸的溶液超声提取贝类水产品中 4 种汞形态（Hg^{2+}、MeHg、EtHg 和 PhHg），加标回收率为 77.4%~112.9%，低水平添加量时相对标准偏差（RSD）在 10% 以内，其余水平均小于 5%[86]。另有研究者采用含纯水、甲醇、L-半胱氨酸、浓盐酸和 2-巯基乙醇的溶液超声提取海参中的 3 种汞形态（Hg^{2+}、MeHg、EtHg），样品提取后取上清液冷冻干燥，采用含甲醇、水、L-半胱氨酸和乙酸铵溶液复溶，经 0.22μm 水相滤膜过滤后进 HPLC-ICP-MS 分析。测得平均回收率范围为 91.3%~104.1%，相对标准偏差小于 3%[87]。

（2）碱提取法：碱提取法常用溶剂有四甲基氢氧化铵、氢氧化钾–甲醇溶液、氢氧化钠–半胱氨酸等。有研究者用 NaOH 溶液微波辅助提取淡水食用鱼中两种汞形态（Hg^{2+}、MeHg），经冷蒸气原子吸收光谱法测定，平均回收率范围为 97%~105%，相对标准偏差小于 10%[88]。

（3）固相萃取法：SPE 是利用固体吸附剂吸附液体样品中的目标化合物，使其与样品的基质和干扰化合物分离，再用洗脱液洗脱，以达到分离、富集和净化的目的。有研究者利用氨基化的二氧化硅粒子和巯基丙酸之间脱水缩合形成的巯基功能化的二氧化硅直接富集水体中的痕量汞。经 HPLC-ICP-MS 检测，3 种汞形态（Hg^{2+}、MeHg、EtHg）在两种液体中的总量之和均能达到原来标准溶液的 91%~95%[89]。

（4）固相微萃取法：SPME 是建立在待测物在固定相和水相之间平衡分配基础上，以熔融石英光导纤维或其他材料为基体支持物，采取"相似相溶"的特点，在其表面涂渍不同性质的高分子固定相薄层，通过直接或顶空方式，对待测物进行提取、富集。有研究者用氢化物发生顶空固相微萃取法富集了农田土壤中的 MeHg 和 EtHg，并以 CE-AAS 进行了测定。平均回收率 93.8% 和 94.7%，相对标准偏差 2.9% 和 3.8%[90]。

（5）分散固相萃取法：DSPE 是将涂渍有 C_{18} 等多种聚合物的材料与样品一起研磨，得到半干状态的混合物，并将其作为填料装柱，然后用不同的溶剂淋洗柱子，将各种待测物洗脱下来的方法。有研究者建立了一种以 Fe_3O_4@SiO_2-RSH 为吸附剂的分散固相萃取方法用于快速富集环境水样中 Hg^{2+}、MeHg、EtHg。通过在水样中加入少量 Ag^+ 来提高洗脱效率，降低环境基质干扰。Hg^{2+}、MeHg、EtHg 回收率分别为 89.4%、91.9% 和 64.2%。该法在 5 分钟内，对水样中 3 种形态汞的富集倍数分别为 596、613 和 428 倍[91]。

（6）分散液–液微萃取法（DLLME）：是利用微量注射器将微升级萃取剂快速注入到样液内，在分散剂–水相内形成萃取剂微珠，扩展有机萃取剂和水样间的有效接触面积，提高萃取平衡速度，达到提高萃取效率和富集倍数的目的。有研究者通过 MeHg 取代 Cu-DDTC 络合物中 Cu 形成 MeHg-DDTC 的原理，使 MeHg-DDTC 络合物被萃取到 CCl_4 的液滴中，并通过 GF-AAS 测定环境水样中的 MeHg，该方法回收率在 98.6%~104.0% 范围内[92]。

2. 汞形态分离技术　气相色谱、高效液相色谱和毛细管电泳是生物样品汞形态分析中常用的分离技术。

（1）气相色谱：GC 用于分离挥发性汞物质，对于离子型的汞形态，则需要事先对样品进行衍生化处理以提高其挥发性。衍生化是汞形态 GC 分离中最关键的步骤，衍生过程中低产率和降解都会严重影响到测定结果[93]。常用的衍生化试剂有四乙基硼化钠（$NaBEt_4$）、四苯基硼化钠（$NaBPh_4$）、格林试剂等。有研究者以四丙基硼化钠和四乙基硼化钠作为衍生剂，采用 GC 分离了金枪鱼和牡蛎组织中 2 种汞形态（Hg^{2+}，MeHg）[94]。

（2）高效液相色谱：HPLC 可应用于高沸点和热不稳定性化合物的分离，不需经过衍生化，在汞形态分析中比 GC 更有优势。有研究者采用微波萃取结合 HPLC 法，以 C_{18} 色谱柱分离了鱼肉中 3 种汞形态（Hg^{2+}、MeHg、EtHg）[95]。另有研究者以超声辅助提取-HPLC 法，以 C_{18} 色谱柱分离了海鲜样品中 2 种汞形态（Hg^{2+}、MeHg）[96]。

（3）毛细管电泳：CE 因分离效率高、分析速度快、样品用量少、对不同形态之间的平衡扰动小已成为一种很有吸引力的分离技术，在汞的形态分析中应用渐多。有研究者以 CE 分离了 Hg^{2+}、MeHg 2 种汞形态，2 种汞化合物的迁移时间、峰面积和峰高的精密度均较好（RSD 分别为 1.7%~3.1%，3.8%~7.4%，1.6%~2.8%[97]）。另有研究者经分散固相萃取-CE 法分离出自来水中 3 种汞形态（Hg^{2+}、MeHg、EtHg）[98]。

3. 汞形态分析技术　汞形态分析技术主要有色谱法、光谱法和联用技术，以下主要对光谱法和联用技术展开介绍。

（1）光谱法检测：因光谱法不具有分离汞化合物的能力，单独测定甲基汞和汞形态分析的报道为数不多。徐成刚等（2000）建立了测定甲基汞的分光光度法[99]。该方法基于甲基汞与硫代米氏酮形成络合物，最大吸收波长为 564nm，可在水相测定，也可用正丁醇萃取后测定。当浓度为 1×10^{-7}~1×10^{-6}mol/L 时，相关系数为 0.9997，$\varepsilon = 5.05\times10^4$L/mol/cm，检出限为 10ng/ml。该法用于鱼样的检测，回收率为 91%~103%，RSD = 7.2%。Yan 等（2003）利用 MeHg 可吸附于填充物为二乙基二硫代氨基甲酸钠铜（Cu-DDTC）络和物富集柱中，可用乙醇洗脱的原理，建立了一种流动注射在线微柱预富集-电热原子吸收法（FT-ETAAS）检测生物体内的痕量甲基汞。此方法回收率为 97%~108%，RSD = 2.3%（n = 13），检出限为 6.8ng/ml[100]。

（2）联用技术检测：单一用光谱或者色谱技术来分析汞等金属的有机化合物都存在各自性能上的欠缺，而最有效的测定技术应是仪器联用技术，即将具有高分离性能的色谱技术与高灵敏度的原子光谱技术和定性准确的质谱技术相结合起来。2000 年以来关于用联用技术测定甲基汞和进行汞形态分析的文章大量涌现，其中 GC-MS、GC-ICP-MS 和 HPLC-ICP-MS 因较高的分离能力和灵敏度成为形态分析的主要联用技术。

前期研究表明，采用 LC-ICP-MS 能成功测定样品中汞化合物，包括头发和尿液[101-103]。在临床应用的研究中观察到，使用反相色谱柱的液相色谱主要的 C_{18} 和 C_8 色谱柱。也有报道使用装有多羟基甲基丙烯酸酯凝胶、具有巯基官能团的阳离子交换柱，使用谷胱甘肽（GSH）作为洗脱剂[104]。分析过程中使用不同浓度的甲醇和 2-巯基乙醇，在某些情况下，添加甲酸、L-半胱氨酸和乙酸铵。由于 2-巯基乙醇在消除 ICP-MS 检测中汞记忆效应方面的重要性，因此在部分汞形态研究中被加入[105]。

三、重金属与有害元素形态和毒性

重金属与有害元素的形态不同，其毒性以及生物利用度也不同，另外，部分形态之间可以相互转化。了解不同重金属与有害元素形态的毒性，对风险评估及质量标准的科学合理制定具有指导意义。

（一）砷的形态与毒性

砷是一种自然存在于环境中的准金属，砷及其化合物历史上用作药物、杀虫剂、除草剂和木材防腐剂。它存在多种化学形式和价态，并在空气、水、土壤和食物中可以以低浓度存在。对于一般人群，饮用水和食物是砷暴露的主要来源。一般来说，无机砷形态对有机体（包括人类和其他动物）的毒性比有机形式毒性更大。长期接触饮用水中的无机砷会导致皮肤损伤，心血管疾病，神经毒性，发育毒性以及皮肤癌，膀胱癌和肺癌。有机砷的毒性一般比无机砷小得多。井水中的 As 在 0.05mg/L 以上可明显引起人体中毒，食用含 20mg/kg As 的调制奶粉可引起婴幼儿中毒，但海藻类和甲壳类含 As 可达 100mg/kg 以上而不出现危害。As（Ⅲ）毒性约是 As（Ⅴ）的 60 倍，As（Ⅲ）是导致急性砷中毒的主要凶手。亚砷酸（As_2O_3）是无机砷化物中毒性最强的物质之一，兔子经口服的 LD_{50} 值为 15~50mg/kg。不同形态 As 化物的毒性顺序是：AsH_3>As（Ⅲ）>As（Ⅴ）>一甲基胂酸（MMA）>二甲基胂酸（DMA）>砷胆碱（AsC）>砷甜菜碱（AsB），呈现出有机基团结合越多，其毒性越小的趋势[106,107]。有机砷化物的生物毒性比无机砷小得多，通常认为生物体内无机砷的有机化过程是一种自然解毒过程。

（二）汞的形态与毒性

汞（Hg）被认为是在环境中发现的毒性最强的金属之一。与许多重金属不同，汞参与了各种生物地球化学过程，其复杂的循环特征是生物圈不同区室之间的交换：大气，水圈和生物圈。汞在环境中无机汞有一价及二价的化合物；有机汞有 MeHg、二甲基汞、乙基汞（Et-Hg）、苯甲基汞等，各种汞化合物的毒性差别很大。无机汞中的升汞是剧毒物质；有机汞中的苯基汞分解较快，毒性不大，而 MeHg 进入人体很容易被吸收，不易降解，排泄很慢，特别是容易在脑中积累，毒性最大。它们的高溶解度和快速吸收通过肺部和胃肠道使它们易于生物利用，积累在器官如肾、肝和脑中。

汞的甲基化以及汞离子的蓄积是引起汞慢性中毒的主要原因。日本水俣病即由 MeHg 引起。伊拉克发生的误食 MeHg 处理的小麦种子，致使 459 人死亡。汞的甲基化比较复杂，首先甲基四氢叶酸上的 1 个甲基转移到钴胺素上，生成甲基钴胺素，甲基钴胺素在乙酰辅酶 A 的作用下其中的甲基与 Hg^{2+} 结合，最终生成 MeHg，Et-Hg 等有机类化合物[108]。因此 MeHg 上的甲基可能来自钴胺素，也可能来自四氢叶酸的甲基供体——丝氨酸 C-3[109]。有机汞与生物分子有较高的亲和作用，因此其毒性大于无机汞[110]。毒性机制主要是：①破坏脑组织神经细胞。脑神经细胞对过氧化物的氧化损伤敏感，MeHg 易与 -SH 基相结合形成硫醇盐，使一系列含 -SH 基酶的活性受到抑制，如氧化酶、细胞色素氧化酶、琥珀酸氧化酶、琥珀酸脱氢酶、葡萄糖脱氢酶等，它们与甲基汞结合而失去活性，从而破坏了细胞的基本功能与代谢，破坏了肝细胞的解毒作用，中断了肝脏的解毒过程，损坏了肝脏合成蛋白质的功能等。另一方面又产生自由基从而升高小脑中的脂质过氧化物（LPO）的含量，导致神经细胞死亡。②MeHg 影响细胞内钙离子的平衡，使细胞内钙离子超载，阻止钙离子进入突触后膜，影响神经递质的传递。Goering 等（2002）认为二甲基汞能改变线粒体膜的通透性，改变谷氨酰胺/谷氨酸盐循环，间接导致一系列的活性氧族的产生，破坏神经细胞，损伤组织器官。汞离子对消化器官、免疫器官的多种脏器都有损伤，最主要的是导致肾功能衰竭。重金属汞离子与体内的蛋白结合形成的半抗原是导致肾小球膜性病变的原因[110]。MeHg 除以上直接毒性外，还会因缓慢分解成无机汞而引起二次中毒。

（三）铬的形态与毒性

铬（Cr）是一种过渡金属，以 Cr^{3+} 和 Cr^{6+} 的形式存在于自然环境中。Cr 的活性及溶解度不同，从而造成毒性的差异。Cr^{3+} 对血糖代谢至关重要，它可以提高胰岛素作用，使葡萄糖顺利进入人体细胞进行代谢产生能量[111]；Cr^{6+} 为强氧化剂，对皮肤、黏膜有刺激和腐蚀作用，已确认为致癌物，其毒性是 Cr^{3+} 的 100 倍[112]。Cr 在组织中的蓄积也以 Cr^{6+} 为大，特别是在血细胞中的蓄积，Cr^{6+} 要高出 5 倍。对于急性（短期）和慢性（长期）吸入暴露，Cr^{6+} 毒性作用的主要靶器官为呼吸道。急性暴露于 Cr^{6+} 的情况下，出现呼吸短促、咳嗽和气喘；慢性暴露出现隔膜穿孔和溃疡、支气管炎、肺功能降低、肺炎等其他呼吸道效应。人类研究明确表明，Cr^{6+} 是一种人类致癌物，导致肺癌的风险增加[113]。

四、应用举例

目前中药中重金属与有害元素形态的研究较比食品与环境领域少。对于动物药，《中国药典》（2015 版，一部）收录了阿胶、水蛭、蜂胶、牡蛎、蛤壳、珍珠、昆布、海藻、海螵蛸等动物药的重金属与有害元素限量标准。但前期重金属形态研究较少，动物药蟾酥、蜈蚣检测过 AsB 和 AsC，全蝎检测过六种 As 元素形态；2018 年有研究者对 31 种动物药的汞、砷形态进行了研究。对于植物药，前期已开展研究的中草药品种包括：红花、北龙胆、合欢花、桂皮、三七、鹤虱、使君子、大腹皮、榧子、雷凡、槟榔、贯众、凤尾草等。虽然已取得了一些研究进展，但仍存在以下几方面的问题：①分析技术方面，5 年前的工作多主要以液相色谱-原子荧光光谱法为主，As 形态分析种类少，以 As（Ⅲ）和 As（Ⅴ）为主；②药材的批次量不足；③大宗常用中药缺乏 As 形态研究数据；2018 年有研究者对 16 种植物药中汞、砷形态进行了较为系统的研究。对于矿物药和成方制剂，其研究模式与有害残留不同，其所含有的重金属元素往往既是毒性成分，又是有效成分，物质基础和作用机制大多不够明确，药物服用后重金属和有害元素在体内的代谢、形态转化、蓄积以及安全性尚缺乏完善的基础数据。以下分别选取矿物药、植物药和动物药中重金属与有害元素形态分析进行举例。

（一）大鼠口服雄黄后体内砷形态分析[114]

基于 HPLC-ICP-MS 分析大鼠口服雄黄与纳米雄黄后血清、肝脏、肾脏、脾中 4 种砷形态 [As（Ⅲ）、As（Ⅴ）、MMA、DMA]，并比较两组大鼠体内砷形态的差异。

1. 仪器工作参数校正　射频电流功率 1550W，射频电压 1.8V；载气为 Ar 气，体积流量 15.0L/min；辅助气体积流量 0.7L/min，雾化器气体体积流量 0.97L/min；碰撞气为 He 气，体积流量 5ml/min；停留时间为 100ms；采集质量数 75，采样深度 10.0mm；泵速 0.25 r/s。

2. 仪器参数与色谱条件　色谱柱采用 Hamilton PRP-X100 阴离子交换柱（250mm×4.1mm，10μm），进样量为 200μl，流动相 A：2mmol pH 9.0 的磷酸二氢氨溶液，流动相 B：10mmol 乙酸钠+3mmol 硝酸钾+10mmol 磷酸氢二钠+0.2mmol EDTA+1%乙醇，并用氨水调节 pH 为 10。梯度洗脱程序：0~5 分钟，100% A；5.01~20 分钟，100% B；体积流量 1.0ml/min，进样量 200μl。

3. 线性关系和检测限　4 种 As 形态线性范围良好，血清中线性相关系数 R>0.999，肝脏中线性相关系数 R>0.99，以 HPLC-ICP-MS 色谱峰信噪比 S/N=10 时所对应的浓度及样品前处理最大稀释倍数计算 LOQ 为 0.4~4μg/L。

4. 回收率及稳定性　考察了大鼠血清、肝脏、肾脏和脾的低、中、高质量浓度质控样本各 5 份，结果提取回收率均大于 80%，加标回收结果见表 4-4。同时考察了大鼠血清、肝、肾和脾的低、中、高质量浓度质控样本各 9 份（等分 3 组），第 1 组立即处理分析，第 2 组室温放置 6 小时后处理分析，第 3 组-80℃冷冻 30 天后处理分析；结果：室温放置 6 小时和-80℃冷冻 30 天后测定结果 RSD 均小于 15%，证明在此条件下各样本稳定性良好。

表 4-4　血清中各砷形态的提取回收率[114]

As 形态	加标浓度（μg/L）	实测值（μg/L）	提取回收率（%）
As（Ⅲ）	3	2.81	96.55
	20	19.01	86.99
	50	52.29	93.34
DMA	3	3.11	103.87
	500	511.03	92.27
	1000	1133.77	103.24
MMA	7.5	7.25	93.24
	100	94.68	95.48
	200	196.64	99.43
As（Ⅴ）	7.5	7.12	92.51
	100	108.06	88.47
	200	189.11	107.40

5. **样品测定**　用超纯水和甲醇对大鼠肝脏、肾脏、脾组织水浴超声提取 10 分钟，进样检测 4 种 As 形态。血清中 4 种砷形态均被检出，在纳米雄黄组中 As（V）、DMA 和 MMA 的含量比雄黄组显著升高（$P<0.01$，0.001）；肝脏中仅检测到 As（III）、As（V）和 DMA，其中 As（III）和 As（V）在纳米雄黄组中显著升高（$P<0.05$，0.01），DMA 显著升高（$P<0.001$）。肾脏中 4 种砷形态均被检出，在纳米雄黄组中其含量显著升高。脾脏中检测到 As（V）和 DMA，纳米雄黄组中 DMA 含量显著升高（$P<0.001$），而 As（V）无明显变化。对照组样本中 4 种砷形态均未检出。

（二）十七种大宗常用中草药中砷元素形态分析[115]

采用电感耦合等离子体质谱（ICP-MS）法检测了 17 种大宗常用中草药（16 种植物药、1 种药用真菌）共 103 个批次中 As 总量；进而基于 HPLC-ICP-MS 建立了中草药中 6 种 As 形态的同时检测方法，选择 As7 阴离子交换柱，系统分析了 17 种中草药中的 As 形态，具体如下。

1. **仪器工作参数的校正**　ICP-MS 工作参数：等离子体功率 1550W；辅助气体流量为 0.80L/min；载气流量 1.10L/min；冷却气体流量 13.98L/min；采样深度 5.0mm；雾化室温度 2℃；蠕动泵转速 40r/min；辅助气体流量为 0.80L/min，He 气流量 5ml/min；采样锥孔径 1.0mm，截取锥孔径 0.4mm，样品锥与截取锥均为镍锥；重复次数 3 次；描秒次数 100 次；氧化物<1.9%；雾化室温度 2.63℃。ICP-MS 所用辅助气、冷却气和载气均为氩气，分析模式为碰撞气（KED）模式，进样品过程中混杂的 ^{35}Cl 和 ICP-MS 所用的载气氩气会形成 $^{75}ClAr^+$，因此会干扰对 ^{75}As 的检测，选择碰撞气（KED）模式，仪器可以同时监测 ^{35}Cl 和 ^{75}As，可以排除 $^{75}ClAr^+$ 对实验结果造成的干扰。

2. **仪器参数与色谱条件**　色谱分析柱：Thermo Scientific™ Dionex™ IonPac™ AS7（250mm×4mm）阴离子交换柱；保护柱：Thermo Scientific™ Dionex™ IonPac™ AS7（50mm×4mm）；流动相 A：2mmol/L 碳酸铵溶液，流动相 B：80mmol/L 碳酸铵溶液，流速 1.0ml/min，进样体积 20μl，梯度洗脱程序见表 4-5。

表 4-5　梯度洗脱程序

时间（min）	流动相 A（%）	流动相 B（%）
0	100	0
2.1	100	0
3.3	0	100
7.0	0	100
8.0	100	0
10.0	100	0

3. **标准黄芪样品中的重金属含量测定**　由表 4-6 可知，用上述方法检测标准黄芪样品中 As 总量，6 组平行样品，黄芪标准物质中 As 总含量参考值为 0.57±0.05mg/kg，测得 6 组平均值为 0.54mg/kg，RSD 值为 2.46%，实际相对误差为 5.26%，检测后将标准物质中 As 含量测定结果与标准值相比，As 测定结果在其规定范围之内，表明本研究方法符合检测要求。

表 4-6　黄芪标准物质中 As 含量检测结果

| 元素 | 黄芪成分分析标准物质 | | | |
	参考值（mg/kg）	实测值（mg/kg）	RSD（%）	实际相对误差（%）
As	0.57±0.05	0.54±0.03	2.46	5.26

4. 线性范围和定量限　6 种 As 形态线性范围良好，线性相关系数 $R>0.9999$，以 HPLC-ICP-MS 色谱峰信噪比 S/N = 10 时所对应的浓度及样品前处理最大稀释倍数计算 LOQ，结果见表 4-7。

表 4-7　线性范围及定量限

As 形态	线性范围（μg/L）	线性方程	相关系数	LOQ（μg/L）
AsB	0.20~100	$y=3259.5x-75.548$	$R^2=0.9999$	0.20
As（Ⅲ）	0.10~100	$y=1874.2x-214.45$	$R^2=0.9999$	0.10
DMA	0.15~100	$y=3518.5x-190.68$	$R^2=0.9999$	0.15
AsC	0.10~100	$y=1589.8x+369.42$	$R^2=0.9999$	0.10
MMA	0.25~100	$y=2765.8x-111.37$	$R^2=0.9999$	0.25
As（Ⅴ）	0.10~100	$y=2422.5x+1142.2$	$R^2=0.9999$	0.10

5. 回收率及重复性　本研究考察了 As 形态检测方法的重复性，选取了不同入药部位（果实、根茎、花蕾）的试药，分别为枸杞、西洋参、石菖蒲、金银花，平行测定试药中 As 形态 6 次，6 种 As 形态的 RSD 结果为 2.74%~11.18%，重复性结果见表 4-8。同时考察了本方法的回收率和 6 种 As 形态标准间是否会相互转化，分别考察了 10.0、20.0 和 40.0μg/L As 形态加标浓度，检测添加前后样品中的 As 形态含量，计算回收率，加标回收结果见表 4-9。由表 4-9 可知各加标回收率为 84.24%~121.50%，表明此法可以作为 17 种药材中 As 形态的前处理方法。

表 4-8　不同入药部位中药中 As 形态的重复性考察结果

As 形态	枸杞均值（μg/kg）	RSD/%	西洋参均值（μg/kg）	RSD/%	石菖蒲均值（μg/kg）	RSD/%	金银花均值（μg/kg）	RSD/%
AsB	ND		ND		20.53	2.74	ND	
As（Ⅲ）	6.04	3.48	26.47	11.18	564.10	8.47	156.90	7.75
DMA	1.84	6.38	2.08	9.65	23.68	8.46	1.89	8.57
AsC	ND		ND		ND		ND	
MMA	2.40	3.92	2.56	4.74	63.31	7.74	2.87	5.84
As（Ⅴ）	58.23	3.56	5.32	8.02	1073.10	5.46	184.20	3.61

表 4-9　不同入药部位中药中 As 形态加标回收结果

药材	加标浓度（μg/L）			As 形态
	10	20	40	
枸杞	108.12%	102.69%	110.97%	AsB
	87.16%	85.29%	85.28%	As（Ⅲ）
	108.53%	111.13%	115.47%	DMA
	102.23%	103.25%	103.26%	AsC
	94.45%	94.56%	94.37%	MMA
	86.23%	87.36%	100.16%	As（Ⅴ）

续 表

药材	加标浓度（μg/L）			As 形态
	10	20	40	
西洋参	104.82%	113.23%	109.27%	AsB
	94.37%	97.26%	94.27%	As（Ⅲ）
	114.29%	112.12%	109.19%	DMA
	99.12%	103.59%	99.38%	AsC
	95.65%	100.37%	95.10%	MMA
	116.12%	119.10%	115.29%	As（Ⅴ）
石菖蒲	99.16%	117.26%	111.45%	AsB
	90.37%	87.43%	91.46%	As（Ⅲ）
	101.23%	121.25%	108.12%	DMA
	101.92%	101.29%	101.20%	AsC
	96.82%	93.14%	94.29%	MMA
	109.69%	105.39%	120.28%	As（Ⅴ）
金银花	86.01%	121.48%	118.10%	AsB
	87.27%	84.24%	87.29%	As（Ⅲ）
	106.96%	115.49%	115.40%	DMA
	102.53%	102.59%	103.36%	AsC
	96.26%	95.20%	98.39%	MMA
	96.58%	101.15%	115.10%	As（Ⅴ）

6. 样品测定　用超纯水对枸杞、西洋参等共 17 种中草药于 70℃超声提取 1 小时，进样检测 6 种 As 形态（图 4-2）。经统计，17 种药材中无机 As 平均含量占总量的 80.90%~98.73%（图 4-3）。虽然 103 批中草药中有 102 批的 As 含量均未超《中国药典》限量（≤2.0mg/kg），但对比美国 FDA 药品与功能性食品标准中 As 限量（≤0.02mg/kg）[116]，部分检品中 As（Ⅴ）含量也已超出其总 As 限量。本研究 As（Ⅴ）检出率和检出水平均较高，现代医学研究表明 As（Ⅴ）在遗传上有致基因突变的作用，还会对人体呼吸系统、循环系统及神经系统产生不同程度的危害[117]，且 17 种中药中，枸杞、西洋参、百合、三七、人参、山药、丹参、党参可直接服用（含全粉入药），红花、茯苓、金银花、合欢花可泡水饮用，这种服药方式避开了 As 在提取过程中转移的过程，但中药中 As 形态生物可及性、生物利用度及限量标准等问题值得关注和深入研究。

（三）31 种动物药中汞、砷元素形态残留分析[118]

该研究建立了基于 HPLC-ICP-MS 的动物药中汞、砷形态分析方法，在此基础上检测了 31 种动物药 [含《中国药典》（2015 年版，一部）项下 29 个品种] 中不同形态汞、砷的残留量，具体如下。

1. 色谱条件

Hg 形态：Agilent ZORBAX SB-C$_{18}$（250mm×4.6mm，3.5μm）分析柱，Agilent ZORBAX SB-C$_{18}$（12.5mm×4.6mm，5μm）保护住，流动相：甲醇 - 0.01mol/L 乙酸铵溶液（含 0.12% L-半胱氨酸）（8∶92），等度洗脱，流速 0.8ml/min。

As 形态：离子色谱分析柱 Dionex IonPac™ Analytical AS7（4mm×250mm），保护柱 Dionex IonPac™ Guard AS7（4mm×50mm），流动相 A 2mmol/L 碳酸铵溶液，流动相 B 100mmol/L 碳酸铵溶液，流速 1.0ml/min，梯度洗脱程序见表 4-10。

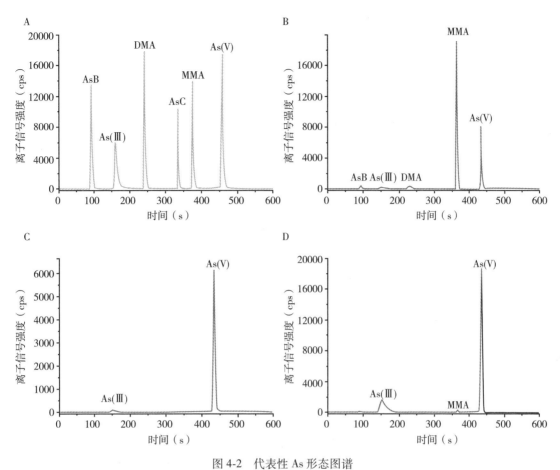

图 4-2　代表性 As 形态图谱

A. 6 种 As 形态混标；B. 三七样品；C. 西洋参样品；D. 石菖蒲样品

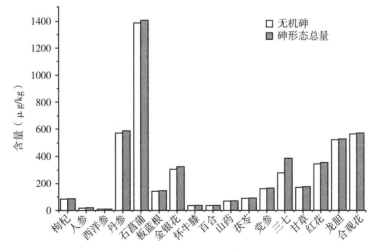

图 4-3　17 种中药中无机砷含量与 6 种砷形态总量分布图

表 4-10　砷形态梯度洗脱条件

时间（min）	流动相 A（%）	流动相 B（%）
0	100	0
1.5	100	0
4.0	0	100
7.5	0	100
8.0	100	0
10.0	100	0

2. 质谱条件　等离子体射频功率 1550W，冷却气 Ar 流速 14L/min，雾化气 Ar 流速 1.09L/min，辅助气 Ar 流速 0.8L/min，汞形态测定为 STD 模式；砷形态测定为 KED 模式，碰撞气 He 流速 5.075ml/min，蠕动泵转速 40r/min，监测质量数 ^{202}Hg 和 ^{75}As。

3. 标准工作曲线与检出限　取 1μg/ml 的 As、Hg 形态混合标样母液，分别加 8% 甲醇-92% 水（V/V）、超纯水，逐级稀释各形态系列溶液。以 As、Hg 各形态的峰面积为纵坐标，以浓度为横坐标，绘制标准曲线。结果表明，As、Hg 各元素形态的标准曲线线性关系良好，R^2 值均大于 0.999，3 种 Hg 形态的线性范围为 0.2~10μg/L，5 种 As 形态的线性范围为 0.1~100μg/L，线性考察结果见表 4-11。

在进样量为 10μl，流速为 0.8ml/min 的条件下，采用逐级稀释法对标准溶液进行稀释，参考《中国药典》（2015 版，四部）项下药品质量标准分析方法验证指导原则，以信噪比为 10:1 时相对应浓度确定定量限，测定 Hg^{2+}、MeHg、EtHg 的定量限分别为 0.40、0.25、0.65μg/L；在进样量为 10μl，流速为 1.0ml/min 的条件下，采用逐步稀释法测定 AsB、As（Ⅲ）、DMA、AsC、MMA、As（Ⅴ）的定量限分别为 0.1、0.2、0.2、0.4、0.2、0.2μg/L。

表 4-11　标准曲线、线性范围和定量限

形态	回归方程	线性范围（μg/L）	相关系数（R^2）	质量限（μg/L）
Hg^{2+}	$y = 10059x - 320.09$	0.2~10	0.9998	0.40
MeHg	$y = 10552x - 756.3$	0.2~10	0.9999	0.25
EtHg	$y = 12471x - 298.18$	0.2~10	0.9999	0.65
AsB	$y = 1544.9x - 51.669$	0.1~50	0.9999	0.10
As（Ⅲ）	$y = 1224x - 65.845$	0.2~100	0.9999	0.20
DMA	$y = 1481.9x + 126.01$	0.2~50	0.9999	0.20
AsC	$y = 1056.3x - 151.01$	0.5~50	0.9999	0.40
MMA	$y = 1212.1x - 85.615$	0.2~50	0.9999	0.20
As（Ⅴ）	$y = 1108.1x + 1767.6$	0.2~100	0.9996	0.20

4. 仪器精密度　取含浓度为 1μg/L Hg 和 5μg/L As 的混合标准溶液，连续进样 6 次，分别以 As、Hg 各形态峰面积值计算 RSD 值。各形态的 RSD 值均小于 2%，说明仪器精密度良好。

5. 重复性　分别取全蝎、乌梢蛇粉末约 0.5g，精密称定，平行操作 6 份，分别按供试品溶液中 Hg 形

态和 As 形态的制备方法操作，按照上述色谱和质谱条件进行测定，计算 Hg、As 元素形态含量。结果表明，Hg^{2+}、MeHg 的含量均值分别为 46.12、45.12μg/kg，RSD 分别为 5.31%、6.16%；AsB、As（Ⅲ）、DMA、AsC、MMA、As（Ⅴ）的含量均值分别为 102.48、170.12、20.18、5.77、6.22、23.15μg/kg，RSD 分别为 4.73%、3.99%、6.64%、5.03%、2.41%、3.84%。

6. 加样回收率　取重复性实验所用全蝎、乌梢蛇样品粉末各约 0.5g（已计算 Hg、As 元素形态含量），精密称定，置于离心管中，分别加入 3 个水平的 Hg、As 标准溶液，按照供试品溶液的制备方法及上述色谱条件和质谱条件进行测定，计算加样回收。结果表明，Hg^{2+}、MeHg 在 20、40、80μg/kg 的添加水平时的加样回收率均值范围为 90.8%~116.6%；AsB、As（Ⅲ）在 50、100、200μg/kg 的添加水平时的加样回收率均值范围为 92.4%~110.5%；DMA、As（Ⅴ）在 10、20、40μg/kg 的添加水平时的加样回收率均值范围为 96.7%~108.7%；AsC、MMA 在 5、10、20μg/kg 的添加水平时的加样回收率均值范围为 86.9%~98.2%（表 4-12）。

表 4-12　汞、砷形态回收率和精密度（以全蝎和乌梢蛇样品为考察对象）（n=3）

被分析物	初始含量（μg/kg）	添加（μg/kg）	检测值（μg/kg）	回收率（%）	标对标准偏差（%）
Hg^{2+}	29.66	20	51.26	108.0	2.48
		40	76.30	116.6	3.03
		80	107.26	97.0	3.88
MeHg	47.31	20	65.47	90.8	3.66
		40	85.19	94.7	4.01
		80	127.63	100.4	3.73
AsB	110.85	50	166.10	110.5	2.85
		100	209.55	98.7	3.48
		200	295.65	92.4	4.15
As（Ⅲ）	175.14	50	227.39	104.5	2.47
		100	268.94	93.8	3.18
		200	366.54	95.7	1.49
DMA	20.48	10	30.24	97.6	1.78
		20	40.96	102.4	3.45
		40	59.16	96.7	2.94
AsC	6.87	5	11.60	94.6	2.76
		10	15.56	86.9	4.16
		20	26.21	96.7	3.74
MMA	6.08	5	10.81	94.5	2.65
		10	14.83	87.5	3.59
		20	25.72	98.2	1.86
As（Ⅴ）	23.79	10	34.14	103.5	3.45
		20	45.53	108.7	2.89
		40	63.11	98.3	4.23

7. **标准样品校验结果** 取扇贝标准物质约 0.5g，精密称定，参照供试品溶液制备项下 Hg 形态方法制备。结果表明，Ino-Hg、MeHg 的平均检出值分别为 18.14、24.45μg/kg，3 种常见形态的总量为 42.59±1.49μg/kg，在标定值 40±7μg/kg 范围内（表 4-13）。

表 4-13　标准扇贝样品中汞形态 HPLC-ICP-MS 检测（n=3）

标准对照物质	被分析物	检测值（μg/kg）	标定值（μg/kg）
扇贝（GBW10024）	Ino-Hg	18.14±0.54	
	MeHg	24.45±0.95	
	EtHg	ND	
	Total Hg	42.59±1.49	40±7

ND：not detected

取冻干人尿 As 形态标准物质，按照说明加超纯水溶解，过膜检测，结果表明，As^{3+}、DMA、MMA 的检出值分别为 11.25±0.10、62.45±2.3、16.12±0.50μg/kg，在标定值的范围内（表 4-14）。

表 4-14　标准冻干人尿中砷形态 HPLC-ICP-MS 检测（n=3）

标准对照物质	被分析物	检测值（μg/kg）	标定值（μg/kg）
冻干人尿（GBW09115）	As^{3+}	11.25±0.10	11.4±0.225
	DMA	62.45±2.30	64.5±4.5
	MMA	16.12±0.50	15.45±1.2

以上结果表明所建立的方法适用于动物药中 As、Hg 元素形体的定量分析。

8. **样品分析** 结果发现，31 种动物药共 87 个批次均检测到 Hg^{2+}，含量为 2.39~6567μg/kg，其中地龙、蝉蜕、僵蚕、鹿角的检出值最高，冬虫夏草和牛黄次之；12 种动物药共 33 个批次检测到 MeHg，含量为 2.83~319.7μg/kg，其中蕲蛇、金钱白花蛇、蜈蚣、乌梢蛇的检出值较高。EtHg 均未检出。其中有部分样品的单批检出值与另外两批差异较大，提示重金属污染不仅与品种相关，也与其生长环境相关。

31 种动物药批次中不同砷形态的检出率分别为：As（Ⅲ）96.77%，As（Ⅴ）100%，MMA45.16%，DMA90.32%，AsB93.55%，AsC22.58%。其中，As（Ⅲ）检出值最高的品种为地龙，其次为蕲蛇、乌梢蛇、水蛭、僵蚕；As（Ⅴ）与 MMA 检出值最高的品种为地龙；DMA 检出值最高的品种为海螵蛸、海龙，其次为金钱白花蛇、土鳖虫、水蛭；AsB 检出值较高的是海龙、海螵蛸；AsC 检出值最高的品种为海龙、海螵蛸，其次为地龙、乌梢蛇、蜈蚣。

本研究对常用动物药的 Hg、As 元素形态进行了分析，结果表明重金属总量与形态并非呈简单的正相关。以 Hg 元素为例，大部分动物药品种以 Hg^{2+} 为主（如地龙、蝉蜕），少部分则以 MeHg 为主（如蛇类动物药）。蕲蛇的 Hg^{2+} 含量低于 10μg/kg，但其中 MeHg 含量高达 300μg/kg，提示该品种的风险较高，较比于地龙（Hg^{2+}>4000μg/kg，MeHg<20μg/kg）更有控制必要。另外，地龙中 As（Ⅲ）和 As（Ⅴ）含量高，而海洋动物药中 AsB 与 AsC 含量高。由于不同形态的重金属毒性可能相差极大，单以总量控制的模式存在明显的弊端。

小　结

本节从重金属与有害元素形态检测技术，各元素不同形态的具体分析方法和毒性简介，以及应用举例等方面进行了介绍。本节内容提示，不同元素形态分析方法既有共性，也有其各自的特点。建立适合中药复杂基质的形态分析方法，系统研究中药中重金属与有害元素的残留水平，高毒形态和低毒形态的残留规律，可为中药中重金属与有害元素的风险评估与限量标准制定提供基础数据和参考。

思考题

1. 举例说明当前元素形态分析的方法。
2. 中药中汞、砷形态残留现状如何？

第二节　矿物药中重金属与有害元素形态分析

矿物药作为中药的重要组成部分，发挥着重要作用。《中国药典》（2015 版，一部）收载了矿物药 25 种，占总药材数量的 4.06%，主要包括钙化合物、碳酸盐类、硫酸盐、硫化物、氧化物、镁化合物、汞化合物等。例如，芒硝有泻热通便、润燥软坚、清火消肿的作用；朱砂能清心镇惊、安神、明目、解毒；雄黄具有解毒杀虫、燥湿祛痰、截疟的功效。然而，部分矿物药中含有大量的重金属或有害元素，若按重金属限量要求，其会远远超标，这制约了含矿物药制剂的国际化。另外，矿物药的用药安全性需要系统与深入研究，其中元素形态研究是基础。

矿物药根据其中所含的重金属和有害元素是否能发挥其药效，大致可分为两类：第 1 类是指重金属与有害元素不参与药效的发挥（石膏、白矾、赭石、芒硝等），对于这类矿物药及其制剂，需严格控制其重金属与有害元素含量；第 2 类是指重金属与有害元素参与药效发挥（磁石、自然铜、朱砂、雄黄等），而这类矿物药及其制剂中的重金属与有害元素具有两面性，一方面是该类药物的重要组成部分，具有独特的治疗作用，另一方面，它又具有一定的毒副作用。

一、矿物药中重金属与有害元素的形态

含同一种重金属或有害元素的矿物药一般不止一种，比如含砷的矿物药有雄黄、雌黄、砒霜等；含汞的矿物药有朱砂、轻粉、红粉等。但这些含有同一种重金属与有害元素的矿物药的药效差异很大，这与矿物药主要成分的价态及其在体内的转化有关。

（一）矿物药生品和炮制品中元素形态

矿物药中的重金属与有害元素众多，各元素的形态比较复杂，且炮制前后主要成分可能发生变化，这给矿物药的研究带来诸多不便。如禹余粮的有效成分是 Fe（Ⅱ），但生品含量很少，醋淬时 Fe（Ⅲ）转化为 Fe（Ⅱ），增加了有效成分含量，而无名异（主要成分为 MnO_2 占 63.1%[119]）经醋淬后主要成分变化不大，但增加了主要成分的溶解性。为了解矿物药药理作用与重金属与有害元素形态和价态的关系，有研究者总结了常见的矿物药的生品与其煅品的主要成分，见表 4-15。

表 4-15　常见矿物药的主要成分形态和价态[107]

矿物药	炮制方法	炮制	主要元素及含量	毒性	性味	其他成分	药理作用	参考文献
赭石	650℃煅烧，醋淬1次	生品	Fe（Ⅲ）（92.4mg/g）	无毒	性寒、味苦	Fe（Ⅱ）、Bi（Ⅲ）、Cu（Ⅱ）、Cd（Ⅱ）、Hg（Ⅱ）、Ag（Ⅰ）	平肝潜阳、降逆、止血	[120, 121]
		煅品	Fe（Ⅲ）（1.03×10³mg/g）	无毒	苦寒之性降低	Fe（Ⅱ）、Bi（Ⅲ）、Cu（Ⅱ）、Cd（Ⅱ）、Hg（Ⅱ）、Ag（Ⅰ）	增强平肝止血作用	
雄黄	3%氢氧化钠碱液水飞	生品	As₄S₄（58.59mg/g）	有毒	味淡	Al（Ⅲ）、Si、S（Ⅱ）、K（Ⅰ）、As（Ⅴ）	解毒杀虫、燥湿祛痰、截疟	[122－124]
		煅品	As₄S₄（232.056mg/g）	有毒	味淡	Al（Ⅲ）、Si、S（Ⅱ）、K（Ⅰ）、As（Ⅴ）	解毒杀虫、燥湿祛痰、截疟	
自然铜	400~900℃煅制3小时，醋淬	生品	Fe（Ⅱ）（232.056mg/g）	无毒	性平、味辛	Cr、Ni、Co、Zn、Pb、Mg	止痛散瘀、接骨续筋	[125－128]
		煅品	湖南（FeS₂89%、FeS11%）、安徽（Fe₃O₄29%、Fe₂O₃14%、FeO24%）	无毒	性平、味辛	Cr、Ni、Co、Zn、Pb、Mg	增强其散瘀止痛作用	
炉甘石	明煅至红透后水飞	生品	ZnCO₃（393.7mg/g）、ZnO（65.79%）	无毒	性平、味甘	Li、Be、Cr、Ni、Cu	解毒明目退翳、收湿止痒敛疮	[129, 130]
		煅品	ZnO（84.25%）	无毒	性平、味甘	Li、Be、Cr、Ni、Cu	消炎、抗菌收湿止痒敛疮	
朱砂*	水飞	煅品	HgS（99.4%）可溶性Hg（125.7mg/g）	有毒	甘、微寒	HgO、HgCl₂、Fe	镇惊安神、明目解毒	[131, 132]
银朱**	人工研制	成品	HgS（>98%）可溶性Hg（137.19mg/g）	有毒	辛、温	Pb、Cu、Na、Fe、Al	杀虫破积、燥湿祛痰	[133, 134]

* 朱砂：未经炮制的朱砂毒性较大，最近的文献仅涉及其炮制品；*** 银朱：人工研制，无法区分生品和炮制品

（二）炮制对矿物药形态及药效、毒性的影响

矿物药在临床应用之前，需先经过炮制。炮制过程中应注意矿物药的物理或化学性质的转化问题，成分和结构的变化问题，以及由此而引起的矿物药的药理和毒性的变化。炮制方法的不同可能影响矿物药中部分元素的存在形式。元素形态不同，对人体的作用亦有差别。如 Fe^{3+} 人体不易吸收，而 Fe^{2+} 易被人体吸收；Cr^{3+} 是人体必需的微量元素，而 Cr^{6+} 却对人体有害[146]。以下是笔者根据前期研究，将部分炮制对元素形态、溶出度、毒性等的影响进行的整理[107]：

代赭石（赤铁矿）的主要成分为 Fe_2O_3，用于治疗眩晕、耳鸣、呕吐、喘息和吐血等症状。煅后醋淬，部分生成醋酸亚铁，而砷的含量降低较多；铁、钙、镁、铝、锶等溶出量均有较大提高，尤其是钙的溶出量增加 30 倍，并且质地酥脆易碎[146]。因此赭石生品和煅品的药效不同，生赭石的抗炎作用优于煅赭石，而煅赭石的镇静、抗惊厥和缩短凝血时间均优于赭石。

雄黄作为抗癌剂被用于胃癌的治疗[147,148]，其主要成分是含硫的无机砷盐，含量高达 90% 以上[149]，这些含硫的无机砷盐中按其晶体的空间结构不同，可分为 α-雄黄（AsS）和红色的 β-雄黄（As_4S_4），以及少量的二硫化二砷（As_2S_2）和雌黄（As_2S_3）。生品雄黄中杂质较多，杂质含量较多的是剧毒的三氧化二砷（砒霜的主要成分）。另外，雄黄的主要成分受地质作用或者药品加工的影响，可能产生剧毒物质砒霜（$As_4S_4+O_2 \rightarrow SO_2 \uparrow + As_2O_3$）。而雄黄在经水飞处理后，降低了有毒的杂质成分[123]，对人体的副作用较小，主要是因为三氧化二砷溶于水，而毒性较小的雄黄不溶于水[150]，水飞后倾出悬浮液，待悬浮液沉淀后，取其沉淀物，得到的是较为纯净的雄黄。由此可知雄黄的水飞处理没有改变有害元素砷的价态，只是对主要成分起到纯化作用。

自然铜是硫化物矿物质，黄铁矿，多晶体立方体，其密度很高[126]。煅醋淬后发生化学反应，出现新的复杂阶段：在富氧条件下，其主要物相为磁铁矿（Fe_3O_4）、赤铁矿（Fe_2O_3）、针铁矿 FeO（OH），这些矿物的表面呈棕色，无光滑；在含氧量低的情况下，主要是黄铁矿（FeS_2）和少量 FeS。这些矿物的表面是扁平的、蓝黄色的、有光泽的、类似青铜的，是自然铜的主要成分。对于自然铜中的其他杂质元素的研究发现，煅烧后自然铜中铅含量降低，镁、钙、铬、锰、钴、镍、铜、锌等其他元素含量不同程度增加[125]。

铜有助于人体吸收铁。醋淬后，铜含量增加，加速了铁的吸收。同时，不易被人体吸收的铁（Ⅲ）转化为易被食醋淬火吸收的铁（Ⅱ），增强了自然铜的药理作用，具有散血、止痛、补骨的作用。

炉甘石来源于碳酸盐类矿物方解石族菱锌矿、水锌矿，市售炉甘石的主要矿物为水锌矿。炉甘石经过高温、三段式热失重后主要成分碳酸锌（$ZnCO_3$）/碱式碳酸锌［$Zn_5(CO_3)_2(OH)_6$］转化为氧化锌（ZnO）[151]。而 $ZnCO_3$ 不能抑制细菌活性，ZnO 有抗炎、抗菌的作用，因此，煅炉甘石主要用于抗炎、抗菌及防腐、生肌[152]。

朱砂的主要成分为硫化汞，不同产地的朱砂的硫化汞含量不同，但其含量需在 96% 以上。朱砂中的硫化汞按其晶形可分为红色的 α-朱砂（HgS）和黑色的 β-朱砂（HgS），其中红色的 α-朱砂（HgS）约占 90%[153]，有报道称这两种形态均不溶于水，不被人体吸收，因此，正品朱砂毒性很小，服用了朱砂之后，HgS 不可能以 Hg^{2+} 离子或 S^{2-} 离子的方式被人体吸收。朱砂的炮制工艺跟雄黄类似，采用经典的水飞法，纯化朱砂的有效成分，除去可溶性的 Hg^{2+}，对朱砂中的汞形态价态没有影响。

天然矿物质药物具有复杂的组成，通常需要特殊的人工炮制。天然矿物药按其炮制后药性是否发生变化可分为两大类：①不影响矿物质药物的药性，只需简单去除杂质，如矿物质药物的治疗为雄黄和朱砂。②改变矿物药的药性，同时除去杂质元素，如自然铜和炉甘石的煅烧等，不仅改变了主要成分重金属的形态和价态，还改变了药用性质和水溶性，并去除了挥发性杂质元素。矿物质药物的炮制方法是祖先不断探索和总结的宝贵财富，经过标准化炮制的矿物药是相对安全的。不能因为滥用和误用矿物药产生的负面性事件而否定矿物药。

二、矿物药中重金属与有害元素在体内的形态

服用矿物药后，其成分参与人体的循环，发挥疗效，同时也会带来不良作用。不同的重金属与有害元素在体内代谢机制不同，与蛋白酶的结合位点也不相同，蓄积的器官也不同，因此，了解重金属与有害元素在人体内的形态变化有助于评价矿物药的毒性与药效。

（一）矿物药中砷在体内的形态变化及生理活性/毒性

含砷的矿物药主要包括亚砷酸、砷酸酐、砷酸、雄黄、雌黄、三氯化砷等，以 As（Ⅲ）、As（Ⅴ）的形式存在，As（Ⅲ）毒性约是 As（Ⅴ）的 60 倍[154]，As（Ⅲ）是导致急性砷中毒的主要凶手。在一定的条件下外源 As（Ⅲ）能促使肝癌细胞凋亡而不损害正常肝细胞[155]，且与正常肝细胞相比，肝癌细胞对 As（Ⅲ）的毒性更为敏感[156]。因此，近年来三氧化二砷被用于治疗肝癌，白血病等症[157]。

雄黄在水中的溶解度很小，而在肠液中的溶解度也只有 4%[158]，说明大部分的砷并没有被人体吸收。雄黄的晶体结构主要为 $\alpha\text{-}As_4S_4$，其进入体内后少部分会被人体吸收，进行一次或几次甲基化后形成有机态的化合物和蛋白质[159]。大致过程为无机态的砷与谷胱甘肽（GSH）结合生成 ATG（arsenic triglutathione），随后与大分子蛋白通过巯基键结合形成不稳定的络合物，并在蛋白分子上进行甲基化反应，进行一次甲基化会生成 MMA，2 次甲基化生成 DMA，随后有机分子与大分子蛋白结合生成 AsC 和 AsB 等含砷的蛋白[160,161]。在这些生成的有机物质中 MMA（Ⅲ）和 DMA（Ⅲ）被氧化生成 MMA（Ⅴ）和 DMA（Ⅴ），两者都会导致 DNA 链断裂，引起基因突变[162]。

砷进入人体后，进行无机砷的甲基化过程，通常这个过程被认为是急性中毒的解毒过程，但目前研究发现砷甲基化过程的中间产物比无机砷具有更强的活性和毒性[163]。As（Ⅲ）、As（Ⅴ）大部分与血液中血红蛋白上的珠蛋白结合，少量与血浆蛋白结合，形成多种形态如：MMA、DMA、三甲基胂氧（TMAO）、AsB 和 AsC 等。以砷化合物的半数致死量 LD_{50} 计，其毒性由大到小依次为 AsH_3>As（Ⅲ）>As（Ⅴ）>MMA>DMA>TMAO>AsC>AsB>As[164]。根据[165]砷的代谢模式，As（Ⅴ）先被还原为 As（Ⅲ），GSH 结合生成 ATG，随后与大分子蛋白通过巯基键结合形成不稳定的络合物，并在蛋白分子上进行甲基化反应，经水解生成 MMA（Ⅲ）和 DMA（Ⅲ）。MMA（Ⅲ）和 DMA（Ⅲ）被氧化生成 MMA（Ⅴ）和 DMA（Ⅴ），两者都会导致 DNA 链断裂，引起基因突变[166]。DMA 在酶的作用下与 O_2 反应生成二甲基砷过氧化物或二甲基过氧化自由基，前者会引起肿瘤的产生，后者直接启动砷的致癌机制，使机体慢性中毒。因此，无机砷的甲基化代谢虽然缓解其急性毒性；而就其诱发氧化应激而言，很可能是个毒性增强的过程，在这个过程中产生具有毒性和致癌活性的砷代谢产物[167]。

（二）矿物药中汞在体内的形态变化及生理活性/毒性

含汞的矿物药有朱砂、轻粉、红粉等，《中国药典》中所载的含这些矿物药的中成药主要有口服剂和膏剂两种剂型。如安宫牛黄丸（含朱砂，主要成分 HgS）主要用于镇静安神、祛风解痉等症。而生肌玉红膏（含轻粉，主要成分 Hg_2Cl_2）主要用于杀菌、拔毒等症。两者中毒症状也不相同，前者中毒后出现口臭、恶心、呕吐、腹痛、腹泻等症状；后者中毒后皮肤出现红色斑丘疹，以四肢及头面部分布较多[168,169]。当长期滥用含汞的矿物药时，就会引起汞的慢性中毒。汞的甲基化以及汞离子的蓄积是引起汞慢性中毒的主要原因。

从体内代谢来看，有研究认为朱砂中硫化汞在人体肠道厌氧，pH 为 7，37℃ 的暗环境中与带有甲基的物质能转化成甲基汞，并推测产生甲基汞是朱砂的毒性机制[170,171]。但对此也有不同报道，认为在肠道菌群作用下，朱砂可转变为可溶性的多硫化汞配合物而被胃肠道吸收[172,173]。多硫化汞配合物毒性较小，可能是朱砂生物活性的重要成分。

汞的甲基化比较复杂，首先甲基四氢叶酸上的一个甲基转移到钴胺素上，生成甲基钴胺素，甲基钴胺素在乙酰辅酶 A 的作用下其中的甲基与 Hg^{2+} 结合，最终生成 MeHg、Et-Hg 等有机类化合物[174]。因此 MeHg 上的甲基可能来自钴胺素，也可能来自四氢叶酸的甲基供体——丝氨酸 C-3 [175]。不同形态汞的毒性也不相同，有机汞与生物分子有较高的亲和作用，因此有机汞的毒性大于无机汞[176,177]。毒性机制是：①破坏脑组织神经细胞。脑神经细胞对过氧化物的氧化损伤敏感[178]，甲基汞一方面能与抗氧化物结合，另一方面又产生自由基从而升高小脑中的脂质过氧化物（LPO）的含量，导致神经细胞死亡；同时，甲基汞影响细胞内钙离子的平衡，使细胞内钙离子超载，阻止钙离子进入突触后膜，影响神经递质的传递[179]。二甲基汞能改变线粒体膜的通透性，改变谷氨酰胺/谷氨酸盐循环，间接导致一系列的活性氧族的产生，破坏神经细胞[180]。②损伤组织器官。汞离子对消化器官、免疫器官的多种脏器都有损伤，最主要的是导致肾功能衰竭[181]。重金属汞离子与体内的蛋白结合形成的半抗原是导致肾小球膜性病变的原因[182]。

（三）其他元素在体内的形态变化及生理活性/毒性

铁元素中三价铁不易被人体吸收，而二价铁易被吸收；三价的铬是人体必需的微量元素，而六价铬却对身体有害[183]；葡萄糖酸锌具有吸收快、毒性小等特点，是一种新型的锌补充剂，而氯化锌是一种有毒的锌盐，具有较强的毒性和腐蚀性[184]。

三、矿物药中重金属与有害元素形态分析影响因素

（一）形态分析的层次

在测定时首先要考虑矿物药中重金属与有害元素有哪几种形态和价态。当重金属与有害元素进入人体被吸收后，形态和化合价将发生变化，主要形态和化合价有 3 个层次：①稳定存在的无机阳离子、阴离子的形态，如砷（As）（Ⅲ）/As（Ⅴ），汞（Hg）（Ⅱ）/Hg（Ⅰ）等；②元素通过配合键与配体形成的稳定或不稳定络合物，如砷蛋白络合物；③这些元素与碳共价结合成为有机化合物，如单甲基胂酸、二甲基胂酸、甲基汞等。分析体内重金属和有害元素的形态，对重金属和有害元素的毒理学研究有很大帮助，但这些重金属和有害元素的形态复杂且含量是痕量数量级的，因此在分析和检测方面面临着许多的问题和挑战。

（二）储藏对形态的影响

目前，矿物药的中毒事件频繁发生，这很大程度上与矿物药的变质有关。当矿物质储存不当，会引起药物变质，不仅会降低药效，还可能引起中毒。储存不当对矿物药物有以下两个主要影响：①引起物理变化，改变矿物晶体形状。硇砂、芒硝等易吸收空气中的水分，导致潮解，而胆矾、硼砂等易流失结晶水，变成非结晶的粉末状[185]。②引起化学变化，改变主要成分。轻粉主要成分氯化亚汞，长期暴露在阳光下容易发生歧化，会产生毒性更大的二价汞和汞单质；朱砂主要成分经过热氧化生成氧化汞，毒性增加；雄黄的主要成分是四硫化四砷，它长时间暴露在空气中发生氧气反应，产生三硫化二砷。因此，矿物质药物应按照药典规范进行储存，以防止主要成分的形态和化合价发生变化，保障临床的安全用药。

（三）形态分析的关键因素

为了确定矿物制剂中重金属和有害元素的形态和价态，需要进行样品前处理，形态和价态分离以及最终测定。在确定时，有必要防止重金属和有害元素的价态的相互转化，并确保所有价态和形态的分离，同时对检测仪器的灵敏度也要求较高。因此在分析时会面临 3 个问题：①样品的预处理问题，在处理过程中，必须确保所有形态或待测形态都能完全提取，并且不会被氧化还原和分解。目前，常用的预处理

方法包括超声提取、人工胃液提取和添加缓冲振荡提取等,见表 4-16。②各种形态和价态的分离,处理后样品的形态比较复杂,这就要求仪器具有足够的灵敏度来分离各种形态[186],目前常用高效液相色谱、毛细管电泳、气相色谱等分离方法。③各形态和价态检测问题,矿物药中的重金属与有害元素被人体吸收后含量低,这就需要检测仪器有较低的检出限及较高的灵敏度。目前常用的检测方法包括原子荧光光谱法(AFS)、原子吸收光谱法(AAS)、电感耦合等离子体质谱法(ICP-MS)等。综上可知,仅用单一仪器或分析技术无法有效检测矿物药中重金属与有害元素的形态和价态,使用联用分析技术是目前解决问题的有效方法。

四、应用举例

(一)HPLC-ICP-MS 法分析雄黄在大鼠脏器中代谢的砷形态[187]

采用 HPLC-ICP-MS 联用技术建立了大鼠服用雄黄后脏器中 5 种砷形态[AsB、As(Ⅲ)、MMA、DMA、As(Ⅴ)]的分析方法。样品前处理为超声水浴提取,Dionex IonPac AS19 阴离子交换柱,20mmol/L (NH$_4$)$_2$CO$_3$(pH 9.7)为流动相,采用 HPLC-ICP-MS 法对雄黄染毒后大鼠肝、肾中的砷形态进行分析。研究表明,该方法不受^{40}Ar^{35}Cl$^+$干扰(图 4-4),5 种砷形态的线性范围为 1~300μg/L,检出限为 0.3~0.5μg/L,RSD 均小于 5%,加标回收率为 83.8%~111.7%。通过对肝脏、肾脏的形态分析,表明经雄黄染毒后大鼠肝脏中的砷形态主要为 DMA、As(Ⅲ)和未知物 2(图 4-5B);肾脏中的砷形态主要为 DMA、MMA、As(Ⅲ)、未知物 1、未知物 2 和未知物 3(图 4-5A)。

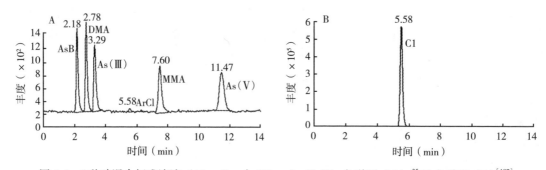

图 4-4　5 种砷混合标准溶液(10μg/L,含 600mg/kg NaCl)色谱图(A);^{35}Cl 色谱图(B)[187]

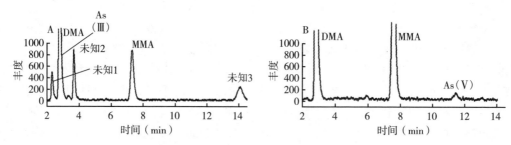

图 4-5　肾脏样品 3 氧化前(A)和氧化后(B)的色谱图[187]

(二)朱砂毒性蓄积及汞形态在大鼠体内研究

该研究考察了大鼠长期给予朱砂(剂量 0.8g/kg)后 Hg 元素形态在肝脏、肾脏、脑和血浆中分布和蓄积情况,汞元素形态分析是基于 HPLC-ICP-MS 结合超声辅助提取的方法,分别对脏器、尿液和血液中

表 4-16　联用技术在重金属与有害元素形态分析上的应用[107]

样品	前处理	分析方法	形态	检出限	参考文献
人的尿液	4℃暗处保存使用前过 0.45μm 滤膜	HPLC-ICP-MS	DMA、As（Ⅲ）、As（Ⅴ）、MMA	0.10~0.75ng/ml	[135]
人的尿液	4℃暗处保存使用前过 0.22μm 尼龙滤膜	HPLC-ICP-MS	thio-DMAE、thio-DMAA	0.6ng/ml	[136]
人的尿液	收集早晨的尿液，-80℃冷冻，测样时融化，过 0.20μm 滤膜	HPLC-ICP-MS	As（Ⅲ）、thio-arsenicals	0.1ng/ml	[137]
雄黄	样品粉碎后加入人工胃液在 37℃下振荡 4h 后离心	HPLC-ICP-MS	As（Ⅲ）、As（Ⅴ）、MMA、DMA	0.1~0.2ng/ml	[138]
人的头发	加硝酸室温苯取后离心取上清液，重复两次，剩余残渣超纯水苯取，合并滤液，调节 pH=5，得滤液	HPLC-ICP-MS	Hg（Ⅱ）、MeHg	4~10ng/L	
人的头发	加 HCl 超声苯取两次，后残渣加超纯水超声一次，合并后过 0.45μm 滤膜	HPLC-ICP-MS	Hg（Ⅱ）、MeHg、Ph-Hg	6~13ng/L	[139]
人的头发	样品剪碎，加入苯取液超声苯取后取上清液过 0.22μm 滤膜	HPLC-ICP-MS	Hg（Ⅱ）、MeHg、Et-Hg	10~38ng/g	[140]
人的尿液	样品在 8000r/min 下离心 10min 取上清液过 0.45μm 滤膜定容	HPLC-HG-AFS	As（Ⅲ）、MMA、DMA、As（Ⅴ）	0.20~2.00ng/ml	[141]
人的头发	加硝酸振荡苯取后离心，取上清液，重复两次，合并过 0.45μm 滤膜	HPLC-ICP-MS	Hg（Ⅱ）、MeHg	0.05~0.16mg/kg	[142]
人的血清、红细胞	去蛋白处理后过 0.45μm 滤膜	HPLC-AFS	As（Ⅲ）、As（Ⅴ）、MMA、DMA	5.5~7.5ng/ml	[143]
雄黄	快速溶剂苯取；甲醇超声提取；0.16%盐酸超声提取；模拟人工胃液振荡提取	HPLC-ICP-MS	As（Ⅲ）、As（Ⅴ）、MMA、DMA、AsB、AsC	0.9~2.7ng/ml	[129]
人的尿液	样品离心用醋酸铵冲液稀释后过 0.45μm 滤膜	HPLC-ICP-MS	SeCys2、SeMet、Se（Ⅳ）、Se（Ⅵ）	0.2~0.4ng/ml	[144]
狗的血浆	血浆涡旋离心后取上清液后干燥，取干燥样品加流动相涡旋离心	HPLC-HG-AFS	As（Ⅲ）、MMA、DMA、As（Ⅴ）	0.80~2.00ng/ml	[145]

无机三价砷盐：As（Ⅲ）；无机五价砷盐：As（Ⅴ）；一甲基砷：MMA；二甲基砷：DMA；一甲基亚砷：MMA；二甲基亚砷：DMA；砷甜菜碱：AsB；砷胆碱：AsC；巯基砷蛋白：thio-arsenicals；不同的巯基砷

蛋白：thio-DMAE, thio-DMAA；甲基汞：MeHg；无机汞离子：Hg（Ⅱ）；苯基汞：Ph-Hg；乙基汞：Et-Hg

的汞形态进行检测。结果表明朱砂长期用药后，无机汞和甲基汞最主要蓄积器官为肾脏，肝脏和大脑为次要蓄积器官，尿液中只检出无机汞（图4-6）。

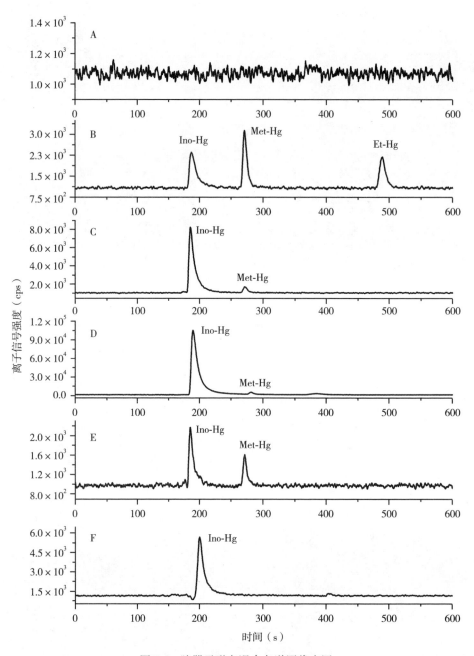

图4-6 脏器汞形态混合色谱图代表图

A. 空白基线图；B. 无机汞、甲基汞和乙基汞混合标准色谱图（1μg/L）；C. 肝脏样品色谱图；D. 肾脏样品色谱图；E. 大脑样品色谱图；F. 尿液样品色谱图

小 结

本节对常见矿物药的主要成分形态和价态，矿物药中重金属与有害元素进入体内的形态，以及联用技术在矿物药中重金属与有害元素形态分析上的应用等方面进行了介绍。同时，也对矿物药中重金属与有害元素形态分析影响因素进行了阐述。

矿物药中重金属和有害元素的不同形态可能表现出不同的药理作用和毒性。在考察矿物药的功效和毒性时，单一地检查某些重金属和有害元素的总量是不科学的。从矿物药的主要成分的形态和价态入手，分析元素形态的有效性和毒性来科学认知矿物药，不仅可以解释矿物药的药效和毒性机制，而且为研发新药和治疗癌症等提供理论依据[107]。

思考题

1. 矿物药中重金属检测的样品前处理方法有哪些？
2. 炮制、制剂因素对矿物药中重金属与有害元素形态有哪些影响？

第三节　矿物药成方制剂的药效与安全性

含矿物药的中成药根据其内服和外用的不同，其治疗作用和不良反应需要区别对待。另外，有毒矿物药在小儿类中成药中出现频次较高，由于不同年龄阶段的儿童生理特征的不同，脏器发育程度、肝肾解毒排泄功能、血脑屏障作用等均有所不同，对药物的反应也不同，因此小儿类中成药的安全性有其特殊性。矿物药成方制剂中重金属与有害元素研究较比单独的矿物药更为复杂，其重金属检测与安全性除了与矿物药直接相关，还可能来源于其他中药或制剂等过程。本节概述了含矿物药的内服制剂、外用制剂以及小儿类制剂的药效和安全性。

一、含矿物药的内服制剂概况

参考《中国药典》（2015 年版，一部）和《新编国家中成药》，对含有石膏、朱砂、雄黄等的中成药药名及用药途径进行分类整理[188]。

（一）含有朱砂的内服制剂

共统计 83 种，如安宫牛黄丸、柏子养心丸、保赤散等，功效多为清热解毒、消肿定惊、重镇安神等，用于热病、高热神昏、失眠健忘、心悸不宁等症。朱砂的主要成分为硫化汞（HgS），但有时还夹杂着少量的氯化汞（$HgCl_2$）杂质，朱砂超量服用或长久服用可造成急性或慢性中毒，以慢性中毒多见，临床主要表现为严重的急性胃肠炎，出现腹痛、恶心、呕吐、腹泻，严重者出现脓血便、少尿、无尿、尿毒症以及昏迷等症状[189,190]。

（二）含有雄黄的内服制剂

共计 62 种，如牛黄解毒片、惊风散、局方至宝散等，功效多为解毒攻毒，杀虫通便，用于疔疮肿毒、大便秘结、热毒疮盛、痰盛。雄黄是硫化物类的矿物质，主要成分是四硫化四砷（As_4S_4），可能混入其他杂质如三氧化二砷（As_2O_3）[191,192]。

（三）含有石膏的内服制剂

共统计 62 种中成药，如白虎合剂、牛黄清胃丸、柴黄清热颗粒等，功效多为清热解毒、止咳等。用于脓腐未清、冻疮溃烂、术后伤口感染、热毒溃疡、湿疮。石膏性寒，无毒，但石膏中易混入含铅、汞、砷、镉等多种有害元素，《中国药典》（2015 年版，一部）对重金属元素及砷盐进行限量检查，重金属不得过 10mg/kg，砷盐不得过 2mg/kg[193]。

（四）含有硫磺的内服制剂

共计 6 种，如半硫丸、金刚片、凉血退热排毒丸等，功效多为温肾通便，凉血退热，滋肾壮阳，回阳固脱，用于阳虚便秘，腰酸背痛，肾亏等症。硫磺自身有毒，可能含有砷、硒、铁等杂质，久服可能会引起砷中毒，半硫丸临床上用于老年阳虚便秘，对肝脏存在潜在毒性[194]。

（五）含有自然铜的内服制剂

共计 20 种，如跌打损伤散、活血止痛散、接骨丸等，功效多为活血化瘀，续筋接骨，祛风湿，接骨疗伤，用于跌打损伤，筋骨折断，骨质疏松等症。自然铜中含有对治疗骨折愈合有益的铁、铜、锰、锌等元素，以及对人体有益的钠、钾、钙、镁元素，同时还含有砷、汞、铅、镉、铬等有害元素，应炮制配伍后方可入药[195]。

另外，还含有代赭石、炉甘石、硼砂、白矾、赤石脂、芒硝等内服矿物药制剂，因较少涉及重金属与有害元素报道，在本节不做介绍。

二、含矿物药的外用制剂概况

含矿物类中药外用制剂应用范围较为广泛，临床疗效可靠，主要涉及以下几方面：①皮肤科疾病。常用药物有冰黄肤乐软膏、马应龙麝香痔疮膏、龙珠软膏、生肌玉红膏等，制剂中常用的矿物药有硼砂、朱砂、炉甘石、琥珀、硫磺、轻粉等，该类矿物药大多具有抑菌消炎、防腐杀虫、清热解毒、生肌、保护创面等作用。②肛肠科疾病。常用药物有马应龙麝香痔疮膏（栓）、龙珠软膏、生肌玉红膏、熊胆痔灵栓等，制剂中常用矿物药有炉甘石、硼砂、琥珀、朱砂、红粉、红升丹等，该类矿物药大多具有广谱抗菌、提脓、祛腐、生肌等作用。③妇科疾病。常用药物有消糜栓、治糜康栓、二黄散等，制剂中常用矿物药有枯矾、硼砂、雄黄、朱砂、铅粉等，该类矿物药大多具有收湿、敛疮、化腐、抑菌止痒、解毒杀虫等作用。④五官科疾病。常用药物有冰硼散、桂林西瓜霜、珠黄吹喉散、四味珍层冰硼滴眼液、牙痛一粒丸等，制剂中常用矿物药有硼砂、雄黄、炉甘石、朱砂、琥珀、玄明粉等，该类矿物药大多具有清热解毒、收湿止痒、保护创面、明目退翳等作用[196]。

值得注意的是，矿物药中重金属及有害元素含有量通常较高，临床需注意安全用药。如阳和解凝膏、拔毒膏、狗皮膏、定喘膏、暖脐膏等黑膏药在炼制过程中加入大量红丹，长期应用时其所含重金属铅的蓄积毒性及靶器官毒性应积极关注。生肌玉红膏、九一散、九圣散、朱红膏及升丹制剂等应用时需注意其所含汞可能对机体造成的损伤，含雄黄外用制剂应考虑砷可能引发的毒性反应[196]。

三、含朱砂和雄黄小儿类中成药的药效与安全性

近年来，随着新型中药制剂的开发利用，中成药在儿科应用方面日益广泛，但因不合理用药等原因引起的不良反应的报道也越来越多。小儿类中成药包括两类：小儿专用中成药和小儿可用中成药。小儿专用中成药通常会明确标注儿童年龄段或体重而标明最佳用量，避免以成人量为指标进行折算和误服；小儿可用中成药成人与儿童都可服用，对儿童用药剂量并未做严格区分，用量常标注小儿酌减或遵医嘱，这类中成药的使用剂量通常属于推算或经验性给药。儿童为特殊用药人群，其用药安全更应受到高度重视，特别是含有毒成分的中药制剂。《中国药典》（2015 年版，一部）收载含朱砂成方制剂 70 种，含雄黄成方制剂 37 种，两者均含的成方制剂 25 种。儿科用矿物药制剂 32 种，其中含朱砂的 28 种，含雄黄的 19 种，同时含有的 15 种，上述制剂用药方法、注意事项等详见表 4-17。合理用药提高临床疗效，避免不良反应，对儿科用药安全具有十分重要的意义[198-201]。

表 4-17　含雄黄和朱砂的小儿类中成药[197]

分类	名称	儿科用药方法	注意事项	朱砂占处方总量比例（%）/日用量（g）	雄黄占处方总量比例（%）/日用量（g）	检查 HgS	检查 As₂O₃
含朱砂	一捻金	按年龄段用药	不宜久服	5.66/0.11		是	是
	一捻金胶囊	按年龄段用药	不宜久用	5.67/0.10		是	
	小儿百寿丸	周岁以内小儿酌减	忌食辛辣油腻	0.95/0.06		/	
	小儿金丹片	周岁以下酌减	/	11.35/0.20		是	
	小儿肺热平胶囊	按年龄段用药	不宜久服	0.08/0.003		/	
	小儿解热丸	周岁以内酌减	/	1.11/0.02		/	
	牛黄千金散	三岁以内小儿酌减	/	17.32/0.47		/	
	瓜霜退热灵胶囊	按年龄段用药	不宜久服	未列出		/	
	抱龙丸	按年龄段用药	/	5.72/0.53		/	
	香苏正胃丸	周岁以内小儿酌减	/	0.49/0.03		/	
	保赤散	按年龄段用药	泄泻者忌服	23.81/0.04		是	
	琥珀抱龙丸	婴儿减量，化服	慢惊及久病、气虚者忌服	14.49/0.52		是	
	紫雪散	按年龄段用药	孕妇禁用	0.68/0.04		/	
含雄黄	小儿化毒散	三岁以内小儿酌减	/		7.94/0.10	/	/
	牛黄消炎片	小儿酌减	孕妇忌服		19.24/0.03	/	/
	六应丸	儿童婴儿减量	/		未列出	/	是
	兑痛癍胶囊	儿童酌减	孕妇禁用		未列出	/	是

续 表

分类	名称	儿科用药方法	注意事项	朱砂占处方总量比例（%）/日用量（g）	雄黄占处方总量比例（%）/日用量（g）	检查 H₂S	检查 As₂O₃
同时含朱砂和雄黄	七珍丸	按年龄段用药	/	9.43/0.02	9.43/0.02	/	/
	小儿至宝丸	无特殊说明	/	0.72/0.03	3.62/0.16	/	/
	小儿惊风散	周岁以内小儿酌减	/	11.67/0.35	7.78/0.23	/	/
	小儿清热片	周岁以内小儿酌减	/	3.57/0.14	7.13/0.28	/	/
	牛黄抱龙丸	周岁以内小儿酌减	/	4.98/0.15	8.31/0.25	/	/
	牛黄净脑片	小儿酌减，或遵医嘱	体弱或低血压慎用，孕妇忌服	0.26/0.03	6.87/0.67	/	是
	牛黄清宫丸	无特殊说明	孕妇禁用；不宜久服	5.21/0.23	7.13/0.31	/	/
	牛黄镇惊丸	三岁以内小儿酌减	孕妇慎用	4.31/0.19	4.31/0.19	/	/
	安宫牛黄丸	按年龄段用药	孕妇慎用	10.00/0.30	10.00/0.30	/	/
	安宫牛黄散	按年龄段用药	孕妇慎用	10.00/0.16	10.00/0.16	/	/
	安脑丸	小儿酌减或遵医嘱	按医嘱服用	3.59/0.22	5.56/0.37	/	是
	医癎丸	小儿酌减	含毒性药，不宜多服；孕妇用	1.73/0.16	1.30/0.12	/	/
	局方至宝散	按年龄段用药	/	12.20/0.24	12.20/0.24	/	/
	速效牛黄丸	小儿酌减	孕妇慎用	未列出	未列出	是	是
	痧药	小儿酌减	不宜多服；孕妇禁用	12.56/0.06	12.56/0.06	/	/

（一）含朱砂和雄黄的小儿类中成药的使用现状

朱砂（Cinnabar）又名丹砂、辰砂，具有安神定惊、明目解毒的功效，主要成分为硫化汞（HgS）；雄黄（Realgar）为硫化物类矿物，主含四硫化四砷（As_4S_4），常用于痈肿疔疮、惊痫、疟疾、蛇虫咬伤、虫积腹痛等证。《中国药典》（2015版，一部）记载，朱砂"本品有毒，不宜大量服用，也不宜少量久服；孕妇及肝肾功能不全者禁用"；雄黄"内服宜慎；不可久用；孕妇禁用"。朱砂和雄黄多用炮制品，经水飞后硫离子水平升高，砷、汞水平降低是炮制减毒增效的原因[202,203]，优化炮制工艺可起到提高临床用药安全的作用[204-206]。

在小儿中成药中，朱砂和雄黄具有较高的使用率，用于治疗小儿高热、惊风等[207]。临床药效固然重要但其毒性也不容忽视[208,209]，大量研究已证实长期大量服用朱砂、雄黄及其中成药，可导致汞、砷等有害元素的体内积蓄，从而造成肝、肾功能损害[210-212]，还可能损害人体血液和神经系统[213]。

据统计，32种含朱砂、雄黄的小儿中成药均可内服，其中4种也可外用。日服用量，朱砂<0.1g 10种，0.1~0.5g 14种，0.5g以上2种；雄黄<0.1g 4种，0.1~0.672g 12种，按2015年版《中国药典》（一部）的规定，朱砂0.1~0.5g，雄黄0.05~0.1g，此类药物朱砂超剂量使用有2种（抱龙丸和琥珀抱龙丸），雄黄超剂量使用有12种（小儿至宝丸、小儿惊风散、小儿清热片、牛黄抱龙丸、牛黄净脑片、牛黄清宫丸、牛黄镇惊丸、安宫牛黄丸、安宫牛黄散、安脑丸、医痫丸和局方至宝散）。这些儿科中成药质量标准中含量测定项下检测HgS的含量仅有6种，占21.4%；检测As_2O_3的含量仅有5种，占26.3%。

（二）含朱砂和雄黄小儿类中成药的临床药效

朱砂和雄黄具有重镇安神和清热解毒之功效，小儿受邪后易化火动风，常发高热惊风；含有朱砂和雄黄的小儿类中成药的药效因配伍中药组合的不同而不同，安宫牛黄丸是中医传统的"瘟病三宝"之一，具有清热解毒、镇惊开窍的功效，安宫牛黄丸协同其他治疗方法对脑炎、中风、脑出血、脑缺血性损伤等脑病及所导致的高热昏迷有独特的疗效[214,215]，安宫牛黄丸中的中药配伍可通过提高抗氧化能力和抑制炎性损伤来减弱朱砂和雄黄诱导的肝肾毒性[216]，此外，安宫牛黄丸对内毒素引起的脑损伤有明显的改善意识障碍的作用[217]，简方（去掉朱砂、雄黄）作用不明显，因此推测，朱砂、雄黄在安宫牛黄丸发挥"醒脑开窍"方面有其存在的必要性，其机制可能与朱砂和雄黄影响皮层和脑干胆碱能系统的功能有关[218]。一捻金用于脾胃不和，痰食阻滞所致的积滞，临床用于小儿停食停乳、腹胀便秘、痰盛喘咳；其辅助治疗新生儿喂养不耐受效果良好[219]，联合治疗小儿功能性便秘疗效明显[220,221]。具有祛风化痰、清热解毒的功效，在小儿感冒发热治疗方面，小儿金丹片疗效确切，患儿表现出较好的顺应性[222]。小儿至宝丸主要有镇静、抗惊厥、镇咳祛痰、解热、抗炎抗菌等药理作用，临床上多用于小儿风寒感冒、停食停乳、发热鼻塞、咳嗽痰多、呕吐泄泻、惊惕抽搐，证见小儿肝常有余、脾常不足、饮食不知自节、肝气偏盛、脾胃薄弱，易患疾病[223]。小儿百寿丸、保赤散等具有消食导滞的药物备受青睐，常作为非处方药受到患儿家长的认可，致使中成药受到广泛使用，而不当使用加剧了朱砂和雄黄中毒事件的发生。

（三）含朱砂和雄黄的小儿类中成药的安全性评估

1. 小儿类中成药用药剂量　《中国药典》（2015年版，一部）收载小儿专用或通用的含朱砂和雄黄的成方制剂共计32种，其中有10种用法用量较为完善，占31.25%，分别是一捻金、一捻金胶囊、小儿肺热平胶囊、瓜霜退热灵胶囊、安宫牛黄丸、安宫牛黄散、局方至宝散、抱龙丸、紫雪散。以一捻金为例：口服，周岁以内一次0.3g，一至三岁一次0.6g，四至六岁一次1g，一日1~2次；或遵医嘱。

按《中国药典》（2015年版，一部）凡例的规定，如无特殊用量说明则系指成人一日常用剂量。香苏正胃丸口服，一次 1 丸，一日 1~2 次，周岁以内小儿酌减，但该药的主治是用于小儿暑湿感冒，症见头痛发热、停食停乳、腹痛胀满、呕吐泄泻、小便不利。香苏正胃丸为儿科用药却仅标注一次 1 丸，周岁以下用量不明，周岁以上也未做明确规定。万氏牛黄清心丸：用于小儿高热惊厥，其用量仅规定了成人用量，诸如此类的还有牛黄千金散、牛黄清宫丸、牛黄抱龙丸、紫金锭、保赤散、小儿百寿丸、七珍丸、小儿至宝丸、小儿金丹片等。

另外，成人用量后面仅注明"儿童酌减"或"小儿酌减"，但是具体如何酌减，无据可依，无具体用量与年龄的关系，难以保障儿童用药的安全性与有效性。由于不同年龄阶段的儿童生理特征的不同，脏器发育程度、肝肾解毒排泄功能、血脑屏障作用等均有所不同，对药物的反应也不同[224]。如牛黄净脑片规定"小儿酌减，或遵医嘱"，类似的中成药品种还有牛黄镇惊丸、安脑丸、医痫丸、速效牛黄丸、痧药、克痛痧胶囊。

2. 含朱砂和雄黄小儿类中成药的毒性　朱砂和雄黄长期用药时可造成肝、肾组织轻度病理变化，可能与肝、肾组织的蓄积相关。口服朱砂和雄黄或其成方制剂引起不良反应和毒性的主要原因是使用剂量过大或长期使用。基于 ^1H NMR 的代谢组学方法已证实朱砂等中药存有潜在的神经毒性作用[225]；反复使用一捻金可导致主要脏器肝、肾、脑的汞蓄积，肾脏出现病理改变[226]。由于汞、砷的总量控制方法被广泛认可使其成为毒性评价指标，相比于生物利用度，仅以总汞和总砷含量评价中成药的质量明显欠妥，因为朱砂和雄黄中砷、汞的口服利用度极低[227,228]。结合每日服用剂量对 29 种含朱砂中成药中汞的生物利用度进行研究表明这些中成药是安全的[229]。重金属元素的生物利用度是对总汞含量控制的一个很好的补充。然而，中药固有组分和胃肠道的微生物环境也可能影响重金属元素的暴露水平，长期服用含朱砂、雄黄的中成药安全有待进一步评价。当然，客观评价含朱砂和雄黄的小儿类中成药中砷、汞对人体的健康风险还须进行生物有效性方面研究。

3. 含朱砂和雄黄的小儿类中成药中不同形态的汞、砷与安全性　重金属及有害元素的毒性很大程度上取决于其化学形式、价态及其代谢产物[230,231]。朱砂和雄黄不同于环境中的汞和砷[232,233]，不同形态及价态的砷、汞化合物毒性相差极大[234,235]。以总砷和总汞含量为标准对于含朱砂、雄黄的中药制剂中汞和砷的限量可参考性不强，雄黄和朱砂的毒性远小于常见的砷、汞化合物[236]。以可溶性汞形态为指标，20 种含朱砂小儿中成药的提取液中仅发现少量二价汞，并未发现甲基汞[237]，如果参照药用植物及制剂进出口绿色行业标准中对于汞的限值（≤0.2mg/kg），所测定的中成药样品均超出了限值。在小儿至宝丸、小儿七珍丸、安宫牛黄丸和牛黄消炎片含雄黄中成药仿生液中可溶性砷［亚砷酸盐 As（Ⅲ）、砷酸盐 As（Ⅴ）、一甲基砷（MMA）、二甲基砷（DMA）］研究方面，该类中药制剂中仅含有 As（Ⅲ）和 As（Ⅴ），含量远低于总砷，但可溶性砷的含量却很高[238]。此类制剂的安全性，还需通过元素形态和毒代动力学研究进一步评价其毒性。

（四）小儿类中成药的质量标准和使用规范

1. 含朱砂、雄黄中成药的质量标准　当前，朱砂（HgS）的含量测定方法为硫氰酸铵滴定，雄黄（As_4S_4）的含量测定方法为碘滴定，考虑到中成药基质的复杂性，可采取限度检测的方法，增加朱砂、雄黄的小儿类中成药中砷、汞形态及价态检测。由于朱砂和雄黄几乎不溶于水，其蓄积毒性可能主要由可溶性汞和砷引起[239]。因此，建立可溶性重金属总量测定及形态分析控制较为符合这类中成药的质量控制[240,241]。开展对含朱砂、雄黄小儿中成药的组方再评价研究，阐释其组方原理及配伍原则，以确定其药用价值及含砷汞元素药物在制剂中的必要性非常重要。另外，应不断完善药典中含朱砂和雄黄的小儿中成药的注意事项等，尤其在小儿中成药的日用量上的限定；加强对含有毒矿物中药成方制剂的使用说明书的规范；加强对含朱砂、雄黄的小儿中成药的物质基础的研究。

2. 小儿用药信息　积极完善小儿类中成药说明书用药信息，推行说明书完善方案[242]。《中国药典·临床用药须知：中药成方制剂卷（2015 年版）》系统地介绍了指导临床安全、有效、科学地使用中成药的理论和方法，针对方解、临床应用、药理毒理、不良反应、注意事项、用法与用量等逐项进行系统的介绍，对临床用药和编写药品说明书具有权威的指导意义。中成药说明书应对药品的适应证、功能主治、用法用量、禁忌证、不良反应和注意事项等进行说明。计算儿童的用药剂量，不应只考虑儿童年龄和体重，同时还需要结合药品品种的差异性、药物动力学和时辰药理学等。小儿肝肾功能及某些酶系发育不完善，对药物的代谢及解毒功能较差，因此对小儿用药特别是含毒性的药品不仅要注明用法、用量，还应有疗程的规定或加注不宜久服字样，以防蓄积中毒，危及患者健康。应该不断提高药品说明书的科学性与可参考性，使药品说明书真正成为指导临床合理用药的指南[243,244]。

3. 小儿用含朱砂、雄黄中成药的合理使用　朱砂和雄黄作为传统中药，其临床疗效有目共睹，但其毒性也是客观存在的，对于这点我们不应回避，应在安全的范围内发挥它们的特有功效，通过规范用药方法，以避免含朱砂和雄黄中成药的毒性。小儿不同于成人，其生长发育较快，且生理条件个体差异较大，体内药物代谢酶水平高低不等，导致不同患儿之间药效存在显著差异。儿科用药过程中，年龄、体重、疾病种类、病情轻重与联合用药是影响用药剂量的主要因素[245]。剂量必须得当，科学合理的对症下药，在最大程度的发挥应有的疗效同时，并且尽可能地减少其毒副作用。中成药大多为复方制剂，其成分复杂，在使用过程中不但要注意辨证施用，还要注意中药成分之间的配伍禁忌[246]。保证中成药的合理使用，促进儿童的健康成长。

需要指出的是，含朱砂、雄黄的小儿类中成药应视为一个整体对其进行研究评价，不能单用朱砂（汞）和雄黄（砷）来评价其毒性，而且也不能片面的以总汞和总砷评价含朱砂、雄黄小儿中成药的毒性。应不断提高药品说明书的规范性和科学性，为临床合理使用含朱砂、雄黄等含有毒矿物药的中成药提供指导。

四、应用举例

（一）给予大鼠小儿至宝丸后砷形态血液动力学研究

基于 HPLC-ICP-MS 法，选择 Hamilton PRP-X100 离子交换柱（250×4.1mm I.D.，10μm）建立了砷形态准确分析方法，分析灌胃给予 SD 大鼠小儿至宝丸后血液中砷形态的动力学过程。AFS 检测表明药片中的砷含量为 10 105.4±380.7mg/kg，AFS 工作条件见表 4-18；HPLC-ICP-MS 方法学考察结果见表 4-19。砷形态分析结果表明水提液中的 As（Ⅲ）和 As（Ⅴ）分别为 220.1±12.6 和 45.5±2.3mg/kg，所有的血样中均未检测到一甲基砷（图 4-7）。所建立的方法接着被应用于砷形态动力学过程研究，结果表明不同的 As 形态的达峰时间、分布和消除相的时间不同，As（Ⅴ）的消除速度较 As（Ⅲ）快，As（Ⅴ）、As（Ⅲ）、MMA 的消除相半衰期 $t_{1/2}$ 分别为 3.4±1.6、14.3±4.0 和 19.9±1.6h（表 4-20）[247]。

表 4-18　优化后的 AFS 参数

参数	
砷空心阴极灯	40mA
雾化器温度	200℃
雾化器高度	8mm
光电倍增管负高压	260V
载气（氩）流量	400ml/min
测量模式	Peak height

表 4-19　砷形态标准曲线、精密度、准确性及定量限考察结果

砷形态	线性范围 （ng/ml）	线性方程	相关系数 （R）	相对标准偏差 （%）	定量限 （ng/ml）	添加 （ng/ml）	回收率 （%）（n=5）
As（Ⅲ）	1.0~100.0	Y=20625C-6918.7	0.9999	3.7	0.2	2.5	87.1±9.7
						5	89.0±3.6
						10	82.2±3.5
DMA	1.0~100.0	Y=37214C-17155	0.9998	2.9	0.1	2.5	85.0±4.5
						5	87.2±7.5
						10	85.4±1.7
MMA	1.0~100.0	Y=21692C-20662	0.9995	5.6	0.1	2.5	81.0±5.2
						5	94.0±6.3
						10	87.3±3.5
As（Ⅴ）	1.0~100.0	Y=71.255C-152.9	0.9995	3.7	0.5	2.5	83.0±5.7
						5	80.3±6.3
						10	83.0±6.2

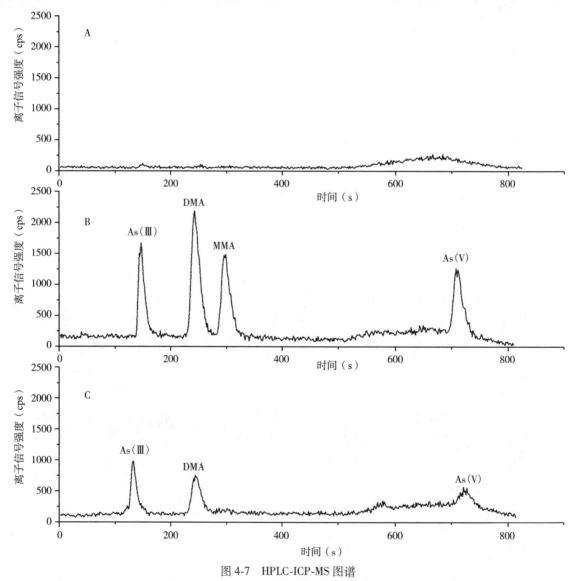

图 4-7　HPLC-ICP-MS 图谱

A. 空白血浆；B. 四种砷形态混标（5ppb）；C. 未知血样中砷形态分析

表 4-20　血浆中无机砷［As（Ⅲ），As（Ⅴ）］和 DMA 的药代动力学参数

参数	As（Ⅲ）	As（Ⅴ）	DMA
C_{max}（ng/ml）	9.5±1.7	7.8±0.4	5.7±2.4
T_{max}（h）	1.7±0.3	1.5±0.0	1.3±0.3
$t_{1/2}$（h）	14.3±4.0	3.4±1.6	19.9±1.6
$MRT_{0-\infty}$（h）	36.7±21.4	5.4±2.3	28.4±21.5
AUC_{0-24}（ng·h/ml）	122.6±11.5	30.4±6.9	43.3±6.5
$AUC_{0-\infty}$（ng·h/ml）	265.3±27.8	44.4±21.3	81.0±41.8
Vz/F（L·h/kg）	865.4±223.2	1107.4±31.6	—
Cl/F（L/kg）	56.6±3.7	171.0±2.0	—

（二）小儿至宝丸中砷形态在大鼠体内蓄积和毒性研究

含朱砂/雄黄矿物药在中国已有上千年的历史，如小儿至宝丸，它具有疏风镇惊、化痰导滞的功效。可用于治疗小儿风寒感冒、停食停乳、发热鼻塞、咳嗽痰多、呕吐泄泻。然而，因砷超标而引起的毒性事件逐渐增多，引起了公众的广泛关注。本研究对服用含雄黄矿物药后砷形态的体内组织蓄积性和毒性进行了研究。采用 HPLC-ICP-MS 法检测组织中的砷含量，采用组织病理学和血液生化指标检测反应小儿至宝丸在大鼠体内的蓄积毒性。结果表明，给予小儿至宝丸 7 天和 14 天后大鼠肾中二甲基砷（DMA）的检出值分别为 18.57±7.45 和 22.74±7.45ng/g，均为空白对照组的 10 倍以上。As（Ⅲ）的含量在第 7 天时较空白组显著增高（26.99±1.98ng/g），在第 14 天时有所降低（13.67±6.48ng/g）（图 4-8），这可能与形态间的体内转化有关。组织病理学结果表明单独给予雄黄药物组和小儿至宝丸高剂量组 14 天后，出现了轻微的肝、肾毒性，其余各给药组在所观察的时间内均未出现显著的肝、肾毒性，表明砷的体内毒性呈浓度和时间依赖性[248]。另外，研究结果提示，DMA（一种胆碱代谢的副产物）可作为体内毒性的标志物，比以总砷含量作为毒性评价指标更适合。

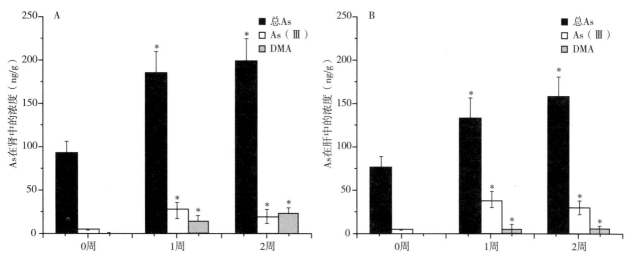

图 4-8　肝、肾中不同砷形态的组织蓄积性研究

A. 肾；B. 肝

（三）含朱砂中成药中二价汞和甲基汞分析

该研究建立了微波辅助提取、HPLC-ICP-MS 联用分析中成药中二价汞和甲基汞的方法（图 4-9）。利用汞与氯离子的配位作用和亲硫性，选择盐酸及结构式中含巯基的 L-半胱氨酸配制提取溶液并考察了浓度对提取效果的影响。结果表明，在不含有盐酸时，二价汞含量较低，使用 1% 盐酸时，二价汞获得最大值；随着盐酸体积分数继续增加，二价汞的量没有增加反而有所下降；随着 L-半胱氨酸量的上升，提取液中二价汞的量也有明显上升，如果不加 L-半胱氨酸，则提取液中未能检出二价汞和甲基汞。49 批次的含朱砂中成药里均未检出甲基汞，二价汞的量 1.2~47.7mg/kg[249]。

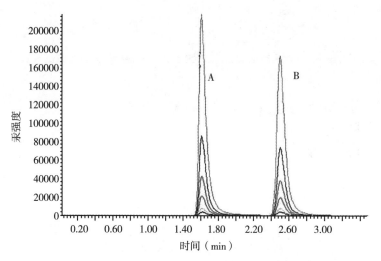

图 4-9　二价汞和甲基汞标准系列的色谱图

A. 二价汞；B. 甲基汞

小　结

本节对矿物药的内服制剂、外用制剂以及小儿类制剂中重金属及有害元素的分析，药效及安全性进行了介绍。由于朱砂和雄黄在小儿类中成药中出现的频率很高，本节重点对其临床药效、安全性评估以及质量标准和使用规范的完善进行了详细阐述。最后对含矿物药成方制剂中重金属与有害元素形态以及进入动物体内的形态及安全性研究进行了举例。虽然矿物药的品种较少，但其在成方制剂中的应用非常广泛，也是当前安全性备受关注的焦点，研究其在生物体内的药效与安全性具有重要的现实意义。

思考题

1. 举例说明矿物药成方制剂的用途。

2. 小儿类矿物药制剂使用的注意事项有哪些？

（骆骄阳　杨美华）

参　考　文　献

[1] 常家琪，梅光明，张小军，等. 重金属元素形态分析的研究进展 [J]. 广州化工，2017，45（14）：1-5.

[2] 郭志英，于水. HPLC/ICP-MS 在环境样品的痕量元素形态分析中的应用 [J]. 质谱学报，2006，27（1）：56-64.

[3] Olesik JW，Kinzer JA，Olesik SV. Capillary Electrophoresis Inductively Coupled Plasma Spectrometry for Rapid Elemental Speciation [J]. Analytical Chemistry，1995，67（1）：1-12.

［4］尚德荣，宁劲松，赵艳芳，等. 高效液相色谱氢化物发生原子荧光（HPLC-HG-AFS）联用技术检测海藻食品中无机砷. 水产学报，2010，34（1）：132-138.

［5］墨淑敏，梁立娜，蔡亚岐，等. 高效液相色谱与原子荧光光谱联用分析汞化合物形态的研究［J］. 分析化学，2006，1（4）：493-496.

［6］陆奕娜，卢金素，朱婷，等. 砷形态提取及分析方法研究进展［J］. 福建分析测试，2017，26（4）：26-33.

［7］陈光，林立，陈玉红. 液相色谱-电感耦合等离子体质谱法联用（HPL-ICP-MS）测定乳制品的无机砷及其他砷形态［J］. 环境化学，2009，28（7）：608-611.

［8］陈晞，何桂华，韩焕美. 应用 HPLC-ICP-MS 法同时测定富硒大蒜中砷的形态［J］. 食品研究与开发，2013，34（22）：32-35.

［9］李莉，李伟青，申德省，等. 高效液相色谱-电感耦合等离子体质谱法测定烟草中砷的形态［J］. 分析测试学报，2013，32（8）：941-946.

［10］Wang PL，Zhao GL，Tian J. et al. High-performance liquid chromatography-inductively coupled plasma mass spectrometry based method for the determination of organic arsenic feed additives and speciation of anionic arsenics in animal feed［J］. Journal of Agricultural and Food Chemistry，2010，58（9）：5263-5270.

［11］刘守廷，蒋天成，李健梅，等. HPLC-AFS 联用测定海产品中砷的形态［J］. 化学分析计量，2013，22（1）：11-14.

［12］王志鹏，薛长湖，徐杰，等. 高效液相色谱-碰撞/反应池-电感耦合等离子体质谱测定贝类中砷形态化合物及健康风险评估［J］. 食品工业科技，11. 1759. TS. 20190401. 1708. 039. html.

［13］冯灏，岳兵，尚晓虹，等. 高效液相色谱-电感耦合等离子体质谱法测定不同膳食基质中 5 种砷形态的方法研究［J］. 食品安全质量检测学报，2015，6（9）：3654-3664.

［14］倪张林，汤富彬，屈明华，等. 高效液相色谱-电感耦合等离子体质谱联用技术测定花茶中砷形态［J］. 分析科学学报，2013，29（4）：506-510.

［15］杨丽君，胡巧茹，郭伟，等. 高效液相色谱-电感耦合等离子体质谱联用同时测定鸡肉与鸡肝中的 7 种砷形态［J］. 色谱，2011，29（5）：394-398.

［16］刘成新，肖志明，邓涛，等. 食品和饲料中砷的形态分析研究进展［J］. 农产品质量与安全，2017，3：49-54.

［17］Li P，Zhang XQ，Chen YJ，et al. A sequential solid phase microextraction system coupled with inductively coupled plasma mass spectrometry for speciation of inorganic arsenic［J］. Analytical Methods，2014，6（12）：4205-4211.

［18］Chen GY，Chen TW. SPE speciation of inorganic arsenic in rice followed by hydride-generation atomic fluorescence spectrometric quantification［J］. Talanta，2014，119：202-206.

［19］刘崴，杨红霞，胡俊栋，等. 高效液相色谱法-电感耦合等离子体质谱法测定土壤中砷形态［J］. 分析实验室，2015，34（5）：529-532.

［20］陈发荣，郑立，韩力挥，等. 毛细管电泳-电感耦合等离子体质谱（CE-ICP-MS）联用测定干海产品中的六种砷形态化合物［J］. 食品工业科技，2014，35（19）：304-307.

［21］赵云强，郑进平，杨明伟，等. 毛细管电泳-电感耦合等离子体质谱法测定藻类中 6 种不同形态的砷化合物［J］. 色谱，2011，29（2）：111-114.

［22］Suzuki KT，Mandal BK，Ogra Y. Speciation of arsenic in body fluids［J］. Talanta，2002，58（1）：111-119.

［23］任凤莲，孟杰，吴元雄，等. 流动注射-氢化物发生-原子吸收光谱法测定环境样品中砷的形态［J］. 冶金分析. 2009，29（2）：19-23.

［24］欧阳津，时彦，张新荣. 液相色谱分离-氢化物原子吸收测定血清中不同形态的有机砷化合物［J］. 分析化学研究简报，1999，27（10）：1151-1155.

［25］张雨，苑春刚，高尔，等. 高效液相色谱-氢化物发生-原子荧光光谱在线联用系统分析中成药中砷化合物形态［J］. 分析试验室，2006，25（2）：22-25.

［26］陈新坤，马锦秋，黄志荣，等. 高压液相色谱-电感耦合等离子体发射光谱联用技术在元素化学形态分析中的应用［J］. 岩矿测试，1998，17（1）：51-57.

［27］Hsieh YJ，Jiang SJ. Application of HPLC-ICP-MS and HPLC-ESI-MS Procedures for Arsenic Speciation in Seaweeds［J］. Journal of Agricultural and Food Chemistry，2012，60（2）：2083-2089.

［28］Sele V，Sloth JJ，Holmelid B. et al. Arsenic-containing fatty acids and hydrocarbons in marine oils-determination using reversed-phase HPLC-ICP-MS and HPLC-qTOF-MS [J]. Talanta, 2014, 121: 89-96.

［29］周梅村. 仪器分析 [M]. 武汉：华中科技大学出版社，2008.

［30］Nakayama E, Kuwamoto T, Tsurubo S, et al. Chemical speciation of chromium in sea water: Part 1. Effect of Naturally Occurring Organic Materials on the Complex Formation of Chromium (Ⅲ) [J]. Analytica Chimica Acta, 1981, 130 (2): 289-294.

［31］Mount DR, Hockett JR. Use of toxicity identification evaluation methods to characterize, identify, and confirm hexavalent chromium toxicity in an industrial effluent [J]. Water Research, 2000, 34 (4): 1379-1385.

［32］高丕英，周天泽. 铬的分离与富集 [J]. 上海环境科学. 1999, (1): 33-36.

［33］Rao VM, Sastri MN. Solvent extraction of chromium: A review [J]. Talanta, 1980, 27 (10): 771-777.

［34］Babu DR, Naidu PR. A solvent extraction-atomic absorption technique for the simultaneous determination of low concentrations of iron, nickel, chromium and manganese in drinking water [J]. Talanta, 1991, 38 (2): 175-179.

［35］Shofstahl JH, Keck L, Hardy JK. Method for the determination of chromium (Ⅵ) as chromium (Ⅵ) -dibenzyidithiocarbamate [J]. Microchimica Acta, 1989, 98 (1-3): 67-76.

［36］Zhu QY, Zhao LY, Sheng D, et al. Speciation analysis of chromium by carboxylic group functionalized mesoporous silica with inductively coupled plasma mass spectrometry [J]. Talanta, 2019, 195: 173-180.

［37］Wasey A, Bansal R K, Satake M, et al. Extractive spectrophotometric determination of chromium (Ⅲ) with phenanthrenequinone monoxime into molten naphthalene [J]. Microchemical Journal, 1986, 33 (3): 352-358.

［38］Wionczyk B, Apostoluk W, Charewicz WA. Solvent extraction of chromium (Ⅲ) from spent tanning liquors with Aliquat 336 [J]. Hydrometallurgy, 2006, 82 (1): 83-92.

［39］Aoyama M, Hobo T, Suzuki S. Ion flotation—spectrophotometric determination of traces of chromium (Ⅵ) [J]. Analytica Chimica Acta, 1981, 129: 237-241.

［40］蒋晓青，蔡乾涛. 铬 (Ⅲ) -4- (2-吡啶偶氮) 间苯二酚络合物吸附溶出伏安法之研究 [J]. 分析化学，1991, (11): 1311-1313.

［41］Hirata S, Honda K, Shikino O, et al. Determination of chromium (Ⅲ) and total chromium in seawater by on-line column preconcentration inductively coupled plasma mass spectrometry [J]. Spectrochimica Acta Part B Atomic Spectroscopy, 2000, 55 (7): 1089-1099.

［42］Hashemi P, Boroumand J, Fat'Hi M R. A dual column system using agarose-based adsorbents for preconcentration and speciation of chromium in water [J]. Talanta, 2004, 64 (3): 578-583.

［43］Zou AM, Chen XW, Chen ML, et al. Sequential injection reductive bio-sorption of Cr (Ⅵ) on the surface of egg-shell membrane and chromium speciation with detection by electrothermal atomic absorption spectrometry [J]. Journal of Analytical Atomic Spectrometry, 2008, 23 (3): 412-415.

［44］柴红梅，高楼军，连锦花，等. 催化动力学褪色光度法测定痕量铬 (Ⅵ) [J]. 分析试验室，2008, 27 (10): 31-33.

［45］陈明丽，邹爱美，仲崇慧，等. 改性沸石填充柱在线分离富集电热原子吸收法测定水中铬 (Ⅵ) 及铬的形态分布 [J]. 分析科学学报，2007, 23 (6): 627-630.

［46］Stalikas CD. Micelle-mediated extraction as a tool for separation and preconcentration in metal analysis [J]. Trac Trends in Analytical Chemistry, 2002, 21 (5): 343-355.

［47］马岳，黄骏雄. 浊点萃取在环境化学方面的应用 [J]. 上海环境科学，2000, 1 (7): 319-324.

［48］Posta J, Alimonti A, Petrucci F, et al. On-line separation and preconcentration of chromium species in seawater [J]. Analytica Chimica Acta, 1996, 325 (3): 185-193.

［49］Gammelgaard B, Liao YP, Jøns O. Improvement on simultaneous determination of chromium species in aqueous solution by ion chromatography and chemiluminescence detection [J]. Analytica Chimica Acta, 1997, 354 (1-3): 107-113.

［50］艾红晶，于泓，周爽，等. 整体柱离子对色谱对铬 (Ⅵ) 的快速测定 [J]. 分析测试学报，2008, 27 (9): 991-993.

［51］Wang HJ, Du XM, Wang M, et al. Using ion-pair reversed-phase HPLC ICP-MS to simultaneously determine Cr (Ⅲ) and Cr (Ⅵ) in urine of chromate workers [J]. Talanta, 2010, 81 (4-5): 1856-1860.

［52］Kuo CY, Jiang SJ, Sahayam AC. Speciation of chromium and vanadium in environmental samples using HPLC-DRC-ICP-MS [J]. Journal of Analytical Atomic Spectrometry, 2007, 22 (6): 636-641.

［53］ Mulugeta M，Wibetoe G，Engelsen CJ，et al. Optimization of an anion-exchange high performance liquid chromatography-inductively coupled plasma-mass spectrometric method for the speciation analysis of oxyanion-forming metals and metalloids in leachates from cement-based materials ［J］. Journal of Chromatography A，2010，1217（40）：6186-6194.

［54］ Motomizu S，Jitmanee K，Oshima M. On-line collection/concentration of trace metals for spectroscopic detection via use of small-sized thin solid phase（STSP）column resin reactors. -Application to speciation of Cr（Ⅲ）and Cr（Ⅵ） ［J］. Analytica Chimica Acta，2003，499（1）：149-155.

［55］ Milacic R，Scancar J，Tusek J. Determination of Cr（Ⅵ）in welding fumes by anion-exchange fast protein liquid chromatography with electrothermal atomic absorption spectrometric detection ［J］. Analytical & Bioanalytical Chemistry，2002，372（4）：549-553.

［56］ Moghadam MR，Dadfarnia S，Shabani AMH. Speciation and determination of ultra trace amounts of chromium by solidified floating organic drop microextraction（SFODME）and graphite furnace atomic absorption spectrometry ［J］. Journal of Hazardous Materials，2011，186（1）：169-174.

［57］ Kiptoo JK，Ngila JC，Sawula GM. Speciation studies of nickel and chromium in wastewater from an electroplating plant ［J］. Talanta，2004，64（1）：54-59.

［58］ 王畅，谢文兵，刘杰，等. 流动注射分离-原子吸收光谱法测定底泥中生物可利用态 Cr（Ⅵ）和 Cr（Ⅲ）［J］. 分析化学，2007，35（3）：451-454.

［59］ Meeravali NN，Jiang SJ. A novel cloud point extraction approach using cationic surfactant for the separation and pre-concentration of chromium species in natural water prior to ICP-DRC-MS determination ［J］. Talanta，2009，80（1）：173-178.

［60］ 郑志侠，巫建光，汪家权，等. 浊点萃取-高效液相色谱法测定巢湖表层沉积物中铬的形态 ［J］. 分析测试学报，2010，29（12）：1125-1129.

［61］ Chen S，Zhu L，Lu D，et al. Separation and chromium speciation by single-wall carbon nanotubes microcolumn and inductively coupled plasma mass spectrometry ［J］. Microchimica Acta，2010，169（1-2）：123-128.

［62］ 杨永坛，康经武，李菊白，等. 不同价态铬离子的毛细管电泳分离与测定 ［J］. 分析化学，1997，（6）：738.

［63］ Shiva D，Abkenar，Hosseini M，et al. Speciation of Chromium in Water Samples with Homogeneous Liquid-Liquid Extraction and Determination by Flame Atomic Absorption Spectrometry ［J］. Bulletin-Korean Chemical Society，2010，31（10）：2813-2818.

［64］ Shemirani F，Abkenar SD，Mirroshandel AA，et al. Preconcentration and speciation of chromium in water samples by atomic absorption spectrometry after cloud-point extraction ［J］. Analytical Sciences the International Journal of the Japan Society for Analytical Chemistry，2003，19（10）：1453-1466.

［65］ Liang P，Sang H. Speciation of chromium in water samples with cloud point extraction separation and preconcentration and determination by graphite furnace atomic absorption spectrometry ［J］. Journal of Hazardous Materials，2008，154（1）：1115-1119.

［66］ Paleologos EK，Stalikas CD，Karayannis MI. An optimised single-reagent method for the speciation of chromium by flame atomic absorption spectrometry based on surfactant micelle-mediated methodology ［J］. Analyst，2001，126（3）：389-393.

［67］ Ezoddin M，Shemirani F，Khani R. Application of mixed-micelle cloud point extraction for speciation analysis of chromium in water samples by electrothermal atomic absorption spectrometry ［J］. Desalination，2010，262（1-3）：183-187.

［68］ Posta J，Alimonti A，Petrucci F，et al. On-line separation and preconcentration of chromium species in seawater ［J］. Analytica Chimica Acta，1996，325（3）：185-193.

［69］ Gammelgaard B，Liao YP，Jøns O. Improvement on simultaneous determination of chromium species in aqueous solution by ion chromatography and chemiluminescence detection. Analytica Chimica Acta，1997，354（1-3）：107-113.

［70］ 艾红晶，于泓，周爽，等. 整体柱离子对色谱对铬（Ⅵ）的快速测定. 分析测试学报，2008，27（9）：991-993.

［71］ Wang HJ，Du XM，Wang M，et al. Using ion-pair reversed-phase HPLC-ICP-MS to simultaneously determine Cr（Ⅲ）and Cr（Ⅵ）in urine of chromate workers ［J］. Talanta，2010，81（4-5）：1856-1860.

［72］ Kuo CY，Jiang SJ，Sahayam AC. Speciation of chromium and vanadium in environmental samples using HPLC-DRC-ICP-MS ［J］. Journal of Analytical Atomic Spectrometry，2007，22（6）：636-641.

［73］ Mulugeta M，Wibetoe G，Engelsen CJ，et al. Optimization of an anion-exchange high performance liquid chromatography-inductively coupled plasma-mass spectrometric method for the speciation analysis of oxyanion-forming metals and metalloids in leachates from cement-based materials [J]. Journal of Chromatography A, 2010, 1217 (40): 6186-6194.

[74] Guidotti L, Abad SQ, Rodríguez-González P, et al. Quantification of Cr (Ⅵ) in soil samples from a contaminated area in northern Italy by isotope dilution mass spectrometry [J]. Environmental Science & Pollution Research International, 2015, 22 (22): 17569-17576.

[75] Hagendorfer H, Goessler W. Separation of chromium (Ⅲ) and chromium (Ⅵ) by ion chromatography and an inductively coupled plasma mass spectrometer as element-selective detector [J]. Talanta, 2008, 76 (3): 656-661.

[76] 陈绍占, 张妮娜, 刘丽萍, 等. 离子色谱-电感耦合等离子体质谱法快速测定饮用水中铬形态 [J]. 中国卫生检验杂志, 2018 (5): 524-527.

[77] 李登科, 范国樑, 姚鹤鸣, 等. HPLC-ICP-MS 联用技术用于烟草中铬的形态分析研究 [J]. 中国烟草学报, 2016, 22 (2): 1-7.

[78] 黎飞, 王扬, 张成, 等. HPLC/ICP-MS 法测定水质中 Cr (Ⅲ) 和 Cr (Ⅵ) 的研究 [J]. 宁波大学学报 (理工版), 2012, 25 (3): 13-16.

[79] Chen Y, Chen J, Xi Z, et al. Simultaneous analysis of Cr (Ⅲ), Cr (Ⅵ), and chromium picolinate in food using cpillary electrophoresis-inductively coupled plasma mass spectrometry [J]. Electrophoresis, 2005, 36 (9-10): 1208-1215.

[80] Lin YA, Jiang SJ, Sahayam A, et al. 微波萃取-液相色谱-电感耦合等离子体质谱法测定食用动物油中铬的形态 [J]. Microchemical Journal, 2016, 128: 274-278.

[81] Xing LY, Beauchemin D. Chromium speciation at trace level in potable water using hyphenated ion exchange chromatography and inductively coupled plasma mass spectrometry with collision/reaction interface [J]. Journal of Analytical Atomic Spectrometry, 2010, 25 (7): 1046-1055.

[82] Marqués MJ, Moralesrubio A, Salvador A, et al. Chromium speciation using activated alumina microcolumns and sequential injection analysis-flame atomic absorption spectrometry [J]. Talanta, 2001, 53 (6): 1229-1239.

[83] Chwastowska J, Skwara W, Sterlińska E, et al. Speciation of chromium in mineral waters and salinas by solid-phase extraction and graphite furnace atomic absorption spectrometry [J]. Talanta, 2005, 66 (5): 1345-1349.

[84] 温圣平. 微型液相萃取-原子光谱联用技术在元素形态分析中的应用研究 [D]. 扬州大学, 2014.

[85] 栾向晶. 汞污染物形态分析的重要性 [J]. 黑龙江环境通报, 2001, 25 (3): 97-98.

[86] 曹程明, 冷桃花, 解楠, 等. 贝类水产品中汞的形态分析 [J]. 食品科学, 2013, 34 (22): 193-197.

[87] Liu H, Luo J, Ding T, et al. Speciation Analysis of Trace Mercury in Sea Cucumber Species of Aposticbopus japonicus Using High-Performance Liquid Chromatography Conjunction With Inductively Coupled Plasma Mass Spectrometry [J]. Biological trace element research, 2018: 1-8.

[88] Shah AQ, Kazi TG, Baig JA, et al. Simultaneously determination of methyl and inorganic mercury in fish species by cold vapour generation atomic absorption spectrometry [J]. Food Chemistry, 2012, 134 (4): 2345-2349.

[89] 吴春玲. 固相萃取在线富集-高效液相色谱-电感耦合等离子体质谱联用在汞形态分析中的应用 [D]. 浙江大学, 2015.

[90] 何滨, 江桂斌. 固相微萃取毛细管气相色谱-原子吸收联用测定农田土壤中的甲基汞和乙基汞 [J]. 岩矿测试, 1999, 18 (4): 259-262.

[91] 李广柱. 表面巯基功能化纳米粒子分散固相萃取快速富集环境水样中不同形态的汞 [D]. 吉林大学, 2015.

[92] Liang P, Kang C, Mo Y. One-step displacement dispersive liquid-liquid microextraction coupled with graphite furnace atomic absorption spectrometry for the selective determination of methylmercury in environmental samples [J]. Talanta, 2016, 149: 1-5.

[93] 陈岩, 王富华, 王旭, 等. 水产品中汞的形态分析研究进展 [J]. 食品工业科技, 2016, 37 (3): 368-372.

[94] Joaudimir Castro, Kenneth Neubauer, 张桢. 利用 GC-ICP-MS 分析生物组织中的汞形态 [J]. 环境化学, 2017, 36 (10): 2295-2296.

[95] 张学, 朱建民, 彭立核, 等. 高效液相色谱-电感耦合等离子体质谱法测定鱼肉中的 3 种汞形态 [J]. 中国卫生检验杂志, 2016 (6): 803-804.

[96] 冯晓青, 徐瑞, 王露, 等. 超声辅助提取-高效液相色谱-电感耦合等离子体质谱快速测定海鲜样品中的汞形态 [J].

中国卫生检验杂志，2018，28（20）：16-19.

［97］ 卢瑞宏. 毛细管电泳汞形态分析［J］. 广东化工，2006，33（4）：43-45.

［98］ Chen YQ，Cheng X，Mo F，et al. Ultra-sensitive speciation analysis of mercury by CE-ICP-MS together with field‐amplified sample stacking injection and dispersive solid‐phase extraction［J］. Electrophoresis，2016，37（7-8）：1055-1062.

［99］ 徐成刚，卢红. 甲基汞的分光光度测定方法研究［J］. 西南民族大学学报（自然科学版），2000，26（3）：285-290.

［100］ Yan XP，Li Y，Yan J. Selective Measurement of Ultratrace Methylmercury in Fish by Flow Injection On-Line Microcolumn Displacement Sorption Preconcentration and Separation Coupled with Electrothermal Atomic Absorption Spectrometry［J］. Analytical Chemistry，2003，75（10）：2251-2255.

［101］ Tsoi YK，Tam S，leung SY. Rapid speciation of methylated and ethylated mercury in urine using headspace solid phase microextract coupled to LC-ICP-MS［J］. Journal of Analytical Atomic Spetrometry，2010，25（11）：1758-1762.

［102］ Trümpler S，Nowak S，Meermann B，et al. Detoxification of mercury species—an in vitro study with antidotes in human whole blood［J］. Analytical & Bioanalytical Chemistry，2009，395（6）：1929-1935.

［103］ Mulugeta M，Wibetoe G，Engelsen CJ，et al. Optimization of an anion-exchange high performance liquid chromatography-inductively coupled plasma-mass spectrometric method for the speciation analysis of oxyanion-forming metals and metalloids in leachates from cement-based materials［J］. Journal of Chromatography A，2010，1217（40）：6186-6194.

［104］ Chen KJ，Hsu IH，Sun YC. Determination of methylmercury and inorganic mercury by coupling short-column ion chromatographic separation，on-line photocatalyst-assisted vapor generation，and inductively coupled plasma mass spectrometry［J］. Journal of Chromatography A，2009，1216（51）：8933-8938.

［105］ Hata A，Endo Y，Nakajima Y，et al. HPLC-ICP-MS speciation analysis of arsenic in urine of Japanese subjects without occupational exposure［J］. Journal of Occupational Health，2007，49（3）：217-223.

［106］ 王华东. 环境中的砷：行为·影响·控制［M］. 北京：中国环境科学出版社，1992.

［107］ 韩旭，骆骄阳，刘秋桃，等. 矿物药中重金属与有害元素的形态及价态研究进展［J］. 中国中药杂志，2015，40（23）：4552-4559.

［108］ Nagauma A，Urano T，lmura N. A simple and rapid method for preparation of ^{203}Hg-labeled methylmercury from ^{203}HgCl$_2$ and methylcobalamin［J］. J Pharmacobiodyn，1985（1）：69-72.

［109］ Imura N，Pan SK，Shimizu M，et al. Formation and accumulation of methylmercury in organisms［J］. Ecotoxicology and Environmental Safety，1977，1（2）：255-267.

［110］ Goering PL，Morgan DL，Ali SF. Effects of mercury vapor inhalation on reactive oxygen species and antioxidant enzymes in rat brain and kidney are minimal［J］. Journal of Applied Toxicology，2002，22（3）：167.

［111］ Summers JL. The Office of Dietary Supplements［M］. 3rd ed. Dietary Supplement Labellng Compliance Review，2008：203.

［112］ 熊德琪，田慧捷，杨柏林，等. Cr^{6+}和Cr^{3+}对两种海洋生物的毒性敏感性比较［J］. 海洋环境科学，2012，31（4）：484-487.

［113］ 邢鸣鸾，俞紫莲，唐建刚，等. TOSC法在测定Cr^{6+}对小鼠总抗氧化能力影响方面的应用［J］. 毒理学杂志，2004，18（4）：237-239.

［114］ 姜新，李少元，邓小颖，等. 基于高效液相色谱-电感耦合等离子体质谱法的大鼠口服纳米雄黄后体内砷形态分析［J］. 中草药，2018，49（22）：5328-5333.

［115］ 谷善勇，骆骄阳，刘好，等. 高效液相色谱-电感耦合等离子体质谱法检测17种大宗常用中草药中砷元素形态［J］. 中国中药杂志，2019，43（23）：4622-4631.

［116］ 丁锐，王瑾，王英华，等. 不同产地甘草中微量元素含量的研究［J］. 药物分析杂志，2010，（6）：1012-1015.

［117］ 赵英福，袁福龙. 高效液相色谱分离中药中砷条件的优化［J］. 医学研究杂志，2006，35（7）：87-88.

［118］ 骆骄阳，刘好，谷善勇，等. 31种动物药中汞、砷元素形态残留分析与限量标准探讨［J］. 药学学报，2018，53（11）：1879-1886.

［119］ 高小恒，陈达艳，薛进. 无名异本草考证［J］. 实用中医药杂志. 2011，08（8）：555.

［120］ 罗红婷，邱鹏翔，陈如，等. 非氧化消化测定赭石中铁（Ⅱ）及总铁含量［J］. 中南药学. 2013，（9）：697-700.

［121］ 丁霞，李冠业，高思国. H点标准加入法同时测定代赭石及其炮制品在不同介质中的Fe（Ⅱ）和Fe（Ⅲ）［J］. 中成药，2011，33（4）：637-641.

［122］国家药典委员会. 中国药典（2015 年版，四部）［S］. 北京：中国医药科技出版社，2015.

［123］梁爱华，李春英，王金华，等. 雄黄的毒性研究［J］. 中国中药杂志，2011，36（14）：1889-1894.

［124］汤毅珊，王宁生. 雄黄及含雄黄复方中砷含量、形态和晶形分析［J］. 现代食品与药品杂志，2007，17（2）：30-34.

［125］高婵，李伟东，李俊松，等. 自然铜炮制前后微量元素含量变化研究［J］. 中国中医药信息杂志，2009，16（2）：47-48.

［126］蔡皓，王洪斌，肖杰明，等. 煅自然铜成分变化研究［J］. 中国药房，2010，（39）：3678-3680.

［127］李钢，金同顺，尤娟，等. 生、煅磁石的分析与比较［J］. 应用化学，2005，22（11）：1230-1233.

［128］庞仁俊. 自然铜浸取及其浸出液的药效研究［D］. 兰州：兰州大学，2007.

［129］李丽敏，夏晶，王欣美，等. HPLC-ICP-MS 法研究 5 种含雄黄中成药的可溶性砷及其形态［J］. 中成药，2012，34（11）：2118-2123.

［130］杨连菊，张志杰，李娆娆，等. 中药炉甘石的成分分析［J］. 中国中药杂志，2012，37（3）：331-334.

［131］魏少阳，朱胤龙，梁馨月，等. 朱砂在不同消化液中溶出汞的含量测定及影响因素分析［J］. 中国医院药学杂志，2012，32（7）：494-496.

［132］张苏阳，韩泳平. 朱砂水飞过程中可溶性汞盐的溶出动力学研究［J］. 中成药，2012，34（5）：905-907.

［133］武世奎，陈朝军，李刚，等. 蒙药中含汞矿物药银朱的研究进展［J］. 中药材，2011，34（4）：652-654.

［134］苗培福，张瑞霞. 蒙药银朱体外溶出实验可溶性汞含量的测定［J］. 中国民族医药杂志，2012，18（12）：52-55.

［135］Xie R，Johnson W，Spayd S，et al. Arsenic speciation analysis of human urine using ion exchange chromatography coupled to inductively coupled plasma mass spectrometry［J］. Analytica Chimica Acta，2006，578（2）：186-194.

［136］Raml R，Goessler W，Francesconi KA. Improved chromatographic separation of thio-arsenic compounds by reversed-phase high performance liquid chromatography-inductively coupled plasma mass spectrometry［J］. Journal of Chromatography A，2006，1128（1）：164-170.

［137］Scheer J，Findenig S，Goessler W，et al. Arsenic species and selected metals in human urine：validation of HPLC/ICPMS and ICPMS procedures for a long-term population-based epidemiological study［J］. Analytical Methods，2012，4（2）：406-413.

［138］陈秋生，程奕，孟兆芳，等. 仿生提取-HPLC-ICP-MS 测定含雄黄中成药中可溶性砷含量［J］. 药物分析杂志，2010，（10）：1829-1835.

［139］Chen J，Chen H，Jin X，et al. Determination of ultra-trace amount methyl-，phenyl-and inorganic mercury in environmental and biological samples by liquid chromatography with inductively coupled plasma mass spectrometry after cloud point extraction preconcentration［J］. Talanta，2009，77（4）：1381.

［140］Souza SSD，Rodrigues JL，Souza VCDO，et al. A fast sample preparation procedure for mercury speciation in hair samples by high-performance liquid chromatography coupled to ICP-MS［J］. Journal of Analytical Atomic Spectrometry，2009，25（1）：79-83.

［141］刘博莹，姜泓，卢响响，等. 人尿中形态砷的高效液相色谱-氢化物发生-原子荧光光谱法联用分析［J］. 分析仪器，2012，（1）：115-117.

［142］Wang M，Feng W，Shi J，et al. Development of a mild mercaptoethanol extraction method for determination of mercury species in biological samples by HPLC-ICP-MS［J］. Talanta，2007，71（5）：2034-2039.

［143］He B，Jiang GB，Xu XB. Arsenic speciation based on ion exchange high-performance liquid chromatography hyphenated with hydride generation atomic fluorescence and on-line UV photo oxidation［J］. Fresenius Journal of Analytical Chemistry，2000，368（8）：803-808.

［144］Arruda MA. Speciation analysis of selenium in plankton，Brazil nut and human urine samples by HPLC-ICP-MS［J］. Talanta，2013，110（7）：53-57.

［145］Zhang Y，Qiang S，Sun J，et al. Liquid chromatography-hydride generation-atomic fluorescence spectrometry determination of arsenic species in dog plasma and its application to a pharmacokinetic study after oral administration of Realgar and Niu Huang Jie Du Pian［J］. Journal of Chromatography B，2013，s 917-918（5）：93-99.

［146］李计萍. 对矿物药研究中相关问题的思考［J］. 中国中药杂志，2006，31（18）：1566-1567.

［147］ Chen X, Han C, Cheng H, et al. Rapid speciation analysis of mercury in seawater and marine fish by cation exchange chromatography hyphenated with inductively coupled plasma mass spectrometry ［J］. Journal of chromatography A, 2013, 1314：86-93.

［148］ Zhang L, Kim S, Ding W, et al. Abstract 5525：Antitumor effect of Realgar in combination with chemotherapy drugs on human gastric cancer cells ［J］. Cancer Research, 2014, 74（19 Supplement）：5525-5525.

［149］ Wu J, Shao Y, Liu J, et al. The medicinal use of realgar（As 4 S 4）and its recent development as an anticancer agent ［J］. Journal of Ethnopharmacology, 2011, 135（3）：595-602.

［150］ Jie L, Lu Y, Qin W, et al. Mineral arsenicals in traditional medicines：Orpiment, realgar, and arsenolite ［J］. Journal of Pharmacology Experimental Therapeutics, 2008, 326（2）：363-368.

［151］ 张杰红. 炉甘石炮制前后物化性质比较及锻炉甘石分散片制备工艺研究 ［D］. 成都：成都中医药大学, 2012.

［152］ 孟祥龙, 马俊楠, 崔楠楠, 等. 基于热分析的炉甘石煅制研究 ［J］. 中国中药杂志, 2013, 38（24）：4303-4308.

［153］ 陈萍, 魏少阳, 朱胤龙, 等. 朱砂中HgS含量、形态和晶形研究 ［J］. 中国实验方剂学杂志, 2012, 18（6）：116-118.

［154］ 潘月华, 白利珊. 从砷的分布 结构 特性探讨其作用与危害 ［J］. 微量元素与健康研究, 2013, 30（5）：71-73.

［155］ 王兴武, 孙菊杰, 魏玲, 等. 三氧化二砷对人肝癌细胞的体外作用及其机制 ［J］. 中国医院药学杂志, 2006, 26（12）：1500-1504.

［156］ 曹煊. 以形态分析为基础的砷及砷生物代谢过程与产物的表征研究 ［D］. 青岛：中国海洋大学, 2009.

［157］ Park JW, Choi YJ, Jang MA, et al. Arsenic trioxide induces G2/M growth arrest and apoptosis after caspase-3 activation and bcl-2 phosphorylation in promonocytic U937 cells ［J］. Biochemical and Biophysical Research Communications, 2001, 286（4）：726-734.

［158］ Koch I, Sylvester S, Lai VW, et al. Bioaccessibility and excretion of arsenic in Niu Huang Jie Du Pian pills ［J］. Toxicology and Applied Pharmacology, 2007, 222（3）：357-364.

［159］ Hayakawa T, Kobayashi Y, Cui X. A new metabolic pathway of arsenite：Arsenic-glutathione complexes are substrates for human arsenic methyltransferase Cyt19 ［J］. Archives of Toxicology, 2005, 79（4）：183-191.

［160］ 潘月华, 白利珊. 从砷的分布结构特性探讨其作用与危害 ［J］. 微量元素与健康研究, 2013, 30（5）：71-73.

［161］ 安艳, 李全太. 无机砷甲基化代谢诱发氧化应激与砷致癌作用机制研究进展 ［J］. 中国地方病学杂志, 2006, 25（1）：115-117.

［162］ 安艳, 高增林. 砷甲基化代谢产物的作用机制 ［J］. 职业卫生与病伤, 2000, 15（3）：176-177.

［163］ Thomas DJ, Nava GM, Cai SY, et al. Arsenic（+3 Oxidation State）Methyltransferase and the Methylation of Arsenicals in the Invertebrate Chordate Ciona intestinalis ［J］. Experimental Biology and Medicine, 2007, 232（1）：3.

［164］ Vega L, Styblo M, Patterson R, et al. Differential effects of trivalent and pentavalent arsenicals on cell proliferation and cytokine secretion in normal human epidermal keratinocytes ［J］. Toxicology and Applied Pharmacology, 2001, 172（3）：225-232.

［165］ Hayakawa T, Kobayashi Y, Cui X, et al. A new metabolic pathway of arsenite：arsenic-glutathione complexes are substrates for human arsenic methyltransferase Cyt19 ［J］. Archives of Toxicology, 2005, 79（4）：183-191.

［166］ 安艳, 高增林. 砷甲基化代谢产物的作用机制 ［J］. 职业卫生与病伤, 2000, （3）：176-177.

［167］ 安艳, 李全太. 无机砷甲基化代谢诱发氧化应激与砷致癌作用机制研究进展 ［J］. 中华地方病学杂志, 2006, 25（1）：115-117.

［168］ 李艳艳, 熊光仲. 汞中毒的毒性机制及临床研究进展 ［J］. 中国急救复苏与灾害医学杂志, 2008, 3（1）：57-59.

［169］ 李树强, 赵金垣, 徐希娴. 不同接触途径所致急性亚急性汞中毒的分析研究 ［J］. 中国工业医学杂志, 2003, 16（6）：324-327.

［170］ Schaefer JK, Morel FMM. High methylation rates of mercury bound to cysteine by Geobacter sulfurreducens ［J］. Nature Geoscience, 2009, 2（2）：123.

［171］ Sparling R. Biogeochemistry：mercury methylation made easy ［J］. Nature Geoscience, 2009, 2（2）：92.

［172］ Zhou XR, Wang LM, Sun XM, et al. Cinnabar is not converted into methylmercury byhuman intestinal bacteria ［J］. Journal of Ethnopharmacology, 2011, 135（1）：110.

[173] Zhou XR, Zeng KW, Yang XD, et al. In vitro studies on dissolved substance of cinnabar: Chemical species and biological properties [J]. Journal of Ethnopharmacology, 2010, 131 (1): 196.

[174] Jiménez-Moreno M, Perrot V, Epov VN, et al. Chemical kinetic isotope fractionation of mercury during abiotic methylation of Hg (Ⅱ) by methylcobalamin in aqueous chloride media [J]. Chemical Geology, 2013, 336 (336): 26-36.

[175] Kaschak E, Knopf B, Petersen JH, et al. Biotic methylation of mercury by intestinal and sulfate-reducing bacteria and their potential role in mercury accumulation in the tissue of the soil-living Eisenia foetida [J]. Soil Biology and Biochemistry, 2014, 69 (1): 202-211.

[176] Stanisz E, Werner J, Matusiewicz H. Mercury species determination by task specific ionic liquid-based ultrasound-assisted dispersive liquid-liquid microextraction combined with cold vapour generation atomic absorption spectrometry [J]. Microchemical Journal, 2013, 110 (9): 28-35.

[177] Jagtap R, Maher W. Measurement of mercury species in sediments and soils by HPLC-ICPMS [J]. Microchemical Journal, 2015, 121: 65-98.

[178] 李艳艳, 熊光仲. 汞中毒的毒性机制及临床研究进展 [J]. 中国急救复苏及灾害医学杂志, 2018 (1): 57-59.

[179] Meador JP, Ernest DW, Kagley AN. A comparison of the non-essential elements cadmium, mercury, and lead found in fish and sediment from Alaska and California [J]. Science of the Total Environment, 2005, 339 (1-3): 189-205.

[180] Aschner JL. Methylmercury induces oxidative injury, alterations in permeability and glutamine transport in cultured astrocytes [J]. Brain Research, 2007, 1131 (1): 1-10.

[181] Ferreira SLC, Lemos VA, Silva LOB, et al. Analytical strategies of sample preparation for the determination of mercury in food matrices — A review [J]. Microchemical Journal, 2015, 121: 227-236.

[182] Pelclová D, Lukáš E, Urban P, et al. Mercury intoxication from skin ointment containing mercuric ammonium chloride [J]. International Archives of Occupational and Environmental Health, 2002, 75 (1): 54-59.

[183] Vacchina V, Calle IDL and Séby F. Cr (Ⅵ) speciation in foods by HPLC-ICP-MS: investigation of Cr (Ⅵ) /food interactions by size exclusion and Cr (Ⅵ) determination and stability by ion-exchange on-line separations [J]. Analytical and Bioanalytical Chemistry, 2015, 407 (13): 3831-3839.

[184] 陈丙春, 郑丽莉, 王海燕, 等. 传统矿物中药的研究进展 [J], 中国中药杂志, 2014, 39 (2): 181-184.

[185] 孙玉松. 矿物药的贮藏质变原因及管理措施 [J]. 云南中医中药杂志, 2011, 32 (1): 84-85.

[186] Grotti M, Terol A, Todolí JL. Speciation analysis by small-bore HPLC coupled to ICP-MS [J]. Trac-Trends in Analytical Chemistry, 2014, 61: 92-106.

[187] 陈绍占, 杜振霞, 刘丽萍, 等. 高效液相色谱-电感耦合等离子质谱法分析雄黄在大鼠脏器中代谢的砷形态 [J]. 分析化学, 2014, 42 (3): 349-354.

[188] 王利丽, 左瑞庭, 陈随清. 含有矿物药的中成药治疗作用及不良反应分析 [J]. 中医研究, 2017, 7 (19): 50-54.

[189] 梁爱华, 王金华, 薛宝云, 等. 朱砂对大鼠的肝肾毒性研究 [J]. 中国中药杂志, 2009, 34 (3): 312-3l7.

[190] 梁爱华, 李春英, 薛宝云, 等. 朱砂汞在大鼠体内的蓄积性研究 [J]. 中国中药杂志, 2009, 34 (23): 3068-3072.

[191] 陆远富, 时京珍, 石京山, 等. 科学评价雄黄、朱砂中成药的安全性 [J]. 中国中药杂志, 2011, 12 (36): 3402-3406.

[192] 周超凡, 林玉华. 传统中药雄黄应用概况及其安全性 [J]. 药物不良反应杂志, 2008, 10 (2): 104-109.

[193] 王建华. 矿物药石膏中有害元素的研究 [D]. 长沙, 湖南中医药大学, 2013.

[194] 贾春蓉, 陈如泉. 半硫丸毒性实验研究 [J]. 浙江中医杂志, 2007, 42 (8): 486-487.

[195] 蒋燕萍, 甘彦雄, 严鑫, 等. 自然铜的研究进展 [J]. 中药与临床, 2016, 7 (1): 62-64.

[196] 刘圣金, 乔婷婷, 林瑞超, 等. 含矿物药外用制剂的临床应用研究进展 [J]. 中成药, 2016, 38 (8): 1797-1804.

[197] 刘好, 骆骄阳, 单利楠, 等. 含朱砂和雄黄小儿类中成药的药效与安全性研究进展 [J]. 中成药, 2018, 40 (10): 2261-2266.

[198] 金丹, 田春华, 杨月明, 等. 儿童用药安全现状及政策研究与思考 [J]. 中国药事, 2015, (4): 427-431.

[199] 郭文姣, 欧阳昭连, 王艳斌, 等. 我国儿童用药安全问题分析及政策建议 [J]. 中国药房, 2013, 24 (21): 1926-1929.

[200] 陈鲁媛. 从辨证论治谈小儿中成药的临床合理应用 [J]. 中成药, 2010, 32 (10): 1779-1780.

［201］王丽. 规范儿童用药, 保障儿童健康［J］. 儿科药学杂志, 2016, 22（3）: 1-4.

［202］郭婧潭, 张颖花, 霍韬光, 等. 水飞法炮制对朱砂中可溶性硫和汞的影响［J］. 中华中医药学刊, 2015, 33（5）: 1113-1115.

［203］霍韬光, 郭婧潭, 张颖花, 等. 水飞法炮制对雄黄中可溶性硫和砷含量的影响［J］. 辽宁中医杂志, 2016, 43（2）: 360-361.

［204］靳庆霞. 朱砂水飞法炮制前后可溶性硫和汞的含量分析［J］. 中国执业药师, 2017,（3）: 16-18.

［205］吕继红. 中药朱砂的合理应用与安全性研究［J］. 当代医药论丛, 2014（8）: 35-37.

［206］陈朋, 李红玉. 雄黄的临床应用与炮制方法研究进展［J］. 中华中医药学刊, 2014, 32（7）: 1663-1666.

［207］牛宛柯. 治疗小儿惊风的含朱砂中成药的分析［J］. 中国卫生标准管理, 2016, 7（17）: 131-132.

［208］宋丹丹, 李超英. 中成药雄黄朱砂配伍规律及其毒性研究［J］. 吉林中医药, 2017, 37（2）: 214-216.

［209］王红芯, 韩旭, 骆骄阳, 等. 雄黄及其成方制剂的药效和毒性研究进展［J］. 中南药学, 2017, 15（4）: 467-471.

［210］白冰, 李秀芳, 杨堃, 等. 大鼠口服雄黄后砷的药物动力学与毒代动力学研究［J］. 中国药师, 2010,（5）: 626-629.

［211］李春英, 梁爱华, 王金华, 等. 雄黄砷的蓄积性研究［J］. 中国中药杂志, 2011, 36（14）: 1895-1900.

［212］郑植元, 李岑, 张明, 等. 含 HgS 传统药物朱砂和佐太中汞的胃肠道溶出及吸收蓄积研究［J］. 中国中药杂志, 2015, 40（12）: 2455-2460.

［213］丁通, 骆骄阳, 韩旭, 等. 朱砂毒性的研究进展及配伍必要性分析［J］. 中国中药杂志, 2016, 41（24）: 4533-4540.

［214］崔爱瑛. 安宫牛黄丸的药理及临床研究进展［J］. 中国实验方剂学杂志, 2012,（20）: 341-344.

［215］Wang GH, Lan R, Zhen XD, et al. An-Gong-Niu-Huang Wan protects against cerebral ischemia induced apoptosis in rats: up-regulation of Bcl-2 and down-regulation of Bax and Caspase-3［J］. Journal of Ethnopharmacology, 2014, 154（1）: 156-162.

［216］Li A, Zhang JY, Xiao X, et al. Hepatorenal protective effects of medicinal herbs in An-Gong-Niu-Huang Wan（AGNH）against cinnabar-and realgar-induced oxidative stress and inflammatory damage in mice［J］. Food and Chemical Toxicology, 2018, 119: 445-456.

［217］朱坤杰, 孙建宁, 马长华, 等. 安宫牛黄丸及重金属组分对内毒素脑损伤大鼠大脑皮层单胺类递质的影响［J］. 中国中药杂志, 2007, 32（10）: 949-953.

［218］朱坤杰, 孙建宁. 朱砂雄黄在安宫牛黄丸对内毒素脑损伤大鼠促清醒中的作用及机制［J］. 中国中药杂志, 2014, 39（20）: 4007-4012.

［219］颜鹏飞. 一捻金治疗新生儿喂养不耐受疗效观察［J］. 现代中西医结合杂志, 2011, 20（8）: 960-961.

［220］可喜来, 燕小伟. 一捻金胶囊联合乳果糖口服液治疗婴幼儿功能性便秘的临床研究［J］. 中医临床研究, 2013, 5（8）: 16-17.

［221］孟玲娟. 一捻金与丽珠肠乐联合治疗小儿功能性便秘疗效观察［J］. 河北医科大学学报, 2009, 30（2）: 188-189.

［222］金宝灿, 包忠实, 姜敏. 儿童回春颗粒治疗小儿感冒发热临床试验［J］. 中华全科医学, 2013,（1）: 85-86.

［223］王艳. 小儿至宝丸应用解析［J］. 中国社区医师, 2009,（7）: 30-30.

［224］从云, 吴凡. 对儿童中成药的关注与发展建议［J］. 中医药临床杂志, 2015, 5: 626-628.

［225］Wei L, Xue R, Zhang P, et al. 1H NMR-based metabolomics and neurotoxicity study of cerebrum and cerebellum in rats treated with cinnabar, a traditional Chinese medicine［J］. OMICS-A Journal of Integrative Biology, 2015, 19（8）: 490-498.

［226］金伟军, 张志东, 欧健薇. 一捻金及其去朱砂制剂的初步毒性试验研究［J］. 今日药学, 2010, 20（5）: 10-12.

［227］Lu Y-F, Wu Q, Liang S-X, et al. Evaluation of hepatotoxicity potential of cinnabar-containing An-Gong-Niu-Huang Wan, a patent traditional Chinese medicine［J］. Regulatory Toxicology and Pharmacology, 2011a, 60（2）: 206-211.

［228］Tinggi U, Sadler R, Ng J, et al. Bioavailability study of arsenic and mercury in traditional Chinese medicines（TCM）using an animal model after a single dose exposure［J］. Regulatory Toxicology and Pharmacology, 2016, 76: 51-56.

［229］Lu Y, Yang D, Song X, et al. Bioaccessibility and health risk assessment of mercury in cinnabar containing Traditional Chinese Medicines［J］. Journal of Trace Elements in Medicine and Biology, 2017.

［230］叶杰胜. HPLC-ICP-MS 技术在中药重金属分析中的研究概况［J］. 北方药学，2012，9（2）：7.

［231］陆远富，时京珍，石京山，等. 科学评价含雄黄、朱砂中成药的安全性［J］. 中国中药杂志，2011，36（24）：3402-3405.

［232］Liu H, Luo J, Ding T, et al. Speciation Analysis of Trace Mercury in Sea Cucumber Species of Apostichopus japonicus Using High-Performance Liquid Chromatography Conjunction With Inductively Coupled Plasma Mass Spectrometry［J］. Biological Trace Element Research, 2018, (4): 1-8.

［233］Liu J, Shi JZ, Yu LM, et al. Mercury in traditional medicines: is cinnabar toxicologically similar to common mercurials?［J］. Exprimental Biology and Medicine, 2008, 233 (7): 810-817.

［234］Liu L, He B, Yun Z, et al. Speciation analysis of arsenic compounds by capillary electrophoresis on-line coupled with inductively coupled plasma mass spectrometry using a novel interface［J］. Journal of Chromatography A, 2013, 1304: 227-233.

［235］Chuu J-J, Liu S-H, Lin-Shiau S-Y. Differential neurotoxic effects of methylmercury and mercuric sulfide in rats［J］. Toxicology Letters, 2007, 169 (2): 109-120.

［236］Lu Y-F, Yan J-W, Wu Q, et al. Realgar-and cinnabar-containing An-Gong-Niu-Huang Wan（AGNH）is much less acutely toxic than sodium arsenite and mercuric chloride［J］. Chemico-Biological Interactions, 2011b, 189 (1): 134-140.

［237］徐陆正，解清，闫赖赖，等. 中成药可溶性汞形态分析方法及样品结果测定［J］. 实验技术与管理，2011，28（12）：40-43.

［238］陈秋生，程奕，孟兆芳，等. 仿生提取-HPLC-ICP-MS 测定含雄黄中成药中可溶性砷含量［J］. 药物分析杂志，2010，（10）：1829-1835.

［239］梁国刚. 朱砂、雄黄中各成分的溶解度对其药效，毒副作用的影响［J］. 中国中药杂志，2002，27（5）：391-392.

［240］李丽敏，夏晶，王欣美，等. HPLC-ICP-MS 法研究 5 种含雄黄中成药的可溶性砷及其形态［J］. 中成药，2012，34（11）：2118-2123.

［241］陈秋生，程奕，孟兆芳，等. 仿生提取-电感耦合等离子体质谱法测定含朱砂中药制剂中可溶性汞含量［J］. 药物分析杂志，2012，32（6）：1036-1039.

［242］刘莹，邹爱英，商洪才. 从常用药品说明书中儿童用药内容看我国儿童用药现状［J］. 天津药学，2016，28（6）：32-35.

［243］朱晓虹，秦红丽，谢吉科，等. 300 种儿科常用药品说明书中儿童用药信息的调查［J］. 中国药房，2015，26（14）：1903-1905.

［244］夏东胜. 我国药品说明书儿童用药标示问题分析及风险控制建议［J］. 中国医院药学杂志，2014，34（22）：1946-1951.

［245］张伶俐，李幼平，曾力楠，等. 用儿童药物利用指数评价儿科用药剂量合理性的思考与探索［J］. 中国循证医学杂志，2012，12（2）：125-128.

［246］刘晶. 儿科中成药的合理用药分析［J］. 光明中医，2017，15：2145-2146.

［247］Han X, Luo J, Zhou W, et al. Determination and pharmacokinetic properties of arsenic speciation in Xiao-Er-Zhi-Bao-Wan by high-performance liquid chromatography with inductively coupled plasma mass spectrometry［J］. Journal of Separation Science, 2016, 39 (20): 3852-3859.

［248］Luo J, Han X, Dou X, et al. Accumulation of Arsenic Speciation and In Vivo Toxicity Following Oral Administration of a Chinese Patent Medicine Xiao-Er-Zhi-Bao-Wan in Rats［J］. Frontiers in Pharmacology, 2017, 8: 491.

［249］付中祥，杨虹，陈秀芬，等. 朱砂、朱砂安神丸及氯化汞在小鼠体内吸收、分布对比［J］. 中国实验方剂学杂志. 2013，19（1）：162-166.

第 五 章

化学计量学技术在中药质量控制与分析中的应用

我国中药资源丰富，种类繁多，同时也造就了复杂的数据信息需要处理。因而，如何从这些错综复杂的海量数据中提取有效信息已成为摆在研究者面前的一项重要课题。随着计算机科学、应用数学和统计学方法在分析化学中日益广泛和深入的应用，一门崭新的分析化学分支学科——化学计量学（Chemometrics）诞生了。化学计量学技术不仅为分析工作者优化试验设计和测量方法、科学处理和解析数据并从中提取有用信息开拓新的思路，提供新的手段，也为中药质量控制与分析提供必要的工具和手段。本章节对部分化学计量学技术和手段在中药质量控制与分析中的应用进行归纳并举例分析，以期为相关研究提供参考。

第一节　概　　述

化学计量学（chemometrics）又称化学统计学，是运用数学、统计学、计算机科学以及其他相关学科的理论和方法，优化化学量测过程，并对大量或多维数据进行挖掘，以从中最大限度地获取有用的化学信息技术，可以说是一门化学量测的基础理论与方法学。

一、化学计量学的发展概况

化学计量学诞生于 20 世纪 70 年代初期。1971 年，瑞典科学家 Wold 教授首次提出化学计量学一词[1,2]，他建议类比于生物计量学（biometrics）与经济计量学（econometrics），将研究从化学实验产生的数据中提取相关化学信息的科学分支称为化学计量学。他与美国华盛顿大学的 Kowalski 教授在美国西雅图成立了国际化学计量学学会（ICS）。国际化学计量学学会的定义为：化学计量学是化学的一门分支学科。它应用数学和统计学方法，设计和选择最优量测程序和实验方法，并通过解析化学量测数据而获取最大限度的信息。而根据 Valcárcel 教授[2]建议的分析化学作为计量学科学的定义，指出分析化学的任务是发展、优化和应用量测过程，以获取全局或局部性的化学品质信息，解决所提出的量测课题。

20 世纪 80 年代，随着计算机的普及应用，化学工作者不仅应用现有的数学和统计学方法，而且根据化学学科的特殊性要求创建一系列化学量测数据的处理、分类、解析与预测等一大批化学计量学方法，编制许多优秀的化学计量学软件，很多软件已成为现代化学量测仪器主要是分析仪器的有机组成部分。

20 世纪 80 年代后期，化学计量学课程开始进入化学教学大纲。在一些分析化学杂志，如 *Trends in Analytical Chemistry*、*Analytical Chemistry*、*Analytica Chimica Acta*、*Talanta*、*Analytical Letters* 和 *Microchimica Acta* 等，出现大量化学计量学方面的文献。此外，专门刊登化学计量学学术研究成果的期刊，如 *Journal of Chemometrics*、*Journal of Chemical Information and Computer Science*、*Chemometrics Intelligent Laboratory System* 等相继创刊，交流化学计量学研究成果的国际学术会议也陆续召开。

进入 20 世纪 90 年代，计算机及软件技术的飞速发展和符号处理高级语言的普及，使许多过去认为过于复杂、难以普及的化学计量学算法逐步得到推广与应用，特别是信息高速公路的建立，广大化学计量学工作者可以更快、更及时地了解化学计量学学科发展动态。自 1978 年以来，国际化学计量学大会已经成功举办十五届，以全力展现科学家在化学计量学领域的世界最新研究进展及成果，充分提高化学计量学的国际上影响力，增进广大化学计量学科学工作者们之间的交流与合作。*Chemometrics：Statistics and Computer Application in Analytical Chemistry* [3]、*Analytical Chemistry-A Modern Approach to Analytical Science*[4]、《化学计量学导论》[2]、《分析化学》[5]、《化学计量学方法》[6]和《化学计量学研究方法》[1]等书籍的问世，都极大地促进化学计量学及其与计算机科学等多学科相联系的交叉学科的发展。

目前，化学计量学的理论及研究方法已在数据处理、信息挖掘等相关领域得到广泛应用，并不断创新和发展。

二、化学计量学的研究内容及方法

（一）研究内容及应用

根据前述"化学计量学"的定义，在实际理解其研究内容时应注意以下几点：①借助计算机技术选择最优量测程序并获取最大限度信息；②研究和探讨各种化学量测过程的共性问题，如化学试验优化、数据解析及有用信息的提取等；③是化学、数学和统计学以及计算机科学诸多学科的"接口"，但同时应注意到化学计量学又是一个学科总体，有其自身的学科体系。

化学计量学的研究范围极为广泛，内容非常丰富，主要包括：化学实验设计与优化、定量校正理论、分析信号处理、化学模式识别、模型与参数估计、数据解析、过程模拟、人工智能、情报检索、实验室自动化等。化学计量学作为化学量测的基础理论与方法学，其应用也非常广泛，涉及过程分析化学、过程控制、食品工业、中药分析、海洋化学、地球化学、环境化学、临床诊断、制药工业、有机合成化学、生物工程等。

（二）研究方法

化学计量学包含一些非常实用的技术和研究方法，应用该技术和方法可从大量的数据中抽提出有用的信息，并尽可能地滤除干扰信息的影响。如常规应用的方差分析、聚类分析、主成分分析、因子分析、判别分析、一元线性回归、多元线性回归、偏最小二乘法等，此外还包括近年来发展起来的各类人工神经网络（artificial neural networks）、信息科学中的小波分析（wavelet analysis）、图像分析（image analysis）、典型相关分析、OPLS（orthogonal projection to latent structures）、渐近因子分析等新技术。

小　结

化学计量学已有近50年的研究和应用历史，其研究手段和方法不断丰富、完善和提高，应用的领域也逐步拓宽，满足了各方面的数据处理和信息挖掘的需求，预示了广阔的应用前景。

思考题

1. 化学计量学的定义。
2. 简述化学计量学的研究范围和应用领域。

第二节　化学计量学常规分析方法

化学计量学中常规的分析方法主要有聚类分析、主成分分析、判别分析、典型相关分析等，这些方法具有各自的特点，在数据分析方面适用的范围也不相同。下面就这几种化学计量学方法进行详细介绍并对其应用举例说明。

一、聚类分析

聚类分析（Clustering analysis）是研究（样品或指标）分类问题的一种多元统计方法。通俗地说，类是指相似元素或个体或对象的集合。通过聚类分析，使得同一类对象之间的相似性比其他类对象的相似性更强。其目的在于使类内对象的同质性最大化和类与类间对象的异质性最大化。

（一）原理和特点

1. 原理　从机器学习的角度看，聚类是一种无监督的机器学习方法，即在事先对数据集的分布没有任何了解的前提下，将物理或抽象对象的集合组成为由类似的对象组成的多个类的过程。其聚类原理主要有两步：第一步：逐个扫描对象，每个对象依据其与已扫描对象的距离，被归为前一类，或生成一个新类；第二步：对第一步中各类依据类间距离进行合并，并按一定的标准停止合并，从而实现聚类的目的。

2. 特点　聚类是将不同观测对象指定到某类（组）中，事先不知道研究的问题应分为几类，更不知道观测到的个体的具体分类情况。我们的目的正是需要通过对观测数据进行分析处理，选定一种度量个体接近程度的统计量，确定分类数目，建立一种分类方法，并按亲近程度对观测对象给出合理的分类，这种问题在实际中大量存在，它正是聚类分析所要解决的问题。

聚类分析一个附加的结果是对每个类的综合描述，这种结果对于更进一步深入分析数据集的特性，尤其重要数据挖掘中的聚类研究主要集中在针对海量数据的有效和实用的聚类方法上，聚类方法的可伸缩性、高维聚类分析、分类属性数据聚类、具有混合属性数据的聚类和非距离模糊聚类等是目前数据挖掘研究人员最为感兴趣的问题[7,8]。

此外，聚类分析具有以下特点：是一种探索性的分析，简单、直观，主要应用于探索性的研究，在分类的过程中，不必事先给出一个分类的标准，聚类分析能够从样本数据（总体）出发，自动进行分类；其分析的结果可以提供多个可能的解，选择最终的解需要研究者的主观判断和后续的分析；处理对象为分类变量和连续变量，且分类变量服从多项分布，连续变量服从正态（高斯）分布；同一组中的对象相似性较大，不同组间的对象相异性较大。

（二）聚类方法和注意事项

1. 聚类方法　聚类分析内容非常丰富，其聚类方法包括有序样品聚类法（最优分割法）、动态聚类法、模糊聚类法、图论聚类法和系统聚类法等五种：①有序样品聚类法，又称最优分割法。是指开始将所有样品看成一类，然后根据某种准则将它们分割为二类、三类，一直分割到所需的 k 类为止。这种方法适用于有序样品的分类问题。②动态聚类法，又称逐步聚类法。首先粗略地对对象进行预分类，根据分类的损失函数尽可能小的原则对分类进行调整，直到把类分得比较合理为止。③模糊聚类法，一般是指根据研究对象本身的属性来构造模糊矩阵，并在此基础上根据一定的隶属度来确定聚类关系。④图论聚类法，是以样本数据的局域连接特征作为聚类的主要信息源，更易于处理局部数据的特性。⑤系统聚类法，又称分层聚类法。其做法是开始时把每个样品作为一类，然后把最靠近的样品（即距离最小的群品）首先聚为小类，再将已聚合的小类按其类间距离再合并，不断继续下去，最后把一切子类都聚合到一个大类。

2. 聚类算法　聚类过程中的某些类别可能会发生重叠，实际操作时很难对聚类方法提出一个简洁的分类，从而使得一种方法具有几类的特征。尽管如此，对于各种不同的聚类方法提供一个相对有组织的描述依然是有用的，这其中主要依靠不同的聚类分析计算方法。

（1）划分法（partitioning methods）：是指给定一个有 n 个元素或纪录的数据集，通过分裂法构造 k 个分组，每一个分组代表一个聚类，$k<n$。大部分划分方法是基于距离的。给定要构建的分区数 k，首先创建一个初始化划分，然后采用一种迭代的重定位技术，通过把对象从一个组移动到另一个组来进行划分。一个好的划分准则是：同一个簇中的对象尽可能相互接近或相关，不同簇中的对象尽可能远离或不同。

（2）层次法（hierarchical method）：是指对给定的数据集进行层次似的分解，直到某种条件满足为止。具体又可分为"自底向上"和"自顶向下"两种方案。例如，在"自底向上"方案中，初始时每一个数据纪录都组成一个单独的组，在接下来的迭代中，它把那些相互邻近的组合并成一个组，直到所有的记录组成一个分组或者某个条件满足为止。

（3）基于密度算法（density-based method）的聚类方法：与其他方法的一个根本区别在于，它不是基于各种各样的距离的，而是基于密度的。这样就能克服基于距离的算法只能发现"类圆形"的聚类的缺点。该方法的指导思想是，只要一个区域中点的密度大过某个阈值，就把它加到与之相近的聚类中去。

（4）图论聚类法（graph-theory based method）：解决的第一步是建立与问题相适应的图，图的节点对应于被分析数据的最小单元，图的边（或弧）对应于最小处理单元数据之间的相似性度量。该方法是以样本数据的局域连接特征为聚类的主要信息源，因而其优点是易于处理局部数据的特性。

（5）模型算法（model-based method）：首先给每一个聚类假定一个模型，然后去寻找能够很好地满足这个模型的数据集。这样一个模型可能是数据点在空间中的密度分布函数或者其他。

（三）聚类方法的实现

为了将样品（或指标）进行分类或聚类，就需要研究样品或指标之间关系。描述样品间亲疏相似程度的统计量很多。目前使用得最多的有两种：一种是相似系数，性质越接近的样品，它们的相似系数的绝对值越接近 1，而彼此无关的样品，它们的相似系数的绝对值越接近零。较相似的样品归为一类，不怎么相似的样品归为不同的类。另一种是将一个样品看作 p 维空间的一个点，并在空间定义距离，距离近的点归为一类，距离较远的点归为不同的类。

1. 聚类分析常用的距离和相似系数

（1）距离：设有 n 个样品，每个样品测得 p 项指标（变量），原始资料阵为：

$$X = \begin{array}{c} \\ X_1 \\ X_2 \\ \vdots \\ \vdots \\ \vdots \\ X_n \end{array} \begin{array}{cccc} x_1 & x_1 & \cdots & x_p \\ \left[\begin{array}{cccc} x_{11} & x_{12} & \cdots & x_{1p} \\ x_{21} & x_{22} & \cdots & x_{2p} \\ \cdot & \cdot & & \cdot \\ \cdot & \cdot & & \cdot \\ \cdot & \cdot & & \cdot \\ x_{n1} & x_{n2} & \cdots & x_{np} \end{array} \right] \end{array}$$

其中 $x_{ij} = (i=1, \cdots, n; j=1, \cdots, p)$ 为第 i 个样品的第 j 个指标的观测数据。第 i 个样品 X_i 为矩阵 X 的第 i 行所描述，所以任何两个样品 X_k 与 X_L 之间的相似性，可以通过矩阵 X 中的第 K 行与第 L 行的相似程度来刻划。

如果把 n 个样品（X 中的 n 个行）看成 p 维空间中 n 个点，则两个样品间相似程度可用 p 维空间中两点的距离来度量。令 d_{ij} 表示样品 X_i 与 X_j 的距离。常用的距离有：①明氏（Minkowski）距离：是人们较为熟悉也是使用最多的距离，但同时存在两方面的不足之处：第一，它与各指标的量纲有关；第二，它没有考虑指标之间的相关性。②马氏（Mahalanobis）距离：由印度统计学家马哈拉诺比斯于 1936 年引入，故称为马氏距离，在多元统计分析中起着十分重要的作用。其既排除了各指标之间相关性的干扰，而且还不受各指标量纲的影响。③兰氏（Canberra）距离：由 Lance 和 Williams 最早提出，故称兰氏距离。此距离有助于克服各指标之间量纲的影响，但没有考虑指标之间的相关性。

（2）相似系数：是描述样品之间相似程度的一个量，常用的相似系数有：

1）夹角余弦：将任何两个样品 X_i 与 X_j 看成 p 维空间的两个向量，这两个向量的夹角余弦用 $\cos\theta_{ij}$ 表

示。则 $\cos\theta_{ij} = \dfrac{\sum\limits_{a=1}^{p} x_{ia}x_{ja}}{\sqrt{\sum\limits_{a=1}^{p} x_{ia}^2 \cdot \sum\limits_{a=a}^{p} x_{ja}^2}}$ ，$0 \leqslant \cos\theta_{ij} \leqslant 1$。$\cos\theta_{ij}$ 越接近 1，说明 X_i 与 X_j 相似密切；当 $\cos\theta_{ij} = 1$ 时，

说明两个样品 X_i 与 X_j 完全相似。$\cos\theta_{ij}$ 接近 0，说明 X_i 与 X_j 差别大，当 $\cos\theta_{ij} = 0$ 时，说明 X_i 与 X_j 完全不一样。

2）相关系数：一般指变量间的相关系数，作为表示样品间的相似关系也可类似给出定义，即第 i 个样品与第 j 个样品之间的相关系数，用 r_{ij} 表示。

$$r_{ij} = \frac{\sum\limits_{a=1}^{p} (x_{ia} - \bar{x}_i)(x_{ja} - \bar{x}_j)}{\sqrt{\sum\limits_{a=1}^{p} (x_{ia} - \bar{x}_i)^2 \cdot \sum\limits_{a=a}^{p} (x_{ja} - \bar{x}_j)^2}}$$

其中，$\bar{x}_i = \dfrac{1}{p}\sum\limits_{a=1}^{p} x_{ia}$ 　$\bar{x}_j = \dfrac{1}{p}\sum\limits_{a=1}^{p} x_{ja}$。实际上，$r_{ij}$ 就是两个向量，$X_i - \bar{X}_i$ 与 $X_j - \bar{X}_j$ 的夹角余弦，其中 $\bar{X}_i = (\bar{x}_i, \cdots, \bar{x}_i)'$，$\bar{X}_j = (\bar{x}_j, \cdots, \bar{x}_j)'$，若将原始数据标准化，则 $\bar{X}_i = \bar{X}_j = 0$，此时 $r_{ij} = \cos\theta_{ij}$。

2. 系统聚类方法　正如样品之间的距离可以有不同的定义方法，类与类之间的距离也有各种定义。如可以定义类与类之间的距离为两类之间最近样品的距离，或者定义为两类之间最远样品的距离，也可以定义为两类重心之间的距离等。类与类之间用不同的方法定义距离，就产生了不同的系统聚类方法。常见的八种系统聚类方法包括最短距离法、最长距离法、中间距离法、重心法、类平均法、可变类平均法、可变法、离差平方和法。系统聚类分析尽管方法很多，在中药质量评价中常用的最短距离法、最长距离法和中间距离法等三种系统聚类方法。

以下用 d_{ij} 表示样品 X_i 与 X_j 之间距离，用 D_{ij} 表示类 G_i 与 G_j 之间的距离。

（1）最短距离法：定义类 G_i 与 G_j 之间的距离为两类最近样品的距离。

（2）最长距离法：定义类 G_i 与 G_j 之间的距离为两类最远样品的距离。

（3）中间距离法：定义类与类之间的距离既不采用两类之间最近的距离，也不采用两类之间最远的距离，而是采用介于两者之间的距离，故称为中间距离法。

3. 注意事项　在应用聚类分析进行实际操作时，须注意以下事项：①应特别注意可能影响结果的各个因素。异常值和特殊变量对聚类有较大影响。②当分类变量的测量尺度（或单位）不一致时，需要事先做标准化处理。③如果某些聚类变量非常相关，意味着这个变量的权重更大。④一般聚类个数在 4~6 类，不宜过多或过少。⑤数据标准化方法影响聚类模式和结果。

（四）聚类方法在中药质量控制与分析中的应用

中药材种类繁多，而且同一种中药材的产地和来源较多，受气候、地域等条件的影响，药材的内在质量也会存在一定的差异。为了更好、更快地评价其质量差异及不同产地或来源药材的相似度，可引入聚类分析，根据其所含成分的含量、类别或药效作用对不同产地或来源药材进行归类，可以评价其质量相似性及差异度。以下通过一个实例进行总结和说明。

【例1】化学指纹图谱结合聚类分析用于不同产地黄连的质量控制[9]，具体内容和步骤如下：

1. 样品信息　于 2007 年 2~12 月从黄连的主产地四川省、湖北省和重庆市收集 10 批黄连药材，样品信息见表 5-1。

表 5-1　10 批次黄连药材信息

样品编号	来　源	采收时间
S1	四川石柱	2007 年 8 月
S2	四川龙池	2007 年 8 月
S3	湖北双河	2007 年 9 月
S4	重庆黄水	2007 年 8 月
S5	四川石柱	2007 年 12 月
S6	重庆黄水	2007 年 8 月
S7	四川石柱	2007 年 2 月
S8	四川王寺	2007 年 8 月
S9	湖北谋道	2007 年 9 月
S10	四川新昌	2007 年 8 月

2. 化学指纹图谱的建立　采用优化的超高效液相色谱-光电二极管阵列检测法建立 10 批次黄连药材的化学指纹图谱（图 5-1）。

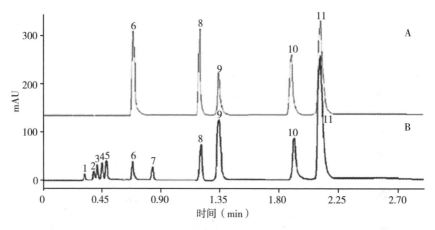

图 5-1　5 个对照品（A）及黄连药材（B）的 UPLC-PDA 指纹图谱

1~5，7. 未知成分；6. 药根碱；8. 表小檗碱；9. 黄连碱；10. 巴马汀；11. 小檗碱

3. 化学指纹图谱的建立及聚类分析　记录 10 批黄连药材化学指纹图谱中主要共有峰的峰面积，计算各共有峰与图 5-1 中 11 号色谱峰（小檗碱）的相对峰面积（relative peak area，RPA）值并输入 SPSS 13.0 统计学分析软件，采用 Ward 法进行聚类分析，树状图结果见图 5-2。

4. 结果分析　根据图 5-2 结果可以看出，若以类间距离水平 Level Ⅰ 为标准，此 10 批黄连样品被分为 3 类：第Ⅰ类，包括收集于四川石柱的样品 S1、S5 和 S7，类间距离最短；第Ⅱ类，包括

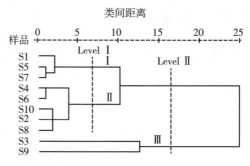

图 5-2　采用 Ward 聚类法分析 10 批不同来源黄连药材的聚类图

收集于四川龙池的样品 S2，重庆黄水的样品 S4 和 S6，四川王寺的样品 S8 和四川新昌的样品 S10，类间距离较短；第Ⅲ类，包括收集于湖北双河的样品 S3 和湖北谋道的样品 S9，类间距离较大。其中第Ⅰ类和第Ⅱ类间的距离较小，他们与第Ⅲ类间的距离较大。所以，如果按类间距离水平 Level Ⅱ 为标准，第Ⅰ类与第Ⅱ类被归为新的一类，表明第Ⅰ类和Ⅱ类间样品的内在质量相近，相似性较大，而与第Ⅲ类间样品的内在质量相差较大。

二、主成分分析

主成分分析（principal component analysis）是利用降维的思想，在不损失或损失很少信息的前提下，把多个指标转化为几个综合指标的多元统计方法。

（一）原理和目的

1. 原理　在进行中药质量控制和作数据分析处理时，涉及的样品往往包含有多个变量，较多的变量会带来分析问题的复杂性。而且，这些变量彼此之间常常存在一定程度有时甚至是相当高的相关性，这就使得含在观测数据中的信息在一定程度上有所重叠。正是这种变量间信息的重叠，使得变量的降维成为可能，从而使问题的分析得以简化。主成分分析正是这样一种通过降维技术把多个变量化为少数几个主成分（即综合变量）的统计分析方法，这样在研究复杂问题时就可以只考虑少数几个主成分而不至于损失太多信息。这些主成分能够反映原始变量的绝大部分信息，通常表示为原始变量的某种线性组合。为了使这些主成分所包含的信息不相重叠，应要求它们之间互不相关，从而更容易抓住主要矛盾，揭示这些数据内部变量之间的规律性，同时使问题得到简化，提高分析效率。

2. 目的　主成分分析的一般目的是：①变量的降维；②主成分的解释。当主成分用于回归或聚类分析时，可不必对主成分做出解释。对主成分特别是前两个主成分作散点图，能够从直观上反映出样品的大量信息，甚至是绝大部分信息。主成分散点图在探索性数据分析中尤其有用，它可以有效地检验出异常值。

（二）主成分的性质

1. 主成分的协方差阵为对角阵。

2. 主成分的总方差 $\sum_{i=1}^{m} \lambda_i = \sum_{i=1}^{m} \sigma_{ii}$。即主成分分析把 m 个原始变量 $x_1, x_2, \cdots, x_m$ 的总方差分解成了 m 个互不相关变量 $y_1, y_2, \cdots, y_m$ 的方差之和。

3. 总方差中属于第 i 主成分（或被 y_i 所解释）的比例为 $\lambda_i / \sum_{i=1}^{m} \lambda_i$，称为主成分 y_i 的贡献率。

第一主成分 y_1 的贡献率最大，表明它解释的原始变量 $x_1, x_2, \cdots, x_m$ 的能力最强，而 $y_1, y_2, \cdots, y_m$ 的解释能力依次递减。前 k 个主成分的贡献率之和 $\sum_{i=1}^{k} \lambda_i / \sum_{i=1}^{m} \lambda_i$，称为主成分 $y_1, y_2, \cdots, y_k$ 的累计贡献率，一般当 $k \leqslant 3$（降维为二维或三维）时就可使所选取的 k 主成分保持信息总量的比重达到 85% 以上。

4. 第 k 个主成分 y_k 与原始变量 x_i 的相关系数 $\rho(y_k, x_i)$ 称为因子载荷量。

实际应用中，我们只对 y_k 与 x_i 的相关系数感兴趣。因子载荷量是解释主成分的非常重要依据，由因子载荷量在主成分中的绝对值大小来刻划该主成分的意义和成因。

（三）注意事项

1. 主成分分析最大的问题是受量纲的影响。因此，实际应用时需要对数据进行标准化，以便使计算结果有合理的解释，避免出现误解。

2. 主成分是原始变量的线性组合，它不能简单地解释为单变量的属性作用，因而不能直接说明单个原始变量属性对主成分的作用，而应该同时看一些起主要作用的原始变量的综合作用，依此给主成分合理的解释。

3. 主成分个数的确定由累计贡献率的大小来确定，一般选择前 2~3 个主成分代替原来 p 个变量的信息，而不会损失很多信息。

（四）主成分分析方法在中药质量控制与分析中的应用

【例2】基于化学指纹图谱和主成分分析的黄连质量控制[9]，具体内容和步骤如下：

黄连样品信息及化学指纹图谱的建立参照"聚类分析"实例项下进行。记录 10 批黄连药材化学指纹图谱中主要共有峰的峰面积，计算其中 11 个共有峰与 11 号色谱峰（小檗碱）的相对峰面积（RPA）值并输入 Unscrambler® v9.7 统计分析软件，经数据归一化处理后进行主成分分析。结果发现，前两个主成分的累计贡献率达 96%，由此可得前两个主成分的得分图见图 5-3A，相应的载荷图见图 5-3B。

由样品聚类的得分图 5-3A 可以看出，10 批黄连药材按其来源被分为三类，第 I 类分布于横轴和纵轴负半轴，包括收集于四川石柱的样品 S1、S5 和 S7；第 II 类分布于横轴正半轴，包括收集于湖北双河的样品 S3 和湖北谋道的样品 S9；第 III 类分布于纵轴正半轴，包括收集于四川龙池的样品 S2，重庆黄水的 S4 和 S6，四川王寺的样品 S8 和四川新昌的样品 S10。该结果与"聚类分析"部分结果一致。由色谱峰的载荷图 5-3B 可以看出，色谱峰 5、8（表小檗碱）、9（黄连碱）、10（巴马汀）和 11（小檗碱）可能是对图 5-3A 中样品聚类起主要作用的成分，也是进行黄连质量控制需重点关注的物质基础。

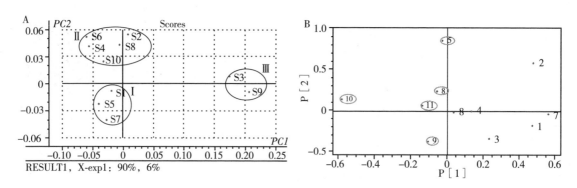

图 5-3　10 批黄连药材的主成分分析

A. 得分图；B. 载荷图

【例3】微量量热法结合主成分分析评价胆酸、甘氨酸和牛磺酸的抗菌（白色念珠菌）作用[10]，具体内容和步骤如下：

1. 3 个化合物抗白色念珠菌的生物热动力学曲线　采用微量量热法记录相同浓度范围（0、20、60、90、120、150、180、210 和 240μg/ml）的胆酸、甘氨酸和牛磺酸作用下白色念珠菌生长代谢的"产热功率-时间"热动力学曲线（图 5-4，见文后彩图）。

从图 5-4 中可以看出，相同浓度范围的胆酸、甘氨酸和牛磺酸对白色念珠菌的生长代谢呈现不同的作用趋势。但是，仅从图线上未能准确评价 3 个化合物的抗菌作用强度。

2. 3 个化合物作用下白色念珠菌的生长代谢参数　从图 5-4 的曲线中进一步读取 3 个化合物作用下白色念珠菌的生物热动力学参数，主要包括生长速率常数（k_1 和 k_3）、两个最高峰的产热功率（P_1 和 P_2）及出峰时间（t_1 和 t_2）、第一指数生长期的产热量（Q_1）、第二指数生长期的产热量（Q_2）和稳定期的产热量（Q_{sp}）（表 5-2）。

表 5-2　胆酸、甘氨酸和牛磺酸作用下白色念珠菌生长代谢的热动力学参数

化合物	c ($\mu g/ml$)	$k_1/$ min	t_1 (min)	p_1 (μW)	Q_1 (mJ)	$k_2/$ min	t_2 (min)	p_2 (μW)	Q_2 (mJ)	$k_3/$ min	Q_{sp} (mJ)
CA	0	0.10783	137.7	17.74	52.4	0.00571	483.8	87.54	867.3	−0.02401	202.5
	20	0.04043	218.6	27.03	40.3	0.00494	477.3	86.18	851.3	−0.01821	210.9
	60	0.07004	129.9	16.17	20.8	0.00459	501.4	82.36	812.0	−0.02051	158.5
	90	0.02214	144.3	10.47	19.4	0.00449	482.2	75.81	752.3	−0.02147	199.4
	120	0.03290	175.9	18.83	21.2	0.00461	452.4	68.13	630.1	−0.01761	192.3
	150	0.02967	241.2	25.22	15.9	0.00400	489.5	64.68	627.1	−0.01484	176.8
	180	0.03169	169.9	16.55	17.7	0.00270	431.5	59.64	603.9	−0.01827	174.6
	210	0.02571	215.9	18.02	20.2	0.00245	525.7	59.34	567.3	−0.01273	130.6
	240	0.03015	190.9	11.03	25.4	0.00175	533.4	49.21	540.5	−0.01323	148.7
GCA	0	0.10399	142.4	21.00	52.5	0.00582	504.6	85.08	872.4	−0.02298	204.7
	20	0.04782	95.3	11.48	36.7	0.00473	482.9	84.31	863.9	−0.02470	200.1
	60	0.04231	129.2	25.83	47.5	0.00469	507.3	83.21	835.6	−0.02468	151.9
	90	0.05836	93.6	15.23	37.9	0.00433	504.1	77.19	805.4	−0.02067	184.7
	120	0.03114	146.9	12.86	38.6	0.00419	507.9	74.37	743.9	−0.02203	198.4
	150	0.02382	138.4	12.70	32.9	0.00403	508.7	74.21	741.0	−0.02102	166.4
	180	0.03205	204.3	16.10	53.7	0.00389	539.8	74.01	736.9	−0.02231	166.2
	210	0.03680	139.8	11.07	28.6	0.00363	567.6	70.71	717.1	−0.02160	138.6
	240	0.03819	150.9	22.02	56.9	0.00336	572.8	69.75	686.7	−0.02477	136.1
TCA	0	0.10452	166.4	27.74	48.6	0.00537	424.8	90.58	883.6	−0.02375	189.6
	20	0.20860	172.2	28.65	35.8	0.00598	438.6	95.22	878.4	−0.03360	203.5
	60	0.16281	145.9	28.18	39.6	0.00576	406.3	92.13	871.5	−0.02942	161.3
	90	0.14613	177.9	29.45	45.6	0.00564	443.0	91.44	834.9	−0.02428	164.5
	120	0.10096	154.8	26.76	33.4	0.00543	415.7	87.61	802.5	−0.02792	154.5
	150	0.06052	150.5	23.78	32.3	0.00532	411.2	87.01	773.1	−0.02863	151.6
	180	0.05318	145.9	22.94	28.6	0.00523	408.7	86.14	757.7	−0.03095	150.7
	210	0.05671	145.9	25.19	28.9	0.00502	410.1	85.85	738.6	−0.03282	151.5
	240	0.05269	143.5	19.71	19.8	0.00496	406.3	82.33	714.6	−0.03385	155.5

CA：胆酸（cholic acid）；GCA：甘氨酸（glycocholic acid）；TCA：牛磺酸（taurocholic acid）

从表 5-2 可以看出，每个化合物作用下的 9 个热动力学参数的数值呈现不同规律的变化趋势，仍不能可靠且快速、准确地评价和比较 3 个化合物的抗菌作用，此时需要借助主成分分析的方法找出主要的热动力学参数。

3. 生物热动力学参数的主成分分析　将表 5-2 中的数值导入 Unscrambler® v9.7 统计分析软件，经归一化处理后进行主成分分析，前两个主成分的累计贡献率达到 89.95%，因此基于前两个主成分可得出 3 个化合物浓度分布的得分图（图 5-5A）及 9 个热动力学参数分布的载荷图（图 5-5B）。

从图 5-5A 中可以看出，3 个化合物可以根据其浓度分布点得到较好的聚类，可以反映其抗白色念珠菌作用的差异效果；图 5-5B 显示 9 个热动力学参数的分布，可以看出最高峰的产热功率（P_2）及第二指

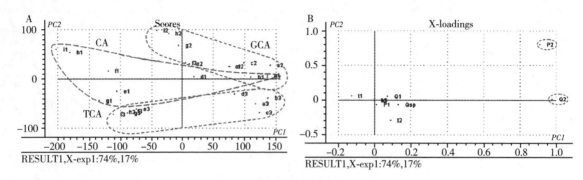

图 5-5　9 个热动力学参数的主成分分析图
A. 得分图；B. 载荷图

数生长期的产热量（Q_2）为两个主要的热动力学参数，从而可以根据表 5-2 中 P_2 和 Q_2 的数值变化评价和比较 3 个化合物的抗白色念珠菌作用效果。

经主成分分析找到了两个主要评价参数 P_2 和 Q_2，根据表 5-2 中 P_2 和 Q_2 的数值可以快速且准确地得出结论：胆酸的抗白色念珠菌作用最强，甘氨酸次之，牛磺酸最弱。

三、判别分析

判别分析（discriminant analysis）又称分辨法，是在分类确定的条件下，根据某一研究对象的各种特征值判别其类型归属问题的一种多变量统计分析方法。

（一）原理和特点

1. 原理　其基本原理是按照一定的判别准则，建立一个或多个判别函数，用研究对象的大量资料确定判别函数中的待定系数，并计算判别指标。据此即可确定某一样本属于何类。当得到一个新的样品数据，要确定该样品属于已知类型中哪一类，这类问题属于判别分析问题。

2. 特点和基本思想　判别分析是应用性很强的一种多元统计分析方法，已渗透到各个领域。在进行判别归类时，由假设的前提、判别的依据及处理的手法不同，可得出不同判别方法，如距离判别、Bayes 判别、Fisher 判别或典型判别、逐步判别和序贯判别等。当被解释变量是属性变量而解释变量是度量变量时，判别分析是合适的统计分析方法。在很多情况下，被解释变量包含两组或两类，如质量好与坏、优与劣等。此外，也会有多于两组的情况，如低、中、高的分类等。判别分析能够解决两组或多组的情况。当包含两组时，称为两组判别分析；当包含三组或三组以上时，称为多组判别分析。

（二）常用的判别分析方法

1. 距离判别

（1）马氏距离：已知有两个类 G_1 和 G_2，如 G_1 是产地 A 生产的中药材产品，G_2 是产地 B 生产的同种中药材产品。产地 A 生产的样品质量高（如评价指标为某成分含量 x），其中 x 的平均含量 $\mu_1 = 80\text{mg/kg}$，反映样品质量的方差 $\sigma_1^2 = 0.25$；产地 B 的产品质量稍差，其中 x 的平均含量 $\mu_2 = 75\text{mg/kg}$，反映样品质量的方差 $\sigma_2^2 = 4$。今有一产品 X_0，测得其中 x 的含量为 $x_0 = 78\text{mg/kg}$，试判断该产品是哪一产地生产的？

在进行判断分析时，直观地看，x_0 与 μ_1（产地 A）的绝对距离近些，按距离最近的原则是否应该把产品 x_0 判断为产地 A 生产的呢？考虑另一种相对于分散性距离，记 x_0 与 G_1 和 G_2 的距离分别记 $d_1^2(x_0)$ 和 $d_2^2(x_0)$，则有 $d_1^2(x_0) = \dfrac{(x_0 - \mu_1)^2}{\sigma_1^2} = \dfrac{(78 - 80)^2}{0.25} = 16$，$d_1(x_0) = 4$，$d_2^2(x_0) = \dfrac{(x_0 - \mu_2)^2}{\sigma_2^2} = \dfrac{(78 - 75)^2}{4.00} = 2.25$，$d_2(x_0) = 1.5$，因为 $d_2(x_0) = 1.5 < 4 = d_1(x_0)$，则按这种距离准则应判 x_0 为产地 B 生产的，这样也有一定的道理。因为产地 B 生产的产品方差大，说明质量较分散，出现 x_0 为 78 的可能性仍较大；而产地 A 生产的质量较集中，出现 x_0 为 78 的可能性仍较小。

一般地，利用相对距离的定义，可以找出分界点 μ^*（不妨设 $\mu_2 < \mu_1$），令 $\dfrac{(x - \mu_1)^2}{\sigma_1^2} = \dfrac{(x - \mu_2)^2}{\sigma_2^2} \Rightarrow x = \dfrac{\mu_1\sigma_2 + \mu_2\sigma_1}{\sigma_1 + \sigma_2} \overset{def}{=} \mu^*$，这里假定 $x < \mu_1$，而按这种距离最近的判别准则为：

$$\begin{cases} \text{判 } X \in G_1, \text{ 当 } x > \mu^* \text{ 时,} \\ \text{判 } X \in G_2, \text{ 当 } x \leqslant \mu^* \text{ 时} \end{cases}$$

。事实上，当 $x > \mu^*$ 时，$\Rightarrow x > \dfrac{\mu_1\sigma_2 + \mu_2\sigma_1}{\sigma_1 + \sigma_2} \Rightarrow x\sigma_1 + x\sigma_2 > \mu_1\sigma_2 + \mu_2\sigma_1 \Rightarrow \dfrac{(x - \mu_2)}{\sigma_2} > \dfrac{(x - \mu_1)}{\sigma_1}$，也就是说 x 到总体 G_1 的距离小于 x 到总体 G_2 的距离，因此可把 x 判别为属于总体 G_1。按这种距离判别准则，上例中 $\mu^* = 79$，而 $x_0 = 78 < \mu^*$，故判别 $x_0 \in G_2$。

（2）错判的概率：使用判别函数进行判断，难免会发生错判。用 $P(2|1)$ 表示 X 来自总体 G_1 而误判 G_2 的概率；用 $P(1|2)$ 表示 X 来自总体 G_1 而误判 G_2 的概率，即 $P(2|1) = P[W(x) < 0 \mid \in G_1]$，$P(1|2) = P[W(x) \geqslant 0 \mid \in G_2]$。①若 G_1 和 G_2 皆为正态总体，则当 $X \in G_1$，即 $X \sim N_m(\mu_1, \sum)$ 时，$W(x) = \alpha^T(X - \bar{\mu}) \sim N\left[\dfrac{1}{2}\alpha^T(\mu_1 - \mu_2), \alpha^T \sum \alpha\right]$。令 $\Delta^2 = (\mu_1 - \mu_2)^T \sum^{-1}(\mu_1 - \mu_2)$，于是 $\alpha^T(\mu_1 - \mu_2) = \alpha^T \sum \alpha = \Delta^2$，从而 $W(x) \sim N\left(\dfrac{1}{2}\Delta^2, \Delta^2\right)$，所以 $P[W(x) < 0] = P\left[\dfrac{W(x) - \dfrac{1}{2}\Delta^2}{\Delta} < -\dfrac{\Delta}{2}\right] = \Phi\left(-\dfrac{\Delta}{2}\right)$。同理，当 $X \in G_2$ 时，$P[W(x) \geqslant 0] = \Phi\left(-\dfrac{\Delta}{2}\right)$，也就是说两个误判概率相同，均为 $P(2|1) = P(1|2) = \Phi\left(-\dfrac{\Delta}{2}\right)$。

由于 Δ 是 G_1 和 G_2 这两个总体之间的马氏距离，因此两个总体越是分开（即 Δ 越大），两个误判的概率越小，此时的判别效果也就越佳。

（3）多组（总体）距离判别。设有 k 个 m 维总体（组）：G_1，G_2，$\cdots$，$G_k(k > 2)$。它们的均值、协方差阵分别为 μ_i，$\sum_i (i = 1, 2, \cdots, k)$。对任给的 m 维样品 $X = (x_1, x_2, \cdots, x_m)^T$，要判断它来自哪个总体。

多个总体的情况，按距离最近的准则对 X 进行判别归类时，首先计算样品 X 到 k 个总体的马氏距离 $d_i^2(X)(i = 1, 2, \cdots, k)$，然后进行比较，把 X 判归距离最小的那个总体。

距离判别只要求知道总体的特征（即参数）——均值和协方差阵，不涉及总体的分布类型。当参数未知时，就用样本均值和样本协方差矩阵来估计。距离判别方法简单，结论明确，是很实用的方法。

2. 贝叶斯判别法　贝叶斯（Bayes）的统计思想是：假定对研究的对象已有一定的认识，常用先验概率分布来描述这种认识。然后抽取一个样本，用样本来修正已有的认识（先验概率分布），得到后验概率分布。各种统计推断都通过后验概率分布来进行，将贝叶斯思想用于判别分析就是贝叶斯判别法。

在正态总体的假设下，按 Bayes 判别的思想，在错判造成的损失认为相等的情况下得到的判别函数其实是马氏距离判别在考虑先验概率及协方差阵是否相等情况下的推广。

3. 费歇判别　费歇（Fisher）判别（又称典型判别）采用的是降维（投影）的技术：即用 m 维向量 $X = (x_1, x_2, \cdots x_m)^T$ 的少数几个线性组合（称为判别式或典型变量）$y_1 = \alpha_1^T X$, $y_2 = \alpha_2^T X$, $\cdots$, $y_r = \alpha_r^T X$（r 明显要小于 m）来代替原始的 m 个变量 x_1, x_2, $\cdots$, x_m，以达到降维的目的，并根据这 r 个判别式 y_1, y_2, $\cdots$, y_r 对样品的归属做出判别。成功的降维使判别更为方便和有效，并且可以对前两个判别式 [二维（y_1, y_2）] 或前三个判别式 [三维（y_1, y_2, y_3）] 作图，从直观的几何图形上区别各个总体（组）。

在降维的过程中难免会有部分有用的信息的损失，但只要使用的方法得当，就可以最大限度地减少这种损失，从而保留绝大部分有用的信息——能够反映组（总体）间差异的信息。

4. 逐步判别　在多元回归中，变量选择的好坏直接影响回归的结果，而在判别分析中也有类似的问题。如果在某个判别问题中忽略了最主要的指标，由此建立的判别函数效果一定不好。但是，在许多问题中，事先并不清楚哪些指标是次要的。是否将有关的指标尽量收集加入计算才好呢？理论和实践证明，指标太多，不仅带来大量的计算，同时许多对判别无作用的指标反而会影响判别结果。此时，适当筛选变量就非常重要。凡具有筛选变量能力的判别方法统称为逐步判别法。

（三）注意事项

1. 判别分析的基本要求　分组类型在两组以上；每组案例的规模必须一个以上；解释变量应是可测量的，这样才能计算其平均值和偏差，使其能合理地应用于统计函数。

2. 判别分析有别于其他多元线性统计的 3 个假设

（1）每个判别变量（解释变量）不能是其他判别变量的线性组合，不能为其他变量线性组合的判别变量提供新信息，也就无法估计判别函数。

（2）各组变量的协方差矩阵相等。判别分析常采用线性判别函数，它们是判别变量的简单线性组合。在各组协方差矩阵相等的假设条件下，可以使用很简单的公式计算判别函数和进行显著性检验。

（3）各判别变量遵从多元正态分布。此时可以精确计算显著性检验值和分组归类的概率。当违背该假设时，计算的概率将不准确。

3. 注意与"聚类分析"的区别　聚类分析可以对（样本/指标）总体进行分类，判别分析只对（样本）个体进行分类。聚类分析事先不知道事物的类别，也不知道应分几类；判别分析必须事先知道事物的类别，也知道应分几类。聚类分析不需要分类的历史资料，能直接对样本进行分类；判别分析需要历史资料去建立判别函数，然后才能对样本进行分类。

4. 对判别函数的判别效能的要求　原始数据的分类要准确、可靠；指标变量对判别函数的作用要显著；判别函数的回代错判率和事后概率错误率要小。

5. 训练样本中必须有所有要判别的类型，分类必须清楚，不能有混杂。

6. 判别分析是为了正确的分类，但也要注意使用尽可能少的预测变量，以节省资源和易于对结果进行解释。

（四）应用实例

为研究舒张期血压与血浆胆固醇对冠心病的作用，在某工厂测定了 50~59 岁女工冠心病患者 15 例（$G=1$）和正常人 16 例（$G=2$）的舒张血压 A1（mmHg）和血浆胆固醇 A2（mg），试做判别分析，具体数值略。

通过 SAS 软件实现判别分析。可得到两组判别方程：

$$GROUP = 1;G1 = 1.12364A1 + 0.21222A2 - 72.60310$$
$$GROUP = 2;G2 = 0.94031A1 + 0.16755A2 - 49.34373$$

当有新的样本需要确定类别时，则需将该样本的观察项目分别代入两个判别方程，看 G1 和 G2 谁大，此样本就归为哪组。

例如，样本 M，舒张血压为 75mmHg，血浆胆固醇为 150mg，代入方程后：

$$G1 = 1.12364 \times 75 + 0.21222 \times 150 - 72.60310 = 43.5029$$
$$G2 = 0.94031 \times 75 + 0.16755 \times 150 - 49.34373 = 46.31202$$

由于 G1<G2，所以样本 M 被判为正常人组（G=2）。

四、典型相关分析

典型相关分析（canonical correlation analysis，CCA）研究两组变量（指标）之间相关性的一种统计分析方法，也是一种降维技术。

（一）原理和特点

1. 原理　典型相关分析的基本思想和主成分分析非常相似，也是降维。即根据变量间的相关关系，寻找一个或少数几个综合变量对（实际观察变量的线性组合）来替代原变量，从而将二组变量的关系集中到少数几对综合变量的关系上，提取时要求第一对综合变量间的相关性最大，第二对次之，依此类推。这些综合变量被称为典型变量（canonical variate），或典则变量，第 1 对典型变量间的相关系数则被称为第 1 典型相关系数。一般来说，只需要提取 1~2 对典型变量即可较为充分的概括样本信息。

当两个变量组均只有一个变量 Y 与 X 时，被称为简单（线性）相关，又称皮尔森相关（pearson correlation），其相关系数即为简单相关系数；当一个随机变量 Y 与一组随机变量 X_1，X_2，$\cdots$，X_p 相关时，被称为多重相关（复相关系数，multiple correlation）；当一组随机变量 Y_1，Y_2，$\cdots$，Y_q 与另一组随机变量 X_1，X_2，$\cdots$，X_p 相关时，称为典型相关（canonical correlation）。故可以认为典型相关系数是简单相关系数、复相关系数的推广，或者说简单相关系数、相关系数是典型相关系数的特例。

2. 典型相关系数的特点

（1）两变量组的变量单位改变，典型相关系数不变，但典型变量系数改变。即无论原变量是否标准化，获得的典型相关系数不变。

（2）第一对典型相关系数较两组变量间任一个简单相关系数或复相关系数之绝对值都大。

（二）操作步骤

实际操作时，典型相关分析的步骤主要包括以下 6 步：

第 1 步：确定典型相关分析的目标

典型相关分析所适用的数据为两组变量，确定一组为自变量，另一组为因变量；然后解释两组变量的相关关系，使其达到最大相关。

第 2 步：设计典型相关分析

要求保持足够的样本量，计算每个变量的观测数。样本大小的影响和每个变量需要足够的观测，小样本不能很好地代表相关关系，建议至少保持每个变量 10 个观测，以避免数据的过度拟合。

第 3 步：检验典型相关分析的基本假设

线性假定影响典型相关分析的两个方面。首先，任意两个变量间的相关系数是基于线性关系的。再者，典型相关是变量间的相关。

第4步：推到典型函数，评价整体拟合情况

每个典型函数都包括一对变量，通常一个代表自变量，另一个代表因变量。可从变量组中提取的典型函数（变量）的最大数目等于最小数据组中的变量数目。

通常采用相关系数来衡量典型相关程度。典型相关系数的平方表示一个典型变量通过另外一个典型变量所解释的方差比例，也可称为两个典型变量共同方差的比例。

第5步：解释典型变量

实际应用时，需要对分析结果进行合理的解释，包括研究典型函数中原始变量的相对重要性，可使用如下3种方法：①典型权重。主要是指观察每个原始变量在它的典型变量中的典型权重的符号和大小。较大的典型权重表明原始变量对其典型变量的贡献较大，符号相反表明变量之间存在一种反向关系。②典型载荷。又称典型结构相关系数，是原始变量（自变量或因变量）与它的典型变量间的简单线性相关系数，用于解释每个原始变量对典型函数的相对贡献。③典型交叉载荷。提供一个更直接地测量因变量组与自变量组关系的指标。

第6步：验证模型结果

验证典型相关分析以保证结果适合总体样本。最直接的方法是构造两个子样本，对每个子样本分别进行分析，以比较典型函数的相似性和典型载荷等。另一种模式是测量结果对于提出一个因变量或自变量的灵敏度，保证典型权重和典型载荷的稳定性。

（三）典型相关分析方法在中药质量控制与分析中的应用

【例4】基于典型相关分析的"谱-效"关系研究探寻黄连的抗菌物质基础[11]，具体内容和步骤如下：

1. 样品信息 于2006年7月~2007年12月从四川省、湖北省和重庆市收集10批黄连药材，标号为A~J，详细信息见表5-3。

表5-3 10批黄连样品信息

样品编号	来源	采收时间
A	四川石柱	2007年8月
B	四川峨眉	2007年8月
C	湖北恩施	2007年8月
D	四川大邑	2007年8月
E	四川石柱	2007年12月
F	四川大邑	2006年11月
G	四川石柱	2007年2月
H	四川彭县	2006年7月
I	湖北利川	2007年8月
J	重庆丽水	2007年8月

2. 化学指纹图谱的建立 采用优化的UPLC-PDA法建立10批次黄连药材的化学指纹图谱，见图5-6。并记录10批次样品中11个共有色谱峰的峰面积，见表5-4。

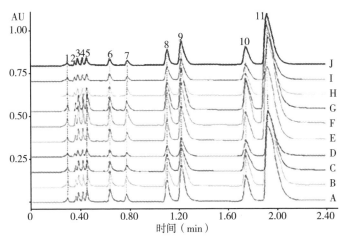

图 5-6　10 批黄连样品的 UPLC-PDA 指纹图谱
6. 药根碱；10. 巴马汀；11. 小檗碱

表 5-4　10 批黄连中 11 个共有峰的峰面积

色谱峰	相对保留时间	峰面积									
		A	B	C	D	E	F	G	H	I	J
1	0.153	30 698	24 733	18 795	15 964	23 268	13 180	19 423	18 266	18 122	22 839
2	0.188	23 458	16 548	16 201	12 277	14 284	10 792	12 254	17468	14 203	24 376
3	0.199	59 832	42 319	29 086	32 458	52 941	25 204	43 386	43 146	28 799	47 734
4	0.217	60 183	46245	59 268	33 552	55 248	25 638	44 583	45 613	29 144	48 767
5	0.235	65 136	52 115	72 186	74 808	67 573	30 630	49 832	88 196	59 706	94 905
6	0.331	89 514	71 170	39 728	49 990	64 594	41 273	58 435	59 159	31 317	47 630
7	0.403	123 407	79 826	37 546	61 324	75 520	47 959	70 731	58 334	35 145	52 236
8	0.574	276 708	180 307	110 959	125 116	234 378	124 550	178 058	182 142	84 540	142 744
9	0.635	455 633	407 071	221 018	243 416	476 150	249 171	364 597	409 621	183 811	296 704
10	0.908	519 871	343 647	169 812	234 031	358 602	195 499	320 292	284 033	170 102	238 847
11	1.000	1 797 655	1 421 362	679 176	878 663	1 744 908	842 553	1 446 697	1 418 478	705 899	1 029 234

3. 10 批黄连的抗大肠杆菌作用评价　采用微量量热法记录 6.0mg/ml 的 10 批黄连样品作用下大肠杆菌生长代谢的"产热功率–时间（power-time）"热动力学曲线（图 5-7，见文后彩图），并记录相应的热动力学参数（表 5-5）。

由于表 5-5 中热动力学参数较多，且变化趋势不一致，先采用主成分分析（PCA）对表 5-5 中 7 个参数（k_1、k_2、t_m^1、t_m^2、P_m^1、P_m^2、Q_t）寻找能用于快速评价黄连抗大肠杆菌作用的主要热动力学参数。经 PCA 分析得到的前两个主成分的方程如下。

表 5-5　10 批黄连样品作用下大肠杆菌的生长代谢热动力学曲线

样品	k_1 (min^{-1})	k_2 (min^{-1})	t_m^1 (min)	t_m^2 (min)	P_m^1 (μW)	P_m^2 (μW)	Q_t (J)
空白组	0.0443	0.0252	112	186	37.82	70.22	0.194
A	0.0400	0.0183	140	294	15.31	37.77	0.069
B	0.0412	0.0228	134	276	16.60	52.07	0.131
C	0.0432	0.0251	114	196	20.99	63.09	0.112
D	0.0419	0.0242	124	268	5.99	44.26	0.103
E	0.0425	0.0207	148	300	12.44	38.97	0.110
F	0.0418	0.0247	136	262	12.01	51.30	0.086
G	0.0407	0.0210	134	260	16.18	52.15	0.131
H	0.0413	0.0237	130	230	23.58	69.76	0.177
I	0.0430	0.0250	118	222	17.71	59.30	0.117
J	0.0416	0.0238	122	246	18.73	45.52	0.111

$$Z1 = 0.14318\,k_1 + 0.74757\,k_2 - 0.39396\,t_m^1 - 0.45949\,t_m^2 + 0.41568\,P_m^1 + 0.84425\,P_m^2 + 0.64959\,Q_t$$

$$Z2 = -0.50089\,k_1 - 0.83901\,k_2 + 0.58146\,t_m^1 + 0.18128\,t_m^2 + 0.38254\,P_m^1 - 0.72825\,P_m^2 + 0.48049\,Q_t$$

从上述两个方程可以看出，k_2 和 P_m^2 参数的系数绝对值较大，被定为两个主要的热动力学参数。

4. 结合典型相关分析阐释黄连的抗大肠杆菌物质基础　采用 SAS 8.0 统计分析软件将表 5-4 中共有峰的峰面积值与表 5-5 中两个主要热动力学参数 k_2 和 P_m^2 值进行典型相关分析，结果见表 5-6。

表 5-6　共有峰的峰面积值与热动力学参数 k_2 和 P_m^2 的典型相关分析

参数	色谱峰号										
	1	2	3	4	5	6	7	8	9	10	11
k_2	-0.1086	0.2545	0.5632	0.2843	-0.6102	0.5992	0.4763	-0.3102	0.5553	0.6012	0.8201
P_m^2	0.0042	0.3210	-0.4992	0.1002	0.5930	-0.6093	0.7112	0.3243	0.6633	0.3425	0.7732

从表 5-6 可以看出，峰 3、5、6（药根碱），7、10（巴马汀）及 11（小檗碱）与热动力学参数 k_2 和 P_m^2 的相关系数绝对值较大，可以初步认为此 6 个峰可能是黄连抗大肠杆菌作用的主要成分。

五、多种化学计量学技术的联合应用

中药质量评价与控制是一项艰巨且复杂的任务，单靠一种或两种化学计量学技术的应用有时并不能达到最终目的，尚需结合多种化学计量学技术的联合应用，以快速评价中药质量和进行质量控制，目前主要应用于"谱-效"关系及药效物质筛选等方面。

【例 5】GC-MS 指纹图谱结合多种化学计量学技术用于姜黄的质量控制[12]，具体内容和步骤如下：

1. 样品信息　从安徽亳州药材市场购买收集自广西（5 批次，GX）、广东（4 批次，GD）、四川（10 批次，SC）和云南（5 批次，YN）的 24 批姜黄（*Curcumae longae* rhizome）药材。

2. 24 批姜黄药材 GC-MS 指纹图谱的建立　采用优化的 GC-MS 技术建立 24 批姜黄药材的化学指纹图谱（图 5-8），并计算各样品中主要成分的相对含量。

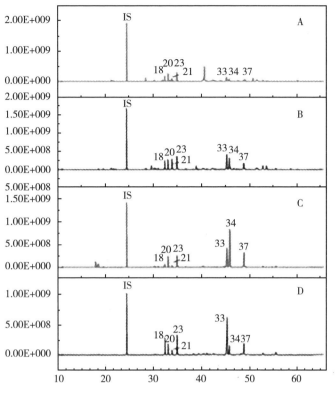

图 5-8　24 批姜黄药材的 GC-MS 指纹图谱

A. 云南；B. 广东；C. 广西；D. 四川

3. 相似度分析　首先采用药典委员会编写的"中药色谱指纹图谱相似度评价软件 2004 版"对图 5-8 中 24 批姜黄药材 GC-MS 指纹图谱中共有峰峰面积值进行相似度评价（similarity analysis），结果见表 5-7。从表 5-7 中可以看出，24 批次姜黄药材 GC-MS 指纹图谱的相似度为 0.75~0.99，表明不同来源的姜黄药材化学成分或质量存在一定的相似性和差异性。

表 5-7　24 批姜黄药材的相似度评价结果

样品	相似度	样品	相似度	样品	相似度
SC1	0.95	SC9	0.88	YN2	0.94
SC2	0.98	SC10	0.91	YN3	0.90
SC3	0.98	GX1	0.93	YN4	0.87
SC4	0.98	GX2	0.88	YN5	0.82
SC5	0.95	GX3	0.93	GD1	0.99
SC6	0.97	GX4	0.97	GD2	0.95
SC7	0.94	GX5	0.90	GD3	0.95
SC8	0.86	YN1	0.75	GD4	0.93

4. 聚类分析　相似度分析结果已凸显不同来源姜黄药材的质量相似性和差异性，接下来基于表 5-8 中 46 个主要成分的相对含量采用 SPSS 18.0 统计学软件进行聚类分析（HCA），结果见图 5-9。

从表 5-8、图 5-9 可以看出，24 批姜黄药材按其来源或产地被聚为 4 类，即第 I 类，包括 5 批来源于云南（YN）的药材；第 II 类，包括来源于广东（GD）的药材，第 III 类包括来源于广西（GX）的药材；第 IV 类，包括来源于四川（SC）的药材。且第 II 类与第 III 类间的距离较短，与第 I 类和第 IV 类间的距离较远，在一定程度上反映不同来源药材内在质量的差异性。

5. 主成分分析　为了进一步分析和验证 24 批次姜黄药材的质量相似性和差异性，对表 5-8 中 46 个主要成分的相对峰面积值经归一化后采用 SIMCA-P 11.5 软件进行主成分分析（PCA），基于前 3 个主成分的三维结果见图 5-10（见文后彩图）。

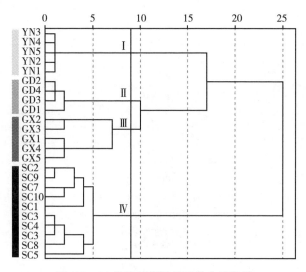

图 5-9　24 批姜黄药材的聚类分析结果

由图 5-10 中可以看出，24 批姜黄按其来源（产地）得到较好的分类，此结果于聚类分析结果一致，验证了方法的可靠性和结果的准确性。

表 5-8　姜黄 46 个主成分的相对含量

编号	化合物	分子式	保留指数	药材产地			
				四川 (n=10)	广西 (n=5)	云南 (n=5)	广东 (n=4)
1	propionic anhydride	$C_6H_{10}O_3$	649	0.18±0.03%	0.18±0.01%	0.25±0.02%	0.26±0.02%
2	β-pinene	$C_{10}H_{16}$	966	tr	0.38±0.20%	tr	tr
3	eucalyptol	$C_{10}H_{18}O$	987	0.29±0.21%	0.55±0.42%	0.28±0.13%	0.17±0.08%
4	N, N-dimethyl-2-cyclohexyloxyethylamine	$C_{10}H_{21}NO$	1023	tr	tr	tr	tr
5	methyl 1-tetradecenyl ether	$C_{15}H_{30}O$	1027	–	tr	tr	–
6	cyclopentane	C_9H_{18}	1032	–	tr	0.22±0.06%	0.34±0.07%
7	camphor	$C_{10}H_{16}O$	1127	0.18±0.08%	tr	1.02±0.28%	0.98±0.29%
8	isoborneol	$C_{10}H_{18}O$	1164	–	tr	0.78±0.22%	0.61±0.15%
9	borneol	$C_{10}H_{18}O$	1181	–	–	0.34±0.10%	0.33±0.23%
10	α-terpineol	$C_{10}H_{18}O$	1230	tr	tr	0.17±0.05%	0.23±0.05%
11	α-terpinene	$C_{10}H_{16}$	1506	–		0.14±0.06%	–
12	α-cubebene	$C_{15}H_{24}$	1508	–	–	tr	–
13	cyclohexane	$C_{15}H_{24}$	1518	0.10±0.09%	0.18±0.10%	2.32±0.57%	0.56±0.08%
14	caryophyllene	$C_{15}H_{24}$	1526	0.71±0.57%	0.50±0.10%	1.13±0.54%	1.93±0.15%
15	1, 6, 10-dodecatriene	$C_{15}H_{24}$	1527	0.32±0.12%	0.43±0.12%	0.23±0.14%	1.19±0.24%
16	3-methyldiadamantane	$C_{15}H_{22}$	1530	0.26±0.16%	0.23±0.12%	0.12±0.08%	0.74±0.66%
17	cis-alpha-bisabolene	$C_{15}H_{24}$	1534	0.12±0.08%	0.12±0.11%	1.45±0.34%	0.45±0.19%
18	curcumene	$C_{15}H_{22}$	1535	7.29±3.88%	5.29±2.90%	5.70±0.75%	5.27±0.64%
19	cedrene	$C_{15}H_{24}$	1536	1.77±0.43%	–	0.61±0.29%	tr

编号	化合物	分子式	保留指数	药材产地			
				四川 （n=10）	广西 （n=5）	云南 （n=5）	广东 （n=4）
20	zingiberene	$C_{15}H_{24}$	1539	7.69±3.42%	14.26±6.67%	6.49±1.53%	8.40±2.35%
21	β-bisabolene	$C_{15}H_{24}$	1542	2.15±1.14%	2.57±1.10%	4.12±0.24%	10.58±1.61%
22	patchoulene	$C_{15}H_{24}$	1543	0.29±0.09%	–	1.01±0.13%	0.18±0.03%
23	β-sesquiphellandrene	$C_{15}H_{24}$	1548	11.5±3.65%	13.44±4.73%	10.19±1.01%	11.36±0.80%
24	arachidonic acid	$C_{20}H_{32}O_2$	1572	0.19±0.15%	0.25±0.11%	0.15±0.13%	–
25	β-elemenone	$C_{15}H_{22}O$	1573	0.55±0.50%	0.74±0.52%	2.05±0.17%	0.65±0.22%
26	cycloisolongifolene	$C_{16}H_{22}O$	1574	1.41±1.16%	1.04±0.64%	19.23±1.61%	0.72±0.18%
27	cis-beta-farnesene	$C_{15}H_{24}$	1578	0.78±0.51%	0.73±0.69%	0.80±0.06%	0.24±0.19%
28	1,2-longidione	$C_{15}H_{22}O_2$	1582	–	–	1.26±0.72%	1.91±0.45%
29	（-）-spathulenol	$C_{15}H_{24}O$	1584	0.45±0.40%	0.40±0.35%	0.65±0.29%	–
30	cis-alpha-santalol	$C_{15}H_{24}O$	1586	0.36±0.26%	0.39±0.22%	1.06±0.60%	0.57±0.10%
31	T-cadinol	$C_{15}H_{26}O$	1590	0.11±0.06%	tr	0.73±0.15%	0.11±0.09%
32	α-cadinol	$C_{15}H_{26}O$	1592	tr	0.33±0.26%	0.49±0.21%	–
33	ar-tumerone	$C_{15}H_{20}O$	1598	35.17±5.47%	16.60±3.55%	6.63±2.01%	10.83±3.98%
34	tumerone	$C_{15}H_{22}O$	1600	11.93±5.36%	23.1±9.67%	4.40±0.98%	16.29±1.09%
35	6,10-dimethyl-3-（1-methylethyl）-6-cyclodecene-1,4-dione	$C_{15}H_{24}O_2$	1624	tr	0.14±0.06%	1.05±0.54%	0.19±0.16%
36	ledene oxide-（1）	$C_{15}H_{24}O$	1628	0.10±0.06%	–	0.15±0.11%	–
37	cedrenol	$C_{15}H_{24}O$	1646	8.26±5.27%	9.38±3.53%	1.56±0.71%	5.25±1.17%
38	curlone	$C_{15}H_{22}O$	1651	2.83±1.00%	–	2.82±0.23%	0.70±0.14%
39	neocurdione	$C_{15}H_{24}O_2$	1678	0.17±0.12%	0.13±0.06%	4.61±0.72%	–
40	arteannuic acid	$C_{15}H_{22}O$	1692	0.16±0.08%	0.42±0.19%	3.96±0.82%	2.88±0.52%
41	1,1′：3′,1″-tercyclopentane	$C_{15}H_{26}$	1754	1.34±0.56%	1.21±0.22%	1.99±0.44%	5.67±0.87%
42	deoxyqinghaosu	$C_{15}H_{22}O_4$	1779	0.22±0.07%	–	1.36±0.46%	5.55±1.20%
43	cycloisolongifolene	$C_{16}H_{22}O$	1804	0.13±0.12%	0.14±0.06%	0.95±0.18%	–
44	longipinocarvone	$C_{15}H_{22}O$	1925	1.60±0.44%	1.00±0.19%	0.35±0.12%	0.70±0.22%
45	columbin	$C_{20}H_{22}O_6$	1976	0.10±0.09%	–	0.15±0.03%	–
46	cyclobutane	$C_{16}H_{24}$	1984	–	–	0.25±0.03%	–
	Total identidied（%）			96.01±1.81%	93.16±2.11%	92.91±1.99%	95.90±1.84%
	Monoterpene hydrocarbons			tr	0.38±0.20%	0.19±0.10%	tr
	Oxygenated monoterpenes			0.51±0.32%	0.64±0.50%	2.59±0.78%	2.32±0.80%
	Sesquiterpene hydrocarbons			34.32±14.70%	38.96±16.86%	36.19±6.14%	45.62±7.86%
	Oxygenated sesquiterpenes			60.71±18.83%	51.77±18.50%	34.15±9.19%	48.48±10.32%
	Oxygenated diterpenes			0.20±0.18%	–	0.30±0.06%	–
	Others			1.73±1.32%	1.45±0.80%	20.94±1.93%	1.33±0.28%
	Yield（%, v/w）			4.00±1.08%	4.32±1.45%	2.76±0.64%	2.00±0.10%

tr：traces quantities（<0.1%）

6. **判别分析**　为了进一步验证聚类和主成分分析的结果，采用SIMCA-P 11.5软件对表5-8中46个成分的相对含量进行判别分析（PLS-DA），并找出能体现姜黄药材质量差异的物质基础或标志物。判别分析（图5-11，见文后彩图）结果表明，24批姜黄药材按其来源（产地）被判别为4类，与聚类和主成分结果一致。46个成分对判别分析的贡献图（图5-12）结果显示，34、30和24号峰（成分）可能为姜黄质量控制的主要物质基础，也可认为是进行姜黄质量控制时重点关注的物质成分。

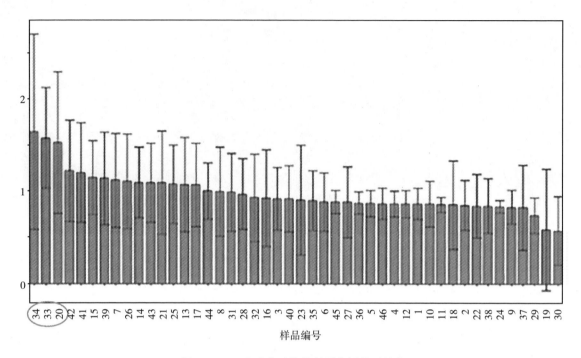

图 5-12　46个成分对姜黄判别分析的贡献率

小　结

为满足各领域的分析需求，化学计量学方法不断完善，其中聚类分析、主成分分析、判别分析和典型相关分析等是常规分析方法，广泛应用于中药质量评价、药效物质筛选等过程中，实际应用时应根据研究目的和要求及各化学计量学方法的适用范围和注意事项正确选择，从而得出可靠的结论。

思考题

1. 列举几种常见的化学计量学技术。
2. 指出聚类分析与判别分析的异同。

第三节　其他化学计量学技术

在进行中药质量控制的研究过程中，除了会用到以上介绍的几种常见的化学计量学技术外，有时根据实际需要，也会用到其他相关的化学计量学技术，如回归分析、因子分析、人工神经网络分析等。本节对此做一些列举，供读者和相关研究者们根据实际情况进行选择和应用。

一、回归分析

在实际研究工作中往往需要确定各属性变量间的相关关系，此时即用到回归分析。

回归分析（regression analysis，RA）是一种处理变量间相互关系的数理统计学方法，可用于考查变量之间的数量变化规律，并通过回归方程的形式反映这种关系，有助于准确把握变量受其他某一或某几个变量影响的程度，为控制和预测提供科学依据。

回归分析主要解决以下几方面的问题：①确定几个特定变量之间是否存在相关关系，如果存在的话，找出它们之间合适的数学表达式；②根据一个或几个变量的值，预报或控制另一个变量的取值，并且要知道这种预报或控制的精确度；③进行因素分析，确定因素的主次以及因素之间的相互关系等等。

根据解释变量的个数，可将线性模型分为一元线性模式和多元线性回归（multiple linear regression，MLR）模型。

（一）一元线性回归

该回归分析只涉及一个自变量与因变量间的线性关系，是最简单、最常用的一种回归分析方法。其需要解决的问题包括：①求变量 x 与 y 之间的回归直线方程；②判断变量 x 和 y 之间是否确为线性关系；③根据一个变量的值，预测或控制另一变量的取值。

（二）多元回归分析

前面讨论的只是两个变量的回归问题，其中因变量只与一个自变量相关。但这只是最简单的情况，在大多数的实际问题中，影响因变量的因素不是一个而是多个，称为多元回归分析。

多元线性回归分析的原理与一元线性回归分析完全相同，但在计算上却要复杂得多。不过，应用计算机多元回归的计算量是很小的，一般的计算机都有多元回归（以及逐步回归方法）的专门程序。

多元线性回归（multiple linear regression，MLR）是一种常规的直接校正方法，将纯组分灵敏度系数构成的矩阵直接代替化学测量模型中的系数矩阵，然后求未知浓度。如果化学测量体系的响应与组分浓度之间呈现线性关系，无干扰，且各组分之间无相互作用，低噪声，则 MLR 方法直观简单，且具有良好的统计特性。它能够把隐藏在大量原始数据中的有用信息挖掘出来，把握大量数据的特征，主要用于分析光谱数据，如荧光、红外光谱等。

二、因子分析

因子分析（factor analysis）是利用降维的思想，由研究原始变量相关矩阵内部的依赖关系出发，把一些具有错综复杂关系的变量归结为少数几个综合因子的一种多变量统计分析方法。该方法是主成分分析的推广，但相比主成分分析，因子分析更倾向于描述原始变量之间的相关关系。

其基本目的是用少数几个因子去描述许多指标或因素之间的联系，即将相关比较密切的几个变量归在同一类中，每一类变量就成为一个因子（之所以称其为因子，是因为它是不可观测的，即不是具体的变量），以较少的几个因子反映原资料的大部分信息。

其基本思想是根据相关性大小把原始变量分组，使得同组内的变量之间相关性较高，而不同组的变量间的相关性较低。每组变量代表一个基本结构，并用一个不可观测的综合变量表示，这个基本结构就称为公共因子。对于所研究的某一具体问题，原始变量可以分解成两部分之和的形式，一部分是少数几个不可测的所谓公共因子的函数，另一部分是与公共因子无关的特殊因子。

使用因子分析时的注意事项：①应用条件。变量是计量的，能用线性相关系数（Pearson 积叉相关系数）表示它们之间的相关性；总体的同质性。②样本量。没有估计公式。至少要保证样本相关系数稳定可靠。③因子数目。一般认为，累积贡献要达到80%以上。

三、人工神经网络分析

人工神经网络（artificial neural network，ANN）是在现代生物学研究人脑组织所取得的成果基础上提出的，是一种通过模仿人中枢神经系统神经元之间相互联系的方式进行计算的信息处理技术。其具有并行性、自组织学习、自适应、非线性处理和容错抗噪性等特征，能从复杂数据中总结出定量的规律，因此可对未知样品做出定量预报。

人工神经网络在中药多组分测定中的应用：①在光度和光谱分析中的应用：光度分析是根据吸光度与待测物浓度之间的线性关系进行定量分析的，待测物质对紫外或可见光范围内某一特定波长的光会产生特定吸收。采用光度法进行测定时，若各组分间的相互影响使得吸光度与组分浓度之间不能保持良好的线性关系，就必须借助一些非线性算法来解决问题。如王雁鹏等[13]应用ANN技术分析了30 000多张质谱和6000多张红外光谱以预测可能的结构碎片。经过对大量图谱进行研究分析后，设计了一套由37个单独的网络构成的神经网络系统。并通过1个一级网络和5个次级网络（苯唑、羧基、醚、甲基、饱和化合物）对有机化合物碎片进行预测。

四、支持向量机分析

支持向量机（support vector machine，SVM）是建立在统计学习理论的VC（vapnik-chervonenkis）维理论和结构风险最小原理基础上的，根据有限的样本信息在模型的复杂性（即对特定训练样本的学习精度）和学习能力（即无错误地识别任意样本的能力）之间寻求最佳折中，以求获得最好的推广能力。

支持向量是指在间隔区边缘的训练样本点；"机（machine，机器）"实际上就是一个算法，与ANN都是学习型的机制，但SVM使用的是数学方法和优化技术。

小　结

本章主要对化学计量学的发展历史、常用的化学计量技术的原理及特点进行了介绍，包括聚类分析方法、主成分分析方法、判别分析方法、典型相关分析方法等，并对其应用进行了举例说明。在开展中药质量控制的相关研究工作时，研究者们会获得大量的样品信息和各种实验数据，需要借助聚类分析和主成分分析等各种化学计量学技术，或多种化学计量学技术联合应用，快速从这些数据里挖掘出有用、可靠的信息，剔除无关及干扰信息，探寻科学合理的规律，更准确、快捷地达到中药质量控制与分析的目的。研究者可根据实际需要及每种化学计量学技术的方法特点、能实现的目的等灵活选择和应用。

随着化学计量学研究者们的努力和积极探索和化学计量学的思想、观点及研究方法的广泛推广，以及专业杂志上更多专题文章的发表，更多更实用的新技术将会逐步被开发和应用，使用者也更能体会到化学计量学的应用所带来的益处，并利用先进的化学计量学技术为中药质量控制服务，如不同产地、不同采收季节、不同加工方式等中药的质量进行聚类分析、结合主成分分析进行中药质量控制物质基础的阐释、中药"谱-效"关系的探讨、未知或伪劣中药样品的判别等。

思考题

1. 指出因子分析和主成分分析的异同。
2. 列举使用因子分析的注意事项。

（孔维军）

参 考 文 献

［1］卢小泉，陈晶，周喜斌. 化学计量学研究方法［M］. 北京：科学出版社，2013：4.

［2］ 俞汝勤. 化学计量学导论［M］. 湖南：湖南教育出版社，1991：5.

［3］ Otto M. Chemometrics：statistics and computer application in analytical chemistry［M］. Wiley，John & Sons，1999：7.

［4］ Kellner R，Mermet J，Otto M，et al. Analytical chemistry-A modern approach to analytical science［M］. Wiley-VCH，Weinheim，2004：9.

［5］ 王世渝. 分析化学［M］. 北京：中国医药科技出版社，2000：21.

［6］ 许禄，邵学广. 化学计量学方法［M］. 北京：科学出版社，2004：6.

［7］ Jain AK，Murty MN，Flynn PJ. Data clustering：a review［J］. ACM Computing Surveys，1999，31（3）：264-323.

［8］ Omran MGH，Engelbrecht AP，Salman A. An overview of clustering methods. Intelligent Data Analysis，2007，11，583-605.

［9］ Kong WJ，Zhao YL，Xiao XH，et al. Quantitative and chemical fingerprint analysis for quality control of *Rhizoma Coptidis chinensis* based on UPLC-PAD combined with chemometrics methods. Phytomedicine，2009a，16：950-959.

［10］ Kong WJ，Wang JB，Xing XY，et al. Antifungal evaluation of cholic acid and its derivatives on *Candida albicans* by microcalorimetry and chemometrics. Analytica Chimica Acta，2011，689：250-256.

［11］ Kong WJ，Zhao YL，Xiao XH，et al. Spectrum-effect relationships between ultra performance liquid chromatography fingerprints and anti-bacterial activities of *Rhizoma coptidis*. Analytica Chimica Acta，2009b，634：279-285.

［12］ Hu YC，Kong WJ，Yang XH，et al. GC-MS combined with chemometric techniques for the quality control and original discrimination of *Curcumae longae* rhizome：Analysis of essential oils. Journal of Separation Science，2014，37，404-411.

［13］ 王雁鹏，董旭辉，陈岩，等. 人工神经网络法同时测定混合氨基酸［J］. 光谱实验室，2006，23（5）：1109-1112.

第 六 章

中药中典型外源性污染物分析与控制

中药外源性污染物是指在中药材种植、加工、运输、贮藏、制剂等过程中引入的外源性有毒有害物质，主要包括真菌毒素、农药残留、植物生长调节剂残留、重金属与有害元素、熏蒸剂的污染等，主要来源有土壤、水、大气等环境污染以及人为的污染、不当的贮藏条件等。中药在我国的防病治病方面起到至关重要的作用。随着人们对保健和治疗安全性的意识逐渐增强，对于中药中污染物的控制更加严格。下面就典型外源性污染物进行简要介绍和分析。

第一节　中药中产毒真菌的鉴定

中药材以植物药为主，在生产加工和贮存过程中极易受到产毒真菌和真菌毒素污染，具有致癌、致畸等毒害作用，对人体健康造成巨大隐患和威胁，直接影响到临床用药的安全性与有效性。因此，加大中药中产毒真菌的鉴定，预防真菌毒素污染显得尤为重要。

一、中药中有害真菌概况

中药材安全问题一直是国内外关注的热点。中药材与消费者生命健康息息相关，确保中药材的品质与安全尤为重要。目前，中药材中真菌和真菌毒素污染的情况多有报道，成为中药材安全监控过程中的又一重要环节。真菌污染中药材后，能分解和利用药材中的有机物，生成自身细胞所需成分及分泌代谢物，使中药材的药效物质发生变化[1-3]，对药材质量和药效造成影响，最终会对消费者安全造成威胁。此外，中药在田间种植、采收、加工、运输和贮藏的过程中都可能污染真菌，真菌在适宜的温度和湿度下会大量繁殖，部分产毒真菌还会产生真菌毒素[4]。真菌毒素具有致畸、致癌、致突变和肾毒性等毒性作用，少量摄入真菌毒素就会引起人和动物发病[5]。药材污染真菌的种类复杂，包括曲霉（*Aspergillus*）、青霉（*Penicillium*）、镰刀菌（*Fusarium*）、链格孢霉（*Alternaria*）、枝孢霉（*Cladosporiun*）、头孢霉（*Cephalosporium*）、毛霉（*Mucor*）等，中药材中最常见的是曲霉、青霉和镰刀菌属的真菌[6-9]。曲霉属和青霉属中均包含多种产毒真菌，如黄曲霉（*A. flavus*）、杂色曲霉（*A. versicolor*）、黑曲霉（*A. niger*）、普通青霉（*P. commune*）和产黄青霉（*P. chrysogenum*）等。中药材污染产毒真菌后将影响中药材的安全性和有效性。中药材中产毒真菌的快速准确检测与鉴定可对药材是否污染真菌毒素进行前期风险预警，对保证中药材质量安全具有重要意义。

二、中药中有害真菌鉴定方法

（一）形态鉴定

形态鉴定是真菌鉴定的传统鉴定方法之一，也是应用最为广泛的鉴定方法[10]。真菌的形态鉴定主要基于所培养菌落的宏观特征和微观特征。宏观特征包括菌落的直径、颜色（分生孢子）、分泌物和菌落质地等。菌落的微观特征需要使用显微镜来进行观察，如分生孢子的头部、柄、颜色和长度，囊泡的形状，覆盖度，分生孢子大小、形状和粗糙度以及菌落的特征（包括 7 天后的直径、菌丝体、分泌物、菌落质地、形状等）[11]。形态鉴定是中药材中真菌鉴定的经典鉴定方法之一，应用广泛，需要专业的微生物学分类知识，对鉴定者要求较高。根据菌落形态和繁殖特征对泽泻、雷公藤、薏米等福州市售原产植物性中药材的污染真菌进行鉴定，发现这些中药材霉菌污染严重，共鉴定到 8 个属的霉菌。曲霉在分离菌株中占绝对优势（54.6%），其中产毒霉菌黄曲霉比例达 26.6%[12]。此外，对福建省市售太子参、泽泻、麦冬等 12 种中药材 117 份样品霉菌污染及优势种群情况的调查结果表明，在检出霉菌中曲霉（42.79%）和青霉（41.6%）占有绝对优势，黄曲霉的比例达到 7.63%[13]。对市场上 14 种功能性食品和 10 种香料真菌污染情况进行调查，结果表明，在分离菌株中曲霉属和青霉属占据优势地位，功能性食品中薏苡仁受污染最严重，香料中小茴香和花椒受污染最严重[14]。

（二）分子鉴定

随着分子生物学技术的发展，分子鉴定方法已经发展成为真菌鉴定中的主流鉴定方法之一。该方法基于物种的遗传物质 DNA 来鉴定物种，不受物种形态和环境的限制，可从基因水平直接准确鉴定物种。目前，DNA 条形码技术已应用于中药材污染真菌的鉴定，基于通用引物 ITS1/ITS4 扩增 ITS 序列对真菌进行鉴定最为常用。运用分子鉴定方法对从苦杏仁、党参、金银花等 15 种湖北省市售中药材中分离得到的 50 株菌株进行鉴定，共成功鉴定 27 株，其中曲霉属真菌污染较为严重。在当归、黄芪、穿心莲等药材上分离得到到病菌烟曲霉（*A. fumigatus*），在苦杏仁和三七上检测到杂色曲霉素的产生菌杂色曲霉[15]。目前，高通量测序技术已被广泛应用于微生物群落多样性研究中[16,17]。近期该技术已成功应用于中药材酸枣仁污染真菌的鉴定研究中，利用 Illumina Miseq 测序平台扩增 ITS2 序列，可准确鉴定酸枣仁药材中的 70 种污染真菌，主要分布于曲霉属（13.52%~87.87%）、假丝酵母属（*Candida*）（0.42%~64.56%）和节担菌属（*Wallemia*）（0.06%~34.31%）[18]。

（三）多相鉴定

多相鉴定是指综合分析微生物的表型、基因型和化学分类学等特征，从多个方面对微生物进行鉴定的方法[19]，该方法目前在中药材真菌鉴定中应用极为普遍。通过形态学和分子鉴定方法对江西药材市场的甘草样品进行分析，发现其受到来自 4 个属的 7 种真菌污染，其中优势真菌为波兰青霉（*P. polonicum*）、寄生曲霉（*A. parasiticus*）和皮壳青霉（*P. crustosum*）[20]。采用相同鉴定方法对从江西、浙江、河南和北京四个省市收集的霉变甘草中真菌污染情况进行研究，结果表明，所有的甘草均受到曲霉属真菌的污染，其中还有 3 个样品受到青霉属真菌的污染。检测到的曲霉属真菌包括寄生曲霉、黄曲霉、杂色曲霉和聚多曲霉（*A. sydowii*），青霉菌包括波兰青霉、皮壳青霉、普通青霉和产黄青霉 4 种[21]。从受赭曲霉毒素 A 污染的甘草、黄芩、白术等 7 种根类药材中分离得到来自 6 个属的 17 种真菌，其中主要污染菌为青霉属真菌[22]。在市场上 12 种药用种子类药材真菌污染情况的调查研究中，曲霉属真菌最为常见，黑曲霉占据比例最大（12%），其次是杂色曲霉（7%）、塔宾曲霉（*A. tubingensis*）（7%）和烟曲霉（5%）[23]。采用形态学和分子鉴定相结合的方法对大青叶、薄荷叶等 9 种中药材的 21 份样品真菌污染情况进行分析，总共分离得到 7 个属共 54 株真菌，优势菌群来自枝孢霉属、青霉属、曲霉属和链格孢霉属[24]。运用该方法对云南地区绞股蓝、三七和草果上污染真菌的类群进行鉴定研究，结果发现，昆明和玉溪地区绞股蓝上的主要污染菌为曲霉，其中黄曲霉占比例最高（6.67%），其次是烟曲霉（4.44%）和黑曲霉（3.33%）；三七污染真菌的优势菌为淡紫拟青霉（*Purpureocillium lilacinum*）和桔青霉（*P. citrinum*）；草果污染菌以淡紫拟青霉和黄曲霉为优势菌[25,26]。此外，对 3 种云南主产的中药材三七、草果和肾茶中的分离菌株进行鉴定，并对不同贮藏时间药材中真菌菌群的变化进行分析。结果表明，相对于原始样品而言，在贮藏时间超过 3 个月后，3 种药材上的拟青霉菌属、青霉菌属和镰刀菌属的真菌数量大幅度增加[27]。对 8 批陈皮药材上的真菌进行分离鉴定和分子生物学鉴定，发现分离到的 25 株真菌分属于曲霉属和青霉属的 5 种真菌，分别为普通青霉、朱黄青霉（*P. minioluteum*）、桔青霉、黄曲霉和黑曲霉[28]。此外，结合显微特征和 DNA 条形码分子鉴定方法对陈皮表面的优势分离菌株进行鉴定，发现陈皮表面分离得到的优势菌为黑曲霉和黄曲霉[29]。对来自从广西、湖南和湖北药材市场的当归、甘草、金银花等 15 种药材共 45 份样品进行真菌污染情况调查，药材真菌污染率达 95%，采用形态学和分子鉴定的方法对 126 个分离菌株鉴别，发现曲霉属（28 株）和青霉属（35 株）是主要的污染菌群。在 28 株曲霉属菌株中，杂色曲霉占据主导地位，其次是烟曲霉、棘孢曲霉（*A. aculeatus*）和黄曲霉[30]。目前已报道中药材真菌污染情况详见表 6-1。

表 6-1 不同中药材真菌污染情况表

类型	名称	英文名	来源	真菌种类	参考文献
根及根茎类	甘草	*Glycyrrhizae Radix et Rhizoma*	江西	*Penicillium crustosum*、*P. polonicum*、*P. commune*、*P. chrysogenum*、*Aspergillus parasiticus*、*Fusarium oxysporum*、*F. proliferatum*、*Mucor racemosus*	[20~22]
			浙江	*A. sydowii*、*A. versicolor*、*P. polonicum*、*P. crustosum*、*F. solani*、*Scopulariopsis brevicaulis*	[21]
			河南	*A. flavus*、*A. versicolor*、*P. polonicum*、*P. crustosum*、*P. chrysogenum*、*Eurotium chevalieri*、*E. repens*、*E. amstelodami*	[21]
			北京	*A. flavus*、*A. sydowii*、*S. brevicaulis*	[21]
			湖北、湖南、广西	*A. parasiticus*、*A. aculeatus*、*Cladosporium* spp.、*Fusarium* spp.、*Penicillium* spp.	[15, 30]
	板蓝根	*Isatidis Radix*	安徽	*Aspergillus* spp.、*Cladosporium* spp.	[24]
	白芍	*Paeoniae Radix Alba*	安徽	*Aspergillus* spp.、*Alternaria* spp.、*Cladosporium* spp.、*Fusarium* spp.、*Mucor* spp.、*Penicillium* spp.	[24]
	黄芩	*Scutellariae Radix*	江西	*P. crustosum*、*P. viridicatum*、*P. brevicompactum*、*P. italicum*、*A. niger*、*C. cladosporioides*	[22]
			云南	*A. fumigatus*、*F. solani*、*Paecilomyces lilacinus*、*Penicillium citrinum*	[25, 26]
	三七	*Notoginseng Radix et Rhizoma*	湖北、湖南、广西	*A. versicolor*、*Penicillium* spp.	[15, 30]
			河北	*Aspergillus* spp.	[14]
			江西	*P. crustosum*、*M. racemosus*、*Rhizopus oryzae*、*C. cladosporioides*	[22]
	巴戟天	*Morindae Officinalis Radix*	江西	*P. crustosum*、*P. brevicompactum*、*P. aurantiogriseum*、*P. polonicum*、*P. donkii*、*C. cladosporioides*	[22]
	丹参	*Salviae Miltiorrhizae Radix et Rhizoma*	江西	*P. brevicompactum*、*P. aurantiogriseum*、*C. cladosporioides*	[22]
	白术	*Atractylodis Macrocephalae Rhizoma*	江西	*P. crustosum*、*P. aurantiogriseum*、*P. griseofulvum*、*F. solani*、*M. racemosus*	[22]
	当归	*Angelicae Sinensis Radix*	江西	*P. crustosum*、*P. viridicatum*、*P. aurantiogriseum*	[22]
			湖北、湖南、广西	*A. aculeatus*、*A. fumigatus*、*Fusarium* spp.、*Penicillium* spp.、*Eurpotium* spp.	[15, 30]
	黄芪	*Astragali Radix*	湖北、湖南、广西	*A. fumigatus*、*Penicillium* spp.、*Cladosporium* spp.	[15, 30]
	党参	*Codonopsis Radix*	湖北、湖南、广西	*A. aculeatus*、*Fusarium* spp.、*Penicillium* spp.、*Eurotium* spp.	[15, 30]
	太子参	*Pseudostellariae Radix*	湖北、湖南、广西	*A. versicolor*、*Penicillium* spp.、*Cladosporium* spp.	[15, 30]
	姜	*Zingiberis Rhizoma Recens*	四川、广东	*A. niger*	[14]

类型	名称	英文名	来源	真菌种类	参考文献
果实及种子类	橘核	*Citri Reticulatae Semen*	广东	*A. flavus*、*P. citrinum*、*P. oxalicum*、*P. polonicum*	[23]
	荔枝核	*Litchi Semen*	广西	*A. ochraceus*、*A. fumigatus*、*P. chrysogenum*、*P. polonicum*	[23]
	决明子	*Cassiae Semen*	河北	*A. versicolor*、*A. fumigatus*、*M. racemosus*、*P. commune*、*P. polonicum*、*P. viridicatum*	[23]
	菟丝子	*Cuscutae Semen*	内蒙古	*A. niger*、*A. nidulans*、*Chaetomium globosporum*、*M. racemosus*、*P. implicatum*、*P. polonicum*、*Trichoderma koningii*、*Vlocladium* spp.	[23]
	薏苡仁	*Coicis Semen*	贵州	*A. candidus*、*A. fumigatus*、*E. repens*、*P. commune*、*P. polonicum*、*Paecilomyces variotii*、*Phialophora* spp.、*Vlocladium* spp.	[23]
			北京	*A. niger*、*A. flavus*、*A. ochraceus*	[14]
	沙苑子	*Astragali Complanati Semen*	甘肃	*A. sydowii*、*A. tubingensis*、*A. niger*、*A. flavus*、*C. cladosporioides*、*Chaetomium globosporum*、*M. racemosus*、*P. chrysogenum*、*P. citrinum*、*P. oxalicum*、*P. polonicum*、*Acremonium* spp.	[23]
	莲子	*Nelumbinis Semen*	山东	*A. tubingensis*、*A. ochraceus*、*A. versicolor*、*A. sydowii*、*C. cladosporioides*、*M. racemosus*、*P. citrinum*、*P. polonicum*、*P. variabile*	[23]
			北京	*A. niger*、*A. flavus*、*A. ochraceus*	[14]
	桃仁	*Persicae Semen*	山东	*A. niger*、*A. fumigatus*、*A. flavus*、*A. nidulans*、*M. racemosus*、*P. aurantiogriseum*、*P. polonicum*	[23]
	葶苈子	*Descurainiae Semen* *Lepidii Semen*	河北	*A. sydowii*、*A. tubingensis*、*A. versicolor*、*Alternaria alternata*、*Chaetomium globosporum*、*F. solani*、*P. citrinum*、*P. polonicum*、*Bispora* spp.、*Phoma* spp.	[23]
	车前子	*Plantaginis Semen*	辽宁	*A. fumigatus*、*A. niger*、*A. versicolor*、*M. racemosus*、*P. polonicum*	[23]
	柏子仁	*Platycladi Semen*	山东	*A. niger*、*A. flavus*、*P. citrinum*	[23]
	草果	*Tsaoko Fructus*	云南	*A. fumigatus*、*A. flavus*、*F. solani*、*Paecilomyces lilacinus*	[25, 26]
	苦杏仁	*Armeniacae Amarae Semen*	湖北、湖南、广西	*A. versicolor*、*Penicillium* spp.、*Cladosporium* spp.、*E. rubrum*	[15, 30]
			河北	*A. niger*、*A. flavus*	[14]
	枸杞	*Lycii Fructus*	湖北、湖南、广西	*A. flavus*、*A. versicolor*	[15, 30]
			宁夏	*A. flavus*	[14]
	山楂	*Crataegi Fructus*	北京	*A. niger*	[14]
	白果	*Ginkgo Semen*	北京	*A. niger*	[14]
	小茴香	*Foeniculi Fructus*	河北	*A. niger*、*A. flavus*	[14]
	花椒	*Zanthoxyli Pericarpium*	北京	*A. niger*、*A. flavus*	[14]
	陈皮	*Citri reticulatae Pericarpium*	广东	*A. niger*、*A. flavus*	[29]
			四川、广东	*A. niger*、*A. flavus*、*P. minioluteum*、*P. citrinum*、*P. commune*	[28]

续　表

类型	名称	英文名	来源	真菌种类	参考文献
全草类	薄荷	*Menthae Haplocalycis Herba*	安徽	*Aspergillus* spp.、*Alternaria* spp.、*Cladosporium* spp.、*Mucor* spp.	[24]
	车前	*Plantaginis Herba*	安徽	*Aspergillus* spp.、*Alternaria* spp.、*Mucor* spp.、*Penicillium* spp.、*Paraphoma* spp.	[24]
	蒲公英	*Taraxaci Herba*	安徽	*Aspergillus* spp.、*Cladosporium* spp.	[24]
	穿心莲	*Andrographis Herba*	湖北、湖南、广西	*A. versicolor*、*A. fumigatus*、*Cladosporium* spp.、*E. rubrum*、*Penicillium* spp.	[15, 30]
花类	红花	*Carthami Flos*	湖北、湖南、广西	*A. flavus*、*E. rubrum*、*Penicillium* spp.	15, 30
叶类	大青叶	*Isatidis Folium*	安徽	*Aspergillus* spp.、*Cladosporium* spp.、*Mucor* spp.、*Alternaria* spp.、*Penicillium* spp.	24
皮类	肉桂	*Cinnamomi Cortex*	北京	*A. niger*、*A. flavus*	14

三、真菌毒素合成的分子生物学研究

真菌毒素是一类重要的真菌次生代谢物，一般在真菌生长后期产生，与真菌有性发育和孢子形成相关，可以阻止捕食者、抑制其他真菌或细菌竞争营养。参与真菌毒素合成的基因一般成簇存在，这些基因簇通常包含毒素合成所需的大部分基因，如催化各级反应酶的基因、调控基因表达的转录因子、负责毒素转运的基因等。这些基因功能揭示了真菌毒素产生的生物学机制，调节这些基因表达可以调控真菌毒素的产生。以下将主要介绍当前研究较多的 6 种真菌毒素合成途径的分子生物学研究进展。

（一）黄曲霉毒素合成的分子基础

1. 黄曲霉毒素合成的级联反应　黄曲霉毒素（aflatoxin，AF）是一类主要由黄曲霉和寄生曲霉等曲霉产生的聚酮化合物。根据其化学结构推测，它的生物合成起始于乙酰辅酶 A，经脂肪酸合酶催化丙二酸单酰 CoA 形成六碳酰链，再由聚酮合酶（polyketide synthase，PKS）催化延伸成二十碳长链。长链环化后，经氧化反应依次形成蒽酮、蒽醌和诺素罗瑞尼克酸（norsolorinic acid，NOR）。NOR 由短链醇脱氢酶/还原酶催化形成奥佛兰提素（averantin，AVN）。单加氧酶在辅酶 NADPH 存在的条件下将 AVN 羟基化，生成奥佛路凡素（5′-hydroxy-averantin，HAVN）。再经氧化后，在环化酶作用下分子内缩醛化形成奥佛尼红素（averufin，AVF）。AVF 在单加氧酶作用下生成杂色半缩醛乙酸（versiconal hemiacetal acetate，VHA），之后经酯酶、环化酶催化生成杂色曲霉素 B（versicolorin B，VERB）。VERB 由酶催化去饱和形成杂色曲霉素 A（versicolorin A，VERA），再由 O-甲基转移酶催化甲基转移，分别合成杂色曲霉素（sterigmatocystin，ST）和二氢杂色曲霉素（dihydro-sterigmatocystin，DHST）。再经过一步甲基化形成 O-甲基杂色曲霉素（O-methylsterigmatocystin，OMST）和二氢-O-甲基杂色曲霉素（dihydro-O-methylsterigmatocystin，DHOMST）。最后，这两个中间产物在 P450 单加氧酶作用下分别生成黄曲霉毒素 B_1（aflatoxin B_1，AFB_1）和 AFB_2。AFB_1 和 AFB_2 合成后，相继衍生出 AFG_1 和 AFG_2。

2. AF 基因簇中各个基因功能研究进展　真菌聚酮类化合物结构复杂、功能多样，具有广泛生物活性。这类化合物合成过程中都会产生 1 个由 PKS 催化生成的聚酮骨架蛋白中间产物。随着基因组学研究发现真菌基因组中往往存在多个 PKS 基因，参与聚酮类化合物合成的基因大多会以 1 个 PKS 基因为中心成簇存在。在有些曲霉属真菌中 PKS 基因多达几十种。

黄曲霉毒素基因簇位于染色体约 80kb 的区段上（图 6-1），一共包含 34 个开放阅读框，其中 25 个基因在黄曲霉合成途径中的作用已经明确[31-33]，依据它们参与黄曲霉毒素合成级联反应的先后顺序依次命名

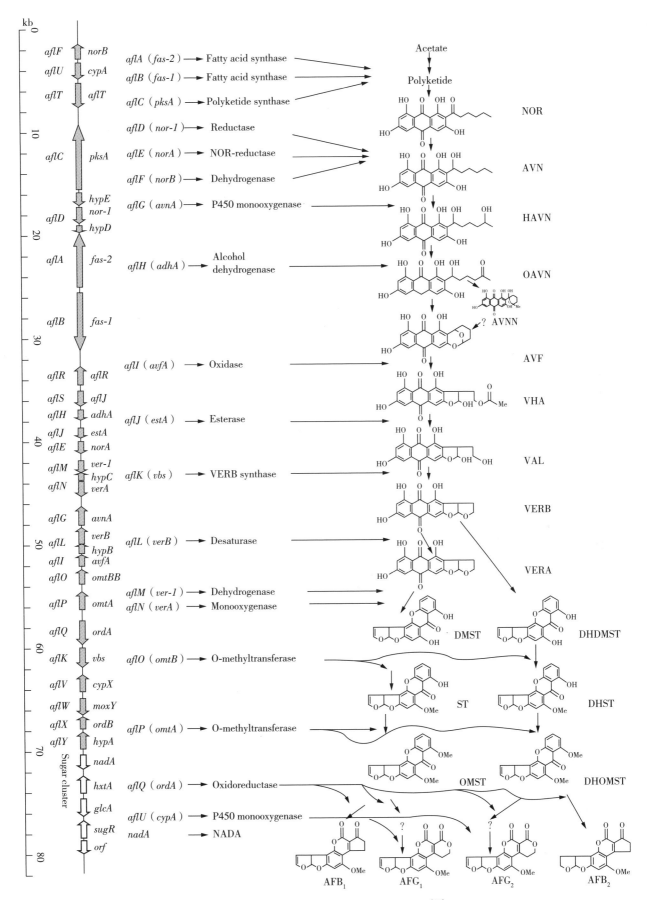

图 6-1 黄曲霉毒素生物合成途径和基因簇[31]

为 *aflA~U*（*aflR*、*aflS* 和 *aflT* 基因除外，它们不是按参与反应的先后顺序命名）（表 6-2）。*aflA* 和 *B* 编码脂肪酸合酶；*aflC* 编码 PKS，这 3 个基因主要参与聚酮骨架的合成[34]。*aflD*、*aflE* 和 *aflF* 编码参与将 NOR 转化为 AVN 的还原酶和脱氢酶[35]。*aflG* 是 CYP450 家族成员参与 AVN 羟基化成 HAVN[36]。*aflH* 编码醇脱氢酶，将 HAVN 变成 OAVN。*aflI* 编码氧化酶参与 AVF 转化为 VHA。*aflJ* 编码酯酶参与 VHA 转化为 VAL。*aflK* 编码杂色曲霉素 B 合酶，参与 VAL 到 VERB 的转化。*aflL* 编码去饱和酶将 VERB 转化为 VERA。*aflM* 和 *aflN* 分别编码脱氢酶和单加氧酶参与 DMST 的合成，*aflO* 编码 O-甲基转移酶，又称 O-甲基转移酶 B，参与两个过程：DMST 转化为 ST 以及 DMDHST 转化为 DHST 的过程[37]。*aflP* 也编码 O-甲基转移酶，又称 O-甲基转移酶 A，参与 ST 到 OMST 以及 DMST 到 DHOMST 的转化过程。*aflQ* 是一个 CYP450 基因，它编码的单加氧酶参与 AF 合成的最后一步[38,39]。*aflR* 编码的转录因子含有 Cys_6Zn_2 结构域，属于双核锌指 DNA 结合蛋白家族，正向调控 AF 基因簇中几乎所有基因的表达[40,41]。*aflS* 也编码一个转录因子，参与 *aflC*、*aflD*、*aflM* 和 *aflP* 的转录调控。*aflS* 的表达本身受到 *aflR* 的调控。*aflT* 编码的转运体蛋白是 MFS 超家族的一员，可能负责将 AF 转运到细胞外。

表 6-2　AF 基因簇中基因列表

基因名称	曾用名	编码的蛋白质名称
aflA	*fas*-2	脂肪酸合酶 α 亚基
aflB	*fas*-1	脂肪酸合酶 β 亚基
aflC	*pksA*	聚酮合酶
aflD	*nor*-1	还原酶
aflE	*norA*	NOR 还原酶/脱氢酶
aflF	*norB*	脱氢酶
aflG	*avnA*	CYP450 单加氧酶
aflH	*adhA*	醇脱氢酶
aflI	*avfA*	氧化酶
aflJ	*estA*	酯酶
aflK	*vbs*	杂色曲霉素 B 合酶
aflL	*verB*	去饱和酶
aflM	*ver*-1	脱氢酶
aflN	*verA*	单加氧酶
aflO	*omtB*	O-甲基转移酶 I
aflP	*omtA*	O-甲基转移酶 II
aflQ	*ordA*	氧化还原酶或 CYP450 单加氧酶
aflR	*aflR*	转录因子
aflS	*aflJ*	转录因子
aflT	*aflT*	转运体
aflU	*cypA*	CYP450 单加氧酶

基因名称	曾用名	编码的蛋白质名称
aflV	*cypX*	CYP450 单加氧酶
aflW	*moxY*	单加氧酶
aflX	*ordB*	单加氧酶
aflY	*hypA*	未知功能蛋白质

（二）赭曲霉毒素 A 合成的分子基础

赭曲霉毒素 A（ochratoxin A，OTA）是一类由曲霉属和青霉属真菌产生的次生代谢物，已发现有二十多种真菌可能产生 OTA。它由异香豆素衍生物与苯丙氨酸以酰胺键连接而成，其中戊酮的甲基侧链的氧化为酰胺键提供羧基。在 OTA 合成途径中还发现一些类似物，包括 OTB、OTα、OTβ 等（图 6-2）。基于对中间产物和一些关键酶基因功能研究推测出 OTA 的生物合成途径如图 6-3 所示。

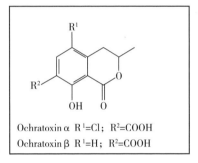

Ochratoxin A（1）：R=Cl
Ochratoxin B（1）：R=H

Ochratoxin α R¹=Cl；R²=COOH
Ochratoxin β R¹=H；R²=COOH

图 6-2　OTA、OTB、OTα 和 OTβ 化学结构[42]

1. 合成途径　根据 OTA 的化学结构推测，首先由乙酰 CoA 在 PKS 的催化下经过多步聚酮反应，形成二氢异香豆素骨架结构，再由氧化酶催化生成 OTβ。根据已知的中间产物和关键酶基因功能分析预测出三条可能的 OTA 合成途径：①OTβ 与苯丙氨酸在多肽合酶作用下生成 OTB，然后 OTB 在卤代酶催化下加氯生成 OTA，或者苯丙氨酸先经过酯基化，生成苯丙氨酸乙酯，然后与 OTβ 生成 OTB 乙酯，再经过酯酶的作用生成 OTB，最后 OTB 在卤代酶催化下加氯可能生成 OTA；②OTβ 先经卤代酶催化下加氯生成 OTα，OTα 与苯丙氨酸乙酯生成 OTC，OTC 在酯酶作用下生成 OTA；③OTα 与苯丙氨酸直接作用生成 OTA[43]。

2. OTA 基因簇中基因功能研究进展　OTA 的二氢异香豆素骨架是由 PKS 催化多步聚酮反应合成，所以 PKS 是 OTA 生物合成的关键酶。OTA 化学结构显示多酮骨架与一个 L-苯丙氨酸通过羧基相连，这种连接往往需要通过一个非核糖体多肽合酶（NRPS）催化完成，所以参与 OTA 生物合成的可能是 PKS-NRPS 杂合基因簇。

在 *Penicillium verrucosum* 和 *P. nordicum* 两种青霉菌中发现参与 OTA 合成全长约 10kb 的基因簇，包括 PKS 基因（*otapksPN*）、NRPS 基因（*otanpsPN*）、阴离子转运体基因（*otatraPN*）、氯化物过氧化物酶基因和硝酸盐转运体基因。PKS 是 OTA 合成的启动酶，催化乙酸与其他羧酸重复缩合；NRPS 催化的底物并不清楚，但如果敲除 NRPS 基因，OTA 的合成会被阻断。目前对 OTA 基因簇的研究并不像对 AF 基因簇研究

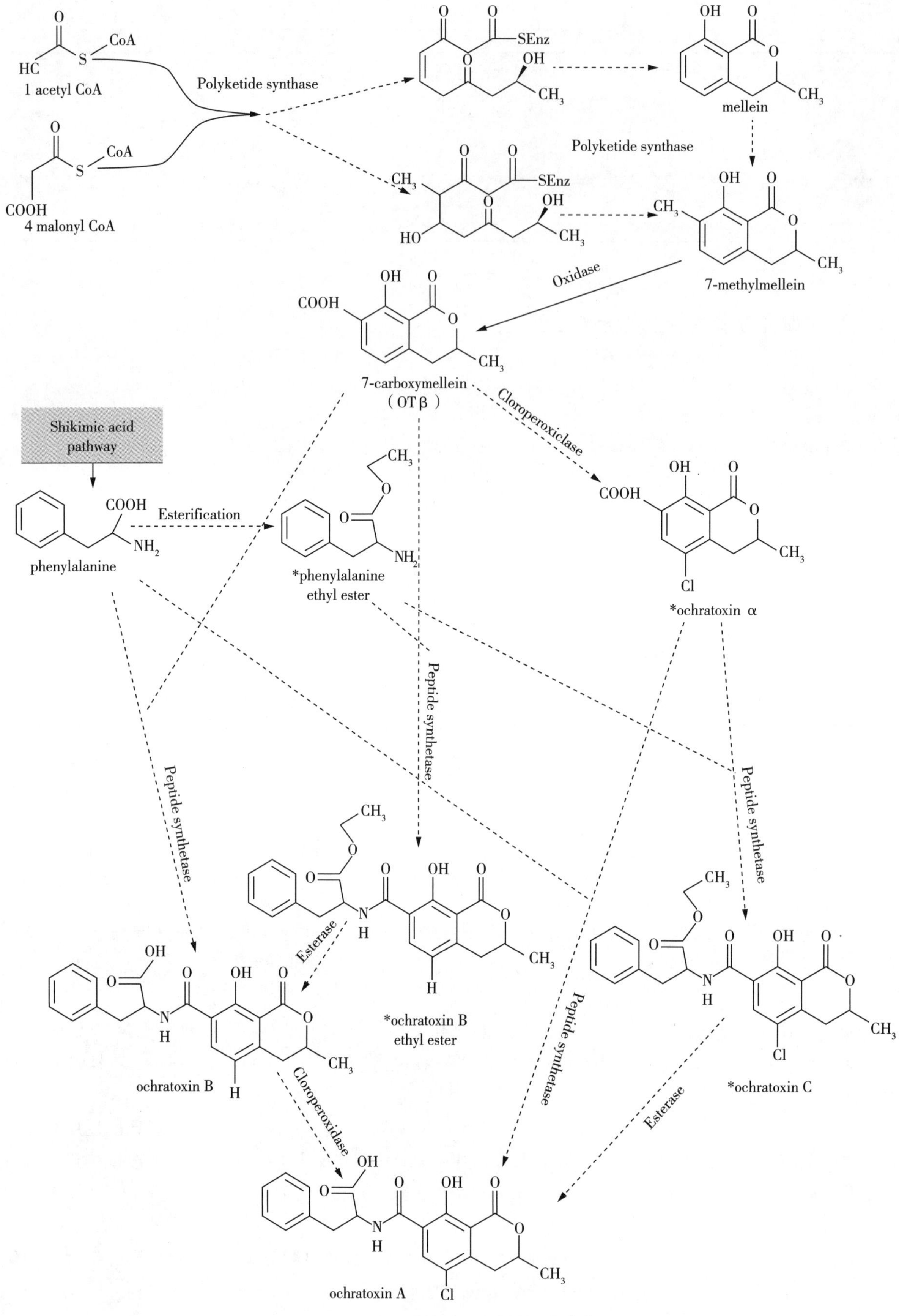

图 6-3　预测的 OTA 生物合成途径[43]

*：推测的中间产物

得那么清楚，对部分酶催化的底物和产物在分子生物学和生物化学方面并没有直接的证据，而且不同研究团队对 OTA 合成途径中多处步骤的前后顺序尚有争议[43,44]。

（三）玉米赤霉烯酮合成的分子基础

玉米赤霉烯酮（zearalenone，ZEN）是最初从发霉玉米中分离得到，由禾谷镰刀菌等镰刀菌属真菌产生的一种非类固醇类、具有雌激素作用的真菌毒素。ZEN 及其衍生物进入动物或人体后会产生雌激素效应综合征，可能诱发动物雌激素亢进症，导致动物不孕或流产[45]。ZEN 的化学名为 6-(10-羟基-6 氧基-十一碳烯基)-β-雷琐酸内酯，根据其化学结构推测 ZEN 的合成属于聚酮生物合成途径。

通过研究禾谷镰刀菌 *PKS* 基因敲除突变体性状，首先找到参与 ZEN 合成的非还原型 *PKS* 基因 ZEA1/PKS13[46]。在 ZEA1 前后约 50kb 的 DNA 区段里，又发现另外 3 个参与 ZEN 合成并且跟 ZEA1 共表达的基因，包括 1 个异戊醇氧化酶基因（zearalenone biosynthesis gene 1，ZEB1），1 个转录因子基因 ZEB2 和另一个 HR-PKS 基因 ZEA2/PKS4。ZEA1 和 ZEA2 是两种不同的 PKS，ZEA2 先催化合成己烯酮链，然后在 ZEA1 作用下形成九烯酮链。ZEB2 可以调控这个基因簇中参与 ZEN 合成的基因表达。

（四）展青霉素合成的分子基础

展青霉素（patulin，PAT）又称棒曲霉素，是一种杂环内酯结构化合物，由青霉属、曲霉属、拟青霉属和丝衣霉属中的部分真菌产生。PAT 对人和动物具有广泛毒性，可能引起恶心、呕吐、便血、惊厥和昏迷等症状，存在致畸性、致癌性和免疫毒性。

1. 合成途径　PAT 生物合成途径大概包括 10 步酶促反应。首先由 6-甲基水杨酸合酶（6-MSA synthase，6MSAS）催化乙酰辅酶 A 和丙二酰辅酶 A 合成 6-甲基水杨酸（6MSA），此过程 6MSAS 可能由 PatK 编码[47]；6MSA 脱羧酶（6-MSA decarboxylase）催化 6MSA 脱羧生成间甲酚；间甲酚羟基化酶（*m*-cresol 2-hydoxylase）催化间甲酚生成间羟基苯甲醇[48]；间-羟基苯甲醇脱氢酶（*m*-hydroxy-benzyl alcohol dehydrogenase）催化间羟基苯甲醇生成间-羟基苯甲醛（*m*-hydroxybenzyledehyde）和龙胆醇；然后经两步酶促反应生成龙胆醛和异顶环氧菌素；然后在异顶环氧菌素脱氢酶（IDH）催化下生成叶点霉素[49]，再由新展青霉素合酶催化生成新展青霉素[50]，最后再经两步酶促反应生成展青霉素（图 6-4）。

2. PAT 基因簇中基因功能研究进展　2015 年科学家们对 *P. expansum* T01 菌株进行全基因组测序发现一个总长度为 41kb 合成 PAT 的基因簇，包括 15 个基因（表 6-3），根据位置顺序依次为：*PatH*、*PatG*、*PatF*、*PatE*、*PatD*、*PatC*、*PatB*、*PatA*、*PatM*、*PatN*、*PatO*、*PatL*、*PatI*、*PatJ* 和 *PatK*（图 6-5）[51,52]。

在 15 个基因中，*PatL* 编码转录调控因子，*PatA*、*PatC* 和 *PatM* 分别编码醋酸盐转运蛋白、ABC 转运蛋白和 MFS 转运蛋白，这三个转运蛋白可能与 PAT 合成过程中底物、中间产物和终产物的转运有关。另外还包括 9 个编码酶的基因（*PatB*、*PatD*、*PatE*、*PatG*、*PatH*、*PatI*、*PatK*、*PatN*、*PatO*），以及 2 个功能未知基因（*PatF* 和 *PatJ*）。通过基因敲除实验证明 *PatL* 和 *PatK* 在展青霉素合成途径中起关键作用[52]。

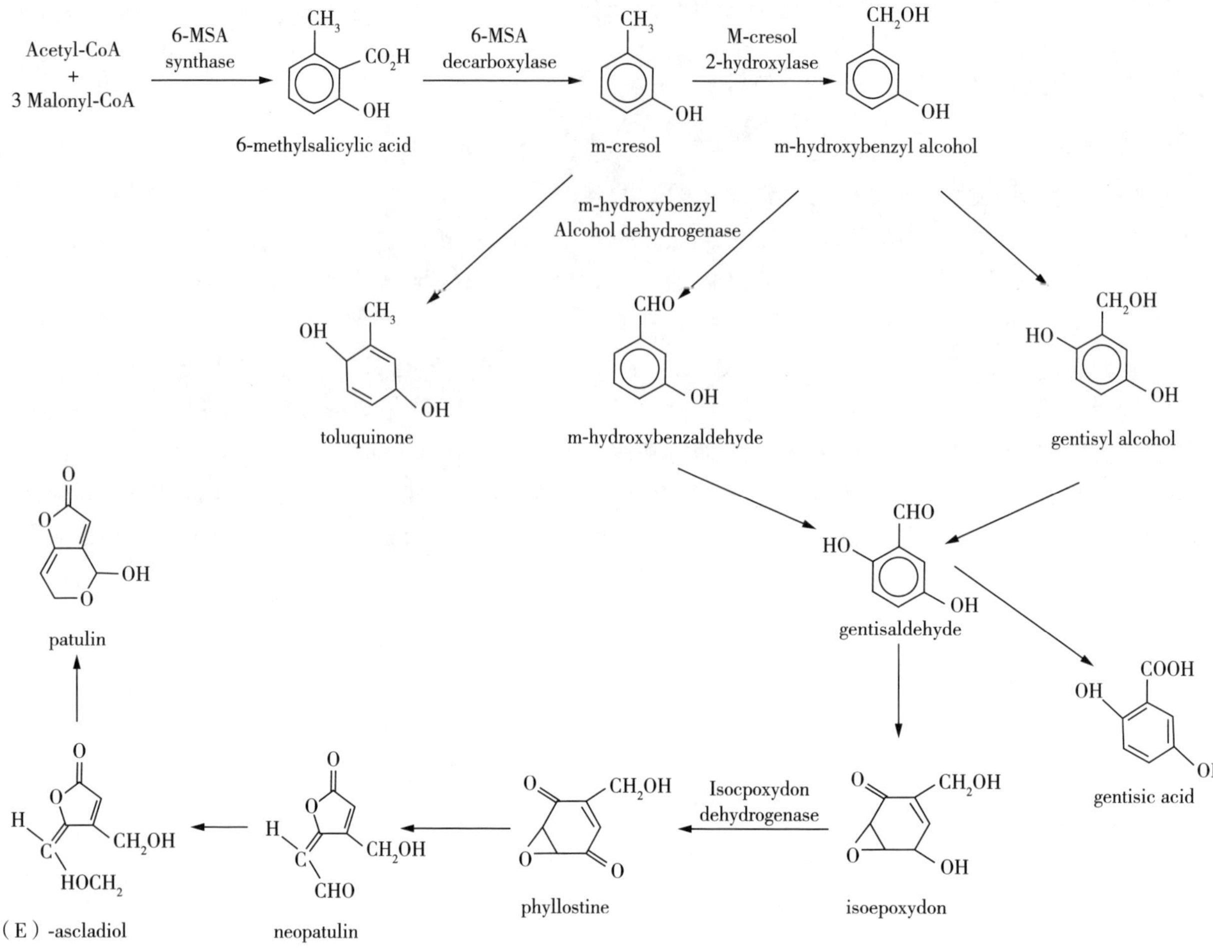

图 6-4　展青霉素的生物合成途径[47]

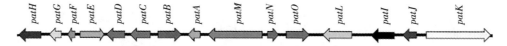

图 6-5　扩展青霉中合成展青霉素的基因簇[51]

表 6-3　*P. expansum* 合成展青霉素基因簇中基因功能预测[52]

基因	GenBank 登录号	功　能
PatA	ACLA _ 093560	醋酸盐转运蛋白
PatB	ACLA _ 093570	羧酸酯酶
PatC	ACLA _ 093580	MFS 转运蛋白
PatD	ACLA _ 093590	乙醇脱氢酶
PatE	ACLA _ 093600	GMC 氧化还原酶

基因	GenBank 登录号	功 能
PatF	ACLA _ 093610	预测蛋白
PatG	ACLA _ 093620	氨基水解酶
PatH	ACLA _ 093630	间-间酚甲基羟化酶
PatI	ACLA _ 093640	间-羟基甲醇羟化酶
PatJ	ACLA _ 093650	预测蛋白
PatK	ACLA _ 093660	6-甲基水杨酸合酶
PatL	ACLA _ 093670	C6 转录激活因子
PatM	ACLA -093680	ABC 转运蛋白
PatN	ACLA _ 093690	异环氧菌素脱氢酶
PatO	ACLA _ 093700	异戊醇氧化酶

（五）脱氧雪腐镰刀菌烯醇合成的分子基础

脱氧雪腐镰刀菌烯醇（deoxynivalenol，DON）是以禾谷镰刀菌为主的一些镰刀菌种产生的真菌毒素。最早从患有赤霉病的大麦中发现，其结构为雪腐镰刀菌烯醇的 4-脱氧衍生物。从引起猪拒食、呕吐的玉米中也分离到此毒素，又称致吐毒素。

DON 化学名为 3α，7α，15-三羟基-12,13-环氧单端孢霉-9-烯-8-酮，是四环的倍半萜物质，是 B 类单端孢酶烯毒素的一种。单端孢酶烯霉菌毒素还包括乙酰化脱氧雪腐镰刀菌烯醇（acetylated DON）、雪腐镰刀菌醇（nivalenol，NIV）和乙酰化雪腐镰刀菌醇（acetylated NIV），可导致小麦赤霉病和玉米穗腐病，使粮食作物减产减质，甚至使粮食作物不能再用来种植和食用。这些毒素主要由禾谷镰刀菌（Fusarium graminearum）、黄色镰刀菌（F. culmorum）、拟枝孢镰刀菌（F. sprotrichioides）和梨孢镰刀菌（F. poae）等产生[53-55]。DON 主要由禾谷镰刀菌（F. graminearum）和黄色镰刀菌（F. culmorum）产生[56]。

1. 合成途径　异戊烯焦磷酸缩合生成焦磷酸法尼酯，由焦磷酸法尼酯经多步反应合成曲古二烯，曲古二烯在 P450 单加氧酶催化下经 4 步反应合成异构单端孢霉三元醇。异构单端孢霉三元醇经 2 步异构化反应，生成异构木霉菌醇。异构木霉菌醇在乙酰基转移酶催化下，3 位上的羟基被乙酰化。3-乙酰异构木霉菌醇在 P450 单加氧酶催化下，生成 15-脱乙酰丽赤壳菌素，然后在乙酰化转移酶催化下产生丽赤壳菌素。丽赤壳菌素 C-3 位和 C-7 位羟基化，C-8 位变酮基后生成 DON，丽赤壳菌素经别的途径还可生成 T-2、NIV 和 4-ANIV 等其他单端孢霉烯类毒素（图 6-6）。

2. 相关基因功能研究进展　目前共发现 16 个基因参与单端孢酶烯毒素合成。其中 12 个基因成簇存在，其他 4 个基因分别在三条染色体上：TRI1 和 TRI16 位于 1 号染色体上，TRI101 位于 4 号染色体上，TRI15 位于 3 号染色体上[57-59]。TRI7 和 TRI13 不参与 DON 的生物合成途径。

TRI5 编码的单端孢酶烯合成酶催化焦磷酸法尼脂环化产生曲古二烯[60]；TRI4 编码木霉二烯加氧酶催化古曲二烯上 C2、C3、C11 位羟基化，C12 与 C13 位环氧化生成异构单端孢酶三元醇[61]；TRI101 编码乙酰转移酶催化异构木霉菌醇 C3 位的羟基发生乙酰化[62]；TRI11 编码细胞色素 P450 单氧化酶催化 3-乙酰异构木霉菌醇 C15 发生羟基化生成 15-脱乙酰丽赤壳菌素[63]；在 TRI3 编码的乙酰基转移酶催化下生成丽赤壳菌素[64]；TRI1 编码细胞色素 P450 单氧化酶催化丽赤壳菌素 C8 位羟基化[65,66]，同时 TRI1 催化 C7 位羟基化[67,68]；TRI16 催化 C8 位羟基酯化[69]；TRI8 催化 C3 位去乙酰基，最终形成 DON（表 6-4）[70]。

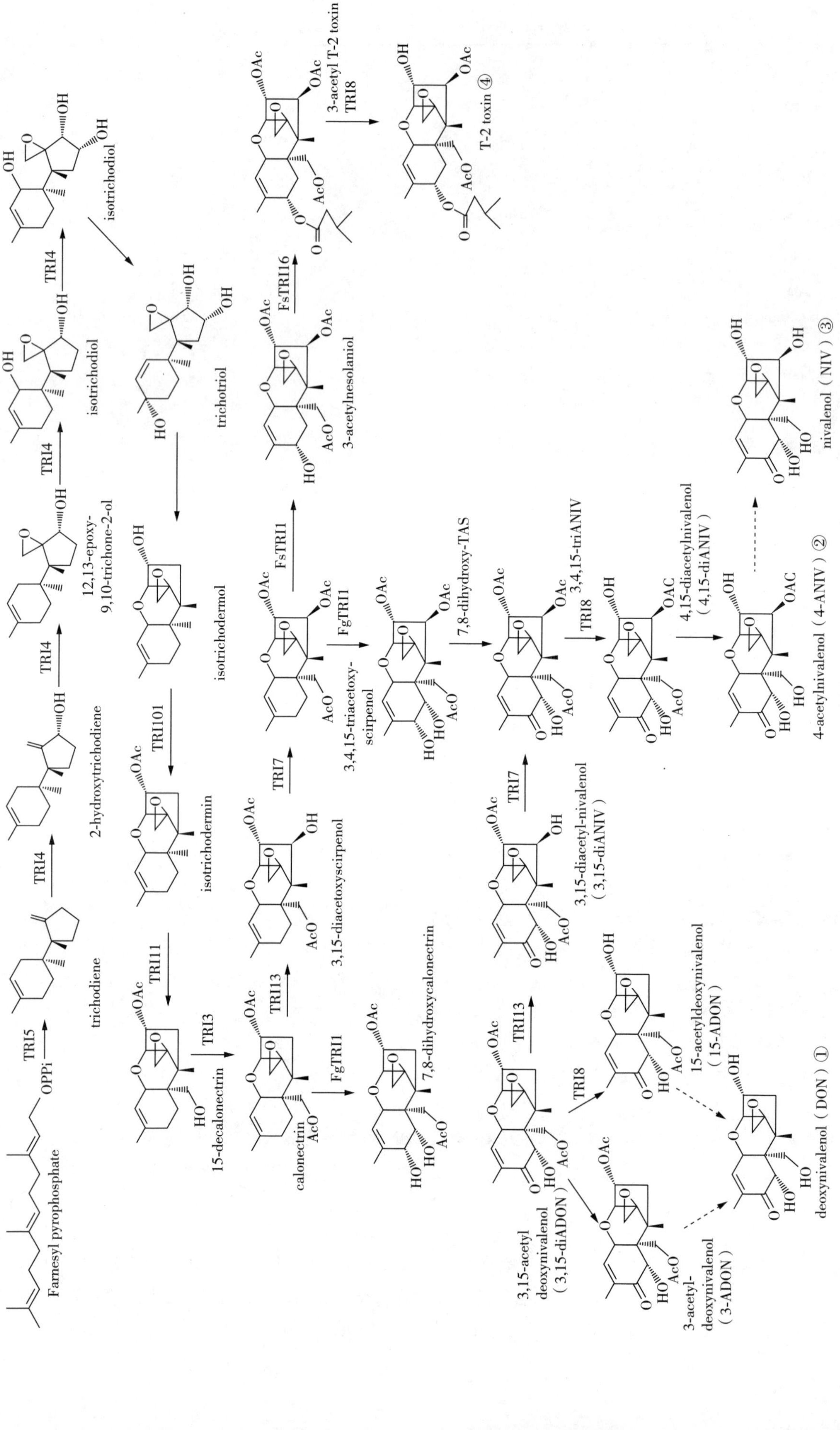

图6-6 单端孢酶稀毒素的生物合成途径[57]

①DON合成路径；②4-ANIV合成路径；③NIV合成路径；④T-2毒素合成路径

表 6-4　单端孢酶烯核心基因簇编码产物及功能[57]

基因	编码产物	功 能
*TRI*3	单端孢酶烯-15-O-乙酰转移酶	催化乙酰基转移至 C15 位氧原子上生成丽赤壳菌素
*TRI*4	木霉二烯加氧酶	使古曲二烯上 C2、C11、C3 位羟基化，C12 与 C13 位环氧化生成异构单端孢酶三元醇
*TRI*5	单端孢酶烯合成酶	催化焦磷酸法尼脂环化以产生曲古二烯
*TRI*6	转录因子（Cys2-His2-型）	激活其他基因的表达
*TRI*7	单端孢酶烯-4-O-乙酰转移酶	只参与 NIV 的合成
*TRI*8	单端孢酶烯-3-O-酯酶	消去 C3 位的乙酰基
*TRI*9	编码 43 个氨基酸的蛋白质	未知
TRI10	未知	调节基因
*TRI*11	异木霉菌素 15-加氧酶	催化 C15 发生羟基化生成 15-脱乙酰丽赤壳菌素
*TRI*12	转运体	单端孢酶烯流出泵
*TRI*13	丽赤壳菌素 4-加氧酶	只参与 NIV 的合成
*TRI*14	未知	毒力因子

（六）伏马毒素

伏马毒素（fumonisin）主要是由串珠镰刀菌（*Fusarium vertieilliodes*）和再育镰刀菌（*F. proliferatum*）产生的聚酮类真菌毒素，常在玉米和玉米源农产品中被检出。分为 A、B、C 和 P 四类，其中 B 类伏马毒素（FB）在农产品中最常见，尤其是伏马毒素 B_1（FB_1），在污染的玉米中 FB_1 的含量约占伏马毒素检测总量的 70%。FB 还包括 FB_2、FB_3 和 FB_4，它们的区别主要是碳链上羟基的数量和位置不同。

1. 合成途径及相关基因功能研究　首先一分子乙酰辅酶 A、八分子丙二酰辅酶 A 和两分子 S-腺苷甲硫氨酸合成一个含有 18 个碳的聚酮化合物；然后聚酮化合物上的羰基碳经 α 氨基碳去碳酸基形成碳负离子，丙氨酸和聚酮化合物碳链的缩合形成 20-碳链，然后在酶催化下 C-3 位酮基向羟基转化生成丙三羧酸硫酯酰基辅酶 A，接着 C-14 和 C-15 位点上羟基被丙三羧酸酯乙酰辅酶 A 代替，这时形成 FB_4；最后 2-酮戊二酸氧化酶催化 C-5 位羟基，经过氧化合成 FB_2、FB_3 和 FB_1（图 6-7）。

2. 参与 FB 合成的基因功能研究　负责伏马毒素合成的是聚酮合酶基因簇，一共包括 16 个基因[71]。*Fum*1 编码的聚酮合酶负责催化形成聚酮骨架；*Fum*8 编码丝氨酸棕榈转移酶合酶催化丙氨酸和聚酮化合物碳链的缩合；*Fum*13 编码的还原酶催化 C-3 位酮基向羟基转化；*Fum*6、*Fum*12、*Fum*15 编码细胞色素 P450 氧化酶氧化 C-14 和 C-15 位点，Fum10 催化乙酰辅酶 A 的硫酯化生成丙三羧酸硫酯酰基 CoA，Fum14 催化 C-14 和 C-15 位羟基；*Fum*3 编码 2-酮戊二酸氧化酶催化 C-5 位上羟基[72]。

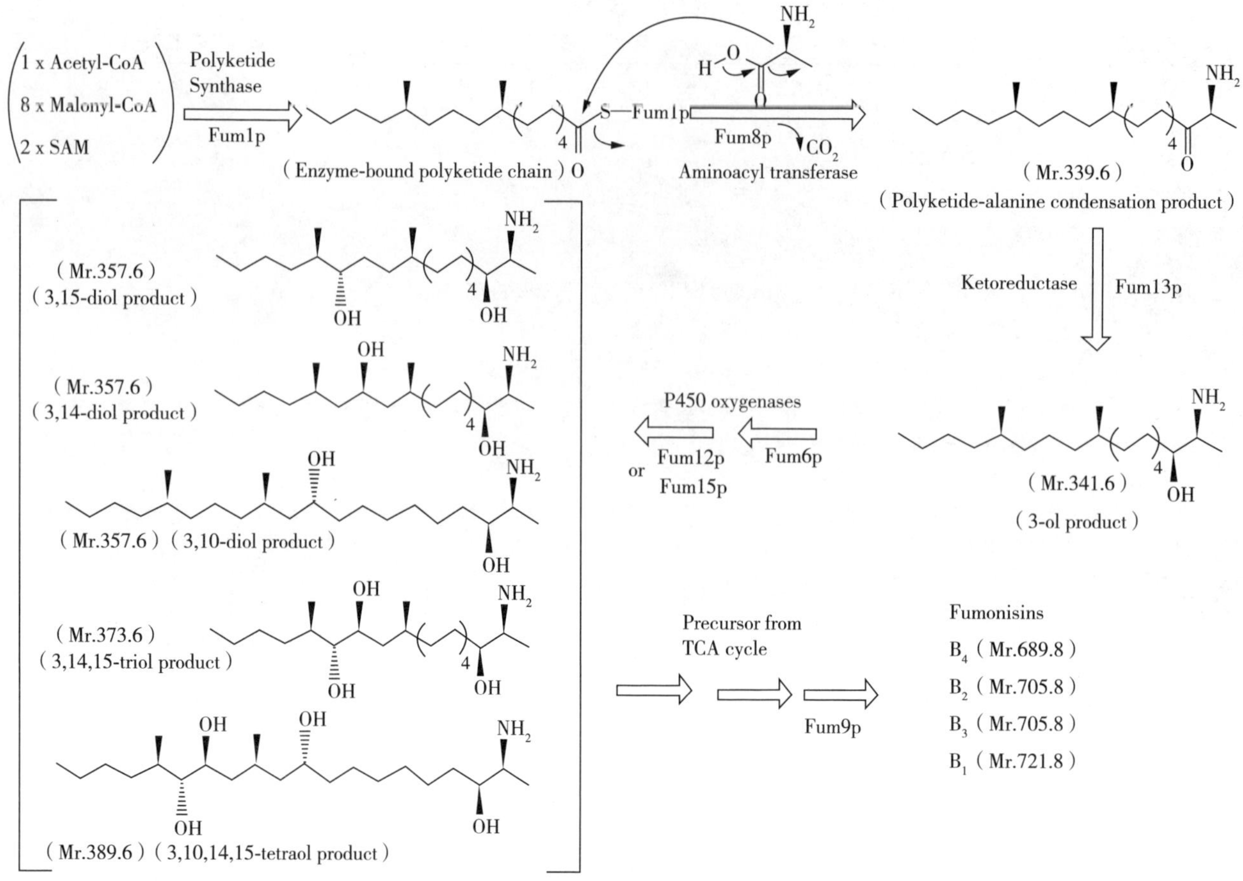

图 6-7 伏马毒素的生物合成途径[71]

小　结

　　本节对中药中产毒真菌概况及产毒真菌鉴定方法进行了介绍，同时结合当前研究热点对黄曲霉毒素、赭曲霉毒素 A、玉米赤霉烯酮、展青霉素、脱氧雪腐镰刀菌烯醇和伏马毒素的合成生物学分子基础进行了阐述。需要指出的是，形态学和分子鉴定方法相结合是目前中药材真菌鉴定较为常用的方法，随着高通量测序技术的迅速发展，测序通量不断提高，成本不断下降，时间逐渐缩短，高通量测序鉴定的应用逐渐普及，为中药材污染真菌检测与鉴定提供了新的思路。该技术的发展也为解析真菌毒素的生物合成途径，研究参与毒素合成基因功能，阐明毒素产生的分子机制，鉴定毒素合成元件，探索抑制真菌生长和阻断毒素产生的分子机制开辟了新路径。

思考题

1. 哪几类中药材更易受到真菌污染？
2. 中药材中真菌的常用鉴定方法有哪些？
3. 参与真菌毒素合成的基因簇有几类？
4. 是否可以利用生物技术阻断真菌毒素产生？

（庞晓慧　何　柳）

第二节　中药中真菌毒素的分析与控制

中药材真菌毒素污染问题日益严重，针对该现状国内外学者开展了相关研究，包括中药材中污染真菌的分离与鉴定、多种真菌毒素的快速检测及新型快速检测技术的开发、真菌毒素污染对中药材质量的影响等。然而，中药真菌毒素污染问题依然任重道远，加大中药材中真菌毒素污染研究的力度，并制订越来越多中药材中多种真菌毒素的限量标准，开发适用于中药中真菌毒素检测的快速检测分析方法，对保证药材质量和安全及人类健康具有重要的意义。

一、中药中真菌毒素概况

真菌毒素（mycotoxin）是由真菌产生的具有毒性的次级代谢产物，目前已发现的真菌毒素有 400 多种，主要包括黄曲霉毒素（Aflatoxin，AF；AFB_1、AFB_2、AFG_1、AFG_2 等）、脱氧雪腐镰刀菌烯醇（Deoxynivalenol，DON）、展青霉素（Patulin，PAT）、赭曲霉毒素 A（Ochratoxin A，OTA）、玉米赤霉烯酮（Zearalenone，ZEN）、伏马毒素（Fumonisin，FB）等（图 6-8），可广泛污染农作物、植物及其副产品等。

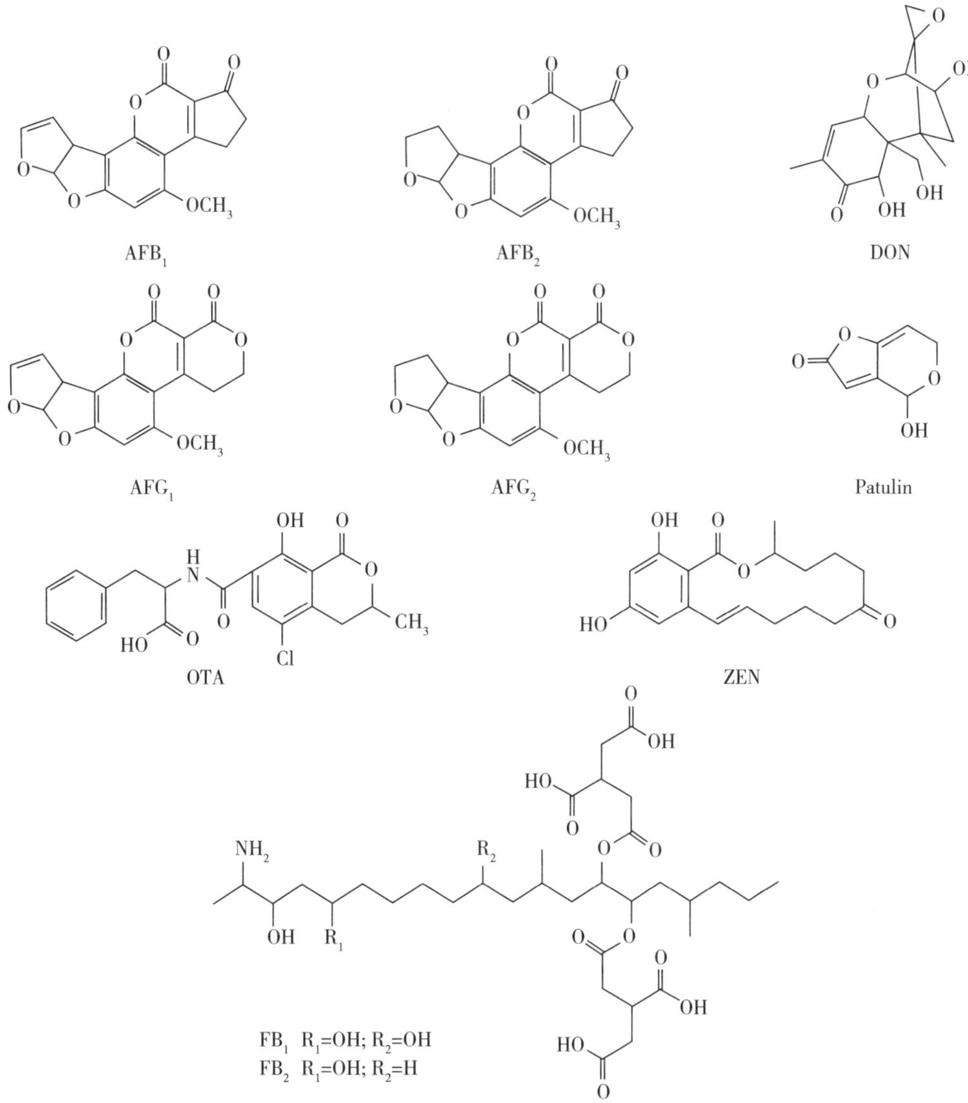

AFB_1　　　　　AFB_2　　　　　DON

AFG_1　　　　　AFG_2　　　　　Patulin

OTA　　　　　ZEN

FB_1　R_1=OH；R_2=OH
FB_2　R_1=OH；R_2=H

图 6-8　常见真菌毒素化学结构

联合国粮农组织（Food and Agriculture Organization of the United Nations，FAO）评估结果显示，全世界范围内约有 25% 的农产品受到真菌毒素的污染[73]。中药材以植物药为主，其在生产加工和贮存过程中极易受到产毒真菌和真菌毒素污染，真菌毒素具有致癌、致畸等毒害作用，可导致急性和慢性中毒，严重威胁人体健康，直接影响临床用药的安全性与有效性。因此，中药材真菌毒素污染已成为影响中药质量与使用安全的主要问题之一。黄曲霉毒素已于 1993 年被世界卫生组织（WHO）的癌症研究机构（International Agency for Research on Cancer，IARC）划定为 I A 级 "人类致癌物"，赭曲霉素 A 和伏马毒素 B_1、B_2（FB_1、FB_2）被 IARC 划定为 II B 级 "人类可能的致癌物"[74]。《中国药典》（2015 年版）对 19 种中药材制定了严格的限量标准，相对《中国药典》（2010 年版），现行药典中的限定品种增加了 14 种。

鉴于国内外市场对中药材需求量的逐步增加、中药材易污染真菌的现状及真菌毒素对人类潜在的危害性，其污染问题引起了人们的极大关注。目前的相关研究主要集中于中药材中污染真菌的分离与鉴定、多种真菌毒素的快速检测及新型快速检测技术的开发、真菌毒素污染对中药材质量的影响、中药材真菌污染及真菌毒素的防控与削减、中药材中真菌毒素限量标准的制订等。随着研究的深入，越来越多的中药材被发现存在真菌毒素污染，并且受到污染的概率和残留量均较高。为此，世界各国根据实际情况制订了与真菌毒素有关的法律法规及严格的限量标准，很多国家以此标准作为技术性贸易壁垒，导致我国中药材在出口时被拒之门外，这不仅限制我国中药材的出口创汇，也会对我国的国际形象造成不良影响。为此，我国中药材安全研究领域及相关监管部门正在逐步加大中药材中真菌毒素污染研究的力度，拟制订越来越多的中药材中多种真菌毒素的限量标准，并采取严格的监管措施，防控中药材真菌毒素污染，对保证药材质量和用药安全性具有重要的意义。

（一）中药材中真菌毒素污染来源

中药材在种植、采收、加工、运输和储藏过程中由于操作不当，会为真菌的生长提供适宜的温度和湿度，从而增加真菌污染和真菌毒素残留的概率。而本身含有能够为真菌生长提供必需能量物质（水分、蛋白质、糖类和油脂等营养物质）的中药材（来源植物或动物），如含有淀粉的甘草、葛根，富含黏液的川牛膝、玉竹，含油性大的薏苡仁、柏子仁，经发酵制得的曲类药材（如神曲）等，都是极易霉变的中药材。中药材在受到产毒真菌的污染后，在适宜环境下易产生真菌毒素，常见的产毒真菌主要包括曲霉菌属（*Aspergillus*）、青霉菌属（*Penicillium*）、镰刀菌属（*Fusarium*）、链孢菌属（*Alternaria*）、枝孢菌属（*Cladosporiun*）等[75-78]。这些真菌能够产生多种有毒的次生代谢产物，如黄曲霉毒素、赭曲霉毒素、单端孢霉烯族毒素、伏马毒素、棒曲霉素等[79]，主要污染毒素和产毒菌株见表 6-5[80]。

表 6-5　主要产毒菌株及产生毒素[80]

属	产毒真菌	真菌毒素	参考文献
Aspergillus（A.）	A. *flavus*	Aflatoxin B_1	[81~93]
	A. *parasiticus*	Aflatoxin B_2	
	A. *nominus*	Aflatoxin G_1	
	A. *ochraceus*	Aflatoxin G_2	
	A. *versicolor*	Cyclopiazonic acid	
	A. *alliaceus*	Aflatoxin P_1	
	A. *sclerotiorum*	Ochratoxin A（OTA）	
	A. *sulphureus*	Ochratoxin B	
	A. *albertensis*	Ochratoxin C	

续　表

属	产毒真菌	真菌毒素	参考文献
	A. auricomus	Ochratoxin α	
	A. wentii	Sterigmatocystin	
	A. oryzae	O-methylsterigmatocystin	
	A. tamari	Patulin	
	A. flavipes	Aflatrem	
	A. nidulans	Penicillic acid	
	A. sydowi	Citrinin	
	A. rugulosus		
	A. ustus		
	A. candidus		
	A. carneus		
	A. terreus		
Penicillium（P.）	P. expansum	Ochratoxin A	[93~101]
	P. verrucosum	Patulin	
	P. citrinum	Citrinin	
	P. expansum	Cyclopiazonic acid	
	P. verrucosum	Penicillic acid	
	P. citrinum	Penitrem A	
	P. viridicatum		
	P. expansum		
	P. lividum		
	P. fellutanum		
	P. implicatum		
	P. jensenii		
	P. canescens		
	P. purpurescens		
	P. roqueforti		
	P. thomii		
	P. verrucosum		
	P. aurantiogriseum		
	P. chrysogenum		
	P. thomii		
	P. cyclopium		
	P. puberulum		
	P. crustosum		
	P. patulum		
	P. griseofulvum		
	P. commune		
	P. camembert		
	P. palitans		

续　表

属	产毒真菌	真菌毒素	参考文献
Fusarium（F.）	*F. sporotrichioides*	Vomitoxin	［93，102-108］
	F. culmorum	Nivalenol	
	F. poae	Zearalenone（ZON）	
	F. nivale	T-2	
	F. tritinctum	HT-2	
	F. roseum	Neo-solaniol	
	F. graminearum	Deoxynivalenol（DON）	
	F. moniliforme	Diacetoxyscirpenol	
	F. proliferatum	Fumonisin B_1（FB_1）	
	F. subglutinans	Fumonisin B_2（FB_2）	
		Fumonisin B_3	
Alternaria（Al.）	*Al. alternate*	Alternariol	［109，110］
	Al. kikuchiana	Alternariol methyl ether	
	Al. tenuis	Altenuene	
		Altertoxins	
		Tenuazonic acid	

（二）中药材真菌毒素污染的特点

由于中药材基质组成复杂，易发生多种真菌毒素的污染。《中国药典》（2015 年版，四部）中真菌毒素测定指导原则指出：粮谷类、种子类、油性成分多的品种应注意黄曲霉毒素的检测；与粮谷类有类似基质的中药材应注意赭曲霉毒素、呕吐毒素和玉米赤霉烯酮的检测，如淡豆豉、薏苡仁、白扁豆等；酸性果实类中药应注意展青霉素的检测，如枸杞、乌梅、酸枣仁等；处方中含有易污染的药材以及生粉投料的中成药品种应注意相关真菌毒素的检测。此外，《中国药典》（2015 年版，一部）对 19 种中药材中黄曲霉毒素的污染限量进行了规定，主要包括果实类中药：大枣、肉豆蔻、决明子、麦芽、陈皮、使君子、柏子仁、胖大海、莲子、桃仁、槟榔、酸枣仁、薏苡仁；动物类中药：水蛭、地龙、全蝎、蜈蚣、僵蚕；根及根茎类：远志。限量标准中规定黄曲霉毒素 B_1 不得过 5μg/kg；黄曲霉毒素 B_1、黄曲霉毒素 B_2、黄曲霉毒素 G_1、黄曲霉毒素 G_2 总量不得过 10μg/kg。目前已报道的易染黄曲霉毒素的中药材主要有：莲子、甘草、生姜、桃仁、薏苡仁、肉豆蔻、土鳖虫等。这些被真菌毒素污染的药材质量及安全难以得到保证，且对人和动物等均会造成不良影响。因此，应加强对易污染真菌毒素中药的监控，以保障中药材的安全生产和使用。

中药材是否易受到真菌毒素污染主要与中药材自身基质组成及其生产加工贮藏的外界条件相关。导致中药材霉变的内在因素主要包括药材含有的营养物质、含水量和携带的微生物，这些物质的存在都对中药材的霉变有着一定程度的影响。外在因素主要包括温度、湿度、氧气、光照、环境微生物、加工方式和包装方式等方面[111]。外界环境对微生物在中药材中的生长及次级代谢产物的产生有着巨大影响，因此需对中药材生产加工及储藏环境进行改善，避免中药材霉变和真菌毒素的产生。

作为外源性有害污染物，真菌毒素在中药材中的残留多为痕量（ppb 或更低水平）且不均一，不同种类、不同基质、不同药用部位的中药材中真菌毒素的残留水平存在较大差异。此外，真菌毒素多存在同系物、代谢物及降解产物等，在一定程度上增加了分析检测的难度。所以，建立快速、准确、灵敏的适用于中药材中真菌毒素污染水平检测的方法显得十分重要和必要[112]。

（三）真菌毒素毒性机制及中药干预作用研究

目前大量研究表明，AFB_1 能够诱导肝癌，并能加速乙肝患者肝癌的形成。尽管已有文献报道 AFB_1 的毒代动力学，但是其致病机制仍然还未完全阐释清楚。真菌毒素在自然界中分布广泛，是多种地方病的致病因子，其主要的毒性作用有遗传毒性、致癌致畸作用、生殖和免疫紊乱和肝肾损伤。其中黄曲霉毒素（AF）是至今发现的最常见的真菌毒素，广泛存在于粮油食品中，尤以霉变的花生、玉米及谷类含量最高[113]。黄曲霉毒素是黄曲霉菌、寄生曲霉菌产生的代谢物，是一类化合物的总称。目前已分离鉴定出 AFB_1、AFB_2、AFG_1、AFG_2、AFM_1、AFP_1、AFQ_1 和 AFH_1 等二十余种毒素。黄曲霉毒素 B_1（AFB_1）是已知毒性最强的黄曲霉毒素，也是目前发现的最强的致癌物之一[114]，人和动物长期摄入极易发生化学性肝损伤、内脏出血性坏死和慢性中毒甚至产生肝癌等病变。

肝脏是动物体内、外源性物质代谢的主要场所，是物质蓄积和解毒的器官。肝脏也是黄曲霉毒素在动物体内的重要靶器官，长期暴露黄曲霉毒素能够引起动物肝损伤以及肝癌[115]。黄曲霉毒素为间接致癌物，必需经过体内生物转化才能表现出剧毒性，其毒性机制是：由肝微粒体细胞色素 P450 氧化酶（如 CYP1A2、CYP3A4、CYP2A6 等）催化，形成一种具有高反应活性、亲电性的 AFB_1-8,9-环氧化代谢产物。该环氧化代谢产物一部分与 DNA 共价结合成 AFB_1-DNA 加合物，是介导 AFB_1 诱发肝癌形成的最主要物质[116]。这种物质会损伤 DNA，从而引起原癌基因激活或抑癌基因失活，进而导致个体癌症易感性增加。若 DNA 损伤没有及时合理的修复，细胞就会发生基因突变进而导致癌变。而另一部分代谢产物在谷胱甘肽过氧化物酶、谷胱甘肽硫转移酶等作用下进入血液和尿液，产生解毒效应。

1. 真菌毒素毒性机制

（1）毒代动力学：黄曲霉毒素 B_1 一旦被摄入将迅速被消化道吸收，并转移至肝脏，进而被肝细胞吸收。毒素将会被 I 相代谢酶（如细胞色素 P450 1A2 和 3A4）[117,118] 转化成环氧化物。该环氧化物能够攻击 DNA 上的 5′-鸟嘌呤，通过与甲脒基 N7 原子共价结合[119]，形成 AFB_1-N7-鸟嘌呤环状加和物。形成的咪唑环状物很容易水解，使该环持续开放，进而使该 DNA 分子的修复严重受阻[120]。因此，持续、大量的加和物造成黄曲霉毒素诱导的突变[121]。

（2）对肠道菌群的影响：近年来，肠道微生物的研究引起人们的广泛关注。研究表明，AFB_1 能够剂量依赖性的调节大鼠肠道微生物水平[122]。与此同时，肠道微生物的水平可以用来对 AFB_1 暴露导致的肿瘤进行风险评估[123]。

（3）细胞和分子水平：氧化应激介导的细胞凋亡和细胞自噬是 AFB_1 诱导肝癌形成的重要生物学过程。研究表明，AFB_1 能够上调 ROS 介导的巨噬细胞自噬以及 M_1 炎性巨噬细胞的形成[124]。另有研究报道，谷胱甘肽转移酶[125]和抗氧化酶 Nrf2[126]能够负向调节 AFB_1 的毒性，它们是降低 AFB_1 毒性的可能潜在靶点。与此同时，近年来发现一些关于监测肝癌形成的生物标志物，如酰肉碱、CD133、CD44 等，已经被报道为 AFB_1 诱导的肝癌标志物。

（4）基因水平：文献研究表明，TP53 是 AFB_1 致突变的位点。通过全基因组测序发现，AFB_1 能够在细胞、小鼠、人的水平上诱导 G>T 突变[127]。同时，通过高通量 RNA 测序技术能检测 AFB_1 诱导的大鼠肝癌编码和非编码 RNA 水平的表达情况[128]。中国研究者最近报道，除 TP53 外的另一个驱动基因 $ADGRB_1$[129]。

2. 中药干预真菌毒素作用研究　近年来中药在国际市场持续升温，使其成为中外研究者的关注焦点。越来越多的文献报道证明，中药的有效成分可作用于药物代谢系统，影响其他药物和某些前致癌物的代谢，且发现不同中药对 P450 家族中不同亚型的成员活性影响存在显著差异。

（1）黄酮类化合物：黄酮及黄酮衍生物广泛存在于中药和多种植物中，尤以银杏叶中含量最丰富，目前发现银杏叶中含有双黄酮、黄酮醇、黄酮苷等组成的多种黄酮及黄酮衍生物。漆黄素能够通过调节氧化炎症信号通路抑制肝癌形成[130]。黄酮及黄酮衍生物对细胞色素 P450 氧化酶的影响尚处于动物实验和人体肝微粒体体外实验阶段。目前有动物实验报道，黄芩的黄酮成分黄芩素、汉黄芩素及黄芩苷对 CYP 可产生影响，可降低 CYP2E1 蛋白含量及其代谢活性，汉黄芩素对 CYP1A1、CYP1A2 的影响有组织特异性，能降低肝微粒体 CYP1A1、CYP1A2 蛋白含量和酶活性，对肺组织则相反。黄芩素、汉黄芩素均下调 CYP3A、CYP2B。从葛根分离出的葛根素则可诱导 CYP1A1/1A2、CYP2A1、CYP2C11，抑制 CYP3A、CYP2E1、CYP2B1 酶活性。黄酮化合物金合欢素、洋芹素、黄酮醇类、双氢黄酮类化合物都能抑制 CYP1A、CYP2B 酶活性，抑制强弱为：黄酮类>黄酮醇类>双氢黄酮类[131]。临床流行病学研究发现，多食用含槲皮素的洋葱、苹果以及含柚皮苷的白葡萄，可降低肺癌发生率，这可能与槲皮素、柚皮苷抑制肝微粒体 CYP1A、抑制前致癌物的激活有关[132]。银杏树能在日本广岛原子弹爆炸中心存活下来，可能与其富含黄酮及黄酮衍生物有关。

（2）呋喃香豆素类化合物：呋喃香豆素单体 bergamottion 及呋喃香豆素类二聚体 GF-I-1、GF-I-4 均可抑制人肝微粒体内 CYP1A2、CYP2C9、CYP2C19、CYP2D6、CYPA4 的活性，且单体还可抑制 CYP2A6，但二聚体对 CYP2A6 没有影响，呋喃香豆素类单体和二聚体对 CYP2E1 的影响轻微[133]。白芷中富含呋喃香豆素化合物，研究发现，白芷提取物可以抑制大鼠肝微粒体 CYP2C、CYP3A、CYP2D1 的活性。国内外已有报道，除白芷外，金银花和杜仲的活性成分绿原酸也会对大鼠肝微粒体 CYP2B1 活性产生抑制作用[134]。

（3）萜类化合物：萜类化合物包括银杏内酯 A、银杏内酯 B、银杏内酯 C、甘草酸和白果内酯等。已有研究发现，温肾咳喘片组方中主要单体成分甘草酸能明显诱导 CYP2E1、CYP3A4 的 mRNA 表达及酶活[135]。另有研究发现，给大鼠静脉推注银杏内酯 B 注射液，其对 CYP3A4 的酶活有一定的抑制作用[136]。

（4）生物碱类化合物：生物碱是一类重要的含氮类化合物，近几年国内外也相继有关此类化合物对 CYP 酶影响的研究报道。甲基莲心碱是莲子心中提取出的一种双苄基异喹啉类生物碱，具有抗心肌缺血、降血压、逆转肿瘤细胞药理活性。甲基莲心碱在高、中剂量时，可增加 CYP450 总酶活性和 CYP2D6 的 mRNA 表达，且高剂量时还可增加 CYP3A1 的 mRNA 表达[137]。从黄连和黄柏中提取的活性成分小檗碱能抑制 CYP2C9、CYP2D6、CYP3A4 的酶活[138]。

（5）酚类化合物：酚类化合物的文献报道较多，如姜黄素能够保护 AFB_1 诱导的肝脏损伤[139]，原花青素能够通过调节 DNA 修复降低损伤[140]；菠萝叶中的活性成分菠萝叶酚对 CYP450 作用相对复杂，对 CYP2E1 的 mRNA 表达有一定的诱导作用，但对其蛋白表达及活性没有明显影响；对 CYP1A2 活性有一定的诱导作用，但对 mRNA 及蛋白无明显影响；对 CYP3A11 的诱导作用不明显[141]。姜酚对小鼠 CYP450 总含量及 CYP2E1 和 CYP3A 活性有抑制作用[142]。

（6）中药提取物：近年来许多研究报道了中药防治 AFB_1 诱导的肝脏毒性作用。已有报道表明，半枝莲、白花蛇舌草、黄芪、女贞子水提物具有防治肝癌的作用[143]。红参提取物能够通过抗氧化显著降低肝脏毒性[144]。随着关于中药活性成分对药物代谢酶影响的研究的逐步深入，研究者发现，中药提取物对 CYP450 亦有一定影响。金花茶浓缩液可抑制 CYP3A4 活性，从而能减少前致癌物的激活率，降低肝损伤[145]。吴茱萸水煎液能诱导 CYP1A、CYP2C、CYP2E1 的活性。乌头汤会抑制 CYP3A4 活性。薤白水提物对 CYP450 有明显的抑制作用。通过研究黄连、黄芩、连翘、野菊花、柴胡和吴茱萸 6 种中药水煎液对异育银鲫肝微粒体 CYP1A 和 CYP3A 的影响，发现这 6 种中药对 CYP1A 和 CYP3A 均有抑制作用，而且对 CYP1A 的抑制较为显著，对 CYP3A 的抑制则不明显[146]。甘草是中国传统中药，其保肝、解毒效果明显，从而引起人们对其保肝、解毒机制的研究。已有研究发现，葛根芩连汤对大鼠肝细胞色素 P450 酶系各个亚型活性的影响，并发现甘草能诱导 CYP1A2、CYP2C6 和 CYP2D4 的活性，抑制 CYP3A1/2 的活性[147]。此外，贯叶连翘提取物虽具有清热解毒功效，最近研究发现其可诱导 CYP1A2、CYP3A4、CYP2C9 的活性，反而可能会促进前致癌物的激活作用[148]。目前已有研究发现，很多中药及其活性成分都能抑制 CYP 活性或表达，如甘草、五味子、橙皮、枳壳、橘红、金花茶等。因此，深入研究中药有效成分对药物代谢酶的影响规律，有助于阐明中药药理作用的分子机制及其与药物相互作用的机制，为临床合理用中药避免真菌毒素影响提供理论基础，开启对中药及其有效成分对药物代谢酶影响的深入系统研究。

二、国内外中药中真菌毒素限量规定

由于真菌污染的危害性及其广泛存在于自然界中，不同的国家和组织提出真菌毒素的相关检测和最大残留限量（maximum residue limits，MRLs）标准，这些标准的颁布和实施对真菌毒素的检测和控制提供了技术支持。表 6-6 中列出了不同的国家或组织药用植物及产品等的 MRLs 及其推荐的方法[80]，为中药中真菌毒素的监测提供参考。

表 6-6　不同国家或地区真菌毒素限量标准

标准法规	中药材种类	最大限量（μg/kg）				推荐检测方法	参考文献
		AFB₁	AFs	OTA	其他		
EP/BP	药用植物及产品	2	4	–	–	HPLC-FLD	EP（9th），BP（2017）
EU/EC	甘草提取物	–	–	80	–		EC No 1881/2006 EU 105/2010 EU 165/2010 EU No 2015/1137 EU No 594/2012 EU No 1058/2012
	甘草	–	–	20	–		
	无花果干	6	10				
	辣椒 胡椒 肉豆蔻 姜 姜黄	5	10	15	–		
	花生、坚果、干果	2	4	–	–		
	未加工谷物	–	–	5	DON（1250） ZON（100） FBs（2000）		
	谷类制品			3	DON（200） ZON（20） FBs（200）		
USP	植物类药物	5	20	–	–	TLC IAC-HPTLC IAC-HPLC-FLD	USP（40th）
JP	草药及草药制剂		10	–	–	HPLC-FLD	JP（17th）
ChP	中药	5	10	–	–	HPLC-FLD LC-MS	ChP（2015）
GSMPP	药用植物及其制剂	5		–	–	HPLC-FLD	WM/T 2-2004
FA	草药原材料及相关制剂	5	20	–	–	TLC HPLC-FLD	FA（8th）

EC：欧洲委员会；EU：欧洲联盟；EP：《欧洲药典》；BP：《英国药典》；USP：《美国药典》（40th）；JP：《日本药典》（17th）；FA：《阿根廷药典》（8th）；ChP：《中国药典》（2015 年版）；GSMPP：《药用植物及制剂外经贸绿色行业标准》（WM/T 2—2004）

　　通过对比和总结不同国家和地区的标准与法规发现，在天然来源药物中，黄曲霉毒素（AF）和赭曲霉毒素 A（OTA）为主要监测品种，而对其他毒素的关注度及限量要求较少。在黄曲霉毒素的检测中，TLC 和 HPLC-FLD 为主要的定性和定量研究方法，而针对 OTA 也使用 HPLC-FLD 进行检测。由于中草药的范围很广，基质复杂，许多毒素如脱氧雪腐镰刀菌烯醇（DON）、伏马毒素（FBs）等的污染也有报道。《中国药典》（2015 年版，四部）推荐 LC-MS 方法用于多真菌毒素残留同时检测。此外，为了满足快速检测的需要，酶联免疫吸附实验和胶体金试纸已被开发用于真菌毒素快速检测[149]。与仪器法相比，快速检测法具有特异性高、灵敏度高、实时操作快等优点。然而，高特异性和高敏感性的抗体是快速检测的主要限制之一。虽然现阶段对少数毒性强、危害大的真菌毒素进行了限量制订和监测，但中药材安全问题仍不可忽视。为保障中药材的安全使用和消除贸易壁垒，需要建立更全面的真菌毒素限量标准和检测体系，以满足中药材中真菌毒素的监测和风险评估，保障用药安全。

三、中药材真菌毒素检测技术

（一）样品前处理技术

　　中药材中真菌毒素的残留水平多为痕量级，加之中药材基质组成极其复杂多样化，因此中药材真菌毒素检测中样品前处理是一个重要环节，其目的是尽可能将真菌毒素从中草药基质中提取，并尽可能降低基质对检测的干扰。真菌毒素检测的前处理技术主要包括提取和净化两个过程。由于真菌毒素之间以及不同样品基质之间存在着很大的差异，因此针对不同的样品和不同的毒素需要采用不同的前处理方法。

　　1. 提取溶剂和提取方法　　一种好的提取方法不仅要求提取充分，而且要求提取的物质中含有尽可能少的非目标组分，这对真菌毒素的分离、纯化更有利。提取溶剂的选择取决于待测真菌毒素种类、性质和在提取溶剂中的溶解度、提取溶剂的毒性和价格、干扰成分在提取溶剂中的分配系数等。目前常用的真菌毒素提取溶剂包括甲醇、乙腈和甲醇-水、乙腈-水的不同配比，此外，三氯甲烷、丙酮、乙酸乙酯也被用于真菌毒素的提取。已知的毒素多为有机类物质，因此有机化学及生物化学中一些常用的方法都可用于真菌毒素的提取[150]。近年来真菌毒素的提取方法主要包括振荡提取、超声波提取、均质提取、涡旋提取、加速溶剂萃取（accelerated solvent extraction，ASE）、超临界流体萃取法（supercritical fluid extraction，SFE）等。以下主要针对其中的几种提取方法进行阐述。

　　（1）振荡提取法：振荡提取较为简单，一般可通过调节振荡强度和振荡时间来获得满意的提取率，适用于多个样品同时提取。此方法不需要特定的设备，普通的振荡器即可。

　　（2）超声波提取法：超声波提取法主要利用超声波的"空化"作用，促使溶剂快速渗透入提取物细胞并加速细胞内含物的释放。超声波提取时一般不需要加热，所以适用于热不稳定的目标物的提取，是目前实验室中常用的提取方法。采用超声波提取法时应选择质地坚固、无破损的玻璃容器，以防止在提取过程中发生破裂。

　　（3）超临界流体萃取法（SFE）：超临界流体萃取法与传统方法相比，避免使用大量的有机溶剂，而且能实现提取与净化的同步完成。目前最常用的超临界流体是 CO_2，提取过程中可通过改变压力和温度进行提取效率的优化。采用 SFE 法对大枣中 4 种黄曲霉毒素（AFB_1、AFB_2、AFG_1、AFG_2）进行提取后直接进样分析，2 种不同加标水平（1、20ng/g）条件下的回收率分别为 86%～98% 和 98%～105%[151]。此外，利用 SFE 法对土壤中的 AFB_1 进行提取，通过评价温度、压力、改性剂的种类和浓度以及提取模式对提取效率的影响，发现改性剂、提取模式（静态或动态）和提取温度是影响回收率的主要因素，当在 70℃ 采用静态提取模式，以乙腈-2% 醋酸（80/20，V/V）混合溶液为在线改性剂进行提取，平均回收率可达到 72%[152]。

　　2. 净化方法　　样品净化是真菌毒素分析中必不可少的步骤。净化的目的是在尽可能降低待测真菌毒素损失的前提下除去干扰杂质的过程。目前报道的净化方法有液-液萃取法、柱色谱法、QuEChERS 法等。

（1）液-液萃取净化：液-液萃取净化一般是利用物质在互不相溶的两种溶剂中的溶解度不同而使其分离。液-液萃取法是最早被用于样品预处理的方法，它的基本原理是分配定律，即在一定温度下，溶质在两种不相溶的溶剂分配时，平衡浓度之比为一常数。这一方法可把易溶于有机试剂的化合物直接萃取到与水不相溶的有机试剂中。优点是方法简单，使用的仪器、试剂便宜，一般实验室都能完成。但该方法劳动强度大，程序不能实现自动化，且需使用大量的有机溶剂，易造成环境污染和真菌毒素流失。

（2）柱色谱净化：柱色谱净化具有试剂消耗少、操作简单的优点，是使用最为广泛的真菌毒素净化方法。针对不同样品基质、目标毒素性质以及检测要求，可选用不同的净化柱。目前用于真菌毒素分离纯化的净化柱主要有：固相萃取柱、免疫亲和柱（immunoaffinity column，IAC）及多功能净化柱（multi-function cleanup column，MFC）等。

1）固相萃取柱净化：固相萃取柱成本低，适用于基质较简单的样品净化。用于真菌毒素净化最常见的固相萃取柱内填充剂有佛罗里硅土、活性炭、氧化铝、凝胶、硅胶、C_8、C_{18}键合相或离子交换树脂等。一般而言，所选的填料不同，净化后的回收率也存在差异。

2）免疫亲和柱净化：免疫亲和柱净化是 20 世纪 90 年代在分析领域得到应用的一种新技术，将一定量的单克隆抗体固定在合适的载体上，制成相应的免疫亲和柱。免疫亲和柱所具有的高特异性，可排除样品中的大多数干扰因素，提高检测方法的灵敏度，缩短检测时间，减少溶剂用量，是目前国际上较为常用的检测真菌毒素样品的前处理方法之一[153]。免疫亲和柱操作流程如图 6-9。

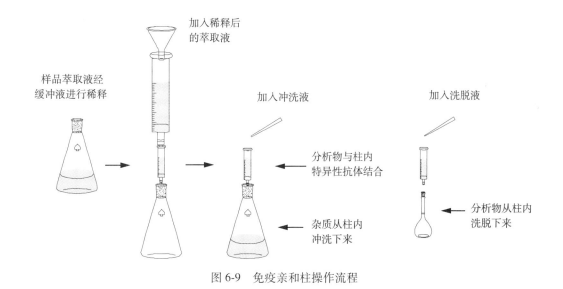

图 6-9　免疫亲和柱操作流程

目前商品化的免疫亲和柱既可针对单一真菌毒素，如黄曲霉毒素、赭曲霉毒素 A、脱氧雪腐镰刀菌烯醇等，也可同时处理多类毒素，为真菌毒素的联合测定提供条件。但 IAC 的净化效果容易受样品基质、pH、溶剂、盐浓度等的影响，且 IAC 的价格昂贵，难重复使用，导致检测成本较高。

（3）QuEChERS 法：QuEChERS 技术是由美国农业部 Anastassiades 等研究人员建立的集快速（quick）、简单（easy）、便宜（cheap）、有效（effective）、可靠（rugged）、安全（safe）为一体的样品提取净化技术。其原理是利用吸附剂填料与基质中的杂质相互作用，吸附杂质从而达到除杂净化的目的。典型的操作流程如图 6-10。

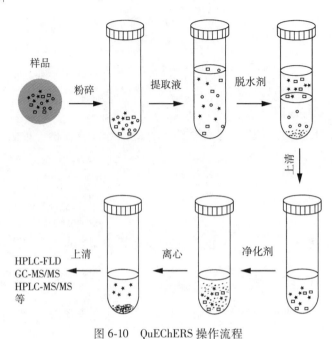

图 6-10　QuEChERS 操作流程

★目标分析物；□样品共萃取物；∵脱水剂、净化剂

（二）中药中真菌毒素检测技术

1. 薄层色谱法（TLC）　是真菌毒素发现早期应用比较广泛的一种检测方法，该法的优点是经济、对设备和检验人员要求不高。但由于 TLC 法的精确度低，因此随着对数据准确性、分离以及定量检测方面的需求，真菌毒素的检测方法由 TLC 法逐渐发展到 HPLC 法。目前，《美国药典》中仍然推荐采用 TLC 法对植物来源的药材中的 AF 进行定性分析，此外 TLC 法是食品中黄曲霉毒素 B_1 的测定（GB/T 5009.22—2003）、食品中黄曲霉毒素 B_1、B_2、G_1、G_2 的测定（GB/T 5009.23—2006）、饲料中黄曲霉毒素 B_1 的测定（GB/T 8381—2008）和食品中黄曲霉毒素 M_1 和 B_1 的测定（GB 5009.24—2010）这些现行国家标准中的分析方法。而且，由于检测成本低及对仪器要求低等特点，在植物药污染有害真菌种类鉴定的相关研究中，TLC 法适用于有害真菌所产生的真菌毒素的快速筛选[112]。

2. 液相色谱及其联用方法　高效液相色谱法（HPLC）在 20 世纪 60 年代开始使用，近几年来发展迅速，已成为定量分析真菌毒素的常用方法，其原理是在适宜的色谱条件下，采用免疫亲和柱等，同时分离检测多种真菌毒素后再通过测量色谱峰的面积计算含量。该方法灵敏度高、定量准确。近年来，高效液相色谱法广泛用于中药中真菌毒素的检测[154]。例如，采用免疫亲和柱净化[155]，结合柱后衍生化的高效液相色谱-荧光检测器检测甘草中黄曲霉毒素 B_1、B_2、G_1、G_2 和 OTA 的污染水平，黄曲霉毒素 G_2、G_1、B_2、B_1 和 OTA 的检测限（LOD）分别为 0.02、0.06、0.015、0.03 和 0.25μg/kg，平均回收率76%～103%，相对标准偏差低于 13%。

质谱（MS）检测技术具有定性能力强、灵敏度高等特点。液相色谱法与质谱检测联用（LC-MS/MS）可大大提高分析的灵敏度和可靠性，可同时进行定性和定量检测，在多种毒素同时测定方面具有明显的优势。例如，用 LC-MS/MS 同时检测白芍中 21 种真菌毒素，方法的检测限（LOD）为 0.031～5.4μg/kg，定量限（LOQ）为 0.20～22μg/kg，所有真菌毒素的回收率均大于 75.3%[156]。

3. 气相色谱法（GC）　从 20 世纪 70 年代开始用于真菌毒素的检测，具有灵敏度高、选择性强、准确度高和精确度高等优点，常用于分析分子中不含发色基团和荧光基团，或具有弱荧光或弱吸收的真菌毒素。常见的如 A 型单端孢霉烯族化合物，其分子中游离的羟基基团较少，并且在 C-8 位置上缺少酮基，GC 法是分析该类毒素的最佳选择。此外，GC 法也是分析展青霉素、ZON 和链格孢霉毒素的常用方法，其分析结果需经质谱法确证。

以甲醇-水提取、免疫亲和柱净化样品，建立 GC-ECD 法检测中药材中的 T-2 毒素含量[157]。结果表明，各种不同中药材的 T-2 毒素的回收率为 82.2%~98.6%，相对标准偏差（relative standard deviation，RSD）均低于 7.5%，检测限为 2.5μg/kg。所建立的 GC-ECD 方法适合中药材中 T-2 毒素的检测。同样采用 GC-ECD 法检测中药材及其相关产品中的脱氧雪腐镰刀菌烯醇（deoxynivalenol，DON），结果显示，各种不同中药材的回收率为 85.5%~97.2%，RSD 均低于 6.3%，检测限为 2.0μg/kg。在检测的 58 个样品中，仅 3 个样品中含低浓度的 DON，含量为 17.2~50.5μg/kg。这是有关我国中药材及其相关产品中 DON 污染检测的首次报道[158]。但 GC 检测速度相对较慢，检测费用昂贵，对技术和操作要求高，因此在真菌毒素检测方面的应用存在一定的局限性。

4. 酶联免疫分析法　酶联免疫吸附法（ELISA）是一种基本的酶免疫分析方法，始于 1971 年 Engvall 用碱性磷酸酯酶标记的免疫球蛋白测定 IgG，随后这种方法得到迅速发展和不断完善[159]。

ELISA 是免疫检测方法中最重要的一种，以辣根过氧化物酶等作为标志物，标记抗原或抗体，借助于抗原抗体的特异性结合和酶对底物的催化作用显色。根据颜色反应的深浅并借助酶标仪来实现对待测目标物的快速检测，由于酶的催化效率高，故可迅速而高倍数地放大反应效果，大大提高了检测灵敏度[160]。ELISA 具有特异性高、灵敏性强、快速方便、不需要昂贵仪器设备等优点，易于普及推广，特别适用于真菌毒素污染监控中对大量样本的筛查工作。但由于抗体与酶均属生物活性物质，需要低温保存，易受环境和反应条件影响，稳定性差，存在非特异性反应，检测结果易出现假阳性问题。

根据相关的文献报道，目前 ELISA 常用的测定方法分为 3 种：①测定抗体的间接法；②测定抗原的双抗体夹心法；③测定抗原的竞争法[161]。前两种方法主要用于测定抗体和大分子抗原，而竞争法则是测定小分子抗原的方法，尤其适用于医学临床诊断和食品安全领域方面[162]。目前对多种常见的真菌毒素的酶联免疫方法均有报道，由于真菌毒素分子量较小，ELISA 检测时多采用竞争法测定[163]，可分为间接竞争酶联免疫法（indirect competitive ELISA，icELISA）和直接竞争酶联免疫法（direct competitive ELISA，dcELISA）两种形式，并广泛应用于对食品及饲料中真菌毒素的快速检测（表 6-7）。

表 6-7　ELISA 法对常见真菌毒素的检测

检测方法	检测毒素	检测基质	检测限	检测范围	文献
ELISA	AFM₁	牛奶及婴幼儿奶制品	3ng/L	0~278.7ng/L	[164]
			6ng/L	0~233.9ng/L	
Ic-ELISA	AFB₁	肉鸡饲料	1.25ng/g	2.20~60.45ng/g	[165]
		蛋鸡饲料	1.41ng/g	2.90~96.80ng/g	
dc-ELISA	AFB₁	食品和饲料样品	−	1.3~234ng/g	[166]
Ic-ELISA	AFB₁	茶	0.06ng/ml	0.12~103ng/ml	[167]
ELISA	ZEN	玉米样品	0.1ng/g	0.5~10ng/g	[168]
Ic-ELISA	DON	玉米、小麦	6.12ng/ml	−	[169]
ELISA	OTA	小麦、玉米和大米	0.15ng/ml	0.55~6.75ng/ml	[170]
Ic-ELISA	FB₁	玉米和玉米相关样品	1ng/ml	1~800ng/ml	[171]
Ic-ELISA	T-2	大米	5.80μg/kg	−	[172]

此外，随着中药中真菌毒素快速检测的发展，ELISA 也被用于中药样品的快速检测。在韩国，研究者通过采集 170 批次草药，采用 ELISA 法检测出其中 6 批样品 AFB₁ 含量（11.95~73.27μg/kg）和 10 批样

品 AFs 总含量（12.1～108.4μg/kg），超过韩国食品药品管理局和欧盟委员会对 AFs 的限量标准[173]。在土耳其，研究者在有机市场和有机商店随机选取 93 种有机香料和 37 种有机草药，利用 ELISA 分析土耳其有机生产的香料和草药中 AFB$_1$ 污染情况，结果显示，58 种有机香料和 32 种有机草药样品中检出 AFB$_1$，其中肉桂的污染水平最高可达 53μg/kg，41 种有机香料中 AFB$_1$ 污染水平高于欧盟限量标准（5μg/kg）；有机草药玫瑰样品中 AFB$_1$ 污染水平可达 52.5μg/kg，且 21 种有机草药中 AFB$_1$ 水平高于欧盟限量标准[174]。此外，中药饮片牛膝、虎杖、枳实、罗汉果及中成药的真菌毒素污染也陆续被报道[175,176]。

为满足对大批量样品中真菌毒素的快速检测，已成功开发快速检测试剂盒产品，根据不同厂家生产试剂盒的特异性不同，可选适宜的试剂盒用于基质各异的食品、饲料与中药中毒素的快速检测。研究者采用一种市售 ELISA 试剂盒快速检测种子与果实类中药（山楂、车前子、王不留行、薏苡仁、麦芽、山茱萸、杏仁、酸枣仁、牵牛子、冬瓜子、白芥子、益智仁、五味子）中 AFB$_1$ 污染情况，结果显示，种子果实类中药均有不同程度 AFB$_1$ 污染，未经脱脂的果实类饮片除有发霉现象的薏苡仁外，其他的 AFB$_1$ 均小于 5μg/kg；富含油脂的种子类样品中除益智仁外，其他的 AFB$_1$ 含量均小于 20μg/kg[177]。ELISA 试剂盒对待测样品的前处理要求低，便于操作，但是不同厂家试剂盒的产品质量不同，检测适用的基质范围也有所差异，因此，根据待测样品的分类，建立统一的质量标准评价体系，对降低产品的假阳性或阴性率具有重要意义。

5. 免疫层析试纸条法　胶体金免疫层析试纸法（gold immunochromatographic assay，GICA）是以抗原抗体特异性反应为基础，是近年来发展起来的一种新型快速检测技术。其原理是将特异性的真菌毒素抗原以条带状固定于硝酸纤维素膜（nitrocellulose filter membrane，NC 膜）上，胶体金标记特异性抗体吸附在结合垫上，当待测样品加到试纸条的样品垫上后，通过毛细作用向前移动，首先溶解结合垫上的金标抗体并与之发生特异性识别反应，再移至固定有真菌毒素抗原的区域（检测区域）时，未与待测物发生反应的金标抗体将与抗原发生特异性结合而被截留在检测带上显现出红色，样品中真菌毒素的含量决定了 NC 膜上检测区域的红色条带的深浅或有无，从而判断检测结果呈阳性或阴性[178]。该方法的优势在于操作简便、快速，不需要大型仪器及专业检测人员等，常被应用于真菌毒素的现场快速检测[179]。

目前，关于免疫胶体金技术检测真菌毒素的报道包括单种和多种真菌毒素的定性、半定量及定量检测。其中应用于单种真菌毒素的报道较普遍，同时在多种真菌毒素同时快速检测方面也已经逐渐显示出其优势。研究者开发了可应用于小麦、燕麦和玉米中 ZEN、T-2/HT-2、DON 和 FBs 多残留同时检测的半定量试纸条。该试纸条上有 4 条检测线和一条制控线，在谷物基质中检测方法的临界值完全满足欧盟限量要求。目前商品化的真菌毒素检测卡大多数是针对粮食、谷物、饲料等样品，为了满足中药中真菌毒素的现场快速检测需求，免疫试纸条检测法也被研究用于中药样品[180]。研究者制备了一种适用于快速检测莲子中 AFB$_1$ 的试纸条，应用于 23 份莲子样品的检测，其中 6 份检出 AFB$_1$ 阳性，检测结果经液相色谱与质谱联用（LC-MS/MS）确认，表明制备的试纸条假阳性和假阴性率为 0[181]。此外，采用 AFs 定量快检卡（检测限 2.5μg/kg）对温州市中医院 30 种中药饮片中 AFB$_1$ 的含量进行检测，其中陈皮、杏仁、胖大海、僵蚕、熟地黄、酸枣仁被检出污染 AFB$_1$，但其污染水平均小于 5μg/kg[182]。免疫试纸条在不同基质中真菌毒素的检测总结如表 6-8。

6. 生物传感器分析法　生物传感器是一种将生物信号转化为电信号的传感装置。它一般由生物识别元件、转换元件、机械元件和电气元件所组成[189]。生物传感器根据分子识别元件可分为酶传感器、免疫传感器、酶免疫传感器、细胞器传感器、微生物传感器、组织传感器等；根据所用换能器可分为电极式生物传感器、场效应晶体管生物传感器、光学式生物传感器、热敏电阻式生物传感器等[190,191]。生物传感器具有选择性好、响应快、灵敏度高、易于操作等优点，可实现待测物的连续、快速、在线监测。目前已有部分生物传感器应用于食品中常见真菌毒素如 AFB$_1$、OTA、NIV 及 DON 等的检测中。研究者通过构建不同类型的传感器来实现对真菌毒素的检测，目前研究报道的传感器中有多元化学发光生物传感器、乙酰胆碱酶生物传感器、核酸适配体生物传感器等。如基于酶催化化学发光检测的间接竞争侧流免疫层析与高灵敏的便携式电荷耦合器件相机相结合，建立多元化学发光生物传感器，用于玉米粉样品中 AFB_1 和 FB_1 的同时检测，LOD 分别为 $1.5\mu g/kg$ 和 $6\mu g/kg$，回收率为 80%~115%，变异系数小于 20%，检测过程仅需 30 分钟[192]。运用光波导模式（optical waveguide lightmode spectroscopy，OWLS）技术设计的竞争型免疫传感器进行谷物和小麦粉中 AFB_1 和 OTA 测定，AFB_1 和 OTA 的检测范围均为 $0.5~10\mu g/L$，该方法与传统 ELISA 检测法相关性良好（AFB_1 和 OTA 的相关系数分别为 0.89 和 0.96）[193]。以乙酰胆碱酯酶（AChE）的催化活性为基础的乙酰胆碱酯酶生物传感器在用于 AFB_1 检测时，线性范围为 $10~60\mu g/L$，将样品预浓缩处理后，能够检测到低至 2ppb 的 AFB_1[194]。基于核酸适体以 PAMAM 树状作为固定平台、用于 AFB_1 检测的适配体生物传感器，其优势在于在 0.2mol/L 甘氨酸-HCl 中可再生，在 4℃保存 60 小时后其稳定性没有变化[195]。

表 6-8　胶体金免疫试纸条法对真菌毒素的检测研究

方法	检测毒素	检测基质	检测限（ng/ml）	检测时间（min）	文献
GICA	AFB_1	花生、普洱茶、植物油和饲料	1	15	[183]
GICA	OTA	–	10	10	[184]
GICA	ZEN	婴儿食品、玉米、小麦及饲料	1	15	[185]
GICA	FB_1	玉米	11.24	5~10	[186]
GICA	AFB_1、OTA、ZEN	玉米、大米和花生样品	0.25、0.5、1	20	[187]
GICA	AFs、ZEN、DON	玉米	0.05、1、$3\mu g/kg$	15	[188]

电化学免疫传感器在真菌毒素检测中研究较多，如用于 OTA 快速检测的标记电化学免疫传感器，传感器的构建基于间接竞争法原理，将抗原 OTA-BSA 或抗原交联金颗粒的偶联物 OTA-BSA-AuNPs 固定于丝网印刷电极上，反应所用抗体经生物素化可以与亲和素辣根过氧化物酶结合，最终通过循环伏安法来测定。免疫传感器的检测范围为 $0.15~9.94ng/ml$，最低检测限为 $0.1ng/ml$[196]。除标记电化学免疫传感器外，研究人员还建立了无标记的电化学免疫传感器，通过将抗体固定于涂有石墨烯片-镍铁氰化物复合材料（GS-NiNP）的金电极表面，可用于检测玉米赤霉醇，最低检测限为 $6pg/ml$，检测范围为 $0.05~10ng/ml$，并在水样的检测得到了满意的结果[197]。此外，随着现代分析技术的发展，越来越多的人开始关注用表面等离子体共振传感器实时监测真菌毒素水平，应用表面等离子体共振免疫传感器对 NIV 和 DON 两种真菌毒素进行检测，方法的检测灵敏度高，半数抑制浓度分别为 $28.8ng/ml$ 和 $14.9ng/ml$[198]。

7. 应用实例

（1）同位素内标-超高效液相色谱串联质谱法：采用同位素内标法进行定量，建立同时测定麦芽药材中 11 种真菌毒素污染水平的超高效液相色谱串联质谱法（UPLC-MS/MS）[199]。

1）样品制备：取麦芽药材 5.0g（过二号筛），精密称定（精确到 0.001g），置于 50ml 离心管中，加入乙腈-水-乙酸（80/19/1，V/V/V）溶液 25ml，于旋转摇床混匀仪振荡提取 1.5 小时后，超声波提取 30 分钟，提取后以 12 000r/min 的转速高速离心 10 分钟，准确转移上清液 1.0ml 于 1.5ml 离心管中，旋涡混匀后，离心（4℃，12 000r/min）10 分钟，吸取上清液过 $0.2\mu m$ 的聚四氟乙烯滤膜。吸取稳定同位素混合溶液 $5\mu l$ 于 $250\mu l$ 内插管中，再加 $100\mu l$ 滤液（吸取前要涡旋混匀），涡旋混匀后供测定时使用。

2）色谱条件：Phenomenex Kinetex C_{18} 色谱柱（100mm×2.1mm，$2.6\mu m$）；流动相为 2mmol/L 乙酸铵水溶液（A 相）-甲醇（含 0.1% 甲酸，B 相），梯度洗脱：0~2 分钟，25%~45% B；2~10 分钟，45%~90% B；10~12 分钟，90% B；12~12.1 分钟，90%~25% B；12.1~15 分钟，25% B；流速

0.3ml/min；柱温 35℃；进样量 2μl。

3）质谱条件：离子源为电喷雾离子源（ESI），扫描模式为多反应离子监测（scheduled MRM）正负切换同时扫描；检测窗口时间范围为 1 分钟；碰撞气（CAD）为 9psi（1psi≈6.9kPa）；雾化气（Gas 1）为 60psi；辅助加热气（Gas 2）为 55psi；气帘气（CUR）为 35psi；离子源温度（TEM）为 550℃；喷雾电压（IS）为 +5.5kV（positive）/−4.5kV（negative）。保留时间、监测离子对（m/z）及相关参数见表 6-9。使用 Analyst 1.6.2 软件进行数据采集及处理。代表性的 MRM 色谱图见图 6-11。

表 6-9 11 种真菌毒素和 2 个同位素内标的质谱参数[199]

分析物	t_R^a (min)	$Q1^b$ (m/z)	Molecular ion	$Q3$-1^c (m/z)	CE 1/V	$Q3$-2^d (m/z)	CE 2/V	DP/V	EP/V	CXP/V
AFB$_1$	4.1	313.0	[M+H]$^+$	285.0	31	269.0	42	100	10	25
AFB$_2$	3.8	315.0	[M+H]$^+$	259.0	40	287.0	36	120	10	13
AFG$_1$	3.5	329.0	[M+H]$^+$	243.0	38	215.0	44	90	10	20
AFG$_2$	3.2	331.0	[M+H]$^+$	245.0	42	285.0	38	110	10	25
HT-2	5.3	442.1	[M+NH$_4$]$^+$	263.0	16	215.0	17	70	10	18
T-2	6.2	484.1	[M+NH$_4$]$^+$	245.0	16	305.0	17	60	10	20
FB$_1$	5.9	722.5	[M+H]$^+$	334.3	55	352.3	48	100	10	22
FB$_2$	7.5	706.5	[M+H]$^+$	336.3	50	318.2	52	100	10	20
OTA	7.2	404.0	[M+H]$^+$	239.0	31	358.0	19	60	10	20
DON	1.4	341.0	[M-H]$^-$	265.0	−12	247.0	−22	−15	−10	−15
ZEN	7.1	317.0	[M-H]$^-$	175.0	−32	131.0	−38	−140	−10	−15
[^{13}C$_{17}$]- AFB$_1$ (IS)	4.1	330.1	[M+H]$^+$	301.1	30	−	−	100	10	13
[^{13}C$_{18}$]- ZEN (IS)	7.1	335.1	[M-H]$^-$	185.0	−34	−	−	−140	−10	−15

^{a}Rention time，^{b}Precursion ion，^{c}Ion pair transition used for quantification，^{d}Ion pair transition used for identification

所建立的方法成功应用于市售的 20 批麦芽样品的检测，该方法的样品前处理过程简便快捷、检测方法重现性好、灵敏度高，适用于复杂麦芽基质中多种真菌毒素的同时定性定量测定。

（2）加速溶剂萃取-自制净化柱处理结合 UHPLC-MS/MS 分析：采用加速溶剂萃取-自制净化柱检测了中药中的 35 个真菌毒素[200]。

1）色谱条件：色谱柱 BEH Shield RP18 column（150mm×2.1mm i.d.，1.7μm），柱温 40℃；流速 0.35ml/min；水相 A（含 0.25mmol/L 醋酸铵和 0.2%氨水）和有机相 B ［乙腈-甲醇（80/20，V/V）］；梯度：0 分钟 5% B，4 分钟 18% B，6 分钟 20% B，8 分钟 20% B，9 分钟 25% B，11.5 分钟 60% B，13 分钟 80% B，14 分钟 100% B，14.5 分钟 100% B，14.8 分钟 5% B。

2）质谱条件：Waters XEVO TQ 质谱仪；多重反应监测模式；离子源温度 150℃；裂解气 500℃；辅助气为 30 和 1000L/h；数据处理采用 MassLynx v4.1 及 Targetlynx（Waters）。

3）样品处理

样品提取：将经粉碎后的中药材样品（2g）置于 11ml 萃取池内，以乙腈-水（84/16，V/V）为冲洗溶剂（60% flush volume），加速溶剂萃取条件：压力 10MPa；温度 70℃；预加热时间 2 分钟；静态萃取时

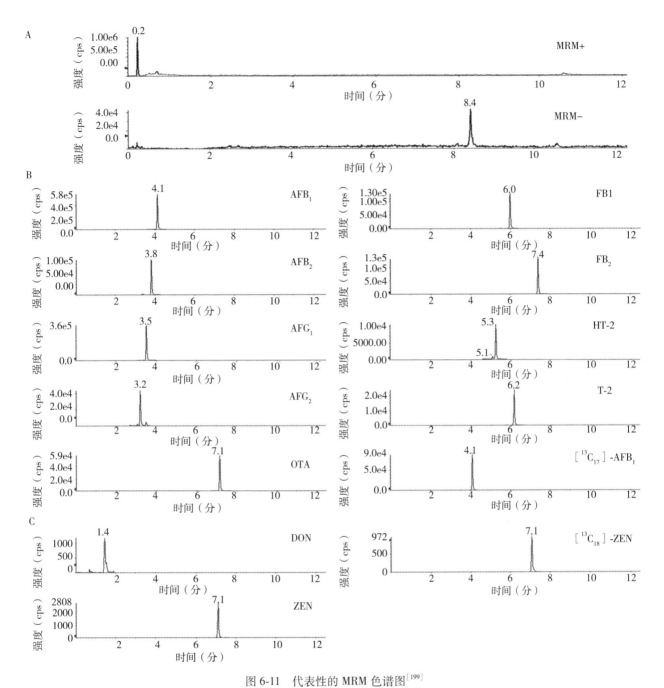

图 6-11　代表性的 MRM 色谱图[199]

A. 麦芽阴性样品；B. 麦芽空白基质加标样品（MRM 正离子扫描）；C. 麦芽空白基质加标样品（MRM 负离子扫描）

间 300 秒；吹扫时间 60 秒；循环次数 2 次。经萃取后获得约 18ml 提取液，萃取时间约为 15 分钟。将提取液采用旋转蒸发仪于 50℃ 条件下浓缩至约 5ml，备用。

净化柱的制备：准确称取硅胶 2±0.010g 置于空心的 6ml SPE 柱内，充分振摇使硅胶分布更紧密。然后将筛板置于顶层以保证表面平整。

样品净化处理过程：样品提取液通过柱子后用 3ml 甲醇进行洗脱，将通过柱子后收集的溶液及洗脱液合并后于 50℃ 条件下氮气吹干，然后先用 200μl 乙腈涡旋复溶 30s，再加入 800μl 含 0.2% 甲酸的乙腈-水（20/80，V/V）溶液，混匀后经 0.22μm 尼龙滤膜过滤后进样分析[200]。

（3）适配体-亲和柱结合荧光检测-超高效液相色谱：采用自制的基于适配体亲和柱处理结合荧光检测的超高效液相色谱法，对 25 批生姜粉中的赭曲霉毒素 A 进行分析[201]。适配体亲和柱的净化准确度与传统的免疫亲和柱（IAC）相当，而且适配体亲和柱制备简单、成本低廉，并且具有更好的可重复利用性，有望作为一种免疫亲和柱的替代品。

1）色谱条件：Waters Acquity UPLC H-Class 色谱仪，配备荧光检测器，荧光检测器的激发和发射波长分别设定在 333 和 460nm。进样体积 5μl。色谱柱为 Waters Acquity UPLC HSS T3 柱（50mm×2.1mm，1.8μm），柱温 35℃。流动相为甲醇-0.5%乙酸水溶液（65/35，V/V），流速为 0.2ml/min。检测时长 4 分钟。

2）适配体亲和柱的制备：适配体用溶解液（200mmol/L Na$_2$HPO$_4$，5mmol/L MgCl$_2$，pH 8.0）配制成浓度为 6.75μmol/L 的溶液，在 75℃加热 5 分钟并在室温下放置 30 分钟。用 1ml 1mmol/L 盐酸快速抽洗 NHS-activated sephaorse 4FF 活化凝胶（约 200μl）5 次。洗涤后，将适配体溶液（400μl）迅速加入凝胶中并充分混合，在室温下缓慢振摇孵育 3 小时。然后将悬浮液填充在 1ml SPE 柱中，并用 3ml 的 200mmol/L Na$_2$HPO$_4$ 溶液洗涤，再用 0.1mol/L Tris-HCl 室温反应 2 小时封闭剩余 NHS 活性位点。然后分别用 2ml 醋酸缓冲液（100mmol/L，pH 4.0）和 Tris-HCl 缓冲液（100mmol/L，pH 8.0）交替洗涤 3 次（缓冲液中均含 500mmol/L NaCl）。最后，将制备的适配体亲和柱洗涤并用 5ml 缓冲液浸润，在 4℃下储存。

3）样品处理：准确称取姜粉 20.0g（精确至 0.1g），加入 60ml 乙腈-水溶液（60/40，V/V），超声提取 15 分钟，中速定量滤纸粗滤，取 5ml 滤液用 BBS$_2$ 缓冲液（12.50mmol/L Tris，150.00mmol/L NaCl，6.25mmol/L KCl，6.25mmol/L MgCl$_2$，pH 8.0）稀释至 50ml，振摇混匀，玻璃纤维滤纸过滤，滤液备用。取适配体亲和柱用 3ml BBS$_1$ 缓冲液（10mmol/L Tris，120mmol/L NaCl，5mmol/L KCl，5mmol/L MgCl$_2$，pH 7.5）活化，精密移取上述稀释后的滤液 3ml 过柱。用 1ml BBS$_1$ 清洗柱子，直至空气完全过柱。最后，用 1ml 甲醇洗脱赭曲霉毒素，收集洗脱液用氮气在 50℃吹干，最后用 0.5ml 甲醇-水（50/50，V/V）复溶，UHPLC 进样分析。代表性的 UPLC-FLD 色谱图见图 6-12。

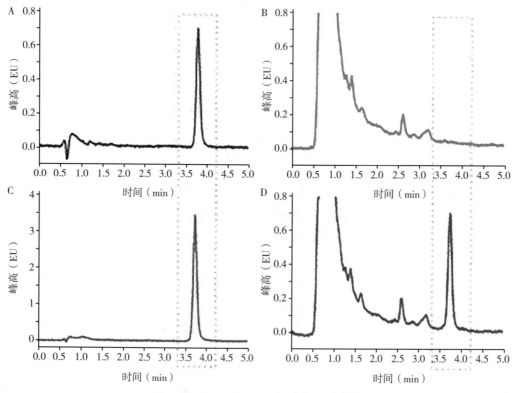

图 6-12　代表性的 UPLC-FLD 色谱图[201]

A. OTA 对照品（3ng/ml）；B. 经 AAC 净化后的阴性姜粉样品；C. 经 IAC 净化的阴性加标姜粉样品（加标水平：15μg/kg）；D. 经 AAC 净化的阴性加标姜粉样品（加标水平：15μg/kg）

（4）免疫磁珠富集净化-超高效液相色谱法：采用免疫磁珠富集净化-超高效液相色谱法测定陈皮中4种黄曲霉毒素[202]。

免疫磁珠分离技术的原理是内含 Fe_3O_4 的纳米磁珠的表面修饰官能团与抗体结合构成免疫磁珠（immunomagneticbeads，IMBs），免疫磁珠富集净化体系的作用力是外界磁场，磁性纳米颗粒在磁场中可定向运动，从而在反应结束后能利用磁铁实现反应体系和未反应体系的快速分离，避免了繁琐的过滤或离心过程，且消耗溶剂少，操作简单，大大缩短了前处理时间。

1）免疫磁珠的制备：将 1mg AFT 与 60mg Prot Elut NHS 磁珠混合，加入含 0.02%（质量分数）叠氮钠的 PBS 溶液 1ml。4℃下孵育 8 小时后磁性分离，弃去上清液；加乙醇胺封闭缓冲液，室温孵育 1 小时后用 PBS 清洗 3 次，加入含 0.02%（质量分数）叠氮钠的 PBS 溶液混悬，于 4℃下保存，待用。利用 Bradford 蛋白定量法测定 AFT 和 NHS 磁珠的偶联效率。

2）色谱条件：色谱柱：ACQUITY UPLC HSS T3 C_{18} 色谱柱（100mm×2.1mm，1.8μm）。流动相：A 为水，B 为甲醇；梯度洗脱程序：0~9.0 分钟，70%~38%A；9.0~10.0 分钟，38% A~0 A；10.0~10.1 分钟，0~70% A；10.1~12.0 分钟，70% A。流速 0.3ml/min。柱温 30℃。进样量 5μl。荧光检测器激发波长 365nm；发射波长 450nm。代表性的 UPLC 色谱图见图 6-13。

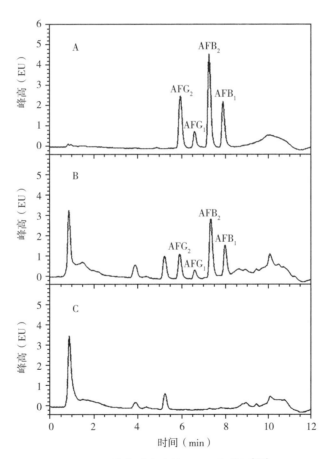

图 6-13　黄曲霉毒素的 UPLC 色谱图[202]

A. 4 种黄曲霉毒素混合对照品（AFB_1：2ng/ml；AFB_2：0.6ng/ml；AFG_1：2ng/ml；AFG_2：0.6ng/ml）；B. 陈皮加标样品（加标水平为以 AFB_1 计 2μg/kg）；C. 阴性陈皮样品

采用所建立的方法分别测定 6 批陈皮样品，均未检出黄曲霉毒素。为了排除假阴性结果，采用高效液相色谱-串联质谱法对该 6 批陈皮样品进行结果复核实验。结果表明，6 批陈皮样品均不含 4 种黄曲霉毒素，同时也证明了建立的方法准确可靠。

（5）磁性-多壁碳纳米管净化结合 UHPLC-MS/MS 分析：采用磁性-多壁碳纳米管为净化材料的磁性-固相萃取法来检测薏苡仁中的 A 型单端孢霉烯族毒素［T2 毒素（T2 toxins，T2），HT-2 毒素（HT-2 toxins，HT-2），新茄病镰刀菌烯醇（neosolaniol，NEO）和蛇形毒素（diacetoxyscirpenol，DAS）］[203]。

1）净化原理：将磁性材料与多壁碳纳米管结合在一起形成磁性吸附剂，磁性吸附剂同时利用多壁碳纳米管吸附 A 型单端孢霉烯族毒素的性能和磁性材料在外界磁场中可定向运动的性能，实现 A 型单端孢霉烯族毒素的快速净化和富集。

2）检测条件

色谱条件：色谱柱为 Agilent Poroshell EC-C$_{18}$柱（100mm×3mm，2.7μm）；柱温 40℃。流动相水相 A 为 5mmol/L 醋酸铵；有机相 B 为甲醇；流速 0.4ml/min；洗脱梯度：初始梯度为 40% B，4min 90% B；4.5min 90% B；4.8~7min 40% B。进样体积：5μl。

质谱条件：Waters XEVO TQ-S Waters XEVO TQ-S 质谱仪；采用点喷雾，正离子模式下检测。离子源温度 150℃；裂解温度 500℃；锥孔气流 30L/h，去溶剂气流 1000L/h，采用多重反应监测模式。

3）样品处理：将薏苡仁样品（2.0g）在 10ml 乙腈-水（84/16，V/V）中涡旋 3 分钟，然后 35℃ 超声 40 分钟。4000×g 离心 10 分钟后，收集等份的提取物（5ml）50℃氮吹。将残余物溶于 0.5ml 乙腈-水（2/8，V/V）中，加水稀释至 5ml。加入 100mg 磁性-多壁碳纳米管吸附剂后，将混合物剧烈涡旋 5 分钟。随后，通过在管底部施加强磁场来收集其上吸附有目标分析物的磁性-多壁碳纳米管吸附剂，弃去上方液体。分析物用 3ml 甲醇溶解涡旋 3 分钟并用超声处理 5 分钟。磁性-多壁碳纳米管吸附剂采用磁铁收集，并使上清液通过 0.22μm 尼龙过滤器，然后进行 UHPLC-MS/MS 分析[203]。

四、国内外中药中真菌毒素检测技术标准

目前多个国家和地区的法定标准中均收载了中药中黄曲霉毒素的检测方法，详细情况见表 6-10。

表 6-10　不同国家和地区收载的用于中药材中黄曲霉毒素检测的方法

法规名称	收载方法	参考文献
《中国药典》	第一法：高效液相色谱-荧光检测法（HPLC-FLD）（柱后碘衍生化法或柱后光化学衍生化法） 第二法：高效液相色谱-串联质谱法（LC-MS/MS）	《中国药典》（2015 年版）
《香港中药材标准》	高效液相色谱-荧光检测法（HPLC-FLD）（柱后碘衍生化法）	《香港中药材标准》附录Ⅶ
《日本药典》	高效液相色谱-荧光检测法（HPLC-FLD）［根据不同检测目的选用柱前三氟乙酸（TFA）衍生化法或柱后光化学衍生化法］	《日本药典》（17th）
《韩国药典》	高效液相色谱-荧光检测法（HPLC-FLD）（柱后过溴化氢溴化吡啶衍生化法、柱后光化学衍生化法或者柱后电化学衍生化法）	《韩国药典》（10th）
《美国药典》	第一法：薄层色谱法（用于定性分析） 第二法：薄层色谱法（用于定量分析） 第三法：高效液相色谱-荧光检测法（HPLC-FLD）（柱后光化学衍生化法或柱后电化学衍生化法）	《美国药典》（41-NF36）
《欧洲药典》	高效液相色谱-荧光检测法（HPLC-FLD）（柱后过溴化氢溴化吡啶衍生化法、柱后光化学衍生化法或者柱后电化学衍生化法）	《欧洲药典》（9th）

检测过程以《中国药典》（2015 年版，四部）黄曲霉毒素测定法为例进行详细阐述[204]。

第一法

本法系用高效液相色谱法（《中国药典》2015 年版，四部，通则 0512）测定药材、饮片及制剂中的黄曲霉毒素（以 AFB_1、AFB_2、AFG_1 和 AFG_2 总量计），除另有规定外，按下列方法测定。

1. 色谱条件与系统适用性试验　以十八烷基硅烷键合硅胶为填充剂；以甲醇-乙腈-水（40/18/42）为流动相；采用柱后衍生法检测。①碘衍生法：衍生溶液为 0.05% 的碘溶液（取碘 0.5g，加入甲醇 100ml 使溶解，用水稀释至 1000ml 制成），衍生化泵流速每分钟 0.3ml，衍生化温度 70℃；②光化学衍生法：光化学衍生器（254nm）；以荧光检测器检测，激发波长 λex = 360nm（或 365nm），发射波长 λem = 450nm。两个相邻色谱峰的分离度应大于 1.5。

2. 混合对照品溶液的制备　精密量取黄曲霉毒素混合对照品溶液（AFB_1、AFB_2、AFG_1 和 AFG_2 标示浓度分别为 1.0、0.3、1.0 和 0.3μg/ml）0.5ml，置 10ml 量瓶中，用甲醇稀释至刻度，作为贮备溶液。精密量取贮备溶液 1ml，置 25ml 量瓶中，用甲醇稀释至刻度，即得。

3. 供试品溶液的制备　取供试品粉末约 15g（过二号筛），精密称定，置于均质瓶中，加入氯化钠 3g，精密加入 70% 甲醇溶液 75ml，高速搅拌 1 分钟（搅拌速度大于 11 000 r/min），离心 5min（离心速度 2500r/min），精密量取上清液 15ml，置 50ml 量瓶中，用水稀释至刻度，摇匀，用微孔滤膜（0.45μm）滤过，量取续滤液 20.0ml，通过免疫亲和柱，流速每分钟 3ml，用水 20ml 洗脱，洗脱液弃去，使空气进入柱子，将水挤出柱子，再用适量甲醇洗脱，收集洗脱液，置 2ml 量瓶中，并用甲醇稀释至刻度，摇匀，即得。

4. 测定法　分别精密吸取上述混合对照品溶液 5、10、15、20 和 25μl，注入液相色谱仪，测定峰面积，以峰面积为纵坐标，进样量为横坐标，绘制标准曲线。另精密吸取上述供试品溶液 20~25μl，注入液相色谱仪，测定峰面积，从标准曲线上读出供试品中相当于 AFB_1、AFB_2、AFG_1 和 AFG_2 的量，计算，即得。

第二法

本法系用高效液相色谱-串联质谱法测定药材、饮片及制剂中的黄曲霉毒素（以 AFB_1、AFB_2、AFG_1 和 AFG_2 总量计），除另有规定外，按下列方法测定。

1. 色谱、质谱条件与系统适用性试验　以十八烷基硅烷键合硅胶为填充剂；以 10mmol/L 醋酸铵溶液为流动相 A，以甲醇为流动相 B；柱温 25℃；流速每分钟 0.3ml；按表 6-11 中的规定进行梯度洗脱。

表 6-11　流动相梯度

时间（分钟）	流动相 A（%）	流动相 B（%）
0~4.5	65→15	35→85
4.5~6	15→0	85→100
6~6.5	0→65	100→35
6.5~10	65	35

以三重四极杆串联质谱仪检测；电喷雾离子源（ESI），采集模式为正离子模式；各化合物监测离子对和碰撞电压（CE）见表 6-12。

表 6-12　AFB$_1$、AFB$_2$、AFG$_1$ 和 AFG$_2$ 对照品的监测离子对、碰撞电压（CE）参考值

编号	黄曲霉素类型	母离子	子离子	CE（V）
1	AFG$_2$	331.1	313.1	33
		331.1	245.1	40
2	AFG$_1$	329.1	243.1	35
		329.1	311.1	30
3	AFB$_2$	315.1	259.1	35
		315.1	287.1	40
4	AFB$_1$	313.1	241.0	50
		313.1	285.1	40

2. 系列混合对照品溶液的制备　精密量取黄曲霉毒素混合对照品溶液（AFB$_1$、AFB$_2$、AFG$_1$ 和 AFG$_2$ 的标示浓度分别为 1.0、0.3、1.0 和 0.3μg/ml）适量，用 70% 甲醇稀释成含 AFB$_2$、AFG$_2$ 浓度为 0.04~3ng/ml，含 AFB$_1$、AFG$_1$ 浓度为 0.12~10ng/ml 的系列对照品溶液，即得（必要时可根据样品实际情况，制备系列基质对照品溶液）。

供试品溶液的制备同第一法。

3. 测定法　精密吸取上述系列对照品溶液各 5μl，注入高效液相色谱-质谱仪，测定峰面积，以峰面积为纵坐标，进样浓度为横坐标，绘制标准曲线。另精密吸取上述供试品溶液 5μl，注入高效液相色谱-串联质谱仪，测定峰面积，从标准曲线上读出供试品中相当于 AFB$_1$、AFB$_2$、AFG$_1$ 和 AFG$_2$ 的浓度，计算，即得。

【附注】

（1）本实验应有相应的安全、防护措施，并不得污染环境。

（2）残留有黄曲霉毒素的废液或废渣的玻璃器皿，应置于专用贮存容器（装有 10% 次氯酸钠溶液）内，浸泡 24 小时以上，再用清水将玻璃器皿冲洗干净。

（3）当测定结果超出限度时，采用第二法进行确认。

五、真菌毒素分析方法学验证

在建立中药中真菌毒素的测定方法时，应符合药品质量标准分析方法验证相关指导原则，包括《中国药典》（2015 年版，四部，通则 9101）药品质量标准分析方法验证指导原则、欧洲委员会（EC，European Commission）法规 No 401/2006、食品法典委员会程序手册、欧洲标准委员会技术报告等。需要验证的指标主要包括准确度（accuracy）、精密度（precision）、选择性（selectivity）、线性（linearity）、检测限（limit of detection）、定量限（limit of quantification）、灵敏度（sensitivity）、耐用性（ruggedness）、专属性（specificity）等[205-208]。其中准确度是分析方法验证中非常关键的一项验证指标，通常以回收率（recovery）进行评价，不同真菌毒素回收率可接受的范围可参见 EC 法规 No 401/2006[209] "laying down the methods of sampling and analysis for the official control of the levels of mycotoxins in foodstuffs" 和 CEN/TR 16059[210] "Food analysis-Performance criteria for single laboratory validated methods of analysis for the determination of mycotoxins"。其中，CEN/TR 16059 规定了真菌毒素分析方法验证中关于回收率的通用要求（表 6-13），而 EC 法规 No 401/2006 分别对不同种类真菌毒素的检测回收率进行了详细的规定。

表 6-13　确证方法和快速筛查方法的回收率可接受范围

含量（μg/kg）	范围
≤1	50%~120%
1~10	50%~120%
≥10	50%~120%

在方法的稳定性和重现性（包括重复性和实验室内重现性）符合相应规定的前提下，回收率为 50%~70% 是可接受的

六、国内外真菌毒素风险评估

风险评估（risk assessment）是指在风险事件发生之前或之后（但还没有结束），针对该事件给人们的生活、生命、财产等各个方面造成的影响和损失的可能性进行量化评估的工作。即风险评估是量化测评某一事件或事物带来的影响或损失的可能程度。

真菌毒素作为主要的食品安全危害因子之一，其风险评估研究在世界范围内关注度高。通过对国内外相关研究进行总结发现[211]，全膳食暴露风险评估研究和不同人群摄入粮食产品中某（几）种真菌毒素的膳食风险研究是真菌毒素风险评估研究的两个主要方面。现阶段关于中药中真菌毒素的暴露风险评估研究尚在探索阶段。真菌毒素风险评估遵循食品安全风险评估的一般原则和框架，包括危害识别、危害特征描述、暴露评估和风险特征描述四个步骤，暴露评估是风险评估研究中的主要环节。现有研究多基于食物真菌毒素污染水平和食物消费量的点评估模型，或者运用风险评估软件@ RISK 构建的概率评估模型[212,213]，得出膳食摄入量数据，再与基于毒理学数据推导或制订出的人类健康指导值（表 6-14）进行比较，来评估人体膳食暴露风险。健康指导值常用每日耐受摄入量（the tolerable daily intake，TDI）、暂定每日耐受摄入量（provisional tolerable daily intake，PTDI）、暂定最大每日耐受摄入量（provisional maximum tolerable daily intake，PMTDI）、暂定每周耐受摄入量（provisional tolerable weekly intake，PTWI）等表示。

表 6-14　食品添加剂联合专家委员会建议的主要真菌毒素健康指导值

毒素	耐受摄入量	毒素	耐受摄入量
AFB$_1$	未设定	FB$_1$/FB$_2$/FB$_3$/ FB$_1$+FB$_2$+FB$_3$	2μg/kg bw/d（PMTDI）
AFM$_1$	未设定	DON & 乙酰化代谢产物	1μg/kg bw/d（PMTDI）
OTA	112ng/kg bw/week（PTWI）	ZEN & 代谢物（包括 α-玉米赤霉烯醇）	0.5μg/kg bw/d（PMTDI）
PAT	0.4μg/kg bw/d（PMTDI）	T-2/HT-2/ T-2+HT-2	60ng/kg bw/d（PMTDI）

通过对近年来果品中主要真菌毒素污染检测、风险评估与控制研究进行总结[211]，发现针对不同人群，围绕苹果及制品中的 PAT[214,215]、葡萄制品中的 OTA[216]、坚果和干果中的 AF[217,218] 等进行的膳食暴露风险评估显示，除极少量高污染样品、婴幼儿和儿童等高风险人群、P$_{97.5}$ 或 P$_{99.9}$ 高百分位点值等情形下的膳食风险可能超出推荐限值外，其他大多数情形下果品中真菌毒素污染水平极低，不会对居民健康产生危害，一般婴幼儿和儿童的风险高于成人。

粮油作物产品在农产品质量安全监管中具有重要地位。据联合国粮农组织（FAO）报道，全球每年约有 25% 的农产品受到真菌毒素的污染，其中约 2% 因受到严重污染而失去经济价值。针对粮油作物产品的真菌毒素污染问题，WHO/FAO、欧盟等国际组织和许多国家均不同程度地开展了真菌毒素风险评估。

（一）国际真菌毒素风险评估与管理

WHO/FAO 食品添加剂与污染物联合专家委员会（Joint FAO/WHO Expert Committee on Food Additives, JECFA）主要负责评估真菌毒素对人体健康构成的风险，为食品污染物和添加剂法典委员会（Codex Committee on Food Additives and Contaminants, CCFAC）的真菌毒素制标工作提供依据[219]。目前，JECFA 根据已完成的多种真菌毒素评估工作，并依据不断更新的评估结果，提出赭曲霉毒素 A、伏马毒素、玉米赤霉烯酮、脱氧雪腐镰刀菌烯醇、T-2 和 HT-2 毒素等的健康指导值[220-223]。

除国际组织外，欧盟委员会食品科学委员会（Scientific Committee on Food, SCF）和欧洲食品安全局（European Food Safety Authority, EFSA）先后组织开展了欧盟范围内食用或饲用农产品中曲霉菌毒素（黄曲霉毒素、烟曲霉毒素等）、镰刀菌毒素（玉米赤霉烯酮、脱氧雪腐镰刀菌烯醇、雪腐镰刀菌烯醇、蛇形毒素、串珠镰刀菌素等）和链格孢菌毒素、白僵菌素、恩镰孢菌素等新兴真菌毒素的系列评估。根据评估结果，EFSA 食物链污染物专家组向风险管理者发布食品和饲料中真菌毒素限量标准的决策提供科学意见。此外，2014 年 EFSA 陆续开始对食品和饲料中一些镰刀菌毒素（伏马毒素、玉米赤霉烯酮、T-2 毒素和 HT-2 毒素、雪腐镰刀菌烯醇、脱氧雪腐镰刀菌烯醇）的代谢物、隐蔽型或结合型真菌毒素进行风险评估。

（二）国内真菌毒素风险评估与管理

目前，国内开展的真菌毒素风险评估仅在于农副产品和食品，对于中药的真菌毒素风险评估尚未完全开展。农业部于 2007 年组建了第一届国家农产品质量安全风险评估专家委员会，承担对可能影响农产品质量安全的潜在危害进行风险分析和评估的任务。农业部农产品质量安全专家组分设 16 个专业组，其中包括生物毒素专业组。主要针对小麦、玉米、花生等粮油作物产品中镰刀菌毒素、黄曲霉毒素污染进行深入系统的研究[219]。随着风险评估技术体系建设的推进和风险评估重大财政专项的设立[224]，目前已揭示了小麦镰刀菌毒素的发生风险及其关键控制点，提出了小麦质量安全全程管控技术；针对花生黄曲霉毒素污染，编制了《花生黄曲霉毒素污染控制技术规程》，并且初步建立了花生 AFB$_1$ 膳食暴露非参数概率评估方法[225,226]和基于暴露限值的风险描述方法[227]，初步设计并试制了一种花生黄曲霉毒素污染臭氧脱毒专用装置[228]。为粮油作物产品质量安全监管、粮油作物生产和粮油作物产品中真菌毒素相关标准制修订提供了数据和技术支撑。

七、中药中真菌毒素控制措施

经过对影响中药饮片真菌毒素污染因素及真菌毒素影响中药药效成分的分析，防控措施才是保护中药材避免污染真菌毒素的关键。按照标准程序控制中药材基地条件，才能保障药材质量；同时采用合理的脱毒技术减少真菌毒素的残留，才能使中药饮片质量符合国家和国际标准。以黄曲霉毒素为例，介绍中药中真菌毒素控制措施。

（一）中药饮片中黄曲霉毒素的防除措施

黄曲霉毒素的污染源头在于产毒霉菌，抑制产毒霉菌生长是控制黄曲霉毒素污染的关键。霉菌孢子干热致死的温度高达 120℃，同时黄曲霉毒素化学性质稳定，不易降解，简单的加热完全不能降低黄曲霉毒素的含量，所以传统的防除措施难以根除黄曲霉毒素的污染，导致中药材污染黄曲霉毒素后很难消除。因此，预防霉菌污染并抑制霉菌生长是解决问题的根本措施。中药原药材污染的霉菌很大一部分源于其生长环境，由表 6-15 看出，南方潮湿的环境更有利于霉菌的生长，因此应加强田间管理，降低药用植物中污染霉菌的概率。

表 6-15　不同地区同一中药的黄曲霉毒素含量

中药饮片	区域	平均气温（℃）	平均降雨量（mm）	黄曲霉毒素含量（μg/kg）				参考文献
				AFG$_2$	AFG$_1$	AFB$_2$	AFB$_1$	
白芍	安徽	14~17	733~1670	ND	ND	ND	1.2	
	河南	12~16	500~900	ND	ND	ND	ND	
	浙江	15~18	980~2000	0.9	1.7	1.3	3.4	[229]
	四川	16~18	1000~1200	1.1	2.77	ND	ND	
	山东	11~14	550~950	ND	ND	ND	ND	
莲子	福建	17~21	1400~2000	0.7	ND	10.3	35.9#	
	湖南	16~19	1300~1600	0.9	ND	2.1	20.8#	
	湖北	15~17	800~1600	ND	ND	<LOQ	0.4	[230]
	安徽	14~17	733~1670	ND	ND	<LOQ	<LOQ	
	北京	10~12	600~800	0.4	ND	4.4	44.2#	
山药	河南	12~16	500~900	ND	ND	ND	1.9	
	河北	11~15	400~750	ND	ND	ND	9.7#	[231]
	山西	4~12	358~621	ND	ND	ND	7.7#	
	山东	11~14	550~950	ND	ND	ND	ND	
薏苡仁	河北	11~15	400~750	ND	ND	0.1	1.1	[232]
	贵州	13~17	1200~1600	ND	ND	0.6	11.8#	
僵蚕	山东	11~14	550~950	*	*	*	39.0#	[233]
	浙江	15~18	980~2000	*	*	*	15.0#	

* 未检测；ND 未检出；#超出《中国药典》（2015 年版）限量标准

　　近几年，一些新型生物技术开始应用于中药材的霉菌防除中。生物竞争抑制（competitive exclusion）技术是一种可用于田间药用植物的黄曲霉菌防除技术，它利用不产生黄曲霉毒素的霉菌与土壤中存在的产毒霉菌竞争侵染位点，从而减少药用植物污染黄曲霉毒素的水平[234]。另外，筛选和利用拮抗微生物也是抑制黄曲霉菌的新方法[235]，研究人员分离筛选出一株对黄曲霉具有拮抗作用的萎缩芽孢杆菌（*Bacillus atrophaeus*）[236]，他们从营养竞争、直接寄生、诱导寄主抗性等多个方面探讨植株拮抗菌抑制黄曲霉的作用途径。结果表明，萎缩芽孢杆菌的各种处理液对黄曲霉的生长及孢子萌发均有一定作用，这为如神曲、建曲等发酵类中药提供一种控制产毒霉菌的方法。

　　植物精油（essential oils，Eos）又称为香精油、挥发油，是存在于芳香植物体中的一类小分子挥发性活性化合物，可随水蒸气蒸馏，且与水不能相互混溶，具有一定香味，在常温下能挥发的油状液体。作为一种天然防霉剂，植物精油具有来源天然、无毒、强抑菌性和环境友好等优点[237-239]，使其成为人们研究真菌毒素防控剂的研究热点，且植物精油在抑制真菌生长和真菌毒素合成方面有着理想的效果。研究发现[240]，藿香蓟精油能有效抑制寄生曲霉生长和黄曲霉毒素（AFB$_1$、AFB$_2$、AFG$_1$、AFG$_2$）的合成，在固态培养基中，精油浓度为 1500ppm 时能够完全抑制寄生曲霉的生长；在液态培养基中，精油浓度为 0.75g/L 时可完全抑制黄曲霉生长，且浓度为 0.5g/L 时对黄曲霉毒素合成的抑制率高达 84%。此外[241]，波尔多树精油接触法和熏蒸法在浓度分别为 1.5ml/L 和 2.0ml/L 时，能完全抑制炭黑曲霉的生长；丁香精油接触法浓度为 1.5ml/L 时，能够完全抑制炭黑曲霉的生长，熏蒸法的抑菌浓度因水分活度（water activity）不同而有所差异，在 aw 0.98、0.93 时，2 种精油均能达到较好的抑菌作用，其抑制率分别为 14.7% 和 78.5%，二者在 OTA 生物合成途径中也具有抑制作用。

我国南方地区的气温、湿度更适合于黄曲霉菌的生长和产毒,特别是梅雨季节,以往对谷物和饲料污染情况的调查也证实热带地区污染更为严重[242]。通过控制环境温湿度和水分活度,改善储藏条件,同时控制药材及原料药的水分含量,是目前最常见和实用的抑制霉菌方法。然而,不同药材贮藏的最适含水量不相同,在实际操作过程中没有参照的标准。近几年一些新型技术逐渐发展起来,如采用微波处理密闭保存可以有效地防止霉变,同时延长一个月的保存时限,且对大黄、桔梗、杏仁等中药的有效成分影响不大[243]。"药对"养护是利用一些具有特殊气味或具有防霉作用的中药来防止另一种中药霉变的储藏方法,如陈皮与高良姜存放,可以防止发生霉变[244]。这样操作节省储藏空间又能避免霉变。中药材在进入仓库前,应先对仓库进行消毒杀菌。采用溴甲烷、二氯乙烷、环氧乙烷等化学试剂对仓库进行熏蒸除菌,可延长花生的贮藏时限[245]。中药饮片是否可考虑采用这种方法,需要评估化学试剂对中药饮片质量和安全的影响。

(二)消减中药饮片中黄曲霉毒素残留

中药饮片涉及种植、生产、炮制等很多环节,从源头控制黄曲霉毒素的难度同样较大,中药饮片中仍然存在黄曲霉毒素超标的问题。找到一种快速、简单又不影响中药有效成分的脱毒方法是解决问题的突破口。目前主要的脱毒方法有吸附法[246]、物理辐射法[247]、微波加热法[248]和熏蒸法[249]。近几年,随着酶工程、发酵工程、细胞工程等的发展,研发复合微生物防腐剂和筛选出能产生解毒酶的菌株应用于中药材的脱毒技术将成为今后的目标。常见的三种效果较佳的生物脱毒方法介绍如下。

1. 乳酸菌吸附 鼠李糖乳杆菌 ATCC53103 和 DSM-705 是研究较多的能够吸附黄曲霉毒素的乳酸菌,吸附 AFB_1 的能力高达 80%,而且它们在体内环境中也能吸附 AFB_1,鼠李糖乳杆菌 ATCC53103 和 DSM-705 分别使小肠组织吸收的 AFB_1 减少 74% 和 37%[250]。此外,鼠李糖乳杆菌 ATCC53103 和 DSM-705 对全脂牛奶中 AFM_1 的吸附能力分别为 36.6% 和 63.6%[251]。

2. 酵母吸附 近年来的研究陆续揭示不同酵母菌株对多种不同真菌毒素具有吸附作用,包括黄曲霉毒素、赭曲霉毒素、玉米赤霉烯酮等。如酿酒酵母 Y1 对 YPD 培养基中 AFB_1 的最高吸附率可达 81.2%[252];干燥的酵母细胞壁成分 LEC(干物质含量 97.60%)能够非常有效地吸附 OTA,吸附率为 95%~100%[253]。多项研究表明,酵母细胞壁中的 β-葡聚糖及糖蛋白参与生物脱毒过程。目前,酵母细胞壁已作为脱毒剂应用于动物饲料脱毒中。

3. 微生物降解脱毒 除利用吸附作用将真菌毒素吸附分离,还可利用微生物的分解作用,将真菌毒素降解成无毒物质。例如,沙氏芽胞杆菌 L7(*Bacillus shackletonii*)可以高效降解黄曲霉毒素 B_1、B_2 和 M_1,并从该菌分离到一种新型的黄曲霉毒素降解酶(bacillus aflatoxin-degrading enzyme,BADE)[254]。此外,还有研究筛选获得可降解黄曲霉毒素的不产毒黄曲霉两株 JZ2 和 GZ15,通过对降解产物的结构进行分析,预测内酯酶和还原酶参与了降解过程[255]。以黑曲霉(*Aspergillus niger*)为出发菌株制备的生物制剂 BDA 可用于花生油中 AFB_1 的降解,而且研究还发现此酶制剂最适宜的载体为稻谷壳[256]。

小 结

本节对中药中真菌毒素污染概况、检测技术方法、风险评估以及控制措施等进行了重点介绍。目前,中药中真菌毒素的检测方法仍以色谱分析法为主。随着对中药中多种真菌毒素同时污染的关注,基于 QuEChERS 或者多功能净化柱进行样品净化前处理的 LC-MS/MS 检测技术越来越多地被应用于多种真菌毒素同时检测。然而,传统的色谱检测方法适用范围窄,大多只针对单一或少数的基质且需要引入相对复杂的样品前处理过程,而且分析时间较长,不利于实现现场大量样品的实时快速筛选。因此,现阶段仍然需要加大力度对适用于中药中真菌毒素检测的快速检测方法进行研发,在完善现有检测形式的同时,开发新型检测技术,如高灵敏的荧光免疫分析技术,以期获得灵敏度高、适用范围广的分析方法,实现对中药材中真菌毒素现场、高通量、快速筛选的目的。

思考题

1. 中药材中易污染的真菌毒素主要有哪几类？各自的特点及主要的污染来源是什么？易污染真菌毒素的中药材有什么特点？

2. 目前国内外对中药材中真菌毒素的限量标准有哪些？

3. 黄曲霉素毒性产生的机制及其危害性主要体现在哪些方面？

4. 真菌毒素检测方法各有什么特点？注意事项有哪些？

5. 中药中黄曲霉素污染防控的途径有哪些？

6. 中药干预真菌毒素的主要机制是什么？

（杨美华　张　磊　罗　云　戴子茹）

第三节　中药中农药残留的分析与控制

近年来，关于中药中农药残留超标的报道屡见不鲜，这不仅严重影响中药的用药安全，而且也阻碍中药的国际化进程，制约中医药事业的发展。因此，充分认识中药中农药污染现状、农残限量标准及检测技术等内容，对中药材农药污染的防控具有重要意义。

一、中药中农药残留概况

（一）中药中农药污染来源

随着中药资源需求膨胀，中药材越来越依赖人工培育，农药成为保障中药材产量和品相重要手段的同时，也滋生出残留超标的严重隐患。中药农残污染问题已经逐渐跃升为国际话题。中药中农药残留源于多种途径：首先在于种植过程中农药的使用，目前可供参考的农药使用标准少之又少，药农多仿照农业生产经验，中药材如人参、三七、远志等多年生药材，生长周期漫长易受病虫害侵袭，药农缩短间隔期频繁过度施药；其次，中药材生长环境包括土壤、大气、灌溉水等因素，前茬采收后土壤中未消解代谢完全的农药，尤其是高残留持效期长的有机氯类，周边种植的其他作物喷洒农药时可通过空气传播而受到污染，以及灌溉水中的残留污染；此外，动物药可通过食物链造成农药体内蓄积，为了节约成本用农药、化肥包装袋包装/运输中药材等。因此，中药中农药残留控制关键在于源头农药污染的防治和控制。

（二）中药材种植病虫害防治农药登记情况

1982 年，我国农业部、化工部及卫生部等联合发布《农药登记规定》，并成立 37 人的农药登记评审委员会，同年又颁布《农药登记规定实施细则》《农药登记审批办法》和《农药登记评审委员会组成办法》，从此我国农药登记管理拉开帷幕[257]。1997 年，国务院颁布《农药管理条例》，这是我国第一部农药管理的法律法规，结束了我国农药管理无法可依的状态，其中具体规定了 5 项农药登记细则，首次使农药登记制度走上法制化道路。1999 年，农业部制订并发布《农药登记资料要求》。2001 年，国务院对农药登记制度增加了一项管理细则[257]。2007 年，农业部发布《农药登记资料规定》，自 2008 年 1 月 8 日起施行至今，中药材作为特色小宗作物，相比农产品种植面积小，但区域特色明显，然而其登记农药有限。据中国农药信息网显示（表 6-16），我国农药登记有效成分 650 多个，产品 3 万余，截至目前登记的中药材品种只有人参、三七、枸杞、山药、菊花、元胡、白术、麦冬、铁皮石斛、贝母 10 种，农药有效成分包括生物农药仅 60 多个。据中国农科院植物保护研究所统计，我国病虫害数量超过 600 种，其中需要防治的病虫害超过 200 种。许多常用药材上的农药登记远远滞后。生产中，当病虫害侵袭这些小类别作物时，在"无药可用"的情况下，生产者只能凭借经验进行防治，这样不仅容易产生药害，中药安全更是无法保证。为了提高中药材的经济价值，保障药材质量，部分地方制订了无公害中药材生产技术规程标准，如河北省农业厅提出《DB13/T 758.1~7 无公害中药材田间生产技术规程》，涉及白术等 7 个中药材品种；甘肃省张掖市提出《DB62/T 1093-1099 张掖市无公害中药材生产技术规程》，覆盖板蓝根等 7 个中药材品种，规范地方中药材种植中农药的使用。然而实际调研和文献报道显示，中药材的病虫害防治远不止使用登记的和指导的农药化学品，多数借鉴农作物种植经验使用农药，在具体中药材上使用农药的残效期、安全使用间隔和剂量不明确，如此盲目施药，存在着药害风险，因此，加强常用中药材的农药登记工作是重中之重。

表 6-16　中药材农药登记信息汇总

药材	杀菌剂	杀虫剂	植物生长调节剂
人参	代森锰锌、霜脲氰、异菌脲、苯醚甲环唑、恶霉灵、哈茨木霉菌、嘧菌酯、醚菌酯、乙霉威、多菌灵、多抗霉素、枯草芽胞杆菌、咯菌腈、精甲霜灵、王铜、丙环唑、嘧菌环胺	噻虫嗪	赤霉酸
三七	苯醚甲环唑、枯草芽胞杆菌、烯酰吗啉、吡唑酯	苦参碱	吲哚丁酸
枸杞	十三吗啉、香芹酚、硫磺、苯醚甲环唑、咪鲜胺、醚菌酯、蛇床子素	高效氯氰菊酯、苦参碱、硫磺、吡虫啉、藜芦碱、哒螨灵（杀螨剂）、乙螨唑（杀螨剂）、噻虫嗪、呋虫胺	—
山药	咪鲜胺、二氰蒽醌、吡唑醚菌酯	辛硫磷	氯化胆碱
菊花	嘧霉胺、三唑酮、咯菌氰、异菌脲、嘧菌酯、霜脲氰、噁唑菌酮、腐霉利、氰霜唑、啶酰菌胺、吡唑醚菌酯、春雷霉素、溴菌腈、壬菌铜、王铜	吡蚜酮、敌敌畏、烯啶虫胺、甲氨基阿维菌素苯甲酸盐、茚虫威、高效氯氰菊酯、吡虫啉、乙酰甲胺磷、氰氟虫腙、虫螨腈、噻虫嗪、螺虫乙酯、噻虫啉	丁酰肼
元胡	嘧霉胺、霜霉威	甲氨基阿维菌素苯甲酸盐	—
白术	井冈霉素、嘧啶核苷类抗生素	二嗪磷	—
麦冬	苯磺隆除草剂	—	—
铁皮石斛	啶氧菌酯、烯酰吗啉、咪鲜胺、井冈霉素、喹啉铜、噻呋酰胺、噻森铜、苯醚甲环唑	吡虫啉、四聚乙醛、松脂酸钠	—
贝母	—	阿维菌素、吡虫啉	—

来源于中国农药信息网

（三）中药中农药污染特点

农药化学品的分类方法很多，按防治对象可分成杀虫剂、杀菌剂、除草剂、杀鼠剂、杀螨剂等，按农药的理化性质分为有机氯类、有机磷类、氨基甲酸酯类和拟虫菊酯类等。根据中药中农药实际使用和检出情况显示，我国最早使用的农药主要为有机氯，20 世纪 70 年代末世界范围内陆续禁止生产和使用高残剧毒有机氯农药，然而该类农药在中药材中依旧可检出，如六氯苯、六六六、四氯硝基苯、五氯硝基苯、七氯、滴滴涕、艾氏剂、狄氏剂、异狄氏剂等；中药中农药污染主要为杀虫和杀菌剂；同一药材中存在同时污染多种农药有效成分，有些甚至达数十种[258]；由于我国地理环境、气候、温度、用药经验等差异，相同药材在不同地域种植条件下，造成农药污染水平不一致；中药材 GAP 管理下是从产地生态环境、种质和繁殖材料等全过程加以规范化控制，要求中药材种植土壤应符合国家土壤质量二级标准（pH6.5~7.5；六六六和滴滴涕均≤0.50mg/kg），针对病虫害防治要求采用最小有效剂量并选用高效、低毒、低残留农药，以降低农药残留和重金属污染等，但中药材 GAP 管理下依旧存在农药污染超标的情况；中药饮片和制剂中也可检出农药残留[258]。

二、国内外中药中农药残留限量规定

为了有效地应对中药农药残留问题，农业部针对我国农药生产使用中对生态环境和人畜安全具有较大风险和危害问题的农药品种逐步加强农药管理工作，出台多项公告明令禁用/限用并加强管理农药 69 种（表 6-17）。目前国内外出台了严格的中药中最大农药残留限量（maximum residue limit，MRL）标准（表 6-18）。可见国内外对农药残留限量问题已经十分重视。

表 6-17　农业部禁用/限用农药名单（农业部 194、199、274、322、671、747、1157、1586、1744、1745、2032、2289、2445 号及农农发〔2010〕2 号公告）

结构分类	农药名称
有机磷（25 种）	甲基硫环磷、甲基对硫磷、对硫磷、甲拌磷[a]、灭线磷[a]、地虫硫磷、蝇毒磷、内吸磷[a]、硫线磷、硫环磷[a]、氯唑磷[a]、特丁硫磷、治螟磷、久效磷、苯线磷、磷胺、甲胺磷、甲基异柳磷[a]、氧乐果[a]、水胺硫磷[a]、毒死蜱[a]、三唑磷[a]、杀扑磷[a]、乙酰甲胺磷[a]、乐果[a]
有机氯（11 种）	六六六、杀虫脒、狄氏剂、艾氏剂、滴滴涕、二溴乙烷、二溴氯丙烷、毒杀芬、三氯杀螨醇、八氯二苯醚[b]、硫丹
氨基甲酸酯（4 种）	克百威[a]、涕灭威[a]、灭多威[a]、丁硫克百威[a]
酰脲（4 种）	甲磺隆、氯磺隆、胺苯磺隆、氟苯虫酰胺[a]
其他（25 种）	汞制剂、氟乙酸钠、毒鼠强、毒杀芬、敌枯双、砷类、甘氟、毒鼠硅、氟乙酰胺、铅类、除草醚、氰戊菊酯[a]、丁酰肼[a]、氟虫腈[a]、磷化钙、磷化镁、磷化锌、溴甲烷、磷化铝、百草枯[b]、福美胂、福美甲胂、氯化苦[a]、2,4-滴丁酯[b]、草甘膦混配水剂

[a] 限用农药品种；[b] 其他管理措施

表 6-18　国内外药典和中药行业农药残留限量标准

标准	适用范围	农药残留限量标准
《中国药典》（2015 版）	甘草、黄芪	总 BHC≤0.2mg/kg；总 DDT≤0.2mg/kg；PCNB≤0.1mg/kg
	人参、西洋参	总 BHC≤0.2mg/kg；总 DDT≤0.2mg/kg；PCNB≤0.1mg/kg；六氯苯≤0.1mg/kg；总七氯≤0.05mg/kg；艾氏剂≤0.05mg/kg；总氯丹≤0.1mg/kg
	药典规定的除甘草、黄芪、人参、西洋参外的中药材和饮片	总 BHC≤0.2mg/kg；总 DDT≤0.2mg/kg；PCNB≤0.1mg/kg；六氯苯≤0.1mg/kg；总七氯≤0.05mg/kg；总艾氏剂≤0.05mg/kg；异狄氏剂≤0.05mg/kg；总氯丹≤0.05mg/kg；总硫丹≤3mg/kg
《香港中药材标准》（第一册）[259]	标准中涉及的中药材	艾氏剂及狄氏剂和≤0.05mg/kg；总氯丹≤0.05mg/kg；总 DDT≤1.0mg/kg；异狄氏剂≤0.05mg/kg；总七氯≤0.05mg/kg；六氯苯≤0.1mg/kg；总六六六≤0.3mg/kg；林丹≤0.6mg/kg；总 PCNB≤1.0mg/kg
汉方及生药制剂农药残留量的行业标准[260]	含山茱萸、黄芪、桂皮、细辛、甘草、苏叶、陈皮、大枣、枇杷叶、牡丹皮、人参、远志、红参、番泻叶的汉方及生药制剂	总 BHC≤0.2 mg/kg；总 DDT≤0.2 mg/kg
	含山茱萸、远志、陈皮及苏叶的汉方制剂	对硫磷≤0.5mg/kg；甲基对硫磷≤0.2mg/kg；杀扑磷≤0.2mg/kg；马拉硫磷≤1.0mg/kg
	含有苏叶、远志、陈皮、大枣及枇杷叶的汉方制剂	氰戊菊酯≤1.5mg/kg；氯氰菊酯≤1.0mg/kg

续　表

标准	适用范围	农药残留限量标准
《美国药典》 (32-NF27)[261]		有机氯：艾氏剂和狄氏剂≤0.05mg/kg；七氯≤0.05mg/kg；六氯苯≤0.1mg/kg；总BHC≤0.3mg/kg；林丹≤0.6mg/kg；总PCNB≤1.0mg/kg；溴螨酯≤3.0mg/kg；总氯丹≤0.05mg/kg；总硫丹≤3.0mg/kg；异狄氏剂≤0.05mg/kg；总DDT≤1.0mg/kg 有机磷：谷硫磷≤1.0mg/kg；毒虫畏≤0.5mg/kg；毒死蜱≤0.2mg/kg；甲基毒死蜱≤0.1mg/kg；二嗪农≤0.5mg/kg；敌敌畏≤1.0mg/kg；二硫代氨基甲酸盐≤2.0mg/kg；乙硫磷≤2.0mg/kg；杀螟硫磷≤0.5mg/kg；地虫磷≤0.05mg/kg；甲基嘧啶磷≤4.0mg/kg；马拉硫磷≤1.0mg/kg；杀扑磷≤0.2mg/kg；对硫磷≤0.5mg/kg；甲基对硫磷≤0.2mg/kg；杀硫磷≤0.1mg/kg 拟除虫菊酯：总氯氰菊酯≤1.0mg/kg；溴氰菊酯≤0.5mg/kg；氰戊菊酯≤1.5mg/kg；氯菊酯≤1.0mg/kg；除虫菊酯≤3.0mg/kg 甲草胺≤0.02 mg/kg；胡椒基丁醚≤3.0mg/kg
《欧洲药典》[262] (8th)	中草药及其制品	有机氯：艾氏剂和狄氏剂总和≤0.05mg/kg；硫丹总和≤3 mg/kg；异狄氏剂≤0.05mg/kg；总七氯≤0.05 mg/kg；六氯苯≤0.1mg/kg；总BHC≤0.3mg/kg；林丹≤0.6mg/kg；溴螨酯≤3mg/kg；氯丹总和≤0.05mg/kg；甲氧滴滴涕≤0.05 mg/kg；三氯杀螨醇≤0.5mg/kg；总DDT≤1mg/kg；八氯二丙醚≤0.02mg/kg；四氧硝基苯≤0.05mg/kg；四氯杀螨砜≤0.3mg/kg；总PCNB≤1mg/kg；五氯苯甲醚≤0.01mg/kg；氯菊酯总≤1mg/kg；腐霉利≤0.1mg/kg 有机磷：乙酰甲胺磷≤0.1mg/kg；乙基谷硫磷≤0.1mg/kg；甲基谷硫磷≤1mg/kg；乙基溴硫磷≤0.05mg/kg；甲基溴硫磷≤0.05mg/kg；毒虫畏≤0.5mg/kg；毒死蜱≤0.2mg/kg；甲基毒死蜱≤0.1mg/kg；二嗪农≤0.5mg/kg；敌敌畏≤1mg/kg；乐果和氧乐果总≤0.1mg/kg；乙硫磷≤2 mg/kg；乙嘧硫磷≤0.05mg/kg；皮蝇磷总≤0.1 mg/kg；杀螟硫磷≤0.5mg/kg；丰索磷总≤0.05 mg/kg；倍硫磷≤0.05mg/kg；地虫硫磷≤0.05 mg/kg；马拉硫磷和马拉氧磷总≤1mg/kg；灭蚜磷≤0.05mg/kg；虫螨畏≤0.05mg/kg；甲胺磷≤0.05mg/kg；杀扑磷≤0.2mg/kg；久效磷≤0.1mg/kg；对硫磷和对氧磷总和≤0.5mg/kg；甲基对硫磷和甲基对氧磷总和≤0.2mg/kg；伏杀硫磷≤0.1mg/kg；亚胺硫磷≤0.05mg/kg；甲基嘧啶磷总和≤4mg/kg；乙基嘧啶磷≤0.05mg/kg；丙溴磷≤0.1mg/kg；丙硫磷≤0.05mg/kg；喹硫磷≤0.05mg/kg 拟除虫菊酯：甲氰菊酯≤0.03mg/kg；氟氯氰菊酯总和≤0.1mg/kg；高效氯氟氰菊酯≤1 mg/kg；氯氰菊酯及其异构体≤1mg/kg；；溴氰菊酯≤0.5mg/kg；氰戊菊酯≤1.5mg/kg；氟氰戊菊酯≤0.05mg/kg；τ-氟胺氰菊酯≤0.05mg/kg；除虫菊酯总和≤3mg/kg 二甲戊乐灵≤0.1mg/kg；灭蚁灵≤0.01 mg/kg；乙烯菌核利≤0.4mg/kg；敌草索≤0.01mg/kg；二硫代氨基甲酸酯类≤2mg/kg；甲草胺≤0.05mg/kg；抑菌灵≤0.1mg/kg；胡椒基丁醚≤3mg/kg；溴化物和无机溴化物≤50mg/kg

三、中药材中农药残留检测技术

（一）样品前处理技术

1. 提取溶剂（单一和混合溶剂）　残留农药提取溶剂选择主要基于化合物的极性、溶解度或挥发性理化性质及待测样品的性质。由于残留农药在中药中为痕量水平（mg/kg），提取效率的高低直接影响分析结果的准确性。

常用单一提取溶剂如石油醚、正己烷、乙酸乙酯、丙酮、乙腈等，混合提取溶剂如石油醚/正己烷-乙酸乙酯、石油醚-丙酮、丙酮-二氯甲烷等。选用合适的提取溶剂体系，要求提取溶剂极性与待测物极性相近，即采用"相似相溶"原理，尽可能使待测物进入溶液而样品中其他干扰性杂质处于不溶状态。针对中药中有机氯农残检测，可采用石油醚提取，为了降低可溶有机杂质，也可采用水浸润，乙腈提取。因此需综合考察样品基质和待测物性质选择提取溶剂。此外，溶剂纯度对检测结果也存在影响。溶剂中如果存在杂质可能干扰检测结果的判别，一般要求使用的溶剂通过净化处理后经气相色谱电子捕获检测器上不出现杂峰（杂质含量在 ng/L 级以下）为合格。在实际操作中，需要使用大量溶剂使足够样品中痕量农残溶解出来，在进样前必须进行浓缩，所以溶剂沸点为 45~80℃ 为宜，沸点太低，制备过程中易挥发，沸点太高，样品溶液不易浓缩，也不利于挥发或热稳定性差的农药。

2. 提取方法

（1）索氏提取（Soxhlet extraction，SE）：是通过在索氏提取器中加入提取溶剂对农药连续回流提取数小时获得提取液的提取方法。索氏提取器，由德国化学家 Franz van Soxhlet 设计，组成包括回流提取管、冷凝管、圆底烧瓶。将样品盛装在滤纸筒中放入回流提取管内，水浴加热盛有溶剂的圆底烧瓶，溶剂蒸汽经冷凝滴落在样品上，提取残留农药，当提取溶剂达到虹吸管高度后，流入底部烧瓶。如此反复回流，无溶剂饱和问题，可达到完全提取目的，因此该法可作为其他法提取效率的参照标准。该法不足之处在于需要加热，不适宜热不稳定农药的提取；需使用大量有机溶剂，不绿色环保；反复回流提取数小时以上，不适于大量样品的同时检测。为了提高萃取效率，将索氏提取器加装自动取样器和溶剂自动分流器制成全自动索氏提取器，实现了溶剂自动化处理。由于它提取时间过长，一般每个样品需要数小时以上，重现性差等，已逐渐被其他一些快速、高效的方法所取代。

（2）振荡提取（oscillation extraction，OE）：是借助振荡器的振荡，将样品与提取溶剂在容器中充分混合，进而加快提取速率的提取方法。其优点溶剂利用率高、提取效率较高、操作简便等，是目前农药残留快速检测及高通量检测常用的提取方法之一。

（3）超声波提取法（UE）：是利用每秒钟振动在二万次以上的高频率声波对样品进行提取的方法。其原理是利用超声波在介质传播过程中产生的机械、空化等效应增强提取溶剂的分子运动和穿透力，并从细胞水平上破坏样品的细胞结构，释放细胞中的残留农药，从而加快残留农药的溶出。其对细胞的破坏作用是瞬间发生，因此整个提取过程通常在数分钟内甚至数十秒便可完成，根据需求还可同时对多个样品进行处理，大大提高提取速度和效率，因此成为众多提取方法中较为常用的方法之一。

（4）均质提取（homogenate extraction，HE）：是将样品切成细小的块状或粉碎过筛，置于均质杯内，加入适量提取溶剂，选择合适均质速度，经搅拌子搅拌，离心，为下一步净化做好准备的方法。值得注意的是，每次均质后，均需认真清洗搅拌子，避免交叉污染。用于含糖量高的样品均质时，可能存在粘结成团，不利于提取，因此制备该样品，需要进行方法改进或采用其他提取操作。此法简单、快速，对固体样品具有很好的提取效果，常常用于水果、蔬菜、动物组织等样品。

（5）微波辅助萃取（microwave assisted extraction，MAE）：又称微波萃取法。最早是由匈牙利学者 Ganzler Valkó et al[263] 提出。其利用微波电磁辐射能加热样品，其微波穿透基质组分内部，实现均匀加热。微波产生的分子振动能促使溶剂快速渗透植物组织细胞，促进待测农药快速溶出，是一种简单、快速、新型的提取方法。该法已广泛于环境、食品、饲料、中药中各类化合物包括农残的提取。微波加热不同于传统的加热方式，微波加热具有加热效率高和受热均匀的特点，使得提取过程更加高效，从而大幅度降低时间耗费；溶剂用量少，应选与待测物极性类似的溶剂，如果采用非极性溶剂提取，非极性溶剂吸收微波能力差，因此为了提高萃取效率，需要加入一定量极性溶剂；根据微波萃取装置，容易实现多个样品同时提取处理；采用密闭环境加热提取，有效减少易挥发物质的损失[264-266]。微波辅助提取法的效率与样品介质、溶剂、微波功率等相关，为了获得最佳萃取效率，需要对各影响因素进行考察。

（6）加速溶剂萃取（ASE）：又称加压液体萃取。是一种在密闭的容器内，采用升高温度（50~200℃）和增加压力（1000~3000psi 或 10.3~20.6MPa），改善待测物质在溶剂中的溶解能力，降低溶剂黏度，加快扩散和提取速度，利于溶剂进入在低压时无法接触到的基质内部以提高萃取效率的全自动样品提取技术。该法提取时间从传统溶剂数小时降低到以分钟计，极大减少样品制备的烦琐操作，使得样品制备变成自动化流程，非常适用于固体和半固体样品的制备。常规提取法可能需要至少 5 倍的溶剂量，该法可以降低溶剂使用量，仅用极少的溶剂，利用升高温度加快解析达到加速溶剂充分提取的目的。该法已被美国环保署选定为推荐标准方法，可用于农药、多环芳烃、多氯联苯及碱性、中性、酸性化合物的提取，但对于富含水分样品需加入硅藻土，以减少水分。温度和压力是影响萃取效率重要的因素，其优点在于溶剂用量少，萃取时间短，对不同基质可采用相同的萃取条件，萃取效率高，选择性好，回收率、精密度与索氏提取相当，可以代替溶剂消耗量大的索氏提取和超声波提取，现能用溶剂萃取的方法都可用加速溶剂萃取法处理。

（7）固相微萃取（solid phase microextraction，SPME）：是基于固相萃取发展起来的，利用扩散原理使残留农药吸附在固相涂层上，通过加热控制样品与涂层之间的平衡达到分离目的，当吸附作用达到平衡后将纤维萃取头取出，再通过溶剂洗脱使农药解吸附实现净化。因此，该方法根据固相萃取涂层的材料性质，可以选择性萃取并净化富集待测物。SPME 有两种操作方法，分为直接固相萃取法（direct-SPME，D-SPME）和顶空固相微萃取（headspace-SPME，HS-SPME）。D-SPME 是将表面涂渍纤维直接插入样品中，对残留农药进行提取，多用于气体和液体样品分析。HS-SPME 是将固相萃取纤维置于顶空瓶的顶端，将固体样品或含有萃取溶剂的混合物加热，当顶空气体中的残留农药与纤维涂层之间达到动态平衡，直接分析从顶空气体中萃取到纤维上的挥发性成分。HS-SPME 的优势是不直接接触基质成分，降低了背景干扰，因此适合较复杂的固体样品的分析；无须柱填装、溶剂洗脱、浓缩等复杂操作，在进样口端通过解吸附可直接色谱分离检测；通过程序化设置顶空和检测程序，全自动处理，降低了二次污染的风险，集萃取、浓缩、进样于一身，极大提高了固相萃取效率。SPME 技术目前应用最活跃的领域是环境、食品和临床，在农残如有机磷、硫代氨基甲酸酯、三嗪类、二硝基苯胺等检测中也有应用。SPME 不仅可与气相色谱联合用于挥发性成分分析[267]，还可与紫外吸收光谱仪、原子吸收光谱仪及电化学工作站等联用，用于食品、医疗卫生、生物化学等领域[268]。

SPME 萃取过程影响因素主要包括萃取纤维（吸附剂）类型、萃取时间、温度、溶剂、离子强度以及解吸温度和时间等。常见萃取纤维包括聚二甲基硅氧烷（polydimethyl siloxane，PDMS）、聚丙烯酸酯（polyacrylates，PA）、聚乙二醇—二乙烯苯（carbowax divinylbenzene，CW-DVB）、PDMS-DVB 和 CW-PDMS 等。除涂层材料外，涂层厚度对吸附载样量、平衡时间也有影响。通过添加无机盐，如 NaCl 或 Na_2SO_4，改善离子强度，促进待测物盐析，也有助于提高萃取效率，一般认为盐浓度低于 20% 最合适。其余条件具体依农药性质和基质组成而定。由于受限于萃取材料、待测组分的挥发性、中药基质中复杂成分的干扰，其在中药中农残萃取存在一定局限性。

（8）超临界流体萃取法（SFE）：是 20 世纪 90 年代发展起来的一种利用超临界流体（温度和压力同时高于临界值的流体）在超临界状态下，将待测目标物从液体或固体混合物中萃取出来的萃取技术。1986 年，SFE 就已经用于农药残留分析检测[269]。该技术优势在于耗时短、选择性好、易于与多种分析仪器联用实现自动化分析。由于在低温条件下进行萃取，有效避免了挥发性组分在加热提取过程中的损失，非常适合有机氯类农残的测定。普遍使用的萃取剂 CO_2 价格低廉且无毒，可代替传统有毒、易挥发、易燃的有机溶剂，减少了污染环境，在单味中草药提取、复方中草药提取、中草药去除重金属以及中草药农药残留检测等方面，具有不可比拟的优越性[270,271]。但该技术由于受萃取溶剂的限制，CO_2 为非极性溶剂，对普遍污染的中等极性至极性农药效果并不理想，因此该技术用于中药农残研究，其影响因素如温度、压力、流体流速、改性剂的种类、含量、萃取时间和收集溶剂等，还需进行大量筛选和优化。

（9）基质固相分散萃取法（matrix solid phase dispersion extraction，MSPD）：原理是将固体和半固体样品与吸附剂（如石墨化炭黑、弗罗里硅土、氧化铝等）混合、研磨，再通过淋洗剂，将待测物洗脱下来。通过充分研磨，增加了分子之间的接触面积，达到快速吸附分离的目的且不需要特殊仪器。有报道利用基质固相分散技术–气相色谱–质谱法检测生姜中的 11 种有机氯类农药，以弗罗里硅土为吸附材料的基质固相分散法，采用气相质谱联用技术检测有机氯[272]。该技术主要的影响因素为基质性质、吸附剂种类用量、淋洗剂的极性等。

（10）固相分散萃取法（dispersion solid phase extraction，DSPE）：具有快速（quick）、简单（easy）、廉价（cheap）、高效（effective）、可靠（rugged）、安全（safe）的优点，因此又称 QuEChERS 法。该法最开始研发用于食品中的农残分析，利用乙腈对大多数农药具有良好的提取效果，加入盐包促进待测物盐析至有机相，分离有机相采用净化剂包快速除杂后上样分析。根据适用对象，主要包括三种方式：未加缓冲剂的原创 QuEhERS 法[273]、加入乙酸盐缓冲液的美国分析化学家协会（Association of Official Analytical Chemists，AOAC）标准方法以及加入柠檬酸盐以获得稳定 pH 值法。该法集提取、净化为一体，凭借其独特优势，在残留分析领域内已成为研究热点[274,275]。经过不断改进和发展，该法已经被 AOAC 和欧盟（European Union，EU）作为蔬菜和水果样品中农药残留分析的官方方法，该法经过优化和改进也已收录于《中国药典》（2015 年版，四部）多农药残留检测项下，作为药典推荐方法。

3. 净化（cleanup）　目的是通过物理化学方法除去共萃取物中对待测组分存在干扰的物质。中药检测中常见的基质干扰物质包括初生代谢产物，如脂类、淀粉、多糖、纤维素、色素、氨基酸等。脂类易被有机溶剂共萃取出来，未有效净化可堵塞色谱柱进样端，改变色谱柱性能，污染离子源；色素类化合物也多为大分子化合物，会提高检测基线，降低检测灵敏度；氨基酸、蛋白质、纤维素等为不易挥发性成分，在多农残分析中可能会干扰中等极性化合物的检测。初生代谢产物外，不同中药富含的次生代谢产物也会干扰痕量农残的分析，如黄酮类、生物碱类、有机酸类、木脂素类等，其结构和组成有些与农药分子类似，这无疑增加了中药农残净化的难度。因此在确定净化方法时，需要明确研究基质中组分和待测农残的物理化学特性，净化效果还需考虑时间和人力成本。中药中农残检测最常用的净化法是吸附层析，主要是利用吸附剂对共萃取杂质或待测物吸附实现分离净化的目的，常见净化剂和方法见表 6-19。一般来说，检测限越低，要消除的干扰杂质就越多，净化要求越高，其净化的复杂程度就越高，常采用的净化策略是单一净化方式完成，如果对检测限要求高，还可使用多种净化法联合的方式。

表 6-19　净化种类及适用范围

净　化	适用范围特点
凝胶渗透色谱法	用于去除脂肪、聚合物、共聚物、天然树脂、蛋白质、甾类等大分子化合物，以及细胞粉碎片和病毒粒子等杂质。选择洗脱溶剂时，应注意所选择的洗脱溶剂应既对农药有良好的溶解性，又对凝胶具有一定的溶胀能力
硫酸磺化法	硫酸磺化法对不易被氧化农药的净化非常有效，但使用局限性大。由于浓硫酸磺化法只适用于遇酸不易分解的农药，而浓硫酸分解狄氏剂、异狄氏剂等对酸不稳定的农残，环氧七氯也会部分进入磺化层造成回收率偏低，当改用含适量水分的浓硫酸作为磺化净化剂时，环氧七氯即可获得满意回收率
冷冻沉淀净化	冷冻沉淀净化技术是在低温下，脂肪和蜡质会形成结晶，故而可以将其从溶解度较高的提取物中去除。对脂肪含量高的样品具有较好的净化效果
固相微萃取	固相微萃取分为直接萃取和顶空萃取两种。直接萃取：适用于气体基质或干净的水基质；顶空萃取：适用于复杂基质如污水、油脂、血液、污泥、土壤等样品

续　表

净　化	适用范围特点
固相萃取	
石墨化炭黑氨基柱	将 CARB 柱和 NH₂ 柱串联混合制成 CARB/NH₂ 柱，主要用于农药残留中色素、脂肪酸及酚类等极性强的杂质去除
弗罗里硅土柱	弗罗里硅土属于中等极性吸附剂，对含硫醇（RSH）基团的有机磷农药有氧化作用，对高极性的有机磷农药也有很强吸附作用。对油脂吸附能力较好，和中性氧化铝联合使用可吸附更多杂质
C₁₈柱	C₁₈柱能有效去除脂肪等非极性杂质
Triple Phase of Herb SPE（TPH 柱）	中草药专用柱，检测中草药中的农药残留效果比较好。除去中草药中的色素、酸性干扰杂质、糖分及脂溶性杂质同时不会吸附目标农药，已被收入国标方法
活性炭柱	对植物色素有很强的吸附作用。一般很少单独使用，经常与弗罗里硅土及氧化铝柱按一定比例配合使用
硅胶柱	能有效除去糖等极性杂质。通常需要活化处理去除残留水分，使用前再加入一定量的水分，以调节其吸附性能
氧化铝柱	分为酸性、中性、碱性三种，可根据农药性质选用。有机氯、有机磷农药在碱性中易分解，适合用中性或酸性氧化铝。三氮苯类除草剂适合用碱性氧化铝。最大特点是淋洗液用量少，但一般由于氧化铝活性比弗罗里硅土要大得多，因而农药在柱中不易被淋洗下来，当用强极性溶剂时，则农药与杂质同时会被淋洗下来，所以在应用前必须对氧化铝进行活化处理
分散固相萃取吸附剂	
硅藻土	吸附溶液中的细微颗粒，也用于糖等高黏度的吸附过滤。经常与活性炭联用，吸附除去基质中的有色物质
primary secondary amine（PSA）	PSA 是弱的阴离子交换剂，通过离子交换可有效地去除提取溶剂中的脂肪酸、有机酸、糖类、酚等酸性成分以及亲脂性色素，但是 PSA 不能除去提取液中的弱极性色素（如叶绿素）
graphitized carbon black（GCB）	可有效地去除色素干扰，但由于 GCB 同时也会吸附目标物，因此 GCB 使用量应该谨慎考虑。GCB 吸附剂对色素、甾醇等杂质的吸附作用较强，对于一些基质复杂的样品，可以选择 ODS C18，在无色和浅色的基质中，应尽量避免使用
octadecylsilyl（C18）	C18 是 QuEChERS 法最为重要的吸附剂。吸附样品基质中的油脂等杂质，对色素也有一定的吸附作用
分散固相萃取	
无水硫酸镁	在吸水的同时会放热，也会加大待测目标物的溶解度

（二）中药中农药残留色谱检测技术

色谱法是农药残留测定的主要方法，该方法利用气相色谱或液相色谱优异的分离性能，实现对不同极性、沸点农药的色谱分离，采用配套检测器如电子捕获检测器（electron capture detector，ECD）、氮磷检测器（nitrogen phosphorus detector，NPD）、单极质谱检测器（mass spectrumtric detector，MS）、紫外检测器（photo-diode array 或 diode array detector，PDA 或 DAD）、串联质谱检测器（tandem mass spectrometer，MS/MS）等以及高分辨质谱检测器（high resolution mass spectrometer，HRMS）对分离的农药分子进行定性定量检测。

1. 气相色谱法（GC）　是一种简单、快速、灵敏的现代分析技术。目前，气相色谱法已经成为农药残留测定不可或缺的技术手段。气相色谱用于农药残留测定的优势：①样品用量少，分析样品只需要 1～2μl；②高分离效率，气相色谱分离化合物柱效可达到上万，可满足同时 400～500 种农残的分离；③高灵敏度，气相色谱可配备多种检测器，灵敏度最高可以达到 pg 级别，适用于农药这种痕量残留分析；④使用范围广，农药多为分子量<400 的化合物，大部分化合物均能在气相色谱系统上得到良好分离和检测。

（1）测定条件的选择：用气相色谱法测定农药残留时选择合理的测试条件是保证结果准确性与否的重要前提，在实际应用中应根据待测物不同选择合适的测试条件以达到快速准确检测的目的。

色谱柱的合适与否直接影响到各农药组分在气相色谱中的分离效果。柱长是影响分离效果与分析时长的主要因素之一，通常以达到优异的分离效果为首选，增加柱长可以提高柱效，但同时也会增加峰宽并延长分析时间，色谱柱的柱长一般为 10~100m，目前在农药残留分析中较常用的色谱柱主要是 15、30、60m。除柱长区别，柱子内径也具有多种规格，小内径可以改善组分在柱内的分子扩散，提高色谱柱效能，但并不是柱径越小越好，越细的色谱柱进样量越少，有时会导致灵敏度不高。另外柱子固定相与成分的分析有非常密切的关系。一般根据待测组分的性质，依据相似相容原理来选择固定相：非极性成分选择非极性固定相的柱子，极性成分选择极性固定相的柱子。在农药残留分析中常用的气相色谱柱见表 6-20。

用于测定农残的常用气相检测器包括 ECD、NPD、MS、MS/MS 等。ECD 是一种高灵敏度的选择性离子化检测器，由于其仅识别具有电负性的化合物，对含卤素、硫、磷、氮农药有信号，尤其对含卤素的农残灵敏度高可达 pg 水平；NPD 可以专属检测含氮磷农药，具有高选择性，因此测定此类农药如有机磷类，对样品提取和净化的要求并不高，可大大简化样品制备过程。除以上介绍的检测器外，目前质谱与气相色谱的联用（GC-MS，GC-MS/MS）也已经成为农药残留分析的常规方法，既可以用于单残留分析也可以用于多残留的分析。气质联用测定农药残留主要经过以下两个过程：①从气相色谱柱分离的组分，按照顺序依次进入质谱的离子源，使组分裂解成分子碎片；②分子碎片进入质量分析器，形成质谱图。气相色谱质谱（GC-MS）常应用的离子源是电子轰击源（electron impact，EI）和化学电离源（chemical ionization，CI），前者居多。

表 6-20 常用气相色谱柱固定相及型号

固定性	极性	型号
聚硅氧烷（100%甲基）	非极性	DB-1、HP-1、HP-101、SP-2100、CB-1、PE-1、BP-1
聚硅氧烷（5%苯基+95%甲基）	弱极性	DB-5、HP-5、Rtx-5
硅聚硅氧烷（50%苯基+50%甲基）	中等极性	HP-17、SP-2250、RSL-300
聚硅氧烷（14%腈苯基+86%甲基）	中等极性	DB-1701、PE-1701、Rtx-50
聚乙二醇	强极性	HP-20M、CB-WAX、PE-CW

（2）气相色谱定性分析和定量分析：气相色谱联合不同检测器，不仅可以实现有限时间内几百种农药混合物的有效分离，还兼顾不同检测器的选择鉴别优势，对样品中的待测物进行定性定量检测。尤其是，随着仪器供应商对分析软件的不断优化和升级，已经配套针对农残检测的方法包、数据处理包、保留时间锁定等功能软件，实现对农药测定数据的快速处理与检索，为农药残留的定性定量分析奠定良好的基础。

气相色谱定性方法之一即利用保留值鉴别，采用已知对照品和待测物的保留值对比作为定性判据，最直接的是保留时间比对，前提是保证各组分与基质得到良好分离，除利用纯物质作为对照进行分析外，保留值的经验规律、相对保留值和保留指数等这些基于保留值的参数或方法也可用于定性分析[276]。如果采用 ECD 或 NPD 检测等，定性分析还需双柱双定性，即采用不同的色谱柱进行分析确定。基于质谱检测器定性分析，利用其不同的离子对、离子对丰度比可大大提高复杂基质中农残定性判断的准确性。

气相色谱的定量分析主要是利用色谱峰的峰高、峰面积对所测成分进行含量测定。常用的定量方法主要有外标法、内标法和面积归一化法。外标法含量计算主要分为直接对比法和标准曲线法。其中直接对比法要求样品中待测物的含量与标准品的含量接近，这与中药中复杂的农残污染情况相去甚远，因此应用也比较少。校正曲线法在农残检测中为常用方法，利用已知系列浓度的标样进样分析，获得信号与浓度的线性曲线，根据样品中待测物的信号大小，反推其含量水平。由于中药基质中不同成分可能对检测信号存在不同程度的影响，尤其是采用质谱检测器进行分析时，需要采用测定样品的基质匹配曲线进行定量分析以降低基质效应对定量结果准确度的影响。内标法是选择物理化学性质稳定、保留时间与待测物相近但样品中不含有、在溶液中有较好溶解性的内标物，添加已知浓度的量至待测样品中，加到一定量的被分析样品混合物中，然后对含有内标物的样品进行色谱分析，通过计算内标物和待测组分的峰面积（或峰高）及相对校正因子，求出被测组分在样品中的百分含量。内标法定量准确，但对于上百种农残分析时，要选择样品中不含有，且与待测物相近的化合物是存在一定难度的，因此在多农残分析中存在一定局限性。面积归一法适合样品中各组分都能流出色谱柱，并能在色谱图中出峰的样品分析，但该法在中药农残检测中不常见[277]。

目前，气相色谱法已成为农药残留分析非常重要和成熟的分析方法之一，有许多研究者已将其用于各种中药基质中农药残留的分析。

【例1】应用 GC-FPD 同时测定巴戟天中 30 种有机磷农药的含量[278]，具体如下：

样品前处理：精密称取 2.0g 巴戟天样品粉末，置于 10ml 聚四氟乙烯离心管中，加入 7.0ml 乙腈-水（9/1，V/V），涡旋 1 分钟，加入 4.0g 无水硫酸镁和 1.0g 氯化钠，混合均匀涡旋 1 分钟，5000r/min 离心 5 分钟。移取 1.5ml 上清液置于装有 2ml 净化剂（50mg PSA、12mg GCB 和 120mg 无水硫酸镁）离心管中，涡旋 1 分钟，12 000r/min 离心 5 分钟。取 1.0ml 上清液转移至棕色样品瓶中，即得供试品溶液。

色谱条件：色谱柱为 DB-1701（30m×0.25mm×0.25μm）毛细管柱；进样口温度和检测器温度均为 250℃；高纯氮气同时用作载气和尾吹气，流速分别为 3 和 14ml/min，氢气和空气流速分别为 75 和 100ml/min；升温程序为起始温度 80℃，以 25℃/min 升至 130℃，2℃/min 升至 150℃，然后 10℃/min 升至 200℃，保持 5 分钟，2℃/min 升至 250℃，保持 2 分钟。30 种有机磷农药分析时间在 8~40 分钟之间（图 6-14）。

定性分析：根据保留值进行定性分析，由于中药中含有多种化学成分，仅根据保留时间定性可能会出现假阳性结果。为了确证检测结果的真实性，避免存在假阳性的结果，本研究还选用气相色谱串联质谱法（GC-MS）对阳性样品进行结构分析、确证。

定量分析：外标法，采用校正曲线法进行测定。

2. 液相色谱法　高效液相色谱法（HPLC）是 20 世纪 60 年代末发展起来的，解决了热稳定性差及难于气化样品的分析难题，非常适合近年来开发的中等极性、强极性、大分子量农残的分析，该技术分离效率高且应用范围广。在中药中上百种农药的同步筛查分析主要采用的是基于 HPLC 发展起来的超高效液相色谱法（UPLC），其分离效能和分析速度相比 HPLC 有较大的提高和改善。

液相色谱检测器的作用与气相色谱检测器相同，主要用于检测色谱柱流出组分及其量的变化的器件[279]。目前液相色谱常用于农残检测的检测器主要有 PDA 或 DAD、MS/MS 及 HRMS。PDA 或 DAD 要求待测物具有紫外吸收官能团，而大多数常检测的化合物如有机磷、氨基甲酸酯类化合物仅存在末端吸收，导致该检测器在此类化合物检测方面达不到足够的灵敏度而受限。质谱检测器作为一种通用型检测器，在灵敏度、选择性及化合物的分子量和结构信息的提供等方面都具有突出优势，尤其是 UPLC-MS/MS 技术是多农残检测的首选。影响 UPLC-MS/MS 检测的主要条件包括 UPLC 的分离条件如色谱柱、流动相组成和洗脱梯度、流速及柱温，MS/MS 检测条件如离子源、高选择性离子对的筛选、影响离子度强度的碰撞能等。针对液相色谱质谱法用于中药中农药残留定性定量分析，其基质效应的影响同样不容小觑，常常需要采用基质匹配校正曲线进行分析处理。

【例2】Dou 等[280] 用 LC-MS/MS（ESI 源）测定陈皮中 104 种农药残留。

样品前处理：准确称量样品粉末（1.0g）于 2.5ml 水中浸泡 1 分钟，加入 10ml 乙腈，剧烈振摇 1 分钟，加入 0.5g NaCl 和 2.0g 无水 MgSO₄ 混合物，振摇 1 分钟，离心 5 分钟，4000r/min。上清液 1ml 加入

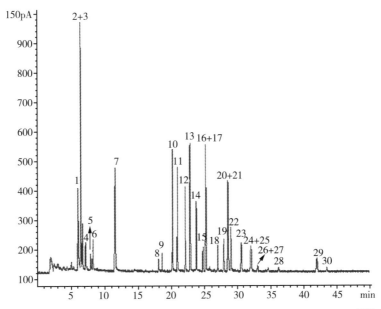

图 6-14　30 种有机磷农药在 DB-5 毛细管色谱柱上的 GC-FPD 色谱图[278]

1. 甲胺磷；2+3. 敌敌畏+二溴磷；4. 内吸磷；5. 丙溴磷；6. 乙拌磷；7. 速灭磷；8. 氧化乐果；9. 久效磷；10. 甲拌磷；11. 乐果；12. 特丁硫磷；13. 二嗪农；14. 异稻瘟净；15. 磷胺；16+17. 甲基毒死蜱+甲基对硫磷；18. 杀螟松；19. 马拉硫磷；20+21. 毒死蜱+对硫磷；22. 水胺硫磷；23. 甲基异柳磷；24+25 喹硫磷+稻丰散；26+27. 乙酰甲胺磷+杀扑磷；28. 灭菌磷；29. 乙硫磷；30. 三唑磷

25mg PSA、10mg MWNT 和 150mg 无水 MgSO$_4$ 的混合物中。氮吹至近干，重新溶解在 1ml 的乙腈-水（3/2，V/V）中，过膜，备用。

色谱条件：RP18 色谱柱（100mm×2.1mm×1.7μm），流动相：乙腈（0.1%甲酸，V/V）（A）和 0.1%甲酸（V/V）（B），流速 0.3ml/min，梯度洗脱程序见表 6-21。

质谱条件：以三重四极杆串联质谱仪检测；离子源为电喷雾（ESI）离子源，使用正离子扫描模式。监测模式为多反应监测（MRM），各化合物参考保留时间、监测离子对、碰撞电压（CE）和检出限参考值见原文献[280]。

表 6-21　梯度洗脱程序

时间（min）	流动相 A（%）	流动相 B（%）
0~3.5	10~45	90~55
3.5~5	45~50	55~50
5~15	50~75	50~25
15~16	75~99	25~1
16~18	99	1
18~19	99~10	1~90
19~22	10	90

（三）国内外中药中农药残留检测方法

当前，随着中药国际影响力的扩大，中药材中的农药残留问题也越来越受到重视，许多国家和地区制订了中药材或植物药中的农药残留检测方法。

1. 中国药典农药残留测定法　《中国药典》（2015 年版，四部）收录了气相色谱法和液相色谱法测定药材、饮片及制剂中部分农药残留量，主要包括机氯类、有机磷类、拟除虫菊酯类及多残留农药的测定。

（1）第一法 9 种有机氯的含量测定：9 种有机氯如下：六六六（α-BHC，β-BHC，γ-BHC，δ-BHC）、滴滴涕（o，p′-DDT；p，p′-DDT）、p，p′-滴滴伊（p，p′-DDE）、p，p′-滴滴滴（p，p′-DDD）及五氯硝基苯（PCNB）。

样品制备：取供试品，粉碎，取约 2g，置 100ml 具塞锥形瓶中，加水 20ml，浸泡过夜，加丙酮 40ml，称定重量，超声处理 30 分钟，放冷，再称定重量，用丙酮补足减失的重量，加氯化钠约 6g，精密加二氯甲烷 30ml，称定重量，超声 15 分钟，再称定重量，用二氯甲烷补足减失的重量，静置（使分层），将有机相迅速移入装有适量无水硫酸钠的 100ml 具塞锥形瓶中，放置 4 小时。精密量取 35ml，于 40℃ 水浴上减压浓缩至近干，加少量石油醚（60～90℃）如前反复操作至二氯甲烷及丙酮除净，用石油醚（60～90℃）溶解并转移至 10ml 具塞刻度离心管中，加石油醚（60～90℃）精密稀释至 5ml，小心加入硫酸 lml，振摇 1 分钟，离心（3000r/min）10 分钟，精密量取上清液 2ml，置具刻度的浓缩瓶中，连接旋转蒸发器，40℃下（或用氮气）将溶液浓缩至适量，精密稀释至 1ml 即得。

色谱条件：色谱柱（14%-氰丙基-苯基）甲基聚硅氧烷或（5%苯基）甲基聚硅氧烷为固定液的弹性石英毛细管柱（30m×0.32mm×0.25μm），离子源 Ni-ECD 电子捕获检测器，进样口温度 230℃，检测器温度 300℃，不分流进样。升温程序 100℃，每分钟 10℃升至 220℃，每分钟 8℃升至 250℃，保持 10 分钟。

（2）第一法六氯苯等 22 种有机氯农药残留测定：22 种有机氯种类：六六六（α-BHC，β-BHC，γ-BHC，δ-BHC）、滴滴涕（o，p′-DDT；p，p′-DDT）、p，p′-滴滴伊（p，p′-DDE）、p，p′-滴滴滴（p，p′-DDD）及五氯硝基苯（PCNB）、六氯苯（hexachlorobenzene）、α-硫丹（α-endosulfan）、β-硫丹（β-endosulfan）、硫丹硫酸酯（endosulfan sulfate）、艾氏剂（aldrin）、狄氏剂（dieldrin）、异狄氏剂（endrin）、反-氯丹（trans-chlordane）、顺-氯丹（cis-chlordane）、氧化氯丹（oxy-chlordane）、七氯（heptachlor）、顺式环氧七氯（heptachlor-exo-epoxide）、反式环氧七氯（heptachlor-endo-epoxide）。

样品制备：取供试品，粉碎，取约 1.5g，置于 50ml 聚苯乙烯具塞离心管中，加入水 10ml，混匀，放置 2 小时，精密加入乙腈 15ml，剧烈振摇提取 1 分钟，再加入预先称好的无水硫酸镁 4g 与氯化钠 1g 的混合粉末，再次剧烈振摇 1 分钟后，离心（4000r/min）1 分钟。精密吸取上清液 10ml，40℃减压浓缩至近干，用环己烷-乙酸乙酯（1/1）混合溶液分次转移至 10ml 量瓶中，加环己烷-乙酸乙酯（1/1）混合溶液至刻度，摇匀，转移至预先加入 1g 无水硫酸钠的离心管中，振摇，放置 1 小时，离心，取上清液 5ml 过凝胶渗透色谱柱（400mm×25mm，内装 BIO-BeadsS-X3 填料）；以环己烷-乙酸乙酯（1/1）混合溶液为流动相；流速为每分钟 5.0ml 净化，收集 18～30 分钟的洗脱液，于 40℃ 水浴减压浓缩至近干，加少量正己烷替换两次，加正己烷 1ml 使溶解，转移至弗罗里硅土固相萃取小柱 [1000mg/6ml，用正己烷-丙酮（95/5）混合溶液 10ml 和正己烷 10ml 预洗] 上，残渣用正己烷洗涤 3 次，每次 1ml，洗液转移至同一弗罗里硅土固相萃取小柱上，再用正己烷-丙酮（95/5）混合溶液洗脱，收集全部洗脱液，置氮吹仪上吹至近干，加异辛烷定容至 1ml，涡旋使溶解即得。

色谱条件：以 50% 苯基 50% 二甲基聚硅氧烷为固定液的弹性石英毛细管柱（30m×0.25mm×0.25μm），验证柱选择 100% 二甲基聚硅氧烷为固定液的弹性石英毛细管柱（30m×0.25mm×0.25μm），MNi-ECD 电子捕获检测器。进样口温度 240℃，检测器温度 300℃，不分流进样，流速为恒压模式（初始流速为 1.3ml/min），程序升温：初始 70℃，保持 1 分钟，每分钟 10℃升至 180℃，保持 5 分钟，再以

5℃/min 升至 220℃，最后以 100℃升至 280℃，保持 8 分钟。

（3）第二法有机磷类农药残留测定法（色谱法）：所测定品种为对硫磷、甲基对硫磷、乐果、氧化乐果、甲胺磷、久效磷、二嗪磷、乙硫磷、马拉硫磷、杀扑磷、敌敌畏、乙酰甲胺磷。

样品前处理：取供试品粉末约 5g，精密称定，加无水硫酸钠 5g，加入乙酸乙酯 50~100ml，冰浴超声处理 3 分钟，放置，取上层液滤过，药渣加入乙酸乙酯 30~50ml，冰浴超声处理 2 分钟，放置，滤过，合并两次滤液，用少量乙酸乙酯洗涤滤纸及残渣，与上述滤液合并。取滤液于 40℃以下减压浓缩至近干，用乙酸乙酯转移至 5ml 量瓶中，并稀释至刻度；精密吸取上述溶液 1ml，置石墨化炭小柱（250mg/3ml，用乙酸乙酯 5ml 预洗）上，用正己烷-乙酸乙酯（1/1）混合溶液 5ml 洗脱，收集洗脱液，置氮吹仪上浓缩至近干，加乙酸乙酯定容至 1ml，涡旋使溶解即得。

色谱条件：以 50%苯基 50%二甲基聚硅氧烷或（5%苯基）甲基聚硅氧烷为固定液的弹性石英毛细管柱（30m×0.25mm×25μm），氮磷检测器（NPD）或火焰光度检测器（FPD）。进样口温度 220℃，检测器温度 300℃，不分流进样。程序升温：初始 120℃，每分钟 10℃升至 200℃，每分钟 5℃升至 240℃，保持 2min，20℃/min，升至 270℃，保持 0.5 分钟。

（4）第三法拟除虫菊酯类农药残留量测定法（色谱法）

样品前处理：取供试品，粉碎成粉末（过三号筛），取 1~2g，精密称定，置 100ml 具塞锥形瓶中，加石油醚（60~90℃）-丙酮（4/1）混合溶液 30ml，超声处理 15min，滤过，药渣再重复上述操作 2 次后，合并滤液，滤液用适量无水硫酸钠脱水后，于 40~45℃减压浓缩至近干，用少量石油醚（60~90℃）反复操作至丙酮除净，残渣用适量石油醚（60~90℃）溶解，置混合小柱（从上至下依次为无水硫酸钠 2g、弗罗里硅土 4g、微晶纤维素 1g、氧化铝 1g、无水硫酸钠 2g），用石油醚（60~90℃）-乙醚（4/1）混合溶液 20ml 预洗，用石油醚（60~90℃）-乙醚（4/1）混合溶液 90ml 洗脱，收集洗脱液，于 40~45℃减压浓缩至近干，再用石油醚（60~90℃）3~4ml 重复操作至乙醚除净，用石油醚（60~90℃）溶解并转移至 5ml 量瓶中，并稀释至刻度，摇匀即得。

色谱条件：以（5%苯基）甲基聚硅氧烷为固定液的弹性石英毛细管柱（30m×0.32mm×0.25μm），Ni-ECD 电子捕获检测器。进样口温度 270℃，检测器温度 330℃。不分流进样（或根据仪器设置最佳的分流比）。程序升温：初始 160℃，保持 1 分钟，每分钟 10℃升至 278℃，保持 0.5 分钟，每分钟 1℃升至 290℃，保持 5 分钟。

（5）第四法农药多残留测定法（质谱法）：《中国药典》（2015 年版，四部）除收录以上几种农残的测定方法外，还包含农药多残留的测定方法。其中用于液相串联质谱法测定的为 155 种，用气相串联质谱法测定 76 种。而这两种方法所用的前处理方法是相同的，具体如下：

取供试品，粉碎成粉末（过三号筛），取约 3g，精密称定，置 50ml 聚苯乙烯具塞离心管中，加入 1%冰醋酸溶液 15ml，涡旋使药粉充分浸润，放置 30 分钟，精密加入乙腈 15ml 与内标溶液 100μl 涡旋使混匀，置振荡器上剧烈振荡（500 次/分）5 分钟，加入无水硫酸镁与无水乙酸钠的混合粉末（4/1）7.5g，立即摇散，再置振荡器上剧烈振荡（500 次/分）3 分钟，于冰浴中冷却 10 分钟，离心（4000r/min）5 分钟，取上清液 9ml，置入已预先装有净化材料的分散固相萃取净化［900mg，N-丙基乙二胺（PSA）300mg，十八烷基硅烷键合硅胶 300mg，硅胶 300mg，石墨化炭黑 90mg］，涡旋使充分混匀，再置振荡器上剧烈振荡（500 次/分钟）5 分钟使净化完全，离心（4000r/min）5 分钟，精密吸取上清液 5ml，置氮吹仪上于 40℃水浴浓缩至约 0.4ml，加乙腈定容至 lml，涡旋混匀，用微孔滤膜（0.22μm）滤过，取续滤液即得。色谱条件中包含的参数可参见《中国药典》（2015 年版，四部）2341 项下。

此外，中华人民共和国国家标准《GB 23200.10—2016》[281] 和《GB 23200.11—2016》[282] 针对桑枝、金银花、枸杞子和荷叶中 488 种和 413 种农药及相关化学品残留量测定制订了详细的 GC-MS/MS 和 LC-MS/MS 法操作规程，为常见农药及相关化学品的定量筛查提供了参考依据。

2. 国外药典农药残留测定法　中国药典对农药残留的测定方法进行了规定，国外各国也都对农药残留的分析方法进行了规定，具体见表 6-22。其中以《美国药典》和《欧洲药典》规定的农药品种最多。在亚洲主要的植物药国家中，《韩国药典》中涉及的限制农药数量较多，另外还规定了 27 种农药在一些常见植物药中的限量，也进一步体现了其药典的实用性。《日本药典》中涉及植物药材的农药种类偏少，但考虑到一些植物药属于药食同源的情况，可能需要参考更为严格的《日本食品中残留农业化学品肯定列表制度》，所以从食品安全角度来看，日本对植物药农药残留的限量也非常严格。《英国药典》只对植物药中的农药进行了概括性限制：每 1kg 植物药中有机氯农药的限制为 0.05mg，其他农药为 0.5mg 或 1.0mg，尽管限定方法较为粗略，但区分了有机氯类农药和其他农药。

表 6-22　各国药典农药测定方法对比[283]

国家	测定农药种类	提取方法	净化方法	检测器
中国	有机氯类 有机磷类 拟除虫菊酯类 多残留测定	丙酮和二氯甲烷超声提取（有机氯类） 乙酸乙酯超声提取（有机磷类） 石油醚-丙酮超声提取（拟除虫菊酯） 1%冰醋酸-乙腈振荡提取（多残留）	硫酸磺化（有机氯类） 石墨化炭黑固相萃取法（有机磷类） 弗罗里硅土、微晶纤维素和氧化铝固相萃取法（拟除虫菊酯类）	ECD（有机氯类，拟除虫菊酯类） NPD（有机磷类） MS（多残留）
欧洲	有机氯类 有机磷类 拟除虫菊酯类	丙酮高速匀浆法	凝胶渗透色谱法和硅胶柱固相萃取方法（有机氯类和拟除虫菊酯类） 凝胶渗透色谱法（有机磷类）	ECD（有机氯类，拟除虫菊酯类） NPD（有机磷类）
美国	有机氯类 有机磷类 拟除虫菊酯类	丙酮高速匀浆法	凝胶渗透色谱法和硅胶柱固相萃取方法（有机氯类和拟除虫菊酯类） 凝胶渗透色谱法（有机磷类）	ECD（有机氯类，拟除虫菊酯类） NPD（有机磷类）
英国	有机氯类 有机磷类 拟除虫菊酯类	丙酮高速匀浆法	凝胶渗透色谱法和硅胶柱固相萃取方法（有机氯类和拟除虫菊酯类） 凝胶渗透色谱法（有机磷类）	ECD（有机氯类，拟除虫菊酯类） NPD（有机磷类）
韩国	有机氯类 有机磷类 拟除虫菊酯类	丙酮高速匀浆法	弗罗里硅土柱固相萃取（多残留方法）	ECD（有机氯类，拟除虫菊酯类） NPD（有机磷类） MS（多残留方法）
日本	有机氯类	丙酮-水振荡提取	弗罗里硅土柱固相萃取后硫酸磺化	ECD（有机氯类）

（四）农残快速检测新方法

为了加强中药的质量控制，促进中药的现代化，农药残留检测也日益成为广大医药工作者的研究热点，发展高灵敏度、高选择性、简单快速、便携式的农药残留快速检测分析方法势在必行。生物传感器具有良好的选择性、超高的灵敏度、迅速的分析速度、较低的制备检测成本及能够在复杂体系中进行在线连续监测等特点，特别是它的高度自动化、微型化以及集成化的特点，使其在近几年获得广泛关注及大力发展[284]。

生物传感器是一种由信号检测和传输软件组成的系统或者装置，通过传导物理或者化学输出信号来快速定量检测待检物。传感器包含两个重要组成部分，生物敏感活性识别元件及信号传输部分，前者通常有抗体[285]、酶[286]、适配体等受体[287-289]，后者通常为信号探针如光学探针[290]、声学探针[291]和电化学探针[292]。识别元件是为了特异性识别待检物，提高特异性并降低检测结果的假阳性或者假阴性。信号传输元件是为了高效地输出检测信号，缩短分析时间，提高分析效率。

生物传感器具有体积小、操作简单、高通量与快速分析等一系列优点，非常适合于中药中农药残留的快速筛选与现场分析。因此，近年来，为了提高农药残留检测的效率和适用性，研究人员构建了许多新型生物传感器用于农药残留的检测。

1. 生物酶传感器　用于食品中农药残留检测的酶生物传感器主要分为两种：①抑制型生物传感器，这是一种间接检测方法；②催化型生物传感器，这是一种直接方法。酶生物传感器作为一种简单、快速、灵敏的检测方法，已经广泛应用于农药的检测。

（1）抑制型生物传感器：乙酰胆碱酯酶（AChE）的生物传感器是基于酶抑制法，模拟生物中毒的机制，利用有机磷农药和氨基甲酸酯农药能抑制乙酰胆碱酯酶、丁酰胆碱酯酶或脲酶活性来检测农药残留毒性的方法[293]。有报道使用光纤通过溶胶凝胶法固定的胆碱酯酶传感器用于敌敌畏的检测最低浓度可达5.2μg/L，基于谷胱甘肽转移酶光纤生物传感器检测和识别莠去津范围为0.54~27.0mg/L，还可将AChE和谷胱甘肽S转移酶同时固定在溶胶-凝胶膜上，设计成一种检测克菌丹和有机磷化合物的光纤生物传感器，实现0~2mg/L的检测范围[290-293]。

（2）催化型生物传感器：催化型生物传感器的构建主要是基于有机磷水解酶原理，其主要检测原理为：水解酶能够将有机磷化合物作为底物进行酶促反应[294]，反应产生两分子质子、乙醇以及其他产物，这些产物常常具有一定的电活性或者连接有可发色基团，从而向检测装置提供不同类别检测信号，并经过信号转换器等装置进行信号转换，实现对有机磷物质的定性定量分析[295]。以有机磷水解酶为生物检测部件的传感器的优势在于：首先，不需要有机磷农药对酶蛋白分子的抑制过程，即除去酶活力的农药孵育时间，大大地缩短农药检测时间；其次有机磷水解酶是对有机磷农药小分子直接进行酶促反应，故较酶抑制法，水解酶检测器对酶蛋白以及农药样品需求量少，且灵敏度还要高。

由于有机磷水解酶对于检测有机磷农药残留具备诸多优越性，近几年国内外科研人员已经制备了各种类型的水解酶生物传感器，水解酶生物传感器可以大体分为电位型和电流型两种[296]。电位型有机磷水解酶传感器是根据酶促反应前后溶液中电解质浓度变化而产生电位差来实现对有机磷物质的检测。电流型有机磷水解酶传感器则是根据有机磷水解反应过程中电子转移而产生的电流来实现对底物有机磷农药的间接测量，研究将有机磷水解酶（OPH）与碳纳米管（CNT）组装电极表面，通过电流法检测有机磷农药的水解产物对硝基苯酚来检测对氧磷，检出限低至0.15μmol/L[297]。

2. 免疫生物传感器　免疫传感器是利用抗原和抗体特异性结合所引发的免疫反应的原理研制成的，具有特异性好、灵敏度高、操作简便的优点，可准确定性和定量地检测单一种类的农药或某种固定种类的农药，因而近年来在农药残留分析上发展很快。典型的免疫生物传感器对农药的检测包括两个基本步骤：免疫反应形成抗原抗体复合物和信号传导过程。电化学免疫传感器、压电免疫传感器以及表面等离子体共振免疫传感器在农药检测中的应用日益广泛。

目前农药作为一种小分子物质，分子量较低（小于5000），仅含有单个抗原决定簇，属于仅有反应原性而无免疫原性的半抗原。因此，通过小分子半抗原与大分子蛋白共价偶联的方式，获得既有反应原性又有免疫原性的完全抗原分子，是制备高质量抗体的关键步骤。小分子化合物的抗体制备是该领域研究的热点，也是制约免疫分析技术的关键因素。在抗体制备过程中，半抗原的设计与修饰，完全抗原的合成与免疫过程为高性能抗体获得的关键因素。

（1）半抗原的设计与修饰：半抗原设计的基本要求是尽量保持半抗原的原有分子特征结构以便能暴露在人工抗原的表面，使其能最大限度地被动物的免疫活性细胞所识别，从而刺激机体产生特异性免疫应答，产生对待测物具有高亲和力和高特异性的抗体。因此，半抗原设计的关键是确定半抗原分子结构中适当的修饰位点，以及在修饰位点用化学方法连接上具有一定碳链长度且端基为活性基团的连接臂。

半抗原设计总体应该遵循以下原则：①在分子结构、立体化学、电子分布和疏水性上应与待测物分子尽可能相似，以便于机体对特征结构进行识别；②半抗原与载体之间的连接臂具有一定长度的碳链，且连接臂应不易诱导机体产生"臂抗体"；③修饰后的半抗原分子末端需有可直接与载体蛋白质偶联的活性基团，且活性基团的存在对待测物分子的电子分布应没有影响；④半抗原与载体偶联后仍应保留待测物分子的基本结构。

通常，半抗原分子中有多个可供选择的修饰位点。但是许多研究表明，不同的修饰位点所形成的半抗原修饰物的空间结构不同，即与载体结合后生成的人工抗原表面上所暴露出的抗原决定簇不同，导致产生的抗体在效价、亲和力和特异性上都存在差异[298]。另外，若修饰位点与半抗原分子的特征结构（如-COOH、-NH$_2$、-OH、苯环或杂环等）距离较近，则不利于半抗原分子特征结构的暴露，使得动物的免疫系统对半抗原分子特征结构的识别难度加大，抗体的亲和性和特异性降低。对所设计的目标半抗原修饰物，其制备方式包括对待测物进行结构修饰，或利用相关的中间体、代谢产物、原料重新合成。①利用待测物现有结构或中间体，通过氧化（如双键氧化为羧酸）、还原（如-NO$_2$ 还原为-NH$_2$）、取代 [如-Cl 可用 HS（CH$_2$）$_n$COOH 与其发生亲核取代反应]、水解（如-CN 可通过水解引入-COOH）等反应产生相应的功能基团。如在合成杀螨菊酯半抗原时，从杀螨菊酯分子的-S 引入-（CH$_2$）$_2$COOH，再用偶联剂 EDC，用碳二亚胺法很容易使之与 BSA 偶联[299]。②利用其代谢产物。在哒螨灵半抗原的合成中，用哒螨灵的结构类似物半琥珀酸胆固醇为先导物合成含有活性基团的半抗原[300]。此外，在克百威半抗原的合成中，先用呋喃酚作为反应原料和光气反应得 2,3-二氢-2,2-二甲基-7-苯并呋喃基氯甲酸酯，然后利用 4-氨基丁酸和 6-氨基己酸和该产物反应得到克百威的两种活性半抗原：BFNH 和 BFNB[301]。这种方法的好处是合成的步骤通常较少，免疫动物后得到的抗血清效价较高，因此近年来被广泛采用。③利用原料、试剂重新合成，在适当的位置引入带有功能基团的小分子。如福美双人工抗原的合成，先用 1 个含羧基和氯（或溴）原子的化合物作为第 1 步反应底物，经 2 步合成出含羧基基团的半抗原。用碳二亚胺法使之与 BSA 偶联得到人工抗原，免疫动物后可得到效价很高、针对福美双分子的特异性抗体[302]。重新合成通常要通过多步反应才能实现，因此对比起以上三种方法，此种方法难度最大。但是这种方法易于确立最佳的偶联点，也易构建合理的间隔臂，使产生针对特征结构的抗体可能性增大，因此是很有发展潜力的半抗原合成方法。

半抗原特征分子结构与载体之间的连接部分为连接臂。引入连接臂的目的主要是为了在人工抗原表面突显出半抗原的特征结构（一般是重要的抗原决定簇），以利于产生具有高特异性的抗体。

连接臂的选择应该遵循以下基本原则：①连接臂的连接应尽量避免在目标半抗原的官能团处或靠近官能团处，最好位于重要的特征性官能团的远端，避免减少抗体与目标半抗原的识别。结构类似的一类化合物，连接臂应当在它们具有相同结构（或类似结构）的位置连接，以最大限度地使分子的特征部位暴露。②连接臂长度要适宜。连接臂太短，则载体的空间位阻影响动物的免疫系统对半抗原特征结构的识别，且半抗原的立体结构容易受到载体局部化学环境的影响而发生变化；连接臂太长，则可能因氢键（某些极性连接臂）、疏水作用（非极性连接臂）或其他作用力使半抗原发生"折叠"。③避免连接臂中含较强的决定簇（如芳环、共轭双键或杂环等），通常以含末端活性基团的链环烃为宜，以减少所产生的抗体对连接臂的过度识别而降低对目标分子的识别能力。

汇总农药小分子半抗原的修饰情况如下：

1) 含有活性基团的农药小分子结构修饰：①羧基。农药中含羧基的半抗原主要有苯氧羧酸类、苯甲酸类等除草剂。常用的与载体蛋白反应的方法有混合酸酐法（MA）、碳二亚胺法（CDI）、N-羟基琥珀酰亚胺活性酯法（NHS）、Woodward 试剂等。②氨基。农药中含氨基的半抗原主要有氨基甲酸酯类除草剂和氨基甲酸酯类杀虫剂、酰胺类和二硝基苯胺类除草剂。常用的与载体蛋白反应的方法有戊二醛法、二异氰酸酯法、卤代硝基苯法、重氮-偶合反应法、硫代光气法、二亚胺酯法、碳二亚胺法（CDI）等。③羟基。农药中含羟基的半抗原主要有酚类、有机磷类等除草剂。常用的与载体蛋白反应的方法有琥珀酸酐法、卤代羧酸法、偶氮苯甲酸法。④硝基。农药中含硝基的半抗原主要有二硝基苯胺类除草剂、有机磷除草剂、有机磷杀虫剂和拟除虫菊酯类杀虫剂。常用的与载体蛋白反应的方法有重氮-偶合反应法、戊二醛法或甲苯二异氰酸酯法。其反应过程为：将苯环中的硝基还原为氨基，通过重氮-偶合反应法、戊二醛法或甲苯二异氰酸酯法与载体蛋白偶联。

2）不含有活性基团的小分子结构修饰：①芳香环。农药中具有芳香环的半抗原有氯菊酯、苯醚菊酯、丙烯菊酯、氯氰菊酯、溴氰菊酯、功夫菊酯、甲氰菊酯、氟氰菊酯[303]、氰戊菊酯[304]等拟除虫菊酯类农药半抗原。其反应过程为：一般在芳香环上引入活性基团（氨基或丙酸基），衍化为具有活性基团的半抗原，然后再通过戊二醛法、二异氰酸酯法、卤代硝基苯法、重氮-偶合反应法、硫代光气法、二亚胺酯法、碳二亚胺法（CDI）等与 BSA 或 OVA 进行偶联。常用到的为拟除虫菊酯类农药，拟除虫菊酯类农药从结构上看大多属于酯，具有醇和酸两个部分，可在分子的芳环上引入活性基团（甲酸或氨基）衍生化作为半抗原[301]。②O, O-二乙基硫代磷酰基。农药中具有 O, O-二乙基硫代磷酰基基团的农药小分子多为有机磷农药，如毒死蜱、二嗪农、乙拌磷、对硫磷等 20 余种硫代磷酸酯类农药。其反应过程为：在制备过程中，将 O, O-二乙基硫代磷酰基氯与 4-氨基丁酸反应制备半抗原 O, O-二乙基-N-（3-羧基丙基）硫逐磷酰胺酯（DENP），再通过碳二亚胺法与 BSA 进行偶联[304]。

（2）载体的选择：载体的选择在半抗原-载体偶联物即人工抗原中，载体不仅可增加半抗原的相对分子质量，或仅起到运载作用，而且可依靠本身的结构特异性和免疫原性，诱导机体产生免疫应答反应，继而诱导对半抗原分子的识别，这种现象称为载体效应。常见载体一般为蛋白质，如球蛋白片段（globulin fractions）、牛血清白蛋白（bovine serum albumin，BSA）、鸡卵清蛋白（ovalburmn，OVA）、钥孔血蓝蛋白（keyhole limpet hemo-cyanin，KLH）、兔血清白蛋白（rabbit serum albumin，RSA）、人血清白蛋白（human serum albumin，HSA）、甲状腺球蛋白（thyroglobulin）、纤维蛋白原（fibrinogen）或兔和鸡的丙种球蛋白等。其中，最常用的载体是牛血清白蛋白（BSA）。BSA 物化性质稳定、不易变性、价廉易得，且赖氨酸含量高，分子内有很多自由的氨基，在不同的 pH 值和离子强度下均有较大的溶解度，在含有有机溶剂（如吡啶、N, N-二甲基甲酰胺等）的情况下都能与半抗原修饰物进行偶联。钥孔血蓝蛋白（KLH）因其与脊椎动物免疫系统具有很好的异源性而被认为是优先选择的载体，但 KLH 价格昂贵。近年来，也有报道用人工合成多聚肽（常用多聚赖氨酸 PLL）为载体，其优点是可增加半抗原的免疫原性。

（3）完全抗原的合成：半抗原修饰物与载体偶联的常用方法有化学偶联法（chemical conjunction）、化学生物学方法（chemical-biological methods）和免疫学标记法（immunological labeling methods）。其中以化学偶联法最常用，它是利用化学试剂（偶联剂或交联剂）在一定条件下将两种物质连接起来（一步法或直接法）。为获得良好的免疫抗原，需对偶联条件、偶联率等进行考察与筛选，并对免疫抗原进行表征与鉴定，以获得满足要求的免疫抗原。一般可根据半抗原修饰物所含活性基团的不同，选择不同的方式与载体蛋白进行偶联。

1）半抗原修饰物与蛋白质的偶联方式：一般可根据半抗原修饰物所含活性基团的不同，选择不同的方式与载体蛋白进行偶联。如半抗原修饰物含羧基，则可通过碳化二亚胺法、混合酸酐法、活性酯法与载体蛋白进行偶联；半抗原修饰物含氨基，则可通过戊二醛法、二异氰酸酯法、卤代硝基苯法、亚胺酸酯法、碳酰氯法（光气法）、重氮化法等与载体蛋白进行偶联；半抗原修饰物含羟基，则可通过琥珀酸酐法、偶氮苯甲酸法、一氯醋酸钠法等与载体蛋白进行偶联；若半抗原修饰物含巯基，可通过 SAMSA（S-乙酸基巯基琥珀酸酐）反应与载体蛋白质通过二硫键交联；若半抗原修饰物含醛基或酮基，可通过 O-（羧甲基）羟胺法和对肼基苯甲酸法合成带有羧基的中间体，再通过羧基与蛋白质的氨基结合。

2）半抗原修饰物与载体蛋白的偶联条件：半抗原修饰物与载体蛋白进行偶联的条件主要包括：①半抗原载体物、载体蛋白和偶联剂在偶联反应中的相对浓度及其初始的摩尔比；②用于溶解半抗原修饰物、载体蛋白和偶联剂的缓冲液成分、pH（一般 pH＝6.0~8.0）及其离子强度；③若半抗原修饰物和偶联剂都能在水中溶解，偶联反应可在水相中进行；若半抗原修饰物在水中溶解度不大或者不能溶解（如类固醇激素及其他脂溶性物质），则偶联反应应在有机相中进行，此时应选择既能使半抗原修饰物溶解又保持载体蛋白呈可溶状态，并对载体蛋白的生物活性没有影响的有机溶剂（如吡啶、二氧六环、丙酮、二甲基甲酰胺等）；④偶联反应的温度和时间应当适度控制；⑤在某些特殊偶联反应中对半抗原修饰物或载体蛋白质采取特殊的保护措施等。

3）偶联率：人工抗原中半抗原与载体蛋白的摩尔分子比称为偶联率。除半抗原结构特征外，偶联率也是影响人工抗原免疫效果的重要因素。适宜的偶联率有助于提高抗体的亲和力和选择性。对于偶联率，曾经认为较大为好，但实验表明，过多的半抗原并不能得到预期的效果。因为载体上覆盖过多的半抗原时，可能不利于载体与淋巴细胞的结合，不能使载体引起免疫反应。但也有一些实验结果表明，偶联率对诱导抗体的产生并无决定性的影响，偶联率为 1 时也可产生特异性抗体，低偶联率的人工抗原引起的免疫反应较慢，但可获得高亲和力的抗体。为取得比较理想的免疫效果，应根据具体情况选择适宜的偶联率。

4）人工抗原的纯化与鉴定：半抗原修饰物与载体偶联后所得的人工抗原必须进行纯化，以除去未反应的半抗原小分子、盐类及其他小分子杂质。最常用的方法是透析和凝胶层析。透析一般所需时间较长（通常需 2 天以上），纯化较为彻底，操作相对简单。而凝胶层析所需时间较短，但操作相对复杂，需要对流出组分进行跟踪分析，以确定目标组分。

对纯化后人工抗原进行鉴定，一方面是定性判断半抗原与载体是否偶联成功；另一方面是定量测定偶联率和蛋白质含量。判断是否偶联成功最常用的为紫外扫描法，如果人工抗原的紫外吸收特征兼具有或不同于原半抗原和载体蛋白的紫外吸收特征，则可初步判断偶联成功。偶联率的测定主要有紫外分光光度法、标记抗原示踪法、聚丙烯酰胺凝胶电泳（SDS-PAGE）法、电喷雾质谱（ESI-MS）法、基质辅助激光解吸电离飞行时间质谱（MALDI-TOF-MS）法等。对于有机磷类农药，可以用测定磷的浓度和蛋白质浓度之比的方法来测定，如甲基对氧磷结合比的测定；也可采用计算偶联反应前后蛋白质中游离 NH_2 的数量差异来测定，如二硝基酚法；或者根据反应前后氨基酸的含量变化来推算；另外还有元素分析法、红外光谱法等。

（4）抗体的制备：抗体（antibody）是机体在抗原的刺激下所产生的对抗抗原的特异性球蛋白，所以又称免疫球蛋白（immunoglobulin，Ig）。抗体的制备技术经历了三代，第一代抗体是传统的抗体制备方法，即利用抗原免疫动物后获得抗体，称为多克隆抗体（polyclonal antibody，PcAb）；第二代抗体是通过杂交瘤技术制备出针对抗原中某一抗原决定簇的抗体，称为单克隆抗体（monoclonal antibody，McAb）；第三代抗体是利用基因工程技术制备而来，称为基因工程抗体（gene engineering antibody，GeAb）。目前单克隆抗体为使用范围较广的抗体。

免疫原由质量好的抗原和佐剂制成。常用佐剂有弗氏不完全佐剂、弗氏完全佐剂、脂质体、油佐剂等。佐剂除延长抗原在体内的存留时间、增加抗原刺激作用外，更主要的是，它能刺激网状内皮系统，使参与免疫反应的免疫活性细胞增多，促进 T 细胞与 B 细胞的相互作用，从而增强机体对抗原的细胞免疫和抗体的产生。

供免疫用的动物主要是哺乳动物和禽类，常选择家兔、绵羊、山羊、马、骡、豚鼠及小鼠等。动物的选择常根据抗体的用途和量来决定，也与抗原的性质有关。如要获得大量的抗体，多采用大动物；如要获得直接标记诊断的抗体，则直接采用动物；如要获得间接的标记诊断用抗体，则必须用异源动物制备抗体；如要难以获得的抗原，且抗体的需要量少，则可以采用纯系小鼠制备；一般实验室采用的抗体，多用兔和羊制备。

1975 年英国科学家 Milstein 和 Kohler 发明单克隆抗体技术（monoclonal antibody technique），并获得 1984 年诺贝尔生理或医学奖。1984 年德国人 GJF Kohler、阿根廷人 CMilstein 和丹麦科学家 NK Jerne 由于

发展了单克隆抗体技术，完善了极微量蛋白质的检测技术而分享诺贝尔生理或医学奖。其原理是：B 淋巴细胞能够产生抗体，但在体外不能进行无限分裂；而瘤细胞虽然可以在体外进行无限传代，但不能产生抗体。将这两种细胞融合后得到的杂交瘤细胞具有两种亲本细胞的特性。免疫反应是人类对疾病具有抵抗力的重要因素。当动物体受抗原刺激后可产生抗体。抗体的特异性取决于抗原分子的决定簇，各种抗原分子具有很多抗原决定簇，因此，免疫动物所产生的抗体实为多种抗体的混合物。用这种传统方法制备抗体效率低、产量有限，且动物抗体注入人体可产生严重的过敏反应。此外，要把这些不同的抗体分开也极困难。近年，单克隆抗体技术的出现，是免疫学领域的重大突破。杂交瘤技术制备单克隆抗体的主要步骤包括：①抗原的制备；②免疫动物；③免疫脾细胞和骨髓瘤细胞的制备；④细胞融合；⑤杂交瘤细胞的选择培养；⑥杂交瘤细胞的筛选；⑦杂交瘤细胞的克隆化；⑧单克隆抗体的检定；⑨分泌单克隆抗体杂交瘤细胞系的建立；⑩单克隆抗体的大量制备，主要采用动物体内诱生法和体外培养法。对制备的单克隆抗体（McAb）进行系统的鉴定是十分必要的，应做下述几个方面的鉴定：抗体特异性的鉴定、McAb 的 Ig 类与亚类的鉴定、McAb 中和活性的鉴定、McAb 识别抗原表位的鉴定、McAb 亲和力的鉴定。获得的高性能抗体能够用于免疫分析测试技术的开发应用。

（5）免疫生物传感器检测应用

1）电化学免疫传感器：由于许多农药或其衍生物都含有硝基、苯环以及卤素等具有电化学活性的基团，它们在电极表面具有良好的氧化还原性，非常适合于电化学检测。与传统检测方法相比，电化学检测方法可直接得到电信号，具有操作简单、成本低、易于微型化和多元化、有多种电化学研究方法可供选择等优点，适合于自动控制和在线灵敏、快速分析。而生物传感器是由固定化的生物材料与适当的转换器件密切接触而构成的分析系统。它利用生物活性物质分子识别功能，有选择性地测量目标物。电化学生物传感器是由固定化生物材料与电化学电极组合而成，因而具有生物分子识别和选择催化功能，又有电化学电极响应快、操作简便的特点，能准确、快速测定试液中某一化合物的浓度[305]。因此，将电化学方法应用于生物传感器是近年来发展非常迅速的一个研究领域。电化学免疫传感器技术满足了现场监测和快速检测的需要，多年来已被广泛应用于生物医学、环境科学、药物学以及食品科学等领域，成为分析科学中最具活力、最有发展前景的研究领域之一[306,307]。

2）压电免疫传感器：压电式免疫传感器主要是基于固定有抗原抗体的石英晶体等材料制成，目前主要用到的是石英晶体微量天平（QCM）传感器，这种传感器具有非常高的检测灵敏度。通过自组装制备，硫辛酸在石英晶体表面的金电极上可形成自组装单层膜（SAM），西维因和三氯吡啶半抗原被共价结合到自组装膜上，其检测限可达 $11\mu g/L$ 和 $7\mu g/L$，此类传感器灵敏度高、专一性强且具有高精度和准确度。薄膜体声波谐振器（FBAR）是质量敏感转换器，在其传感表面固定人工抗原形成竞争性免疫检测界面，通过共振器频率的改变，可实时测定竞争性免疫反应[308]。

3）表面等离子共振免疫传感器：表面等离子体共振（surface plasmon resonance，SPR）是一种物理光学现象，是指光与金属表面自由电子发生的共振现象。SPR 免疫传感器是利用这种原理，通过实时地生物分子相互作用分析（real-time biomolecular interaction analysis）技术来监测芯片表面的分子相互作用。SPR 检测技术可以实现检测芯片表面生物分子之间的相互作用，具有灵敏度高、速度快、用量少等优点，并因此被广泛地用于食品安全、环境监测、药物筛选、疾病诊断等领域[309-312]。基于 SPR 的免疫传感器可用于检测莠去津[313,314]、2,4-D[315,316]、毒死蜱[317]、西维因[318]、DDT[319]、异丙隆[320]等多种农药。Mauriz 等[321]研制出一种便携式 SPR 传感器，可同时检测多种农药，得到很低的检出限和很好的稳定性，传感器可重复使用超过 200 次。

4）化学发光型免疫传感器：化学发光（chemiluminescence，CL）作为无需外部光源的光谱技术，具有操作简单、成本低、灵敏度高和线性范围宽等优势，可用于现场筛查中药中的农药残留和重金属。将 CL 分析与免疫传感技术相结合，基于多种 CL 的探针，可以构建用于农药残留检测的免疫传感器。CL 免疫传感器是一种基于 CL 为信号输出的免疫分析平台，由于 CL 具有宽检测范围、低检测限、高选择性、快速检测和无需复杂的样品前处理等，应用领域越来越广泛。有报道利用同时捕获甲基对硫磷和吡虫啉的双功能抗体作为识别试剂，基于双酶体系构建了 CL 动力学分辨免疫分析方法同时检测人参和西洋参中甲基对硫磷和吡虫啉的方法[322]。利用 MnO$_2$NFs-鲁米诺–过氧化氢 CL 体系还可实现层析试纸检测黄芪和茯苓中的毒死蜱[323]。

基于可视化胶体金标记的免疫层析试纸条已成功制备，用于农药如三唑磷、吡虫啉、甲基毒死蜱、水胺硫磷等单残留或多残留同时筛查中[324,325]。基于新型发光材料量子点标记生物分子的光致发光型层析试纸，通过氧化锆纳米粒（ZrO$_2$NPs）对含 P 的分子可选择性抓捕，作为固定位点，量子点偶联试剂盒（QD585）可将 QD585 标记至胆碱酯酶抗体（anti-AChE）用作结合垫，一旦生物机体摄入有机磷（OP）体内代谢形成 OP-AChE 加合物，该加合物和 QD-anti-AChE 在试纸条上层析相遇结合，形成 QD-anti-AChE-OP-AChE 复合物，层析至 ZrO$_2$NPs 即被捕获，测定 ZrO$_2$NPs 位点的 QD585 荧光值即可获得有机磷生物标志物含量。免疫传感器在农药残留检测中发挥着越来越大的作用，但也存在不足。其最大的挑战是特异性高和结合能力强的抗体的开发。由于农药一般为小分子，需要与蛋白质偶联后制成全抗原才能通过免疫产生相应的抗体。对分子量较低或者非刚性结构的农药分子而言，获得相应的抗体是非常困难的。截至目前，在 800 种商品化农药中只有 70 种获得了抗体，而且主要以有机氯农药、有机磷和氨基甲酸酯类杀虫剂为主。此外，免疫传感器的灵敏度、稳定性和重复性很大程度上依赖于抗体的固定化方法，发展有效的抗体固定化技术仍然是今后研究的重点之一。

3. 新型生物传感器

（1）核酸适配体：核酸适配体是一种新兴的人工合成的配体，在小分子检测分析中具有广阔的前景[326,327]。适配体是人工合成的单链 DNA 或 RNA 序列，适配子与目标物的结合行为类似于抗原抗体反应的特异性。核酸适配体具有高亲和性、稳定性、无免疫原性、可修饰，这些独一无二的特点使得其成为近几年比抗体更有效的选择。目前，基于核酸适配体的生物传感器已经被广泛应用于分析多种农药小分子[328]。有研究利用核酸适配体专属识别能力和胶体金光学可视化的光学现象构建比色传感器用于啶虫脒、甲拌磷的检测[329,330]。基于核酸适配体的表面增强拉曼光谱（SERS）方法还用于同时快速检测水胺硫磷、甲拌磷、丙溴磷和氧化乐果 4 种农药残留[331]。然而，核酸适配体作为农药检测生物传感器的识别元件，由于农药分子特征官能团有限，其专属性适配体的筛选过程非常复杂，耗时较长。因此开发有效、快捷的核酸适配体筛选方法，获得农药特异性识别的适配体是构建适配体生物传感器的关键。

（2）分子印迹聚合物（molecularly imprinted polymers，MIPs）：由于酶和抗体的生物传感器存在成本高、稳定性差、缺乏合适的抗体以及结合力太强导致传感器无法重复使用等缺点，国内外已先后有一些科研小组利用人工模拟生物分子来构建生物传感器。分子印迹聚合物是一种预先设计好结构的人工大分子材料，具有特殊的分子结构和官能团，能选择性识别待测分子。与抗体和酶相比，具有制备过程简单、稳定性好、使用寿命长、耐酸碱、可重复使用的优点。国际上已有一些研究小组利用 MIPs 对环境和食品中的杀虫剂和除草剂等进行了富集、分离和检测，得到了较好的结果。尽管传统的 MIPs 材料有很多优点，但基于 MIPs 的生物传感器也存在一些不足，如结合能力差、响应速度慢。近年来，一些研究小组将纳米材料与 MIPs 结合有效地提高 MIP 生物传感器的灵敏度，将 MIPs 固定在 SiO$_2$ 纳米球包覆的 CdSe 量子点上，具有很高的光稳定性，而且对氯氟氰菊酯具有很高的选择性和灵敏度，CdSe-SiO$_2$-MIP 荧光强度在 0.45~449.9mg/L 范围内随氯氟氰菊酯浓度增加而线性下降，最低检测限为 3.6μg/L[332]。MIPs 还可固定在 SPR 传感器金膜表面得到具有极低检出限的生物传感器，实现对高灭磷和其结构类似物的选择效率分别为 1.0 和 0.11~0.37 的专属性检测方法。

（3）微流控芯片：微流控芯片技术已经被列入 21 世纪最重要的前沿技术行列。微流控芯片作为一种极具潜力的分析平台，可以与实验室中所用的生物技术或分析方法进行集成，以降低样品的消耗量，缩短分析时间，提高检测的灵敏度，实现样品的高通量检测。微流控芯片的检测一般都是基于生物传感器原理，待检样本中特定目标分子的检测是通过该目标分子与微流控芯片上的生物传感元件的专一性识别、结合而实现的[333]。与生物传感器相似，抗体、核酸、适配体、细胞、酶、肽段、MIPs 等都能作为生物传感元件应用于微流控芯片传感器的构建[334]。目前，微流控芯片技术已经作为一种重要的分析检测工具广泛地应用于各种分析领域，但在农残检测的应用上研究较少。研究者将丁酰胆碱酯酶（BuChE）固定在一个含有 384 孔的微阵列芯片上，利用有机磷对 BuChE 抑制作用，建立高通量化学发光酶抑制法，在 12 分钟内实现牛奶中有机磷的快速检测[335]。在微流控芯片通道内，嵌入相互交错集成的阵列金微电极，制备基于微流控芯片的电化学阻抗免疫传感器，也能实现高通量样品中农残如毒死蜱的残留检测[336]。

生物传感器用于中药材农药残留的检测尚属于起步阶段，鉴于中药材与环境、食品等样品相比，有着其复杂性和独特性，还需要科研工作者不断的努力和探索，拓宽在该领域的发展，为中药材农药残留检测找到更加适合的方法和途径。

四、国内外中药中农药残留风险评估

充分了解中药中农药残留的危害，以及农药残留的污染状况，研究中药材中农药残留的测定方法，制订出相应的限量标准，将中药中农药残留暴露风险控制在安全范围内，促使中药材生产有法可依，对增强我国中药材及中成药在国际市场上的竞争力具有重要意义。

（一）农药残留的危害

农药残留对于生态系统、人体健康、水环境及社会经济效益均会造成不同程度的危害。人类食用了含有农药的粮食瓜果蔬菜，农药会慢慢在人体内蓄积，尤其是绝大多数的有机氯农药，因为不容易降解、半衰期长的特点，降解非常缓慢[337]。有机氯类农药一旦在人体聚集，会在脂肪内长期存留，通常情况下要经过 25 年以上才能复原。在 20 世纪 70、80 年代后，部分国家和地区开始停止生产和使用有机氯农药，取而代之的是广谱高效的有机磷农药得到大量应用，鉴于对其毒性和危害性的研究，直至 2006 年前后才全面禁用高毒型有机磷农药。虽然有些农药可以在短期内降解，但也存在降解产物毒性比原型更大，如杀虫脒降解产物 4-氯邻甲苯胺的致癌性增加，代森类杀菌剂低毒，但其代谢物乙撑硫脲对受试动物具有致畸作用。该类残留农药可能进入环境、食品甚至人体，会引起非靶标生物毒害作用，危害人体健康。由于中药在我国疾病预防和治疗表现出了药效独特，毒副作用小等显著的特点而被世界各国人们追捧，随之而来的是对中药安全问题的关注[338,339]，中药材中农药残留将存在潜在危害：降低人体免疫力；引起人体心脏病变；诱发人体长期慢性炎症；农药残留可以导致人体癌症和基因突变。体弱者若长期服用，可因农药残留蓄积人体引发中毒。残留农药会对人的神经系统造成损害，导致肌肉麻痹，继而出现中毒情况。

（二）国内农药残留健康风险评估

健康风险评估可直接反映农药暴露对人类健康的影响，研究主要集中于农药残留膳食摄入风险评估和职业健康风险评估[340-343]。农业部在 2017 年出台了《NY/T 3153—2017 农药施用人员健康风险评估指南》[344]，对农药职业暴露人员的健康风险评估提供了科学参考。随着食品中农残超标情况频发，农药残留膳食摄入风险评估通过对人类由膳食暴露引发的健康风险可能性和程度进行科学评价显得尤为重要[345,346]。2015 年农业部根据《中华人民共和国食品安全法》《中华人民共和国农产品质量安全法》和《农药管理条例》有关规定，制定《食品中农药残留风险评估指南》，该评估指南基于残留农药的毒理学、残留化学试验结果、居民膳食结构可指导我国食品中农药残留风险评估，主要内容如下：

1. 农药毒理学评估　包括毒物代谢动力学、毒理学评价，确认农药的危害，基于评价结果，推荐每日允许摄入量（ADI）和急性参考剂量（ARfD），作为人体终身和单次允许摄入农药的安全值。

2. 残留化学评估　开展动植物代谢试验确定农药残留物，评价残留分析方法、样品贮藏稳定性、规范残留试验，提出规范残留实验中值（STMR）和最高残留值（HR），并对样品加工过程和动物饲喂试验进行评价，为膳食摄入风险评估提供数据。

3. 膳食摄入评估　基于以上毒理学评估和残留化学评价数据，每日允许摄入量（ADI）、急性参考剂量（ARfD）、残留实验中值（STMR）、最高残留值（HR）或已制订的最大残留限量（MRLs），结合我国居民饮食结构，对长期或短期摄入风险进行评估。

一般来说，仅当长期摄入量小于 ADI 或短期摄入量小于 ARfD 的情况下，才认为风险可以接受。农药残留膳食摄入评估的直接结果还可以为合理制订 MRLs 提供科学参考。

（三）国外农药残留健康风险评估

1961 年 10 月，粮农组织/世界卫生组织农药残留联合专家会议（FAO/WHO JMPR）在罗马召开，会议提出由 ADI 和消费者平均体重以及食品系数计算"允许水平"（permissible level）或"耐受限"（tolerance），这两个概念为最大残留限量（MRL）概念产生奠定了基础。会议还建议推荐毒性及其评价研究，从而直接导致各国对 ADI 的研究以及多实验室的联合研究，推动了国际普遍接受的农药残留分析的方法研究。目前 FAO/WHO 的 JMPR 包括 WHO 的毒理学和环境核心评价组、FAO 的食品和环境中农药残留专家组[347]。WHO 毒理学核心评价组负责评价农药的毒理学以及相关数据，估算农药的无毒副作用剂量（NOAFELs）、食品中农药残留的 ADI 值、急性参考剂量（ARfD）和其他毒理学指标，估算食品和饲料中最大残留限量和监管实验的农药残留中值（STMRs）。

农药残留风险评估对中药材的安全使用有着至关重要的作用，需要加强重视，相信通过采取上述一系列控制措施，我国绿色中药材及产业必将在国际医药市场上占据更有利的位置。

五、中药中农药残留控制措施

控制中药残留农药污染最有效的方式即源头监管和控制。中药材中农药施用主要是人为因素。药农多为文化水平有限的农民，其中药材种植病虫害防治主要信息来自农技站，因此首先要加强农技站、药农的中药标准化种植规范培训工作，为药农们普及农药使用规范、严重危害及可持续化发展策略。随着近些年高毒高污染农药的严格把控，中药高毒高残留农药污染的情况已明显缓解，促使药农从长远角度关注药材的经济发展。国家相关部门需加快中药材小农作物种植中农药的登记工作，联合政府、科研、企业、药农的力量，结合实际生产，共同加快低毒、高效、关键农药的登记，让药农做到用药有法可依。2003 年国务院发布实施《中华人民共和国中医药条例》；2009 年颁布实施《关于扶持和促进中医药事业发展的若干意见》；2016 年颁布《中医药法》；2016 年印发《中医药发展战略规划纲要（2016～2030年）》，中医药发展上升为国家战略，政府对中药行业的大力投入，科研工作者从基础研究角度，不仅要为国家监管提供中药农药残留污染第一手数据，还需加快生物农药、低毒高效农药、高毒高污染农药替代产品的研发，为中药种植中抗病、农药管控建言献策。此外，中药材种植中土壤、灌溉水、周边作物农药污染等还需要联合农业环保部门的力量着力解决环境污染问题。最后，可根据中药加工过程采用脱除、残留降解等手段，确保中药临床用药安全。

小　结

本节主要围绕中药中农药污染现状、残留检测、限量或技术标准及风险评估和控制措施进行阐述。简述了中药中农药残留现状，目前中药污染研究主要集中于有机磷类、有机氯类、拟除虫菊酯类和氨基甲酸酯类等。中药中农残检测分析工作包括两大部分，样品前处理和检测分析，已经建立的前处理方法纷杂，中药样品溶液的制备中对选择的前处理方法在使用前还需经过方法学验证。中药农残检测以气相色谱和液相色谱法为主，也已有国家标准方法应对上百种农药残留定性定量检测方法。随着分析技术的发展，为了提高农药残留检测的效率和适用性，充分利用生物、材料资源，也构建了许多新型传感器用于农药残留的检测研究。中药的农药残留问题严重制约着我国中医药产业的发展，目前尚无法从源头上完全禁止农药在中药上的使用，因此如何降低甚至脱除中药中的农药残留，相关的研究任重而道远。

思考题

1. 中药农药污染种类、途径、特点有哪些？
2. 简述农药残留检测前处理技术、特点和原理。
3. 农药残留测定常见的干扰杂质包括哪些？针对这些干扰物，如何选择净化剂？
4. 气相和液相色谱法用于农药残留测定的检测器类型，选择依据是什么？
5. 农药残留检测新技术有哪些？

（豆小文　王　磊　杨美华）

第四节　中药材种植常用植物生长调节剂的分析与控制

植物生长调节剂（PGR）已成为提高植物生产力和实现农业现代化的先进科技手段，是当今农业高产、高效、优质栽培模式研究的热点之一。植物生长调节剂对植物生长发育过程中的不同阶段如发芽、生根、细胞伸长、器官分化、花芽分化、开花、结果、落叶、休眠等起到调节和控制的作用，目前被广泛应用于控制植物的生长发育，改变植物形态，增加植物抗性，提高农作物的产量、质量等。近年来，由于中药材市场的需求，不同的植物生长调节剂被广泛应用到药用植物的种植栽培中，以期获得更高的产量。同时植物生长调节剂对中药材质量和安全性的影响也逐渐引起人们的重视。

一、植物生长调节剂概况

植物生长物质是植物生长发育过程中除光、温、水和一般的营养物外，一类含量甚微，但却对植物的生长发育和各种生理活动起到调节和控制作用的生理活性物质，包括植物激素和植物生长调节剂。植物激素是植物体内产生的一种化学物质，又称为植物内源激素，目前公认的植物激素包括生长素类、赤霉素类、细胞分裂素类、脱落酸、乙烯，还包括芸苔素内酯类、茉莉素、水杨酸和独脚金内酯等。同时陆续在植物体内发现多种对植物生长发育起重要调控作用的物质，如多胺、植物多肽激素、玉米赤霉烯酮、寡聚糖、三十烷醇等[348]。

植物生长调节剂是根据植物激素的结构、功能和作用原理经人工提取、合成的能调节植物生长发育和生理功能的化学物质[349]。植物生长调节剂种类很多，现已发现具有调控植物生长和发育的功能物质有胺鲜酯（DA-6）、氯吡脲、氯化胆碱、矮壮素、甲哌鎓、多效唑、烯效唑、2,4-二氯苯氧乙酸（2,4-D）、丁酰肼、萘乙酸、乙烯、环丙嘧啶醇、脱落酸、芸苔素内酯、水杨酸、复硝酚钠和多胺等（图6-15）。近年来，植物生长调节剂在农业生产中广泛用于提高作物产量、改善品质、增强抗逆性等多种目的。立足于利用植物生长调节剂和植物激素效应的作物化学调控技术，已经与遗传育种、栽培技术并称为三大农业技术[350]。

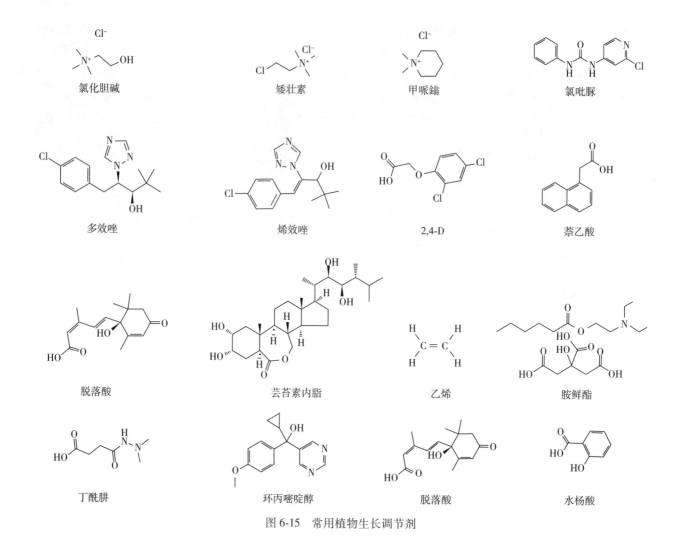

图 6-15 常用植物生长调节剂

（一）植物生长调节剂的分类

1. 根据来源分类 从植物、微生物、动物及其副产品中提取的生长调节剂称为天然或生物源调节剂，如赤霉素、玉米素、脱落酸等。工厂化生产的芸苔素内酯等主要通过仿生或半合成，称为仿生或半合成调节剂。多效唑、矮壮素、甲哌鎓、独脚金内酯类似物（GR24）等主要通过化学合成，称为化学合成调节剂。

2. 根据与植物激素作用的相似性分类 将常用的、人工合成的、具有生长素活性的化合物称为生长素类物质。按照化学结构式，生长素类物质分为吲哚类（如吲哚丙酸、吲哚丁酸等）、萘酸类（如萘乙酸）和苯氧羧酸类（如二氯苯氧乙酸、三氯苯氧乙酸、对氯苯氧乙酸、对碘苯氧乙酸等）。

人工合成赤霉素（GA）类物质主要由发酵法生产，目前在生产上应用的有 GA_3 和 GA_4+GA_7 两种产品。GA_4+GA_7 对果实的作用优于 GA_3。

在人工合成的具有细胞分裂素活性的化合物中，最常见的有激动素、6-苄氨基嘌呤（6-BA）、四氯化吡喃基苄基嘌呤在侧链 R^1 上具环状结构（腺嘌呤环），使它们的活性高于天然细胞分裂素。另外，二苯脲、氟苯缩脲等没有细胞分裂素的基本结构（腺嘌呤环），但具有细胞分裂素的活性。

目前已合成了 40 多种芸苔素内酯类化合物，其中已开发应用的有表芸苔素内酯、高芸苔素内酯和丙酰芸苔素内酯（TS303）等。

3. 根据生理功能分类　植物的茎尖可分为分生区、伸长区和成熟区，而茎的生长主要决定于分生区的顶端分生组织和伸长区的亚顶端分生组织。根据生理功能的不同，将植物生长调节剂分为植物生长促进剂、植物生长抑制剂、植物生长延缓剂。

（1）植物生长促进剂：凡是促进细胞分裂、分化和延长的调节剂都属于植物生长促进剂。促进植物营养器官的生长和生殖器官的发育，生长素类、赤霉素类、细胞分裂素类、芸苔素内酯类等都属于植物生长促进剂。

（2）植物生长抑制剂：包括阻碍顶端分生组织细胞核酸和蛋白质的生物合成、抑制顶端分生组织细胞伸长和分化的调节剂。外施植物生长抑制剂，使顶端优势丧失，细胞分裂慢，植株矮小，增加侧枝数目，叶片变小，也影响生殖器官的发育。外施生长素类可逆转这种抑制效应，而外施赤霉素无效。马来酰肼、直链脂肪醇或酯、三碘苯甲酸、整形素等都属于植物生长抑制剂。

（3）植物生长延缓剂：是抑制茎部亚顶端分生组织区的细胞分裂和扩大，但对顶端分生组织不产生作用的调节剂。外施植物生长延缓剂，使节间缩短，植株变矮，但叶片数目、节数和顶端优势保持不变，植株形态正常。外施赤霉素可逆转延缓剂的效应，因为植物延缓剂抑制植物体内赤霉素的生物合成和运输，已知赤霉素主要对亚顶端分生组织区细胞的延长起作用。植物生长延缓剂包括季铵类化合物（如矮壮素、甲哌鎓等）、三唑类化合物（如多效唑、烯效唑）、嘧啶醇、丁酰肼（比久）等。

4. 根据应用中产生的效果分类　根据植物生长调节剂在生产中的用途和效果进行分类，举例介绍几种如下：

（1）矮化剂：是使植物矮化健壮，可控制株型的一类生长调节剂，包括矮壮素、多效唑、烯效唑、甲哌鎓等。

（2）生根剂：包括促进林木插条生长不定根的一类生长调节剂，如吲哚乙酸、萘乙酸、丁酰肼、脱落酸等。

（3）保鲜剂：指防止果品和蔬菜的衰变、起到贮藏保鲜作用的一类生长调节剂，主要有6-苄氨基嘌呤、2,4-D、1-甲基环丙烯等。

（4）抗旱剂：指可使气孔关闭、减少水分蒸发、增强植物抗性的生长调节剂，包括脱落酸、黄腐酸、水杨酸等。

（二）植物生长调节剂登记情况

植物生长调节剂在使用前需要取得登记，其登记可分为田间试验阶段、临时登记阶段和正式登记阶段。植物生长调节剂的登记涉及原药和制剂登记，一般田间实验阶段后，还要提交与产品相关的化学、质量控制、药效、残留、环境、毒性等有关资料或试验报告。根据中国农药信息网截至2019年9月登记数据显示，我国登记的植物生长调节剂类农药品种共有1079个，涉及植物生长调节剂57种，是全世界使用调节剂数量最多的国家之一。目前在中药中登记使用的植物生长调节剂有赤霉素（人参）、吲哚乙酸（三七）、氯化胆碱（山药）。在我国取得登记的植物生长调节剂中，以常规品种登记居多，如矮壮素有36个、赤霉酸有146个、多效唑有96个、复硝酚钠有78个、甲哌鎓有72个、萘乙酸有57个、乙烯利有123个、芸苔素内酯有81个。目前我国植物生长调节剂的登记产品数量正快速增长，但仍以相同的产品登记为主。

植物生长调节剂市场横跨全球，不仅在美国、欧盟各国和日本等发达国家，在发展中国家如中国、印度和巴西，均表现出高增长的发展趋势。国际上登记使用的植物生长调节剂有100多种，其中美国、欧盟和澳大利亚批准的植物生长调节剂的种类分别有54、44和37个[351]。

二、中药材常用植物生长调节剂

近年来，中药制药行业以每年超过15%的平均增速快速增长，药用资源的供给压力日益增加。中药材种植品种增加，种植面积扩大，农药施用频繁，植物生长调节剂已经成为药材种植中除化肥、杀虫杀菌农药外，又一类值得高度重视的外源污染物。植物生长调节剂能对药用植物生长发育过程中不同阶段的生理过程（如发芽、生根、开花、结果和休眠等）进行调控（图 6-16），增加单个果实的重量或单株药用植物的生物量从而提高最终产量。同时它可调控药用植物体内次生代谢过程，从而影响药用植物有效活性成分的含量。例如，多效唑抑制麦冬地上部分生长，促进地下部分根茎生长，增加麦冬药材产量 1~2 倍；此外有研究表明，多效唑可降低川麦冬总皂苷的积累，且随剂量的增加，降低愈明显[352]。

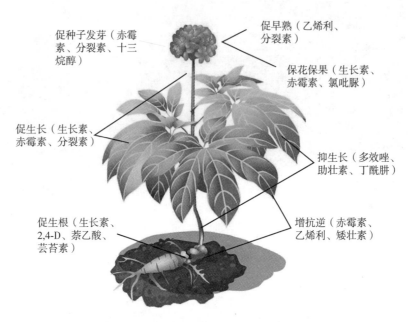

图 6-16　常用植物生长调节剂的主要功能

（一）生长促进剂

　　植物生长促进剂是指能够促进植物细胞分裂、分化和伸长的一类化合物，主要包括生长素类、赤霉素类、细胞分裂素类、乙烯类和油菜素甾醇类五大类。根据文献及前期调查发现，人参、西洋参、三七、地黄、丹参、黄芩、白芍、白术、元胡等中药材种植过程中使用植物生长促进剂。生长素类的植物生长调节剂主要作用是促进细胞伸长，诱导和促进分化，控制顶端优势等，使用较为广泛的有萘乙酸、吲哚丁酸钾、2,4-D 等，如使用萘乙酸促进地黄根茎膨大。赤霉素类主要作用是打破植物组织器官休眠、促进茎叶生长和单性结实、坐果。例如，赤霉素打破人参的种子休眠，促进人参种子萌发。细胞分裂素类能够促进细胞分裂和扩大，促进芽的分化以及侧芽发育，延缓叶片衰老，常见的有细胞分裂素 6-BA、氯吡脲、玉米素、噻苯隆等。乙烯类植物生长调节剂主要可以促进果实、细胞扩大和叶、花、果的脱落，如乙烯利。芸苔素内酯类能增强植物抗逆性，改变组织细胞化学成分的积累含量，减少果实的败育和脱落等，如三七种植中广泛使用芸苔素内酯。此外，还有其他一些植物生长促进剂及复合植物生长促进剂，如三十烷醇、核苷酸、复硝酚钠等。

（二）生长延缓剂

　　植物生长延缓剂主要是抑制茎部亚顶端分生组织的分裂和扩大，但不抑制顶端组织的生长，使得节间缩短、植株变矮，而植株形态、叶片、节数保持不变。较为普遍使用植物生长延缓剂的中药材有麦冬、党参、川芎、泽泻、当归、丹参、三七、牛膝、白芷等。常见的主要有多效唑（PP333）、烯效唑（S-3307D）、缩节胺（PIX）、吡啶醇、矮壮素（CCC）、助壮素、氯化膦-D、丁酰肼（B9）、氯化胆碱（CC）

等。田间主要用途为矮化植株、缩短茎节、防止枝条疯长以及抗倒伏。此外还可以调节光合产物分配方向，间接促进根生长，最终达到增产目的。

（三）生长抑制剂

植物生长抑制剂主要作用于植物顶端，使顶端分生组织细胞核酸与蛋白质的合成受阻，丧失顶端优势，进而使植物形态发生变化。植物生长抑制剂使用最广泛的有青鲜素（MH）、脱落酸（ABA）、水杨酸（SA）等，另外还有一些经过合成并已取得实际应用的产品如整形素、马来酰肼、三碘苯甲酸、氟节胺、蔬果安等，也具有植物生长抑制作用。该类植物生长调节剂在药用植物中使用包括甘草、丹参、薯蓣、黄芩、半夏、菊花、雷公藤、长春花等。

（四）其他

近年来，由于市场的需求，不同的植物生长调节剂被应用到药用植物栽培上，以期获得更好品质的作物。如茉莉酸甲酯、低聚壳聚糖，可调控药用植物的次生代谢过程，提高有效成分的积累，茉莉酸甲酯诱导可调控红豆杉、党参、丹参、甘草、罗汉果、茯苓、青蒿中主要活性成分的积累。独脚金内酯类似物 GR24，可在杂草控制、杂草检验检疫、植株塑性、作物栽培、品种选育等方面发挥重要作用。此外，以上几类植物生长调节剂的功能随使用浓度、使用时期、使用方法以及使用对象的不同而会有所差异，如生长素在低浓度下促进植物生长而在高浓度下则会抑制植物生长。

三、植物生长调节剂对中药材质量及安全性的影响

植物生长调节剂作为农药的一类，也是人工合成的化学品，因此需要严格评价其对哺乳动物的毒性，只有低毒、微毒的品种才能在生产上进行大面积的推广使用。毒理学相关知识的了解对科学认识、合理使用和最大限度减少植物生长调节剂对人畜的毒害非常重要。植物生长调节剂的毒性一般从急性毒性、亚急性毒性、慢性毒性、特殊毒性等方面进行评价。由于植物生长调节剂多为人工合成化合物，比植物激素更稳定，在土壤和植物体内均可残留，对中药材安全和环境安全构成潜在威胁，特别是2011年以来发生的西瓜开裂等农产品质量安全事件，使得植物生长调剂的使用越来越受到人们的关注。

（一）植物生长调节剂对中药材质量的影响

外源污染物已成为制约中药质量安全、进出口贸易的重要瓶颈，给人民健康造成严重的安全隐患。近年来在中药材生产中由于盲目追求高效益、高利润，出现了滥用植物生长调节剂的现象，结果造成多种药材性状改变、有效成分不达标的问题。例如，2016年河南焦作地区地黄产区由于喷施膨大素而出现大批不合格药材，使有效成分达不到药典标准；广西罗汉果产区由于使用氯吡脲使有效成分含量平均降低15%，基因表达分析发现，氯吡脲抑制罗汉果甜苷合成途径关键酶基因 SgCS 的表达。此外，有研究表明，7个不同产地党参施用壮根灵（主要成分为矮壮素、氯化胆碱）后，党参炔苷含量均明显下降[353]；金银花开花前喷施矮壮素、缩节胺和多效唑会明显降低三青期绿原酸含量，矮壮素和多效唑降低二白期绿原酸含量[354]；多效唑可降低川麦冬总皂苷的积累，且随剂量增加，降低越明显[352]。

同时，大量研究表明，植物生长调节剂对部分药用植物次生代谢产物也有积累作用。例如，金钗石斛用0.5、1、5mg/L的赤霉素浸根2小时后种植，不仅使石斛总生物碱含量显著增加，还能提高其可溶性总糖的含量[355]；芸苔素内酯处理黄花蒿，4天后青蒿素含量提升1倍多[356]；外源 ABA 也可显著提高甘草中三萜皂苷甘草酸含量[357]；蒙古黄芪愈伤组织培养基中加入0.02μmol/L茉莉酸甲酯（MeJA）后显著提高黄酮积累，最高达到9.78mg/L[358]。

植物生长调节剂的使用虽然能针对性的增加中药材药用部位的生长，最大限度的提高药材产量，但

是对药用活性成分既有抑制也有促进积累的作用，如抑制有效成分的积累，则药材质量达不到药典标准，导致临床使用效果不显著或无效。因此，植物生长调节剂在中药材种植上不能盲目使用，不能仅仅追求药材的产量，还需要对有效成分含量的变化严格把关。

（二）植物生长调节剂对中药材安全性的影响

植物生长调节剂对中药材安全性的影响主要体现在植物生长调节剂的残留危害和对栽培环境的污染上。研究表明，高浓度的多效唑会导致肝脏损伤、降低妊娠率[359]。也有研究发现，多效唑经假单胞菌作用 96 小时后，降解产物具有致突变性[360]，而且多效唑施用后在土壤中的残留可长达三年以上[361]，土壤表层的多效唑残留有明显的二次调控作用，甚至能影响第三茬作物的生长。多效唑是我国应用面积最大的植物生长调节剂，实地调查发现，多效唑普遍使用于川麦冬、丹参、白芍、牛膝等药材中，其中麦冬使用最为严重（图 6-17，见文后彩图）。对多批次川麦冬样品进行检测，结果检出多效唑、烯效唑、氯化胆碱、矮壮素等，其中多效唑检出率为 100%，残留量较高，部分样品检出高于我国农产品规定残留限量（水果 0.5mg/kg）的 2~3 倍。复硝酚钠含有 2-硝基苯酚钠、4-硝基苯酚钠、5-硝基愈创木酚钠，是常用的广谱型植物生长调节剂，能迅速渗透到植物体内，对人类健康存在潜在的危害，具有致癌、致畸、致突变毒性，2002 年农业部 235 号公告将其列为"在动物性食品中不得检出的药物"。已有研究对根类药材进行检测，结果发现 4-硝基苯酚钠的检出率高达 50%，其中党参、白术和丹参几乎全部检出[362]。此外，大量中药材中还检出丁酰肼，丁酰肼被美国环保局列为可能的人类致癌物和已知的致癌物质，具有潜在的暴露风险。

（三）植物生长调节剂在中药材中残留分析

目前，我国虽然在瓜果、蔬菜上制订了一些植物生长调节剂限量标准，但与欧盟、美国、日本相比，仍有一定差距[363]（表 6-23），尤其是在中药材栽培上，几乎为空白。我国农业部和国家卫生计生委联合发布的《食品中农药最大残留量限量》涉及植物生长调节剂共 11 种，主要的检测方法以色谱法为主。在

表 6-23 国内外常用植物生长调节剂限量标准

调节剂名称	最大残留限量值（mg/kg）				
	国际食品法典委员会	欧盟	中国	美国	日本
氯吡脲	–	0.01~0.05	0.05~0.10	0.01~0.15	0.01~0.10
多效唑	–	0.02~0.50	0.05~0.50	–	0.01~1.00
烯效唑	–	–	0.05~0.10	0.01	0.05~0.50
矮壮素	0.04~30.00	0.01~15.00	0.1~10.00	0.04~10.00	0.05~10.00
甲哌啶	–	0.02~5.00	0.05~3.00	0.10~6.00	0.05~5.00
氯苯胺灵	0.01~30.00	0.01~10.00	30.00	0.06~40.00	0.01~30.00
丁酰肼	–	0.06~0.10	0.05	–	0.01
对硝基苯酚钠	–	–	0.1~0.20	–	–
2，4-D	0.01~400.00	0.01~5.00	0.01~2.00	0.05~360.00	0.01~2.00
赤霉素	–	0.01~5.00	–	–	0.20
噻苯隆	–	–	0.05~1.00	0.05~24.00	0.02~0.40
萘乙酸	–	0.06~0.15	0.05~0.20	–	0.03~20.00
对氯苯氧乙酸	–	–	–	0.20	0.02~2.00

中国标准为 2016 年版

中药材上虽然没有制订残留限量标准，但已有文献报道植物生长调节剂在中药材上残留的检测方法，如利用超高效液相色谱–串联质谱法同时测定中药材中 23 种植物生长调节剂残留量[362]；运用高效液相色谱–串联质谱法测定多效唑、丁酰肼、矮壮素和缩节胺等在 6 种根及根茎类药材中残留量[364]；利用 UP-LC-MS/MS 测定麦冬及其土壤样品中 11 种植物生长调节剂的残留等[365]。这些检测方法可为快速分析植物生长调节剂在中药材上残留和制订限量标准提供重要参考。

（四）植物生长调节剂在土壤中的残留

使用植物生长调节剂时，虽然使用部位多为植物的叶片或者植株，但总会有部分不可避免地进入土壤中。残留于土壤中的植物生长调节剂，部分遇光分解（如脱落酸、吲哚丁酸）、遇碱分解（赤霉素、矮壮素等）、分解蒸发（乙烯利在碱性介质下分解为乙烯气体蒸发）或被微生物分解（氯化胆碱），部分被植物吸收，部分被土壤胶体吸附。植物生长调节剂在土壤中的残留量，除其本身理化性质外，与土壤温度、降雨量和土质有关。土壤温度越高、雨量越大，土壤中植物生长调节剂残留量越小；黏土中有机质和微生物越多，植物生长调节剂的分解就越快。多效唑理化性质较稳定，降解较慢，在土壤中有较强的吸附率，表土中多效唑的残留量大于深层土壤，且淋溶性差，所以有时会影响第二茬作物的生长[366]。烯效唑在土壤中比多效唑更容易分解，且烯效唑和多效唑具有相似的生理作用，因此在田间施用烯效唑比施用多效唑更安全，效果更理想。

四、植物生长调节剂相关检测技术

在植物生长调节剂研究应用实践中，随着其应用领域的不断扩展，植物生长调节剂的研发、作物不同生育期植物激素的动态变化、植物生长调节剂的吸收转运、在植物体和环境中的残留等领域都需要相关的测定技术支撑。由于植物生长调节剂大多为植物激素的结构类似物，其测定方法是通过参考植物激素和测定方法建立的[363]。植物生长调节剂测定的基本流程包括样品前处理和样品检测等步骤，其中样品前处理及检测样品的制备包括采样、液氮处理、粉碎或匀浆、提取、分离纯化等过程。中药材中植物生长调节剂测定的基本流程包括样品采集、样品前处理和样品检测、数据分析等步骤（图 6-18，见文后彩图）。目前，植物生长调节剂常用检测方法主要有酶联免疫吸附法（ELISA）、气相色谱法（GC）、气相色谱–质谱联用（GC-MS）、高效液相色谱法（HPLC）、液相色谱–质谱联用（LC-MS）、离子色谱法（IC）等[367-371]。其中，ELISA 易受外界条件影响，而 HPLC 虽然操作相对简单但灵敏度有限。近年来，基于质谱联用的方法由于其高灵敏度和高准确度已经成为植物生长调节剂检测的主流方法。目前，更灵敏的串联质谱法（GC-MS/MS 或 LC-MS/MS）甚至高分辨的多级质谱（MS^n）亦开始应用于植物生长调节剂检测实践。

（一）免疫测定法

免疫检测方法是应用免疫学理论设计一系列测定抗原、抗体等的方法。酶联免疫吸附法（ELISA）最早于 20 世纪 60 年代末开始应用于植物生长调节剂的定性、定量分析，并逐步成为植物生长调节剂的经典测定方法之一。尽管 ELISA 方法的灵敏度无法与质谱方法相提并论，但是商业化的专用试剂盒仍然是植物生长调节剂定性、定量分析的手段之一。

（二）高效液相色谱法

高效液相色谱法（HPLC）以液体为流动相，采用高压输液系统，将具有不同极性的单一溶剂或不同比例的混合溶剂、缓冲液等流动相泵入装有固定相的色谱柱，在柱内各成分被分离后，进入检测器进行检测，从而实现对待测物的分析。HPLC 已成为化学、生物、医学、工业、农林、商检、法检等科学领域中重要的分析手段之一。HPLC 早在 20 世纪 70 年代就开始应用于植物生长调节剂的检测分析中，目前是分析检测植物生长调节剂的常用方法之一。例如，选用 ODS C_{18} 等色谱柱，在多种水果、蔬菜和农作物中建立氯苯氧乙酸和噻苯隆等多种植物生长调节剂残留的 HPLC 分析方法，回收率一般都超过 90%，检出下限 0.02mg/kg[372-373]。近年来，为提高 HPLC 的分析效率，一种在管路和压力等方面实现改进的超高效液相色谱（UPLC）逐渐进入包括植物生长调节剂在内的微量物质定量分析领域。

（三）色谱-质谱联用法

为了更加高效地进行植物生长调节剂等有机分子的定性定量分析，在实际应用中通常会结合色谱的定量优势和质谱的定性优势，即实现色谱-质谱联用。色谱-质谱联用技术主要包括气相色谱-质谱联用技术（GC-MS）、液相色谱-质谱联用技术（LC-MS）、气相色谱-串联质谱技术（GC-MS/MS）、液相色谱-串联质谱技术（LC-MS/MS）。利用色谱-质谱技术可以实现多种植物生长调节剂的快速定量分析。例如，利用乙腈抽提，固相萃取小柱纯化，C_{18} 柱分离，在多反应监测（MRM）模式下建立中药材中多效唑、烯效唑、矮壮素等植物生长调节剂残留的液相色谱串联质谱检测方法，检出限为 0.01～20.80ng/ml，平均回收率为 71.0%～101.4%，实现中药材中多种植物生长调节剂的同时检测[362]。

（四）其他测定方法

除上述检测方法外，近年来还对其他检测方法在植物生长调节剂中的应用进行了探索。例如，基于高分辨质谱和聚类分析的代谢组学方法也开始应用于植物生长调节剂测定，用于同时测定植物体内植物激素的游离态、结合态及植物激素衍生物，并解析与其他植物激素间的相互作用。毛细管电泳和化学发光等方法亦被用于植物生长调节剂的测定，但目前可以实现的灵敏度一般在 μg 级，离植物生长调节剂检测的实际要求还有一定差距。此外，集成单细胞毛细管电泳、纳米技术和原子力显微镜等多种先进方法的单细胞分析技术，能对特定细胞中的代谢物进行分析和动态监测。这些新技术的探索为建立植物生长调节剂的测定新方法提供新的思路。

五、植物生长调节剂在中药材中的残留控制措施

目前植物生长调节剂虽被列为农药范畴，但大部分为低毒或微毒，正常施用对中药材、环境和人的危害相关研究缺乏。由于种植者对植物生长调节剂的作用缺乏正确的认识，在中药材种植过程中存在植物生长调节剂过量使用、不当使用的问题，给中药材质量和安全造成隐患，影响中药产品出口。因此，为了生产更加安全优质的中药产品，了解和掌握减少中药材中植物生长调节剂残留的方法是非常必要的。不同植物生长调节剂的性质、毒性、残留限量标准、残留期等不相同，要根据作物的特点正确选择和使用植物生长调节剂，其基本原则是：在保证使用效果的前提下，尽量减少植物生长调节剂用量，既可以经济用药，又能够有效减少产品中的残留，保证中药材质量和安全性，减少对环境的污染。

1. 尽量使用生物源的植物生长调节剂　部分植物生长调节剂是从生物源中提取的天然物质，如赤霉素是从赤霉菌发酵产物中分离提取的，三十烷醇是从植物蜡、蜂蜡、果皮蜡、糠蜡中提取的[371]，与2,4-D、萘乙酸等人工合成的植物生长调节剂相比，这些天然的植物生长调节剂更加安全。因此，在中药材种植中，应尽量选用这些非人工合成的植物生长调节剂。

2. 选用分解快、残留期短、毒性低的植物生长调节剂　近年来，开发高效、残留期短、安全、广谱的植物生长调节剂越来越受到重视，可选择的高效植物生长调节剂越来越多。在相同效果的前提下，应尽量选用毒性低、残留期短的植物生长调节剂，如烯效唑与多效唑有相同的生理功能，但烯效唑活性高、使用量低、残留期短、对人畜和环境更为安全且使用范围广，所以在中药材种植中，可以用烯效唑代替

多效唑。同样，调节膦与丁酰肼对于控制营养生长有同样的功效，但调节膦毒性低，且残留期短只有7天，而丁酰肼在土壤中的残留长达1年[374]，因此可以用调节膦代替丁酰肼。

3. 掌握正确的植物生长调节剂使用方法　植物生长调节剂通常用较低的使用浓度就可以起到调节植物生长发育的作用，增加用量有时反而会起到相反的作用，甚至产生药害，因此使用中一定要严格掌握正确的使用浓度、次数和施用时期，不能随意增加使用浓度和施用次数，在保证其生物学效应的前提下，尽量用较少的用量，以减少在植物体和土壤中的残留。从使用方法来看，浸种给土壤和植物体带来的残留量极微，而叶面喷施的残留次之，土壤施用在土壤中的残留量最大。从使用时期来看，应该在临界安全期之前使用植物生长调节剂，最好在植物生长前期使用，以减少植物体内和土壤中的残留，保证安全。

小　结

本节重点介绍中药中常用的植物生长调节剂及生长调节剂对中药材质量及安全性的影响，同时结合现有研究报道对中药中植物生长调节剂的检测及控制方法进行阐述。一方面植物生长调节剂在增强药用植物抗逆性、提高产量等方面可发挥巨大作用，但另一方面残留量超过一定限度会对用药安全和产区土壤、水体等产生不良影响。因此，植物生长调节剂在中药材中的使用规范及相关限量标准的制订迫在眉睫。应强化植物生长调节剂对人体以及周围环境的危险作用量、作用机制等方面的基础研究，并针对性进行各类植物生长调节剂的使用技术规程研究，尽快完善相关残留限量标准，为中药材质量及安全性监测提供依据。

思考题

1. 什么是植物生长调节剂？它与植物激素是什么关系？
2. 在药用植物生产中使用植物生长调节剂必须注意哪些问题？
3. 植物生长调节剂从实际应用上可以划分成几类？
4. 目前常用的植物生长调节剂检测技术有哪些？
5. 如何有效控制植物生长调节剂在中药材中的残留？

（罗祖良　马小军　张丽霞）

第五节　中药中重金属与有害元素分析与控制

重金属及有害元素的污染已成为影响中药出口和阻碍我国中医药走向世界的主要问题，因此准确检测和限定重金属及有害元素的含量是保障人民用药安全、促进中药走向国际化的关键。近些年，中药中重金属及有害元素污染问题已经引起了国内外广大学者的注意，越来越多的科研人员开始对中药中重金属及有害元素进行检测分析，为满足需求，本节对中药中重金属及有害元素类型、污染情况、检测方法及健康风险评估等进行了分类介绍和讨论。

一、中药中重金属与有害元素概况

（一）中药中重金属与有害元素简介

1. 简介　重金属一般是指密度在 $5.0g/cm^3$ 以上的金属，如金（Au）、银（Ag）、铬（Cr）、镉（Cd）、铜（Cu）、铅（Pb）、汞（Hg）等。从食品卫生角度主要限制的是砷（As）、铬、镉、铜、铅、汞等六种有害元素。营养学、毒物学和环境污染研究中的污染元素有铵、锑（Sb）、铭、锵、铬、镉、铅、汞等，均会对牲畜和人体造成毒害作用，而锰（Mn）、钴（Co）、铜、钒（V）、硒（Se）、铝（Al）、铬等在含量过高或形态不同时，对生命体系亦有毒害作用。根据《中国药典》（2015 年版，一部）规定，中药材中限定含量的重金属及有害元素有 Cu、Hg、As、Cd 和 Pb。重金属含量超标是影响中药出口、中药进入国际市场的主要制约因素之一。当前，国际上进口中药材和中成药的国家和地区对其中重金属及有害元素的含量都提出了严格要求，如国际标准化组织（International Standard Organization，ISO）经计算给出 Pb、Cd、Hg 及 As 四类有害元素的最大残留限量值。我国药典也明确规定 Cu、Hg、As、Cd 和 Pb 五类有害元素的含量，同时限定中药注射剂按品种项下每日最大使用量计算，Pb 不得超过 12μg，Cd 不得超过 3μg，As 不得超过 6μg，Hg 不得超过 2μg，Cu 不得超过 150μg。可见，重金属及有害元素对人类乃至所有生物的危害已经引起世界各国的重视，中药必须解决重金属及有害元素含量超标的问题。

2. 重金属与有害元素危害　重金属及有害元素的毒性作用主要是与人体内酶蛋白上的巯基和双硫键结合牢固，致使蛋白变性，酶失活，组织细胞出现结构和功能上的损害。重金属及有害元素的污染可以通过生物链富集，当人使用受重金属及有害元素污染的药物时，人体内重金属及有害元素含量蓄积增加，浓度过高后即中毒进而导致各种疾病。如 Cd 中毒将造成肝、肾和骨的病变，导致贫血或神经痛。Cd 可抑制肝细胞线粒体氧化磷酸化过程，使组织代谢发生障碍，对人有致畸、致癌、致突变的危害。Pb 对神经系统、骨骼造血功能、消化系统、男性生殖系统等均有危害，特别是大脑处于神经系统敏感期的儿童，对 Pb 有特殊的敏感性。研究表明，儿童智力低下的发病率随 Pb 污染程度的加大而升高。As 对细胞中的巯基有较高的亲和力，与人体内含巯基的酶结合，引起广泛的神经系统病变等。As 通过扩张毛细血管，麻痹血管舒缩中枢，使腹腔脏器严重失血，造成肝、肾、心等实质器官的损害。Hg 具有高度的扩散性和较大的脂溶性，可经血液循环运至全身。血液中的 Hg 进入脑组织后，被氧化成汞离子，逐渐在脑组织中积累，当 Hg 蓄积达到一定量后就会对脑组织造成损害，汞离子还可以转移到肾脏造成肾衰竭。另外，一些对人体必需的微量元素，如 Cu、铁（Fe）、锌（Zn）等，它们在体内蓄积到一定量或价态改变时也具有很强的毒性，如较高浓度的 Pb 具有溶血作用，能引起肝和肾的良性坏死[375-377]。

（二）中药中重金属与有害元素污染来源

中药材重金属及有害元素污染途径贯穿于中药材全产业链，如植物性中药材种植环境中的土壤、水质、空气等，动物性中药材的饲料和生长环境等，矿物性中药材在形成时的矿物环境，以及海洋药物的海洋环境等。因此从中药材的种植环境及种植条件到采收、初加工、炮制加工、运输、包装存储等各个环节均需控制重金属的累积含量。同时，在中药原料的养殖或种植期间，使用饲料、化肥以及农药也都可能导致药材的重金属及有害元素污染。

1. 种植环境　在中药的种植过程中，中药材所处的环境因素如土壤、水、大气等会受到工业生产中排放的废气废水等污染，植物在从这些污染环境中吸取养分的同时，也会富集其中的重金属及有害元素，这是造成中药中重金属及有害元素含量超标的原因之一。灌溉水中的重金属及有害元素污染主要来源于酸雨、水管道、岩石、大气尘降等，而污染大气中的重金属及有害元素主要源于种植环境的特殊性，如城市、公路沿线、有色金属冶炼区域、电子工业发达区域、燃油使用后的排放等[378]。此外，有研究表明，随着土壤中镉的含量提高，长药景天中的镉含量也随之呈现出递增趋势[379]。同时，通过分析不同土壤环境种植出的丹皮，土壤中的重金属及有害元素含量与丹皮中的含量呈正比关系。

2. 农药污染　为防止病虫害等问题，提高中药材的产量，在种植过程中会使用有机农药，而有机农药往往含有砷、铜、汞、铅、锌等有害元素。用于喷洒中药材时，易被其吸收并渗透于根茎、叶片及果皮等组织内，造成重金属及有害元素污染。药用植物或农作物栽培中需要施用化肥，而各类化肥由于矿源不洁，往往混入有害成分，如工业磷肥中的镉、砷、硼、氟及放射性物质铀等，如果长期大量使用，会使上述重金属及有害元素在土壤中积累，从而导致中药材污染[380]。

3. 初加工　中药材自然资源虽然丰富，但由于中药材品种繁多，其形、色、气、味、质地及含有的成分不尽相同，在采收后的贮藏过程中，经常会出现霉变、虫蛀、变色等现象，不易保存，不能满足临床需要，因此采收后必须要对中药材进行产地初加工。中药材采收后进行产地初加工的方法有多种，通常情况下主要有以下 4 种：①清洗杂质、挑选、去皮及清除非药用部分，以去伪存真，保证药材纯净；②修整、切片，加工修制成合格的原药材；③蒸、煮、烫、浸漂、发汗等，减除药材毒性与不良性味，以确保用药安全有效；④干燥、精制、分级、包装等，以便运输与贮存[381]。在产地初加工过程中，干燥起到承前启后的作用，没有干燥处理，就无法进一步精制与贮存。中药材传统干燥方法一般分为自然干制和加温干制，自然干制又分为晒干和阴干，加温干燥主要是指设定不同温度的烘干[382]。在上述初加工过程中使用到的辅助器具及包装材料等均有可能污染重金属与有害元素。

4. 炮制加工过程　在对中药材进行加工炮制的过程中，可达到增效减毒的目的，但使用含有重金属的炮制用水、辅料或容器等，会造成中药中重金属及有害元素的引入。例如，对粉碎前后的中药材、中药饮片、中成药及药用辅料中的铬含量进行检测，发现使用不锈钢材质的机器对中药进行加工和处理会导致重金属 Cr 的污染，从而影响中药的产品质量[383-384]。在对川附子的炮制过程进行研究时发现，炮制前后药材重金属及有害元素的浓度和含量会发生变化，炮制药材的水会对药材中 Cu 和 As 的含量产生影响，甚至在炮制过程中使用的容器也会对药材造成重金属及有害元素污染。同时在储存药材时，为了防止霉变或者虫害，有的会采用硫磺熏蒸药材，这也可能导致药材中 Hg 和 As 的含量增加。

5. 运输　中药材是特殊商品，质量是根本的保障。因此，对运输效率和流通保质的条件提出更高的要求。我国的中药材物流主要是以自然物流形式为主，运输、储存等物流技术较为落后，没有具体的运输、保质措施等。目前研究表明，控制合理的温度、湿度并达到一定的通风效果，是对运输的基本要求。我国中药材管理规范规定：药材批量运输时，不应与其他有毒、有害、易串味物质混装。

6. 包装和仓储　2015 年 1 月，商务部办公厅印发了"关于加快推进中药材现代物流体系建设指导意见的通知"，指出中药材因其自身的特殊商品属性，应从绿色角度来发展其物流及仓储。现代化仓储能助力中药材管理、科学化养护能维持中药材药效、标准化包装达到全程保护中药材的效果。其中，规范中药材包装是我国中药材生产质量管理规范（GAP）的重要内容之一。研究中药材的包装技术，其主要目的在于保护中药材的价值，以防被其他污染物污染或腐烂变质。应根据中药材的特性，不断改进包装的实用性、合理性、科学性，发展中药材包装的标准化、系列化。我国中药材生产质量管理规范规定：包装应按标准规程操作，并附有批包装记录；包装袋上有质量合格标志；易破碎药材用坚固箱盒包装；毒性药材、麻醉药材、贵重药材采用特殊包装，并贴有相应标志。欧盟原药材种植和采集管理细则指出：对可重复使用的包装材料应在使用前清洁并干燥，重复使用过程避免重金属及有害元素的污染。近年来，通过研究仓储环境中的温度、含氧量及湿度等影响中药材储存的关键因素，已形成商业化的自动化立体仓库、气调养护技术与环境监控系统，通过在密闭的自动化立体仓库中充加氮气和二氧化碳等气体改变存储环境的气体成分，形成低氧状态，并实时监控气体环境成分变化，在一定程度上减少了霉变、虫蛀及包装材料的使用等引入的重金属污染，对中药材的质量有了更多的保障。

（三）中药中重金属与有害元素污染现状与特点

近年来，国内外的中医药工作者对中药材的质量与安全做了很多研究，其中包括中药材及其饮片的重金属及有害元素含量的研究。下面对中药材重金属及有害元素的污染区域、污染水平等展开介绍。

1. 重金属及有害元素污染的区域　研究表明，种植环境中水源、土壤以及空气一旦被重金属及有害元素所污染，那么产出的中药材也将被重金属及有害元素污染，即重金属及有害元素污染具有一定的地域性，且土壤污染严重的地域对根茎类药材影响较大，果实等地上部分入药的药材受空气及水质影响较大。有研究者从四川、湖南、海南、云南、吉林、甘肃、河南、安徽、山西、重庆、河北 11 个省份，采集薄荷、萹蓄、女贞子、桔梗、葛根、何首乌、穿山龙、白茅根、丹参、玉竹、地骨皮和侧柏叶 12 种中药材共 525 批样品，分析其中 Pb、Cd、As、Hg、Cu 5 种重金属及有害元素，发现根类及根茎类中药材中 Pb、As、Cu、Cd 这 4 种金属元素之间相互呈显著正相关，全草类中药材中 Pb、As、Cu、Hg 这 4 种金属元素之间相互呈显著正相关，而以女贞子为例的果实类中药材和以侧柏叶为例的叶类中药材中只有 3 种金属元素之间存在显著正相关，Cu 和 Pb 之间存在负相关，说明根及根茎类中药材和全草类中药材中重金属及有害元素的协同效应要高于果实类和叶类中药材。丹参的指标性成分丹参酮类与重金属及有害元素 As、Hg 之间存在显著正相关，推测与丹参中丹参酮类成分和 As 离子生成配合物有关，具体的金属配合物发挥作用的机制需要进一步深入研究[385]。三七的道地产区为云南省文山州，但在云南省的昆明、曲靖、红河以及广西等地均有广泛人工种植。收集云南文山、昆明、曲靖、红河及广西百色等 12 个产地 37 批三七，As 超标数为 12，超标率为 32.4%，Cd 超标数为 11，超标率为 29.7%，Cu、Hg、Pb 均未超标。不同产地三七的重金属含量具有一定差异，可能与当地气温、地理位置、土壤环境、种植点土壤的前作物等生态环境相关，也可能与种苗等遗传因素相关[386]。铊（Tl）是一种典型的有毒害的稀有重金属元素之一，矿山和硫酸厂周边土壤 Tl 污染较为严重，我国土壤环境质量标准中目前尚未规定土壤中 Tl 含量的环境质量标准，但加拿大农业土壤中铊的最大允许含量为 1mg/kg。在广东粤西某硫铁矿区与硫酸厂附近菜地，有人对其种植的 4 种主要作物毛豆、芋头、玉米和花生中的 Tl、Pb、Cu 和 Ni 等 4 重金属研究发现，该硫铁矿矿区特别是硫酸厂周围菜地土壤中 Tl 污染和富集现象较为明显，虽然目前农作物仍表现为无明显毒害症状的正常生长，但某些作物（如毛豆等）食用部分 Tl 的含量（1.15～4.08mg/kg）超过德国食品卫生标准规定的最大允许含量（0.5mg/kg），对附近居民构成了极大的健康威胁。综上可见，中药材中重金属及有害元素污染具有一定的地域性[387]。

2. 重金属及有害元素污染的水平　我国中药材中重金属及有害元素存在不同程度的污染，以《药用植物及制剂进出口绿色行业标准》中的规定为依据，统计我国中药材中重金属及有害元素污染情况，得出 Pb、Cd、Hg、As、Cu 的超标率分别为 9.66%、26.35%、13.0%、9.32%、16.09%。近 5 年，中药材中重金属及有害元素总体污染水平与 2008 年之前相比并未得到太大改善，污染率仍然很高[388]。以大宗常用中药材板蓝根为例，现代研究表明，板蓝根水煎液具有抗病毒、降血脂、降血糖以及修复肝损伤和抗氧化等作用，市场需求量较高，是国家重点推荐发展的品种。为了保障板蓝根临床用药的安全及药效，对 25 个不同产地的 25 批板蓝根样品进行了重金属及有害元素的含量测定，结果显示，砷超标数为 3 批，超标率为 12.0%，镉超标数为 4 批，超标率为 16.0%，汞超标数为 1 批，超标率为 4.0%，铜、铅均未超标。重金属及有害元素含量超标的样品主要集中在镉、砷和汞等元素上，可能是由栽培土壤、周围的空气、水源以及使用的化肥和农药导致[389]。冬虫夏草为麦角菌科真菌寄生在蝙蝠蛾科昆虫幼虫上的子座和幼虫尸体的干燥复合体，具有补肾益肺、止血化痰的功效，是名贵的濒危中药材。产自西藏自治区、青海省、四川省、云南省野生冬虫夏草 26 批，人工种植冬虫夏草 20 批，采用电感耦合等离子体质谱法（ICP-MS）测定冬虫夏草人工繁育品和野生冬虫夏草中 5 种重金属及有害元素（铅、镉、砷、汞、铜）的含量，冬虫夏草人工繁育品中铅、砷、铜的含量低于野生冬虫夏草中的含量且均符合国际标准，野生冬虫夏草由于受到生存环境变化的影响以及地域性的差异，其重金属的含量检测值浮动较大，铜超标率为 15.4%，砷超标率为 100%，砷污染严重[390]。

3. 中药中限定的重金属及有害元素类型　为了规范国内外药用植物质量和市场流通中药材及其饮片的质量，各个国家、国际组织机构等针对重金属及有害元素的类型及含量相继给出限定标准（表 6-24）。《中国药典》（2015 年版，一部）规定砷、铅、汞、铜和镉等 5 种有害元素作为中药材及其饮片重金属及有害元素常规分析指标，2001 年版《药用植物及制剂进出口绿色行业标准》对有害元素的限量做了详细的规定，其中砷≤2.0mg/kg、铅≤5.0mg/kg、汞≤0.2mg/kg、铜≤20.0mg/kg 和镉≤0.3mg/kg。这 5 种重金属及有害元素在中药材及其饮片中的含量分析常见报道。

表 6-24　部分国家及地区中药中重金属及有害元素限量类型表

国家/组织	组织机构/规章版本	适用范围
澳大利亚	药品管理局	Pb、Cd、Hg 原药材
中国	《中国药典》（2015 年版）	Pb、As、Cd、Hg 原药材
欧盟	《欧洲药典》（8th）	Pb、Cd、Hg 中草药
德国	《植物动物药材中重金属限量标准推荐草案》	Pb、Cd、Hg 草药
韩国	《韩国药典》	Pb、As、Cd、Hg 原药材
英国	《英国药典》（2012）	Pb、As、Cd、Hg 中药材
印度	《印度药典》	Pb、As、Cd、Hg 中药材
美国	《美国药典》	Pb、As、Cd、Hg 中药材
新加坡	健康科学局	Pb、As、Hg 中药材
世界卫生组织	《世卫组织中草药质量评价指南》	Pb、Cd 原药材
日本	《日本药典》（16th）	Pb、As 原药材

二、国内外重金属与有害元素限量规定

由于中药中少量的重金属及有害元素即可对人体各脏器及代谢系统产生严重危害，世界卫生组织（WHO）已规定人体对重金属及有害元素的吸收基线值，即短期内可耐受一周的摄入量（provisional tolerable weekly intake，PTWI），如汞为 0.3mg、铅 3mg、镉 0.4～0.5mg。此外，由于对中药重金属及有害元素的最大残留限量缺乏统一的规定，许多国家对重金属及有害元素的含量都有各自的限定标准，且每个国家的侧重点均不同（表 6-25）。

表 6-25　部分国家及地区中药中重金属及有害元素含量限量表（mg/kg）

国家/地区	适用范围	铜（Cu）	铅（Pb）	砷（As）	镉（Cd）	汞（Hg）
世界卫生组织	草药	–	10.0	–	0.3	–
欧盟	草药	–	5.0	–	1.0	0.1
《中国药典》（2015 版）	中药材	20.0	5.0	2.0	0.3	0.2
中国绿色行业标准	草药	20.0	5.0	2.0	0.3	0.2
澳大利亚	草药	–	5.0	–	1.0	–
香港	中草药	–	5.0	2.0	1.0	0.2
澳门	生药及中草药外用制剂	150.0	20.0	5.0	–	0.5
新加坡	中草药	150.0	20.0	5.0	–	0.5
德国	草药	–	5.0	–	0.2	0.1
印度	草药	–	10.0	3.0	0.3	1.0
日本	生药	–	20.0	5.0	–	–
马来西亚	传统药物制剂	–	10.0	5.0	0.3	0.5
韩国	生药	–	5.0	3.0	0.3	0.2
泰国	草药	–	10.0	4.0	0.3	–
英国	草药	–	5.0	5.0	1.0	0.1
美国	草药	–	5.0	2.0	0.3	0.2

三、中药中重金属与有害元素检测技术

中药材在使用以及进出口前后，需要针对有害物质进行准确的定性和定量检测，其中重金属及有害元素的检测可分为常规分析技术和快速分析技术。

（一）样品前处理技术

《中国药典》（2015 年版，四部）推荐了 3 种中药材前处理方式：王水提取法、电热板消解法、微波消解法，其中以微波消解法较为常用。

1. 王水提取法　王水提取法是利用王水的氧化性，氯离子的络合性以及氯气、亚硝酰氯和氯离子的催化作用，将有机质氧化，并将合金等难溶物转化为易溶的可测态。例如，采用 3 种不同的提取剂（二乙烯三胺五乙酸-DTPA、HCl、王水）提取广西某河流表层沉积物中 6 种重金属及有害元素（Cu、Pb、Zn、Cd、Cr 和 Ni），发现 3 种提取剂对同一沉积物样品重金属及有害元素有效态的提取能力有差异，对沉积物重金属及有害元素有效态 Cu 和 Cd 的提取能力表现为王水>DTPA>HCl，对沉积物重金属及有害元素有效态 Pb、Zn、Cr、Ni 的提取能力为王水>HCl>DTPA[391]。该方法在水相等简单基质中应用广泛，但在中药材基质中因回收率较低而逐渐被微波消解等前处理方法所替代。

2. 电热板消解法　电热板是用电热合金丝做发热材料，用云母板做绝缘材料，外包以薄金属板（铝板、不锈钢板等）进行加热的设备。因其较为常见、价格低廉、操作简便等特点而被普遍应用。电热板面积无固定限制，可根据日常处理样品的多少自由选择，且在处理过程中可依需要添加所需试剂，避免了密闭容器不易添加试剂的弊端，又方便观察样品状态、消解程度、剩余样品的量等优势[392]。用电热板消解法消解种植地土壤标准样品，并采用石墨炉原子吸收光谱法测定消解液中的铅含量，电热板消解法的相对标准偏差为 7.38%～13.94%。与标准值的相对标准差比较，电热板消解法的相对标准偏差高于 19%。电热板消解法不但消解不完全，且操作费时费力，整个过程需要人员值守，易造成样品蒸干、飞溅的现象，且消解过程中产生的酸雾对实验人员带来危害[393,394]。

3. 微波消解法　微波消解法是通过分子极化和离子导电两个效应对物质直接加热，促使固体样品表层快速破裂，产生新的表面与溶剂作用，在数分钟内完全分解样品。具有样品分解快速、完全，挥发性元素损失小，试剂消耗少，操作简单，处理效率高，污染小，空白低等显著特点。例如，使用微波消解-电感耦合等离子体质谱法测定土壤中 10 种元素的分析方法，方法检出限为 0.01～0.46g/L，使用土壤标准物质进行验证，测定结果与标准值相符[395]。选取中药材圆果为研究对象，分别采用微波消解、电热板消解和干法消解三种前处理方式提取圆果中的重金属，使用冷原子吸收光谱法、石墨炉原子吸收光谱法和火焰原子吸收光谱法分别测定 Hg、As、Cu、Cd、Pb、Zn 及 Cr 的含量。结果表明，3 种消解方法的变异系数均小于 10%，平均变异系数 3.3%，但 7 种元素采用微波消解法进行前处理的精密度较高[396]。

综上所述，电热板消解法因需要不断加入消解液且时刻观察反应现象等耗时、耗力、耗材的缺点也逐渐被微波法取代。目前，使用微波消解法在中药材重金属的前处理技术中应用最为广泛，但微波消解程序、取样量及消解液的配比等条件的优化均增加了前处理的时间。

（二）中药中重金属与有害元素仪器检测技术

中药中的重金属及有害元素含量及类型检测多依赖于仪器方法，如紫外可见分光光度法（ultraviolet and visible spectrophotometry，UV-Vis）、原子吸收光谱法（AAS）、原子荧光光谱法（AFS）、高效液相色谱法（HPLC）和电感偶合等离子体原子发射光谱/质谱法（inductively coupled plasma-atomic emission spectroscopy，inductively coupled plasma-mass spectrometry，ICP-AES，ICP-MS）等。

1. 原子吸收分光光度法（AAS）　简称原子吸收法。是采用被测元素基态原子蒸气对其共振辐射线的吸收特性进行元素定量分析的方法，测量对象是呈原子状态的金属元素和部分非金属元素。AAS 法具有灵敏度高、精密度好、应用范围广、干扰少、试样用量少、快速简便、易于自动化等特点。但该法只能进行部分无机元素的含量分析，不能直接用于有机化合物的含量分析和结构分析；另外，常规 AAS 法每测一种元素，要更换一次空心阴极灯光源，不能同时进行多元素分析。例如，中药材经微波消解后，分别采用石墨炉原子吸收法测定铅、镉、锑，采用氢化物-原子吸收法测定砷，采用冷原子吸收法测定汞，以及采用火焰原子吸收法测定铜等[397]。

2. 高效液相色谱法（HPLC）　是利用痕量金属离子与有机试剂形成稳定有色络合物，然后使用 HPLC进行分离，用紫外-可见光检测器检测，从而实现多元素的同时测定。但由于络合剂的选择有限，HPLC 在重金属含量测定方面具有一定的局限性。有研究使用金属离子与二硫腙体系反应后的色谱行为，建立了在同一波长下测定独活中汞、铜、铅的 HPLC 分析方法，提高了重金属及有害元素检测的灵敏度与选择性[398]。

3. 原子荧光分析法（AFS）　又称原子荧光光谱法，是根据待测元素的原子蒸气在一定波长的辐射能激发下发射的荧光强度进行定量分析的方法。具有高灵敏度、低检出限、谱线简单、干扰少等特点，分析校准曲线线性范围宽，可达 3~5 个数量级，且可实现多元素同时测定。主要用于金属元素的测定，在环境科学、高纯物质、矿物、水质监控、生物制品和医学分析等方面有广泛的应用。例如，采用微波消解技术与原子荧光光谱法检测食品中的铅[399]。

4. 电感耦合等离子体发射光谱法（ICP-AES）　是以等离子体为激发光源的原子发射光谱分析方法，可进行多元素的同时测定。适用于各类药品中从痕量到常量的元素分析，尤其是矿物类中药、营养补充剂等的元素定性定量测定。有研究者采用微波消解处理蔬菜样品后，以电感耦合等离子体发射光谱（ICP-AES）法测定了 8 种蔬菜中的 Zn、Pb、Cu、Cd 四种重金属元素的含量[400]。

5. 电感耦合等离子体质谱法（ICP-MS）　是一种微痕量无机元素分析技术，能够准确定性及定量测定元素周期表中几乎所有元素，其分析范围广，且能进行多元素同时分析，从而有效提供物质的元素组成信息。例如，利用微波消解法处理 10 种药材样品，硝酸和过氧化氢作为消解体系，以锗（Ge）、铟（In）、铋（Bi）作为内标元素，通过 ICP-MS 可同时定量 10 种药材中的铅（Pb）、镉（Cd）、汞（Hg）、砷（As）、铜（Cu）的含量[401]。另外，该技术还可用于待测元素同位素分析。

（三）中药中重金属与有害元素快速检测技术

常规重金属及有害元素检测方法多采用化学仪器检测，如 ICP-MS 方法，虽然测试精度与准确度高，但检测仪器昂贵，检测步骤烦琐，耗时长，难以满足环境及市场产品的现场抽查、生产企业自查及进出口贸易中的快速通关等要求。因此，建立快速实时有效的监控中药材中金属污染的检测技术，对保障人民健康与生态安全具有重要意义。

1. 酶分析法　重金属及有害元素具有一定的生物毒性，它与形成酶活性中心的巯基或甲巯基结合后，改变酶活性中心的结构与性质，可以建立重金属及有害元素浓度与酶系统变化的定量关系，从而可以快速检测重金属及有害元素的浓度。有研究基于金属离子对酶活力的抑制作用，测定重金属及有害元素离子镉、锡、铅对葡萄糖氧化酶活力的影响，所测镉、锡、铅检出限分别为 1.3、0.4、1.4μg/ml[402]。酶分析法灵敏度高，但选择性较差，对单一重金属及有害元素离子的检测存在一定的困难，目前大多数酶分析法仅对基质简单的样品有效，对基质复杂的样品难以实际应用。

2. 免疫分析法　免疫分析法检测速度快、灵敏度高、选择性强，可作为重金属及有害元素快速检测的方法。重金属及有害元素离子的免疫检测按照抗体的种类，可分为多克隆抗体免疫检测和单克隆抗体免疫检测，后者又有间接竞争酶联免疫吸附法（icELISA）、KinExA 免疫检测等[403]。

间接竞争 ELISA 法（icELISA）的原理是基于待检重金属及有害元素离子与螯合剂形成重金属及有害元素-螯合剂复合物，与包被在固相载体上抗原竞争结合单克隆抗体相同表位，添加酶标二抗，经底物显色后，根据标准曲线判定样品中待检物的含量。此法原理简单，检测的特异性和灵敏度理论上可以达到实际的检测要求和标准。同时，此法操作简便、成本低廉、检测快速，不需要对样品进行复杂的前处理，可适用于大批量样品的初步检测，因此非常适合重金属及有害元素快速检测方面进行研究应用。例如，使用双功能螯合剂 p-SCN-Bn-DTPA，将重金属 Cr 分别与两种载体蛋白 BSA 和 OVA 连接起来，制备出具有免疫原性的重金属 Cr 的完全抗原 Cr-DTPA-BSA 和 Cr-DTPA-OVA。在此基础上通过筛选纳米抗体库的方式成功获得可以检测出抗 Cr-DTPA 的噬菌体抗体 Cr-DTPA-VHH4-63，该法对 Cr 的最低检测限为 6.6μg/L[404]。

直接竞争 ELISA 法（dcELISA），又称一步法免疫检测。原理为样品中的重金属及有害元素离子与螯合剂螯合后，与定量的酶复合物混合，竞争结合已包被在固相载体上的抗体，底物显色后可与标准曲线对比得出重金属及有害元素的离子浓度[405]。例如，使用纯化后的镉单克隆抗体建立 dcELISA 检测方法，并进行灵敏度和特异性分析，其检测限可达到 2.1ng/ml[406]。相比于其他酶联免疫法，dcELISA 操作简单，重复性好，最终结果也较精确，但其对抗体在固相上的结合能力要求较高，而且后续加入的酶标竞争剂也需要控制在合适的浓度，过高和过低都会对最终结果产生影响，因此不适合作为初始的检测方法。

KinExA 是一种计算机控制的流式荧光剂，用来进行自由抗体、自由抗原和抗体-抗原复合物的快速分离和定量检测。KinExA 由毛细管流/观察单元组成并配有多微孔筛，各种被测液能在负压下通过筛孔。统一大小的小珠堆积在筛子上形成一个填充床，其表面包被固化抗原。与间接竞争性 ELISA 法一样，样品中的重金属及有害元素离子先与过量螯合剂螯合形成溶解性抗原，加入抗体并使抗体和溶解性抗原之间的结合达到平衡，溶液快速流过包被有固化抗原的小珠，这时还具有抗原结合位点的抗体被小珠捕获，经缓冲液冲洗后，加入酶标二抗和显色剂显色，通过 PC 界面来检测和记录荧光信号，与标准曲线对照得出金属离子浓度，从而达到快速检测金属离子含量的目的[407]。

3. 生物传感器法　生物传感器（biosensors）是在生物学、医学、电化学、光学、热学及电子技术等多种学科相互渗透中成长起来的一门新技术。它是以生物学组件作为主要功能性元件，能够感应规定的待测量并按照一定规律将其转换成可识别信号的器件或装置。生物传感器一般是由生物识别元件、转换元件、信号调节元件、数据处理器和信号发生器组成。其特点是专一性强、分析速度快、操作简便、能进行在线分析甚至活体分析，且能检测痕量的污染物。根据生物传感器中分子识别元件上的敏感物质不同，国内外常用的生物传感器可分为酶传感器、微生物传感器、免疫传感器、DNA 传感器、组织传感器及细胞传感器等。目前，已经研制出测量重金属及有害元素残留的生物传感器，并已经开始投入实际应用。

（1）酶传感器：酶是生化反应的高效催化剂，对底物具有高度的专一性。在反应过程中酶与底物形成酶-底物复合物，此时酶的构象对底物分子显示识别能力。酶传感器是第一代生物传感器，而电化学酶传感器是将酶与其底物相互作用的特异性与电化学的强大分析功能相结合，是一种微型的化学传感器。电化学酶传感器已被广泛应用于监测环境中的多种污染物，特别是基于氧化还原酶（如酪氨酸酶、过氧化物酶、漆酶等）以及水解酶（如胆碱酯酶）构建的电化学酶传感器已被广泛应用。将酶作为酶传感器的分子识别敏感膜，首先需要采用合适的方法将酶固定在电极表面，在固定化酶的过程中，既要保持酶本身的固有特性，又要克服游离酶反应后不能回收、难以实现重复利用等缺陷。例如，无促进剂或者没有对电极表面进行预处理的情况下，将酶直接吸附在固体电极表面时，酶发生变性后会阻碍电子转移过程。因此，酶的固定化技术决定着酶传感器的选择性、灵敏度和稳定性等主要性能，同时也决定酶传感器是否具有研究和应用价值。有研究将脲酶共价偶联于尼龙网，并覆盖于 pH 复合电极上，制成了一种基于抑制脲酶的电位型生物传感器，以重金属离子 Hg^{2+}、Cu^{2+}、Cd^{2+} 为检测对象，结果显示上述离子分别在 0.01~1.00、0.01~1.00 和 0.10~10.00μg/ml 的浓度范围内具有良好线性，且抑制率与重金属离子浓度的负对数线性相关[408]。

（2）微生物传感器：微生物传感器是利用活的微生物来作为分子识别元件的敏感材料。具有反应速度快、便于连续化和自动化控制、易于管理等优点，广泛应用于检测环境中的农药残留物、氯苯甲酸盐类物质、苯类物质、氰化物、多氯联苯和有毒重金属及有害元素等。目前，已见报道的有用于水质监测的生化需氧量（biochemical oxygen demand，BOD）传感器、硝酸盐微生物传感器、酚类及阴离子表面活性剂传感器和水体富营养化监测传感器，以及有利于大气和废气监测的亚硫酸、亚硝酸盐、氨、甲烷及CO_2微生物传感器等。例如，枯草芽孢杆菌（*Bacillus subtilis*）作为指示生物的微生物传感器毒性分析系统，对重金属（Hg^{2+}、Cu^{2+}、Zn^{2+}、Cr^{6+}、Cd^{2+}、Pb^{2+}和Co^{2+}）的生物急性毒性进行分析，发现对数生长后期和稳定期的 *Bacillus subtilis* 微生物传感器具有良好的毒性分析性能，Cd^{2+}、Zn^{2+}、Cr^{6+}、Cu^{2+}、Hg^{2+}、Pb^{2+}对 *Bacillus subtilis* 的 EC_{50} 值分别为 47.3、10.9、14.0、2.6、0.8、100.1mg/L，Co^{2+} 的 EC_{30} 为 56.6mg/L，最终实现了上述离子的快速检测[409]。

（3）免疫传感器：免疫传感器大部分是以抗原-抗体作为分子识别元件来检测环境中的污染物。抗体具有高的可靠性、灵敏性及特异性。目前，对细胞、孢子及病毒等最成功的检测手段是抗体的免疫检测。由于分析模式和传导技术的提高使该技术更加微型化，灵敏度也大大提高，对于未来的商业化发展有很好的前景。例如，基于自增敏策略构建的免疫标记分析法实现了人参和丹参中铜的检测，检出限可达 0.33ng/ml，该方法较为便利、快速、灵敏，且成本低廉[410]。

（4）DNA 生物传感器：DNA 作为细胞核中染色体的主要成分，在遗传和转化等生命活动中具有十分重要的作用，是对细胞内目标进行修改的重要因素之一。因此 DNA 在纳米技术和生物传感器技术领域是一个很好的建设新设备的材料[411-413]。1969 年 Palecek 发现核酸具有电化学性质，到 20 世纪 90 年代，DNA 电化学生物传感器才正式发展起来。DNA 电化学生物传感器具有电极制作简便、使用寿命长、重复性好、灵敏度高、成本低、能耗少、易携带、不破坏测试样品、不受溶液颜色影响、易于实现微型化等诸多优点。DNA 电化学生物传感器基本的原理是 DNA 碱基的互补配对，利用单链 DNA（ssDNA）作为敏感元件，通过共价键合或化学吸附固定在固体电极表面，通过电极使 ssDNA 与目标 DNA（靶基因）呈碱基序列互补，在适当的温度、离子强度、pH、缓冲溶液等杂交条件下，探针 ssDNA 与溶液中的靶基因发生特异性选择杂交，形成双链杂交 DNA（dsDNA），从而导致电极表面结构发生变化，当加入电化学标识元素后，将引起电信号（如电压、电流或电导）的变化，并且当加入样本中的 DNA 序列与捕获探针上的序列存在非配对现象，电子传递链会断开，产生的电信号就很微弱，因此通过电信号变化就可以检测出样本中是否存在突变[414,415]。例如，基于 G-四链体与血红素的作用以及 T-Hg^{2+}-T 错配结构，可设计形成一种简单灵敏的 DNA 电化学传感器用于 Hg^{2+} 的检测。此种检测器对 Hg^{2+} 检测的线性范围可达 $1.0×10^{-9}~1.0×10^{-6}$mol /L，检测限为 $5.0×10^{-10}$mol/L[416]。

4. 化学传感器　化学传感器包含电化学传感器、光纤传感器、荧光传感器等。

（1）电化学传感器：是现代化学分析测定中的一类特殊传感器。主要是利用污染物质在电极表面发生电化学反应，再通过特定的换能器将这种感知信息转换成可识别的、与目标物质浓度变化成比例的电信号，从而达到定性或定量分析检测目标物质的一种仪器设备。电化学传感器的检测范围广泛，可应用于有机物、气体、无机物及重金属等的检测。有研究发现，采用表面离子印迹技术和溶胶-凝胶方法，以壳聚糖作为功能单体的铅离子表面印迹聚合物，组装铅离子印迹聚合物传感器，Pb^{2+} 最低检出限可达 $1.3×10^{-11}$ mol/L[417]。

（2）光纤传感器：光纤传感技术分为传光型光纤传感技术和传感型光纤传感技术，光纤传感技术的核心是光纤传感器，相应的光纤传感器也分为传感型光纤传感器和传光型光纤传感器。例如，一种用于检测水中 Hg^{2+} 的局域等离子体共振光纤传感器，对 Hg^{2+} 浓度进行定量检测，检出限可达 3.4nmol/L[418]。又如，用于检测 Cr^{6+} 的光纤传感器，基于二苯碳酰二肼与 Cr^{6+} 络合呈现鲜明的紫红色，并且随 Cr^{6+} 浓度升高紫红色逐渐加深的原理，在光纤表面镀络合显色薄膜，薄膜与 Cr^{6+} 络合显色，通过对吸收光谱测量结果的分析，最终得到 Cr^{6+} 浓度，检测限可达 0.01mg/L[419]。

（3）荧光化学传感器：一般来说，荧光化学传感器主要由三部分构成，即识别基团、连接臂和发光基团。识别基团是可以和检测底物特异性结合的基团，发光基团是发出光学信号的信息源，连接臂用以连接识别基团和发光基团。荧光化学传感器依靠荧光信号的变化为检测手段，通常通过荧光的增强、淬灭或者发射波长的移动等方式进行检测，具有方便快捷、灵敏度与选择性较高的优点[420]。例如，基于半胱氨酸调控量子点合成的新型荧光传感器成功用于 Cu^{2+} 的快速、灵敏检测[421]，使用甲氧基苯甲酮罗丹明 B 酰肼和噻嗪衍生物为基础，基于分子识别机制与荧光传感原理的比率型 Hg^{2+} 荧光传感器，对 Hg^{2+} 检测限为 $1.8\mu g/L$[422]。

四、国内外重金属与有害元素风险评估

（一）风险评估简介

风险评估是通过收集毒理学资料、人群流行病学资料、环境和暴露的因素等，直接以健康风险度为表征（对人体健康危害的年风险来表示）表示人体健康造成损害的可能性及其程度大小的概率估计，这样能够更直观和准确地得到主要污染物以及最优的治理顺序，为政府机构和有关部门改善环境状况、判断潜在危害的主次和敏感人群、提高居民认知与区别污染物对身体产生的现实与潜在的危害、减小环境对人体健康风险提供科学依据[423]。健康风险评估是指以健康风险度为表征表示对人体健康造成损害的可能性及其程度大小的概率估计[424,425]。

风险评估一般包括危害识别、暴露评估、危害特征描述和风险特征描述 4 个基本步骤。实际工作中，危害识别和危害特征描述往往通过动物毒性评价信息或人体流行病学信息或者通过动物毒性实验来实现。通过确定危害物质与人体发生不良反应间量上的联系，即确定剂量—反应数学模型，以确定有害残留物的无可见有害作用水平（no observed adverse effect level，NOAEL）。通过 NOAEL 推算健康指导值，即每千克体重每周可耐受的摄入量（provisionally tolerable weekly intake，PTWI）、每千克体重每月可耐受的摄入量（provisionally tolerable monthly intake，PTMI）或每日允许摄入量（acceptable daily intake，ADI）等。暴露评估是指对于通过可能摄入的或其他各种途径所产生的摄取量的定性或定量评价。美国国家卫生基金会认为，每日由膳食补充剂中摄取的重金属及有害元素量占日总暴露量（从食物和饮水等各种途径中摄取的总重金属及有害元素量）的 10% 不会引起健康风险。风险特征描述是根据危害识别、危害特征描述和暴露评估 3 个步骤的结果，对某一特定人群已知或潜在的健康不良影响的可能性和严重程度进行的评估，通常可通过暴露量与 ADI、PTDI、PTWI 等的比值来实现。

中国重金属及有害元素污染形势严峻，人们对重金属及有害元素污染带来的健康危害效应越来越关注。然而中国国内尚未建立针对中药材的风险评估模型，因此，基于国内食品风险评估模型，通过总结国内外常用暴露评估模型并探究其优缺点，对推动建立适用于中药的健康风险评估方法具有重要意义。

（二）中药中重金属与有害元素风险评估实例分析

目前，我国已初步研究了适用于中药材健康风险评估的模型，并将其用于重金属、农药残留等污染物的风险等级评估。例如，为了解中药材黄连中重金属整体残留情况以及可能造成的健康风险，基于原药材、汤剂、粉剂以及模拟胃肠消化液中重金属的含量，可以使用靶标危害系数法（target hazard quotients，THQ）对黄连的重金属风险等级进行评估，通过计算原药材、汤剂、粉剂以及模拟胃肠消化液中各项重金属与重金属总量的 THQ 值，衡量不同入药方式下重金属对暴露人群造成的健康影响[426]。此外，相较于传统的污染率统计方法，风险评估模型对大宗常用药材中不同类型药材及不同类型的重金属可进行差异性评估。例如，针对西洋参、山楂和枸杞药材及其饮片中铅、镉、砷、汞、铜的残留量进行测定后，按照风险评估的基本步骤，对西洋参、山楂和枸杞药材及饮片中重金属及有害元素进行初步危害评估。同时，使用该评估模型计算得出不同药材中的重金属残留限量推荐值，进一步结合各元素在体内的残留率评估可能对人体造成的危害。例如，有研究表明，《中国药典》（2015 年版，一部）推荐的铅和砷的限量标准（分别为 5 和 2mg/kg）可能会

对部分人群有一定的风险，其余重金属及有害元素限量标准合理[427]。

（三）风险评估的发展阶段及应用前景

一般发达国家陆续建立了专门机构负责农产品中的重金属及有害元素风险评估，但评估频率不同，如美国每年一次，英国三年一次。但是对于一些风险很高的重金属如镉、铅、汞等，一些国际组织和国家把它们作为重点评估对象，如欧洲食品安全局（EFSA）在欧盟范围内，就当前风险性相当高的重金属及有害元素进行风险评估，并根据评估结果提出相关农产品中镉、汞的限量等[428]。

中国健康风险评估研究起步晚，评估的污染物种类和评估区域有限。目前主要进行风险评估的重金属及有害元素污染物有 Pb、Cu、Zn、Cd、Cr、As、Ni、Hg，评估区域涉及受重金属及有害元素污染的城市表层土壤（灰尘）和矿区土壤、膳食、地下水和饮用水、大气颗粒物。尽管利用风险概念分析方法对环境健康风险进行评估的应用研究已经取得较大进展，但根据中国居民特征的健康风险评估方法仍然没有建立，目前中国的健康风险评估仍然多借用国外模型，而由于人种和地区的差异，国外的暴露参数并不能准确反映中国人群的暴露特征，因此简单套用国外模型可能导致健康风险评估结果的失真[429]。随着科技的发展及人群对膳食、环境健康风险认识的深入，针对中药材的健康风险评估将成为我国热门研究领域之一[430]。数学模型在健康风险评估中的作用越来越重要，欧美国家的健康风险评估模型在不断改进中趋于完善。随着地理信息系统（geographic information systems，GIS）技术在模型中的广泛应用，未来健康风险评估模型的发展趋势将逐渐演变为简单化、推广能力强、能适应不同时空尺度、可信度高的模式。建立的模型具有多模块模拟功能，能够将监测数据、人群的行为方式数据、人口统计数据、污染物释放-传输-转化过程于一体，并兼备预测与预警功能。从中国污染物暴露情况、人群特征、生活习惯等方面为入手点，尽快建立适用于中国暴露人群的健康风险评估模型及针对不同污染物和介质的暴露评估模型是今后的研究重点。

五、中药中重金属与有害元素的控制措施

（一）中药材重金属污染防治措施

中药材及其饮片的重金属及有害元素污染是一个复杂的问题，与药用植物种植环境、水源、农药化肥使用、存储运输和炮制等多个因素相关，关系到中药产品质量及其发展，是一个应直面正视的问题。中药材重金属防治至关重要，主要从以下几方面入手：

1. 选择优质的种植基地　远离工业发达地区，远离污染源，选择自然环境条件较好、适合药用植物生长的地区。对于道地药材，应选择原产地种植，避免远迁他地种植，造成中药材产量降低、生物活性减弱，影响治疗疾病的效果。

2. 科学种植管理　合理使用农药和化肥，选择病虫害较轻的区域种植药用植物，避免相邻作物因施用农药飘尘导致重金属污染。对于药用植物本身的病虫害，尽量采用生物防治。药用植物肥料，优先选用农家肥、绿色肥料。

3. 选择合适的仓储运输条件　选择具备良好通风、干净、无鼠虫害的地方或具有先进技术的仓储设备存储，选用合适的包装材料储存运输，禁止使用含有重金属及有害元素的熏蒸剂。

4. 改进加工炮制工艺　积极研究新的中药材炮制技术，选择符合药用标准的炮制辅料，更换合适的炮制工具[431]。

（二）相关标准的限定

为避免中药材重金属及有害元素等的污染超标问题，国家相关部门先后发布多项标准，以期进一步提高中药材质量。

1. 种植环境标准　我国土壤中有机质含量的高低，不仅决定土壤的营养状况，而且通过与土壤中的无机元素形成络合物来影响土壤中无机元素的移动性及其生物有效性，是衡量土壤生产力和土壤肥力的重要指标，且有机质对重金属离子（Cd^{2+}、Zn^{2+}、Pb^{2+}）具有很强的吸附作用，既影响土壤中无机元素的存在状态，又影响中药材植物对各种元素的吸收。我国于 1995 年颁布了土壤环境质量国家标准，中草药 GAP 种植基地土壤环境条件需要达到《国家土壤环境质量标准》（GB 15618—1995）二级标准。此标准将土壤环境质量分为三类，并同时规定了各类土壤的相应环境质量标准值，考虑到不同的 pH 值，将范围分为小于 6.5、6.5~7.5 和大于 7.5，对于日常工作中对土壤环境质量的评价、预测、监督管理都起到积极的作用。但是由于当时科技手段不足，没有充分考虑到土壤的区域性特点，因此我国制订的土壤环境质量国家标准需要在日后工作中不断完善。

2. 中药材生产标准　国家药品监督管理局 2002 年颁发了《中药材生产质量管理规范（试行）》（GAP）（以下简称《规范》），从保证中药材质量出发，控制影响中药材质量的因素，规范中药材各生产环节乃至全过程，以达到"真实、优质、稳定、可控"的目的。所谓中药材生产全过程，以植物药来说，即从种子经过不同阶段的生长发育到形成商品药材（产地加工的产物）为止。《规范》要求各地中药材种植或养殖企业，按照国家有关部门制订并颁布实施的《中药材生产质量管理规范》《中药材生产质量管理规范认证管理办法》等法规文件，进行药用植物种植和动物养殖，生产无公害、无污染的优质中药材，进而通过保证中药材质量来促进中药的标准化、现代化和国际化[432]。

3. 中药材仓储标准　中药材仓储环境控制有两个关键指标：温度与湿度。《中国药典》（2015 年版，一部）对不同药材保存环境的要求各不相同。虽然《中国药典》（2015 年版，一部）并未对仓储环境的干燥指标做量值规定，但干燥环境的相对湿度通常应在 50% 以下。在中药材的生长、采集、运输、加工过程中，昆虫会在药材上产卵做蛹，在环境适宜时，虫卵会长成幼虫，蛹会长成成虫，这就是通常所说的药材生虫。防止药材生虫，采用化学方法杀灭，对有些虫卵效果是有限的。这也是已用硫磺熏蒸方法处理过的药材，还会出现虫蛀现象的原因。此外，用化学方法处理药材，会形成化学药物残留，有时还会降低中药材的有效成分。所以，应尽可能用物理方法，如低温处理、高温处理、晾晒处理（紫外线照射处理）、真空处理等达到防虫的目的。在中药材的仓储过程中，利用调温调湿仓库，进行低温处理，可使药材上的虫卵及蛹在低温下处于"休眠"状态，从而达到防止药材生虫的效果[433]。目前，针对中药材的仓储环境标准已相继颁布了《中药材仓储管理规范》（SB/T 11094—2014）及《中药材仓库技术规范》（SB/T 11094—2014）的行业标准等，分别对仓库专业类型、通风换气措施及基础设备及进出库管理等做了明确的规定。

小　结

本节主要对中药中重金属及有害元素类型及其污染情况、检测方法、健康风险评估等进行了分类介绍和讨论。在重金属及有害元素检测中，样品前处理为关键步骤，直接影响分析结果的精密度和准确度，选择合适的前处理方法，缩短样品的前处理时间，是在保证检验质量的同时提高检验效率的一个重要方法。传统重金属及有害元素检测方法多采用仪器检测，虽然准度高，但仪器昂贵、携带不方便且操作繁琐，检测过程费时费力。而快速检测方法的专一性、稳定性、抗干扰程度及检测范围等受到诸多限制。因此，亟需建立灵敏、准确、快速、便捷、廉价的中药中重金属及有害元素分析体系，这对于控制和解决中药中重金属的安全隐患具有非常重要的意义。在风险评估方面，建议尽快建立中药消费模式模型，获得不同人群每日用药量、用药周期等统计数据，以便能够在 WHO 推荐的每日最大允许摄入量基础上，真正建立适合于中药使用特点、适宜的残留限量标准，从而利于开展建立适用于中药中重金属及有害元素的风险评估模型，为人们使用安全中药材提供技术性的引导和保障。

思考题

1. 简述中药中重金属及有害元素的污染途径。

2. 简述中药中重金属及有害元素的防控方法。

3. 简述 3~5 个国家重金属及有害元素的限量标准值。

4. 列举 2~4 种重金属及有害元素检测方法及其优缺点。

5. 中药中重金属及有害元素风险评估模型建立的意义。

（孔丹丹　杨美华）

第六节　硫熏中药中二氧化硫及其衍生物的分析与控制

硫熏中药材既有利，也有弊，利体现在可以干燥、漂白、防霉、防虫和延长贮藏期，且该方法经济、操作方便；弊表现为硫熏会改变药性和化学成分，从而影响药效，甚至会危害人体健康。针对中药材的硫熏现象已有不少学者开展了相关研究，包括二氧化硫检测方法、硫熏对中药材质量和安全性的影响等，相关国家也制订了硫熏药材中二氧化硫残留限量标准，本节对该方面内容进行总结介绍，以加深大家对日益突出的中药材硫熏问题的认识。

一、硫熏中药材概况

中药的质量对治疗效果起着重要的作用，性味更是传统中医药学中的重要组成部分，历代医药学家十分强调中药性味，视其为中医临床药学的一个方面。中药材生产加工时有的品种难于干燥而变质，有的收获时遇阴雨天气而大量腐烂，硫磺是一种用于中药防虫的古老药物，药材在产地采用硫熏后干燥，以利收存。硫熏法是我国传统中药材养护方法之一，用硫磺熏制中药最早文字记载距今已有百余年，大约在 1900 年前后由温县农民发明。硫磺是一种黄色或淡黄色粒（粉）状或片状物，易燃烧。硫熏法是利用硫磺燃烧后产生大量的二氧化硫，并于药材及饮片中解离成亚硫酸处理药材的方法[434]。

二、国内外二氧化硫及其衍生物限量规定

硫磺燃烧后产生大量的二氧化硫（SO_2），并与中药材中的无机元素生成亚硫酸盐。亚硫酸盐具有一定的毒性，硫熏药材造成的不良影响多与此有关。因此，常通过制订检测亚硫酸盐残留量（以 SO_2 计）的标准，来规范中药材的质量。针对目前二氧化硫残留问题，国际上已制订一系列相关标准。在中药领域，不同国家和地区制订的中药材中二氧化硫残留限量值见表 6-26。

表 6-26　不同国家和地区对中药材中二氧化硫残留限量值

国家或国际组织	二氧化硫残留限量值（mg/kg）
《中国药典》	≤400*
《韩国药典》	<30
《英国药典》《欧洲药典》	20~400
《日本药典》《美国药典》	50
联合国粮食和农业组织（FAO）和世界卫生组织（WHO）	150

* 《中国药典》中规定：中药材及饮片（矿物来源的中药材除外，下同）中亚硫酸盐残留量（以二氧化硫计）不得过 150mg/kg，山药、牛膝、粉葛、天冬、天麻、天花粉、白及、白芍、白术、党参等 10 种中药材及其饮片中亚硫酸盐残留量（以二氧化硫计）不得过 400mg/kg；山药的二氧化硫限量如上，其中山药片不得过 10mg/kg

三、硫熏中药中二氧化硫及其衍生物的检测技术

为了防止中药材在加工过程中，滥用或者过度使用硫磺熏蒸，国家药典委员会在 2003 年就已经立项对中药材及饮片中的二氧化硫残留量测定方法和限量进行研究，其测定方法已经在《中国药典》（2005 年版，一部）增补本中开始收载。在《中国药典》（2015 年版，四部）中已收录三种二氧化硫的检测方法，并规定山药等 11 种传统使用硫磺熏蒸的中药材及饮片，二氧化硫残留量不得超过 400mg/kg，其他中药材及饮片的二氧化硫残留量不得超过 150mg/kg。目前文献报道的有关中药中 SO_2 残留检测的方法有如下几种。

（一）酸碱滴定法

本方法是将中药材以蒸馏法进行处理，样品中的亚硫酸盐系列物质加酸处理后转化为二氧化硫后，随氮气流带入含有过氧化氢溶液的吸收瓶中，过氧化氢溶液将其氧化为硫酸根离子，采用酸碱滴定法测定，计算药材及饮片中的二氧化硫残留量。《中国药典》（2015 年版，四部）选用该法为中药材中二氧化硫残留测定的第一法。

该法适用于当归、党参、黄芪、甘草、白芍、山药、浙贝、枸杞、丹参、菊花、金银花等不易受氧化还原滴定干扰的药材，不适用于苦杏仁、炮山甲等易受氧化还原滴定干扰的药材。此法装置简单，成本较低，但耗时长且需要专门的玻璃仪器，不适合大批量检测。仪器装置如图 6-19 所示。

测定方法为：取药材或饮片细粉约 10g（如二氧化硫残留量较高，超过 1000mg/kg，可适当减少取样量，但应不少于 5g），精密称定，置两颈圆底烧瓶中，加水 300~400ml。打开回流冷凝管开关给水，将冷凝管的上端 E 口处连接一橡胶导气管置于 100ml 锥形瓶底部。锥形瓶内加入 3 % 过氧化氢溶液 50ml 作为吸收液（橡胶导气管的末端应在吸收液液面以下）。使用前，在吸收液中加入 3 滴甲基红乙醇溶液指示剂（2.5mg/ml），并用 0.01mol/L 氢氧化钠滴定液滴定至黄色（即终点；如果超过终点，则应舍弃该吸收溶液）。开通氮气，使用流量计调节气体流量至约 0.2L/min；打开分液漏斗 C 的活塞，使盐酸溶液（6mol/L）

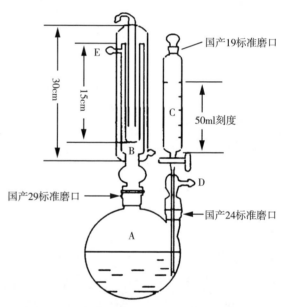

图 6-19　酸碱滴定仪器装置图[258]

A. 1000ml 两颈圆底烧瓶；B. 竖式回流冷凝管；C.（带刻度）分液漏斗；D. 连接氮气流入口；E. 二氧化硫气体导出口。另配磁力搅拌器、电热套、氮气源及气体流量计

10ml 流入蒸馏瓶，立即加热两颈烧瓶内的溶液至沸，并保持微沸；烧瓶内的水沸腾 1.5 小时后，停止加热。吸收液放冷后，置于磁力搅拌器上不断搅拌，用氢氧化钠滴定液（0.01mol/L）滴定，至黄色持续时间 20 秒不褪，并将滴定的结果用空白实验校正。

结果照公式 1 计算：

$$供试品中二氧化硫残留量(\mu g) = \frac{(A - B) \times c \times 0.032 \times 10^6}{W} \tag{1}$$

式中：A 为供试品溶液消耗氢氧化钠滴定液的体积（ml）；B 为空白小号氢氧化钠滴定液的体积（ml）；

c 为氢氧化钠滴定液摩尔浓度（mol/L）；0.032 为 1ml 氢氧化钠滴定液（1mol/L）相当的二氧化硫的质量（g）；W 为供试品的重量（g）。

利用该法测定 30 种香港常用中药材中二氧化硫的含量，结果显示有很高的准确性和重现性；测定白药、山药、浙贝等药材中的二氧化硫含量，结果显示具有很高的准确性[435-437]。

（二）气相色谱法

本法系用气相色谱法［《中国药典》（2015 年版，四部）］测定药材及饮片中的二氧化硫残留量。

《中国药典》（2015 年版，四部）选用该法为中药材中二氧化硫残留测定的第二法。该法具有样品用量少、操作简便、专属性好、准确度高、灵敏度高、自动化程度高的特点，但仪器价格较高，维护费高。

1. 色谱条件与系统适用性试验　采用 GS-GasPro 键合硅胶多孔层开口管色谱柱（如 GS-GasPro，柱长 30m，柱内径 0.32mm）或等效柱，热导检测器，检测器温度为 250℃。程序升温：初始 50℃，保持 2 分钟，以每分钟 20℃升至 200℃，保持 2 分钟。进样口温度为 200℃，载气为氦气，流速为每分钟 2.0ml。顶空进样，采用气密针模式（气密针温度为 105℃）的顶空进样，顶空瓶的平衡温度为 80℃，平衡时间均为 10 分钟。系统适用性试验应符合气相色谱法要求。

2. 对照品溶液的制备　精密称取亚硫酸钠对照品 500mg，置 10ml 量瓶中，加入含 0.5% 甘露醇和 0.1% 乙二胺四乙酸二钠的混合溶液溶解，并稀释至刻度，摇匀，制成每 1ml 含亚硫酸钠 50.0mg 的对照品贮备溶液。分别精密量取对照品贮备溶液 0.1、0.2、0.4、1 及 2ml，置 10ml 量瓶中，用含 0.5% 甘露醇和 0.1% 乙二胺四乙酸二钠的溶液分别稀释成每 1ml 含亚硫酸钠 0.5、1、2、5 及 10mg 的对照品溶液。

分别准确称取 1g 氯化钠和 1g 固体石蜡（熔点 52~56℃）于 20ml 顶空进样瓶中，精密加入 2mol/L 盐酸溶液 2ml，将顶空瓶置于 60℃水浴中，待固体石蜡全部溶解后取出，放冷至室温使固体石蜡凝固密封于酸液层之上（必要时用空气吹去瓶壁上冷凝的酸雾）；分别精密量取上述 0.5、1、2、5 及 10mg/ml 的对照品溶液各 100μl 置于石蜡层上方，密封，即得。

3. 供试品溶液的制备　分别准确称取 1g 氯化钠和 1g 固体石蜡（熔点 52~56℃）于 20ml 顶空进样瓶中，精密加入 2mol/L 盐酸溶液 2ml，将顶空瓶置于 60℃水浴中，待固体石蜡全部溶解后取出，放冷至室温使固体石蜡重新凝固，取样品细粉约 0.2g，精密称定，置于石蜡层上方，加入含 0.5% 甘露醇和 0.1% 乙二胺四乙酸二钠的混合溶液 100μl，密封，即得。

4. 测定法　分别精密吸取经平衡后的对照品及供试品溶液顶空瓶气体 1ml，注入气相色谱仪，记录色谱图。按外标工作曲线法定量，计算样品中亚硫酸根含量，测得结果乘以 0.5079，即二氧化硫含量[438]。

采用自动顶空-气相色谱法测定葛根、赤芍、山药、百合干、黄芪、枸杞、甘草、红花、金银花等 9 种中药材中残留的二氧化硫，结果表明二氧化硫质量浓度在 10~500μg/ml 范围内与峰面积积分值呈较好的线性关系，相关系数为 0.9992；相对标准偏差（RSD）为 1.28%（n=6）。该方法操作简便、灵敏度高、重复性好、检测时间短、专属性强，能满足部分中药材中二氧化硫残留量的检测要求[439]。

（三）离子色谱法

本方法将中药材以水蒸气蒸馏法进行处理，样品中的亚硫酸盐系列物质加酸处理后转化为二氧化硫，随水蒸气蒸馏，并被过氧化氢溶液吸收、氧化为硫酸根离子后，采用离子色谱法检测，并计算药材及饮片中的二氧化硫残留量。《中国药典》（2015 年版）选用该法为中药材中二氧化硫残留测定的第三法。此方法具有检测时间短、偶然误差小、灵敏度高、操作简便等优点，适合于大批样品的检测，是分析样品中二氧化硫的研究热点。但其前处理方法为水蒸气蒸馏法，操作较复杂且容易产生二氧化硫逃逸。离子色谱法水蒸气蒸馏装置如图 6-20 所示。

1. 色谱条件与系统适用性实验　采用离子色谱法。色谱柱采用以烷醇季铵为功能基的乙基乙烯基苯-二乙烯基苯聚合物树脂作为填料的阴离子交换柱（如 AS 11-HC，250mm×4mm）或等效柱，保护柱使

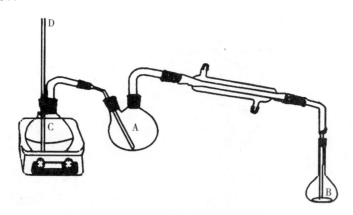

图 6-20　离子色谱法水蒸气蒸馏装置

A. 两颈烧瓶；B. 接收瓶；C. 圆底烧瓶；D. 直形长玻璃管

用相同填料的阴离子交换柱（如 AG11-HC，50mm×4mm），洗脱液为 20mmol/L 氢氧化钾溶液（由自动洗脱液发生器产生）；若无自动洗脱液发生器，洗脱液采用终浓度为 3.2mmol/L Na_2CO_3，1.0mmol/L $NaHCO_3$ 的混合溶液；流速为 1ml/min，柱温为 30℃。阴离子抑制器和电导检测器。系统适用性试验应符合离子色谱法要求。

2. 对照品溶液的制备　取硫酸根标准溶液，加水制成每 1ml 分别含硫酸根 1、5、20、50、100、200μg/ml 的溶液，各进样 10μl，绘制标准曲线。

3. 供试品溶液的制备　取供试品粗粉 5~10g（不少于 5g），精密称定，置瓶 A（两颈烧瓶）中，加水 50ml，振摇，使分散均匀，接通水蒸气蒸馏瓶 C。吸收瓶 B（100ml 纳氏比色管或量瓶）中加入 3% 过氧化氢溶液 20ml 作为吸收液，吸收管下端插入吸收液液面以下。A 瓶中沿瓶壁加入 5ml 盐酸，迅速密塞，开始蒸馏，保持 C 瓶沸腾，并调整蒸馏火力，使吸收管端的馏出液的流出速率约为 2ml/min。蒸馏至瓶 B 中溶液总体积约为 95ml（时间 30~40 分钟），用水洗涤尾接管并将其转移至吸收瓶中，并稀释至刻度，摇匀，放置 1 小时后，以微孔滤膜滤过，即得。

4. 测定法　分别精密吸取相应的对照品溶液和供试品溶液各 10μl，进样，测定，计算样品中硫酸根含量，按照（$SO_2/SO_4^{2-} = 0.6669$）计算样品中二氧化硫的含量。

离子色谱法测定菊花中二氧化硫的残留量，结果显示该方法的精密度、重现性及准确性均良好[440]。离子色谱法测定保健药食两用药材中二氧化硫含量，结果显示该法操作简便，精密度及重现性良好[438]。

（四）高效液相色谱法

高效液相色谱法（HPLC）是近年来新兴的一种检测二氧化硫的方法，对于此种方法测量中药材中二氧化硫残留量的报道尚少。目前一些文献中使用高效液相色谱法联合柱后衍生法来检测样品中的二氧化硫（亚硫酸盐）。

首先采用稀盐酸/甘露醇缓冲液或者稀盐酸/山梨醇缓冲液对样品进行提取，离心后，取上清，所得上清液中的亚硫酸根与甲醛反应生成羟甲基磺酸盐（HMS）使之固定。通过离子对反相高效液相色谱可使羟甲基磺酸盐与样品中的其他成分分离。在柱后衍生系统中，分离出的羟甲基磺酸盐先与氢氧化钠或氢氧化钾作用而重新释放出亚硫酸根阴离子，再选择合适的衍生剂进行衍生反应，生成的衍生产物一般在特定的紫外波长下有吸收，采用紫外检测器对衍生产物进行检测。

该法不受试样的挥发性和热稳定性限制，应用范围广；流动相种类多，可通过流动相的优化达到高的分离效率；但是该法分析成本较高，液相色谱仪价格及日常维护费用较贵。

柱后衍生-反相高效液相色谱法测定脱水蒜粉中亚硫酸盐的含量，结果表明检出限为 2.0mg/kg，在

0.1~10.0μg/ml 范围内线性关系良好，相关系数 $R^2 = 0.9998$，样品加标回收率为 86.5%~97.6%，RSD 为 2.2%~4.0%（n=5）[441]。

（五）盐酸副玫瑰苯胺法

该法利用亚硫酸盐与四氯汞钠形成稳定络合物后，再与甲醛以及盐酸副玫瑰苯胺生成紫红色络合物，所生成的紫红色络合物于波长 550nm 处有最大吸收峰，且在一定范围内其色泽深浅与亚硫酸盐含量成正比，故可比较定量。此法为经典方法，被广泛采用，具有操作简单、准确、灵敏度高、重现性好等特点。但该法需要使用有毒的试剂四氯汞钠，会污染环境。另外一些带颜色或含大量挥发性脂肪酸的药材在测定波长处可能有干扰，故该法不适用于含大量挥发性脂肪酸或部分有色样品。该法反应过程如图 6-21。

$$Na_2HgCl_4 + SO_2 + H_2O \rightarrow [HgCl_2SO_3]^{2-} + 2H^+ + 2NaCl$$
$$[HgCl_2SO_3]^{2-} + HCHO + 2H^+ \rightarrow HgCl_2 + HO-CH_2-SO_3H$$

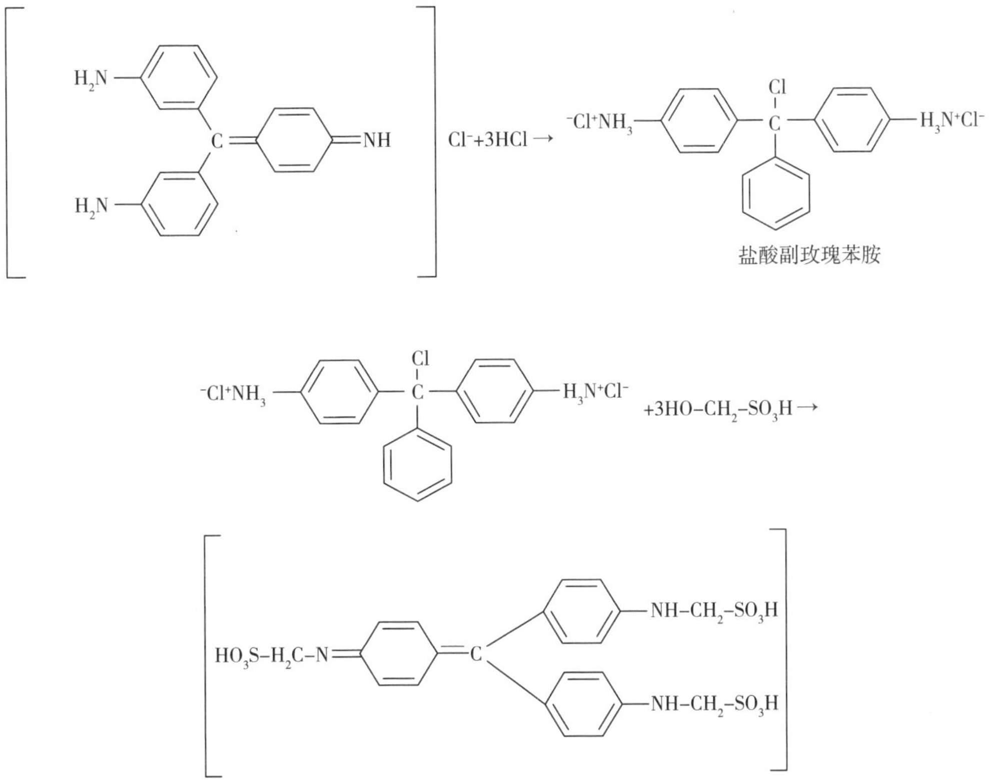

图 6-21　盐酸副玫瑰苯胺法反应过程

1. 盐酸副玫瑰苯胺溶液制备　称取 0.1g 盐酸副玫瑰苯胺（$C_{19}H_{18}N_2Cl \cdot 4H_2O$）于研钵中，加少量水研磨使之溶解并稀释至 100ml。取出 20ml，加到 100ml 容量瓶中，加盐酸（1/1），充分摇匀后使溶液由红色变为黄色，再加水稀释至刻度，混匀备用。

2. 二氧化硫标准溶液制备　称取 0.5g 亚硫酸氢钠，加 200ml 四氯汞钠吸收液中，放置过夜，过滤备用。标定：吸取 10.0ml 亚硫酸氢钠–四氯汞钠溶液于 250ml 碘量瓶中，加 100ml 水，准确加入 20.00ml 0.1mol/L 碘溶液、5ml 冰乙酸，摇匀，放在暗处，2 分钟后迅速以 0.1mol/L 硫代硫酸钠标准溶液滴定至淡黄色，加 0.5ml 淀粉指示液，继续滴至无色。另取 100ml 水，准确加入 20.0ml 0.1mol/L 碘溶液、5ml 冰乙酸，按同一方法做试剂空白试验。

3. 样品处理　称取 5.0~10.0g 的待测药材粉碎，以少量水湿润并移入 100ml 容量瓶中，然后加入 20ml 四氯汞钠吸收液，浸泡 4 小时以上，若上层溶液不澄清可加入亚铁氰化钾及乙酸锌溶液各 2.5ml，最后用水稀释至 100ml，过滤后备用。

4. 测定方法　吸取 0.50~5.0ml 上述试样处理液于 25ml 带塞比色管中。另吸取 0、0.20、0.40、0.60、0.80、1.00、1.50、2.00ml 二氧化硫标准使用液（相当于 0、0.4、0.8、1.2、1.6、2.0、3.0、4.0μg 二氧化硫），分别放置于 25ml 带塞比色管中。于试样及标准管中各加入四氯汞钠吸收液至 10ml，然后再加入 1ml 氨基磺酸铵溶液（12g/L），1ml 甲醛溶液（2g/L）及 1ml 盐酸副玫瑰苯胺溶液，摇匀，放置 20 分钟。用 1cm 比色杯，以零管调节零点，于波长 550nm 处测吸光度，绘制标准曲线比较[442]。结果照公式（2）计算：

$$X = \frac{m_1 \times 1000}{m \times \dfrac{v}{100} \times 1000 \times 1000} \tag{2}$$

式中：X 为样品中二氧化硫的含量（g/kg）；m_1 为测定样液中二氧化硫的含量（μg）；m 为样品质量（g）；v 为测定用样液的体积（ml）。

计算结果保留三位有效数字。在重复性条件下获得的两次独立测定结果的绝对差值不得超过算术平均值的 10%。

此法对天麻中的二氧化硫残留量进行检测，结果表明，样品在 0.04~0.60μg/ml 范围内有良好的线性关系[443]。

四、硫熏对中药材的影响

硫磺熏蒸在中药材的养护过程中，能够起到干燥、增白、防虫和防霉变等作用，并已有近百年用于中药材产地加工的历史。然而，硫磺熏蒸用于中药材的加工处理所存在的安全隐患也日益被人们关注。所以，我们对近年来有关硫磺熏蒸对中药材化学成分、药理作用的影响及有害物质残留的研究进行初步总结，并对硫磺熏蒸后中药材有效成分改变与质量和安全性的影响进行了探讨。

（一）硫熏对中药材有效成分的影响

硫磺燃烧时产生的 SO_2 常常与中药材中含酚羟基、酮羰基等的成分发生化学反应，从而使药材中原有的活性成分发生改变，有的可能是量变，一些成分含量增加，另一些成分含量减少或消失；也有的可能是质变，即产生新的化合物。因此，研究中药硫磺熏蒸前后理化性质的变化，对探讨中药硫磺熏蒸具有重要的意义。以下列举几个常见中药硫磺熏蒸法造成的药材化学有效成分改变的例子。百合为常用中药，始载于《神农本草经》，列为中品，具有养阴润肺止咳、清心安神、补中益气的功效。百合中含秋水仙碱等多种生物碱及淀粉、蛋白质、脂肪等成分，极易引起虫蛀、变色，传统的产地加工常采用硫磺熏制方法防蛀且使其色白。研究结果表明，硫熏后百合的总磷脂、总多糖及总皂苷含量都明显降低[444]。白芷中主要有效成分为香豆素类化合物，主要成分为欧前胡素、异欧前胡素和氧化前胡素，经硫熏后发现，欧前胡素含量持续降低，氧化前胡素含量也持续降低，推测欧前胡素可能转化为花椒毒醇，异欧前胡素可能转化为水合氧化前胡素，而氧化前胡素可能转化为佛手酚[445-447]（图 6-22）。

中药经硫熏后药味变酸，可能造成主要成分损失较大，从而影响临床疗效。研究结果表明，经过硫磺熏蒸后，淮山药、金银花、天麻、白芍、桔梗、浙贝、白参、莲肉 8 种中药水煎液的 pH 值明显下降[448]。山药为薯蓣科多年生宿根蔓草植物，山药的干燥根茎，具有补脾养胃、生津益肺、补肾涩精的功效。临床常用于脾虚食少、久泻不止、肺虚喘咳、肾虚遗精、虚热消渴等症。山药在加工处理过程中，多以硫磺熏蒸作为处理程序之一，以达到漂白药材及杀菌防腐的目的。山药中常含生物碱和多糖等成分。硫磺熏蒸对山药多糖含量影响的研究结果表明，适量的硫磺熏蒸可使山药中的多糖含量升高，但在继续加大硫磺用量时，多糖含量反而下降[449]。HPLC 法测定硫磺熏蒸对山药中有效成分尿囊素含量的影响实验表明，尿囊素在山药中的含量随着硫磺用量增加、熏蒸时间延长、次数增加而呈减少的趋势[450-452]。可能的发生机制见图 6-23。

硫磺熏制加工白芍可使部分芍药苷转变为新成分芍药苷亚硫酸酯，从而使具有药理活性的芍药苷含量降低，而芍药苷亚硫酸酯初步证明不具有芍药苷的药理活性[453-454]。可能的发生机制见图 6-24。

总结现有研究中硫磺熏蒸法造成的药材有效成分改变和变化的成分所属化学类型如表 6-27。

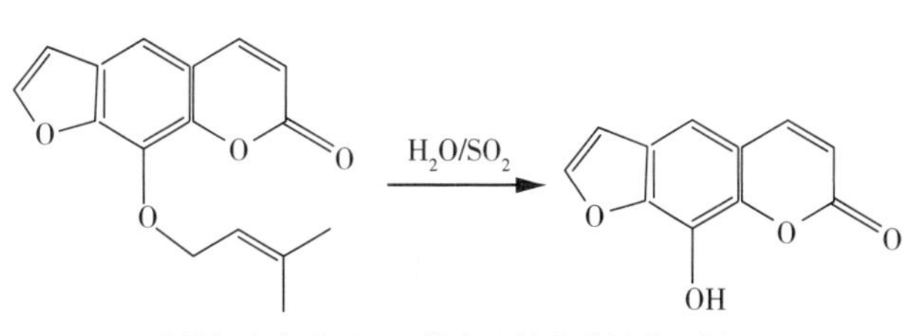

欧前胡素硫熏过程可能发生的化学转化机制

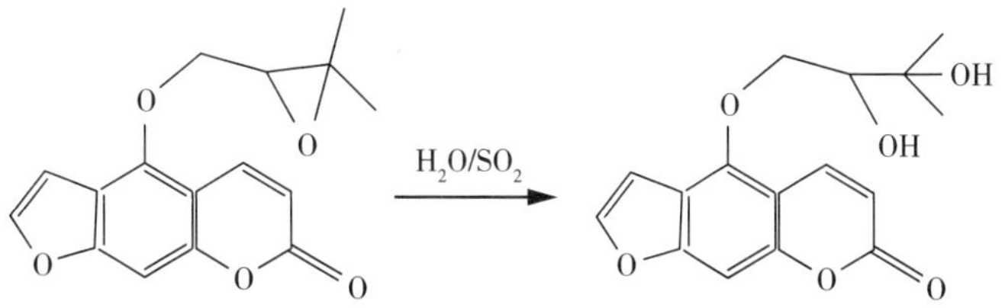

异欧前胡素硫熏过程可能发生的化学转化机制

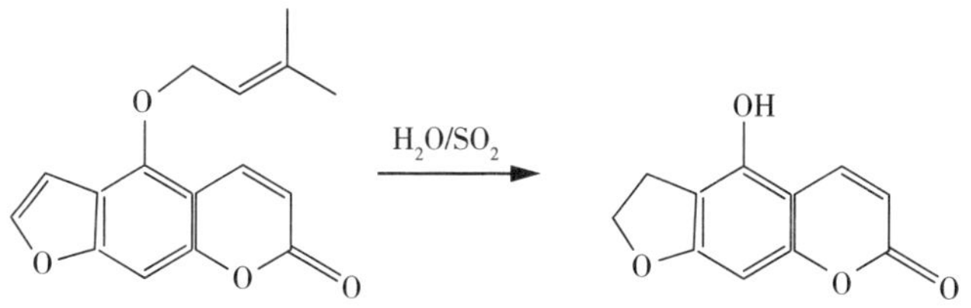

氧化前胡素硫熏过程可能发生的化学转化机制

图 6-22　白芷中化学成分转化机制

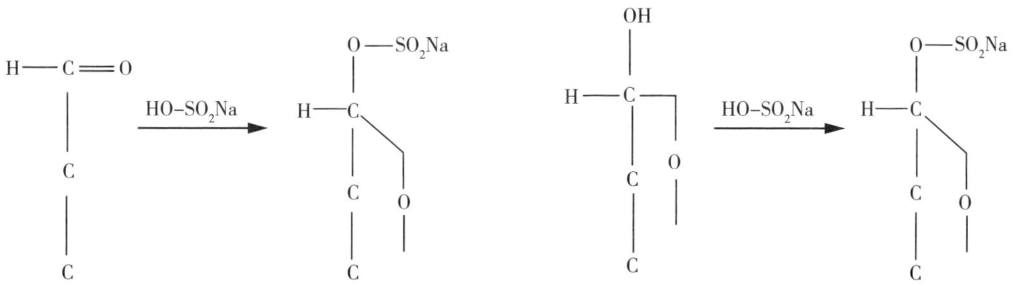

图 6-23　硫熏过程中糖类可能发生的化学转化机制

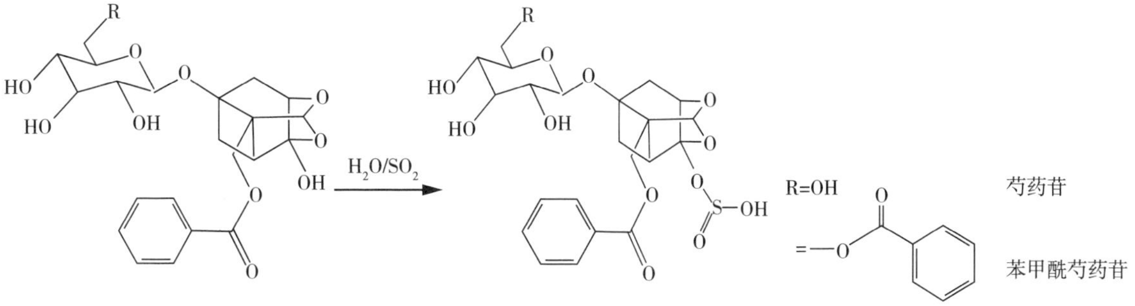

图 6-24　芍药苷硫熏过程可能发生的化学转化机制

表 6-27　硫熏对中药材有效成分的影响

品种	发生的变化	变化成分类型	参考文献
百合	百合总磷脂、总多糖、总皂苷含量均下降	多糖类大分子	[444]
白芷	香豆素类总含量下降60%左右，损失最多的为氧化前胡素，其次是异欧前胡素和欧前胡素	内酯类	[445~447]
山药	尿囊素含量降低，还有报道称在一定范围内硫磺熏蒸后山药多糖含量升高	生物碱类 多糖类	[449~452]
白芍	芍药苷含量下降	糖苷类	[453~454]
人参	人参皂苷含量降低，转化生成人参皂苷亚硫酸酯	糖苷类	[455~456]
菊花	桉叶素、伞形花酮、槲皮素、木犀草素和总黄酮等成分减少；绿原酸、A-蒎烯、樟脑等成分增加	挥发油类、酚酸类	[457~459]
党参	党参炔苷含量下降，总黄酮含量增加	糖苷类	[460~462]
天麻	天麻素质量分数显著降低，最高从 1.44% 降低到 0.15%。	苷类	[463]
半夏	生物碱含量降低	生物碱类	[464]
当归	挥发油含量有所增加，主要成分藁苯内酯等含量下降；阿魏酸含量会下降	挥发油类、内酯类	[465~466]

（二）硫熏对中药材质量和安全性的影响

硫磺熏蒸用于中药材的养护加工，其目的在于：有利于一些富含淀粉等多糖类物质的肥大根和根茎中药材干燥，如山药、牛膝等；有助于中药材贮藏中的防虫、防霉，如白芷等；以及常用于中药材的漂白增色，如人参、枸杞等。虽然硫熏对中药材及饮片的加工贮藏起到一定的积极作用，但现代研究证明，硫熏后中药材及饮片的性状多有改变，由于二氧化硫是一种强还原剂，可能与中药材中含有酮基、羟基的成分发生化学反应，导致有效成分损失，因此可能改变药物的性味，降低药物的疗效，从而直接影响中药饮片的质量[467~468]。

1. 硫熏对中药材性状的影响　硫熏后的中药材不仅体现在外观颜色，其气味、质地也会发生相应变化。所以，通过硫熏后的性状变化，就可以初步判断部分药材是否经过硫熏。生人参硫熏后颜色变白，闻上去有明显的酸味，从外表观察颜色越白，其测得 SO_2 残留量越高，并不是大众所认为的色越白质量越好[469]。未经硫熏的白芍呈微粉红色，气微酸；硫熏后的白芍逐渐变白，本身特有的气味消失，自熏蒸12 小时开始，产生刺鼻酸腐气，说明硫熏对白芍的颜色和气味产生较大影响[470]。经硫熏猪苓质地变硬，且不易折断；硫熏木香在放大镜下清晰看见许多小亮晶[471]。天麻经硫熏后，外观由暗淡粗糙变得光滑细致，本身特有的鸡屎臭味也变得不明显，质地脆性增大[472]。当归药材硫熏加工后，药材外观色泽变浅，有明显的 SO_2 气味，并随硫熏剂量的增加而产生明显变化[473]。现列举其他药材硫熏后中药材的性状变化[474]（表 6-28）。

表 6-28　硫熏后药材的性状变化

药材名称	正常性状	硫熏后性状
天冬	质硬或柔润，有黏性，断面角质样，中柱黄白色，气微，味甜苦	质地柔润，不易折断，闻之有刺鼻的酸味，口尝味酸
葛根	外皮淡棕色，切面黄白色，气微，味微甜	外皮及切面色变白，闻之有酸气，口尝微酸无甜味
菊花	黄绿色或褐绿色，气清香，味甘、微苦	熏蒸后又大又白，冲泡时马上变成绿色，口感微呛
干姜	表面灰黄色或浅灰棕色，粗糙，断面黄白色或灰白色	表面色黄白，略显细腻，断面色白
浙贝母	边缘表面淡黄色，断面白色至黄白色	边缘表面色黄艳丽，断面色极白
百合	淡黄棕色或微带紫色，气微味苦	色白而通透，口尝味酸涩
太子参	表面黄白色，断面淡黄白色，气微，味微甘	色白，断面色极白，闻之刺鼻，口尝味酸无甘味

2. 硫熏对药理作用的影响。硫磺熏蒸对中药材及饮片化学成分的变化是否会影响药效还需要进一步的药理实验来证明。目前该方面的研究报道较少。硫熏对中药材及饮片药理作用的影响研究需从两方面考虑。一方面，硫熏导致中药材及饮片某些化学成分的含量降低或升高，该变化是否影响药效；另一方面，硫熏后可能生成新的化合物，有必要对这些新生成的化合物进行系统的药效学和毒理学研究，以保证临床用药的安全有效[475]。

硫熏山药对大鼠肝肾代谢功能的影响研究显示：长期食用经高浓度硫磺熏蒸的山药可引起大鼠的肝肾氧化损伤，而且在不同脏器间存在性别差异[476]。对白芍经硫熏后产生的新化合物芍药苷亚硫酸酯的药理活性测试，发现该化合物不具有芍药苷的抗血小板凝集和松弛平滑肌的作用；芍药苷亚硫酸酯是否与白芍的临床作用有相关性还值得深入探讨[477]。观察含大量二氧化硫的人参对小鼠肝、脾、胸腺及血液中腺苷脱氨酶（ADA）、超氧化物歧化酶（SOD）及淋巴细胞转化率等免疫指标的影响，发现当人参中二氧化硫量达饱和状态时，能显著降低血中 SOD、胸腺 ADA，使胸腺、脾、肝的指数不同程度地下降（31.7%~7.01%），但脾、血液中 ADA 活性略有升高，对肝细胞无明显损害[478]。由此说明，当人参经硫熏且二氧化硫达到饱和时，将明显降低人参的免疫功能与抗氧化作用，使人参的免疫功能与抗氧化能力受到不同程度的损害。常见药材硫熏后中药材的药理变化见表 6-29。

表 6-29　硫熏后药材的药理变化

品种	药理变化	参考文献
百合	未见报道	无
山药	影响肝组织的氧化应激系统和 Na^+、K^+-ATPase 过程	[476]
白芍	无明显毒性增加，抗血小板凝聚作用下降	[477]
人参	明显降低人参的免疫增强与抗氧化作用	[478]
菊花	抗菌、抗炎作用活性降低，而镇静作用增加	[457~459]
党参	延长小鼠耐缺氧和气管结扎存活时间	[479]
天麻	未见报道	无
白芷	镇痛作用减弱	[480~481]
当归	未见报道	无

3. 硫熏对中药饮片安全性的影响　研究表明，硫熏后的中药材可能出现严重的二氧化硫残留量超标现象[482]。硫熏过程中可产生大量的二氧化硫，并且工业硫磺含有二氧化砷，燃烧时可与空气中的氧气反应生成三氧化砷（对人体危害极大的砒霜主要成分）。长期接触，轻者会出现眼红、眼痛、流泪、失眠、头晕、呕吐、恶心、乏力等症状，重者可能会出现反射性声门痉挛，说话能力下降、吞咽困难、憋气等症状。长期服用者可产生咽喉疼痛、胃部不适等不良反应，而且 SO_2 超过 $500\mu g/g$ 时就会产生不适的味觉，还有可能对人体肝、肾等脏器产生一定的毒性反应[483-484]。另外，SO_2 遇水可解离成亚硫酸，过量的亚硫酸能刺激眼睛、呼吸道黏膜，导致咽喉疼痛、水肿，严重时会产生胃部不适[485]等不良反应。SO_2 在肠内还会部分转化为硫化氢，引起硫化氢中毒[486]，引起一系列的中枢神经系统症状如头晕、头痛、乏力、呕吐、昏迷。此外，在熏蒸过程中，大量二氧化硫气体以及相关有毒物质扩散在空气中，严重污染环境，对工作人员以及周边群众的身体健康造成一定的危害等。因而控制中药材中二氧化硫残留量成为硫熏工艺至关重要的问题[487]。硫磺含有 Ti、As、Pb、Sb、Cr、Hg 和微量的 Cd 等剧毒元素，在熏蒸过程中会变为氧化物或蒸气等可挥发性的有害物质。经过硫熏的中药材或饮片入水煎煮后，这些有毒的物质可能会附着在药物表面与药液混在一起，一旦被服用，会对人体产生危害[488]。关于硫熏中药材重金属残留量超标研究见表 6-30。

表 6-30　硫磺熏蒸中药材重金属残留检测

品种	重金属残留	参考文献
山药	As、Hg 残留	[489]
当归	As 含量升高约 62%，Pb 含量升高约 30%	[490]
白芍	在部分硫磺熏蒸品种中检测到 As、Hg	[491]
金银花	S、Al 含量显著增高，并伴有铬残留量增加	[492]
菊花	As、Pb 残留	[493-494]

五、硫熏中药材风险评估及控制措施

根据现有限量标准，中国中医科学院中药资源中心统计得到 35 种中药材共计 862 批药材的二氧化硫残留情况，按照《中国药典》限量标准（150，400mg/kg）计算得到平均超标率高达 52.43%，表明目前市场上中药材二氧化硫残留超标现象非常严重[434]。可能由于空气中含有二氧化硫，植物本身也含有硫，甚至一些中药材的化学成分本身就是含硫化合物，这就会导致大量中药材即使不经硫熏，也可能出现二氧化硫超标的情况。

硫熏中药材过程中存在多种潜在风险，如化学性风险和物理性风险等。硫熏中药材过程中可能出现的化学性风险包括：有毒有害化学药品的污染、清洗消毒药品的不当使用或残留、杀虫药品的不当使用或存放、分析检测药品的保管存放不当；添加物的不当使用、添加物的添加量超标、不允许添加物的添加、原辅料污染；有毒有害气体的产生，造成环境污染等。硫熏中药材过程中可能出现的物理性风险包括：环境卫生不合格、空气中灰尘、杂质等、人员操作失误或非法操作等。

然而，二氧化硫含量会随着药材存放时间的延长而下降，少量二氧化硫不会增加中药材的毒性，但硫熏可能会改变中药材化学成分含量，影响中药材质量和疗效，因此，还需进一步研究硫熏对药材质量的影响，在现有药典标准的基础上，对硫熏药材进行风险评估和安全性评价，在收集大量理论数据的前提下制订切实可行、符合中药材用药特点的中药材二氧化硫残留限量标准。

针对硫熏加工处理过程中存在的各种问题，不仅要做好基础的管理工作，还要完善相关法规，加大监管力度。相关部门需要制订具体的规范，并以立法的形式来完善中药质量监管管理制度。首先，要加强行业自律。生产企业在购进中药饮片时要严把质量关，以防不符合标准的硫熏饮片进入生产；在产地进行无硫化宣传，规范中药材的种植、生产和养护；在中药饮片加工、炮制过程中，企业要严格按照国家的有关规章制度，做到从源头上保障中药饮片的质量。其次，基于不同的理化性质和硫熏目的，遴选确定采用硫熏的必要保留品种。应客观评价传统的硫磺熏蒸方法的必要性，依据各药材的基本理化性质，对富含硫熏敏感的化学成分相对应的药材品种宜慎重对待，从严管理。在中药的流通环节，政府还应加大宣传力度，转变消费者的传统观念，增强公民健康环保意识，从根源上杜绝硫熏。最后，规范硫熏工艺与适宜技术条件，探索新型适宜的替代方法。传统的硫熏法在我国中药加工炮制行业内延续多年，所带来的危害与弊端却远远大于其杀虫、防腐、漂白的作用。对于采用硫磺熏蒸方法的药材品种，制订硫熏过程的规范化工艺和技术条件，建立规范化标准操作规程。与此同时，随着科技进步，创建标准化的硫熏机械设备，使熏蒸过程可控；并积极开展对现代无损加工干燥技术（微波干燥技术、红外干燥技术等）适宜性研究；创造新型熏蒸剂和探索养护技术也是不可或缺的一步增加。

硫熏作为一项传统的中药材加工技术，有其存在的合理性，想立刻全面取缔是不现实的，也是不符合逻辑的。但终归弊大于利，必须遏制其滥用的态势。在全面取缔硫熏饮片的过渡阶段，有必要结合药材特性制订规范的硫熏加工方法，严格控制硫熏时间，以尽量减轻硫熏饮片对公众健康的损害。

小　结

本节对中药材的硫熏概况、硫熏中药中二氧化硫残留限量标准以及检测方法进行了介绍，同时在现在研究基础上总结了硫熏对中药质量和安全性的影响，并对硫熏药材风险评估及防控进行了初步讨论。众所周知，硫熏会导致药材中化学物质的改变，进而影响中药材的药性，改变药效，存在一定的安全隐患。以往采用 SO_2 的残留量作为硫熏中药材的质量评价，经过研究发现药材的反复熏蒸和药材的流通对 SO_2 的残留量都有一定影响，所以 SO_2 的残留量作为评估标准并不准确，难以准确反应药材的硫熏程度。因此，应从药材的化学成分改变及新物质的生成来评估药材的硫熏程度，进而开展硫熏与药材中物质转化和药性及毒性的量变关联性研究，才有可能为正确使用硫熏方法以及药材硫熏的创新和传承提供科学依据。

思考题

1. 二氧化硫残留检测的几种方法及优缺点比较？
2. 硫磺熏蒸对中药材中活性成分的影响及其可能的作用机制？
3. 以二氧化硫残留作为检测药材硫熏程度的指标是否合理，请详细阐明原因及建议。

（马国需　许旭东）

参　考　文　献

[1] 秦海军，张毅，马玲，等. 吴茱萸药材霉变前后的质量变化 [J]. 安徽医药，2013，17（6）：952-953.

[2] 梁乙川，刘珈羽，张鑫，等. 真菌对中药材药效物质和安全性影响研究进展 [J]. 中药材，2016，39（11）：2657-2660.

[3] 孙欢，刘胜兰，胡纲，等. 当归药材霉变前后质量变化研究 [J]. 中国药业，2016，25（1）：44-46.

[4] 张鑫，王福，陈鸿平，等. 中药材真菌及真菌毒素污染研究现状 [J]. 世界科学技术-中医药现代化，2015，17（11）：2381-2388.

[5] Prouillac C，Koraichi F，Videmann B，et al. In vitro toxicological effects of estrogenic mycotoxins on human placental cells：Structure activity relationships [J]. Toxicology and Applied Pharmacology，2012，259（3）：366-375.

[6] Al-juraifani AA. Natural occurrence of fungi and aflatoxins of cinnamon in the Saudi Arabia [J]. African Journal of Food Science，2011，5（8）：460-465.

[7] Luque MI，Rodriguez A，Andrade MJ，et al. Development of a PCR protocol to detect patulin producing moulds in food products [J]. Food Control，2011，22：831-1838.

[8] Katerere DR，Stockenström S，Thembo KM，et al. A preliminary survey of mycological and fumonisin and aflatoxin contamination of African traditional herbal medicines sold in South Africa [J]. Human & Experimental Toxicology，2008，27（11）：793-798.

[9] Keter L，Too R，Mwikwabe N，et al. Risk of fungi associated with aflatoxin and fumonisin in medicinal herbal products in the Kenyan market [J]. The Scientific World Journal，2017，1892972.

[10] McClenny N. Laboratory detection and identification of *Aspergillus* species by microscopic observation and culture：the traditional approach [J]. Medical Mycology，2005，43（sup1）：125-128.

[11] Diba K，Kordbacheh P，Mirhendi SH，et al. Identification of *Aspergillus* species using morphological characteristics [J]. Pakistan Journal of Medical Sciences，2007，23（6）：867-872.

[12] 李闽真，林玉珍，马群飞，等. 福州市售地产中药材霉菌污染情况分析 [J]. 海峡预防医学杂志，2010，16（5）：62-63.

[13] 李闽真，马群飞，傅武胜. 市售中药材霉菌污染情况和优势种群分布的研究 [J]. 中国卫生检验杂志，2013，23（17）：3351-3353.

［14］Kong W，Wei R，Logrieco AF，et al. Occurrence of toxigenic fungi and determination of mycotoxins by HPLC-FLD in functional foods and spices in China markets ［J］. Food Chemistry，2014，146：320-326.

［15］王文丽，徐晖，陈慧芝，等. 15 种中药材表面污染真菌的分离与分子鉴定 ［J］. 中国中药杂志，2013，38（12）：1910-1914.

［16］Liu SP，Mao J，Liu YY，et al. Bacterial succession and the dynamics of volatile compounds during the fermentation of Chinese rice wine from Shaoxing region ［J］. World Journal of Microbiology & Biotechnology，2015，31（12）：1907-1921.

［17］Sun W，Xiao H，Peng Q，et al. Analysis of bacterial diversity of Chinese Luzhou-flavor liquor brewed in different seasons by Illumina Miseq sequencing ［J］. Annals of Microbiology，2016，66（3）：1-9.

［18］Guo M，Jiang W，Luo J，et al. Analysis of the fungal community in Ziziphi Spinosae semen through high-throughput sequencing ［J］. Toxins，2018，10（12）：494.

［19］Tindall BJ. Lipid composition of *Halobacterium lacusprofundi* ［J］. Fems Microbiology Letters，1990，66：199-202.

［20］陈娟，杨蕾，蔡飞，等. 甘草药材上的污染真菌类群及其产毒素特性 ［J］. 菌物学报，2010，29（3）：335-339.

［21］Chen AJ，Huang LF，Wang LZ，et al. Occurrence of toxigenic fungi in ochratoxin A contaminated liquorice root ［J］. Food Additives and Contaminants Part A-Chemistry Analysis Control Exposure & Risk Assessment，2011，28（8）：1091-1097.

［22］陈娟，高微微，唐丹，等. 赭曲霉毒素 A 污染的 7 种根类药材中污染真菌的分析 ［J］. 中国中药杂志，2010，35（20）：2647-2651.

［23］Chen AJ，Jiao X，Hu Y，et al. Mycobiota and mycotoxins in traditional medicinal seeds from China ［J］. Toxins，2015，7（10）：3858-3875.

［24］秦筱茂. 九种药材中真菌种类及污染真菌毒素初探 ［D］. 北京协和医学院，2011.

［25］宋美芳，陈娟，李学兰，等. 云南地区绞股蓝上真菌污染的初步分析 ［J］. 时珍国医国药，2012，23（8）：2016-2017.

［26］宋美芳，陈娟，李学兰，等. 云南地区三七和草果上真菌污染的初步分析 ［J］. 中国中药杂志，2012，37（12）：1734-1737.

［27］宋美芳，张忠廉，李学兰. 3 种云南主产中药材上污染真菌在贮藏过程中的变化 ［J］. 时珍国医国药，2015，26（4）：955-957.

［28］王福. 陈皮真菌与药效物质基础变化的相关性研究 ［D］. 成都中医药大学，2016.

［29］刘素娟，张鑫，王智磊，等. 陈皮表面优势真菌的分离鉴定及其对药效物质的影响 ［J］. 世界科学技术-中医药现代化，2017，19（4）：618-622.

［30］Zheng R，Wang W，Tan J，et al. An investigation of fungal contamination on the surface of medicinal herbs in China ［J］. Chinese Medicine，2017，12：2.

［31］Cleveland TE，Yu J，Fedorova N，et al. Potential of *Aspergillus flavus* genomics for applications in biotechnology ［J］. Trends in Biotechnology，2009，27（3）：151-157.

［32］Brown DW，Yu HJ，Kelkar HS，et al. Twenty-five coregulated transcripts define a sterigmatocystin gene cluster in *Aspergillus nidulans* ［J］. Proceedings of the National Academy of Sciences of the United States of America，1996，93（4）：1418-1422.

［33］Yu JJ，Chang PK，Ehrlich KC，et al. Clustered pathway genes in aflatoxin biosynthesis ［J］. Applied and Environmental Microbiology，2004，70（3）：1253-1262.

［34］Watanabe CM，Wilson D，Linz JE，et al. Demonstration of the catalytic roles and evidence for the physical association of type I fatty acid synthases and a polyketide synthase in the biosynthesis of aflatoxin B_1 ［J］. Chemistry & Biology，1996，3（6）：463-469.

［35］Serra D，Marcello A，Palomba M，et al. Detection of transcripts of the aflatoxin genes aflD，aflO，and aflP by reverse transcription-polymerase chain reaction allows differentiation of aflatoxin-producing and non-producing isolates of *Aspergillus flavus* and *Aspergillus parasiticus* ［J］. International Journal of Food Microbiology，2005，98（2）：201-210.

［36］Yabe K，Sakuno E，Nakajima H，et al. *Aspergillus parasiticus* cyclase catalyzes two dehydration steps in aflatoxin biosynthesis ［J］. Applied and Environmental Microbiology，2005，71（6）：2999-3006.

［37］Yabe K，Matsushima K，Koyama T，et al. Purification and characterization of o-methyltransferase I involved in conversion of demethylsterigmatocystin to sterigmatocystin and dihydrodemethylsterigmatocystin to dihydrosterigmatocystin during aflatoxin biosynthesis〔J〕. Applied and Environmental Microbiology, 1998, 64 (1): 166-171.

〔38〕 Jeffrey WC, Pamela YH, Kenneth CE, et al. Functional and phylogenetic analysis of the *Aspergillus ochraceoroseus* aflQ (ordA) gene ortholog〔J〕. Mycologia, 2012, 104 (4): 857-864.

〔39〕 Jamali M, Karimipour M, Shams GM, et al. Expression of aflatoxin genes aflO (omtB) and aflQ (ordA) differentiates levels of aflatoxin production by *Aspergillus flavus* strains from soils of pistachio orchards〔J〕. Research in Microbiology, 2013, 164 (4): 293-299.

〔40〕 Ehrlich KC, Montalbano BG, Cary JW. Binding of the C6-Zinc cluster protein, Aflr, to the promoters of aflatoxin pathway biosynthesis genes in *Aspergillus Parasiticus*〔J〕. Gene, 1999, 230 (2): 249-257.

〔41〕 Kenneth CE, Jeffrey WC, Beverly GM. Characterization of the promoter for the gene encoding the aflatoxin biosynthetic pathway regulatory protein AFLR〔J〕. Biochimca et Biophysica Acta, 1999, 1444 (3): 412-417.

〔42〕 Harris JP, Mantle PG. Biosynthesis of ochratoxins by *Aspergillus ochraceus*〔J〕. Phytochemistry, 2001, 58: 709-716.

〔43〕 Gallo A, Bruno KS, Solfrizzo M, et al. New insight into the ochratoxin A biosynthetic pathway through deletion of a nonribosomal peptide synthetase gene in *Aspergillus carbonarius*〔J〕. Applied and Environmental Microbiology, 2012, 78 (23): 8208-8218.

〔44〕 Nguyen HDT, Mcmullin DR, Ponomareva E, et al. Ochratoxin A production by *Penicillium thymicola*〔J〕. Fungal Biology, 2016, 120 (8): 1041-1049.

〔45〕 Benzoni E, Minervini F, Giannoeearo A, et al. Influence of in vitro exposure to mycotox in zearalenone and its derivatives on swine sperm quality〔J〕. Reproductive Toxicology, 2008, 25 (4): 461-467.

〔46〕 Kim YT, Lee YR, Jin J, et al. Two different polyketide synthase genes are required for synthesis of zearalenone in *Gibberella zeae*〔J〕. Molecular Microbiology, 2005, 8 (4): 1102-1113.

〔47〕 Moake MM, Padilla-Zakour OI, Worobo RW. Comprehensive review of patulin control methods in foods〔J〕. Comprehensive Reviews in Food Science & Food Safety, 2005, 4 (1): 821.

〔48〕 Artigot MP, Loiseau N, Laffitte J, et al. Molecular cloning and functional characterization of two CYP619 cytochrome P450s involved in biosynthesis of patulin in *Aspergillus clavatus*〔J〕. Microbiology, 2009, 155: 1738-1747.

〔49〕 Fedeshko RW. Polyketide enzymes and genes in *Penicillium urticae*. Ph. D. Dissertation, University of Calgary, Calgary, Alberta, Canada, 1992.

〔50〕 Sekiguchi J, Gaucher GM, Yamada Y. Biosynthesis of patulin in Penicillum urticae: Identification of isopatulin as a new intermediate〔J〕. Tetrahedron Letters, 1979, 1: 1-42.

〔51〕 Tannous J, El Khoury R, Snini SP, et al. Sequencing, physical organization and kinetic expression of the patulin biosynthetic gene cluster from *Penicillium expansum*〔J〕. International Journal of Food Microbiology, 2014, 189: 51-60.

〔52〕 Li BQ, Zong YY, Du ZL, et al. Genomic characterization reveals insights into patulin biosynthesis and pathogenicity in *Penicillium* Species〔J〕. Molecular Plant-Microbe Interactions, 2015, 28 (6): 635-647.

〔53〕 Desjardins AE, Hohn TM, Mccormick SP. Trichothecene biosynthesis in Fusarium species: chemistry, genetics, and significance〔J〕. Microbiological Reviews, 1993, 57: 595-604.

〔54〕 Foroud NA, Eudes F. Trichothecenes in cereal grains〔J〕. International Journal of Molecular Sciences, 2009, 10: 147-173.

〔55〕 Wang JH, Ndoye M, Zhang JB, et al. Population structure and genetic diversity of the *Fusarium graminearum* species complex〔J〕. Toxins (Basel), 2011, 3: 1020-1037.

〔56〕 Bottalico A, Perrone G. Toxigenic *Fusarium* species and mycotoxins associated with head blight in small-grain cereals in Europe〔J〕. European Journal of Plant Pathology, 2002, 108 (7): 611-624.

〔57〕 Alexander NJ, Proctor RH, Mccormick SP. Genes, gene clusters, and biosynthesis of trichothecenes and fumonisins in *Fusarium*〔J〕. Toxin Reviews, 2009, 28: 198-215.

〔58〕 Gale LR, Bryant JD, Calvo S, et al. Chromosome complement of the fungal plant pathogen *Fusarium graminearum* based on genetic and physical mapping and cytological observations〔J〕. Genetics, 2005, 171: 985-1001.

〔59〕 Merhej J, Richardforget F, Barreau C. Regulation of trichothecene biosynthesis in *Fusarium*: recent advances and new insights〔J〕. Applied Microbiology and Biotechnology, 2011, 91: 519-528.

［60］ Hohn TM, Beremand PD. Isolation and nucleotide sequence of a sesquiterpene cyclase gene from the trichothecene-producing fungus *Fusarium sporotrichioides* ［J］. Gene, 1989, 79: 131-138.

［61］ Mccormick SP, Alexander NJ, Proctor RH. *Fusarium* Tri4 encodes a multifunctional oxygenase required for trichothecene biosynthesis ［J］. Canadian Journal of Microbiology, 2006, 52 (7): 636-642.

［62］ Mccormick SP, Alexander NJ, Trapp SE, et al. Disruption of TRI101, the gene encoding trichothecene 3-O-acetyltransferase, from *Fusarium sporotrichioides* ［J］. Applied and Environmental Microbiology, 1999, 65 (12): 5252-5256.

［63］ Alexander NJ, Hohn TM, Mccormick SP. The TRI11 gene of *Fusarium sporotrichioides* encodes a cytochrome P-450 monooxygenase required for C-15 hydroxylation in trichothecene biosynthesis ［J］. Applied and Environmental Microbiology, 1998, 64 (1): 221-225.

［64］ Mccormick SP, Hohn TM, Desjardins AE. Isolation and characterization of Tri3, a gene encoding 15-O-acetyltransferase from *Fusarium sporotrichioides* ［J］. Applied and Environmental Microbiology, 1996, 62 (2): 353-359.

［65］ Brown DW, Proctor RH, Dyer RB, et al. Characterization of a *Fusarium* 2-gene cluster involved in trichothecene C-8 modification ［J］. Journal of Agricultural and Food Chemistry, 2003, 51: 7936-7944.

［66］ Meek IB, Peplow AW, Ake C, et al. Tri1 encodes the cytochrome P450 monooxygenase for C-8 hydroxylation during trichothecene biosynthesis in *Fusarium sporotrichioides* and resides upstream of another new Tri gene ［J］. Applied and Environmental Microbiology, 2003, 69: 1607-1613.

［67］ Mccormick SP, Harris LJ, Alexander NJ, et al. Tri1 in *Fusarium graminearum* encodes a P450 oxygenase ［J］. Applied and Environmental Microbiology, 2004, 70: 2044-2051.

［68］ Mccormick SP, Alexander NJ, Proctor RH. Heterologous expression of two trichothecene P450 genes in *Fusarium verticillioides* ［J］. Canadian Journal of Microbiology, 2006, 52: 220-226.

［69］ Peplow AW, Meek IB, Wiles MC, et al. Tri16 is required for esterification of position C-8 during trichothecene mycotoxin production by *Fusarium sporotrichioides* ［J］. Applied and Environmental Microbiology, 2003, 69 (10): 5935-5940.

［70］ Mccormick SP, Alexander NA. *Fusarium* TRI8 encodes a trichothecene C-3 esterase ［J］. Applied and Environmental Microbiology, 2002, 68: 2959-2964.

［71］ Bojja RS, Cerny RL, Proctor RH, et al. Determining the biosynthetic sequence in the early steps of the fumonisin pathway by use of three gene-disruption mutants of *Fusarium verticillioides* ［J］. Journal of agricultural and food chemistry, 2004, 52: 2855-2860.

［72］ Brown DW, Butchko RA, Busman M, et al. The *Fusarium verticillioides* FUM gene cluster encodes a Zn (Ⅱ) 2Cys6 protein that affects FUM gene expression and fumonisin production ［J］. Eukaryotic Cell, 2007, 6 (7): 1210-1218.

［73］ Kabak B, Dobson AD, Var I. Strategies to prevent mycotoxin contamination of food and animal feed: a review ［J］. Critical Reviews in Food Science & Nutrition, 2006, 46 (8): 593-619.

［74］ IARC monographs on the evaluation of carcinogenic risks to humans, Vol. 56: Naturally Occurring Substances: Food items and constituents ［J］. HeterocyclicAromatic Amines and Mycotoxins, IARC, Lyon, 1993.

［75］ Passone MA, Rosso LC, Ciancio A, et al. Detection and quantification of *Aspergillus* section *Flavi* spp. in stored peanuts by real-time PGR of nor-1 gene and effects of storage conditions on aflatoxin production ［J］. International Journal of Food Microbiology, 2010, 138 (3): 276-281.

［76］ Chen FF, Zhang JT, Song XS, et al. Combined metabonomic and quantitative real-time PCR analyses reveal systems metabolic change of *Fusahum graminearum* induced by Tri5 gene deletion ［J］. Journal of Proteome Research, 2011, 10 (5): 2273-2285.

［77］ Elhariry H, Bahobial AA, Gherbawy Y. Genotypic identification of *Penicillium expansum* and the role of processing on patulin presence in juice ［J］. Food and Chemical Toxicology, 2011, 49 (4): 941-946.

［78］ Luque MI, Rodriguez A, Andrade MJ, et al. Development of a PCR protocol to detect patulin producing moulds in food products ［J］. Food Control, 2011, 22 (12): 1831-1838.

［79］ 贾传春. 防止中药饮片霉变切实提高中药饮片质量 ［J］. 中国药事, 1999, 13 (6): 375-376.

［80］ Liu CM, Qin JA, Dou XW, et al. Extrinsic harmful residues in Chinese herbal medicines: types, detection and safety evaluation［J］. Chinese Herbal Medicines, 2018, 10（2）: 117-136.

［81］ Cole RJ, Cox RH. The Malformins in Handbook of toxic fungal metabolites［M］. Academic Press: San Diego, 1981, 14: 670-682.

［82］ Davis ND. Sterigmatocystin and other mycotoxins produced by *Aspergillus* species［J］. Journal of Food Protection, 1981, 44（9）: 711-714.

［83］ Dorner JW. Production of cyclopiazonic acid by *Aspergillus tamarii* Kita［J］. Applied & Environmental Microbiology, 1983, 46（6）: 1435-1437.

［84］ Dorner JW, Cole RJ, Diener UL. The relationship of *Aspergillus flavus* and *Aspergillus parasiticus* with reference to production of aflatoxins and cyclopiazonic acid［J］. Mycopathologia, 1984, 87（1-2）: 13-15.

［85］ Trucksess MW, Mislivec PB, Young K, et al. Cyclopiazonic acid production by cultures of *Aspergillus* and *Penicillium* species isolated from dried beans, corn meal, macaroni, and pecans［J］. Association of Official Analytical Chemists, 1987, 70（1）: 123-126.

［86］ Betina V. Mycotoxins. Chemical, biological and environmental aspects. Elsevier, 1989.

［87］ Doster MA, Michailides TJ, Morgan DP. *Aspergillus* species and mycotoxins in figs from California orchards［J］. Plant Disease, 1996, 80（5）: 484-489.

［88］ Varga J, Kevei E, Rinyu ET, et al. Ochratoxin production by *Aspergillus* species［J］. Applied & Environmental Microbiology, 1996, 62（12）: 4461-4464.

［89］ Bayman P, Baker JL, Doster MA, et al. Ochratoxin Production by the *Aspergillus ochraceus* Group and *Aspergillus alliaceus*［J］. Applied & Environmental Microbiology, 2002, 68（5）: 2326-2329.

［90］ Pitt JI, Doyle MP, Beuchat LR. Toxigenic *Penicillium* species in Food microbiology: fundamentals and frontiers（3rd ed）［M］. Washington: ASM Press, 2007.

［91］ Barkai-Golan R. *Aspergillus* Mycotoxins［M］. Elsevier Inc. 2008a.

［92］ Varga J, Baranyi N, Chandrasekaran M, et al. Mycotoxin producers in the *Aspergillus* genus: An update［J］. Acta Biologica Szegediensis, 2015, 59（2）: 151-167.

［93］ Kabak B, Dobson AD. Mycotoxins in Spices and Herbs: An Update［J］. Critical Reviews in Food Science & Nutrition, 2017, 57（1）: 18-34.

［94］ Samson RA, Stolk AC, Hadlok R. Revision of the Subsection Fasciculata of *Penicillium* and some allied species［J］. Studies in Mycology, 1976, 11: 1-47.

［95］ 江曙, 杨美华, 段金廒, 等. 展青霉素产生菌对中药材的侵染及其毒素生物合成的研究［J］. 中国中药杂志, 2011, 36（14）: 1936-1940.

［96］ El-banna AA, Pitt JI, Leistner L. Production of Mycotoxins by *Penicillium* species［J］. Systematic and Applied Microbiology, 1987, 10（1）: 42-46.

［97］ Sweeney MJ, Dobson AD. Mycotoxin production by *Aspergillus*, *Fusarium* and *Penicillium* species［J］. International Journal of Food Microbiology, 1998, 43（3）: 141-158.

［98］ Logrieco A, Bottalico A, Mulé G, et al. Epidemiology of toxigenic fungi and their associated mycotoxins for some Mediterranean crops［M］. Springer Netherlands, 2003.

［99］ Andersen B, Frisvad JC. Natural occurrence of fungi and fungal metabolites in moldy tomatoes［J］. Journal of Agricultural and Food Chemistry, 2004, 52（25）: 7507-7513.

［100］ Kokkonen M, Jestoi M, Rizzo A. The effect of substrate on mycotoxin production of selected *Penicillium* strains［J］. International Journal of Food Microbiology, 2005, 99（2）: 207-214.

［101］ Barkai-Golan R. Penicillium Mycotoxins. Elsevier Inc, 2008b.

［102］ Bottalico A, Visconti A, Lerario P. Influence of temperature on zearalenone production by isolates of *Fusarium* from cereals, in Italy［J］. Phytopathologia Mediterranea, 1982, 21: 79-92.

［103］ Marasas WFO, Nelson PE, Toussoun TA. Toxigenic *Fusarium* species. Identity and mycotoxicology［M］. University Park, PA: The Pennsylvania State University Press, 1984.

［104］ Halt M. Moulds and mycotoxins in herb tea and medicinal plants［J］. European Journal of Epidemiology, 1998, 14（3）:

269-274.

[105] D'Mello JPF, Placinta CM, Macdonald AMC. *Fusarium* mycotoxins: a review of global implications for animal health, welfare and productivity [J]. Animal Feed Science & Technology, 1999, 80 (3-4): 183-205.

[106] Krstanović V, Šarkanj B, Habschied K. *Fusarium* mycotoxins in Danas znanost-sutra industrija. Hrvatsko društvo kemijskih inženjera i tehnologa: Osijek, 2012.

[107] Visconti A, Doko MB. Survey of fumonisin production by *Fusarium* isolated from cereals in Europe [J]. Journal of AOAC International, 1994, 77 (2): 546-550.

[108] Pitt JI, Hocking AD. *Aspergillus* and Related Teleomorphs. Springer US, 1997.

[109] Li F, Yoshizawa T. *Alternaria* mycotoxins in weathered wheat from China [J]. Journal of Agricultural & Food Chemistry, 2000, 48 (7): 2920-2924.

[110] Ostry V. Alternaria mycotoxins: an overview of chemical characterization, producers, toxicity, analysis and occurrence in foodstuffs [J]. World Mycotoxin Journal, 2008, 1 (2): 175-188.

[111] 刘秋桃, 孔维军, 杨美华, 等. 储藏过程中易霉变中药材的科学养护技术评述 [J]. 中国中药杂志, 2015, 40 (7): 1223-1229.

[112] Zhang L, Dou XW, Zhang C, et al. A review of current methods for analysis of mycotoxins in herbal medicines [J]. Toxins, 2018, 10 (2).

[113] 杨建伯. 真菌毒素与人类疾病 [J]. 中国地方病学杂志, 2002, 21 (4): 76-79.

[114] 王旭, 黄德玉, 吴庆华, 等. 真菌毒素引起的氧化应激及其毒理学意义 [J]. 生态毒理学报, 2015, 10 (6): 62-70.

[115] 李杨, 吴丽娜, 李英伦, 等. 中药对黄曲霉毒素 B_1 引起肝损伤过程中细胞色素 P450 影响的研究进展 [J]. 动物医学进展, 2015, 36 (3): 107-111.

[116] 徐明辉. 黄曲霉毒素致肝癌机制研究进展 [J]. 国际检验医学杂志, 2009, 30 (6): 574-578.

[117] Forrester LM, Neal GE, Judah DJ, et al. Evidence for involvement of multiple forms of cytochrome P-450 in aflatoxin B_1 metabolism in human liver [J]. Proceedings of the National Academy of Sciences of the United States of America, 1990, 87 (21): 8306-8310.

[118] Ueng YF, Shimada T, Yamazaki H, et al. Oxidation of aflatoxin B_1 by bacterial recombinant human cytochrome P450 enzymes [J]. Chemical Research in Toxicology, 1995, 8: 218-225.

[119] Mao H, Deng Z, Wang F, et al. An intercalated and thermally stable FAPY adduct of aflatoxin B_1 in a DNA duplex: Structural refinement from 1HNMR [J]. Biochemistry, 1998, 37 (13): 4374-4387.

[120] Croy RG, Wogan GN. Temporal patterns of covalent DNA adducts in rat liver after single and multiple doses of aflatoxin B_1 [J]. Cancer Research, 1981, 41 (1): 197-203.

[121] Smela ME, Hamm ML, Henderson PT, et al. The aflatoxin B_1 formamidopyrimidine adduct plays a major role in causing the types of mutations observed in human hepatocellular carcinoma [J]. Proceedings of the National Academy of Sciences of the United States of America, 2002, 99: 6655-6660.

[122] Wang J, Tang L, Glenn TC, et al. Aflatoxin B_1 induced compositional changes in gut microbial communities of male F344 rats [J]. Toxicological sciences, 2016, 150: 54-63.

[123] Fox JG, Feng Y, Theve EJ, et al. Gut microbes define liver cancer risk in mice exposed to chemical and viral transgenic hepatocarcinogens [J]. Gut Microbes, 2011, 1 (1): 88-97.

[124] An Y, Shi X, Tang X, et al. Aflatoxin B_1 induces reactive oxygen species-mediated autophagy and extracellular trap formation in macrophages [J]. Frontiers in cellular and infection microbiology, 2017, 7: 53.

[125] Paul S, Jakhar R, Bhardwaj M et al. Glutathione-S-transferase omega 1 (GSTO1-1) acts as mediator of signaling pathways involved in aflatoxin B_1-induced apoptosis-autophagy crosstalk in macrophages [J]. Free radical biology & medicine, 2015, 89: 1218-1230.

[126] Taguchi K, Takaku M, Egner PA, et al. Generation of a new model rat: Nrf2 knockout rats are sensitive to aflatoxin B_1 Toxicity [J]. Toxicological sciences, 2016, 152: 40-52.

[127] Huang M N, Yu W, Teoh W W. Genome-scale mutational signatures of aflatoxin in cells, mice, and human tumors [J].

Genome research, 2017, 27 (9): 1475-1486.

[128] Shi J, He J, Lin J, et al. Distinct response of the hepatic transcriptome to Aflatoxin B_1 induced hepatocellular carcinogenesis and resistance in rats [J]. Scientific reports, 2016, 6: 31898.

[129] Zhang W, He H, Zang M, et al. Genetic Features of Aflatoxin-Associated Hepatocellular Carcinoma [J]. Gastroenterology, 2017, 153 (1): 249-262.

[130] Maurya BK, Trigun SK. Fisetin modulates antioxidant enzymes and inflammatory factors to inhibit aflatoxin-B_1 induced hepatocellular carcinoma in rats [J]. Oxidative medicine and cellular longevity, 2016, 2016: 1972793.

[131] 杨秀芬, 王乃平, 曾繁典. 中药有效成分对药物代谢酶的影响 [J]. 中国中药杂志, 2002, 27 (5): 325-327.

[132] Le Machand L, Murphy SP, Haukin JH, et al. Intake of flavonoids and lung cancer [J]. Journal of the National Cancer Institute, 2009, 92 (2): 154.

[133] Inhihara K, Kushida H, Yuzurihara M, et al. Interaction of drugs and Chinese herbs: pharmacokinetic changes of tolbutamide and diazepam caused by extract of *Angelica dahurica* [J]. Journal of Pharmacy and Pharmacology, 2000, 52 (8): 1023-1029.

[134] Huynh HT, Teel RW. Effects of plant-derived phenols on rat liver cytochrome P450 2B1 activity [J]. Anticancer Research, 2002, 22 (3): 1699-1703.

[135] 张小梅, 冯毅凡, 陈耕夫, 等. 温肾咳喘片主要成分对 HepG2 细胞中 CYP 相关基因表达的影响 [J]. 中国生物化学与分子生物学报, 2012, 28 (1): 79-85.

[136] 田义超, 臧程, 周静, 等. 银杏内酯 B 注射液对大鼠体内 CYP 酶活性的影响 [J]. 中国新药杂志, 2013, 22 (21): 2534-2537.

[137] 刘萍, 黄颖, 胡本荣, 等. 甲基莲心碱对大鼠肝 CYP450 酶含量及 CYP2D1, CYP3A1, CYP2E1 mRNA 的影响 [J]. 中国实验方剂学杂志, 2010, 16 (10): 161-164.

[138] Guo Y, Che Y, Tan ZR, et al. Repeated administration of berberine inhibits cytochrome P450 in humans [J]. European Journal of Clinical Pharmacology, 2012, 68 (2): 213-217.

[139] El-Agamy DS. Comparative effects of curcumin and resveratrol on aflatoxin B_1-induced liver injury in rats [J]. Archives of toxicology, 2010, 84 (5): 389-396.

[140] Bakheet SA, Alhuraishi AM, Al-Harbi NO, et al. Alleviation of aflatoxin B_1-induced genomic damage by proanthocyanidins via modulation of DNA repair [J]. Journal of biochemical and molecular toxicology, 2016, 30 (11): 559-566.

[141] 姜敬非, 王玉刚, 胡珺, 等. 新药用资源菠萝叶对小鼠相关药物代谢酶的诱导作用 [J]. 世界科学技术: 中医药现代化, 2012, 14 (6): 2149-2152.

[142] 向云亚, 蒋苏珍, 黄兆胜. 姜酚对小鼠肝药酶活性的影响 [J]. 中国实验方剂学杂志, 2012, 18 (20): 208-211.

[143] Wong BY, Lau BH, Tadi PP. Chinese medicinal herbs modulate mutagenesis, DNA binding and metabolism of aflatoxin B_1 [J]. Mutation research, 1992, 279 (3): 209-216.

[144] Kim YS, Kim YH, Noh JR, et al. Protective effect of Korean Red Ginseng against aflatoxin B_1-induced hepatotoxicity in rat [J]. Journal of ginseng research, 2011, 35 (2): 243-249.

[145] 欧超, 杨春, 李媛, 等. 金花茶抑制黄曲霉毒素诱发大鼠肝癌过程中的化学预防作用及其机制 [C]. 全国肿瘤流行病学和肿瘤病因学术会议论文集, 2011, 129-131.

[146] 周常. 中药对异育银鲫 CYP450 的诱导与抑制及对恩诺沙星代谢的影响 [D]. 上海: 上海海洋大学, 2011.

[147] 唐静成, 张锦楠, 李亚伟, 等. 五味子和甘草对大鼠肝药酶的诱导作用导致利多卡因药动学的改变 [J]. 首都医科大学学报, 2005, 26 (1): 43.

[148] Ernst E. Second thoughts about the safety of St John's Wort [J]. Lancet, 1999, 354 (9195): 2014-2016.

[149] 曹纪亮, 孔维军, 杨美华, 等. 真菌毒素快速检测方法研究进展 [J]. 药物分析杂志, 2013, 70 (1): 159-164.

[150] 陈丽星. 真菌毒素研究进展 [J]. 河北工业科技, 2006, 23 (2): 124-126.

[151] Liau BC, Jong TT, Lee MR, et al. Supercritical fluid extraction and quantification of aflatoxins in Zizyphi Fructus by liquid chromatography/atmospheric pressure chemical ionization tandem mass spectrometry [J]. Rapid Communications in Mass Spectrometry, 2007, 21: 667-673.

[152] Starr, JM, Selim, MI. Supercritical fluid extraction of aflatoxin B_1 from soil [J]. Journal of Chromatography A, 2008,

1209（1-2）：37-43.

［153］傅勇，曹纪亮，杨小丽，等. 真菌毒素检测的前处理技术及其应用［J］. 中国卫生检验杂志，2012，22（6）：1462-1466.

［154］冯旭，孔维军，杨美华，等. 中药中真菌毒素检测方法的最新研究进展［J］. 世界科学技术-中医药现代化，2012，14（5）：1944-1952.

［155］韦日伟，杨晓丽，仇峰. 免疫亲和柱净化-在线柱后光化学衍生 HPLC-FLD 同时测定甘草中黄曲霉毒素 B_1，B_2，G_1，G_2 和赭曲霉毒素 A 的含量［J］. 中国中药杂志，2012，36（17）：2342-2346.

［156］XingYY，Meng WT，Sun WY，et al. Simultaneous qualitative and quantitative analysis of 21 mycotoxins in Radix Paeoniae Alba by ultra-high performance liquid chromatography quadrupole linear ion trap mass spectrometry and QuEChERS for sample preparation［J］. Journal of Chromatography B，2016，1031：202-213.

［157］Yue YT，Zhang XF，Zhen OY，et al. Determination of T-2 toxin in traditional chinese herbal medicines by GC-ECD. Chromatographia，2009，70（9-10）：1495.

［158］Yue YT，Zhang XF，Pan JY，et al. Determination of deoxynivalenol in medicinal herbs and related products by GC-ECD and confirmation by GC-MS. Chromatographia，2010，71：533-538.

［159］商博东，王栩冬，张维，等. 酶联免疫吸附法在食品安全分析中的应用［J］. 中国卫生检验杂志，2005，15（11）：1406-1408.

［160］王旭，黄德玉，吴庆华，等. 真菌毒素引起的氧化应激及其毒理学意义［J］. 生态毒理学报，2015，10（6）：62-70.

［161］朱慧莉，黎锡流，许喜林. 酶联免疫吸附法及其在食品分析中的应用［J］. 食品工业科技，2001，22（2）：80-82.

［162］张占军，王富花. 酶联免疫吸附技术及其在食品安全检测中的应用［J］. 食品研究与开发，2011，32（1）：157-160.

［163］刘娜，武爱波. 真菌毒素快速检测技术研究进展［J］. 食品安全质量检测学报，2014，5（7）：1965-1970.

［164］Guan D，Li P，Zhang Q，et al. An ultra-sensitive monoclonal antibody-based competitive enzyme immunoassay for aflatoxin M_1 in milk and infant milk products［J］. Food Chemistry，2010，125（4）：1359-1364.

［165］Rossi CN，Takabayashi CR，Ono MA，et al. Immunoassay based on monoclonal antibody for aflatoxin detection in poultry feed［J］. Food Chemistry，2012，132（4）：2211-2216.

［166］Liu BH，Hsu YT，Lu CC，et al. Detecting aflatoxin B_1 in foods and feeds by using sensitive rapid enzyme-linked immunosorbent assay and gold nanoparticle immunochromatographic strip［J］. Food Control，2013，30（1）：184-189.

［167］Zhang H，Mo HZ，Li H. Preparation of aflatoxin B_1 polyclonal antibody and development of an indirect competitive enzyme-linked immunosorbent assay［J］. International Journal of Food Agriculture & Environment，2013，11（1）：190-194.

［168］Shi-Chun，Lee，Won-Jong，et al. Development of anti-zearalenone monoclonal antibody and detection of zearalenone in corn products from China by ELISA［J］. Food Control，2013，31（1）：65-70.

［169］Li Y，Shi W，Shen J，et al. Development of a rapid competitive indirect ELISA procedure for the determination of deoxynivalenol in cereals［J］. Food & Agricultural Immunology，2012，23（1）：41-49.

［170］Zhang A，Ma Y，Feng L，et al. Development of a sensitive competitive indirect ELISA method for determination of ochratoxin A levels in cereals originating from Nanjing［J］. China. Food Control，2011，22（11）：1723-1728.

［171］Ling S，Pang J，Yu J，et al. Preparation and identification of monoclonal antibody against fumonisin B（1）and development of detection by Ic-ELISA［J］. Toxicon，2014，80（3）：64-72.

［172］Li Y，Luo X，Yang S，et al. High specific monoclonal antibody production and development of an ELISA method for monitoring T-2 toxin in rice［J］. Journal of Agricultural and Food Chemistry，2014，62（7）：1492-1497.

［173］Shim WB，Kim K，Ofori JA，et al. Occurrence of aflatoxins in herbal medicine distributed in South Korea［J］. Journal of Food Protection，2012，75（11）：1991-1999.

［174］Tosun H，Arslan R. Determination of Aflatoxin B_1 Levels in Organic Spices and Herbs［J］. The Scientific World Journal，2013（1）：874093.

［175］梁月秋，黄荣芳. 中药污染黄曲霉毒素 B_1 检测分析［J］. 中国现代应用药学，2000，17（3）：224-226.

［176］张振凌，陈红，石延帮. 不同牛膝饮片黄曲霉毒素 B_1 含量比较和限度的确定［J］. 中成药，2005，27（5）：

612-614.

［177］ 张爱婷，石延榜，张振凌，等. ELISA 法测定部分种子和果实类中药黄曲霉毒素 B_1 含量［J］. 医学研究杂志，2008，37（10）：48-49.

［178］ 王媛，于慧娟，钱蓓蕾，等. 胶体金免疫层析法在水产品快速检测中的应用和发展方向［J］. 农产品质量与安全，2013，（1）：41-43.

［179］ Wang L，Wang S，Zhang J，et al. Enzyme-linked immunosorbent assay and colloidal gold immunoassay for sulphamethazine residues in edible animal foods：investigation of the effects of the analytical conditions and the sample matrix on assay performance［J］. Analytical & Bioanalytical Chemistry，2008，390（6）：1619-1627.

［180］ 张波，南铁贵，孙晴，等. 免疫检测技术在中药质量快速评价中的应用［J］. 中国中药药志，2017，42（3）：420-427.

［181］ 杨英，谢艳君，孔维军，等. 基于侧流免疫层析技术制备胶体金试纸条检测莲子中黄曲霉毒素 B_1 的研究［J］. 中南药学，2015，13（3）：246-250.

［182］ 林方芬，郑志勇，黄剑，等. 中药饮片中黄曲霉毒素 B_1 含量的快速测定研究［J］. 江苏中医药，2016，48（12）：65-66.

［183］ Zhang D，Li P，Yang Y，et al. A high selective immunochromatographic assay for rapid detection of aflatoxin B_1［J］. Talanta，2011b，85（1）：736-742.

［184］ Moon J，Kim G，Lee S. Development of nanogold-based lateral flow immunoassay for the detection of ochratoxin A in buffer systems［J］. Journal of Nanoscience and Nanotechnology，2013，13（11）：7245-7249.

［185］ Liu G，Han Z，Nie D，et al. Rapid and sensitive quantitation of zearalenone in food and feed by lateral flow immunoassay［J］. Food Control，2012，27（1）：200-205.

［186］ Yao J，Sun Y，Li Q，et al. Colloidal gold-McAb probe-based rapid immunoassay strip for simultaneous detection of fumonisins in maize［J］. Journal of the Science of Food & Agriculture，2016，97（7）：2223.

［187］ Li X，Li P，Zhang Q，et al. Multi-component immunochromatographic assay for simultaneous detection of aflatoxin B_1，ochratoxin A and zearalenone in agro-food［J］. Biosensors & Bioelectronics，2013，49（22）：426-432.

［188］ Song S，Liu N，Zhao Z，et al. Multiplex lateral flow immunoassay for mycotoxin determination［J］. Analytical Chemistry，2014，86（10）：4995-5001.

［189］ 董国良，彭大鹏，韩肖亚，等. 饲料及畜禽产品中霉菌毒素快速检测技术研究进展［J］. 畜牧兽医学报，2016，47（9）：1757-1767.

［190］ 曾文渊，张洪友，武瑞. 生物传感器的研究进展［J］. 黑龙江畜牧兽医，2005，（6）：72-74.

［191］ 刘颖，张淑平. 电化学生物传感器在污染物检测方面的研究进展［C］. 上海市化学化工学会 2014 年度学术年会论文集，2014.

［192］ Zangheri M，Di Nardo F，Anfossi L，et al.. Multiplex chemiluminescent biosensor for type B-fumonisins and aflatoxin B_1 quantitative detection in maize flour［J］. Analyst，2015，140（1）：358-365.

［193］ Adányi N，Levkovets I A，Rodriguez-Gil S，et al. Development of immunosensor based on OWLS technique for determining Aflatoxin B1 and Ochratoxin A［J］. Biosensors & Bioelectronics，2007，22（6）：797-802.

［194］ Ben RI，Arduini F，Arvinte A，et al. Development of a bio-electrochemical assay for AFB_1 detection in olive oil［J］. Biosensors & Bioelectronics，2009，24（7）：1962-1968.

［195］ Castillo G，Spinella K，Poturnayová A，et al. Detection of aflatoxin B_1 by aptamer-based biosensor using PAMAM dendrimers as immobilization platform［J］. Food Control，2015，52：9-18.

［196］ Vidal JC，Bonel L，Duato P，et al. Improved electrochemical competitive immunosensor for ochratoxin A with a biotinylated monoclonal antibody capture probe and colloidal gold nanostructuring［J］. Analytical Methods，2011，3（4）：977-984.

［197］ Xue X，Wei D，Feng R，et al. Label-free electrochemical immunosensors for the detection of zeranol using graphene sheets and nickel hexacyanoferrate nanocomposites［J］. Analytical Methods，2013，5（16）：4159-4164.

［198］ Kadota T，Takezawa Y，Hirano S，et al. Rapid detection of nivalenol and deoxynivalenol in wheat using surface plasmon resonance immunoassay［J］. Analytica Chimica Acta，2010，673（2）：173-178.

［199］ 王莎，孔维军，杨美华. 同位素内标-超高效液相色谱串联质谱法检测麦芽中 11 种真菌毒素［J］. 药学学报，2016，

51 (1)：110-115.

［200］ Han Z, Ren Y, Zhu J, et al. Multianalysis of 35 mycotoxins in traditional Chinese medicines by ultra-high-performance liquid chromatography-tandem mass spectrometry coupled with accelerated solvent extraction［J］. Journal of Agricultural and Food Chemistry, 2012, 60 (33)：8233-8247.

［201］ Yang XH, Kong WJ, Hu YC, et al. Aptamer-affinity column clean-up coupled with ultra high performance liquid chromatography and fluorescence detection for the rapid determination of ochratoxin A in ginger powder［J］. Journal of Separation Science, 2014, 37 (7)：853-860.

［202］邢言言, 佟玲, 陈楠, 等. 免疫磁珠富集净化-超高效液相色谱法同时测定陈皮中 4 种黄曲霉毒素［J］. 色谱, 2015, 33 (12)：1320-1326.

［203］ Dong MF, Si WS, Wang WM, et al. Determination of type A trichothecenes in coix seed by magnetic solid-phase extraction based on magnetic multi-walled carbon nanotubes coupled with ultra-high performance liquid chromatography-tandem mass spectrometry［J］. Analytical and Bioanalytical Chemistry, 2016, 408 (24)：6823-6831.

［204］国家药典委员会. 中国药典（2015 年版, 四部）［S］. 北京：中国医药科技出版社, 2015：224-225.

［205］ Asghar MA, Ahmed A, Iqbal J, et al. Fungal flora and aflatoxin contamination in Pakistani wheat kernels (Triticum aestivum L.) and their attribution in seed germination［J］. Journal of Food and Drug Analysis, 2016, 24 (3)：635-643.

［206］ Mao Y, Wei BY, Teng JW, et al. Analyses of fungal community by Illumina MiSeq platforms and characterization of Eurotium species on Liupao tea, a distinctive post-fermented tea from China［J］. Food Research International, 2017, 99 (1)：641-649.

［207］ Gell RM, Carborie I. HPLC quantitation of aflatoxin B₁ from fungal mycelium culture［J］. Journal of Microbiological Methods, 2019, 158：14-17.

［208］ Monbaliu S, Peteghem CV, Saeger ST. 12-Detection and determination of natural toxins (mycotoxins and plant toxins) in feed［J］. Animal Feed Contamination, 2012：286-325.

［209］ European Commission Regulation (EC) No. 401/2006 of laying down the methods of sampling and analysis for the official control of the levels of mycotoxins in foodstuffs, Official Journal of the European Union, L70/12 (9.3. 2006).

［210］ CENCEN/TR 16059：2010, Food analysis—performance criteria for single laboratory validated methods of analysis for the determination of mycotoxins.

［211］李志霞, 聂继云, 闫震, 等. 果品主要真菌毒素污染检测、风险评估与控制研究进展［J］. 中国农业科学, 2017, 50 (2)：332-347.

［212］ Stoev SD. Foodborne mycotoxicoses, risk assessment and underestimated hazard of masked mycotoxins and joint mycotoxin effects or interaction［J］. Environmental Toxicology & Pharmacology, 2015, 39 (2)：794-809.

［213］ Guo Y, Zhou Z, Yuan Y, et al. Survey of patulin in apple juice concentrates in Shaanxi (China) and its dietary intake［J］. Food Control, 2013, 34 (2)：570-573.

［214］ Torović L, Dimitrov N, Lopes A, et al. Patulin in fruit juices：occurrence, bioaccessibility, and risk assessment for Serbian population［J］. Food Additives & Contaminants：Part A, 2018, 35 (5)：985-995.

［215］ E. Piqué, L. Vargas-Murga, J. Gómez-Catalán, et al. Occurrence of patulin in organic and conventional apple-based food marketed in Catalonia and exposure assessment［J］. Food & Chemical Toxicology, 2013, 60：199-204.

［216］ Dachery B, Manfroi V, Janaina K, et al. Occurrence of ochratoxin A in grapes, juices and wines and risk assessment related to this mycotoxin exposure［J］. Ciencia Rural, 2016, 46 (1)：176-183.

［217］ Adetunji MC, Alika OP, Awa NP, et al. Microbiological quality and risk assessment for Aflatoxins in groundnuts and roasted cashew nuts meant for human consumption［J］. Journal of Toxicology, 2018, 1308748.

［218］ Azaiez, G. Font, J. Mañes, et al. Survey of mycotoxins in dates and dried fruits from Tunisian and Spanish markets［J］. Food Control, 2015, 51：340-346.

［219］白艺珍, 李培武, 丁小霞, 等. 我国粮油作物产品真菌毒素风险评估现状与对策探讨［J］. 农产品质量与安全, 2015, 5：54-58.

［220］ Joint FAO/WHO Expert Committee on Food Additives (53rd：1999：Rome, Italy) & World Health Organization. Evaluation of certain food additives and contaminants：fifty-third report of the Joint FAO/WHO Expert Committee on Food Additives.

World Health Organization，2000.

[221] Joint FAO/WHO Expert Committee on Food Additives（2001：Geneva，Switzerland），World Health Organization & International Programme on Chemical Safety. Evaluation of certain mycotoxins in food：fifty-sixth report of the Joint FAO/WHO Expert Committee on Food Additives. World Health Organization，2002.

[222] World Health Organization，Food and Agriculture Organization of the United Nations & Joint FAO/WHO Expert Committee on Food Additives. Meeting（74th：2011：Rome，Italy）. Evaluation of certain food additives and contaminants：seventy-fourth [74th] report of the Joint FAO/WHO Expert Committee on Food Additives. World Health Organization，2011.

[223] Mishra S，Ansari KM，Dwivedi PD，et al. Occurrence of deoxynivalenol in cereals and exposure risk assessment in Indian population [J]. Food Control，2012，30（2）：549-555.

[224] 金发忠. 我国农产品质量安全风险评估的体系构建及运行管理 [J]. 农产品质量与安全，2014，(3)：3-11.

[225] 丁小霞，李培武，白艺珍，等. 中国花生黄曲霉毒素风险评估中膳食暴露非参数概率评估方法 [J]. 中国油料作物学报，2011，33（04）：402-408.

[226] Ding XX，Li PW，Bai YZ，et al，Aflatoxin B_1 in Post-harvest Peanuts and Dietary Risk in China [C]. 中国作物学会油料作物专业委员会第七次会员代表大会暨学术年会，2012.

[227] 白艺珍，丁小霞，李培武，等. 应用暴露限值法评估中国花生黄曲霉毒素风险 [J]. 中国油料作物学报，2013，35（02）：211-216.

[228] 陈冉，李培武，马飞，等. 花生黄曲霉毒素污染臭氧脱毒技术研究 [J]. 中国油料作物学报，2013，35（01）：92-96.

[229] 李梦华. 中药及其相关产品中多种真菌毒素同步检测研究 [D]. 江苏大学，2016.

[230] 刘书宇，仇峰，杨美华. 免疫亲和柱净化-在线柱后光化学衍生 HPLC-FLD 检测莲子中黄曲霉毒素 B_1，B_2，G_1，G_2 及其液质确证 [J]. 中国中药杂志，2012，37（03）：305-309.

[231] Li MH，Kong WJ，Li YJ，et al. High-throughput determination of multi-mycotoxins in Chinese yam and related products by ultra fast liquid chromatography coupled with tandem mass spectrometry after one-step extraction [J]. Journal of Chromatography B，2016，1022：118-125.

[232] 王少敏，张甦，陈洁，等. UHPLC-MS/MS 测定中药材中 4 种黄曲霉毒素 [J]. 中国卫生检验杂志，2014，24（2）：190-193.

[233] 郑荣，毛丹，王柯，等. 柱后衍生-高效液相色谱法测定酸枣仁中黄曲霉毒素 G_2、G_1、B_2、B_1 [J]. 中国卫生检验杂志，2010，20（1）：36-37.

[234] Rleans B，Cotty PJ，Cleveland TE. Reduction in aflatoxin content of maize by atoxigenic strains of *Aspergillus flavus* [J]. Journal of Food Protection，1991，54（8）：623-626.

[235] 闫培生，曹立新，王凯，等. 真菌毒素生物防治研究进展，中国农业科技导报，2008，10（06）：89-94.

[236] 刘丁. 萎缩芽孢杆菌（*Bacillus atrophaeus*）抑制黄曲霉的作用研究 [D]. 四川农业大学，2013.

[237] Hua H，Xing F，Nimal SJ，et al. Inhibitory effect of essential oils on *Aspergillus ochraceus* growth and ochratoxin A production [J]. PloS One，2014，9（9）：e108285.

[238] Xing F，Hua H，Selvaraj JN，et al. Growth inhibition and morphological alterations of *Fusarium verticillioides* by cinnamon oil and cinnamaldehyde [J]. Food Control，2014，46：343-350.

[239] Sun Q，Shang B，Wang L，et al. Cinnamaldehyde inhibits fungal growth and aflatoxin B_1 biosynthesis by modulating the oxidative stress response of *Aspergillus flavus* [J]. Applied Microbiology & Biotechnology，2015，100（3）：1-10.

[240] Patil RP，Nimbalkar MS，Jadhav UU，et al. Govindwar，Antiaflatoxigenic and antioxidant activity of an essential oil from *Ageratum conyzoides* L. [J]. Journal of the Science of Food & Agriculture，2010，90（4）：608-614.

[241] Passone MA，Girardi NS，Etcheverry M. Evaluation of the control ability of five essential oils against *Aspergillus* section *Nigri* growth and ochratoxin A accumulation in peanut meal extract agar conditioned at different water activities levels [J]. International Journal of Food Microbiology，2012，159（3）：198-206.

[242] 顾沛福，李连任. 饲料原料中黄曲霉毒素的控制 [J]. 今日畜牧兽医，2008，(06)：20-22.

[243] 陈业欢，对微波处理后中药饮片有效成分含量测定及防霉防虫效果的研究 [J]. 浙江省医学科学院学报，1998，(4)：27-28.

［244］缪国秀. 几种中药材的特殊养护［J］. 现代中药研究与实践，2006，20：62-62.

［245］Gunterus A，Roze LV，Beaudry R，et al. Ethylene inhibits aflatoxin biosynthesis in *Aspergillus parasiticus* grown on peanuts［J］. Food Microbiology，2007，24（6）：658-663.

［246］史莹华，许梓荣，冯建蕾，等. 新型吸附剂 AAN 对黄曲霉毒素 B_1、B_2、G_1、G_2 的体外吸附研究［J］. 中国农业科学，2005，38（05）：1069-1072.

［247］Rogovschi VD，Aquino S，Nunes TCF，et al. Use of electron beam on beam on aflatoxins degradation in coconut agar［C］. 2009 International Nuclear Atlantic Conference-INAC 2009，Rio de Janeiro，RJ，Brazil，September27 to October 2，2009.

［248］Raters M，Matissek R. Thermal stability of aflatoxin B_1 and ochratoxin A［J］. Mycotoxin Research，2008，24（3）：130-134.

［249］李秉鸿，李筠. 去除饲料黄曲霉毒素的方法［J］. 中国饲料，1997，（21）：33-34.

［250］El-Nezami H，Kankaanpaa P，Salminen S，et al. Ability of dairy strains of lactic acid bacteria to bind a common food carcinogen，aflatoxin B_1［J］. Food & Chemical Toxicology，1998，36（4）：321-326.

［251］Pierides M，Elnezami H，Peltonen K，et al. Ability of dairy strains of lactic acid bacteria to bind aflatoxin M_1 in a food model［J］. Journal of Food Protection，2000，63（5）：645-650.

［252］刘畅，刘阳，邢福国，等. 黄曲霉毒素 B_1 吸附菌株的筛选及吸附机理研究［J］. 核农学报，2010，24（04）：766-771.

［253］Ringot D，Lerzy B，Chaplain K，et al. In vitro biosorption of ochratoxin A on the yeast industry by-products：comparison of isotherm models［J］. Bioresource Technology，2007，98（9）：1812-1821.

［254］Xu L，Eisa MA，Sangare L，et al. Novel Aflatoxin-degrading enzyme from *Bacillus shackletonii* L7［J］. Toxins，2017，9（1）：36.

［255］Xing F，Wang L，Xiao L，et al. Aflatoxin B_1 inhibition in *Aspergillus flavus* by *Aspergillus niger* through down-regulating expression of major biosynthetic genes and AFB_1 degradation by atoxigenic *A. flavus*［J］. International Journal of Food Microbiology，2017，256：1-10.

［256］陈仪本，蔡斯赞，黄伯爱，等. 生物学法降解花生油中黄曲霉毒素的研究［J］，卫生研究，1998，（S1）：81-85.

［257］王以燕，张桂婷. 中国农药登记管理制度［J］. 世界农药，2010，32（3）：13-17.

［258］李晶，董丰收，刘新刚，等. 我国中药材中农药残留现状及其对策［J］. 农药研究与应用，2008，12（1）：12-14.

［259］中华人民共和国香港特别行政区卫生署. 香港中药材标准，第一册［B］. 2005.

［260］陈士林，黄林芳，陈君，等. 无公害中药材生产关键技术研究［J］. 世界科学技术-中医药现代化. 2011，13（3）：436-444.

［261］Convention United States Pharmacopiea. USP32-NF27［B］. 2009.

［262］欧洲药典（8th）. Appendix 2. 8. 13［B］.

［263］Ganzler K，András Salgó，Klára Valkó. Microwave extraction：A novel sample preparation method for chromatography［J］. Journal of Chromatography，1986，371：299-306.

［264］卢彦芳，张福成，安静，等. 微波辅助萃取应用研究进展［J］. 分析科学学报，2011，27（2）：246-252.

［265］陆峰，林培英，杨根金. 色谱分析前处理技术的新进展［J］. 药学实践杂志，2002，20（2）：91-94.

［266］吴晓菊. 微波辅助超临界 CO_2 萃取椒样薄荷精油的工艺［J］. 江苏调味副食品，2018，4，34-35.

［267］Fang Q，Yeung HW，Leung HW，et al. Micelle-mediated extraction and preconcentration of ginsenosides from Chinese herbal medicine［J］. Journal of Chromatography A，2000，904（1）：47-55.

［268］卢利军，张少杰. 现代分离分析技术的进展与应用［J］. 现代商检科技，1999，9（3）：46-51.

［269］Capriel P，Haisch A，Khan SU. Supercritical methanol：an efficacious technique for the extraction of bound pesticide residues from soil and plant samples［J］. Journal of Agricultural & Food Chemistry，1986，34（1）：70-73.

［270］Yang M，Wang L. Advances in Techniques on Analysis and Removal of Pesticide Residues in Traditional Chinese Herbal Medicines［J］. World Science & Technology，2008，10（1）：107-112.

［271］隋晓，丛培江. 超临界 CO_2 萃取技术在中草药提取中的应用进展［J］. 青岛大学学报（工程技术版），2001，16（2）：72-75.

［272］王菡，孙艳艳，朱子健，等. 基质固相分散法测定生姜中 11 种有机氯农药［J］. 现代科学仪器，2010，（1）：

73-76.

[273] Anastassiades M, Lehotay SJ, Stajnbaher D, et al. Fast and easy multiresidue method employing acetonitrile extraction/partitioning and "dispersive solid-phase extraction" for the determination of pesticide residues in produce [J]. Journal of Aoac International, 2003, 86 (2): 412-431.

[274] Bedassa T, Gure A, Megersa N. Modified QuEChERS Method for the Determination of Multiclass Pesticide Residues in Fruit Samples Utilizing High-Performance Liquid Chromatography [J]. Food Analytical Methods, 2015, 8 (8): 2020-2027.

[275] Xu R, Wu J, Liu Y, et al. Analysis of pesticide residues using the Quick Easy Cheap Effective Rugged and Safe (QuEChERS) pesticide multiresidue method in traditional Chinese medicine by gas chromatography with electron capture detection [J]. Chemosphere, 2011, 84 (7): 908-912.

[276] 赵晨曦, 梁逸曾, 胡黔楠, 等. 气相色谱保留指数定性方法研究进展 [J]. 分析化学, 2005, 33: 715-721.

[277] 查显才. 农药残留研究进展 [M]. 第一卷. 北京: 中国农业出版社, 2003.

[278] Liu, H, Kong, W, Qi, Y, et al. StreamLined pretreatment and GC-FPD analysis of multi-pesticide residues in perennial Morinda roots: a tropical or subtropical plant [J]. Chemosphere, 2014, 95: 33-40.

[279] 杨杰. 高效液相色谱仪检测器进展及其在药物分析中的应用 [J]. 实用药物与临床, 2007, 10 (3): 187-188.

[280] Dou X, Chu X, Kong W, et al. Carbon nanotube-based QuEChERS extraction and enhanced product ion scan-assisted confirmation of multi-pesticide residue in dried tangerine peel [J]. RSC Advances, 2015, 5: 86163-86171.

[281] 中华人民共和国国家卫生和计划生育委员会. GB 23200.10—2016 食品国家安全标准桑枝、金银花、枸杞子和荷叶中488种农药及相关化学品残留量的测定气相色谱-质谱法 [B]. 2016: 1-43.

[282] 中华人民共和国国家卫生和计划生育委员会. GB 23200.11—2016 食品国家安全标准桑枝、金银花、枸杞子和荷叶中413种农药及相关化学品残留量的测定液相色谱-质谱法 [B]. 2016: 1-44.

[283] 谭和平, 孙嗣旸, 李怀平, 等. 植物药材农药残留药典标准分析研究 [J]. 中国测试, 2014, 40: 55-58.

[284] 肖飞. 新型电化学免疫传感器的制备及其在食品安全检测中的应用研究 [D]. 上海: 华东师范大学, 2012: 28-40.

[285] Li D, Wang C, Sun G, et al. A shear-enhanced CNT-assembly nanosensor platform for ultra-sensitive and selective protein detection [J]. Biosensors. Bioelectronics, 2017, 97: 143-149.

[286] Marquez A, Jimenez-Jorquera C, Dominguez C, et al. Electrodepositable alginate membranes for enzymatic sensors [J]. Biosensors. Bioelectronics, 2017, 97, 136-142.

[287] Li Q, Lu Z, Tan X, et al. Ultrasensitive detection of aflatoxin B_1 by SERS aptasensor based on exonuclease-assisted recycling amplification [J]. Biosensors and Bioelectronics, 2017, 97: 59-64.

[288] Zheng L, Wan Y, Qi P, et al. Lectin functionalized ZnO nanoarrays as a 3D nano-biointerface for bacterial detection [J]. Talanta, 2017, 167: 600-606.

[289] Rana S, Mittal SK, Kaur N, et al. Disposable screen printed electrode modified with imine receptor having a wedge bringe for selective detection of Fe (Ⅱ) in aqueous medium [J]. Sensors and Actuators B: Chemical, 2017, 249: 467-477.

[290] Wang J, Li RS, Zhang HZ, et al. Highly fluorescent carbon dots as selective and visual probes for sening copper ions in living cells via an electron transfer process [J]. Biosensors. Bioelectronics, 2017, 97, 157-163.

[291] Toma K, Miki D, Yoshimura N, et al. A gold nanoparticle-assisted sensitive SAW (surface acoustic wave) immunosensor with a regenerable surface for monitoring of dust mite allergens [J]. Sensors and Actuators B: Chemical, 2017, 249: 685-690.

[292] Sismaet HJ, Pinto AJ, Goluch ED. Electrochemical sensor for identifying pyocyanin production in clinical pseudomomas aeruginosa isolates [J]. Biosensors Bioelectronics, 2017, 97: 65-69.

[293] Munnecke DM. Enzymic detoxification of waste organophosphate pesticides [J]. Journal of Agricultural and Food Chemistry, 1980, 28 (1): 105-111.

[294] Viveios L, Paliwal S, McCrae D, et al. A fluorescence-based biosensor for the detection of organophosphate pesticides and chemical warfare agents [J]. Sensors and Actuators B: Chemical, 2006, 115 (1): 150-157.

[295] Choi BG, Park TJ, et al. Solution chemistry of self-assembled graphene nanohybrids for high-performance flexible biosensors [J]. ACS Nano, 2010, 4 (5): 2910-2918.

[296] 陈帆, 陈欢林, 何奕. 有机磷水解酶传感器及其应用研究进展 [J]. 传感器技术, 2004, 23 (4): 5-8.

［297］ Deo RP, Wang J, Block I, et al. Determination of organophosphate pesticides at a carbon nanotube/organophosphorus hydrolase electrochemical biosensor［J］. Analytica Chimica Acta, 2005, 530（2）: 185-189.

［298］ Kim YJ, Cho YA, Lee HS, et al. Investigation of the effect of hapten heterology on immunoassay sensitivity and development of an enzyme-linked immunosorbentassay for the organophosphorus insecticide fenthion［J］. Analytica Chimica Acta, 2003, 494（1-2）: 29-40.

［299］ Wanatabe S, Ito S, Kamataa Y, et al. Development of competitive enzyme-linked immunosorbent（ELISAs）based on monoclonal antibodies fo chloronicotinoid insecticides imidacloprid and acetamiprid［J］. Analytica Chimica Acta, 2001, 427: 211-219.

［300］ Miyamoto T, Kuwahara T, Yamamoto I. A rational approch to hapten selection for immunoassay of the miticide pyridaben by computational chemistry［J］. Pesticide Biochemistry and Physiology, 2001, 69: 174-182.

［301］ 朱国念, 杨挺, 吴银良, 等. 抗克百威多克隆抗体的研制［J］. 中国农业科学, 2002, 35（8）: 1025-1029.

［302］ 陈林, 吴青, 潘科, 等. 农药分子半抗原合成的研究进展［J］. 现代农药, 2005, 4（3）: 10-14.

［303］ 卢希勤, 王鸣华. 拟除虫菊酯类农药半抗原合成及酶联免疫分析研究进展［J］. 农药, 2007, 46（10）: 653-658.

［304］ Shan G, Stoutamire DW, Wengatz I, et al. Development of an immunoassy for the pyrethriod insecticide esfenvalerate［J］. Journal of Agricutural and Food Chemistry, 1999, 47（5）: 2145-2155.

［305］ 刘敬彪, 郭晓宇, 刘纯虎, 等. 生物传感器在有机磷农药检测中的应用［J］. 工业仪表与自动化装置, 2008, 4: 37-41.

［306］ 薛丽, 陈少华, 钟国华, 等. 电化学生物传感器在农药残留检测中的应用［J］. 广东化工, 2016, 43（14）: 70-72.

［307］ 袁永海, 李建平. 电化学生物传感器在农药检测中的应用［J］. 分析测试学报, 2006, 25（5）: 121-127.

［308］ Wang J, Chen D, Xu Y, et al. Label-free immunosensor based on micromachined bulk acoustic resonator for the detection of trace pesticide residues［J］. Sensors and Actuators B: Chemical, 2014, 190: 378-383.

［309］ Mauriz E, Calle A, Manclús JJ, et al. M. Multi-analyte SPR immunoassays for environmental biosensing of pesticides［J］. Trac-Trend in Analytical Chemistry, 2016, 79: 191-198.

［310］ Shankaran DR, Vengatajalabathy GK, Miura N. Recent advancements in surface plasmon resonance immunosensors for detection of small molecules of biomedical, food and environmental interest［J］. Sensors andActuators, 2007, 121: 158-177.

［311］ Masson JF. Surface Plasmon Resonance clinical biosensors for medical diagnostics［J］. ACS sensors, 2017, 2: 16-30.

［312］ Fen YW, Yunus WM, Talib ZA, et al. Development of surface plasmon resonance sensor for determining zinc ion using novel active nanolayers as probe［J］. Spectrochimica acta. Part A, Molecular and biomolecular spectroscopy, 2015, 134: 48-52.

［313］ Minunni M, Mascini M. Detection of Pesticide in Drinking Water Using real-time biospecific Interaction Analysis（BIA）［J］. Analytical Letters, 1993, 26（7）: 1441-1460.

［314］ Farré M, Kantiani L, Barceló D. Advances in immunochemical technologies for analysis of organic pollutants in the environment［J］. Trac-Trend in Analytical Chemistry, 2007, 26（11）: 1100-1112.

［315］ Kim SJ, Gobi KV, Iwasaka H, et al. Novel miniature SPR immunosensor equipped with all-in-one multi-microchannel sensor chip for detecting low-molecular-weight analytes［J］. Biosens Bioelectron, 2007, 23（5）: 701-707.

［316］ Gobi KV, Kim SJ, Tanaka H, et al. Novel surface plasmon resonance（SPR）immunosensor based on monomolecular layer of physically-adsorbed ovalbumin conjugate for detection of 2, 4-dichlorophenoxyacetic acid and atomic force microscopy study［J］. Sensor and Actuators B-Chemical, 2007, 123（1）: 583-593.

［317］ Mauriz E, Calle A, Manclús J, et al. On-line determination of 3, 5, 6-trichloro-2-pyridinol in human urine samples by surface plasmon resonance immunosensing［J］. Analytical Bioanalytical Chemistry, 2007, 387（8）: 2757-2765.

［318］ Mauriz E, Calle A, Abad A, et al. Determination of carbaryl in natural water samples by a surface plasmon resonance flow-through immunosensor［J］. Biosensors & Bioelectronics, 2006, 21（11）: 2129-2136.

［319］ Mauriz E, Calle A, Manclús JJ, et al. Optical immunosensor for fast and sensitive detection of DDT and related compounds in river water samples［J］. Biosensors & Bioelectronics, 2007, 22（7）: 1410-1418.

［320］ Gouzy MF, Keß M, Krämer PM. A SPR-based immunosensor for the detection of isoproturon［J］. Biosensors & Bioelectronics, 2009, 24（6）: 1563-1568.

［321］Mauriz E, Calle A, Manclús J, et al. Multi-analyte SPR immunoassays for environmental biosensing of pesticides ［J］. Analytical and Bioanalytical Chemistry, 2007, 387 (4): 1449-1458.

［322］Ouyang H, Wang LM, Yang SJ, et al. Chemiluminescence reaction kinetics-resolved multianalyte immunoassay strategy using a bispecific monoclonal antibody as the unique recognition reagent ［J］. Analytical Chemistry, 2015, 87, 2952-2958.

［323］Ouyang H, Lu Q, Wang WW, et al. Dual-Readout immunochromatographic assay by utilizing MnO_2 nanoflowers as the unique colorimetric/chemiluminescent probe ［J］. Analytical Chemistry, 2018, 90 (8): 5147-5152.

［324］Gui WJ, Wang ST, Guo YR, et al. Development of a one-step strip for the detection of triazophos residues in environmental samples ［J］. Analytical Biochemistry, 2008, 377 (2): 202-208.

［325］Wang L, Cai J, Wang Y, et al. A bare-eye-based lateral flow immunoassay based on the use of gold nanoparticles for simultaneous detection of three pesticides ［J］. Microchimica Acta, 2014, 181 (13/14): 1565-1572.

［326］Zhou J, Battig M, Wang Y. Aptamer-based molecular recognition for biosensor development ［J］. Analytical and Bioanalytical Chemistry, 2010, 398 (6): 2471-2480.

［327］Iliuk AB, Hu L, Tao WA. Aptamer in bioanalytical applications ［J］. Analytical Chemistry, 2011, 83 (12): 4440-4452.

［328］He J, Liu Y, Fan M, et al. Isolation and identification of the DNA aptamer target to acetamiprid ［J］. Journal of Agricultural and Food Chemistry, 2011, 59 (5): 1582-1586.

［329］Shi H, Zhao G, Liu M, et al. Aptamer-based colorimetric sensing of acetamiprid in soil samples: Sensitivity, selectivity and mechanism ［J］. Journal of Hazardous Materials, 2013, 260: 754-761.

［330］Bala R, Sharma RK, Wangoo N. Development of gold nanoparticles-based aptasensor for the colorimetric detection of organophpsphorus pesticide phorate ［J］. Analytical and Bioanalytical Chemistry, 2016, 408 (1): 333-338.

［331］Pang S, Labuza TP, He L. Development of a single aptamer-based surface enhanced Raman scattering method for rapid detection of multiple pesticides ［J］. Analyst, 2014, 139 (8): 1895-1901.

［332］Li H, Li Y, Cheng J. Molecularly imprinted silica nanospheres embedded CdSe quantum dots for highly selective and sensitive optosensing of pyrethroids ［J］. Chemistry of Materials, 2010, 22 (8): 2451-2457.

［333］Zhang Z, Li P, Hu X, et al. Microarray technology for major chemical contaminants analysis in food: Current status and prospects ［J］. Sensors, 2012, 12 (7): 9234-9252.

［334］Guo L, Feng J, Fang Z, et al. Application of microfluidic "lab-on-a-chip" for the detection of mycotoxins in foods ［J］. Trends in Food Science & Technology, 2015, 46 (2): 252-263.

［335］Mishra RM, Deshpande K, Bhand S. A high-throughout enzyme assay for organophosphate residues in milk ［J］. Sensors, 2010, 10 (12): 11274-11286.

［336］Jia H, Guo Y, Sun X. An electrochemical immunosensor based on microfluidic chip for detection of chlorpyrifos ［J］. International Journal of Electrochemical Science, 2015, 10: 8750-8748.

［337］任书瑶. 蔬菜中农药残留的种类、危害及应对措施 ［J］. 现代农业科技, 2015, (4): 282-282.

［338］孔繁越. 中药材重金属限量标准和农残限量标准研究及标准制定相关建议 ［D］. 2017.

［339］李耿, 杨洪军, 边宝林, 等. 中药农药残留的研究现状述评 ［J］. 中国实验方剂学杂志, 2005, 11 (4): 71-72.

［340］中华人民共和国农业部. NY/T 3153-2017 农药施用人员健康风险评估指南 ［S］. 行业标准, 2017: 1-17.

［341］李敏, 张丽英, 陶传江. 农药职业健康风险评估方法 ［J］. 农药学学报, 2010, 12 (3): 249-254.

［342］吴雪原. 茶叶中农药的最大残留限量及风险评估研究 ［D］. 合肥: 安徽农业大学, 2007.

［343］赵宇翔. 市售蔬果中毒死蜱农药残留风险评估的研究 ［D］. 上海: 复旦大学, 2009.

［344］中华人民共和国农业部. NY/T 3153-2017 农药施用人员健康风险评估指南 ［S］. 行业标准, 2017: 1-17.

［345］王蔚, 陈隆智, 高希武. 环境农药残留与毒理学终点在环境风险评估中的应用 ［J］. 中国农学通报, 2006, 22 (2): 375-378.

［346］袁玉伟, 王静, 叶志华. 食品中农药残留的膳食暴露与累积性暴露评估研究 ［J］. 食品科学, 2008, 29 (1): 374-378.

［347］陈石榕. 食品中农药最高残留限量的国际标准化 ［J］. 世界标准化与质量管理, 2003, (1): 27-28.

［348］许智宏, 薛红卫. 植物激素作用的分子机理 ［M］. 上海科学技术出版社, 2012.

［349］张宗俭, 李斌. 世界农药大全, 植物生长调节剂卷 ［M］. 化学工业出版社, 2011.

[350] 李玲，肖浪涛，谭伟明. 现代植物生长调节剂技术手册 [M]. 北京：化学工业出版社，2018.

[351] 朱杰丽，杨柳，柴振林，等. 国内外植物生长调节剂限量标准分析研究 [J]. 生物灾害科学，2013，（2）：232-236.

[352] 占妮，陶诗顺. 多效唑处理对麦冬有效成分的影响 [J]. 安徽农业科学，2014，42（1）：52-53.

[353] 李成义，魏学明，李硕，等. 植物生长调节剂壮根灵对党参药材中党参炔苷含量的影响 [J]. 北京中医药大学学报，2011，34（11）：766-768.

[354] 韩树，常蓬勃，张云，等. 几种植物生长调节剂对金银花产量及品质的影响 [J]. 安徽农业科学，2013，41（8）：3469-3471.

[355] 陈仕江，张明，李泉森，等. 植物生长调节剂对金钗石斛药用化学成分的影响 [J]. 重庆中草药研究，2001，32（1）：884-886.

[356] 池剑亭，申亚琳，舒位恒，等. 油菜素内酯促进药用植物青蒿中青蒿素的生物合成 [J]. 中国科学院大学学报，2015，32（4）：476-481.

[357] 项好，刘春生，刘勇，等. 脱落酸对甘草化学成分含量和颜色的影响 [J]. 中国中药杂志，2015，40（9）：1688-1692.

[358] 刘雅静，邢菊展，张宇婷，等. 茉莉酸甲酯，蔗糖和氮源对蒙古黄芪愈伤组织生长和黄酮含量的影响 [J]. 内蒙古大学学报（自然科学版），2012，43（1）：65-70.

[359] 茅积余，李惠君，夏月娥，等. 多效唑毒性研究——大鼠90天喂养与繁殖 [J]. 浙江化工，1990，21（2）：4-5.

[360] 刘征涛，周凤帆，马文漪. 生长调节剂多效唑代谢产物的致突变研究 [J]. 癌变畸变：突变，1993，5（6）：39-40.

[361] 曹尚银. 果树组织及土壤中PP_（333）残留量的毛细管气相色谱测定法 [J]. 植物生理学报，1989，（4）：50-52.

[362] 魏赫，金红宇，王莹，等. 超高效液相色谱-串联质谱法同时测定中药材中23种植物生长调节剂残留量 [J]. 中草药，2017，48（8）：1653-1660.

[363] 王岚，林海丹，徐娟，等. 国内外植物生长调节剂残留限量标准的比对分析 [J]. 广东农业科学，2015，42（3）：70-73.

[364] 翟宇瑶，郭宝林. 高效液相色谱-串联质谱测定4种植物生长延缓剂在6种根及根茎类药材中残留量 [J]. 中国中药杂志，2017，42（11）：2110-2116.

[365] Zhao X, Mu Y, Yang M. A simple multi-residue method for determination of plant growth retardants in Ophiopogon japonicus, and soil using ultra-performance liquid chromatography-tandem mass spectrometry [J]. Chemosphere, 2018, 8 (1)：329-336.

[366] 赵敏，邵凤赟，周淑新，等. 植物生长调节剂对农作物和环境的安全性 [J]. 环境与健康杂志，2007，24（5）：370-372.

[367] Watanabe E, Tsuda Y, Watanabe S, et al. Development of an enzyme immunoassay for the detection of plant growth regulator inabenfide in rice [J]. Analytica Chimica Acta, 2000, 424 (2)：149-160.

[368] Li G, Liu S, Sun Z, et al. A simple and sensitive HPLC method based on pre-column fluorescence labelling for multiple classes of plant growth regulator determination in food samples [J]. Food Chemistry, 2015, 170：123-130.

[369] Zhang WH, Xie W, Hou JB, et al. Determination of 6 plant growth regulators in bean sprout and tomato by gas chromatography-Tandem Mass Spectrometry [J]. Journal of Instrumental Analysis, 2016, 35 (10)：1241-1247.

[370] Mou YL, Guo DH, Ding ZP. Determination of 7 Plant Growth Regulator Residues in Orange by Solid Phase Extraction and Liquid Chromatography-Tandem Mass Spectrometry [J]. Journal of Instrumental Analysis, 2013, 32 (8)：935-940.

[371] 苏明明，杨春光，李一尘，等. 植物生长调节剂对粮食作物、瓜果的影响及其残毒研究综述 [J]. 食品安全质量检测学报，2014，（8）：2575-2579.

[372] 赵莉，马青，马琳，等. 高效液相色谱法测定葡萄中噻苯隆残留量 [J]. 宁波农业科技，2013，52（9）：666-667.

[373] 牟艳莉，郭德华，丁卓平. 瓜果中常用植物生长调节剂的限量及检测方法 [J]. 农药，2013，52（6）：398-401.

[374] 张锋，潘康标，田子华. 植物生长调节剂研究进展及应用对策 [J]. 现代农业科技，2012，（1）：193-195.

[375] Navas-Acien A, Tellez-Plaza M, Guallar E, et al. Blood cadmium and lead and chronic kidney disease in US adults：a joint analysis. American Journal of Epidemiology, 2009, 170：1156-1164.

[376] Carrington CD, Bolger PM. Toxic metals：lead, J. 2014.

[377] Gaetke LM, Chow-Johnson HS, Chow CK. Copper：toxicological relevance and mechanisms, Archives of Toxicology, 2014,

88：1929-1938.

[378] 金雪莲. 中药重金属污染源头及控制措施研究 [J]. 西部中医药, 2011, 24 (7)：24-26.

[379] 吴晓波, 薛健. 中药重金属污染的现状及治理对策概况 [J]. 江苏中医药, 2010, 42 (6)：77-79.

[380] 赵蓉, 杨惠霞, 蒲瑾, 等. 中药重金属污染及其评价方法研究现状 [J]. 中国中医药信息杂志, 2016, 23 (2)：134-136.

[381] 邓良平. 我国中药材产地初加工的现状与对策 [J]. 农产品加工, 2013, (9)：8-9.

[382] 郑娅, 颉敏华, 张芳, 等. 干燥技术在中药材产地初加工中的应用 [J]. 甘肃农业科技, 2017, (3)：71-74.

[383] 曾秋初, 李衡, 刘建, 等. 中药粉碎前后重金属铬含量检测分析 [J]. 中国药师, 2016, 19 (3)：613-615.

[384] 韩旭, 骆骄阳, 杨美华, 等. 中药饮片中重金属与有害元素残留现状及防控措施 [J]. 世界中医药, 2015, 10 (8)：1152-1156, 1162.

[385] 秦双双, 黄静雯, 袁媛, 等. 中药材重金属元素及其与指标性成分相关性分析 [J]. 中国实验方剂学杂志, 2018, 24 (6)：66-70.

[386] 赵静, 刘勇, 张艾华, 等. 不同产地三七中重金属元素的含量测定及分析 [J]. 中国中药杂志, 2014, 39 (20)：4001-4006.

[387] 刘娟, 王津, 陈永亨, 等. 广东硫铁矿区与硫酸厂区菜地和农作物重金属污染的对比研究 [J]. 广东农业科学, 2013, 15：172-175.

[388] 赵连华, 杨银慧, 胡一晨, 等. 我国中药材中重金属污染现状分析及对策研究 [J]. 中草药, 2014, 45 (9)：1199-1206.

[389] 邱学伟, 张春辉, 吴爱英. 不同产地板蓝根中重金属元素的含量测定及分析 [J]. 中国现代应用药学, 2018, 35 (5)：715-718.

[390] 刘杰, 李耀磊, 昝珂, 等. 冬虫夏草人工繁育品和野生冬虫夏草中5种重金属及有害元素含量的比较 [J]. 中国药事, 2016, 30 (9)：912-918.

[391] 梁晓曦, 王晓飞, 洪欣, 等. 不同提取剂对广西某河流表层沉积物中重金属有效态浸提效率的研究 [J]. 江西农业学报, 2016, 28 (9)：69-73.

[392] 潘俊强. 浅谈重金属检测中电热板消解的优缺点 [J]. 河南农业, 2013, (3)：24.

[393] 苏补拽, 马建疆. 常规消解与微波消解前处理方法测定土壤中重金属比较分析 [J]. 内蒙古石油化工, 2015, (5)：43-44.

[394] 吴晓岚, 马蓉, 王艳. 石墨炉原子吸收光谱法测定土壤中的铅-微波消解与电热板消解比较试验 [J]. 西南农业学报, 2005, 18 (3)：362-364.

[395] 苏荣, 王晓飞, 洪欣, 等. 微波消解-电感耦合等离子体质谱法测定土壤中10种重金属元素 [J]. 现代化工, 2015, 35 (1)：175-177.

[396] 王吉秀, 祖艳群, 陈海燕, 等. 中药材圆果中重金属检测的消解方法研究 [J]. 云南农业大学学报, 2011, 26 (6)：856-860.

[397] 孙楠, 金红宇, 薛健. 原子吸收法测定中药材中6种重金属及有害元素的残留量 [J]. 药物分析杂志, 2007, (2)：256-259.

[398] 董黎, 沙明. 高效液相色谱法测定独活等药材中重金属含量 [J]. 时珍国医国药, 2000, 11 (5)：398-399.

[399] 黎超, 罗锦昆, 彭鸿斌, 等. 微波消解-原子荧光光谱法测食品中铅 [J]. 内蒙古中医药, 2010, 29 (19)：90-91.

[400] 丛俏, 蔡艳荣. 微波消解-ICP-AES法测定蔬菜中重金属含量 [J]. 食品科学, 2010, 31 (20)：290-292.

[401] 迟明艳, 李光芳, 周雯. ICP-MS法检测贵州10种地道药材中重金属元素含量 [J]. 贵阳医学院学报, 2016, 41 (7)：783-786.

[402] 刘京萍, 李金, 葛兴. 葡萄糖氧化酶抑制法检测食品中镉、锡、铅的残留 [J]. 北京农学院学报, 2007, 22 (4)：59-62.

[403] 翟慧泉, 金星龙, 岳俊杰, 等. 重金属快速检测方法的研究进展 [J]. 湖北农业科学, 2010, 49 (8)：1995-1998.

[404] 俞华齐. 基于纳米抗体的重金属Cr免疫学检测方法研究 [D]. 华东理工大学, 2016.

[405] 刘艳梅, 钟辉, 向军俭, 等. 重金属免疫学快速检测技术研究进展 [J]. 食品科学, 2014, 35 (17)：306-311.

[406] 刘艳梅, 钟辉, 黄建芳, 等. 直接竞争ELISA检测大米样品中的重金属镉 [J]. 免疫学杂志, 2015, (6)：528-532.

［407］江天久，牛涛. 重金属污染物的免疫学检测技术研究进展［J］. 生态环境学报，2005，14（4）：590-595.

［408］寇冬梅. 快速检测重金属离子的酶膜生物传感器及其应用研究［D］. 西南大学，2008.

［409］丁钰力，王学江，贺莹，等. 基于枯草芽孢杆菌微生物传感器的毒性分析［J］. 中国环境科学，2010. 30（3）：405-409.

［410］欧阳辉. 中药中农药残留和重金属的化学发光免疫传感器的构建及性能研究［D］. 西南大学，2017.

［411］Huang R，He N，Li Z. Recent progresses in DNA nanostructure-based biosensors for detection of tumor markers［J］. Biosensors & Bioelectronics，2018，109：27-34.

［412］陈宪，林亚惠，洪诚毅，等. DNA 生物传感器研究进展［J］. 福州大学学报（自然科学版），2012（5）：670-683.

［413］Diculescu VC，Chiorcea-Paquim AM，Oliveira-Brett AM. Applications of a DNA-electrochemical biosensor［J］. Trends in Analytical Chemistry，2016，79：23-36.

［414］Chao J，Zhu D，Zhang Y，et al. DNA nanotechnology-enabled biosensors［J］. Biosensors & Bioelectronics，2016，76：68-79.

［415］Ilkhani H，Farhad S. A novel electrochemical DNA biosensor for Ebola virus detection［J］. Analytical Biochemistry，2018.

［416］Zhang Z，Yin J，Wu Z，et al. Electrocatalytic assay of mercury（Ⅱ）ions using a bifunctional oligonucleotide signal probe［J］. Analytica chimica acta，2013，762：47-53.

［417］罗璇. 离子印迹电化学传感器的构建及其在重金属污染物分析检测中的应用研究［D］. 江苏大学，2017.

［418］贾朔，边超，佟建华，等. 基于纳米金 Core-satellites 等离子体耦合增强效应的汞离子光纤传感器的研究［J］. 分析化学，2017，45（6）：785-790.

［419］姜良倩，白忠臣，秦水介. 基于显色法检测六价铬的光纤传感器的研究［J］. 压电与声光，2016，38（3）：386-389.

［420］韩庆鑫，石兆华，唐晓亮，等. 荧光化学传感器的研究与应用［D］. 兰州大学学报，2013.

［421］王艺伟，梁铭芳，黄群，等. 基于原位合成量子点的铜离子荧光传感器［J］. 分析试验室，2017，（3）：256-259.

［422］赵文琪. 新型 Hg^{2+} 荧光传感器的制备及性能研究［D］. 青海大学，2016.

［423］刘柳，张岚，李琳，等. 健康风险评估研究进展［J］. 首都公共卫生，2013，7（6）：264-268.

［424］Sipter E. Human health risk assessment of toxic metals. Hungary Semmelweis Egyetem，2008，82.

［425］Wang GS，Deng YC，Lin TF. Cancer risk assessment from trihalomethanes in drinking water［J］. Science of the Total Environment，2007，387（1-3）：86-95.

［426］周利，舒少华，马忠华. 不同产地黄连中重金属的含量测定及不同用药方式下黄连重金属的风险评估［J］. 药学学报，2018，53（3）：432-438.

［427］左甜甜，李耀磊，陈沛，等. 西洋参、山楂、枸杞子中重金属及有害元素残留量测定及初步风险评［J］. 药物分析杂志，2016，（11）：2016-2021.

［428］丁小霞. 中国产后花生黄曲霉毒素污染与风险评估方法研究［D］. 中国农业科学院，2011.

［429］刘蕊，张辉，勾昕，等. 健康风险评估方法在中国重金属污染中的应用及暴露评估模型的研究进展［J］. 生态环境学报，2014，（7）：1239-1244.

［430］孔丹丹，李歆悦，闫卉欣，等. 药食两用植物药中重金属污染及其健康风险评估模型的建立——以黄芪、党参、昆布为例［J］. 中国中药杂志，2019，（44）：5042-5050.

［431］刘小辉，何兴宏. 中药材及其饮片中重金属污染的影响因素分析及其防治对策［J］. 中医药导报，2013，19（06）：85-87.

［432］刘慧. 中药材规范化生产质量管理［J］. 价值工程，2012，31（20）：144-146.

［433］庄志宏. 调温调湿仓库是中药材储存的理想途径［J］. 首都医药，2012，19（21）：45.

［434］康传志，杨婉珍，莫歌，等. 中药材二氧化硫限量标准及残留现状探讨［J］. 中国中药杂志，2018，43（2）：242-247.

［435］彭月，李雪莲，银玲，等. 中药材硫熏法加工的研究现状及其二氧化硫残留检测方法［J］. 中药与临床，2012，3（5）：5-8.

［436］陈建茹，董伟伟，焦晓林，等. 种子类药材中二氧化硫残留量的滴定法检测对比［J］. 中国现代中药，2018，20（12）：1533-1537.

［437］王兆基，汪洁. 中药材中二氧化硫的含量测定［J］. 中草药，2000，31（2）：97-99.

［438］孙艳平，李涛. 顶空气相色谱-火焰光度检测器检测山药中的二氧化硫［J］. 陕西医学杂志，2010，39（8）：1024-1025.

［439］李经纬，周围，蒋玉梅，等. 自动顶空-气相色谱法检测九种中药材中二氧化硫［J］. 甘肃科技，2014，30（20）：63-64.

［440］袁向辉，乔蓉霞，刘海静，等. 菊花中二氧化硫残留量测定方法研究［J］. 安徽医药，2011，15（1）：32-33.

［441］徐琴，王凤美，牟志春，等. 固相萃取-柱后衍生-反相高效液相色谱法测定脱水蒜粉中的亚硫酸盐［J］. 分析试验室，2009（10）：120-122.

［442］许靖. 常用中药材二氧化硫残留量检测与分析［J］. 中国城乡企业卫生，2011，26（3）：124-125.

［443］高明菊，张文斌，马妮，等. 天麻中二氧化硫的含量测定［J］. 时珍国医国药，2006，17（5）：722-723.

［444］李林. 硫熏对百合有效成分的影响［J］. 上海中医药大学学报，2006，20（1）：64-65.

［445］Wang XH，Xie PS，Lam Chris WK，et al. Study of the destructive effect to inherent quality of *Angelicae dahuricae* radix（Bai Zhi）by sulfur-fumigated process using chromatographic fingerprinting analysis［J］. Journal of Pharmaceutical and Biomedical Analysis，2009，49（5）：1221-1226.

［446］李卫敏，李洋，郑立红，等. 不同炮制方法对白芷成分中欧前胡素含量的影响［J］. 北京中医药，2010，（12）：933-934.

［447］张玉方，余红梅. 硫磺熏蒸对白芷香豆素类成分含量的影响研究［J］. 中国中药杂志，1997，22（9）：536-538.

［448］谢云龙，雪鹏. 硫磺熏对10味中药pH值的影响［J］. 中国现代医学杂志，2001，11（7）：95-98.

［449］崔援军，辛爱玲. 硫磺熏制对山药多糖含量的影响［J］. 安徽医药，2007，11（12）：1101-1102.

［450］辛爱玲，崔援军. 硫磺熏制对山药中二氧化硫残留量的影响［J］. 安徽医药，2008，12（5）：421-422.

［451］赵海霞，刘伟. 硫磺熏蒸对山药中尿囊素的影响［J］. 中草药，2009，40（6）：903-904.

［452］辛爱玲，王嘉林，崔援军，等. 山药传统产地加工过程对其尿囊素含量的影响［J］. 北方药学，2012，9（5）：4-5.

［453］王巧，刘荣霞，郭洪祝，等. 加工炮制对白芍化学成分的影响［J］. 中国中药杂志，2006，31（17）：1418-1419.

［454］孟祥松，刘文苹，李军，等. 硫磺熏蒸时间对白芍中芍药苷含量影响［J］. 安徽医药，2010，14（11）：1278-1279.

［455］Zhang HM，Li SL，Zhang H，et al. Holistic quality evaluation of commercial white and red ginseng using a UPLC-QTOF-MS/MS-based metabolomics approach［J］. Journal of Pharmaceutical and Biomedical Analysis，2012，（62）：258-273.

［456］郭明秀，李毓琦，陈卫琼，等. 硫熏人参对小鼠免疫功能影响的研究［J］. 华西药学杂志，1995，10（3）：147-149.

［457］王珊，郝丽娟，朱晶晶，等. 硫磺熏蒸对杭白菊化学品质的影响［J］. 中国中药杂志，2014，8（39）：1457-1461.

［458］马晓青，蔡皓，刘晓，等. GC/MS法分析硫磺熏蒸对杭白菊挥发油成分的影响［J］. 质谱学报，2011，32（6）：374-379.

［459］赵清，马晓莉，郝丽静. 硫磺熏蒸对菊花中有效成分含量影响研究［J］. 时珍国医国药，2010，21（6）：1418-1420.

［460］李成义，魏学明，王明伟，等. 硫磺熏蒸对党参中党参炔苷含量的影响［J］. 中国现代中药，2010，12（12）：11-13.

［461］孟召全. 硫磺熏蒸法对党参有效成分含量的影响［J］. 中国中医药信息杂志，2010，（17）：37-38.

［462］李萍，彭百承，甄丹丹，等. 3种含硫量不同的党参药效比较［J］. 中国实验方剂学杂志，2010，16（11）：175-179.

［463］赵四清，曾嵘，雷鹏，等. 熏硫加工对天麻饮片汤剂质量的影响［J］. 湖南中医学院学报，2005，25（2）：25-37.

［464］唐远，吴秉真，李敏，等. 不同生境和加工方法对半夏质量的影响研究［J］. 现代中药研究与实践，2003，17（6）：22-25.

［465］李芸，李越峰，吴平安，等. GC-MS分析当归熏硫前后挥发油的化学成分［J］. 中药材，2012，36（3）：367-370.

［466］庄志宏，毛克臣，陈志峰，等. 硫磺熏蒸前后当归中阿魏酸含量的比较研究［J］. 中国中医药信息杂志，2011，18（8）：60-61.

［467］许靖. 中草药中二氧化硫的使用研究现状（综述）［J］. 中国城乡企业卫生，2011，26（1）：117-119.

［468］刘静静，刘晓，李松林，等. 硫磺熏蒸中药材及饮片的研究现状［J］. 中草药，2010，41（8）：1403-1406.

[469] 付妍, 张亚双. 生人参二氧化硫残留量与其性状的关系 [J]. 中国执业药师, 2015, (7): 24-26.

[470] 王赵, 陈玉武, 王琼, 等. 硫熏白芍的质量评价 [J]. 中国中药杂志, 2014, 39 (16): 3074-3078.

[471] 席啸虎, 周秀梅, 朱秀珍, 等. 常见劣质饮片性状鉴别与实验室检测结果相关性分析 [J]. 中国药房, 2016, (6): 808-810.

[472] 赵四清, 曾嵘, 雷鹏, 等. 熏硫加工对天麻饮片汤剂质量的影响 [J]. 湖南中医药大学学报, 2005, 25 (2): 25-25.

[473] 李芸, 苗小楼, 吴平安, 等. GC-MS 分析当归熏硫前后挥发油的化学成分 [J]. 中药材, 2013, 36 (3): 367-370.

[474] 高宾. 中药材产地加工环节的质量控制 [J]. 传统中医药, 2014 年 1 (上), 43.

[475] 刘静静, 刘晓, 李松林, 等. 硫磺熏蒸中药材及饮片的研究现状 [J]. 中草药, 2010, 41 (08): 1403-1406.

[476] 郭婕, 周景洋, 颜燕, 等. 硫熏山药对大鼠肝肾代谢功能的影响 [J]. 实验动物科, 2010, 2 (27): 13-15.

[477] 王巧, 刘荣霞, 郭洪祝, 等. 加工炮制对白芍化学成分的影响 [J]. 中国中药杂志, 2006, 31 (17): 1418-1421.

[478] 郭明秀, 李毓琦, 陈卫琼, 等. 硫熏人参对小鼠免疫功能影响的研究 [J]. 华西药学杂志, 1995, 10 (3): 147-149.

[479] 李萍, 彭百承, 甄丹丹, 等. 3 种含硫量不同的党参药效比较 [J]. 中国实验方剂学杂志, 2010, 16 (11): 175-179.

[480] 唐策, 范刚, 张艺, 等. 道地药材川白芷的质量标准提高研究 [J]. 中国药房, 2013, 24 (3): 235-238.

[481] 张玉方, 余红梅. 硫磺熏蒸对白芷香豆素类成分含量的影响研究 [J]. 中国中药杂志, 1997, 22 (9): 536-538.

[482] 王兆基, 关锡耀, 汪洁, 等. 中药材中二氧化硫的含量测定 [J]. 中草药, 2000, 31 (2): 97-99.

[483] 朱涛. 硫熏对中药饮片质量的影响及应对思考 [A]. 中华中医药学会中药炮制分会、武汉马应龙药业集团股份有限公司. 中华中医药学会中药炮制分会 2009 年学术研讨会论文集 [C]. 中华中医药学会中药炮制分会、武汉马应龙药业集团股份有限公司, 2009: 4.

[484] 曹颖, 何国伟. 中药材过度硫磺熏蒸问题亟待解决 [N]. 中国中医药报, 2012-12-28 (007).

[485] Meng ZQ. Oxidative damage of sulfur dioxide on various of mice: sulfur dioxide is a systemic oxidative damage agent [J]. Inhal. Tox-ical, 2003, 15 (2): 181-184.

[486] Nyberg F, Gustavsson P, Jarup L, et al. Urban air pollution and lung cancer in Stockholm [J]. Epidemiol, 2000, 11 (5): 487-495.

[487] 王赵. 硫磺熏蒸、辐照杀菌对中药质量影响的初步研究 [D]. 中国食品药品检定研究院, 2015.

[488] 李璐瑒. 硫磺熏制不可忽视的中药安全隐患 [J]. 首都医药, 2010, 17 (15): 26-27.

[489] 吕鹏, 张振凌. 怀山药及其非药用部位重金属含量比较 [J] 海峡药学, 2018, 30 (10): 44-47.

[490] 蔡皓, 娄雅静, 陈逸珺, 等. 微波消解-ICP-AES 法分析测定硫磺熏蒸前后当归中重金属、硫和微量元素 [C]. 北京中华中医药学会中药炮制分会 2011 年学术年会, 2011.

[491] 刘静静, 蔡皓, 刘晓, 等. ICP-AES 法分析硫磺熏蒸前后白芍中有害重金属, 硫及主要微量元素的变化 [J]. 中国中药杂志, 2011, 36 (13): 1790-1793.

[492] 刘晓, 马晓青, 蔡皓, 等. ICP-AES 法检测硫磺熏蒸前后金银花中重金属元素及微量元素 [J]. 中成药, 2011, 34 (2): 293-296.

[493] 马晓青, 蔡皓, 刘晓, 等. GC/MS 法分析硫磺熏蒸对杭白菊挥发油成分的影响 [J]. 质谱学报, 2011, 32 (6): 374-378.

[494] 马晓青, 蔡皓, 刘晓, 等. 硫磺熏蒸前后中药菊花中金属元素及微量元素的 ICP-AES 检测 [J]. 药物分析杂志, 2011, 31 (6): 1031-1034.

[495] 孙艳菲, 牛韬, 刘静静, 等. 硫磺熏蒸中药材现状及解决措施 [J]. 辽宁中医药大学学报, 2015, 17 (1): 125-127.

第 七 章

中药中典型外源性污染物转移与脱除

中药在生长、运输、加工过程中会受各种外源性污染物的影响，使安全性隐患增加且可能导致药效降低。中药材受到污染后，外源性污染物在加工过程中会转移至中药制剂，进而对用药安全产生影响。为了保证中药的用药安全，减少外源性污染物的影响，需对中药材中的外源性污染物进行脱除。本章针对中药中典型外源性污染物的种类、加工过程中的转移规律及脱除技术进行介绍。

第一节 中药中真菌毒素的转移与脱除

近年来，对药材真菌污染的分析发现，真菌种类主要有曲霉、青霉、镰刀菌、木霉、根霉等，且当条件适宜时，这些真菌会进一步产生黄曲霉毒素、赭曲霉毒素、伏马毒素、单端孢霉烯族毒素等多种霉菌毒素，导致药材真菌毒素的污染，影响使用者的身体健康。真菌的发生及污染会出现在药材的生长、储藏、加工等各个阶段，污染情况与药材性质以及一系列的环境因素关系密切[1-4]。真菌毒素的毒性根据剂量、动物物种、暴露持续时间、健康状况、年龄、环境和处理因素而变化。真菌毒素摄入可能对人和动物引起各种慢性和急性效应[5,6]，且不同毒素的危害性各不相同。为了用药安全并减少不必要的损失，需要对于中药材中真菌毒素定性定量检测之后，进行真菌毒素的脱除[7]。本节就不同种类真菌毒素的结构特点、转移规律及脱除方法进行介绍。

一、真菌毒素的结构特点

真菌由菌丝和孢子组成，孢子是繁殖器官，通过空气、昆虫、水流等传播途径到其他植物或土地上。真菌的种类繁多，目前约已发现45 000种，其中约有200多种能产生毒素，能引起人和动物中毒的真菌种类大约有 50 多种[8]。真菌毒素的种类主要有黄曲霉毒素（AFs）[9]、伏马毒素[10]、玉米赤霉烯酮（ZEN）[11]、赭曲霉毒素（OT）[12]、脱氧雪腐镰刀菌烯醇（DON）[13]、T-2 毒素（T-2 toxin）[14]等。下面对主要的真菌毒素的结构特点分别进行介绍。

（一）黄曲霉毒素

黄曲霉毒素（AF）是一组化学结构类似的化合物，至今发现的有 20 种，其中已经确定结构的有 18 种。最主要的有 AFB_1（图 7-1）、AFB_2、AFG_1、AFG_2、AFM_1、AFM_2。黄曲霉毒素的基本结构为二呋喃环和香豆素[15]。

AFB_1 为毒性及致癌性最强的物质，是由一个双呋喃环和一个氧杂萘邻酮组成的衍生物，化学式为 $C_{17}H_{12}O_6$，分子量为 312.2。AFB_1 中的大 π 共轭使其结构十分稳定，具有极强的耐高温性，熔点为 276~278℃；无色、无味，溶于甲醇、乙腈、氯仿等有机溶剂，难溶于水、己烷、石油醚等；在弱酸性及中性环境中很稳定，在 pH 1~3 的强酸溶液中发生可逆性分解，在 pH 9~10 的碱性溶液中能够迅速分解，且该反应不可逆，同时易被次氯酸钠等强氧化剂分解，在紫外线照射下能产生蓝紫色荧光[16,17]。

黄曲霉毒素的靶器官是肝脏、肾脏、免疫系统，临床症状主要有肝炎、非特异性感染等。其急性毒性约为砒霜的 68 倍、氰化钾的 10 倍。动物吃了受它污染的饲料，可引起急性中毒，生产性能下降、抵抗力降低、死亡，如果长时间少量摄入，可造成慢性中毒，阻碍生长发育，引起纤维性病变，致使纤维组织增生[18]。黄曲霉毒素被国际癌症研究组织（International Agency for Research on Cancer，IARC）指明为有足够证据证明的致癌物，其致癌性为肝脏致癌型。研究显示，染有乙型肝炎的人，患肝癌的概率与摄取黄曲霉毒素的多少有关[19]。黄曲霉毒素的细胞毒作用机制是干扰 mRNA 和 DNA 的合成，进而干扰细胞蛋白质的合成，导致动物全身性损害[20]。

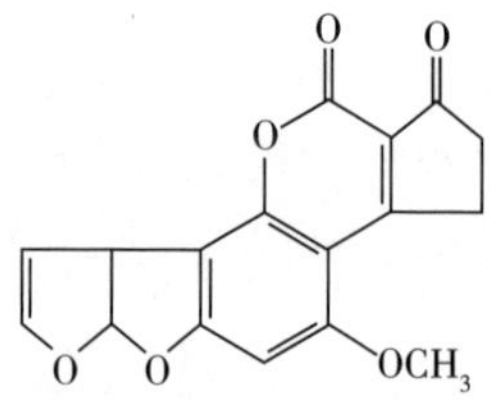

图 7-1　黄曲霉毒素 AFB_1 的结构式

（二）伏马毒素

伏马毒素（图 7-2）又称烟曲霉毒素，其结构主要由不同的多氢醇和丙三羧酸组成。在实验室条件下，分离出两种结构极其类似的伏马毒素，被命名为 FB_1 和 FB_2。伏马毒素含有多个羟基和羧基，其纯品为白色结晶状，易溶于水、乙腈-水的混合物、甲醇等溶剂[21]。

FB_1 有着和神经鞘氨醇相似的结构，能够竞争性地与神经鞘氨醇 N-2 酰基转移酶结合，从而阻断神经鞘氨醇的生成途径，影响神经酰胺的生物合成。神经酰胺作为鞘脂类物质合成的前体物质，在细胞的各项生命活动中发挥着重要作用[22]。伏马毒素的靶器官是肺、心、肝、中枢神经、免疫系统，临床症状有马脑的白质软化症、猪肺水肿、人的神经管型缺陷病[23]。

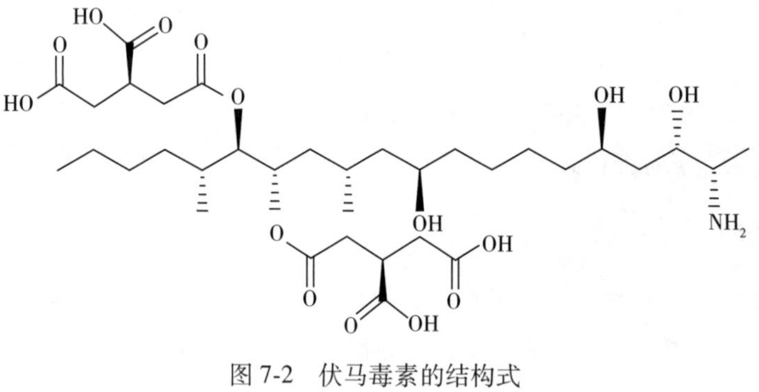

图 7-2　伏马毒素的结构式

（三）玉米赤霉烯酮

玉米赤霉烯酮（ZEN）（图 7-3）是一种二羟基苯甲酸内酯，属非甾类化合物，白色晶体，结构稳定，熔点为 164~165℃。不溶于水、四氧化碳和二硫化碳，溶于乙醚、乙酸乙酯、氯仿、苯、醇类等有机溶剂和酸类，微溶于石油醚等；其甲醇溶液在紫外光下会呈现绿-蓝色荧光。由于 ZEN 具有内酯结构，其在碱性环境下酯键会打开，因此易溶于碱性水溶液，当碱液浓度降低时其酯键可恢复[24]。

玉米赤霉烯酮作为由镰刀菌属霉菌产生的具有类雌激素作用的有毒代谢物，主要污染玉米、小麦、大麦、燕麦等谷物及其制品。玉米赤霉烯酮有强烈的致畸致突变作用，具有生殖发育毒性、免疫毒性、肝脏毒性等，并对肿瘤的产生、内分泌造成影响，严重危害人和动物的健康。玉米赤霉烯酮会对人体的生殖系统和免疫系统产生严重危害，导致儿童性早熟、早期乳房发育等青春期发育异常状况，并且对男性生殖健康可能有一定的影响，如睾丸癌、降低精液能动性和功能等[25]。玉米赤霉烯酮还具有一定的细胞毒性，通过研究玉米赤霉烯酮在人体外周血单核细胞的体外细胞病理效应，发现当玉米赤霉烯酮浓度为 30μg/kg 时，外周血单核细胞出现明显的坏死现象。同时，玉米赤霉烯酮的存在导致外周血单核细胞内钙的流入，从而产生细胞毒性导致细胞凋亡或坏死[26]。

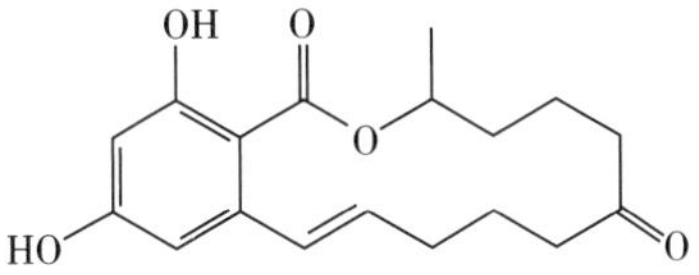

图 7-3　玉米赤霉烯酮的结构式

（四）赭曲霉毒素

赭曲霉毒素（ochratoxins，OT）是由曲霉和青霉菌产生的一类化合物，主要包含有赭曲霉毒素 A（OTA）、赭曲霉毒素 B（OTB）及赭曲霉毒素 C（OTC），这类化合物的结构均是异香豆素联结 L-苯丙氨酸的衍生物，其中 OTA 的研究最为广泛。OTA 化学名称为（7-L-β-苯基丙氨基−羰基）−羧基-5-氯代-8-羟基-3,4 二氢化-3R-甲基异氧杂萘邻酮（香豆素），相对分子量为 403.8，化学式为 $C_{20}H_{18}ClNO_6$（图 7-4）。是一种无色结晶粉末状化合物，呈弱酸性，微溶于水，易溶于极性有机溶剂，在极性有机溶剂中稳定，在紫外线下呈蓝色荧光[21]。

赭曲霉毒素对大脑，腹侧中脑、海马结构，特别是小脑（浦肯野细胞）有很强的亲和力，并且对啮齿动物的亚慢性施用能诱导海马神经变性，这表明赭曲霉毒素有可能诱发阿尔茨海默病和帕金森病，相关机制尚未明确[27]。

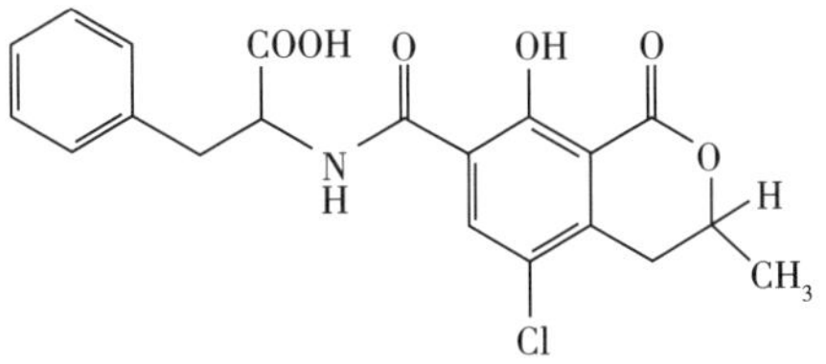

图 7-4　赭曲霉毒素 A 的结构式

（五）脱氧雪腐镰刀菌烯醇

脱氧雪腐镰刀菌烯醇（DON）又称呕吐毒素，是单端孢霉烯族毒素的一种（图 7-5，表 7-1）。

DON 急性中毒可引起腹部不适，产生呕吐症状。慢性低剂量感染可引起厌食、生长受阻、免疫调节受损，以及生殖毒性、神经毒性等多个系统毒性。可与核糖体结合，通过引起与免疫相关的蛋白调节异常，干扰正常核糖体功能[29]。

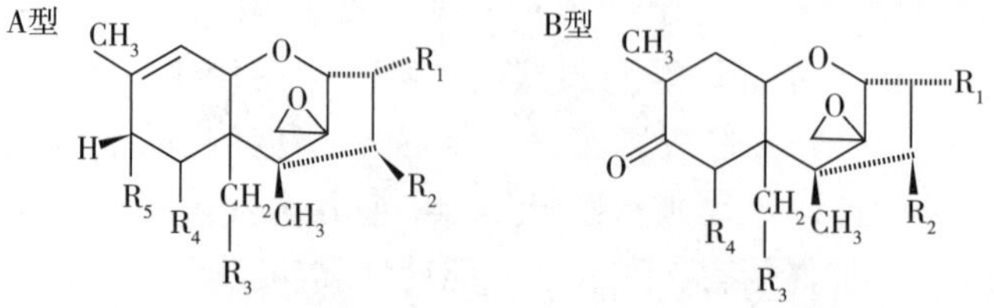

图 7-5　单端孢霉烯族毒素 A 和 B 型的结构式

表 7-1　单端孢霉烯族毒素 A 和 B 型取代基的区别[28]

中文名称	英文名称	缩写	R1	R2	R3	R4	R5
A 型	Type A						
T-2 毒素	T-2 toxin	T-2	OH	OAc	OAc	H	$-OCOCH_2CH(CH_3)_2$
HT-2 毒素	HT-2 toxin	HT-2	OH	OH	OAc	H	$-OCOCH_2CH(CH_3)_2$
蛇形毒素	diacetoxyscirpenol	DAS	OH	OAc	OAc	H	H
新茄病镰刀烯醇	neosolaniol	NEO	OH	OAc	OAc	H	OH
B 型	Type B						
脱氧雪腐镰刀菌烯醇	deoxynivalenol	DON	OH	H	OH	OH	
雪腐镰刀菌烯醇	nivalenol	NIV	OH	OH	OH	OH	
3-乙酰-脱氧雪腐镰刀菌烯醇	3-acetyldeoxynivalenol	3ADON	OAc	H	OH	OH	
15-乙酰-脱氧雪腐镰刀菌烯醇	15-acetyldeoxynivalenol	15ADON	OH	H	OAc	OH	
镰刀菌烯醇	fusarenonX	FUS-X	OH	OAc	OH	OH	

二、真菌毒素转移研究

中药材在实际应用中，往往需要经过浸泡、水煎煮等步骤来进一步加工制成颗粒剂或者煎剂。在提取加工过程中，中药材本身所携带的真菌毒素也会发生相应的迁移，毒素的高转移率可能会对中药颗粒剂或煎剂的药效产生严重干扰作用，而且长期服用可能会导致慢性中毒等现象。通过系统了解各毒素在加工过程中的迁移规律，有助于在中药材加工过程中采取针对性控制措施，同时也能为毒素的质量控制提供理论基础。

不同的真菌毒素迁移有一定的规律，主要通过计算毒素的含量变化来获得相应的迁移率，从而了解毒素的迁移规律。下面详细介绍常见的污染毒素，如黄曲霉素及赭曲霉素等毒素的迁移规律。

（一）黄曲霉毒素

黄曲霉毒素是中草药易污染及强毒性的毒素，对于中药材原料的质量有极强的影响。黄曲霉毒素在水和有机试剂中的溶解度存在差异，黄曲霉毒素是脂溶性的，在甲醇和其他一些有机溶剂中具有良好的溶解性，但煎剂通常用水作为溶剂获得，因此有必要检测黄曲霉毒素在中草药原料和煎剂中的含量及其转移率。通过研究黄曲霉毒素的转移率来总结被污染的草药中毒素迁移到煎剂中的规律，从而为相应的控制措施提供依据。

通过超声波辅助提取和免疫亲和柱净化的柱后光化学衍生化-荧光检测高效液相色谱方法测定人工侵

染黄曲霉菌的草药材料及其煎剂中黄曲霉毒素的含量[30]。结果表明，在所研究的 5 种中药材样品中，从药材到煎剂过程中，AFB_1、AFB_2 和 AFG_2 均存在不同程度的转移。

（二）赭曲霉毒素

赭曲霉毒素微溶于水，在浸泡、常压煎煮、高压煎煮等加工过程中，有可能随着中药材原料转移到水煎剂中。

通过对甘草根样品和相关产品（甘草糖果、液体甘草提取物和固体甘草膏）的赭曲霉毒素 A（OTA）含量进行测定，发现所有检测的甘草和相关产品样品中均污染了 OTA；其中干燥的甘草根中发现 OTA 的平均污染水平为 63.6±20.8ng/g，新鲜甘草根中 OTA 的平均含量为 9.22±1.3ng/g，甘草糖果 OTA 的含量为 3.8±1.9ng/g，液体甘草提取物和固体甘草膏中 OTA 的污染水平分别为 16.0±1.4ng/g 和 39.5ng/g；而且将 OTA 污染的干燥甘草根加工成不同形式的甘草茶后，OTA 仍有残留，约 5%的 OTA 和 1%的 OTA 分别转移至相应的煎煮茶和浸泡茶中[31]。

据报道[32]，瓜蒌子、杜仲及覆盆子等草药从原料到水煎液过程中，OTA 的转移率为 12.72%～61.33%，同时研究还发现，在煎煮前进行浸泡会增加 OTA 的转移率，此外，与常压煎煮相比，在 121℃ 下进行高压煎煮会提高转移率，详细结果见表 7-2。

表 7-2　中草药中赭曲霉毒素的转移率[32]

煎煮方法	中草药	前处理	OTA 添加水平			
			100ng/g		200ng/g	
			煎剂中的 OTA（ng/ml）	OTA 的转移率（%）	煎剂中的 OTA（ng/ml）	OTA 的转移率（%）
常压煎煮	瓜蒌子	浸泡	47.1±4.2	47.1±4.2	84±2.4	42±1.2
		未浸泡	40.3±2.0	40.3±2.0	63±1.1	31.5±0.6
	杜仲	浸泡	16±0.5	16±0.5	47.4±2.8	23.7±1.4
		未浸泡	14±0.1	14±0.1	42.4±2.0	21.2±1.0
	覆盆子	浸泡	26.8±0.3	26.8±0.3	64.8±4.2	32.4±2.1
		未浸泡	18.1±0.8	18.1±0.8	37.8±1.6	18.9±0.8
高压煎煮	瓜蒌子	浸泡	61.3±3.2	61.3±3.2	117.6±2.6	58.8±1.3
		未浸泡	51.6±1.3	51.6±1.3	109.6±4.4	54.8±2.2
	杜仲	浸泡	22.8±0.3	22.8±0.3	56.8±2.8	28.4±1.4
		未浸泡	20.9±1.5	20.9±1.5	63.8±1.4	31.9±0.7
	覆盆子	浸泡	31.4±2.3	31.4±2.3	54.6±6.8	27.3±3.4
		未浸泡	12.7±1.9	12.7±1.9	34.4±2.4	17.2±1.2

采用高效液相-荧光检测器检测黄芪根的 OTA 及其煎煮液中毒素的转移率[33]。通过对 40 个样本进行检测发现，所有样品均污染了 OTA（28.8～1700.0ng/g），污染平均值为 451.0ng/g。此外，研究发现，自然污染的黄芪根样品（OTA 污染水平为 288.9ng/g）从原料到水煎液中 OTA 的转移率为 83.4±8.5%（±SD）。

中药材在加工、储存、运输过程中，有可能受到真菌毒素的污染，而真菌毒素在中药材加工过程中会进行迁移、累积[34]，长期服用会对患者身体造成严重的危害。目前大部分的研究主要集中在毒素的分析检测及污染情况报道等方面，仅有少量涉及中药加工过程中真菌毒素转移情况的研究。因此，与中药实际用药形式相结合，开展不同中药加工过程（颗粒剂、水煎液、散剂等）中真菌毒素的转移规律研究，对真菌毒素污染的早期诊断、预警以及安全评价与控制等工作的开展有重要意义。

三、真菌毒素脱除研究

对于真菌毒素的脱除，现在常用的脱除方法按照作用机制大致可分为物理脱除、化学脱除及生物降解。物理脱除主要包括吸附、分选等；化学脱除则是利用化学反应改变真菌毒素的结构，降低其毒性，进而实现脱毒；生物降解是利用微生物或酶来进行脱毒。

（一）物理脱除

1. 物理吸附　物理吸附是利用一些具有吸附性质的材料如沸石等对毒素进行吸附。其机制是吸附剂与毒素在动物体内结合形成复合体，使毒素在经过消化道时随吸附剂排出体外而不被吸收，减少机体对毒素的吸收量以及血液和靶器官中的毒素含量，从而减弱毒素的毒害[35]。物理吸附是分子间的吸力所引起的吸附，其结合较弱，吸附热较小，吸附和解析速度也都较快。被吸附物质也较容易解析出来，而且吸附剂与被吸附物质的性质不发生变化，因此吸附剂可回收再利用。在吸附材料上，目前文献报道的主要有以下几种：

（1）沸石：沸石是一种可在分子水平上筛分物质的多孔材料，晶格中存在大小不同的空腔，可以吸取不同的分子。天然和合成的沸石从 20 世纪 80 年代起就已用作动物营养添加剂以减轻真菌毒素毒害[36]。许多实验证明对沸石进行化学修饰可以增加其表面疏水性，提高吸附能力。在对天然沸石采用干法和湿法处理后，向其加入表面活性剂十八烷基二甲基苄基氯化铵和双十八烷基二甲基氯化铵，结果表明，表面活性剂加入这两种方法处理的沸石中均可以大大提高其对 AFB_1、ZEN、OTA 等的吸附能力[37]。

（2）膨润土：膨润土是一种廉价的非营养性非选择性多价螯合剂，对污染物具有很高的吸附能力，通常用作饲料添加剂，通过吸附降低毒素在胃肠道中的浓度，从而降低黄曲霉毒素的毒性，可以有效预防黄曲霉毒素中毒。近年来，研究人员还不断对膨润土的结构进行改性，以期提高膨润土的吸附能力，在这方面已有不少报道。用有机盐-苯扎氯铵和十六烷基三甲基溴化铵处理的膨润土，使膨润土的层间间隔增大，对 AFB_1 的吸附能力显著提高。此外，这两种材料可能保护神经嵴干细胞免受 AFB_1 造成的损害[38]。此外，通过掺入锌离子使巴西膨润土改性，可增加对 AFB_1 的吸附，从而降低黄曲霉毒素的毒性，且对成纤维细胞等正常细胞没有毒性[39]。

（3）蒙脱石：蒙脱石是一种硅铝酸盐，具有较高的离子交换容量及吸水膨胀能力。人们将它的吸附能力用于吸附真菌毒素，得到了较好的结果。通过实验证明，精炼钙蒙脱石黏土边缘处的表面羟基层在基面上具有永久的负电荷，对 AFB_1 和 ZEN 有良好的吸附效果[40]。蒙脱石 K10 和柱撑蒙脱石 K10 对 ZEN 具有吸附作用[41]。

（4）介孔分子筛：介孔分子筛 SBA-15 具有二位六方通孔结构及大的表面积，在分离、催化剂纳米组装等方面有很大的应用价值。丙硫醇官能化的 SBA-15 对霉菌毒素污染的水溶液有吸附，在低 pH 及加热至 60℃，可显著降低受污染样品中展青霉素的水平[42]。

（5）大孔树脂：大孔树脂是一类以吸附为特点，对有机物有浓缩、分离作用的高分子聚合物，是一种聚合物吸附剂。它主要是利用聚合基元、交联剂、致孔剂、分散剂等经聚合反应制备而成。这类聚合物结构中具有大小、形态各异的孔穴，具有较高的孔隙率。利用孔穴吸附有机物，实现分离纯化。王静利用 LSA-900B 树脂对红枣汁中棒曲霉素具有较好的吸附效果，最高吸附量和去除率分别为 $5.31\mu g/g$ 和 73.78%[43]。

（6）纤维素：纤维素是一种大分子多糖，广泛的分布于自然界中，由于其分子中具有丰富的羟基，可通过分子间氢键吸附真菌毒素。通过酸水解合成纳米纤维素，然后分别用不同的游离脂肪酸修饰，通

过脂肪酸与 FB_1 疏水尾部发生亲酯相互作用，FB_1 的毒性大大降低[44]。

（7）壳聚糖：壳聚糖是另外一种多糖，它是由自然界中几丁质经脱乙酰作用得到的。由于其较强的吸附能力，被广泛用于水处理、金属提取及回收等领域。以戊二醛为交联剂，硫脲为改性剂，可制备硫脲改性壳聚糖树脂（TMCR），在不同 pH 值、温度、接触时间和棒曲霉素浓度下，TMCR 可有效清除来自水溶液的棒曲霉素[45]。

（8）其他纳米材料：随着纳米技术的不断发展，将现有的材料制成纳米材料，增加材料的比表面积，从而增加其吸附能力，在真菌毒素的吸附脱除方面得到应用。使用表面活性剂硬脂基二甲基苄基氯化铵修饰埃洛石纳米管（MHNT），从模拟胃液和模拟肠液中检测吸附 ZEN 的效率。结果表明，表面活性剂修饰的埃洛石纳米管减轻了 ZEN 暴露的毒性和雌激素效应，包括氧化应激生物标志物和器官重量的变化，并且 MHNT 可以在动物饲料或胃肠道中与 ZEN 结合[46]。磁性氧化石墨烯纳米复合材料作为吸附剂以减少天然污染的棕榈仁饼中的镰刀菌毒素，对 DON、ZEN、HT-2 和 T-2 的吸附分别达到 69.57%、67.28%、57.40% 和 37.17% 的水平[47]。

2. 分选 分选主要是根据物料色泽、内部结构、比重等不同，通过改变仪器参数将染病物料从正常物料中分选出来，目前通过分选去除真菌毒素技术主要包括比重分选、色差分选等。使用比重去石机分选小麦中赤霉病小麦籽粒，物料流速和风速对赤霉病小麦籽粒分选效果影响显著，赤霉病籽粒含量越高，分选赤霉病小麦籽粒效果越好[48]。同时，选用色选机对赤霉病小麦籽粒的分选效果进行分析，结果显示，色选机的精度对赤霉病小麦籽粒的分选效果影响显著，流速对赤霉病小麦籽粒的分选效果影响不显著，通过光电分选赤霉病小麦籽粒去除率达 50%。

（二）化学脱除

化学脱除是利用一些技术或者化学物质来实现真菌毒素的降解，从而起到减小或消除真菌毒素的危害[49]，在此过程中，真菌毒素的化学结构发生变化。按照脱除方法的差异，大致可分为热处理、辐射、电化学及化学添加剂脱除。

1. 热处理 过热蒸汽是对饱和蒸汽进行定压加热的产物，也是降解真菌毒素最常用的方法。相比于传统的高温处理方法，过热蒸汽具有安全性高、无污染、热效率高、传热速度快的优点。根据热处理的机制，温度越高，真菌毒素的化学结构越不稳定，越有利于真菌毒素的降解。但随着温度的升高，对脱除机体的品质也会有一定的影响。研究表明，提高蒸汽温度、处理时间和蒸汽流速后，对 DON 的降解率有显著提高，最高可达 79.8%，最高可将 DON 含量为 $4.9\mu g/g$ 的赤霉病小麦中 DON 含量降至国家标准规定的限量范围内。虽然过热蒸汽处理对 DON 有较好的降解效果，但由于现有设备的局限以及过热蒸汽对小麦品质可能产生的不利影响，该方法在实际生产中的应用仍需要进一步的探索和研究[50]。

利用挤压技术，通过摩擦、剪切、加热对物料产生高温、高压、高剪切力作用，可有效降解真菌毒素。根据挤压后产品的形态可以将挤压技术分为挤压组织化、挤压蒸煮、挤压膨化。挤压技术可有效降解麸皮中 DON，提高挤压机机筒温度、降低麸皮水分含量、降低主机频率及喂料机频率，将麸皮中 DON 降解率提高为 86.1%[51]。挤压膨化技术可降解糙米、玉米、花生粕中的 AFB_1，降解率为 39.6% ~ 77.6%[52]。挤压蒸煮可降解花生粕中的 AFB_1，降解率为 77.6%[53]。

2. 辐射 辐射主要是利用微波或者射线对被污染物进行照射，利用射线的能量使真菌毒素发生降解，从而实现真菌毒素脱除。辐射分为离子辐射和非离子辐射。在离子辐射（如 X 线、γ 线、紫外线）中，受辐射的物体在温度很低或没有明显改变时，其分子结构就可能会发生改变，这些分子结构的改变对于暴露于离子辐射下的活有机体是非常有害的[54,55]。非离子辐射（如无线电、微波、红外线、可见光等）达到一定强度后，会导致温度升高，通常会导致分子结构发生变化，但这种变化是对人类无害的[56]。黄曲霉毒素经过离子和非离子辐射后，可发生降解，分解成无毒或毒性较小的中间产物。研究发现，辐射对有害真菌的生长和毒素的产生都有明显抑制，与对照组相比，γ 线的剂量为 4.0kGy 时可大大减少霉菌

（镰孢霉、曲霉）的生长；在 6.0kGy 时对 AFB_1 的降解率为 74.3% ~ 76.7%，OTA 为 51.3% ~ 96.2%，ZEN 达到 78%[57]。

微波技术具有快速、高效、安全、环保、加热时间短、升温速率快、能耗少的特点。微波辅助碱法降解条件温和、操作简单、降解效率高；与化学杀菌相比，更具有无化学物质残留、安全性较高等优点[58]。微波辅助碱法处理稻米粉中的 AFB_1，降解率为 98.5%，AFB_1 残留量符合国家标准[59]；脱除米糠中黄曲霉毒素，脱除率为 92.4%[60]。

3. 电化学   电化学方法的特点是不使用有害化学试剂，绿色环保，不会造成二次污染，降解效率高，降解彻底等[61]。辉光放电等离子体技术能够彻底降解苹果汁中的棒曲霉毒素，降解效果显著（$P<0.05$），在 5 分钟内降解率达到 96.6%[62]。通过调节电流和电压，由电解水发生器产生具有不同 pH 值的碱性电解水（AlEW），当 pH = 12.2 时，AlEW 具有更大去除 AFB_1 的潜力[63]。

4. 化学添加剂

（1）氧化法：在氧化剂（次氯酸钠、过氧化氢、二氧化氯等）的诱导作用下，真菌毒素被氧化，从而失去毒性[64]。

臭氧早在 20 世纪 60 年代就开始被应用于降解棉籽和花生粕中污染的 AFB_1。臭氧具有较高的活性、渗透性，并自发分解为氧气，不产生有毒有害物质，因此被广泛用于研究农产品中黄曲霉毒素的脱除。干法和湿法臭氧处理均能有效降解花生中的 AFB_1。在相同条件下处理 30 小时，干法处理可将花生中的 AFB_1 脱除 82.8%；湿法处理可将花生中的 AFB_1 脱除 89.7%[65]。臭氧短时间（<10 分钟）降解 DON 毒素，降解率即可达 83%[66]。

二氧化氯（ClO_2）作为被 WHO、FDA 等组织公认安全、无毒的绿色消毒剂，具有氧化性强、杀菌能力好等特点，已经广泛应用于自来水消毒、空气杀菌、水产和禽畜养殖及医疗等领域。研究表明，ClO_2 对黄曲霉毒素有很好的脱毒效果，由于 ClO_2 具有强氧化性，但缺乏专一性的特点，可与自然界中绝大多数物质反应。不同浓度的 ClO_2 对 AFB_1、ZEN 和 FB_1 具有很好的降解效率，而对 DON 无降解效果[67]。使用 ClO_2 对禾谷镰刀菌生长及产毒基因进行抑制实验，可有效预防收获后粮食中禾谷镰刀菌生长以及 DON 毒素的产生[66]。

（2）还原法：还原剂与真菌毒素结合改变真菌毒素分子结构及毒性。

常见的还原剂包括亚硫酸钠、焦亚硫酸钠等。在 80℃ 使用亚硫酸钠溶液处理玉米 18 小时后，DON 分子转化为 DON-磺酸盐[68]，DON 的降解率与亚硫酸钠溶液浓度密切相关。含水量 22% 的饱和蒸汽处理添加焦亚硫酸钠的面粉，处理时间 15 分钟，面粉中 DON 降解率高达 95%。在中性和酸性条件下 DON 性质稳定，在碱性条件下其结构易被破坏[69]。

（3）加碱法：氨气法有很多优点，操作简便，少残留，来源广泛。氨与 AFs 结合后发生脱羟作用，致使 AFs 的内酯环发生裂解失去活性或生成新的无毒小分子，从而达到去毒效果。不足之处为操作周期时间长，氨气熏蒸后，影响被测物外观及食用口感。氨气在浓度 7% 时，花生中 AFB_1 降解率为 83.5%；氨气在浓度 10% 时，花生粕中 AFB_1 降解率为 100%[70]。在常温常压下经 48 小时熏蒸后，可将 AFB_1 降解到痕量，其降解物无毒[71]。

在稀碱（如 NaOH、氨水、氢氧化钙等）等[72]作用下，AFB_1 的内酯环发生断裂，形成香豆素钠盐或铵盐，使其毒性消失。DON 分子中环氧基团被打开或者是 C-15 进行重排形成醛基或内酯。在浸渍过程中添加稀碱性物质降低高粱麦芽中霉菌，抑制毒素产生。浸渍在稀浓度的 NaOH 溶液中可减少麦芽中的微生物菌落数量，所有浸渍在 0.2% NaOH 溶液中的麦芽品种，其霉菌大约会降低 3.5cfu/g，同时，某些种类的霉菌数量也会大大下降，甚至检测不到[73]。

化学脱毒虽然非常有效，真菌毒素脱除率很高，但其实施条件较为苛刻，对微量、难分离的毒素清除效果并不明显，而且这些方法尤其使用有机试剂时，会引入新的污染物，造成二次污染。

（三）生物脱除

生物脱除[74]是利用微生物在其生长过程的代谢产物或是微生物自身的特性，抑制真菌毒素生产菌的生长，进而减少真菌毒素的污染；或者利用生物间的黏附作用降解、去除真菌毒素。

1. 发酵与降解 微生物的发酵产物对毒素的降解主要是将真菌毒素转化为低毒或无毒的物质，相对于其他方法，其优点在于特异性强，而且避免毒素的二次污染[75]。酶法脱除具有更好的重复性、均一性和操作简单等特点，黄曲霉毒素的生物降解酶主要为氧化还原酶类，该酶主要作用于 AFB$_1$ 的二呋喃环，从而破坏黄曲霉毒素；对赭曲霉毒素，是针对分子内的肽键进行降解得到小分子氨基酸；对玉米赤霉烯酮，水解内酯环生成玉米赤霉烯醇。

有研究利用最有效的降解菌株发酵系统的各种组分，测定去除 T-2 的能力。表明乳酸乳球菌是去除 T-2 最有效的降解菌株[76]，当发酵温度为 30℃时，AFB$_1$ 降解率达 87.5%，初始 pH 为 7.0 时，AFB$_1$ 降解率达 89.3%，发酵时间与 AFB$_1$ 降解率呈正相关性，培养 4 天时降解率达 83.5%[77]。

2. 微生物吸附 微生物吸附是指其菌体细胞壁通过非共价键、官能团间的化学键、大分子之间的相互作用力以及表面张力等与毒素分子结合，形成复合体系[12]；当在牛奶中培养时，颗粒的微生物聚生体吸附 AFB$_1$、ZEN 和 OTA 的吸附率在 82%～100%。

3. 活体菌株 酿酒酵母菌株能够有效去除 OTA 和 ZEN，并且物理吸附是去除 OTA 和 ZEN 的主要机制。酿酒酵母 RC012 和 RC016 显示出最高的 OTA 去除效率，而 RC009 和 RC012 菌株显示出最高的 ZEN 去除效率[78]。植物乳杆菌 B7 和戊糖乳杆菌 X8 菌株吸附的主要位点是细胞壁的肽聚糖，吸附 AFB$_1$ 效率分别是 82.6% 和 86.3%，具有作为生物介质用于脱除环境中伏马毒素的潜力[22]。

相对于物理、化学的降解技术，生物降解真菌毒素具有高效、彻底、无二次污染的优势。其条件温和，但成本比较高。目前大多将几个方法相互结合使用，也是目前研究的主流方向。例如，以硅铝酸盐化合物为基础，配合酵母细胞提取物，以科学配比制成一种新型复合吸附剂，通过筛选酵母细胞提取物、膨润土、改性膨润土以及不同配比的复合物在相同条件下对 AFB$_1$ 的吸附效果，得到对 AFB$_1$ 吸附效果最佳的改性膨润土与酵母细胞提取物复合物（7∶3），吸附量为 18.3μg/g，吸附率为 91.9%[79]。

小 结

真菌毒素的转移，主要与真菌毒素的物理性质有关，水溶性的真菌毒素会较多地转移到水溶液中。脱除方法主要有物理吸附、化学吸附、生物吸附。物理吸附主要由材料的本身特性决定，材料可回收再利用。可以根据真菌毒素的性质对材料进行改造，有望增大对真菌毒素的吸附力。化学吸附主要为改变真菌毒素的分子结构，从而降低真菌毒素的毒性，但要注意引入化学试剂对原本物质的危害。生物吸附是抑制真菌毒素的生长，通过生物降解酶降解，微生物吸附也避免了二次污染，是现在主要的脱除方式。目前，对真菌毒素的脱除研究较多，三种方法对真菌毒素都会有较高的脱除力，但还略有不足，将三者的优点联合使用规避相互的缺点，有望成为新兴的解决办法。

思考题

1. 真菌毒素主要包含哪几种？
2. 用于脱除真菌毒素的方法主要有哪几种？
3. 目前研究脱除真菌毒素的主流方法是什么？

第二节 中药中农药残留的转移与脱除

许多中药往往是通过煎煮或浸泡后发挥治疗或者保健作用，在这个过程中有毒有害物质不可避免地会随溶剂溶出，和药汤一起进入体内，所以了解农药的迁移特点对煎煮浸泡条件有一定的指导意义。为了减少农药进入体内，在中药使用前对其污染农药进行脱除有非常重要的意义。农残脱除是将农残从样品中去除，并尽可能减少有效组分的损失。中药自身的特殊性包括干燥状态、完整药材、饮片及提取物、剂型多样性、组成复杂等，且某些有效成分与农药性质相似，无疑增加了中药中农残脱除的难度。本节就农残结构特点、转移规律及脱除技术进行介绍。

一、农药的结构特点

农药的种类很多，按用途分类主要有：杀虫剂、杀螨剂、杀菌剂、杀鼠剂、杀软体动物剂、杀线虫剂、除草剂、植物生长调节剂、昆虫生长调节剂、增效剂、熏蒸剂等，其中以杀虫剂、杀螨剂、杀菌剂等最为常用，是农药残留监控的重点。中药中的残留农药最主要来源是种植过程中非法、无规范使用农药，也可能来源于贮存过程中非法使用农药作为防腐剂、杀菌剂，此外，由于许多农药在施用后会长期残留于土壤和水循环系统中，所以环境也可能成为重要污染源。在对 500 批次中药材的农残分析中，有机磷类农药的检出率为 4%，不合格率为 1%；菊酯类农药的不合格率低于 5%，而有机氯类农药检出率为 70%，但合格率超过 90%。有机磷和菊酯类农药残留期相对较短，其在样本中可被检出的首要原因可能是非法使用，有机氯类农药检出率虽高，但绝大多数残留含量在极低水平[80]。下面以《中国药典》（2015 年版）重点控制的农药种类为例，介绍农药的结构特点。

（一）有机氯农药

有机氯农药（organochlorine pesticides，OCPs）作为应用最早的一类高效广谱杀虫剂，由于急性毒性低、价格低廉、杀虫效果好，曾在全世界范围内大量用于防治植物病虫害等。OCPs 按照结构特点主要分为两类（图 7-6）：①氯苯类 OCPs，包括六六六（benzenehexachloride，BHC）、滴滴涕（dichlorodiphenyl-trichloroethane，DDT）、六氯苯（hexachlorobenzene，HCB）、五氯硝基苯（quintozene，PCNB）；②氯化脂环类 OCPs，包括狄氏剂、异狄氏剂、七氯、氯丹、环氧七氯、硫丹等，易溶于有机溶剂。OCPs 曾风靡一时，为农业虫害防治做出卓越贡献，其结构稳定，不易降解，极易造成残留，其残效期可长达 20~30 年之久[81]。20 世纪 70 年代，许多国家已认识到其持效危害，相继采取严格的禁限用管理措施，我国于1983 年停止该类药剂的生产，并于 1984 年全面停止使用[82]。据报道至 1983 年，我国已约 140 万公顷农田被 OCPs 污染[83]。OCPs 农药多属于低毒和中等毒性，可通过胃肠道、呼吸道及皮肤吸收，对神经系统

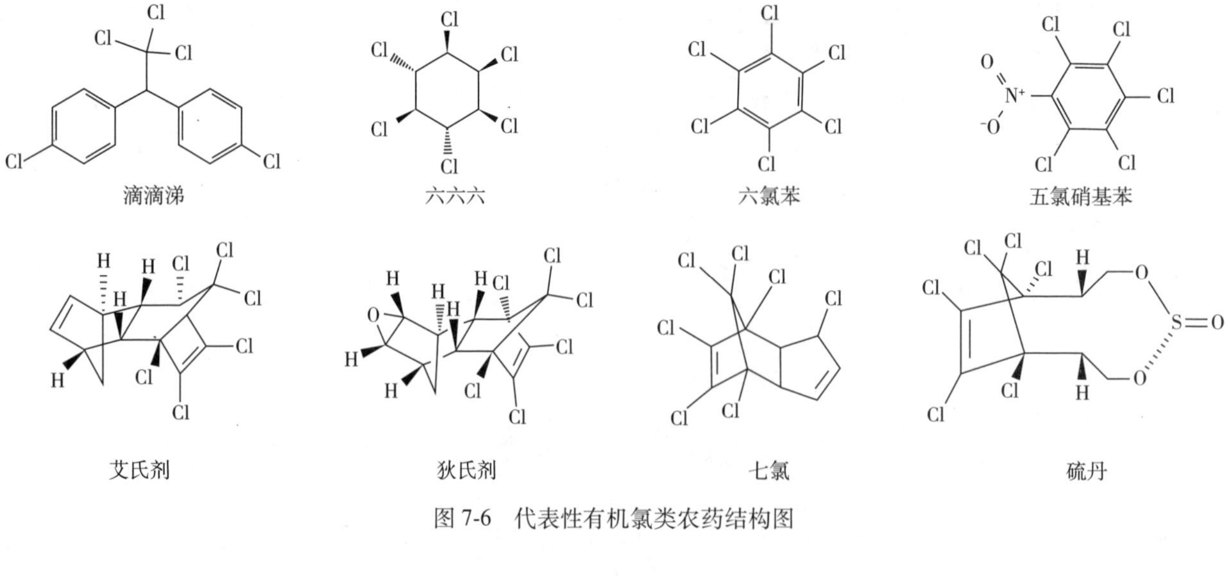

图 7-6 代表性有机氯类农药结构图

和肝、肾造成损伤。脂溶性强，蓄积于脂肪组织等，造成慢性中毒，还可穿过胎盘、乳汁进入胎儿和婴儿体内，使畸胎率和死胎率增高。

（二）有机磷农药

有机磷农药（organophosphorus pesticides，OPPs）是一类防治植物病、虫害的磷酸酯类化合物，目前合成的 OPPs 至少有 60 种，按照结构主要有四类：①磷酸酯类，如敌敌畏、久效磷、敌百虫等；②硫代磷酸酯类，如甲基对硫磷、对硫磷、二嗪磷、虫螨畏、丙溴磷等；③二硫代磷酸酯类，如乐果、氧乐果、马拉硫磷、伏杀磷、地虫硫磷等；④氨基磷酸酯类，如甲胺磷、乙酰甲胺磷（图 7-7）。OPPs 结构属于磷酸酯类，大多数难溶于水，可溶于有机溶剂。一定条件下可氧化（如硫代磷酸酯可氧化成毒性更大的硫酸酯类）、水解（pH 碱性条件下）、异构化，体内一般不蓄积，由于其高效广谱，可降解特性是 OCPs 农药的有力替补，20 世纪初使用跃居农药榜首。该类化合物毒性包括剧毒（如对硫磷、甲拌磷）、高毒（如敌敌畏）、中毒（如毒死蜱）、低毒（如乐果、敌百虫），毒害作用机制是通过抑制胆碱酯酶，使胆碱积聚，引起中枢神经系统紊乱[84-86]。虽其在体内环境均可降解，但由于急性毒性强，因此部分 OPPs 已经被禁限用。

敌敌畏

久效磷

甲基对硫磷

二嗪磷

乐果

马拉硫磷

甲胺磷

乙酰甲胺磷

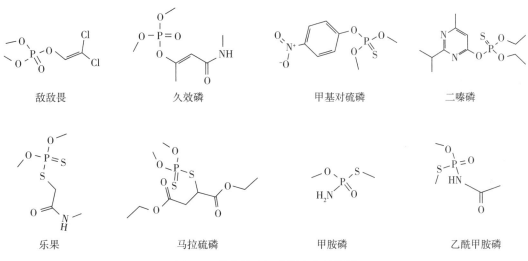

图 7-7　代表性有机磷类农药结构图

（三）氨基甲酸酯类农药

氨基甲酸酯类农药（carbamate pesticide）是一类含 N-基的新型合成杀虫剂，具有高效、易分解的特点。其结构通式见图 7-8。其包含的主要化合物有克百威、涕灭威、残杀威、速灭威、甲萘威等。此类化

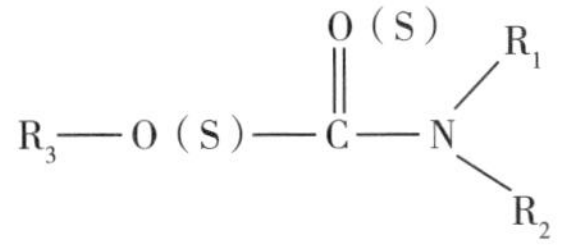

图 7-8　氨基甲酸酯类农药结构通式

R_1 和 R_2 为-H、$-CH_3$、$-CH_2CH_3$、丙基或其他短链烷烃，R_3 为苯酚、萘或其他环烷

合物难溶于水，易溶于有机溶剂，对酸稳定。碱性条件下可降解，降解产物一般为 SO_4^{2-}、NH_4^+、CO_2 等无毒物质。大多数毒性低，在生物体和环境中易降解，毒性作用机制与有机磷类似[87]。

（四）拟除虫菊酯类农药

拟除虫菊酯类农药（pyrethroids）顾名思义即模拟天然除虫菊酯化学结构合成的一类新型杀虫剂，具有高效、广谱、低毒、残效期短的特点。其结构主要分为两种类型：①Ⅰ型（不含氰基），包括氯菊酯、胺菊酯、苯醚菊酯、联苯菊酯等；②Ⅱ型（含氰基），包括溴氰菊酯、氯氰菊酯、氰戊菊酯、氟氰菊酯等（图7-9）。此类农药结构中含有多个不对称碳原子，包含多个光学立体异构体，不溶或微溶于水，易溶于有机溶剂，其毒性以神经毒性为主[88,89]。

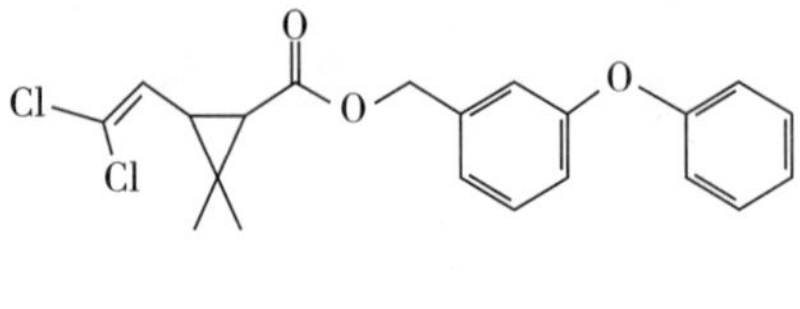

氯菊酯 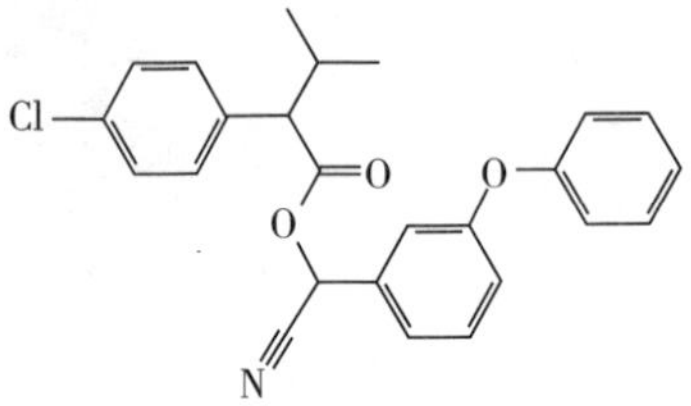　　　　　　　　　　氰戊菊酯 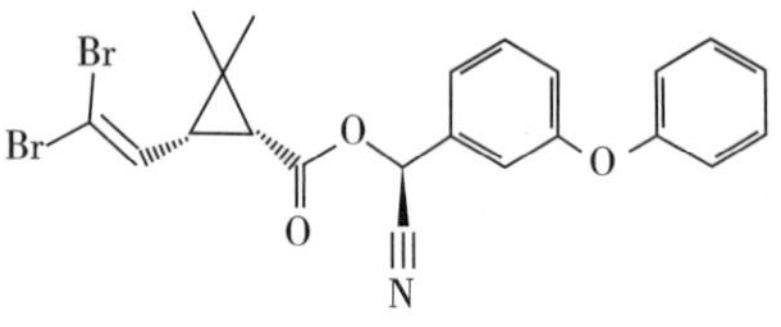　　　　　　　　　　溴氰菊酯

图 7-9　代表性拟除虫菊酯类农药结构图

二、中药中农药转移研究

根据农药使用情况，中药中主要农药残留包括有机氯类、有机磷类、拟除虫菊酯类等结构类型。众所周知，大多数农产品在加工过程中（如收获、运输和制造）都可能会导致农药降解。

中药从药材到临床服用，涉及加工如除杂、清洗、干燥或切制成饮片，可能进一步蒸制、炒制、醋制等炮制成饮片，直接煎服或制成配方颗粒、提取物及各种剂型。干燥是大部分中药必须要处理的环节，有助于药材的保存、运输和流通，但经过干燥后的药材水分损失明显，可能会造成农药浓缩，如新鲜收集的白术、白芍初加工采用生切片后晒干，三唑酮的加工因子为 1.31~2.53，多菌灵为 1.28~2.47，均大于1，表明干燥后药材的农残均增加[90]。药材的干燥方式一般包括烘干、晒干和阴干，不同干燥方式其转移率也会有差别，如金银花中使用的四种新烟碱类农药在阴干、晒干、烘干（30~70℃）条件下，转移率分别为 33.4%~66.4%（阴干）、51.7%~71.9%（晒干）、25.1%~81.0%（烘干）。采用光照和适当提高温度，可降低部分农药的转移[91]。从中药到提取物的过程中，常需要高温加热萃取，该过程可能导致农药转移降低，14 种有机氯农药在当归、白芷、甘草70%乙醇提取前后的有机氯农药转移率普遍高于水提取的转移率，δ-BHC 农药的转移率最高，与有机氯农药的油水分配系数呈正相关[92]。中药临床常采用煎药方式，新鲜收集的药材薄荷经过阴干后其农药残留三唑酮、杀螟硫磷及氰戊菊酯的加工因子分别为 0.08、0.10、0.21，均小于1；腐霉利、六氯苯和五氯硝基苯在人参水煎液及研磨后人工胃肠液溶出率分别为腐霉利 0.92% 和 11.46%，六氯苯 0.42% 和 4.95%，五氯硝基苯 0.02% 和 1.76%，也远低于100%，表明煎药和临床服用的药材中仅存在少量的农药转移，煎药传统工艺有助于确保中药临床安全性[93,94]。

中药除作为疾病治疗的良方被广泛应用外，以保健为目的的食用方式也越来越被大众接受。中药也可以像茶叶进行冲泡用于日常保健，所以了解此类药材在冲泡过程中的农药转移，对通过花草茶摄入的农药暴露引起的健康风险研究具有非常重要的意义。茶叶在冲泡过程中可发生农药转移，从茶叶转移到茶水中，如拟除虫菊酯、有机磷化合物、新烟碱类、氨基甲酸酯类和苯甲酰脲类等几种农药的转移率为0~85%[94-96]。茶水中某些农药的量可能在消费者认为的安全范围内，与绿茶或红茶不同，花草药茶一般不需要进一步加工，如发酵，因此可能含有较高水平的农药残留，给消费者可能带来额外的健康风险。四种菊酯类农药（甲氰菊酯、高效氯氰菊酯、高效氯氟氰菊酯和氰戊菊酯）在金银花、枸杞、甘草、菊花中药浸泡液中的转移率研究，比较冲泡水温、茶/水比率和浸泡间隔/次数，发现在不同的冲泡条件下呈现少量转移（6.70%），拟除虫菊酯农药含量、茶/水比、浸泡次数和时间及是否加盖对农药的转移率均有影响[97]。考察菊花冲泡成菊花茶水的过程中，其残留的苯醚甲环唑农药转移率为18.7%~51.6%，而嘧菌酯的转移率为38.1%~71.2%，前者的油水分配系数为2.5，后者为4.4，也可以看出农药在茶水中的转移率与其油水分配系数呈正相关，通过洗茶也可降低该类农残的暴露风险[98]。新烟碱类农药噻虫嗪和噻虫啉在金银花泡茶过程中最高转移分别为48.4%和25.2%[99]。农药残留转移研究将为合理评估中药中农药膳食暴露水平提供科学依据，为人们健康的饮茶方式提供指导。

三、中药农残脱除研究

中药材成分复杂，残留农药种类多样，其残留不仅存在于药材表面，在药材种植过程中，部分农药如内吸性农药可能随其植株生长分散在植物组织中，与植物细胞紧密结合。因此，人们很难兼顾高效脱除农残又不损失中药材的有效成分。已报道的研究主要是对中药鲜品、药材提取物、中药制剂等中的农残进行脱除，脱除方法包括水洗法、光化学法、萃取法等。

（一）水洗法

该法适用于植株表面污染及鲜品中药材残留水溶性农药的脱除，而对于生物富集系数大、具有较强穿透性、易进入植株内部的绝大多数脂溶性农药则效果较差。也有利用酸碱液浸泡脱除，脱毒酸、碱选用盐酸和石灰，盐酸易挥发，无残留，石灰虽会有少量残留，但与盐酸一样对人体无害。杨光孝发明一种三七及其他中药材脱毒方法，将三七及其他中药材浸泡于 pH 为 0.2~3 的酸性溶液中 2~25 分钟，捞出用清水冲洗干净，再浸泡于 pH 为 10~18 的碱性溶液中 2~25 分钟，捞出用清水冲洗干净晾干，或先在碱性溶液中浸泡再在酸性溶液中浸泡[100]。有机氯农药可与水蒸气共同蒸发而挥发，使得人参中有机氯农药残留量降低，通过洗涤人参叶可去除部分六六六和五氯硝基苯[101]。利用次氯酸盐清洗也可实现农药的洗脱，次氯酸盐在食品行业中已广泛应用，次氯酸盐中加入水能产生次氯酸，次氯酸在低 pH 值时具有较强氧化有机物的能力，因此，可在中药表面农药残留处理中得到应用。有机磷杀虫剂在强氧化介质中很容易发生键的断裂，分解成小分子，从而达到降解的目的。

（二）光化学法

当农药分子从环境中吸收太阳光中特定波长光的能量，引发分子中电子跃迁至激发态，发生反应转化成低能态产物[102]。该过程涉及的耗能主要途径包括物理耗能和化学耗能。物理耗能是通过光（荧光、磷光）、热的形式散发多余的能量，此时农药分子不发生降解。化学耗能是农药分子所吸收的能量使分子内的 C-C、C-H、C-O、C-N 等键断裂，从而发生光化学降解[103]。根据分子吸收光的途径，农药的光降解可分为直接和间接光降解。在纯水中农药发生的一般都是直接光降解，分别利用太阳光、紫外光、汞灯等不同光源在不同介质（有机溶剂、水溶液、土壤表面、植物体表）中对农药的光降解反应进行研究，可得出农药直接光降解动力方程。由于绝大部分农药分子在 200~300nm 之间存在最大吸收，其对太阳光（>286.3nm）吸收能力极弱，因此自然环境中农药很难大幅度的发生直接光降解效应。自然界还存在着一种物质，它们的存在加速农药的降解，这些物质被称为光敏剂。天然光敏剂包括丙酮、鱼藤酮、色氨酸、腐殖质等，广泛存在于植物、土壤和水中。叶绿素是良好的光敏剂，它对除虫菊酯的光降解有催化作用。国内外农残光化学降解还主要集中于环境体系、水果蔬菜以及果汁等中，中药中农残光化学技术研究较少。采用光化学法对人参中残留农药进行降解，利用自制的 SG-1 型光化学反应装置，对人参中残留农药进行降解设置高的解离能，照射在含有 H_2O_2 的用碱水浸泡过的人参上（生晒参用碱处理），人参吸收紫外光后，产生生物活性和光化学协同作用，降解人参中的六氯苯和五氯硝基苯。该设备降解速度快，无二次污染，且不破坏人参中的原有成分，能保证人参外形特征[104]。新烟碱类农药噻虫嗪和噻虫啉在金银花鲜品到干品干燥的过程中，比较阴干、晒干和烘干对其残留降解的影响可以看出，阳光下晒干降解率为 15.6%，阴干为 5.3%，因此晒干更能加速该两种化合物的降解[99]。利用电子束辐照降解人参口服液中 16 种农药残留，有机磷降解实验显示，具有苯环或杂环的二硫代磷酸酯>一硫代磷酸酯>硫逐硫赶磷酸酯>磷酸胺，对氨基甲酸酯等农药 15kGy 辐照降解表明，吡虫啉>甲氰菊酯>甲萘威>啶虫脒>甲霜灵>抗蚜威>异丙威>克百威[105]。为了提高光解效率，除 H_2O_2 提高催化效率外，纳米材料 TiO_2 及其复合材料作为催化剂同样具有良好的催化活性。利用合成的 TiO_2/Fe_2O_3 纳米复合材料降解二嗪磷农药，降解效率最大可达 95%[106]。

（三）炮制法

炮制法可脱除药材中降解温度低的农药化学品。药材经过发芽、炒炙、蒸煮等不同炮制过程后，其农药残留量均降低，其中最显著的可降低约 50%[107]。通过考察加工炮制过程中不同蒸制时间对人参中五氯硝基苯和六氯苯残留的影响，结果显示，蒸制 2 小时后人参皂苷 Rg_1、Re、Rb_1 含量分别升高、降低、升高，五氯硝基苯和六氯苯的残留降低；蒸制 3 小时后，六氯苯未检出[108]。马钱子生品按照不同炮制方法制备砂烫品、樟帮尿泡品、樟帮尿泡滑石粉炒品、建帮尿泡砂炒品、醋浸品 5 种炮制品，对生品及炮制品中的有机氯、有机磷及拟除虫菊酯类 6 种农药残留进行测定，显示经过加热后的炮制品均检出微量 DDE，其生品和其他炮制品未检出，加热后的炮制品中 DDT 含量明显降低，可知 DDE 由 DDT 受热转化而来，其余农残生品与炮制品无明显差异[109]。

（四）萃取法

超临界萃取法已成为中药中农残脱除的主要技术。常用超临界流体为二氧化碳（CO_2），无毒、无腐蚀、无污染，利用该技术萃取操作条件温和，适合于热敏性物质，其对脂溶性农药溶解度大，既有效脱除中药中的残留农药，同时避免中药中热敏化学成分的损失，特别适合于中药残留农药的脱除。利用超临界 CO_2 萃取脱除人参中有机氯农残时，考察不同夹带剂对脱除效果的影响可以看出，以水为夹带剂，水浸泡容易导致人参中皂苷水解，降低参浸膏中的总皂苷含量，但农残脱除效果相对较好；以 10% 乙醇为夹带剂，可有效抑制人参中的酶活性，防止皂苷的水解，人参总皂苷损失量<3%，并且实现一次脱除农残 92% 以上，但随着乙醇浓度升高，有机氯的脱除效率降低[110]。

此外，大孔树脂又称全多孔树脂、聚合物吸附剂，是一类以吸附为特点，对有机物具有浓缩、分离作用的高分子聚合物，是吸附性和筛选性相结合的多孔性高分子材料。大孔树脂吸附技术不影响目标成分含量又不引入新的杂质，是农残脱除研究的新方向。吡虫啉作为一种低毒高效的杀虫剂，已广泛应用于中药材病虫防治实践中，其滥用残留问题已凸显。使用聚甲基丙烯酸甲酯大孔吸附树脂对水中吡虫啉的吸附行为研究表明，大孔树脂用量对农药的吸附平衡影响较大：用量增大，吸附率随之增大，并且农药初始浓度越大，吸附率越小[111]。利用印迹型筛分吸附树脂脱除中药提取物中的农残，在传统的离子交换树脂载体制备基础上，结合分子印迹技术，合成一种具有分子印迹特征的小孔径均匀分布的新型孔结构吸附树脂，可特异性地清除溶液中的有机氯农药分子[112]。采用氧化石墨烯作为吸附剂，从参类饮料中富集拟除虫菊酯类农药残留，对所选 5 种拟除虫菊酯类农药，氟氯氰菊酯、七氟菊酯、氯戊菊酯、氯菊酯和联苯菊酯的回收率分别为 105.9%、65.9%、105.1%、93.6%、89.4%[113]。但萃取过程中脱除农残存在设备不易清洗、生产成本高、脱除效果差及效率低、耗能高等问题，产业化推广受到影响。

（五）其他方法

在农残脱除和降解方面，常见的如臭氧、过氧化氢溶液、高铁酸钾等氧化剂也可通过与农药分子发生化学反应，生成低毒甚至无毒产物。由于不能与有机氯反应，臭氧法不适合去除有机氯农药，目前主要用于脱除有机磷、氨基甲酸酯及拟除虫菊酯类的残留[114-116]。也有采用微生物降解法、基因工程技术、酶降解法等生物技术降解或转化农药，该类降解研究主要集中在土壤和食品领域，用于中药材农残降解的尚未见报道[117]。

总之，在中药中，农药的脱除方法及措施研究相对较多。常见的有机氯类残留农药包括滴滴涕、六六六、六氯苯、五氯硝基苯、腐霉利等，有机氯常为高毒、高残留农药，脱除中药中有机氯的残留，降低中药安全风险意义重大，因此对其脱除备受关注，研究也最广泛。基于对环境的影响，研究者开发有机磷和有机氮类农药倾向于低残留高效，因此，其残留持效期相对短，但由于该类农药化合物结构纷杂，与部分中药药效组分结构类似，其残留去除难度大。

四、应用实例

【例1】13种农药在三七花和根加工及浸泡过程中的残留转移规律[118]

1. 三七加工与食用方法选择　三七是一种药用食用价值均很高的植物，具有保健和药理功效，选取直接浸泡饮用方式考察，包括干燥、炮制熟三七和浸泡。

2. 试验样品来源　4批干燥三七花；2批三七生粉；1批新鲜三七根（含13种化合物的农药制剂，喷施于新鲜三七根上，待水分挥发干，粉碎样品待测）。

含13种化合物的农药制剂包括：氯氟·吡虫啉、甲霜灵·锰锌、嘧霉胺、烯酰吗啉、腈菌唑、嘧菌·代森联、三唑酮、唑醚·啶酰菌、氟硅唑、苯甲·丙环唑、醚菌酯。

3. 加工及浸泡处理　①干燥，参考GB/T 19086—2008三七根的干燥方法，将打碎的新鲜三七根置于干燥箱，35℃干燥20小时，使其含水量在13%以下，粉碎过筛，备用；②熟三七，参考云南省YPBZ 0193—2013，将干燥三七生粉置于锅中蒸汽蒸3小时，35℃干燥粉碎即得熟粉；③浸泡，将装有2g三七花或根粉末的一次性茶包放入盛有50ml蒸馏水的鸡心瓶中，放置于事先预热好的恒温加热磁力搅拌器中，分别考察（50℃浸泡10分钟和20分钟；90℃浸泡10分钟和20分钟），测定浸泡液和茶渣中的农药残留。

4. 加工因子计算公式　加工因子=加工后样品的农药残留浓度/加工前样品的农药残留浓度；浸泡系数=（浸泡液的残留农药浓度×浸泡液体积）/（浸泡前干燥样品的残留农药浓度×浸泡的质量）。

5. 测定方法　采用QuEChERS对各样品净化，LC-MS/MS法进行检测，方法使用前经过验证。

6. 残留转移规律　新鲜三七加工成三七生粉，所有农药干燥加工因子为2.44~3.26，残留水平升高，由于干燥温度不高，样品浓缩，农药存在富集风险；高温蒸制炮制熟三七，可除去三七生粉中46%嘧霉胺、36%三唑酮、76%吡唑醚菌酯，其余农药加工因子0.88~1.01，并没有造成明显损失；浸泡系数三七花为3%~87%，三七根为4%~36%。

【例2】采用超临界流体萃取技术脱除人参中有机氯残留[119]

1. 超临界萃取条件　萃取压力30MPa，萃取温度60℃，分离釜压力5MPa，温度40℃。夹带剂包括水、10%乙醇、70%乙醇和无水乙醇，夹带剂与原料质量比为0.5∶1.0。

2. 试验原料　人参粗粉。

3. 分析方法　农残检测以环氧七氯为内标，磺化处理人参样品，以GC-ECD法进行残留检测；总皂苷测定采用香草醛-冰醋酸法高氯酸与样品溶液反应，测定540nm波长处吸光度。

4. 农残脱除和皂苷含量　采用水作为夹带剂，有机氯脱除率达96%，但以水静态浸泡易导致人参皂苷水解；采用低浓度乙醇可以抑制皂苷水解，脱除效率也比较好。

小　结

本节主要对中药中残留农药特点、农药随中药材加工/食用过程中的转移、农残脱除方面进行阐述。中药中农药残留以杀虫剂、杀螨剂、杀菌剂等最为常见，结构上以有机氯、有机磷、拟除虫菊酯为主，是农药残留监控的重点。农药残留转移研究以农产品研究居多，中药中涉及鲜品、加工、储藏等多个环节，用途形式也多样，因此转移方面主要集中于鲜品加工，对药食同源药材通过冲泡饮用的方式，经典的中药炮制、药剂服用等还有待研究。农残脱除技术包括水洗、萃取、光化学、炮制等方法进行残留降解或转化，各个方法均有其适用条件和脱除对象，因此在选择脱除技术前，需要明确脱除目的，采用适宜的脱除方法。

思考题

1. 中药中农药残留转移包括哪些环节？
2. 农残脱除包括哪些方法？适用特点和局限是什么？

第三节　中药中重金属及有害元素的转移与脱除

一、重金属及有害元素的特点

重金属及有害元素一般包括铅（Pb）、汞（Hg）、镉（Cd）、铬（Cr）、砷（As）等。重金属及有害元素进入生物体后，会对生物体的正常生理功能和代谢功能造成不同程度的干扰和损害，从而使生物体出现中毒现象，严重时甚至死亡。生物体中的许多生理过程都需要金属离子的参与，它们通常要与机体中生物分子的活性位点结合才能发挥正常的生理功能，如植物叶绿体中的镁离子，人类及动物血红蛋白中的铁离子等[120]。当外来重金属及有害元素离子进入生命机体后，与机体中的生物活性分子结合，占据了原来在机体内起作用的金属离子的结合位，或者与起作用的金属离子发生置换，而改变了活性位的构象，进而使生物分子活性减弱甚至失活，最终导致中毒[121]。而中药材一旦被重金属污染，将可能对人体产生潜在的危害，尤其对代谢速度慢的体弱多病者所造成的危害比其他正常人更大。

（一）汞（Hg）

汞又称水银，金属，在元素周期表中位于第 6 周期，第ⅡB族，在常温常压下呈银白色液态。熔点-38.87℃，沸点356.6℃，密度13.59g/cm³。在空气中稳定，微溶于水，在有空气存在时溶解度增大。汞常温下即可蒸发，汞蒸气和汞的化合物多有慢性剧毒。2017 年 10 月 27 日，世界卫生组织国际癌症研究机构公布的致癌物清单初步整理参考，汞和无机汞化合物在 3 类致癌物清单中[122]。无机汞在微生物的作用下可以转化为有机汞，而有机汞毒性较大，包含甲基汞、二甲基汞、苯基汞和甲氧基乙基汞[123]。

汞在自然界中普遍存在，一般动物植物中都含有微量的汞，因此我们的食物中都有微量的汞存在，可以通过排泄代谢等方式排出体外。金属汞主要以蒸汽或粉尘状态经皮肤或呼吸道进入人体，被皮下组织及肺泡完全吸收后经血液运送至全身，进而造成皮肤破损、溃烂以及呼吸系统、消化系统、代谢系统及中枢神经系统损害[124]。研究表明，汞及其化合物对人体的损伤程度与进入人体内的实际汞剂量有直接关系。虽然汞中毒的机制目前尚未明确，但已确定 Hg-S 反应是汞产生毒性的基础，直接影响人体内一系列的生物化学反应及细胞功能，甚至导致细胞坏死。

（二）铅（Pb）

铅，金属，原子序数 82，不溶于水，密度 11.34g/cm³，熔点 327.5℃，沸点 1740℃，Pb 是原子量最大的非放射性元素。铅有四种自然的、稳定的同位素：^{204}Pb（1.4%）、^{206}Pb（24.1%）、^{207}Pb（22.1%）和 ^{208}Pb（52.4%）。^{208}Pb 在稳定的同位素中质量最大。2017 年 10 月 27 日，世界卫生组织国际癌症研究机构公布的致癌物清单，铅在 2B 类致癌物清单中[125]。

许多化学品在环境中滞留一段时间后可能降解为无害的最终化合物，但铅无法再降解，一旦排入环境，很长时间仍然保持其毒性。由于铅在环境中的长期持久性，又对许多生命组织有较强的潜在毒性，所以铅一直被列入强污染物范围。铅主要通过粉尘、烟、蒸汽、食物链等形式进入人体，并有 90% 的 Pb 可通过尿、便、胆汁和汗液排泄，但体内蓄积的 Pb 会造成胃疼、头痛、颤抖、神经性烦躁，严重时可致人昏迷甚至死亡。在很低的浓度下，铅的慢性长期健康效应表现为影响大脑和神经系统[126]。

（三）镉（Cd）

镉，蓝白色金属，原子序数 48，不溶于水，密度 8.65g/cm³，熔点 320.9℃，沸点 765℃，地壳中物质与镉的比例为 1 000 000∶0.1～1 000 000∶0.5[127]。欧盟将镉列为高危害有毒物质和可致癌物质，并予以规管[128]。

镉可经皮肤、呼吸道、消化道吸收，经血液循环可分布于人体内各个脏器，大部分进入肾和肝。Cd 可对呼吸道产生刺激，长期暴露会造成嗅觉丧失症、牙龈黄斑或渐成黄圈。镉化合物不易被肠道吸收，但可经呼吸被体内吸收，积存于肝或肾造成危害，尤以对肾损害最为明显；还可导致骨质疏松和软化。镉中毒有急性、慢性中毒之分[129]。

（四）砷（As）

砷，俗称砒，是一种非金属元素，在化学元素周期表中位于第 4 周期、第 VA 族，原子序数 33，不溶于水，原子量 74.92，熔点 814℃，单质以灰砷、黑砷和黄砷这三种同素异形体的形式存在。砷元素广泛存在于自然界，共有数百种的砷矿物被发现。砷与其化合物被运用在农药、除草剂、杀虫剂及合金中。砒霜即为毒性很强的三氧化二砷[130]。元素砷基本无毒，但其氧化物及砷酸盐毒性较大，三价砷毒性较五价砷强约 60 倍。2017 年 10 月 27 日，世界卫生组织国际癌症研究机构公布的致癌物清单初步整理参考，砷和无机砷化合物在一类致癌物清单中[131]。

如防护不当吸入含砷空气或摄入被砷污染的食物及药材时，极可能引发急、慢性砷中毒。砷化合物可经呼吸道、皮肤和消化道吸收，分布于肝、肾、肺及胃肠壁及脾，并可引起神经系统、毛细血管和其他系统的功能性和器质性病变，如重度胃肠道损伤及心脏功能失常[132]。

（五）铜（Cu）

铜，过渡元素，原子序数 29，不溶于水，原子量 63.55，熔点 1083℃，密度 8.92g/cm³。Cu 单质在常温下为紫红色固体，二价铜盐是最常见的铜化合物，其水合离子常呈蓝色，而氯做配体则显绿色。铜是一种存在于地壳和海洋中的金属。铜在地壳中的含量约为 0.01%，在个别铜矿床中，铜的含量可以达到 3%～5%。自然界中的铜，多数以化合物即铜矿石存在[133]。

相比于其他重金属，Cu 是人体必需的微量矿物质，在摄入后 15 分钟即可进入血液中，同时存在于红细胞内外，可帮助铁质传递蛋白，在血红素形成过程中扮演催化的重要角色。铜广泛分布于生物组织中以有机复合物存在，并且以酶的形式起着功能作用。然而，当铜作为重金属摄入过量时，最易蓄积在肝，引起蛋白质变性，从而导致恶心、呕吐、口内有铜性味、胃烧灼感，严重者有腹绞痛、呕血、黑便、严重肾损害和溶血，出现黄疸、贫血、肝大、血红蛋白尿、急性肾衰竭和尿毒症；对眼和皮肤有刺激性；

长期接触可发生接触性皮炎和鼻、眼黏膜刺激并出现胃肠道症状。人体血清中铜含量过高会使血液黏稠度增加，腓动脉血压升高，加重肺心病、脑部血管疾病、肾病综合征等[134]。

二、中药中重金属及有害元素的转移研究

中药材由田间生长到临床使用的过程中，均易受到重金属及有害元素的污染。其中，重金属及有害元素最初由中药材的种植环境中富集得到，再逐步经由产地初加工、炮制、仓储等过程发生转移，且不同中药材的使用方式也对不同类型的重金属及有害元素转移规律有直接影响。因此，研究重金属及有害元素在中药材使用前后的转移规律对安全用药至关重要。

（一）中药材中的重金属及有害元素在种植环境中的富集

1. 环境污染　植物是陆地生态系统的基本组成部分，植物的生长发育直接影响整个生态系统，反之生态系统中的土壤、空气、水质等也直接作用于中药材的质量与安全。对于土壤环境污染来说，植物生长发育状况可以成为指示生态系统污染的一项重要指标。中药材重金属及有害元素污染受诸多影响因素干扰，外界因素如 pH、温度、光照、重金属及有害元素离子间的影响、络合剂的影响、氮磷的影响和植物本身对重金属及有害元素的富集、转移机制等[135]。重金属及有害元素在植物根、茎、叶、种子及果实中的大量累积，不仅严重地影响植物的生长和发育，而且会进入食物链，危及动物和人类的健康。近年研究表明，土壤对植物的污染水平与中药材中的重金属及有害元素类型及含量有一定的规律性。例如，近年来红河州三七种植区面积无序扩张，以及频繁的矿业开采和矿业活动，导致红河州三七种植区土壤受到污染，且污染程度日趋严重。红河州三七种植区的土壤和三七中四种重金属及有害元素的累积状况加剧，且 As、Cu、Cd 三种重金属及有害元素污染较为严重[136]。此外，以栀子叶及其种植环境中的土壤及灌溉水为研究对象，分析其中 Pb、Cd、Cu 三种重金属的含量及转移规律。结果显示，虽然在灌溉水中，Pb、Cu 含量超标严重，甚至超标 2~3 倍，而 Cd 均未检出。栀子生长环境的土壤中 Pb、Cd、Cu 含量分别在 29.7~55.7mg/kg、0.0651~0.384mg/kg、14.7~41.4mg/kg，符合土壤标准。但在栀子叶中 Pb 含量≥5mg/kg，超标 1.6~3.2 倍；而 Cd 含量均小于 0.3mg/kg，Cu 含量为 5.8~9.3mg/kg，符合国家标准[137]。以枸杞为研究对象，采用电感耦合等离子光谱–质谱（ICP-MS）检测法，研究土壤中重金属及有害元素含量对枸杞果实重金属及有害元素含量的影响，对全国 6 个宁夏枸杞主产区的土壤和果实中 10 种重金属及元素（Pb、Cd、Cr、As、Ni、Sr、Li、Y、La、Co）进行测定和比较，发现 6 个主产区土壤重金属及有害元素含量存在一定的差异；其中，新疆产区的 Cd、Cr、As、Ni、Sr、Li、Y 和 Co，宁夏产区的 Pb 和 La，河北产区的 Pb 和 La 含量相对较高。6 个主产区枸杞果实中 Pb、As、Ni 含量差异不显著，其他重金属及有害元素含量差异显著；其中，宁夏产区果实的 Cd 和 Sr，内蒙古和青海产区果实的 Cr，甘肃产区果实的 Li，河北和青海产区果实的 La、Co 和 Y 含量相对较高。果实中 Cd 和 Sr 含量分别与土壤中 Pb、La、Li 和 Li、La 呈显著正相关；果实中 Y 和 La 的积累分别与果实 Co 之间的积累具有一定协同作用[138]。

2. 超富集植物　随着土壤重金属及有害元素污染问题日益严重，如何修复和安全有效地利用重金属及有害元素污染土壤成为当今社会亟待解决的现实问题。重金属及有害元素超富集植物可以在一定程度上起到土壤修复的作用。

重金属及有害元素超富集植物具有以下三个重要特征：第一，超富集植物地上部分的重金属及有害元素含量是同等生长环境条件下其他普通植物含量的 100 倍以上；第二，在重金属及有害元素污染地生长旺盛，生物量大，能正常完成生活史，生长周期较短，抗虫抗病能力较强，地上部分生物量较大，而且能同时富集 2 种或 2 种以上重金属及有害元素，一般不会发生重金属及有害元素毒害现象；第三，由于不同重金属及有害元素在地壳中的丰度以及在土壤和植物中的背景值存在较大差异，因此对不同重金属及有害元素，其超富集植物富集质量分数界限也有所不同。根据 Baker 和 Brooks 的参考值，镉达到

100mg/kg，钴、铜、镍、铅达到 1000mg/kg，锰、锌达到 10 000mg/kg 可认定为超富集植物。

富集系数用来反映植物对重金属及有害元素富集能力的强弱，富集系数值越大，其体内富集重金属及有害元素的能力越强。有研究证明，36 种中药材大宗品种对不同重金属及有害元素的富集作用表现为 Cd>Cu>Hg>As>Pb，对 Cu 的富集系数范围为 0.190~1.033，富集系数最高的是黄精，最低的是平术，黄精是平术的 5.4 倍；对 Pb 的富集系数范围为 0.033~0.788，富集系数最高的是川党参，是富集系数最低的重楼的 23.9 倍；对 Cd 的富集系数范围为 0.035~5.374，富集系数最高的是大黄，是富集系数最低的百合的 153.5 倍；对 Hg 的富集系数范围为 0.046~2.371，富集系数最高的是紫菀，是富集系数最低的白芷的 51.5 倍；对 As 的富集系数范围为 0.009~1.052，富集系数最高的是细辛，是富集系数最低的苦参的 116.9 倍[139]。植物修复因其绿色、经济，原位修复及边修复边利用等众多优势成为重金属及有害元素污染土壤主要的修复途径之一。因此，研究植物的重金属及有害元素富集和转移能力，对于区域植物保护、环境污染治理和生态环境保护具有重要意义[140]。

（二）中药材不同服用方式的转移研究

中药材经炮制加工后进入临床使用，其中炮制过程可以达到增效减毒的目的。传统的炮制方法主要有蒸、煮、炒、炙、焙、炮、煅、浸、飞等。重金属及有害元素在炮制过程中既有可能因不合格的炮制用具和不恰当的操作方式导致重金属及有害元素的增加，也会因炮制工艺而降低重金属及有害元素的含量。此外，中药传统服用方式可分为：水煎服汤剂、丸剂、粉/散剂、膏剂、颗粒剂、糖浆剂、口服酊剂、片剂、胶囊剂、气雾剂、胶剂、茶剂等。因此，研究不同炮制工艺及服药方式下重金属及有害元素的转移规律具有重要意义。

汤剂在现代中医临床用药中始终是最广泛使用的剂型，汤剂处方数量为整个中药处方数量的 50% 左右[141]。其组方灵活、可随证酌量加减、起效迅速、易于吸收等特点，但由于汤剂需要临用新制、不易保存、煎煮耗时较长、不便携带等缺点，使其在临床应用和发展中受到一定的限制。汤剂中重金属及有害元素转移率值可能取决于重金属及有害元素的类型、植物的种类和中药材的提取方法，汤剂能有效地降低中药材中重金属及有害元素的摄入量[142]。例如，巴戟天汤剂中 Cu、Hg、As、Cd、Pb 的转移率为 4.43%~79.73%[143]，黄连汤剂中 Cu、As、Cd、Pb 转移率为 0.09%~37.17%，而 Hg 在水煎液中未检出[144]。相较于传统汤剂，中药配方颗粒剂具有无需煎煮、开水冲服即可、体积小、便于携带和储存等众多优点，有明确的有效期，质量易控制[145]。中药配方颗粒是指在传统中药饮片的基础上，通过现代化技术提取、浓缩和干燥之后得到的颗粒状剂型，其无需煎煮、服用方便，是适应现代快节奏生活的一种新型中药饮片。配方颗粒采取单味提取、混合冲服的方法，缺失了合煎过程，而传统汤剂在饮片共煎制备过程中，可能产生的新的有效成分[146]；中药在煎煮过程中各药物之间会发生吸附、增溶、助溶、沉淀、水解、中和、氧化、还原等一系列复杂的物理化学反应，对于含有毒性成分的一些中药，合煎会起到降低中药毒性的作用[147]。而重金属及有害元素在配方颗粒中的转移变化也具有一定的规律性，如从丹参、金银花、黄芪饮片到配方颗粒的过程中，5 种重金属及有害元素的平均转移率为 0~25.4%，均小于 30%，丹参中 As、金银花中 As 和 Cd 的转移率超过 10%，其余均在 10% 以下，而且 Pb 在这三种配方颗粒中的转移率均为 0。上述 3 种中药配方颗粒中重金属及有害元素的转移率均较低，并且 Pb 达到零转移，其原因可能有两个方面，一方面是重金属及有害元素在水中溶解度较低，而配方颗粒的提取溶媒均为水；另一方面，这三种中药中重金属及有害元素的存在形式以不溶相为主，不能被水提取。由此可知，一些中药饮片和配方颗粒在制备过程中降低了重金属及有害元素的含有量，可以一定程度上保证用药的安全性[148]。

（三）中药材中重金属及有害元素在消化系统中的转移研究

Pb、Cd、Hg、As、Cu 等重金属及有害元素被人体吸收，蓄积至一定浓度后会引起包括神经系统、内分泌系统、肝脏、肾脏及免疫系统等功能的损害，导致严重的健康问题[149]。因而，通过追踪重金属及有害元素的接触途径与体内转移路径来估测人类重金属及有害元素暴露水平十分重要。食物链、皮肤接触和吸入是可能的暴露途径，但口服摄入被认为是通过食物链暴露的主要途径[150,151]。生物可给性（胃肠道重金属及有害元素释放量占原食品基质中污染水平的百分比）描述了从基质中释放到消化液中并在消化过程中被肠道吸收的污染物的比例。理想情况下，生物可给性研究应该在体内进行。然而，在人体内的研究昂贵，耗时，风险大，存在伦理问题，且执行起来相当复杂。实验动物在体内的研究费用较低，但会受到动物和人类代谢差异不确定性的限制。作为人体和动物体内研究的一种替代方法，各种体外消化模型已被建立，目前国际上已建立十多种体外消化模拟方法[152-155]。

以黄连为研究对象，探讨 Cu、Hg、As、Cd、Pb 五种重金属及有害元素在胃肠液模型中的转移规律。研究表明，其生物可给性分别为 59.15%、67.55%、104.59%、29.98%，而 Hg 未检出。黄连中的重金属及有害元素除在人工胃肠体系下 Cd 全部溶出外，其余重金属及有害元素在本研究中均未全部溶出[144]。此外，柴胡中重金属及有害元素 Cr、Cu、As、Cd、Pb 在胃溶液中的生物可给性显著大于在模拟肠液中的生物可给性。在模拟胃肠液系统中，Cr、Cu、As、Cd、Pb 的生物可给性分别为 41.01% ~ 98.09 %、43.30% ~ 66.02 %、26.92% ~ 56.78 %、62.89% ~ 108.50 %、10.49% ~ 25.21 %，而 Hg 未检出。不同重金属及有害元素在模拟胃肠系统中的溶出率存在差异，这可能与各类重金属及有害元素在柴胡饮片中存在的形态有关。柴胡饮片在胃中的重金属及有害元素生物可给性显著高于肠道阶段，可能因为重金属及有害元素在酸性消化液中的溶解度高于偏中性肠液中的溶解度。柴胡饮片中的可溶性重金属及有害元素主要由胃液溶解，小部分重金属及有害元素被肠液消化后被人体吸收。中药饮片中的重金属及有害元素并不能被胃肠道完全消化吸收，只有部分重金属及有害元素可从基质中释放并可用于吸收[156]。

三、重金属及有害元素脱除研究

中药中重金属及有害元素的污染已引起人们的广泛关注，因此，目前亟待开发一种绿色高效的中药中重金属及有害元素脱除技术。根据药品及食品原材料状态的不同，选择的重金属及有害元素脱除技术也有所不同。重金属及有害元素可与无机酸、有机酸、螯合剂、微生物以及一些无机化合物结合并沉降出来，从而达到脱除重金属及有害元素的目的。目前中药材中重金属及有害元素的脱除技术主要包括物理脱除技术、化学脱除技术及生物脱除技术。物理脱除技术主要有浸泡法、超滤/微滤技术、絮凝沉淀技术、超临界流体萃取技术、大孔树脂技术以及仿生技术等。化学脱除技术主要包括化学沉淀法、化学法、酶-化学法等。生物脱除技术主要为微生物法和天然物质吸附法等。此外，通过具有一定导向性能的材料脱除重金属及有害元素的应用范围较广，仿生材料是指通过模拟生物体的组织结构模式和运作方式开发出的人工材料。伴随现代相关关键技术的突破，仿生材料的研究取得重大发展，目前正逐步形成新的科研领域。仿生材料具有自我修复、自我适应、功能多样化等特殊性能，因此成为材料学领域的研究热点。主要分为以下 5 种类型：羟基磷灰石/胶原类骨仿生复合材料、碳酸钙/壳聚糖（CS）三维仿生复合材料、CS/磷酸钙复合生物材料、CS/胶原复合材料、羟基磷灰石/聚乳酸复合材料。

四、重金属及有害元素脱除准则及技术手段

（一）重金属及有害元素脱除原则

参照食品及药品等对重金属及有害元素的脱除要求，提出中药中重金属及有害元素的脱除原则：彻底去除重金属及有害元素或减少至限度以下水平，或转化为无毒物质；脱除材料不残留，脱除工艺经济可行、成本低易于使用；不影响药效且无蓄积危害等。

（二）物理脱除技术

1. 浸泡法　浸泡法是利用固相和液相中渗透压达到平衡的原理来脱除重金属及有害元素离子。固相中含有较高浓度的重金属及有害元素离子，当固体物质浸泡于重金属及有害元素含量较低的液相时，固相中的重金属及有害元素离子就会往液相中迁移，从而使固体物质中重金属及有害元素的含量降低。此方法一般在固体量较少且重金属及有害元素含量较低的情况下适用。例如，在大米浸泡过程中重金属及有害元素含量有一定的变化规律，大米在浸泡过程中，部分重金属及有害元素会迁移到浸泡液中，且温度越高迁移越多，以 30 ℃ 浸泡 30 小时为终点，As、Hg、Pb、Cd 的迁移量分别是 43.48%、60.26%、39.22%、33.71%[157]。

2. 超滤/微滤技术　超滤/微滤技术是在外力的作用下，被分离的溶液以一定的流速沿着超滤膜表面流动，溶液中的溶剂和低分子量物质、无机离子，从高压侧透过超滤膜进入低压侧，并作为滤液而排出；而溶液中高分子物质、胶体微粒及微生物等被超滤膜截留，溶液被浓缩并以浓缩液形式排出，从而实现大/小分子的分离、浓缩和净化的目的[158]。超滤/微滤技术是一种脱除中药中大分子无效成分的有效方法。例如，采用超滤技术精制提取银杏叶中黄酮类化合物，超滤后产品中黄酮含量增加近 6 倍，效果显著[159]。再如应用超滤膜分离技术生产双黄连注射液，经破坏性实验、留样观察、加速实验证明，同传统的生产工艺相比，膜分离技术具有操作简单、效率高、能耗低等优点[160]。例如，采用聚乙烯亚胺（PEI）络合超滤脱除稀土永磁材料生产废水中的六价铬，结果表明，六价铬的脱除率可达86%以上[161]。

3. 絮凝沉淀法　絮凝沉淀法是通过向药液中加入适量的絮凝剂，使之与药液中杂质或有害成分发生相互用，形成沉淀，从而达到对药效成分提纯精制的目的。絮凝剂的种类繁多，其中壳聚糖由于其来源广泛，价格低廉，且具有良好的生物相容性和降解性，被认定为最有前途的絮凝材料。例如，采用灯芯草纤维素黄原酸盐吸附脱除蜂胶中重金属 Pb 的方法，结果表明，该絮凝剂对蜂胶中 Pb 的脱除率可高达61.64%，并且蜂胶通过脱 Pb 后，其中的生物活性成分黄酮类物质仅损失 8% 左右[162]。利用壳聚糖海藻酸钠金属硫蛋白凝胶球层析柱处理含 Pb 标准品的蚝油时，发现脱 Pb 后的蚝油中营养物质含量并没有明显变化，而蚝油中 Pb 含量几乎降低了 1/6。这就说明此种絮凝剂对于脱除蚝油中的重金属 Pb 具有良好的效果[163]。活性氧化铝是分离和富集重金属 Cr 的首选无机吸附剂，氧化铝在酸性或中性介质中吸附 Cr 离子，然后用 0.1mol/L 的氨水溶液将 Cr 离子洗脱下来，从而达到脱除其中重金属及有害元素的目的[164]。伴矿景天植株中汁液 COD 和重金属及有害元素汁液经絮凝沉淀后，Cd 总浓度降低到 0.23mg/L，且主要脱除物为非离子态的重金属及有害元素[165]。

4. 超临界流体萃取法（SFE）　是一种较为新型的分离技术。它是通过向药液中加入适当的配位基，与药液中的重金属及有害元素离子结合形成配合物，进而实现药效成分与重金属及有害元素离子的分离。例如，在乳酸钙样品中利用超临界流体 CO_2 反胶团-络合萃取食品中痕量重金属及有害元素 Pb、Hg 和 As，萃取率分别可达 93.50%、95.36%、90.47%[166]。

5. 大孔树脂脱除技术　大孔树脂由于自身的多孔骨架结构，使其具有良好的吸附性能，尤其是对水溶液中重金属及有害元素污染物的去除有着明显作用。此外，一些中药水提液中的重金属及有害元素超标，也可用大孔树脂进行处理。例如，在板蓝根样品中利用大孔树脂脱除板蓝根水煎液中的 Pb、Cu 和 Cd 时，脱除率较高，且重金属及有害元素与煎液的浓度、过柱速度、重金属及有害元素类型等均对脱除效率有直接影响[167]。

6. 仿生材料脱除技术　重金属及有害元素进入生物体后与生物体内的蛋白质、酶、核酸以及骨质等成分发生相互作用，使生物大分子丧失活性，进而影响生物体的正常生理功能。由于蛋白质、酶、核酸和骨质等成分对微量的重金属及有害元素比较敏感，对重金属及有害元素的固定作用较强，故基于模仿生物的特点或特性而合成出一类仿细胞壁材料、仿骨材料、含巯基仿生材料等，进行重金属及有害元素脱除。在水溶液中进行重金属及有害元素脱除时，仿细胞壁材料对高浓度下的重金属及离子（Pb^{2+}、

Cd^{2+}、Hg^{2+}）有良好的脱除效果，仿骨复合材料对低浓度下的重金属离子（Pb^{2+}、Cd^{2+}、Hg^{2+}、Cr^{3+}）具有显著的脱除效果，含巯基材料对低浓度的 As^{3+} 和 Hg^{2+} 表现出优异的脱除效果[168]。

（三）化学脱除技术

化学脱除技术是利用化学试剂抑制或者去除重金属及有害元素，或对重金属及有害元素进行修饰等使之变为无毒的物质，从而达到脱毒或去毒的目的。化学脱除技术包括以下几种方法：

1. 化学沉淀法　化学沉淀法主要利用的是一些化学反应原理，如氧化还原、离子置换和络合反应等，使重金属离子转化生成难溶性盐后得以去除。例如，使用植酸降低贻贝蒸煮液的重金属，该方法可以有效降低贻贝蒸煮液中主要重金属 Cr 和 Cd 的含量，且较大限度地保留该蒸煮液中总糖和蛋白质的含量[169]。

2. 化学法　化学法的原理是利用化学提取剂将重金属由不可溶态转变为可溶性的离子态。化学提取剂一般是无机酸、有机酸、螯合剂和一些无机化合物，其中，柠檬酸是常用的一种食用脱除剂。以柠檬酸作为脱除剂，对海带中的有害元素 As 进行脱除研究：以 3% 柠檬酸为脱除剂、料液比 1：15（m：V）、温度 40 ℃、时间 40 分钟的条件下脱除 As 时，总 As 脱除率达到 65.71%，无机 As 脱除率达到 74.39%，且发现脱 As 后的海带营养成分显著提高[170]。

3. 酶-化学法　酶-化学法是利用特定的酶和化学试剂共同作用于固体原材料表面，脱除固体表皮，从而达到脱除原材料表皮中重金属及有害元素的目的。传统的化学试剂浸泡对重金属及有害元素的脱除有一定的效果，但不利于维持原材料的体表结构。采用酶-化学法脱除东海乌参体表的重金属及有害元素，发现最优的脱除条件是采用 0.10%（M/M）的木瓜蛋白酶，在 37 ℃下酶解 1 小时，再用 2.0% 食品级柠檬酸浸泡 48 小时。经过酶-化学法处理后的东海乌参重金属及有害元素脱除率高达 90% 以上[171]。

（四）生物脱除技术

生物脱除技术主要是利用自然界的天然提取物或某些微生物菌体的吸附作用将重金属及有害元素吸附分离，或利用微生物分解作用，将重金属及有害元素降解成无毒或毒性较低的物质。生物脱除方法主要为微生物法。近年来，随着分子生物学、基因工程和微生物基因组学的发展，一些具有降解能力的微生物种群被发现，加之生物脱除法具有去毒效率高、特异性强、反应条件温和、不使用有害化学试剂、对环境基本无污染等优点，已经成为近年来国内外研究热点。采用生物淋滤法去除矿物药中的重金属及有害元素，在细菌的作用下使矿物药中不溶于水的重金属及有害元素转为水溶性状态，再利用特异化学沉淀反应和膜透析等方法除去溶液中的重金属及有害元素[172]。褐煤和泥炭是一种储量非常丰富的天然腐植酸类物质，含有羟基、醌基、甲氧基等活性基团，是一种良好的有机离子交换剂，具有良好的吸附性能。在重金属浓度较低时，碱化褐煤对 Pb^{2+}、Cd^{2+}、Zn^{2+}、Cu^{2+}、Mn^{2+} 均有较高的吸附效率，为 80% ~ 100%，但随着浓度增加，对不同重金属的吸附选择性也明显表现出来，即 $Pb^{2+}>Cu^{2+}>Cd^{2+}>Ni^{2+}>Zn^{2+}$。磺化褐煤在金属浓度较低时仅对 Pb^{2+}、Cu^{2+} 离子表现出显著的吸附效果，对 Cd^{2+}、Ni^{2+}、Zn^{2+} 离子吸附效果较差[173]。海藻酸钠（sodium alginate，SA）是由天然褐藻中的海藻酸转化而成的钠盐，它是一种多糖类生物高分子材料，分子式为 $(C_6H_7O_6Na)_n$，能与除镁和汞以外的二价金属离子发生快速的离子交换反应，生成海藻酸盐凝胶，基于上述原理制备除水凝胶球达到脱除重金属及有害元素的目的。将 SA 与其他聚合物联合使用制备复合凝胶球是近年来 SA 凝胶球脱除重金属及有害元素研究的主要方向。另外可用半胱氨酸、SA 为主要原料，结合氯化钙和壳聚糖制备复合凝胶球。经过优化筛选得到凝胶球对 Cu^{2+} 的吸附率达到 87%[174]。

五、重金属及有害元素脱除技术在中药中的应用前景

文献研究表明，中药重金属及有害元素超标问题频发，已成为国际关注的焦点之一，是制约中药现

代化、国际化的关键技术壁垒，直接关系到中药用药的安全和公众的健康。选择性脱除中药中重金属及有害元素并开发相应的技术或材料是大健康中药产业的需要，具有重要的学术价值和广阔的应用前景。例如，以键合硅胶为吸附材料，用于中药提取液中铅离子的脱除，成功地实现保留中药有效成分，选择性剔除中药中重金属及有害元素的目标，为键合硅胶材料应用于中药重金属及有害元素的脱除提供示范，也为中药重金属及有害元素脱除技术的开发提供一种思路和方法[175]。有研究者利用系列材料进行中药丹参提取物中的重金属离子吸附性特性测试，考察所选材料对丹参提取物中重金属的去除效果。4个重金属脱除材料 PEP03、PEP07、PEP12 和 PEP15 对丹参提取物均具有一定的脱除效果。其中，PEP12 对丹参提取物中的重金属元素脱除效率较高，且对丹酚酸B的影响较小[176]。在采用烷基硫脲功能化硅胶去除刺五加提取物中重金属 Pb、Cd、Hg、Cu 的研究中，动静态吸附均可以达到高于80%的重金属脱除率。并发现重金属元素脱除前后刺五加中指标成分刺五加苷B和刺五加苷E变化率均小于 2.00%；含固量损失率为 0.18%；指纹图谱相似度达 99.9% 以上[177]。开展中药重金属脱除技术的研究，必须充分利用现代各种分离技术，选择性剔除中药中的重金属，既有效地将中药重金属的含量控制在合理的水平，又需保证不改变中药的成分，从而保证中药的疗效，提高中药用药安全性，使祖国医药为人类防病、治病发挥更大的作用。综上，重金属及有害元素的脱除研究对保障人们用药安全以及促进中药国际化发展都具有非常重要的意义。

小　结

随着经济的快速发展，矿山开采、冶炼、污水排放、含重金属及有害元素的农药和除草剂的大量使用以及畜牧业粪污的过量还田等，不断加重中药材生长环境系统中的重金属及有害元素累积。此外，重金属及有害元素在土壤中移动性小，不易溶解转移，且难以被土壤中的微生物降解，最终导致土壤中的重金属及有害元素含量超标，可能造成中药材减产、质量下降及安全性事故频发，再经由各食物链之间传递和富集，对人体产生了一定的潜在危害。本章节详细论述了中药材在由种植环境到初加工、炮制等过程中以及服用方式和体内消化过程中重金属及有害元素的转移规律及富集过程，对中药材中重金属及有害元素的转移过程研究具有直接指导价值。此外，基于中药材中重金属及有害元素的污染状况，汇总多种重金属及有害元素脱除手段，以期为适用于中药材基质中重金属及有害元素的新型微型脱除剂的研发提供借鉴，从而使中药安全控制标准体系更加完善，打破国外技术壁垒，使中药真正走向世界。

思考题

1. 简述中药中重金属及有害元素的转移规律
2. 列举中药中具有富集重金属及有害元素能力的3种植物。
3. 简述中药中重金属及有害元素脱除的意义。
4. 简述中药中重金属及有害元素的脱除现状。
5. 简述 3~5 种中药中重金属及有害元素的脱除技术。

（郭一飞　豆小文　孔丹丹）

参 考 文 献

［1］Liu L, Jin H, Sun L, et al. Determination of aflatoxins in medicinal herbs by high-performance liquid chromatography-tandem mass spectrometry［J］. Phytochemical analysis：PCA, 2012, 23（5）：469-476.

［2］Trucksess M, Weaver C, Oles C, et al. Determination of aflatoxins and ochratoxin A in ginseng and other botanical roots by immunoaffinity column cleanup and liquid chromatography with fluorescence detection［J］. Journal of AOAC International, 2006, 89（3）：624-30.

[3] Han Z, Zheng YL, Luan LJ, et al. Analysis of ochratoxin A and ochratoxin B in traditional Chinese medicines by ultra-high-performance liquid chromatography-tandem mass spectrometry using [$^{13}C_{20}$] -ochratoxin A as an internal standard [J]. Journal of Chromatography A, 2010, 1217 (26): 4365-4374.

[4] Chen AJ, Jiao X, Hu Y, et al. Mycobiota and mycotoxins in traditional medicinal seeds from China [J]. Toxins, 2015, 7 (10): 3858-3875.

[5] 郝旭晨, 董燕捷, 范丽霞, 等. 谷物及饲料中真菌毒素混合污染及其体外联合毒性研究 [J]. 农产品质量与安全, 2018, 6: 34-38.

[6] 韩铮. 中药材中常见真菌毒素分析方法学及代谢动力学研究 [D]. 浙江大学, 2011.

[7] 秦筱茂, 郭顺星. 药材霉菌及霉菌毒素污染现状分析 [J]. 中国中药杂志, 2011, 36 (24): 3397-3401.

[8] 韩振海, 欧长波, 于思玉, 等. 呕吐毒素、烟曲霉毒素和玉米赤霉烯酮对畜禽的危害及防治进展 [J]. 中国家禽, 2016, 38 (18): 42-46.

[9] 孙思远. 蒙脱土有机改性及对花生油中黄曲霉毒素 B_1 吸附研究 [D]. 山东农业大学, 2017.

[10] 郭文博, 沈源源, 杨俊花, 等. 玉米中伏马毒素产生菌的分离鉴定及其产毒条件的研究 [J]. 上海农业学报, 2017, 33 (6): 78-84.

[11] 朱文倩. 玉米油中玉米赤霉烯酮的测定和脱除 [D]. 江南大学, 2018.

[12] 王玉萍, 黄昆仑, 梁志宏. 微生物对赭曲霉毒素 A 的生物脱毒机理研究进展 [J]. 农业生物技术学报, 2017, 25 (2): 316-323.

[13] 纪剑. 脱氧雪腐镰刀菌烯醇和玉米赤霉烯酮对昆明小鼠和巨噬细胞 ANA-1 代谢组的联合毒性机制研究 [博士]. 江南大学, 2017.

[14] 王虎军, 薛华丽, 赵军, 等. T-2 毒素的产生、毒性及脱毒研究进展 [J]. 食品安全质量检测学报, 2014, 5 (8): 2392-2398.

[15] 曹铭, 樊明涛. 黄曲霉毒素脱除技术研究进展 [J]. 食品与机械, 2015, 31 (1): 260-264.

[16] 马文文, 刁恩杰, 李向阳, 等. 有机改性蒙脱土吸附脱除花生油中黄曲霉毒素 B_1 及其安全性评价 [J]. 中国粮油学报, 2017, 32 (6): 139-145.

[17] 雷娇. 脱除黄曲霉毒素 B_1 的食用菌筛选及其脱除机制初探 [D]. 陕西科技大学, 2017.

[18] Wang JS, Huang T, Su J, et al. Hepatocellular carcinoma and aflatoxin exposure in Zhuqing Village, Fusui County, People's Republic of China [J]. Cancer epidemiology, biomarkers & prevention: A publication of the American Association for Cancer Research, cosponsored by the American Society of Preventive Oncology, 2001, 10 (2): 143-146.

[19] 吴丹. 黄曲霉毒素在粮食和食品中的危害及防治 [J]. 粮食加工, 2007, 32 (3): 91-94.

[20] 肖良, 邢卫锋. 黄曲霉毒素的危害与控制 [J]. 世界农业, 2003 (03): 40-42.

[21] 王莹. 伏马菌素 B_1 和赭曲霉毒素 A 噬菌体单链抗体库的构建及重组抗体蛋白的原核表达 [D]. 南京农业大学, 2012.

[22] 王晓. 利用乳杆菌脱除伏马毒素的研究 [D]. 北京林业大学, 2015.

[23] 杨俊花, 刘峰良, 杨海峰, 等. 伏马毒素毒性作用的研究进展 [J]. 上海农业学报, 2015, 31 (2): 142-146.

[24] 裴娅晓. 玉米油中玉米赤霉烯酮的控制和脱除方法研究 [D]. 河南工业大学, 2016.

[25] 马传国, 王英丹. 玉米赤霉烯酮污染状况及毒性的研究进展 [J]. 河南工业大学学报 (自然科学版), 2017, 38 (1): 122-128.

[26] 黄丽娜, 彭双清, 刘宁. 玉米赤霉烯酮生殖发育毒性的研究进展 [J]. 中国地方病防治杂志, 2014, 29 (3): 181-184.

[27] Sava V, Reunova O, Velasquez A, et al. Can low level exposure to ochratoxin-A cause parkinsonism [J]. Journal of the Neurological Sciences, 2006, 249 (1): 68-75.

[28] 程亮. 脱氧雪腐镰刀菌烯醇降解菌及降解酶的研究 [D]. 河南工业大学, 2013.

[29] 朱小明, 于爱莲. 脱氧雪腐镰刀菌烯醇毒性作用研究进展 [J]. 医学综述, 2010, 16 (9): 1294-1296.

[30] Nian Y, Wang H, Ying G, et al. Transfer rates of aflatoxins from herbal medicines to decoctions determined by an optimized high-performance liquid chromatography with fluorescence detection method [J]. Journal of Pharmacy and Pharmacology, 2018, 70 (2): 278-288.

[31] Ariño A, Herrera M, Estopañan G, et al. High levels of ochratoxin A in licorice and derived products [J]. International

Journal of Food Microbiology，2007，114（3）：366-369.

［32］Shim W-B，Ha K-S，Kim MG，et al. Evaluation of the transfer rate of ochratoxin A to decoctions of herbal medicines［J］. Food Science and Biotechnology，2014，23：2103-2108.

［33］Toman J，Ostry V，Grosse Y，et al，Occurrence of ochratoxin A in Astragalus propinquus root and its transfer to decoction［J］. Mycotoxin Research，2018，34（3）：223-227.

［34］周舒君. 甘草中黄曲霉和赭曲霉毒素的累积规律对其质量的影响研究［D］. 吉林农业大学，2013.

［35］成博伦，赵玉漾，胡锦涛. 几种常见真菌毒素脱毒方法的研究进展［J］. 基因组学与应用生物学，2015，34（11）：2338-2344.

［36］陈峰，李太翔，刘凯丽. 霉菌毒素脱毒剂的研究进展［J］. 饲料研究，2004，（10）：32-34.

［37］Tomašević Ć anović M，Daković A，Rottinghaus G，et al. Surfactant modified zeolites-new efficient adsorbents for mycotoxins［J］. Microporous & Mesoporous Materials，2003，61（1-3）：173-180.

［38］Nones J，Nones J，Poli A，et al. Organophilic treatments of bentonite increase the adsorption of aflatoxin B_1 and protect stem cells against cellular damage［J］. Colloids and surfaces B，Biointerfaces，2016，145：5555-5561.

［39］Nones J，Solhaug A，Eriksen GS. Bentonite modified with zinc enhances aflatoxin B_1 adsorption and increase survival of fibro-blasts（3T3）and epithelial colorectal adenocarcinoma cells（Caco-2）［J］. Journal of Hazardous Materials，2017，337：80-89.

［40］Wang G，Miao Y，Sun Z，et al. Simultaneous adsorption of aflatoxin B_1 and zearalenone by mono-and di-alkyl cationic surfac-tants modified montmorillonites［J］. Journal of colloid and interface science，2018 Feb 1，511：67-76.

［41］Bekci ZM，Antep MK，Merdivan M，et al. Zearalenone removal in synthetic media and aqueous part of canned corn by mont-morillonite K10 and pillared montmorillonite K10［J］. Journal of food protection，2011 Jun，74（6）：954-959.

［42］Appell M，Jackson MA，Dombrinkkurtzman MA. Removal of patulin from aqueous solutions by propylthiol functionalized SBA-15［J］. Journal of Hazardous Materials，2011，187（1）：150-156.

［43］王静，雷宏杰，岳珍珍. 大孔树脂对红枣汁中棒曲霉素的吸附动力学［J］. 农业工程学报，2015，31（23）：285-291.

［44］Zadeh MH，Shahdadi H. Nanocellulose coated with various free fatty acids can adsorb fumonisin B_1，and decrease its toxicity［J］. Colloids and Surfaces B：Biointerfaces，2015，134：26-30.

［45］Bing JL，Xiao NP，Wei C，et al. Adsorptive removal of patulin from aqueous solution using thiourea modified chitosan resin［J］. International Journal of Biological Macromolecules，2015，80：520-528.

［46］Zhang Y，Gao R，Liu M，et al. Adsorption of modified halloysite nanotubes and the protective effect in rats exposed to zearalenone［J］. Archives of Animal Nutrition，2014，68（4）：320.

［47］Pirouz AA，Selamat J，Iqbal SZ，et al. The use of innovative and efficient nanocomposite（magnetic graphene oxide）for the reduction on of Fusarium mycotoxins in palm kernel cake［J］. Scientific Reports，2017，7.

［48］崔航. 工艺方法减少小麦籽粒赤霉病毒素含量的研究［D］. 河南工业大学，2014.

［49］赵仁勇，安娟，崔文航. 磁性固相萃取技术在真菌毒素检测中的应用研究进展［J］. 河南工业大学学报（自然科学版），2017，38（5）：118-126.

［50］刘远晓，关二旗，卞科. 过热蒸汽处理对赤霉病小麦中 DON 的降解效果［J］. 河南工业大学学报（自然科学版），2016，37（5）：57-63.

［51］张鹏飞. 赤霉病小麦麸皮中脱氧雪腐镰刀菌烯醇挤压降解效果研究［D］. 河南工业大学，2017.

［52］郑海燕. 挤压降解黄曲霉毒素 B_1 及作用机理研究［D］. 西北农林科技大学，2016.

［53］Zheng H，Wei S，Xu Y，et al. Reduction of aflatoxin B_1 in peanut meal by extrusion cooking［J］. Food Science and Tech-nology，2015，64（2）：515-519.

［54］李国林，陈曦，陈梦玉. 不同类型辐照处理对黄曲霉毒素脱除效果分析［J］. 核农学报，2015，29（11）：2165-2671.

［55］孔青，翟翠萍，林洪等. 粮油食品中黄曲霉毒素去除方法研究进展［J］. 粮食加工，2011，36（4）：47-50.

［56］李俊霞. 降解黄曲霉毒素 B_1 菌株的筛选及应用［D］. 中国农业大学，2007.

［57］Nagy HA，Loutfy AAM，Ferial MEF，et al. Reduction of fungi and mycotoxins formation in seeds by gamma-radiation［J］.

Journal of Food Safety, 2004, 24 (2): 109-127.

[58] 李科静. 大米中霉菌的微波杀菌工艺及机理研究 [D]. 吉林大学, 2015.

[59] 王勇, 王韧, 王莉. 微波辅助碱法降解稻米粉中的黄曲霉毒素 B_1 [J]. 粮食与饲料工业, 2013, 12 (5): 22-26.

[60] 林耀盛, 陈智毅, 张友胜, 等. 微波辅助酶法制备米糠蛋白工艺对黄曲霉毒素 B_1 脱除及酶解效果的影响 [J]. 热带作物学报, 2017, 38 (4): 763-768.

[61] 谢茂松, 王学林, 徐桂芬, 等. 用电-多相催化新技术处理化肥厂工业废水 [J]. 工业水处理, 2001, 21 (9): 15-17.

[62] 孙艳. 辉光放电等离子体降解 T-2 毒素和棒曲霉素的研究 [D]. 甘肃农业大学, 2016.

[63] Fan S, Zhang F, Liu S, et al. Removal of aflatoxin B_1 in edible plant oils by oscillating treatment with alkaline electrolysed water [J]. Food Chemistry, 2013, 141 (3): 3118-3123.

[64] 杨超. 四种真菌毒素检测方法的建立以及赭曲霉毒素 A 脱除方法的初步研究 [D]. 中国海洋大学, 2009.

[65] 刁恩杰. 花生中黄曲霉毒素 B_1 臭氧降解及安全性评价 [D]. 山东农业大学, 2015.

[66] 孙超. 二氧化氯和臭氧对污染粮食中呕吐毒素 DON 产生的影响及消减控制研究 [D]. 江南大学, 2017.

[67] 常晓娇, 王峻, 孙长坡, 等. 二氧化氯对几种主要真菌毒素的降解效果研究 [J]. 中国粮油学报, 2016, 31 (9): 113-118.

[68] Paulick M, Rempe I, Kersten S, et al. Effects of increasing concentrations of sodium sulfite on deoxynivalenol and deoxynivalenol sulfonate concentrations of maize kernels and maize meal preserved at various moisture content [J]. Toxins, 2015, 7: 791-811.

[69] Dänicke S, Valenta H, Breves G. Inactivation of deoxynivalenol-contaminated cereal grains with sodium metabisulfite: A review of procedures and toxicological aspects [J]. Mycotoxin Research, 2012, 28 (4): 199-218.

[70] 梁俊平. 氨气熏蒸法降解花生及花生粕中黄曲霉毒素方法的研究 [D]. 四川农业大学, 2009.

[71] 王湘伟, 高仕瑛. 氨气调降解稻谷中黄曲霉毒素 B_1 的试验 [J]. 河南工业大学学报 (自然科学版), 1983, (2): 17-20.

[72] 曹泽虹, 高明侠, 苗敬芝, 等. 花生粕酶水解液中黄曲霉毒素 B_1 脱除方法的研究 [J]. 食品科学, 2008, 29 (8): 394-397.

[73] 龙杰. 稀碱浸渍对高粱麦芽微生物污染毒性及糖化力的影响 [J]. 啤酒科技, 2007, (4): 59-61.

[74] 卢丹, 徐晴, 江凌, 等. 生物降解真菌毒素的研究进展 [J]. 生物加工过程, 2018, 16 (2): 49-56.

[75] 李扬扬, 张晓瑞, 郭玉蓉, 等. 乳酸菌对棒曲霉素的脱除作用 [J]. 食品与发酵工业, 2015, 41 (10): 40-44.

[76] Zhou LH, Wang YL, Qiu M, et al. Analysis of T-2 toxin removal factors in a lactococcus fermentation system [J]. Journal of Food Protection, 2017, 80 (9): 1471-1477.

[77] 雷娇, 宋宏新, 李鹏娟, 等. 发酵工艺条件对黑曲霉产黄曲霉毒素 B_1 降解酶的影响 [J]. 食品研究与开发, 2017, 38 (5): 190-195.

[78] Armando MR, Pizzolitto RP, Dogi CA, et al. Adsorption of ochratoxin A and zearalenone by potential probiotic *Saccharomyces cerevisiae* strains and its relation with cell wall thickness [J]. Journal of Applied Microbiology, 2012, 113 (2): 256-264.

[79] 杨彦琼. 新型复合吸附剂对黄曲霉素 B_1 的吸附脱毒研究 [D]. 南京农业大学, 2012.

[80] 戴博. 中药材中农药多残留检测与安全使用技术研究 [D]. 延边大学, 2008.

[81] 常娜, 袁聚祥. 有机氯农药对人体健康的危害及其研究进展 [J]. 华北煤炭医学院学报, 2008, 10 (02): 174-176.

[82] 李耿, 杨洪军, 边宝林. 中药农药残留的研究现状述评 [J]. 中国实验方剂学杂志, 2005, 11 (4): 71-72.

[83] Fu JM, Mai BX, Sheng GY, et al. Persistent organic pollutants in environment of the Pearl River Delta, China: An overview [J]. Chemosphere, 2003 (9): 1411-1422.

[84] 齐晓雪. 有机磷农药速测技术研究 [D]. 浙江师范大学, 2012.

[85] Jokanović M. Medical treatment of acute poisoning with organophosphorus and carbamate pesticides [J]. Toxicology Letters, 2009, 109: 107-115.

[86] 王芳, 李道敏, 李兆周, 等. 食品中有机磷农药残留检测方法的研究进展 [J]. 食品安全质量检测学报, 2015, 6 (9): 3587-3593.

[87] 马海鸣. 有机磷和氨基甲酸酯农药质谱断裂规律及其酶抑制效应和残留分析方法研究 [D]. 郑州大学, 2012.

［88］ 王春光. 拟除虫菊酯农药的毒理特性及 QSAR 研究［D］. 青岛大学，2012.

［89］ 黄海凤，周炳，赵美蓉，等. 拟除虫菊酯类农药对哺乳动物神经毒理的研究进展［J］. 农药学学报，2007，9（03）：209-214.

［90］ 林建. 多菌灵、三唑酮在杭白芍、白术及其土壤中的残留行为［D］. 浙江大学，2010.

［91］ 乔琳. 新烟碱类杀虫剂在金银花种植与加工过程中的降解及安全性评价［D］. 安徽农业大学，2014.

［92］ 吕倩，王国海. 气相色谱法测定有机氯农药随饮片煎煮前后的转移率［J］. 安徽医药，2016，20（05）：860-862.

［93］ 徐彦军. 薄荷上 3 种农药用药风险评估及加工过程中残留转移规律研究［D］. 中国农业大学，2014.

［94］ Chen H，Pan M，Pan R，et al. Transfer rates of 19 typical pesticides and the relationship with their physicochemical property［J］. Journal of Agricultural and Food Chemistry，2015，63（2）：723-730.

［95］ Liao M，Shi Y，Cao H，et al. Dissipation behavior of octachlorodipropyl ether residues during tea planting and brewing process［J］. Environmental Monitoring and Assessment，2016，188（10）：551.

［96］ Zhou L，Luo F，Zhang X，et al. Dissipation，transfer and safety evaluation of emamectin benzoate in tea［J］. Food Chemistry，2015，202：199-204.

［97］ Jin JX，Yang L，Qing KF，et al. Factors affecting transfer of pyrethroid residues from herbal teas to infusion and influence of physicochemical properties of pesticides［J］. International Journal of Environmental Research and Public Health，2017，14（10）：1157.

［98］ Xue J，Li H，Liu F，et al. Transfer of difenoconazole and azoxystrobin residues from chrysanthemum flower tea to its infusion［J］. Food Additives & Contaminants：Part A，2014，31（4）：666-675.

［99］ Fang Q，Shi Y，Cao H，et al. Degradation dynamics and dietary risk assessments of two neonicotinoid insecticides during Lonicera japonica planting，drying，and tea brewing processes［J］. Journal of Agricultural and Food Chemistry，2017，65（8）：1483-1488.

［100］ 杨光孝. 一种三七及其他中药材脱毒方法［P］. 2010.06.09，CN101721438A.

［101］ 赵晓松，李香丹，王玉军，等. 关于人参中有机氯农药残留的分析［J］. 人参研究，1995（4）：23-25.

［102］ J. 巴尔特洛浦，J. 科伊尔等著//宋文琦，刘文渊，石宏昌等译. 光化学原理［M］. 北京清华大学出版社，1983，435-437.

［103］ 韩熹莱. 农药概论［M］. 北京：中国农业大学出版社，1995，1-10.

［104］ 邹芳玉，孙诗园，孙德岭，等. 人参中残留农药降解的研究［J］. 农业环境与发展，2002，18（4）：25-26.

［105］ 陈其勇，吴若昕，刘旸，等. 电子束辐照降解人参口服液多种农药残留的可行性研究［J］. 核农学报，2013，27（7）：952-956.

［106］ Mirmasoomi SR，Mehdipour GM，Galedari M. Photocatalytic degradation of diazinon under visible light using TiO$_2$/Fe$_2$O$_3$ nanocomposite synthesized by ultrasonic-assisted impregnation method［J］. Separation and Purification Technology，2016，175：418-427.

［107］ 杨健，李鹏跃，边宝林. 气相色谱法测定鲜地黄中有机氯类农药残留量［J］. 中国实验方剂学杂志，2010，16（12）：28-29.

［108］ 鲁文慧，杨辛欣，刘会，等. 不同蒸制时间对红参中人参皂苷及农药残留的影响［J］. 人参研究，2016，28（4）：2-5.

［109］ 蒋以号，朱筱玲. 炮制对马钱子饮片中六种农药残留量的影响［C］. 全国有毒中药的研究及其合理应用交流研讨会，2012.

［110］ 李学洋. 人参中农残的脱除及人参皂甙有效成分的提取新工艺研究［D］. 天津大学，2005.

［111］ 魏艳彪，钱丽颖，李永铿，等. 大孔树脂对吡虫啉的吸附性能研究［J］. 食品工业，2011，17（1）：11-13.

［112］ 欧来良，王为超. 印迹型筛分吸附树脂的制备及其脱除中药提取物中农残的方法［P］. 2013.09.18. CN103304836A.

［113］ 张璐. 石墨烯对参类饮料中皂苷类成分和拟除虫菊酯类农药富集作用的研究［D］. 吉林大学，2017.

［114］ Savi GD，Piacentini KC，Bortolotto T，et al. Degradation of bifenthrin and pirimiphos-methyl residues in stored wheat grains（Triticum aestivum L.）by ozonation［J］. Food Chemistry，2016，203：246-251.

［115］ Ikeura H，Kobayashi F，Tamaki M. Removal of residual pesticides in vegetables using ozone microbubbles［J］. Journal of Hazardous Materials，2011，186（1）：956-959.

[116] Cruz-Alcalde A，Sans C，Esplugas S. Priority pesticides abatement by advanced water technologies：The case of acetamiprid removal by ozonation [J]. Science of The Total Environment，2017，599-600：1454-1461.

[117] 马雯，薛晓利，秦雪梅，等. 中药材农药残留及脱除方法研究进展 [J]. 中草药，2018，49（3）：745-753.

[118] 陈荣华. 三七中13种农药残留分析方法及其加工过程残留迁移规律 [D]. 广西大学，2017.

[119] 李学洋，李淑芬，金灿，等. 超临界萃取脱除人参中的有机氯农药 [J]. 化学工业与工程，2006，23（2）：155-158.

[120] El-Meihy RM，Abou-Aly HE，Youssef AM，et al. Efficiency of heavy metals-tolerant plant growth promoting bacteria for alleviating heavy metals toxicity on sorghum [J]. Environmental and Experimental Botany，2019，162：295-301.

[121] 宋怡然，胡敬芳，邹小平，等. 电化学传感器在水质重金属检测中的应用 [J]. 传感器世界，2017，（12）：17-23.

[122] 蔡睿，卜俊国，许嘉俊，等. 重金属暴露及其致癌分子机制的研究进展 [J]. 医学综述，2014，20（10）：1786-1789.

[123] 龙涛. 工业污染场地土壤中汞的化学形态及其环境限值探讨 [J]. 环境污染与防治，2014，36（11）：1-5.

[124] 于晓莉，刘强. 水体重金属污染及其对人体健康影响的研究 [J]. 绿色科技，2011，（10）：123-126.

[125] Fakhri Y，Saha N，Sheikhmohammadi A，et al. Carcinogenic and non-carcinogenic health risks of metal（oid）s in tap water from Ilam city，Iran [J]. Food and Chemical Toxicology，2018，118：204-211.

[126] 胡耐根. 重金属铅、汞污染对人的影响 [J]. 科技信息，2009，（35）：1196-1197.

[127] 马君贤. 重金属镉的环境污染化学 [J]. 当代化工，2007，36（2）：192-194.

[128] Chen P，Duan X，Li M，et al. Systematic network assessment of the carcinogenic activities of cadmium [J]. Toxicology and Applied Pharmacology，2016，310：150-158.

[129] Geng HX，Wang L. Cadmium：Toxic effects on placental and embryonic development [J]. Environmental Toxicology and Pharmacology，2019，67：102-107.

[130] 白爱梅，李跃，范中学. 砷对人体健康的危害 [J]. 微量元素与健康研究，2007，（1）：61-62.

[131] 杨婷，张夏兰，丁晓雯. 元素形态对食品安全影响的研究进展 [J]. 食品与发酵工业，2018，44（10）：295-303.

[132] 张明，曹义宽，许彦，等. 常见重金属毒性的研究进展 [J]. 江西饲料，2018，（4）：1-4.

[133] Latorre M，Troncoso R，Uauy R. Chapter 4-Biological aspects of copper. In *clinical and translational perspectives on WILSON DISEASE*，Kerkar，N.；Roberts，E. A.，Eds. Academic Press，2019：25-31.

[134] Krstić V，Urošević T，Pešovski B. A review on adsorbents for treatment of water and wastewaters containing copper ions [J]. Chemical Engineering Science，2018，192：273-287.

[135] 张会敏，袁艺，焦慧，等. 相思谷尾矿8种定居植物对重金属吸收及富集特性 [J]. 生态环境学报，2015，（5）：886-891.

[136] 杨牧青，刘源，黄维恒，等. 新产区土壤和三七中重金属元素的累积状况 [J]. 中国农学通报，2018，34（12）：91-97.

[137] 黄群莲，唐灿，王利国，等. 栀子生长环境土壤与灌溉水中重金属研究 [J]. 中国药业，2015，（12）：25-28.

[138] 齐国亮，郑国琦，张磊，等. 不同产地宁夏枸杞土壤和果实中重金属含量比较研究 [J]. 北方园艺，2014，（15）：161-164.

[139] 彭锐，谭均，孙年喜，等. 重庆市中药材重金属富集特性研究 [J]. 中药材，2017，40（6）：1290-1294.

[140] 阿不都艾尼·阿不里，塔西甫拉提·特依拜玉哈，师庆东，等. 露天煤矿周围的四种植被重金属富集和转移特征分析 [J]. 干旱区地理，2017，（6）：1207-1217.

[141] 张丽华. 单味中药浓缩颗粒剂（免煎剂）使用的情况 [J]. 中外医疗，2012，31（32）：106，108.

[142] Khuder A，Sawan MK，Karjou J，et al. Determination of trace elements in Syrian medicinal plants and their infusions by energy dispersive X-ray fluorescence and total reflection X-ray fluorescence spectrometry [J]. Spectrochimica Acta Part B Atomic Spectroscopy，2009，64（7）：721-725.

[143] Zhao X，Wei J，Shu X，et al. Multi-elements determination in medical and edible Alpinia oxyphylla，and Morinda officinalis，and their decoctions by ICP-MS [J]. Chemosphere，2016，164：430-435.

[144] 周利，杨健，詹志来，等. 不同产地黄连中重金属的含量测定及不同用药方式下黄连重金属的风险评估 [J]. 药学学报，2018，53（3）：432-438.

［145］胡旭，赵军，张长顺. 中药配方颗粒临床应用优缺点［J］. 内蒙古中医药，2012，31（15）：79-80.

［146］黄建平，胡恩. 对免煎中药颗粒临床应用存在问题的探讨［J］. 海峡药学，2008，20（10）：207-208.

［147］纪昌青. 中药配方颗粒剂临床应用的优势和局限性［J］. 内蒙古中医药，2013，32（23）：44.

［148］胡麟，胡昌江，吴文辉，等. 微波消解-ICP-MS 法测定 3 种中药饮片及配方颗粒中的重金属及其转移率［J］. 中成药，2015，37（10）：2238-2242.

［149］Zeng X，Xu X，Boezen HM，et al. Children with health impairments by heavy metals in an e-waste recycling area［J］. Chemosphere，2016，148：408-415.

［150］Khan S，Cao Q，Zheng YM，et al. Health risks of heavy metals in contaminated soils and food crops irrigated with wastewater in Beijing，China［J］. Environmental Pollution，2008，152（3）：686-692.

［151］Garg V K，Yadav P，Mor S，et al. Heavy metals bioconcentration from soil to vegetables and assessment of health risk caused by their ingestion［J］. Biological Trace Element Research，2014，157（3）：256-265.

［152］Sun L，Liu G，Yang M，et al. Bioaccessibility of cadmium in fresh and cooked Agaricus blazei Murill assessed by in vitro bi-omimetic digestion system［J］. Food & Chemical Toxicology，2012，50（5）：1729-1733.

［153］Shen L，Luten J，Robberecht H，et al. Modification of an in vitro method for estimating the bioavailability of zinc and calci-um from foods［J］. Zeitschrift für Lebensmittel-Untersuchung und-Forschung，1994，199（6）：442-445.

［154］Zia MH，Codling EE，Scheckel KG，et al. In vitro and in vivo approaches for the measurement of oral bioavailability of lead（Pb）in contaminated soils：a review［J］. Environmental Pollution，2011，159（10）：2320-2327.

［155］林肖惠，李凤琴. 体外消化模型在真菌毒素生物可及性研究中的应用及研究进展［J］. 卫生研究，2011，40（6）：805-808.

［156］吴建杰，骆骄阳，谷善勇，等. 柴胡饮片中重金属生物可给性研究及其风险评估［J］. 中国中药杂志，2018，43（22）：4479-4485.

［157］刘晶，任佳丽，林亲录，等. 大米浸泡过程中重金属迁移规律研究［J］. 食品与机械，2013，29（5）：66-67，79.

［158］段学华，何立红. 超滤技术在废水处理中的应用［J］. 环境科技，2010，23（s1）：36-39.

［159］于涛，钱和. 膜分离技术在提取银杏叶黄酮类化合物中的应用［J］. 食品与生物技术学报，2004，23（6）：55-58.

［160］许桂艳，乔建军，张于. 膜分离技术应用于双黄连注射液的工艺探讨［J］. 黑龙江医药科学，2006，（3）：128.

［161］钟常明，王有贤，邓书妍，等. 络合-超滤脱除稀土永磁材料生产废水中六价铬的研究［J］. 江西理工大学学报，2015，36（1）：7-11.

［162］张洛红，李莹，仝攀瑞. 灯芯草纤维素黄原酸盐用于脱除蜂胶中铅的研究［J］. 食品工业科技，2012，33（1）：226-229.

［163］李庆丽. 重金属吸附剂的研究及其在蚝油中的应用［D］. 中国海洋大学，2009.

［164］吴骋，俞璐，王慧，等. 食品中有害元素的富集与分离及其在一些光学及电化学分析方法中的应用［J］. 理化检验（化学分册），2011，47（10）：1243-1247.

［165］张秋野，胡鹏杰，王鹏程，等. 伴矿景天汁液中重金属形态及絮凝沉淀效果优化［J］. 环境工程学报，2018，12（2）：611-617.

［166］杨昌炎，赵非洲，丁一刚，等. 正交实验优化超临界流体 CO_2 反胶团-络合萃取痕量重金属［J］. 化学与生物工程，2010，27（4）：26-29.

［167］梁贺升，陈少瑾，刘贵深，等. D751 树脂柱脱除板蓝根水煎液中铅、镉和铜的研究［J］. 安徽农业科学，2012，40（4）：2144-2146.

［168］张立兵. 具有脱除中药中重金属功能的仿生材料的合成与应用［D］. 天津理工大学，2013.

［169］戴志远，梁辉. 用植酸降低贻贝蒸煮液中重金属的方法［P］. 2007，CN1010120811A.

［170］舒本胜，翟毓秀，刘俊荣，等. 正交试验优化海带中砷的脱除方法［J］. 食品科学，2012，33（24）：11-15.

［171］单恩莉，林赛君，薛亚平，等. 东海乌参重金属脱除工艺的研究［J］. 食品工业科技，2013，34（16）：239-244.

［172］李红玉，张景红，支德娟. 矿物中药中的重金属去除方法，2005，CN1682757A.

［173］蒋仙玮，钟红茂，许秀娟，等. 脱除重金属的技术方法［J］. 食品工业科技，2010，31（12）：393-396+400.

［174］孔静，李和生，王亚儿，等. 半胱氨酸-海藻酸钠-壳聚糖凝胶球的制备研究［J］. 食品工业科技，2013，34（6）：265-267+271.

［175］赵良. 键合硅胶的合成及选择性脱除中药提取液中重金属的技术适应性研究［D］. 中国中医科学院，2011.

［176］张艳红，蓝闽波，唐英. 重金属吸附材料用于丹参水提液脱除重金属的研究［J］. 中国现代中药，2017，19（3）：419-421.

［177］张硕，刘利亚，郭红丽，等. 烷基硫脲功能化硅胶脱除刺五加提取物中重金属的技术适应性研究［J］. 中草药，2017，48（8）：1561-1570.

第 八 章

中药材及饮片质量变异的防控

质量控制是中药材及饮片安全有效的保证，在质量控制过程中，除了防止假劣中药材及饮片进入生产流通领域外，防止中药材及饮片发生质量变异也至关重要。中药材品种繁多，成分复杂，性质各异，在购、存、运、销的过程中，受其自身因素（如含水量和化学成分及其性质）和所在外界环境因素（如空气、温度、湿度、光照、害虫、微生物等）的影响，如果储藏保管不当，中药材及饮片会发生变色、气味散失、泛油、霉变、虫蛀等变质现象，导致中药材及饮片质量下降甚至不能药用。因此，针对中药材及饮片发生质变的原因，运用科学的养护手段对中药材及饮片的质量变异进行防控，是确保中药质量，同时减少中药损耗的关键环节。

第一节　中药材及饮片品质变异的现象

中药材因其化学组成不同，性质差别较大，有的怕光，有的怕热，有的易霉变，有的易吸湿，有的怕虫蛀，因此不同药材及饮片可能发生变异的现象也存在差异，本节主要介绍常见的中药材及饮片品质变异现象。不同类型的品质变异现象具有不同的特点，对品质变异的现象及易发生变异的品种进行识别和区分，可为中药材及饮片的分类管理提供依据。

一、变色与气味散失

（一）变色

中药材来源于自然界的植物、动物和矿物，每种药材都有各自的颜色和色泽，如红花、枸杞、茜草色红、紫草色紫、黄柏色黄等。中药材颜色是性状鉴别至关重要的一项，变色是药材变质的重要现象之一。中药变色是由于中药本身所含的成分不稳定，加上贮藏、保管不当，在酶或其他因素的作用下，使某些成分发生氧化、聚合作用或经过分解、缩合作用，产生有色化合物，使原有的色泽加深或改变，以致变质，这种现象称为中药变色[1]。含有黄酮类、羟基蒽醌类、鞣质类等成分的中药材，因分子结构中有酚羟基，在酶的作用下经氧化、聚合作用，易生成大分子的有色化合物；含有糖及糖酸类药材，有活泼的羟基易生成有色物质；另外，环境温度湿度变化，日光、氧气等以及加工温度过高或发霉生虫等也会引起中药材变色[2]。

研究发现[3]，芦丁和类胡萝卜素是枸杞变色的指标性成分，随着枸杞贮藏过程中变色现象的发生，芦丁和类胡萝卜素的含量随之降低，芦丁在贮藏 3 个月后含量降低 10%~30%，随后趋于平缓，贮藏12 个月时降低 30%~50%，类胡萝卜素含量变化更显著，贮藏 3 个月时降低 50%~70%，贮藏 12 个月时含量仅为初始值的 10%~20%，建议在临床应用时加快流通周转速度，此外，避光与否对枸杞中类胡萝卜素的量影响较大，类胡萝卜素的量未避光贮藏明显低于避光贮藏，提示枸杞子贮藏中应注意"避光"。

（二）气味散失

气味是评价中药质量的标准之一，一些中药材或中药饮片含有易挥发成分（如挥发油等），因贮存保管不当而造成挥发油被氧化、分解或自然挥发，气味散失，导致有效成分下降。挥发油在植物中分布甚广，尤以伞形科、樟科、木兰科、松科、芸香科、桃金娘科及姜科等植物的中药中挥发油含量特别丰富。薄荷、砂仁、豆蔻之类的芳香性饮片久存之后气味会变淡，影响药效[4]。

研究人员以水蒸气蒸馏法提取 45 味常用中药饮片的挥发油，测定其含量指标，与《中国药典》规定含量标准或医院自己的含量标准做比对，结果显示，除白芷由于难以用水蒸气蒸馏法提取挥发油，其余 44 种饮片中，仅有肉桂、荆芥、肉豆蔻、草果、紫苏叶、羌活、益智仁、石菖蒲、砂仁、高良姜、小茴香、干姜、化橘红、片姜黄、佛手、薄荷、豆蔻、草豆蔻 18 种饮片可以在 1 个月的存储期内保持挥发油含量达标，其余均于 1 周或 2 周后低于标准，提示仅仅用缩短采购周期的方法不能很好地保证含挥发油饮片的质量，有必要改善医院仓储条件以保证中药饮片挥发油的含量[5]。

二、泛油

中药泛油又称走油或浸油，是指中药所含的油脂外溢，实际上是指干燥的中药表面呈现出油样物质。因时常伴随着变色、变质的现象产生，所以中药的走油并非单纯是某些含油药材由于贮存不当时油脂的外溢，也包括某些含糖质或黏液质的药材在变质时表面呈现出黏油样物质的现象。故中药"泛油"的含义比较广泛，它包括含植物油脂多的药材，如柏子仁、苦杏仁、桃仁等出现内外色泽严重加深，油质渗透外表，具有油哈味；也包括含黏液质或糖分多的药材，如天冬、枸杞、党参等的质地变软，外表发黏，内色加深，但无油哈气；还包括动物类药材，如刺猬皮、九香虫等的躯体易残，色泽加深，外表呈油样物质，"哈喇"（即酸变）气味强烈。这几种现象均通称泛油，泛油之后的中药不同程度地会影响质量，甚至失去药用价值。

三、霉变与腐烂

（一）霉变

霉变是指霉菌在适宜的环境下萌发成为菌丝的现象。菌丝会分泌出一种酵素，溶蚀药材组织，分解中药的有效成分，从而使中药失去其药用价值[6]。中药材若贮藏不当，在多种因素相互作用下，极易发霉变质。尤其是温度高、空气湿度大的"黄梅季节"，很多中草药都易霉变。中药发生霉变后不但会使有效成分降低而影响药效，而且还可能污染严重危害人体健康的真菌毒素，如强致癌性的黄曲霉毒素；同时中药材的霉变会造成经济损失。调查发现，霉变是中药材仓储中最易出现的问题[7]。

（二）腐烂

腐烂主要是新鲜药材因受温度或环境中微生物的影响或存放过久，出现干枯、霉烂败坏的现象。常用的中药鲜药品种包括鲜地黄、鲜生姜、鲜石斛、鲜葛根、鲜鱼腥草、鲜白茅根、鲜芦根、鲜蒲公英等[8]。

四、虫蛀与鼠害

（一）虫蛀

虫蛀是指药物被害虫蛀蚀的现象。药材被害虫蛀蚀之后经常出现空洞、破碎，甚至被完全蛀蚀呈粉末状，并被害虫的排泄物、分泌物污染[9]。生虫的中药由于内部组织被破坏，往往重量减轻，性质也会发生变化。有些未被蛀蚀的部位，因受虫体及其排泄物、分泌物的污染也会使药材的成分受到影响。有时还会因害虫的虫尸、蜕皮、分泌物、排泄物等发酵而引起发热、受潮，甚至变质，严重影响中药疗效，甚至使药材完全失去药用价值[10]。因此，在贮存保管过程中，对可能发生虫蛀的原因及防治方法的研究是极为重要的。

（二）鼠害

老鼠会啃食一些富含蛋白质、糖类成分的中药，或破坏药材包装，对饮片造成污染，影响品质；同时易造成较大的经济损失。我国发现的家鼠和野鼠约 80 种，中药仓鼠常见的有褐家鼠、小家鼠、黄胸鼠等。

五、风化、潮解与升华

（一）风化

风化是指一些含有结晶水的无机盐矿物类中药，在温度较高、湿度较小的干燥空气中失去一部分或全部结晶水，在中药的表面形成粉末状物或全部形成粉末状物的变异现象。如芒硝、绿矾等。

（二）潮解

潮解一般是指一些含有可溶性糖或无机盐类成分的中药（有的中药本身就是无机盐），在一定温度及较高湿度的影响下，被空气中的水汽逐渐浸润之后返潮，甚至溶解的现象。如大青盐在潮解初期，包装物表面湿润，潮解加剧时，则化为盐水即氯化钠的不饱和溶液。

（三）升华

升华主要是指药材（如冰片）在高温环境下不经过液化而直接变为气体挥散的变异现象。

六、变形

不当的贮存方法可导致药材的形状和质地改变，包括发生变软、变硬、粘连等。如蜂蜡、阿魏、乳香等含有糖质、胶类、树脂类、蜡质等成分并有一定形状的固体类中药，在贮存环境温度升高的情况下，自身变软，而后由固体变化为半固体或液态；而芒硝和卤砂等含盐成分的结晶体，在潮湿空气中容易吸收水分，容易从固体变成液体[11]。

小　结

中药材及饮片质量变异的现象主要包括变色、气味散失、泛油、霉变、腐烂、虫蛀、鼠害、风化、潮解、升华和变形等。为防止质量变异所引发的中药材及饮片质量下降，需要对质量变异的原因进行剖析，并且在中药贮藏保管中根据不同品质现象的发生特点进行针对性地预防工作。

思考题

概述常见中药材及饮片质量变异的现象与概念。

第二节　影响中药材及饮片质量变异的主要因素

引起中药材及饮片品质变异的因素主要包括内在因素和外界因素两个方面。内在因素主要指中药材及饮片的水分和药材自身的化学组成，其中某些中药材及饮片的水分与多个品质变异现象的发生具有直接相关性，而药材自身的化学组成为微生物、仓虫等生物的生长和繁殖提供了营养物质基础。除内在因素以外，外界因素如仓储环境的湿度、温度、空气、光照等也是引起中药材及饮片变质的重要因素。

一、内在因素

（一）中药材及饮片的水分

中药材及饮片的水分是中药材仓储养护中的关键点，中药材及饮片干燥或储存条件不当时，含水量的变化可引起中药材及饮片物理性质改变，如风化、破碎，而且可能造成霉变、虫蛀、泛油等质变现象。

1. 水分与霉变　水分是微生物生命活动的必要条件，微生物细胞组成不可缺水，细胞内所进行的各种生物化学反应，均以水分为溶媒。在缺水的环境中，微生物的新陈代谢发生障碍，甚至死亡。但各类微生物生长繁殖所要求的水分含量不同。因此，中药材及饮片中水分含量决定了微生物的种类。

中药材及饮片中水分以游离水和结合水两种形式存在。微生物在基质上生长繁殖，能利用的水是游离水，因而微生物在中药材及饮片中的生长繁殖所需水不是取决于总含水量（%）。但游离水和结合水并非固定不变，而是随着外界条件和中药材及饮片本身性能的改变而有所不同，如空气干燥时，一部分结合水可转变为游离水，反之，一部分游离水可转变为结合水[12]。因此，用水分活度（A_w）的概念来说明中药材及饮片中水分存在的状态具有重要的意义。$A_w = p/p_0$，即在一定温度下，中药材及饮片中水分的蒸气压（p）与相同温度下纯水的蒸气压（p_0）的比值。因而，通常使用水分活度来表示中药材及饮片中可被微生物利用的自由水。在中药材及饮片储存过程中，如果能有效控制水分活度，就能抑制或控制中药材及饮片上微生物的生长。中国中药协会于2017年发布的团体标准《中药材及饮片防霉变储藏规范通则》（T/CATCM 004—2017）[13]指出，正常情况下，中药材及饮片水分活度≤0.6不利于霉菌的生长和产毒，此时的含水量为安全含水量。

水分活度（A_w）还可作为研究中药饮片的水分吸附与解吸附特性的重要参数。研究人员将中药饮片和其中的水分作为一个热力学体系，利用热力学基本理论表征不同温度和湿度下中药饮片与水结合的理化性质和需要的能量，并探讨吸附水分子的吸附状态与环境[14]。其研究表明，通过静态水分吸附和解吸附称重等方法，获得各个条件下中药饮片的平衡含水量（M_{EMC}），选择合适的数学模型得到 A_w 与 M_{EMC} 之间的吸附等温曲线（常见的数学模型见表8-1），结合 A_w，利用已推导的热力学公式，求出中药饮片水分吸附过程的各个热力学参数，通过对不同热力学参数的计算及分析，获得体系各方面的信息，可为中药饮片的水分吸附与解吸附机制、最佳干燥工艺参数、贮存条件、包装方法等方面研究提供理论依据。

表 8-1　水分吸附与解吸附常用数学模型[14]

模型	数学方程	适用范围
BET	$M = \dfrac{M_0 C A_w}{(1 - A_w)[1 + (C - 1)A_w]}$	$0.05 < A_w < 0.35$
GAB	$M = \dfrac{M_0 C K A_w}{(1 - K A_w) - (1 - k A_w + C K A_w)}$	$0.1 < A_w < 0.9$
Halsey	$M = \left(\dfrac{-\alpha}{\ln A_w}\right)^{1/b}$	适用于高含油率和高蛋白物料
Henderson	$M = [1 - \ln(1 - A_w)/A]^{1/B}$	$0.1 < A_w < 0.75$ 的食品级农产品
Peleg	$M = K_1 A_w^{n1} + K_2 A_w^{n2}$	吸附等温线符合 S 及非 S 形的物料
Smith	$M = a + b\ln(1 - A_w)$	淀粉及纤维素生物材料

注：A_w 为水分活度；M 为平衡含水量；M_0 为单分子层吸附饱和含水量。

2. 水分与虫害　害虫生长繁殖需要空气、水分、食物和适宜的温度，在一定条件下，药材的含水量越高，造成的虫害越严重；如果将含水量控制在一定标准下，就能抑制或减少虫害的发生。研究发现，在25℃条件下，含水量为20%以上的枸杞发生虫害较严重，而在同样温度下，含水量在16%以内时都没有发生虫害[15]。

3. 水分与泛油　枸杞"泛油"是储藏中易发的变质现象。研究发现，枸杞贮藏过程中"泛油"的发生与水分及水分活度的变化密切相关，水分含量13%、水分活度0.50是引起"泛油"的关键点，因此建议在枸杞贮藏中应分别控制水分、水分活度在13%、0.50以下[16,17]。

4. 水分与风化、破碎　一些含有结晶水的中药材及饮片，在失去结晶水时，会发生质量变化。如不规则形状的原皮硝，风化后变成粉末状的风化硝，棱柱状和长方形结晶体的皮硝风化后变为白色粉末的玄明粉。

若中药材及饮片由于干燥不当，造成其本身含水量过低，则易发生干裂、脆化、变形等现象。

（二）中药材及饮片的化学成分及其性质

中药的成分较复杂，可分为非水溶性和水溶性物质两大类。属于非水溶性物质的有纤维素、半纤维素、原果胶、脂肪、脂溶性维生素、挥发油、树脂等。属于水溶性的物质有糖、果胶、有机物、鞣质、水溶性维生素、部分生物碱、色素苷类及大部分无机盐类等[18]。糖类、淀粉、脂肪、蛋白质等有机物为微生物的生长、繁殖提供了丰富的营养物质基础，微生物分泌的酶溶蚀药材组织，从而使中药的有效成分发生变化而致药材失效。

二、外界因素

（一）湿度

湿度是指空气潮湿的程度。中药材及饮片本身能否保持正常的含水量，与空气的湿度有密切关系。一般中药材及饮片的正常含水量10%~15%，空气相对湿度大于70%，空气中水蒸气多，中药材及饮片大量地吸收水分而使含水量增加（受潮），为霉菌的滋生提供了条件，一些含糖、淀粉类的药材，就容易发生霉烂变质现象；若湿度过低，容易使某些药物干裂、失润、风化等。一般药材适宜储存的温度在30℃以下，相对湿度75%以内。

（二）温度

中药材对自然温度有一定的适应范围，温度过高过低对中药材的质量都有影响[19]。中药材在贮藏养护过程中，温度在16~35℃时一般害虫容易生长繁殖；在25~28℃时最适合霉菌的生长，温度在15~35℃之间，各种害虫及霉菌会大量繁殖生长，含有蛋白质、糖类、淀粉的中药材容易生虫、霉变。当温度在35℃以上时，含脂肪的中药物就会因受热而使脂肪分解及酸败，形成走油现象，从而少油；含挥发油多的药物也会因温度的升高挥发性成分散失，芳香气味减弱，降低药物疗效；动植物胶类和部分树脂类药物，受热后又易于发软、粘连成块或融化[20]。

（三）空气

空气是氮、氧、氩等的混合物。空气中包含水分（受潮、返潮）、氧气（氧化、分解）、灰尘（污染）、微生物（生虫、霉变）等，组成复杂。在保管中需根据季节和药品性质的不同情况采取相应的措施加以控制。空气中的臭氧对药物的存储也有着重要的影响，臭氧是一种强氧化剂，能够对脂类物质、糖类物质进行分解，改变药物的性质[21]。

（四）光照

光照对于中药有干燥、防霉和杀虫杀菌作用。日光对某些药材的色素和叶绿素有破坏作用，能使药材变色。所以红色和绿色的药材，不宜在阳光下久晒。因此，有的药材应密闭贮藏，有的药材应避光贮藏。通常所见到的丹皮、黄精等的颜色变深，就是因为它们所含的鞣质、油质及糖分等与空气中的氧气接触发生变化而形成的。此外，长时间的光照还会使植物色素分解，导致药物变质[22]。

（五）微生物、螨类、仓虫与鼠害

药材及饮片中含有的糖分、蛋白质、脂肪等能够提供适宜微生物生长繁殖的营养物质，因此，富含糖分（淀粉、黏液质）、蛋白质的药材往往容易受到微生物的侵染[23]。细菌、放线菌和真菌是侵染中药材及饮片的常见微生物，其中有害真菌侵染造成的危害最为严重。侵染中药材及饮片的主要优势菌为曲霉、青霉和镰刀菌[24]，在一定环境条件下这些真菌会产生有毒的真菌毒素，如黄曲霉毒素、赭曲霉毒素、玉米赤霉烯酮、单端孢霉烯族毒素等，威胁中药的临床用药安全。

螨类属于小型节肢动物，分布广泛，多孳生于粮食、饲料、干果和中药材等，并以其为食，造成这些物品的污染，使其品质下降。根据 Krantz 1978 年的分类系统划分，中药材中的螨主要分布于蛛形纲、蜱螨亚纲中的螨目和寄螨目，按其所属的亚目来分主要分布于粉螨亚目、辐螨亚目、甲螨亚目和革螨亚目[25]。中药材螨的污染率较高，研究人员对梧州口岸出口的中药材随机取样，调查了 67 种中药材，共141 份样品，鉴定螨类 4 目、19 科、26 属、36 种，并发现易感染螨类的中药材主要有甜茶、廿四味凉茶、五花茶、寄生茶、木棉花、花椒、淮山条、苦参片、罗汉果等叶类、糖和淀粉含量高的中药材，含螨量每千克样品少则几十头，多则达 1000 多头[26]。此外，不同研究人员对中药材储藏期螨类的专性调查研究表明，染螨率分别高达 58.82%[27] 和 67.74%[28]。中药材中滋生的螨类不但可使药材的质量下降，而且螨与霉菌有密切的共生和依赖关系，螨需要菌为传播媒介，当螨在药材中繁殖时，常随同出现药材水分增高和霉菌增殖现象[29]。

由于中药材品种众多，基质差异大，与其他种类商品仓虫相比，中药材仓库存在的害虫具有特殊性与复杂性。仓虫蛀蚀会导致药材变质及重量减少，因而影响药材的药效以及造成较大的经济损失。中药材仓虫主要以咖啡豆象（*Araecerus fasciculatus* De Geer.）、烟草甲（*Lasioderma serricorne* Fabricius）、药材甲（*Stegobium Paniceum* Linnaeus）、印度谷蛾（*Plodia interpunctella*（Hbn.））、锯谷盗（*Oryzaephilus surinamensis* Linnaeus）、玉米象（*Sitophilus zeamais* Motschutsky）、米扁虫（*Ahasverus advena* Walter）、大谷盗（*Tenebroides mauritanicus* Linnaeus）的危害最广，危害的药材种类主要涉及根及根茎类、果实种子类、花类和动物类[30]。此外，因虫蛀引起破损的样品还易受霉菌污染而发生霉变。

鼠害也是影响中药材及饮片质量的一个重要因素。仓储过程中鼠类易啃食富含有淀粉、蛋白质、脂肪、糖类的中药材及饮片。

（六）储存时间

药材贮藏时间过久，亦会变质失效，尤其是含挥发油的中药材及饮片。

挥发油类药效物质在贮藏期的变化大致随着贮藏时间延长，含量有减少的趋势，成分变化的研究不尽相同，另外，相关研究表明，贮藏期越长，黄酮类药效成分含量在降低[31]。

综上所述，温度和湿度是影响中药材及饮片变质最主要的两个因素，而对于中药材及饮片仓储中最易出现的两大问题霉变和虫蛀，除温、湿度的影响外，中药材及饮片的含水量和自身性质也是发生质变的关键因素（表 8-2）。因此，中药材及饮片在入库前的含水量应控制在安全范围内，在仓储过程中关注季节气候变化，并根据中药材及饮片的自身性质进行分类养护，对特殊药材应采取重点养护。

表 8-2 易变质药材种类及发生质变主要影响因素

质变分类	易变质药材种类	发生质变主要影响因素
变色	含有黄酮类、羟基蒽醌类、鞣质类等成分的中药，如红花、枸杞、玫瑰花、款冬花等	光照、温度、湿度、氧气
气味散失	含有易挥发成分（如挥发油等）的中药，如薄荷、砂仁、豆蔻等	温度、湿度、储存时间
泛油	含植物油脂多的中药如柏子仁、苦杏仁、桃仁等；含黏液质多的中药如天冬、枸杞、党参等；动物类药材如刺猬皮、九香虫等	温度、湿度、储存时间
霉变	富含糖类、黏液质、淀粉、蛋白质及油脂类的中药	含水量超过安全含水量；自身含有丰富的营养成分；库房温湿度超过标准，适合霉菌生长繁殖
虫蛀	含淀粉、蛋白质、油脂、糖类及一些动物类的中药	含水量过高；自身含有丰富的营养成分；库房温湿度超过标准
风化	一些含有结晶水的无机盐矿物类中药，其中极易风化的中药如芒硝、绿矾；一般风化类中药如胆矾、硼砂、白矾、玄精石等	温度、湿度
潮解	一些含有可溶性糖或无机盐类成分的中药（有的中药本身就是无机盐），如芒硝、大青盐、秋石、绿矾、硼砂、海藻、昆布、盐制白参、盐制全蝎、矾制天冬等	温度、湿度
升华	冰片、薄荷脑、樟脑等	温度、湿度

小 结

中药材及饮片主要受内在因素（水分和中药的化学组成）和外界因素（湿度、温度、空气、光照、微生物与螨类、仓虫、鼠害）的影响而发生质量变异，其中药材及饮片的水分与霉变、虫蛀、泛油、风化、破碎等质变现象的发生密切相关，在中药材及饮片入库前及贮藏保管中均需重点关注。此外，微生物与仓虫易在仓贮过程中繁衍，溶蚀或蛀蚀中药，造成质量和重量的双重损失。

思考题

导致中药变异、影响中药质量的因素有哪些？

第三节 中药质量变异养护的基本方法与技术

发霉和虫蛀是中药质量变异养护中最需要关注的两大问题，而这两种现象的发生与中药材的水分含量密切相关，因此中药材的含水量需要通过干燥以达到安全含水量的范围，降低中药材发生变质的概率，下面分别介绍几种传统的干燥技术和新兴的干燥技术。此外，本节还介绍其他一些相关的防霉除虫养护法，包括传统的清洁安全、密封、冷藏、热蒸、对抗同贮养护法，以及近些年报道的辐照灭菌、超高压灭菌、气调养护等新技术。

一、传统的养护方法

（一）干燥除湿法

干燥法主要是降低药材含水量，同时又能杀灭药材内外的霉菌以及虫卵，可起到预防药材变质的作用。常见的干燥方法为暴晒法、烘干法、摊晾法等[32]。

1. 暴晒法　又称阳干法，是指利用太阳光的热能使药材散发水分而干燥，同时利用紫外线杀死霉菌及虫卵，因此暴晒可达到防霉、治虫的双重目的。直射阳光的温度有时可达 50℃ 左右，凡暴晒不会影响其质量的药材，均可在日光下直晒。

2. 摊晾法　又称阴干法。药材不被太阳光直接照射，即将药材置于室内或阴凉等通风效果好的处所，使其借温热空气的流动，吹去水分而干燥，适用于芳香性叶、花、果皮等药材。

3. 加热烘干法　采用烘箱、烘房、干燥机等加热增温驱除水分的方法称加热烘干法。对含水量过高而又不能暴晒的药材，或者不便利用日光暴晒时，可采用此方法。

4. 石灰干燥法　用石灰吸取药材水分的方法称石灰干燥法。一般采用石灰箱、石灰缸或石灰吸潮袋等工具。

5. 地下室储存法　在地下室贮存中药的方法称地下室贮存法。在干旱、气候较干燥的地区，地下室冬暖夏凉又不直接受到阳光照射，对于那些怕光、怕热、怕风、怕潮、怕冻的药物具有一定的养护作用[33]。

（二）传统防霉除虫养护法

中药在贮存保管过程中主要现象是霉变和虫蛀，其主要原因是霉菌和害虫的侵蚀和蛀食所致。

1. 清洁安全养护　搞好环境卫生，保持饮片库房干净、无尘、整齐，防止有害生物侵入（防虫、防鼠害），做好库房安全工作（防火，防盗），这是一项最基本的养护[34]。

2. 密封养护法　一般在气温升高、湿度较大、霉菌繁殖较快的季节采用。封闭时饮片水分必须保持安全含水量，否则霉菌更易滋生，真空封闭效果更佳。封闭饮片同时能防止变色。具体的封闭类型有密封货柜、密封坛缸、密封木箱、密封铁桶。

3. 冷藏养护法　采用低温（0～10℃ 之间）贮存中药的方法称冷藏养护法。此法可以有效地防止不宜烘、晒药材发生生虫、发霉、变色等变质现象。有些贵重中药多采用冷藏养护法。

4. 热蒸法　将生虫的药材放入蒸锅或蒸笼内，利用水蒸气杀死害虫，然后将药材晾晒干燥后包装的方法称为热蒸法。适用于已加工制熟药材以及蒸后不至于走失气味和不变色、不泛油的药材。

5. 对抗同贮养护法　是将两种或两种以上中药存放在一起，以防止虫蛀、霉变的一种养护方法。对抗同贮养护是利用一些中药的特殊气味来抑制另一种中药的虫蛀、霉变。对抗同贮法是经过长期经验积累的传统养护方法，简便易行，有防霉、防蛀的作用[35]。

二、现代养护方法与技术

随着时代的发展，中药养护的方法与技术也在不断改进和发展。目前在中药贮存保管中，除仍使用一些传统养护方法外，还增加了诸如现代干燥、杀菌、防霉等新型养护方法与技术。

（一）干燥技术

通过干燥可降低药材的含水量，同时能杀灭药材内外的霉菌以及虫卵，可起到预防药材变质的作用。常见的干燥方法为晾晒法与烘干法。烘干法的加热温度一般控制在 80℃ 以下，而芳香类的药物则不超过 50℃。对于一些在高温下不稳定、不适合通过晾晒或烘干进行干燥的药材可选用石灰或者木炭进行干燥。而随着科技的发展，出现了更多种新型的干燥养护方式，如微波干燥法、远红外加热干燥法。微波干燥灭菌法采用波长为 1m（不含 1m）～1mm 的高频（300MHz～300GHz）电波对中药材进行干燥灭菌，在基本不影响药材的外观和气味的前提下，具有选择性好、穿透力强、加热效率高、适用范围广等特点。而远红外加热干燥法则采用波长为 5.6～1000μm 的红外线对中药材进行干燥，此方法干燥速度快、杀菌能力高、污染少、成本低[36]。

（二）杀菌、防霉技术

1. 辐照灭菌　辐照技术是 20 世纪发展起来的一种灭菌保鲜技术，是以辐射加工技术为基础，运用 X 线、γ 线或高速电子束等电离辐射产生的高能射线，在能量的传递和转移过程中，产生强大的物理效应和生物效应，达到杀虫、杀菌、抑制生理过程的目的。其原理主要是破坏细菌细胞中的 DNA 和 RNA，受损的 DNA 和 RNA 分子发生降解，失去合成蛋白质和遗传功能，使细胞死亡[37]。辐照灭菌技术为冷灭菌，穿透力强且无残留，与传统的水洗除菌、化学灭菌、热灭菌方法相比，辐照灭菌技术对挥发性、热敏感性的中药表现出独特的优越性[38]。采用 ^{60}Co γ 线辐照技术进行中药灭菌的多个研究表明，在合理的照度条件下，可以获得满意的灭菌效果，同时辐照前后中药的有效成分无显著性变化；但这些研究也提示，不同的中药所需的最佳辐照剂量不同，因此建议通过实验来确定不同原料来源及染菌程度药物的最佳辐照剂量根据[39]。此外，为指导和规范辐照技术在中药灭菌中的正确应用，国家食品药品监督管理总局于 2015 年发布了《中药辐照灭菌技术指导原则》，指导原则包括中药辐照灭菌基本原则及要求、辐照装置、辐照剂量和辐照检测等内容，适用于采用辐照灭菌的中药新药及灭菌方法变更为辐照灭菌技术的已上市中药。

2. 超高压灭菌技术　是另外一种新型冷杀菌技术。该技术是 20 世纪 90 年代由日本明治屋食品公司首创的杀菌方法，是将食品真空包装于聚乙烯薄膜塑料袋中，以油或静水作为传压介质，以高于 100MPa 的超高压处理食品，常温或低温下保持一定时间，具有灭菌、保活、钝酶、促进溶出及保护食品原有风味能力的技术[40]。一些研究表明，超高压灭菌技术在鲜药灭菌中具有比较好的应用前景，如在枸杞鲜果、人参鲜品灭菌中的应用[41]。

3. 气调养护　是将药材置于密闭的容器内，人为地造成低氧状态，或人为地造成高浓度的二氧化碳状态。药材在这样的环境中，能使原有的害虫窒息或中毒死亡，微生物的繁殖及药材自身呼吸需要的氧气都受到抑制并且阻隔潮湿空气对药材的影响，从而保证被贮藏的中药饮片品质的稳定，防止药材的质变。气调养护不仅可以杀虫、防霉，还能保持药材原有的色、味，减少成分损失。在高温季节里，还能有效地防止走油、变色等现象发生。气调养护费用低，不污染环境，保存质量好，容易管理，是一项科学而经济的养护方法[42]。

由中国中药协会、中国仓储协会提出的《中药材气调养护技术规范》（SB/T 11150—2015）[43] 中规定了中药材气调（剂）养护技术的应用方式、要求、操作规程、残渣处理和异常情况处理，该标准适用于常温环境下中药材仓储与运输期间的养护活动，不适用于气调库、低温环境。

小　结

传统用于中药质量变异养护的方法主要包括干燥除湿法（如暴晒法、烘干法、摊晾法等）和防霉除虫养护法（如密封、冷藏、热蒸、对抗同贮等）。此外，微波干燥法、远红外加热干燥法等现代干燥技术也逐渐用于一些在高温下不稳定、不适合通过晾晒或烘干进行干燥的药材；在杀菌、防霉方面，辐照灭菌和超高压灭菌对挥发性、热敏感性的中药具有独特优势。

思考题

现代中药质量变异养护方法与技术有哪些？

第四节　易质量变异重点品种的养护措施

中药材及饮片养护一般原则应遵循《中华人民共和国药品管理法》和《医院中药饮片管理法》，另有相关行业标准和地方标准，如中华人民共和国国内贸易行业标准《中药材仓储管理规范》（SB/T 11094—

2014），《陕西省开办中药材、中药饮片批发企业验收标准》，深圳市标准化指导性技术文件《中药养护规范》（SZDB/Z 45—2011）[44]等。其中，SZDB/Z 45—2011详细规定了生产与经营企业和医疗机构关于中药养护人员的资质要求、中药养护的基本仓储条件、设备设施、管理制度等具体内容。

　　此外，根据各种中药材和饮片的性质和品质变异的特点，中药养护中需要注意进行分类养护，尤其需要关注易质量变异重点品种的养护。本节主要针对中药材及饮片几种主要的品质变异现象如霉变、虫蛀、泛油等，进行其养护措施的举例说明。

一、易霉变中药材及饮片

　　易霉变中药材及饮片入库验收、在库检查、储藏条件控制和防霉变措施参照《中药材及饮片防霉变储藏规范通则》（T/CATCM 004—2017）[13]。

（一）入库验收

　　入库的中药材及饮片应符合《中国药典》（2015年版，一部）和SB/T 10977的相关规定，并采用合适的包装材料（塑料编织袋、聚乙烯薄膜袋、牛皮纸袋、自封袋等，应分别符合GB/T 8946、JIS Z 1711、JIS Z 0239、BB/T 0014的要求）进行包装。同时符合表8-3的质量要求。

表8-3　中药材入库检查

项　　目	技　术　要　求
包装外观	无水湿、污染和破损
霉变	无霉变
腐败	无腐败
黄曲霉毒素	符合《中国药典》（2015年版，一部）的要求

（二）在库检查

　　定期监测并记录仓库及其他储藏环境的温度、湿度及通风条件等（表8-4）。根据表8-4项目指标变化，采取相应的措施改进在库药材的储藏条件。定期对已入库的中药材及饮片按照"入库检查"的要求进行抽查，根据中药材及饮片易霉变程度制定检查频率。潮湿天气、异常天气或特殊极端情况下应增加检查次数。所有中药材及饮片的检查记录都应归档保存，中药材及饮片使用后保存时间不少于5年。

表8-4　仓库温度、湿度记录表

日期	时间	天气	温度	湿度	霉变	措　　施				
						通风	降温	除湿	升温	增湿

（三）储藏控制

1. 储藏条件控制

（1）含水量控制：中药材及饮片的含水量控制应符合《中国药典》（2015年版，一部）的要求的规定，且含水量的控制方法和设备不得影响中药材及饮片的品质。

（2）水分活度控制：正常情况下，中药材及饮片水分活度（A_w）≤0.6时不利于霉菌的生长。

2. 仓储环境控制

（1）基本要求：保持现场清洁，对仓库内定期做杀菌措施，如紫外灯照射或使用绿色无污染的防霉剂。仓库中应配备除湿和通风设施。

（2）温度湿度控制：根据中药材及饮片不同的储藏条件要求，严格控制储藏环境的温度和湿度条件。需阴凉存放的中药材及饮片，温度不超过20℃，相对湿度不超过60%；需常温存放的中药材及饮片，温度应不超过30℃，相对湿度不超过60%；对于某些易吸潮发霉或气味易散失的中药材及饮片应密封后储藏于冰箱或冰柜里。

3. 防霉变措施　根据中药材及饮片自身性质，可采用干燥防霉、包装防霉、天然防霉剂、对抗同贮防霉、微生物防霉、气调养护、杀虫防霉剂养护、气密空间养护、堆垛气密养护、气密包装袋/箱/罐养护、高浓度白酒或药用乙醇防霉及冷冻防霉法等养护措施。

二、易虫蛀中药材及饮片

（一）入库验收[45]

对根及根茎类中药，检查有否蛀孔、蛀屑，如党参的蛀屑、藕节的蛀粉。对果实种子类中药，检查有否蛀屑、结丝成串，如香橼的蛀屑、酸枣仁的结串。对花类中药，检查其形态结构是否完整、是否有散瓣，如菊花生虫多在花心处，款冬花生虫时出现棉絮状细丝。对动物类中药，检查是否有蛀蚀，如蕲蛇肉质部易蛀蚀。

（二）在库检查[44]

每次检查时应按堆垛次序，依次进行。首先检查垛的周围和垛的上面以及垛底是否有虫丝或蛀粉等，然后对易生虫药材的重点品种进行开箱拆包检查。检查时，如不易从外观上判断是否生虫，也可采取剖开、拆开、打碎、摇晃等方法进行。

（三）防治原则[44]

保管易生虫药材，除了要勤加检查及保持库内清洁外，必须从杜绝害虫来源、控制其传播途径、消除其滋生繁殖条件等方面着手，才能有效地保证中药材不受虫害。储存这类药材，首先要选择干燥通风的库房。库内地面潮湿的，应加强通风，并采取相应的吸潮措施使饮片及药材保持经常干燥。

预防中药材生虫，除按国家标准规定的贮藏条件贮藏外，还可采取密封、对抗、冷藏、干燥等养护措施，防止药材生虫。

三、易泛油中药材及饮片

（一）检查

中药泛油多见于陈货。陈货外色黯，内色深，体萎，气弱味淡。易泛油的中药分为以下几类[46]：

（1）根与根茎类：条状中药泛油时，多系尾部起始变软，可任意弯折，内外色泽由浅变深，严重的外表呈油样物质或油点，手摸有黏腻感，如党参、牛膝、当归、木香等。有的中药泛油时，表面不明显，须剖开后观察，若内色变深，呈油样物质即泛油，如川芎、白术、前胡等。

（2）果实种子类：泛油时种皮呈油样物质，种仁呈肉色或棕褐色，并具有特殊的油哈气，如柏子仁、郁李仁、杏仁、桃仁、使君子仁、酸枣仁等。有的具硬壳外表不易观察，可破壳检验，泛油者种仁变深，油哈气，如巴豆、榧子、白果、橘核、千金子等。

（3）动物类：泛油时虫体外表呈油样物质，翅足易脱落，如九香虫、蜈蚣、斑蝥等。有的泛油时，质地变软，油质严重外渗，肉质色变深，表面发黏，如鹿筋、狗肾、乌梢蛇等。

（二）入库验收

在验收时应辨别新陈货，检查包装容器周围四角有无水渍和发霉现象。同时也要注意检查有无虫迹和异常气味，还要进行取样，对药材的含水量、形态、色泽、气味、重量、软硬度等进行检验[47]。

（三）在库检查

掌握具体品种水分多少、贮藏时间以及贮藏条件，要有目的地进行考察。根据具体情况，进行定期或不定期检查，平均每月可检查一次，梅雨季节应5~6天检查一次。

（四）易泛油中药的养护

关键在于降低温度、适当干燥，以降低中药所含水分并减少与空气接触，避免富含油脂类中药泛油；降低中药的含水量，宜在产区干燥。加强在库检查，含油性中药忌火烘，少量可入石灰缸中干燥；子仁类忌铁质容器盛放；储存场所应阴凉干燥，堆垛不宜过于高大。具体养护的方法有气调法、密封法、晾晒法、炒炙法、药剂熏蒸法等。要根各品种的变异特性，结合储存的实际，采取不同的养护方法。

四、易变色及散失气味药材

保管易变色及散失气味的药材，应根据其本身特点，控制一切促使药材变色、散失气味的客观因素。除按国家标准进行贮藏外，必须注意，不应与易吸潮、含水分较大及易生虫的药材堆放在一起，以防止其受潮和染害虫；更不要与有特殊气味的药材混合堆放，以免串味而影响质量。这类药材的储存时间不宜过长，更应该注意做到先进先出，以保持药材的色泽鲜艳、气味芬芳。

小 结

本节主要对易质量变异重点品种（易霉变、易虫蛀、易泛油、易变色及散失气味）的养护措施进行举例说明，主要从入库验收、在库检查和防治措施这三方面进行详细阐述，根据不同类型的品种，应采用针对性的防控措施进行分类养护。

思考题

易虫蛀中药材及饮片的养护措施有哪些？

（骆骄阳 张 磊 杨美华）

参 考 文 献

[1] 喻晓宇. 中药贮藏中变色的原因[J]. 中国基层医药, 2002, 9（1）：23-23.

[2] 马春琳. 谈中药饮片的变质现象及预防[J]. 中外医学研究, 2011, 9（23）：147-148.

[3] 王晓宇，周静，陈鸿平，等. 枸杞子贮藏过程中"变色"的化学物质基础的初步阐释[J]. 中成药, 2015, 37（1）：

157-159.

[4] 朱文虹. 医院药房中药饮片的储存和养护[J]. 2018, 39 (19)：70-72.

[5] 孟庆安, 邹爱英, 何颖. 医院常用45味含挥发油中药饮片的存储周期研究[J]. 天津药学, 2014, 26 (6)：4-5.

[6] 谢美琪, 胡丽辉, 刘艳艳. 引起中药变质的因素及常见养护方法[J]. 健康前沿, 2016, 23 (5)：2032-2037.

[7] 周建理, 王华, 齐雪萍. 对霉变中药材的处理方法探讨[J]. 安徽医药, 2008, 12 (12)：1246.

[8] 孙振国, 吴立明. 几种常用中药鲜药本草考述[J]. 国医论坛, 2013, 28 (1)：50-52.

[9] 关艳娟, 冯艳梅, 高励聪. 中药贮藏过程中品质变异的原因[J]. 现代中西医结合杂志, 2003, 2：188-189.

[10] 吴继军. 中药材虫蛀的防治[J]. 中国民间疗法, 2009, 17 (06)：56.

[11] 石穗坤. 中药贮藏的常见问题分析及对策[J]. 中国保健营养, 2013, 9：715.

[12] 洪志山. 中药材中水分存在状态[J]. 中国医院药学杂志, 1988, 8 (4)：45-46.

[13] 中国中药协会团体标准, 中药材及饮片防霉变储藏规范通则 (T/CATCM 004—2017).

[14] 程林, 罗晓健, 韩修林, 等. 中药饮片水分吸附与解吸附过程的热力学分析[J]. 2016, 41 (18)：3490-3495.

[15] 吴邦辉. 浅谈中药材的水分对贮藏养护的影响[J]. 中国中医药咨讯, 2011, 3 (2)：149.

[16] 卢俊宇, 陈鸿平, 胡媛, 等. 枸杞子贮藏过程中水分等生理活性变化与 "走油" 的相关性[J]. 中国实验方剂学杂志, 2016, 22 (13)：63-67.

[17] 刘珈羽, 陈鸿平, 胡媛, 等. 枸杞子 "走油" 发生与水分含量及水分活度相关性研究[J]. 时珍国医国药, 2017, 28 (6)：1293-1296.

[18] 柴贝贝, 王莉贞, 李贺, 等. 中药水溶性成分研究进展[J]. 畜牧与饲料科学, 2017, 38 (08)：43-47.

[19] 陈建新, 黄绍宽, 郑碧波. 中药保存的影响相关因素与对策分析[J]. 内蒙古中医药, 2017, 36 (12)：92-93.

[20] 陈莉, 王继玉. 中药贮藏和温度的关系[J]. 辽宁中医杂志, 2004, (10)：873.

[21] 吕秀洁. 中药贮藏与养护的影响因素及对策分析[J]. 内蒙古中医药, 2017, 36 (06)：105.

[22] 关艳娟, 冯艳梅, 高励聪. 中药贮藏过程中品质变异的原因[J]. 现代中西医结合杂志, 2003 (02)：188-189.

[23] 乐巍, 丁安伟, 邱蓉丽. 中药材微生物侵染途径及控制方法研究概况[J]. 江苏中医药, 2010, 42 (2)：80-81.

[24] 张鑫, 王福, 陈鸿平, 等. 中药材真菌及真菌毒素污染研究现状[J]. 世界科学技术-中医药现代化, 2015, (11)：2381-2388.

[25] 赵小玉, 郭建军. 中药材储藏螨类研究进展[J]. 贵州农业科学, 2008, 36 (4)：106-109.

[26] 吴泽文, 莫少坚. 出口中药材螨类调查[J]. 植物检疫, 2000, 14 (1)：8-10.

[27] 李振东. 中成药、中药材染螨的检验试验[J]. 中成药研究, 1978 (4)：35-38.

[28] 孙雪娟, 朴相根, 刘志礼. 中药材 (饮片) 染螨状况的调查研究[J]. 吉林大学学报 (医学版), 1987, 3 (5)：468-470.

[29] 周凌. 中药材应进行活螨检查[J]. 中药材, 1992, 15 (11)：46.

[30] 王丹, 兰艳丽. 浅谈几种常见的仓虫及主要危害的药材对象[J]. 医学信息, 2015, 28 (41)：256.

[31] 刘素娟, 王智磊, 张鑫, 等. 中药贮藏期药效物质变化研究进展[J]. 时珍国医国药, 2017, 28 (4)：949-951.

[32] 张雪, 谢晓芳. 中药饮片干燥的研究概况[J]. 中国民族民间医药, 2016, 25 (01)：32-33, 35.

[33] 薄衍, 杜尔再. 浅谈中药的地下室贮藏与综合管理[J]. 新疆中医药, 2004, (01)：36.

[34] 高婷. 探究影响中药储存及养护的常见因素[J]. 心血管病防治知识 (学术版), 2018 (07)：95-96.

[35] 赵燕凤, 赵变香. 浅谈中药的对抗同贮养护技术[J]. 基层医学论坛, 2003, 9：813.

[36] 谢美琪, 胡丽辉, 刘艳艳. 引起中药变质的因素及常见养护方法 [A]. 中国药学会. 2016年中国药学大会暨第十六届中国药师周论文集 [C], 2016.

[37] 李继珊. 钴-60辐照对中成药灭菌效果的检测[J]. 中国消毒学杂志, 2002, 19 (1)：36-37.

[38] 张奇志, 王文亮, 王守经, 等. γ射线辐照技术对中药灭菌的应用研究进展[J]. 中国现代药物应用, 2007, 1 (2)：62-63.

[39] 姚道鲁, 李奉勤, 史冬霞. ^{60}Co γ射线辐照灭菌在中药方面的应用研究新进展[J]. 辽宁中医药大学学报, 2008, 10 (10)：181-182.

[40] 赵俊芳, 赵玉生, 姚二民. 超高压技术处理食品的特点[J]. 食品科技, 2006, (10)：11-13.

[41] 郭赛, 张雨婷, 张莉, 等. 超高压技术中药领域研究进展[J]. 广东化工, 2017, 44 (39)：53-54.

［42］杨志长. 浅谈如何做好中药饮片在库养护工作确保药品质量［J］. 首都食品与医药, 2018, 25（8）: 47-48.

［43］中华人民共和国国内贸易行业标准, 中药材气调养护技术规范（SB/T 11150—2015）.

［44］深圳市标准化指导性技术文件, 中药养护规范（SZDB/Z 45—2011）.

［45］李国祥, 张立华, 杨鹏. 中药饮片虫蛀的研究进展. 内蒙古民族大学学报, 2010, 16（2）: 125-126.

［46］戴小慧, 任冬英. 中药饮片出油与防治措施. 杭州科技, 2001,（4）: 34-35.

［47］胡钦禄. 易泛油中药饮片的保管［J］. 中国乡村医药, 2007（12）: 46-47.

第 九 章

中药质量控制与分析相关国内外数据库简介及使用

随着信息时代的到来，渐渐形成了较多与中药相关的数据库，如天然产物数据库、天然成分数据库、中药化学数据库等。为保障用药安全，中国、美国、欧盟、日本都出台了一系列的政策对中药外源性污染物进行控制，形成了关于各种不同类型外源性污染物的数据库及预警平台。这些数据库为我们更好地了解中药的特性、药效以及中药安全预警和防控提供了保障，本章将对中药相关数据库及使用方法进行简介。

第一节　大数据的重要性

大数据是新一代信息技术的集中反映，是一个应用驱动性很强的服务领域，是具有无穷潜力的新兴产业领域。分析大数据特征有利于中药工作者把握中药发展规律，及时做出科研决策，对中药产业的长远蓬勃发展具有重要意义。

一、大数据的定义

《华尔街日报》将大数据时代、智能化生产和无线网络革命称为引领未来繁荣的三大技术变革。全球知名咨询公司麦肯锡称："数据，已经渗透到当今每一个行业和业务职能领域，成为重要的生产因素。人们对于海量数据的挖掘和运用，预示着新一波生产率增长和消费者盈余浪潮的到来[1]。"大数据*是指无法在一定时间范围内用常规软件工具进行捕捉、管理和处理的数据集合，是需要新处理模式才能具有更强的决策力、洞察发现力和流程优化能力的海量、高增长率和多样化的信息资产。它具有海量的数据规模（volume）、快速的数据流转和动态的数据体系（velocity）、多样数据类型（variety）和巨大的数据价值（value）的"4V"特性[2]。维克托·迈尔-舍恩伯格及肯尼斯·库克耶编写的《大数据时代》指出，"这是当今社会所独有的一种新型能力：以一种前所未有的方式，通过对海量数据进行分析，获得有巨大价值的产品和服务，或深刻的洞见[3]。"大数据战略意义：一是掌握海量有意义的数据资料，二是对这些有意义的数据资料进行专业化的有效处理。

二、大数据与中医药的联系

中医药历史上从来就不缺乏大数据的身影。中医药是一个复杂的科学系统，着重于功能、动态、整体、宏观。中药具有"一多"特征，表现在中药可以是单味药材，也可以是复方药材，化学成分是多样的，化学成分之间的相互作用更为多样，在各症的治疗中又具有不同的用法和用量，加上由于患者具有个体差异，会产生复杂的多维的数据。截至 2017 年 12 月，全国第四次中药资源普查信息管理系统已汇总到近 1.3 万余种野生药用资源、736 种栽培药材、1888 种市场流通药材的种类和分布信息，可估算出《中国药典》收载的 563 种药材的蕴藏量；新发现 73 个新物种；对现有药材资源的生长分布、药用植物种质资源、药效物质基础、药理学、炮制增效减毒、方剂配伍、剂型开发、药代及药动学、临床应用及其不良反应、药名古今异同及其在方剂中的差异、医药规范术语、药用资源生产消耗量及种类灭绝情况等一

---

* 参考于百度百科

系列信息进行统计分析、定期更新，这些数据具有数据量大、数据全面、时效性强等大数据特征。

在我国几千年的中医药发展历史上，祖先给我们留下的大量实践和理论知识，包括古籍和口头传授临床经验、治疗疾病的规律等，传播途径有限、利用率低，容易损坏[4]。通过将中医药古籍文献数据化，建立相应的数据库，可深入挖掘古代医学书籍中的信息。各大中医药类院校基本都建立了各自的中医药古籍数据库，如中国中医科学院图书馆数据库、南京中医药大学古籍数据库、浙江中医药大学善本古籍多媒体数据库、上海中医药大学中医药文献数字图书馆等。同时中药信息学研究在中药数据库的建设、中药指纹图谱的计算机化、中药数据库的知识发现研究、中药组效关系研究、中药实体语法系统等方面取得很多成果[5-7]。这就为"只可意会不可言传"的名老中医学术思想和临床经验"数据化"提供了条件，可将名老中医大脑中的精华移到数据端，实现隐性知识的发掘，也能够给中医药古籍带来了更多的利用机会和高效的利用途径[8]。

小 结

大数据应用于中医药领域的最大价值是从中医药数据中获得关联知识的需求，并综合和高效利用中医药的数据资源，感知所处环境中的疾病并预测未来，判定与调控疾病的发展趋势。大数据技术与传统中医药领域服务相结合，将有力推进中医药行业的发展，为中医药发展提供创新的机会；充分利用大数据促进中医药领域临床和科研的发展，将为中医药领域带来重要的革命性变化[9]。大数据时代的信息技术和计算机技术为中医药的发展提供了良好契机，通过对现代有疗效的诊疗资料和先贤们留下的有价值的诊疗案例进行统计学分析，以及通过大数据的 meta 分析来寻求中医药治疗的共性，把中医药已知的部分呈现给世界，并且努力探索中医药的未知部分，使其变得可理解、可接受、可量化、可实证。

思考题

如何理解大数据是一把双刃剑？

第二节   国内外中药化学成分相关数据库

源于中药的天然产物是新药发现的重要来源，对中药化学成分深入认识是中药新药创制的基础和关键。因此，中药化学成分库（实物库和数据库）的建设对中药现代化和创新药物研制具有重要的意义[10]。信息全面、易于查询、可智能分析的化学、生物、医药类数据库的建设，给科研工作者带来很大的便利，促进了天然产物的研究与开发。天然产物在药物发现中的作用重要且持久。从 1939 年起美国FDA 批准上市的药物中，有相当数量含有天然产物片段[11]（图 9-1）。本节对国内外主要的天然产物及中

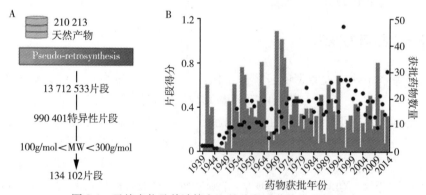

图 9-1   天然产物及其计算产生的片段对药物发现的启示

A. 虚拟天然产物片段化。天然产物数据库（The Dictionary of Natural Products database）含有210 213个天然产物。通过计算机辅助虚拟反合成程序（RECAP法），产生134 102个不同的片段（分子量为100~300）。许多片段出现在已批准上市药物中，这些片段也能用于计算机从头设计药物分子，目前已经广泛运用于基于结构的药物设计软件中。B. 每年上市药物中含有天然产物片段的平均数。柱状图为片段得分，片段得分＝匹配的片段数量/分子量。黑点对应于美国食品和药物管理局批准药物［与药物库数据库（www.drugbank.ca）中的活性成分匹配］的年度数量（www.fda.gov），数据来源[11]。

药化学成分数据库进行介绍。

一、国内中药化学成分相关数据库

加强中药科技信息数据库的建设及加速中药信息的全球性传播、共享和利用，已成为中药现代化、信息化、产业化向前发展的基础条件。目前国内多家单位建立了具有不同特色的中药化学成分数据库，其中具有代表性的数据库有创腾科技有限公司与其他科研单位联合开发的中国天然产物数据库、中药化学数据库和微生物天然产物数据库，属于上海有机所化学专业数据库系统的药物和天然产物数据库、中药与化学成分数据库和植物化学成分数据库。

（一）中国天然产物数据库

中国天然产物数据库（Chinese Natural Product Database，CNPD™）（http://www.neotrident.com/product/detail.aspx?id=16）是创腾科技有限公司和中国科学院上海药物研究所联合开发的综合性天然产物数据库。该数据库是在 ISIS 化学信息管理系统的基础上建立并完成的商业数据库（图 9-2）。CNPD™ 系统地收集、整理、分析中国产地来源的植物中分离鉴定出的天然产物的物理性质、生物活性及化学结构等信息，结合中国传统中草药的应用实践，利用先进的计算机化学信息管理手段，为中国的新药、天然产物及相关领域的研究与开发工作，提供一个不可多得的好工具。

CNPD™ 是利用化学信息管理系统 ISIS/Base&Draw 进行数据管理，可以方便地连接其他应用系统如 BIOVIA 所提供的分子模拟和分子设计软件系统 Discovery Studio。ISIS/Base&Draw 在 Windows 环境下运行，可利用 ISIS/Base & Draw 对 CNPD™ 自如地进行检索、浏览和维护。同时，使用者在使用 ISIS/Base & Draw 对 CNPD™ 进行检索时，还可以使用结构式进行搜寻。

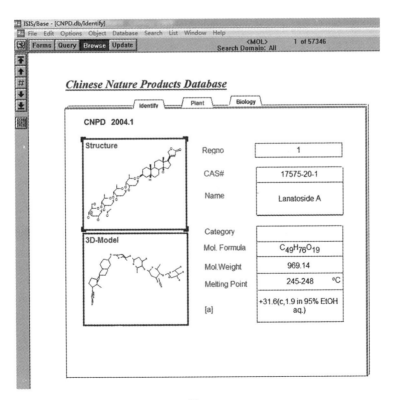

图 9-2　CNPD™ 数据库用户界面

CNPD™目前共收集了57 000多个天然产物，涵盖天然产物37个类别。类药性分析结果表明，CNPD™中有70%的分子是类药性分子。CNPD™还收集了天然产物相关的各类信息，包括天然产物的CAS登录号、名称、分子式、分子量、熔点等理化性质以及二维及三维分子结构、生物活性、自然来源和参考文献信息。对于原植物或同属中药，还收录了对应的中文名、拉丁文名、性味、归经及功能主治信息。

CNPD™可以帮助药物化学、植物化学、有机化学、医药、农药及生物化学等领域的研究人员：①了解天然产物分离、提取和鉴定的研究方法；②对天然产物的结构及生物活性信息进行定量或定性的分析研究，深入了解某类药物的结构与活性之间的关系，为新药研究提供系统的和有价值的信息；③通过虚拟筛选方法筛选天然产物数据库CNPD™获得先导化合物或活性化合物；④以天然产物数据库中的化合物可以作为组合化学库设计的起始结构；⑤通过CNPD™的天然产物、生物活性数据、原植物来源及中药传统等信息，充分了解中国天然产物资源。

（二）中药化学数据库

中药化学数据库（Traditional Chinese Medicine Database，TCMD）是创腾科技有限公司和中科院过程工程研究所分子设计课题组联合开发的综合性中药化学数据库（http://www.neotrident.com/product/detail.aspx?id=18），属于商业数据库（图9-3）。TCMD目前收集中药化合物23 033种，每种中药化合物包含下列11项数据：唯一代码、CAS登录号、中文名称、英文名称、分子式、分子量、二维结构式、植物来源、药理活性（即药理模型实验结果，近8000多种化合物有此数据）、物理化学性质（晶体形态、熔点、沸点、旋光度等，14 000多种化合物有此数据）和参考文献。TCMD涉及中药药用植物6735种，参考文献5538篇，8000种成分有药理数据，200种细胞水平抗癌模型、细胞因子网络调节机制抗炎模型、各种抗氧化模型、各种酶抑制剂模型及NO抑制剂模型等。

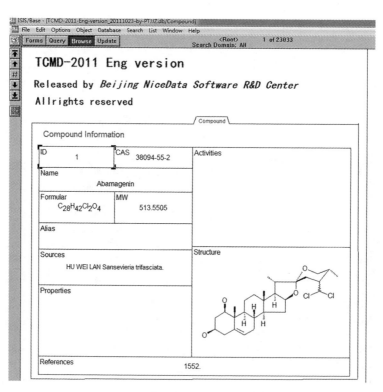

图9-3　中药化学数据库用户界面

（三）微生物天然产物数据库

微生物天然产物数据库（Microbial Natural Products Database，MNPD）是创腾科技有限公司和中国医学科学院医药生物技术研究所联合开发的综合性天然产物数据库（http://www.neotrident.com/product/detail.aspx?id=17），属于商业数据库。MNPD 基于化学信息管理系统 ISIS/Base & Draw，数据内容涵盖近几十年来主要相关文献，专利及专著中的微生物代谢物共15 000多个，其中有确切化学结构式的共10 000多个。MNPD 收集的信息包括基本信息（微生物天然产物的俗名、别名、IUPAC 命名、分子式、分子量、化合类型、CAS 登记号等）、物化性质和谱图信息（微生物天然产物的颜色、晶型、熔点、旋光度、溶解性、紫外和红外特征吸收峰等）、结构信息（已确定的微生物天然产物的二维分子结构式及利用分子力学方法优化得到的三维分子结构）、来源和生物活性（微生物产物的产生菌、制备方法及生物活性测试结果）、原始参考文献及专利信息。MNPD 可以为从事药物化学、微生物学、生物化学、药理学、新药筛选、天然产物研发、组合化学、化学信息学等领域的科研人员提供极大的帮助，如天然产物的结构检索、虚拟药物筛选、构效关系研究、作为组合化学的初始结构等。

（四）药物和天然产物数据库

药物和天然产物数据库属于上海有机所化学专业数据库系统的一部分（http://www.organchem.csdb.cn/scdb/main/sea_introduce.asp）（图 9-4）。数据库包括内容：化合物标识信息〔CAS 号、中英文名称（系统命名和俗名、商品名）、分子式等〕、药物信息（理化性质、药理毒性、用途等）、天然产物信息（应用、开发状况、分解系数、毒性实验数据等）、专利信息（专利号、专利文献的标题、申请日期、批准日期、发明人、所有权人、专利的用途等）。数据的检索途径包括化合物标识信息和用途、应用。专利数据的检索途径包括专利号、专利文献的标题、申请日期、批准日期、发明人、所有权人、专利的用途。

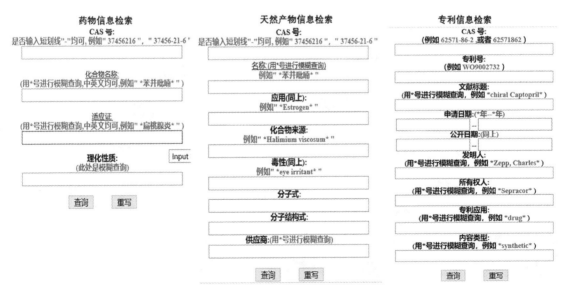

图 9-4　上海有机所的药物和天然产物数据库检索界面

（五）中药与化学成分数据库

中药与化学成分数据库属于上海有机所化学专业数据库系统的一部分（http://www.organchem.csdb.

cn/scdb/main/tcm_introduce.asp)，是化学专业数据库最早建设的数据库之一（图9-5）。本数据库将数千年来中国传统中医的临床实践融合成一个内涵丰富疾病用药-中药材-化合物性质的多层次信息数据库，其中包括了50 000余个处方、1400多种疾病及其用药、22 000多种中药材以及药材中的19 700多种化合物。中医处方信息包括服用方法、组成药材、治疗疾病以及加减方等内容，可通过方剂名、指定药材来检索。中药材的信息包括药材名、药材类别、药材性味、药理作用、功能描述与作用、药材归经、植物名、化学成分、产地、形态和规格、组成方剂、治疗疾病、药材图片等内容，可通过药材名、性味、归经、药理等来检索。中医疾病的信息包括病因、临床诊断要点、实验室检测指征、与其他疾病的辨析、治疗方法与可用方剂名、其他单方验方、对治疗结果的评价、相关方剂、相关药材等内容，可通过疾病名、证候、科属来检索。

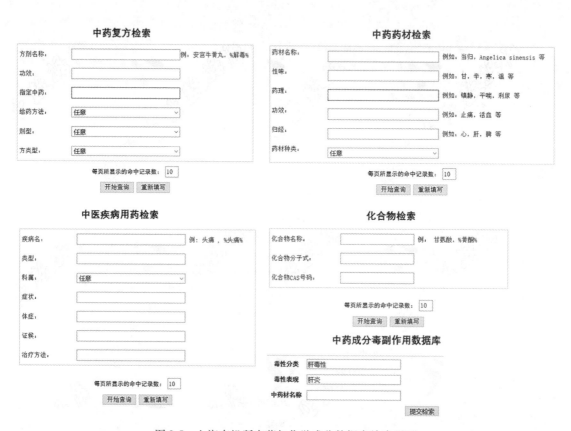

图 9-5　上海有机所中药与化学成分数据库检索界面

（六）植物化学成分数据库

植物化学成分数据库属于上海有机所化学专业数据库系统的一部分（http://www.organchem.csdb.cn/scdb/main/plant_introduce.asp）。本数据库目前收录了上海有机所采集的植物化学成分数据，信息包括植物分类信息、植物图片、分离出的化学成分、相关研究文献等（图9-6）。数据库整合了植物物种目录、化合物目录和疾病目录。共收集化学物质10万种，用户可通过输入植物物种名称、植物科属描述信息、治疗的疾病、化合物等检索植物信息，并可用名录浏览部分蔬菜与水果的化学成分并进行成分比较分析，可了解植物的共有成分。

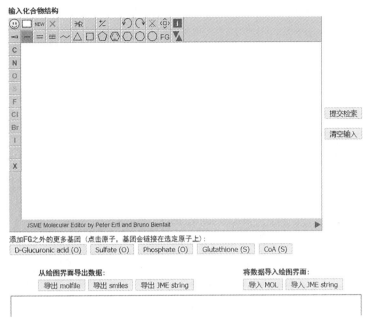

图 9-6　上海有机所植物化学成分数据库检索界面

（七）中国天然产物化学成分库

中国天然产物化学成分库是由国家药学科学数据中心建设与维护的在线数据库（http://pharmdata.ncmi.cn/cnpc/）（图 9-7）。国家药学科学数据中心是由国家科技部支持建立的科学研究平台内容之一，是国家生命科学数据共享体系的组成部分。中国天然产物化学成分库收集了目前研究较为深入的中草药化

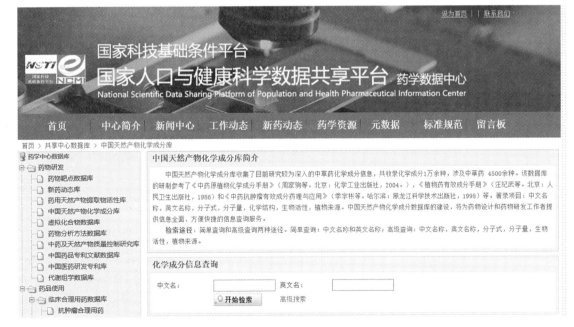

图 9-7　中国天然产物化学成分库检索界面

学成分信息，共收录化学成分1万余种，涉及中草药4500余种。该数据库的研制参考了《中药原植物化学成分手册》[12]、《植物药有效成分手册》[13]和《中药抗肿瘤有效成分药理与应用》[14]。著录项目包括中文名称、英文名称、分子式、分子量、化学结构、生物活性、植物来源。检索途径包括简单查询和高级查询两种途径。简单查询支持中文名称和英文名称，高级查询支持中文名称、英文名称、分子式、分子量、生物活性、植物来源。

（八）中医药综合数据库

中医药综合数据库（Traditional Chinese Medicine，TCMID）是一个以中医药现代化、标准化为目标的综合性数据库，最初于2013年推出。它在中医药研究中得到药理学家的认可和广泛应用（图9-8）。最新版本 TCMID 2.0（http：//www. megabionet. org/TCMID/）包含18 203种草药成分、15种处方、82个相关靶点、1356种药物、842种疾病及其相关关系。考虑到方剂在煎煮过程中可能发生化学变化，从而产生新的组分，在现有数据库中增加处方成分数据。此外，还添加了170种药材的778个药材质谱（MS），以反映不同产地药材质量的差异，区分真伪药材和普通药材，并添加729种成分的3895个MS作为成分鉴定的辅助材料。TCMID 2.0将进一步促进中医药现代化，并加强对中医药多种药理作用的潜在生物学过程的探索。用户在TCMID数据库可通过药方、中草药、原料、疾病、药物以及靶点等关键词进行检索。

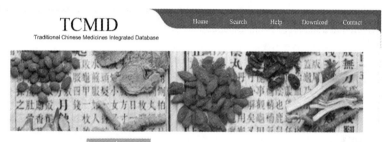

图 9-8　TCMID 数据库主页界面

（九）世界传统药物专利数据库

世界传统药物专利数据库是北京东方灵盾公司自主研发的涉及世界各国天然药物专利经过深度加工标引的中英文双语种专利数据库，收录了1985年以来世界上20余个国家及2个国际组织以中药为核心的所有天然药物及其提取物方面的专利信息，处理了八国语言，包含化学结构、药物方剂、专利权人代码和各国专利法律状态等信息，是目前世界上收录天然药物专利非常齐全的数据库。该数据库提供机器翻译的中英文专利说明书全文、多种辅助数据库、30个检索入口，包括一般数据库所不具有的专业化检索入口，制订了天然药物的唯一登记代码用于中药方剂和药物专业信息的检索（http：//www. eastlinden.

com/ch/product _ detail.aspx?nid = 35&id = 125）。

（十）台湾中医药数据库

台湾中医药数据库是非商业性中医药数据库（http://tcm.cmu.edu.tw/）。数据库中提供的所有分子文件格式可以很容易地用于对接和分子动力学分析。数据库包含 352 种不同的中药、动物产品和矿物质成分，包含37 170个（32 364个非重复）中药化合物。用户可以根据不同的标准搜索数据库，包括化学名称、中药名称、分子性质和分子结构。允许数据库中的分子 CDX（2D 结构）和 MOL2（3D 结构）文件格式下载。所有分子已经几何最小化，可以用于对接程序。数据库还提供每种中医药的综合成分结构信息。此外，参考文献中还提供每个成分的原始研究文章。用户可以下载 TCM 子集或期望的 TCM 成分。目前，整个数据库也可以下载。研究人员可以免费共享数据库的数据，并且可以自由上传研究人员自己的分子和相关的参考文献。

（十一）中药系统药理学数据库和分析平台

中药系统药理学数据库和分析平台（TCMSP）基于系统药理学研究方法，整合了药物代谢动力学、药物化学和药物-靶标蛋白网络-疾病网络（网址：http://tcmspw.com/tcmsp.php），以此来作为沟通传统中医药研究与现代医学研究的桥梁。该数据库搜集《中国药典》（2010 年版）中的 500 味中药，通过文献挖掘和数据库整合，得到每味中药所包含的化合物共计30 069个，并针对每个化合物提供较全面的用于药物筛选和评价的药代动力学性质相关数据，主要包括口服生物利用度、小肠上皮通透性、类药性、血脑屏障通透性、药物半衰期、溶解度、药物成药五原则等。同时，通过模型预测和现有实验数据，获取潜在活性分子的靶标蛋白信息，通过 DrugBank、TTD 和 HIT 等数据库得到靶标蛋白及其疾病信息，最终形成针对每味中药的药物-靶标-疾病网络。此外，TCMSP 还提供网络生成工具，自动生成每味中药的药物-靶标蛋白-疾病网路，方便用户查看和进行更进一步的网络分析[15,16]。

二、国际中药化学成分相关数据库

随着分离、分析技术的不断发展，现代中药化学研究取得较大的进展，每年都能分离得到很多单体化合物和活性成分，但由于样品分散、信息不全，常常面临急需的中药化学成分无处获得（天然产物实物库），获得的成分不能及时进行结构确认（天然产物信息数据库），造成大量的低水平重复研究和资源浪费。因此建设一个高储量、高品质、规范、共享的中药化学成分实物库和数据库，并将其与质量控制和活性筛选评价等系统结合，对我国中药现代化及创新药物研究具有重要的意义。本文对国际上中药化学成分库，包括实物库和信息数据库建设进行了总结。

（一）天然产物实物库

美国国家补充与替代医学中心（National Center for Complementary and Integrative Health）总结了目前世界各国建设的天然产物实物库（表 9-1），收集样品包括植物、海洋生物、真菌等。由于植物、微生物中天然产物的化学结构独特，从中寻找先导化合物比人工合成成功率更高。因此美国、欧盟、日本、韩国等一些国家和地区的许多医药研究机构都在加紧进行天然实物库的构建。

（二）天然化学产物数据库

研究人员经常在具有特定活性骨架、活性基团和优秀生物活性的天然产物分子中找到灵感，特别是在人类与传染病和癌症抗争的漫长历史中，许多天然产物扮演重要的角色。国外在化合物信息数据库建设方面发展较早，很多国家相继发展和建立自己的数据库，目前已建立不少这方面的数据库，表 9-2 是国外可以公开查到的一些天然产物化学相关数据库[17]。

表 9-1　世界主要天然产物实物库

天然产物实物库名称	网址	天然产物来源及数量
Albany Molecular Research Inc.	https://www.amriglobal.com/solutions/discovery/libraries/（link is external）	近 300 000 份来自海洋、陆地微生物和植物的天然产物
AnalytiCon Discovery	www.ac-discovery.com	约 5 000 种自微生物和陆地生物的天然化合物
BioAustralis	www.bioaustralis.com	来自细菌和真菌的高纯度代谢物
Biosortia Pharmaceuticals	www.biosortia.com/pipeline/	来自水生微生物的天然产物
Caithness Biotechnologies LtdpPhytoütre Natural Product Extract Library	www.caithnessbiotechnologies.com	重点关注传统药物，800 种提取物
ChromaDex ®	https://chromadex.com/natural-product-libraries/	适用于天然食品行业，重点是膳食补充剂、食品和饮料、皮肤护理和药品。包括已知活性的化合物和不常见的稀分离出的化合物
Cyano Biotech	www.cyano-biotech.com/content/biomasstocompounds/	蓝藻天然产物
Developmental Therapeutics Program-The National Cancer Institute at the National Institutes of Health	dtp.nci.nih.gov/organization/npb/introduction.htm	世界各地种的植物、海洋和微生物来源的 230 000 多种粗提物；超过 400 种纯化天然产物化合物；中药材植物提取物库
Greenpharma	www.greenpharma.com/products/greenpharma-natural-compound-library	化合物来源包括植物、细菌和其他地球资源
INDOFINE Chemical Company Inc.	www.indofinechemical.com	提供天然产物、草药和营养产品、类黄酮和香豆素
InterBioScreen	www.ibscreen.com/natural.shtml	合成和天然化合物及其衍生物。合成化合物来源于植物、真菌、昆虫和海洋生物分离的天然化合物，或完全合成的天然产物的衍生物和海洋产物的衍生物
InterLink Biotechnologies	www.interlinkbiotech.com/natural-products.html	超过 200 000 种微生物和植物提取物，纯化化合物和微生物菌株
Magellan BioScience	www.magellanbioscience.com/libraries/divisions.html	沉积层海洋微生物及相关无脊椎动物和植物组织
MicroSource Discovery Systems Inc.	www.msdiscovery.com/natprod.html	大约 75% 的化合物：生物碱（16%）、黄酮类化合物（12%）、甾醇/三萜类化合物（12%）、二萜类/倍半萜类化合物（10%）、二苯甲酮/查尔酮类/二苯乙烯类（10%），柠檬苦素类/奎尼类化合物（9%）和色酮类/香豆素类（6%）。其余化合物包括醌类/甲基醌类、苯吡喃类/苯并吡喃类、类黄酮/黄酮/黄酮类、碳水化合物和苯酚酮/类酚酸类/缩酚酸环醚类化合物
Natural Products Discovery Institute-A Division of the Baruch S. Blumberg Institute	www.npdi-us.org	微生物发酵产物、植物来源、粗提取物物质
Quality Phytochemicals	www.qualityphytochemicals.com	用于研究的天然化合物/植物化学物质
Sequoia Sciences	https://www.sequoiasciences.com/compound-libraries/	植物来源类药物化合物

续表

天然产物实物库名称	网址	天然产物来源及数量
Specs	www.specs.net/page.php?pageid=20041206161213839&smenu=2008111411133023	来自天然来源的纯化天然产物及其衍生物，来源包括植物、真菌、细菌和海洋生物
Target Molecule Corp.	http://www.targetmol.com/screening2/Natural-Compound-Library.html	来自植物、动物、微生物和海洋物种等的纯化天然化合物。该库包括：生物碱、类黄酮、酚、来丙素、醌类、糖类、类固醇和萜类等化合物
The Natural Products Library Initiative at The Scripps Research Institute	www.scripps.edu/shen/NPLI/npliattsri.html	天然细菌来源产物，包括中低压制备色谱系统（Medium Pressure Preparative Liquid Chromatography System, MPLC）分离组分和粗提物
TimTec	www.timtec.net/natural-compound-library.html	植物、细菌、真菌和动物来源的化合物

表 9-2　国外有关天然产物化学数据库

数据库名称	天然产物数量	数据库主要内容简介	网址	参考文献
3DMET	未提供	包括KEGG COMPOUND数据库中的大部分天然产物的三维结构及理化常数等信息	http://www.3dmet.dna.affrc.go.jp/	[18]
Dictionary of Natural Products	210 213	文献中描述的天然产物，包括天然产物的名称、分子式、结构式、化学物质登录号（CAS）号、立体化学、理化常数、毒性、活性、用途、参考文献等信息	http://dnp.chemnetbase.com	未提供
SuperNatural	325 508	包括相应的2D结构、物理和化学性质、毒性和靶标预测和潜在供应商的信息	http://bioinformatics.charite.de/supernatural/	[19]
Chem-TCM	12 070	收集了350种草药中12 070种化学成分，其中9 500种异的化学成分。可进行化学鉴定、植物学信息获取，针对常见西方治疗靶标的活性预测以及根据传统中草药评估的分子活性	http://www.chemtcm.com/database.html	未提供
ChEMBL	>75 000	从48 000余种出版物中提取出的化学结构	http://www.ebi.ac.uk/chembl/	未提供
KEGG Compound Database	17 000	代谢物及其他小分子化合物的名称、分子式、相对分子质量、结构式、CAS号、化学反应、代谢途径等信息	https://www.genome.jp/kegg/compound/	未提供
NCI	250 250	化合物及药物的结构和性质检索数据库，可以通过多种途径检索得到化合物的分子式、CAS号、相对分子质量、抗HIV活性、氢键接受体和给体的数目、可旋转键的数目、油水分配系数（logP）、有关生物活性的预测值以及化合物结构的SMILES、sdf格式式文件等信息	https://cactus.nci.nih.gov/ncidb2.2/	[20]

小　结

随着医药科研工作者对天然产物的关注，国内许多科研单位和企业尝试建设自己的天然产物库，但由于样品比较分散，系统制备技术缺乏，实物获取比较困难，数据库不完善，大量的低水平重复研究和资源浪费，使得目前国内天然产物化学成分库实物库的建设还不多。在中药数据库建设方面，近年来发展较快，目前已建立各种各样的天然产物相关数据库，但也存在一些问题，主要表现为以下几个方面：①多为专题型数据库，综合型数据较少；②多为文献型数据库，不便于进行数据挖掘和统计分析；③全文数据库较少，获取全文困难；④缺乏统一标准，数据库之间难以实现整合与共享。所以，通过数据优化、行业共同标准制订，建立规范、实用、智能型、综合型的大规模天然产物数据库，研究开发天然产物数据库的整合与扩展技术，实现不同数据库间资源的共享，并建立相应的高储量、大规模的天然产物实物库，对天然产物的研究开发具有重要的意义[17]。

思考题

中药化学成分数据库的数据来源有哪些？

第三节　中药材质量和外源性污染物相关数据库及预警系统

随着中国加入 WTO 以后，西方发达国家对我国中药材技术壁垒和"绿色贸易壁垒"门槛的加高，作为重要检测指标的重金属、农药残留、二氧化硫、真菌毒素等超标已经成为阻碍中药材出口的严重问题之一，使我国的特产药材不能在国际市场上占据有利地位。下面介绍世界各国与地区中药材质量和外源性污染物相关数据库及预警系统。

一、中药质量控制相关数据库

目前，我国在中药质量数据库方面的研究工作较少，本研究检索到的相关数据库有中药及天然产物质量控制研究数据库和中药安全性数据库。

（一）中药及天然产物质量控制研究数据库

中药及天然产物质量控制数据库（http://www.organchem.csdb.cn/）广泛采集大量知识信息资源，收录的品种为《中国药典》（2015 版，一部）的中药材品种及其配伍的成方制剂（约 2000 种），分析方法由基准方法和文献方法两部分组成，其中基准方法为药典的分析方法；文献方法来源主要为中国知网中医药卫生科技专题下的期刊与学位论文（约 500 种），对比筛选整理不同于药典的质量控制方法，包括用于现代中药研究的新方法，如 NMR、LC-MS、GC-MS、电化学等，每年更新约 1200 条。每种药材的质量控制项目包括鉴别、含量测定、检查、指纹图谱等，其中检查项下主要涉及二氧化硫残留、黄曲霉毒素及特殊毒性成分检查等，整理的每种研究方法具体内容包括应用范围、方法原理、仪器设备及实验条件、试样制备、操作步骤、备注、参考文献等，其中备注说明不同于药典方法之处，参考文献可以与原文链接，并注明发表时间。有利于查阅者了解质量控制方法的原理、应用范围及开展具体的实验工作。

（二）中药安全性数据库

中药安全性数据库（http://www.ndctcm.org/shujukujieshao/2015-04-23/24.html）由中国中药数据中心建设。该数据库汇集种质标准、农残标准、重金属标准、无机物标准、真菌毒素标准及辐射物标准六项标准建立常用中药材、饮片安全性数据库。

二、中药外源性污染物相关数据库

（一）中药农药残留相关数据库

农药残留是中药质量控制的重要指标之一。农药残留是指因使用农药而残留在人类或动植物体中的任何物质或各种物质的混合物，包括在毒理学上各种有意义的降解转化产物、代谢物等任何特定的衍生物。

目前未检索到中药农药残留数据库，但我国已建设了食品和农业有关的农药残留数据库，如农兽药数据库（http://db.foodmate.net/pesticide/index.php）可以查询到农兽药基本信息和农兽药在食品以及植物的残留量限量标准。庞国芳团队[21]研发了高分辨质谱+互联网+信息工程技术多学科交叉多元技术融合，开发了农药残留大数据智能分析软件，构建了农药残留侦测结果数据库，实现了农药残留检测数据自动在线传递，结果自动判定，统计分析和农药残留文图并茂侦测报告自动生成，其数据统计分析的工作效率是传统方法不可比拟的；研发了高分辨质谱+互联网+地理信息系统（GIS）三元融合技术构建农药残留风险溯源预警在线视频系统软件，研究开发的农药残留视频制图软件，把农药残留数据镶嵌在中国行政地图上，实现了农药残留智慧一张图管理，现已形成两个产品：31省会/直辖市农药残留地图集（纸质地图）和农药残留检测在线制图系统（视频地图），实现了对市售水果蔬菜农药残留状况一目了然。

（二）中药重金属污染相关数据库

中药材的重金属污染主要来源于种植地的土壤、加工炮制、运输和储藏、制剂生产过程等。而某些中药材对某些金属元素具有生物富集能力，在按自身需要特定比例主动吸收同时，对土壤中富集元素也会相应地被动吸收，这是导致中药材重金属超标的重要途径[22]。因此土壤及水源重金属污染是中药重金属污染的主要影响因素。

宋伟等[23]依托收集的耕地土壤重金属污染案例资料，建立了我国138个典型区域的耕地土壤重金属污染数据库，并利用《土壤环境质量标准》（GB 15618—1995）中的二级标准作为评价标准，测算了我国耕地的土壤重金属污染概况。陈奕云等[24]对中国知网和万方数据库中2003～2013年间农田土壤重金属污染的相关文献进行基于文献计量和地理信息技术的农田土壤污染指数时空分布信息挖掘。中国地质调查局发布《中国地球化学调查报告（2016年）》（以下简称《报告》）。《报告》显示，我国实施的土壤地球化学调查发现12.72亿亩无重金属污染耕地，占已调查耕地面积的91.8%，发现富硒耕地资源5244万亩。这些研究成果为开展中药重金属污染研究提供了借鉴。

（三）中药真菌及真菌毒素污染相关数据库

真菌毒素是由真菌产生的具有毒性的次生代谢物，广泛污染农作物、食品及饲料等各种植物和动物性产品。目前我国在中药真菌毒素污染数据库方面的建设基础薄弱，但我国在粮食作物真菌病害数据库及植物检疫性菌物数据库方面已开展相应的工作。

1. 中国粮食作物真菌病害数据库　　中国粮食作物真菌病害数据库（http://pests.agridata.cn/base11.asp）由中国农业科学院植物保护研究所建设与维护。该数据库利用文献检索获得的粮食作物真菌病害的基础数据信息，进行数据信息的规范化整理，建立具有浏览和多种查询检索功能的数据库。数据库内容包括病害中文名、病原拉丁学名、分类地位、图片、地理分布、生物学特性、发生为害规律、综合治理策略和研究动态等。

2. 植物检疫性菌物数据库（http://124.16.144.74:8081/fungi/index.jsp）　我国进境植物检疫性真菌有

130 种（中华人民共和国进境植物检疫性有害生物名录），但现有的真菌检测方法存在目标单一、耗时长、误检及漏检率高的缺陷，而我国各口岸的待检样品量巨大，导致不少危险病原菌无法检出，从而给我国带来严重的经济与生态损失。为了提高我国真菌类有害生物检测的时效性、准确率及国境口岸有效应对突发公共安全事件的能力，中国科学院微生物研究所蔡磊课题组在由国家重点研发计划子课题"高频跨境寄生真菌高阶元多目标检测筛查技术研究"和"中国科学院战略生物资源服务网络计划生物资源衍生库"项目资助下构建了检疫性真菌参比物质及标准库。本数据库解决了口岸检疫部门对病原真菌高精准、高效及多目标鉴定，从而跨越式地提高我国口岸检疫部门的检测业务水平，可以为全国乃至全球植物检疫工作提供参考依据。

3. VICAM 新型全球真菌毒素法规在线数据库　全球真菌毒素法规在线数据库（Global Mycotoxin Regulations Tool）是目前唯一的全球真菌毒素法规限制查询工具（commodityregs. com）。它能够提供简单、可搜索的法规数据，帮助食品和农业出口商快速判断其产品是否适合某一特定市场，并建立满足这些要求的内部质量方案。全球真菌毒素法规在线数据库将对解决全球范围内食品安全问题产生极大的推动作用。可满足客户面对不断变化的全球市场的需求，并逐渐降低真菌毒素对人体和动物健康的影响。

三、食品药品安全预警系统

欧盟于 1979 年建立食品和饲料快速预警系统（Rapid Alert System for Food and Feed，RASFF，https://ec.europa.eu/food/safety/rasff_en），主要是针对各成员国内部由于食品不符合安全要求或标示不准确等原因引起的风险和可能带来的问题及时通报各成员国，使消费者避开风险的一种安全保障系统。该系统主要用于实时监测食品和饲料中的外源性有害物质，并将其数据向社会公示。以 2015 年欧盟 RASFF 通报数据为例，食品类对华通报 274 项，其中：首要原因为含有霉菌毒素，共 103 项，占比 36.8%，霉菌毒素主要黄曲霉毒素。因农兽药残留量不符合欧盟农兽药残留限量标准而被通报的情况位居第二，共计 44 项，占比 15.7%。

美国食品药品管理局（FDA）也实时更新进口预警措施（import alert）。如美国 FDA 于 2018 年 7 月 17 日更新进口预警措施，对我国 18 家企业的产品实施自动扣留。涉及的产品包括枸杞及枸杞粉共 8 批，主要是因为农药残留超标。

欧洲与美国在食品药品安全预警方面所做的工作，对我国进出境商品检验检疫风险预警及快速反应系统的建立与进一步完善有一定的借鉴作用。

小　结

本节对中药质量控制与分析相关国内外数据库简介及使用进行了介绍。当前中药质量控制及外源性污染物有关数据库和信息平台普遍存在的缺点是：①缺乏对本领域实验数据、文献数据、网页数据的自动化全面获取和实时更新；②缺乏关于量化指标及其分布，量效（功效）、量性（毒性）的相关性及其显著性信息；③大多仅支持基于关键词的检索，缺少智能检索功能，如分子式等。基于目前的发展现状及需求，中药质量大数据监测平台需要实现中药化学成分及外源性有毒物质的实时监测和数据的及时采集、管理和智能分析，并在短时间内自动生成相关分析报告，从而为中药化学成分及外源性有毒有害物质的追根溯源、风险安全评估、科学管理与使用提供实时在线服务。

思考题

1. 国外食品药品安全预警系统对构建中药安全实时监控平台有哪些借鉴？
2. 中药外源污染物性数据库的数据来源有哪些？

（陈海梅　刘　昶）

参 考 文 献

［1］潘文，程涛，牛崇信，等. 大数据时代中医药信息的应用［J］. 中国中医药图书情报杂志，2014. 38（1）：2-4.

［2］张素娟. 大数据环境下中医药科技查新的发展与创新［J］. 世界最新医学信息文摘，2015，15（98）：285-286.

［3］张华敏，王永炎. 高概念大数据时代中医理论研究的机遇［J］. 中国中医基础医学杂志，2015，（1）：4-6.

［4］朱毓梅. 大数据时代背景下中医古籍面临的机遇与挑战［J］. 中国中医药图书情报杂志，2014，（3）：12-14.

［5］Feng Y，Wu Z，Zhou X，et al. Knowledge discovery in traditional Chinese medicine：State of the art and perspectives［J］. Artificial Intelligence in Medicine，2006，38（3）：219-236.

［6］龙伟，刘培勋. CADD 技术在中药及复方研究中的应用探讨［J］. 世界科学技术-中医药现代化，2007，9（6）：22-24.

［7］薛兴亚，徐青，章飞芳，等. 中药信息数据系统构建［J］. 世界科学技术：中医药现代化，2006，8（3）：91-94.

［8］杨林芬. 大数据时代名老中医档案价值挖掘的 SWOT 分析［J］. 兰台世界，2017，（20）.

［9］解育静. 大数据时代中医药领域面临的机遇与挑战［J］. 中华医学图书情报杂志，2015，24（7）：33-35.

［10］赵丽梅，谭宁华. 国内中药化学成分库建设的现状分析与思考［J］. 中国中药杂志，2012，37（20）：3012-3016.

［11］Rodrigues T，Reker D，Schneider P，et al. Counting on natural products for drug design［J］. Nature Chemistry，2016，8（6）：531-541.

［12］周家驹，谢桂荣，严新建. 中药原植物化学成分手册［M］. 北京：北京化学工业出版社，2004.

［13］国家医药管理局中草药情报中心站. 植物药有效成分手册［M］. 北京：人民卫生出版社，1986.

［14］季宇彬，张广美. 中药抗肿瘤有效成分药理与应用［M］. 哈尔滨：黑龙江科学技术出版社，1998.

［15］汝锦龙. 中药系统药理学数据库和分析平台的构建和应用［M］. 西北农林科技大学，2015.

［16］Ru J，Li P，Wang J，et al. TCMSP：a database of systems pharmacology for drug discovery from herbal medicines［J］. Journal of Cheminformatics，2014，6：13.

［17］赵丽梅，谭宁华. 国外天然产物化学成分实物库及数据库建设概况［J］. 中国中药杂志，2015，40（1）：29-35.

［18］Maeda MH，Kondo K. Three-dimensional structure database of natural metabolites（3DMET）：a novel database of curated 3D structures［J］. Journal of Chemical Information and Modeling，2013，53（3）：527-533.

［19］Dunkel M，Fullbeck M，Neumann S，et al. Super natural：A searchable database of available natural compounds［J］. Nucleic Acids Research，2006，34（Database issue）：678-683.

［20］Fullbeck M，Michalsky E，Dunkel M，et al. Natural products：Sources and databases［J］. Natural Product Reports，2006，23（3）：347-356.

［21］庞国芳，范春林，陈谊，等. 高分辨质谱+互联网+地理信息（GIS）构建世界常用农药残留大数据库提升农产品质量安全保障能力［J］. 中国科技成果，2016，17（22）：51-53.

［22］赵蓉，杨惠霞，蒲瑾，等. 中药重金属污染及其评价方法研究现状［J］. 中国中医药信息杂志，2016，23（2）：134-136.

［23］宋伟，陈百明，刘琳. 中国耕地土壤重金属污染概况［J］. 水土保持研究，2013，20（2）：293-298.

［24］陈奕云，唐名阳，王淑桃，等. 基于文献计量的中国农田土壤重金属污染评价［J］. 土壤通报，2016，47（1）：219-225.

第 十 章

科学论文的写作及相关软件的应用

　　科学论文作为科学研究产生的主要成果，是对整个科学研究的综合体现。科学论文撰写的质量对于我们科学研究价值的表述具有非常重要的影响。因此，我们在做好科学研究的同时，需要对科学论文的撰写投入更大的精力。在论文撰写的过程中有一定的规则，需要用到一些作图、统计软件，本章就国内外分析类期刊、科学论文的撰写、相关软件的应用及发表论文的流程进行简要介绍。

第一节　国内外主要分析类期刊及相关软件的介绍

　　中药分析学科相关科学期刊种类较多，本节对国内外主要分析类期刊的概况和收录特点以及相关软件进行简要介绍。

一、国内主要分析类期刊

　　国内分析类期刊根据分析方法与对象的不同可分为化学分析类杂志、色谱分析类杂志、质谱分析类杂志、化学计量学相关杂志。

（一）化学分析类杂志

1.《高等学校化学学报》

刊期：月刊　　　CN：22-1131/O6　　　ISSN：0251-0790

主管单位：中华人民共和国教育部

主办单位：吉林大学、南开大学

数据库收录：中文核心期刊、SCI（历年影响因子见图 10-1）

英文期刊全称 | ISO 缩写：*Chemical Journal of Chinese Universities* | *Chem. J. Chin. Univ.*

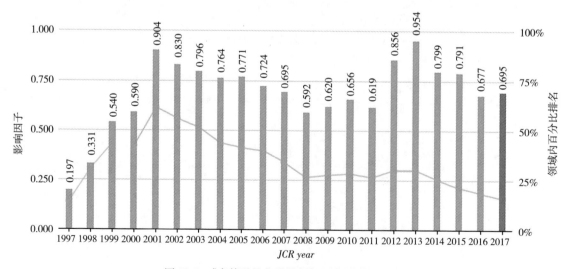

图 10-1 《高等学校化学学报》历年影响因子 *

*数据来源：InCites Journal Citation Reports dataset updated Sep 20，2018

官方网站：http://www.cjcu.jlu.edu.cn/CN/volumn/current.shtml

（1）简介：《高等学校化学学报》为化学学科综合性学术刊物，主要报道我国高等院校和中国科学院各研究所在化学学科及其相关的交叉学科、新兴学科、边缘学科等领域所开展的基础研究、应用研究和重大开发研究所取得的最新成果。由教育部聘请了81位学术造诣精深的国内外知名化学家组成学术阵容强大的编委会，编委成员分布于无机化学、分析化学、有机化学、物理化学、高分子化学等专业，由国际著名的理论化学家唐敖庆教授任名誉主编、著名的高分子化学家周其凤院士任主编。

（2）发展历程：《高等学校化学学报》前身为1964年创刊的《高等学校化学学报》（化学化工版），1966年停刊，1980年复刊并更名为《高等学校化学学报》，为半年刊，1981年改为季刊，1983年为双月刊，1985年为月刊至今，16开本，208页，是中国载文量最大的科技期刊之一。

（3）收录特点：《高等学校化学学报》坚持以新（选题新、发表科研成果创新性强）、快（出版速度快）、高（刊文学术水平高和编辑出版质量高）为办刊特色，以研究论文、研究快报和综合评述等栏目集中报道广大化学工作者在无机化学、分析化学、有机化学、物理化学、高分子化学及其相关的生物化学、材料化学和医药化学等学科领域所开展的基础研究、应用研究和开发研究所取得的创新性科研成果，载文学科覆盖面广，科技信息量大，学术水平高，刊登国家"863"和"973"计划资助项目、国家自然科学基金以及其他省部级以上科学基金资助项目的文章达到90%以上，其中获国家自然科学奖、国家科技进步奖、国家发明奖以及省部级以上科技奖励项目所属的文章占有较大比例。

从1995年起被美国科学信息研究所（Institute for Scientific Information，ISI）数据库和美国科学引文索引扩展版（SCIE）、RA、CCI、CC/PC&ES和RCI等出版物收录，从1999年起被世界著名的检索刊物科学引文索引（SCI）核心选刊收录。长期被中国化学化工文摘、中国科学引文数据库（CSCD）、美国化学文摘（CA）和俄罗斯文摘杂志（AJ）等20多种国内外著名检索刊物和文献数据库摘引和收录。在CA"千种表"中连续多年居中国入选科技期刊之前列。在中文核心期刊要目总览化学类核心期刊中居第一位。在中国科技期刊引证报告（CJCR）公布的中国科技期刊总被引频次和影响因子排序表中连续多年居前列。

2.《分析化学》

刊期：月刊　　CN：22-1125/O6　　ISSN：0253-3820

主管单位：中国科学院

主办单位：中国科学院长春应用化学研究所、中国化学会

数据库收录：中文核心期刊、CA、SCI（历年影响因子见图10-2）

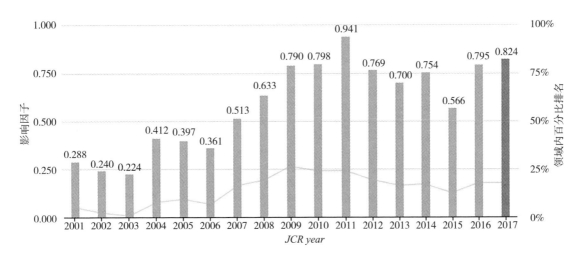

图10-2　《分析化学》历年影响因子*

* 数据来源：InCites Journal Citation Reports dataset updated Sep 20，2018

英文期刊全称 ｜ ISO 缩写：*Chinese Journal of Analytical Chemistry* ｜ *Chin. J. Anal. Chem.*

官方网站：http://fxhx.manuscripts.cn/

（1）简介：《分析化学》杂志是国内外公开发行的专业性学术期刊。1972 年创刊，全年共 12 期（月刊），每月 10 日出版，16 开本，154 页。主要报道我国分析化学创新性研究成果，反映国内外分析化学学科的前沿和进展，成为工、农、医、国防、环境等各个学科中应用最广泛的刊物。为广大读者提供最新的分析化学的理论、方法和研究进展，为分析化学工作者提供国内外最新分析仪器信息。

（2）收录特点：刊物设有研究报告、研究简报、评述与进展、仪器装置与实验技术、来稿摘登、NEWS 等栏目。旨在为冶金、地质、化工、材料、农业、食品、药物、环境等领域从事研究测试的科技人员及高等院校相关专业的广大师生提供最新的分析化学的理论、方法和研究进展。读者对象主要为国家重点实验室、科学院所、高等院校、企事业单位等从事分析化学研究工作的科技人员、专家、院校师生及分析仪器设备的采购管理人员；同时也是有关图书馆、情报等部门必不可少的信息来源。

《分析化学》目前是我国自然科学核心期刊及全国优秀科技期刊，是我国发行量、报道容量和国内外影响较大的科技学术期刊之一。1999 年荣获首届国家期刊奖，2000 年获中国科学院优秀期刊特别奖，2001 年入选"中国期刊方阵"高知名度、高学术水平的"双高"期刊，2002 年荣获第二届国家期刊奖和第三届中国科协优秀科技期刊奖。论文已被包括美、英、日、俄近 30 种文摘刊物和检索系统收录。逐年被选入美国权威文摘 CA 摘引量最大的 1000 种期刊（简称"CA 千种表"）中，并居我国入选"CA 千种表"期刊的前列。从 1999 年开始被美国科学信息研究所（ISI）正式收入 SCIE，同时还被收入 Research Alert 和 Chemistry Citation Index 等 ISI 系列。

3.《化学学报》

刊期：月刊　　　CN：31-1320/O6　　　ISSN：0567-7351

主管单位：中国科学院

主办单位：中国化学会、中国科学院上海有机化学研究所

数据库收录：中文核心期刊、CA、SCI（历年影响因子见图 10-3）

英文期刊全称 ｜ ISO 缩写：*Acta Chimica Sinica* ｜ *Acta Chim. Sin.*

官方网站：http://www.huaxuexb.cn/

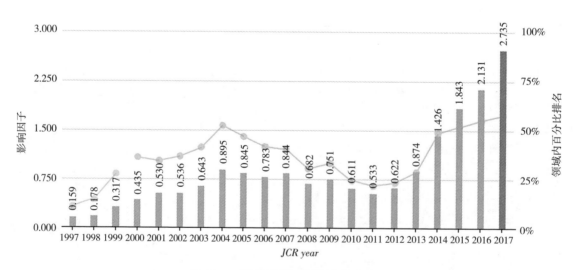

图 10-3　《化学学报》历年影响因子 *

＊数据来源：InCites Journal Citation Reports dataset updated Sep 20，2018

（1）简介：《化学学报》是化学学科综合性学术期刊，刊载化学各学科领域基础和应用基础研究的原始性、首创性研究成果，面向国内外公开发行。《化学学报》在我国化学界一直享有较高的声誉和学术地位，属于一级学科的核心期刊，主要刊载化学学科基础和应用基础研究的原始性、首创性成果，涉及物理化学、无机化学、分析化学、有机化学、高分子化学等领域，由科学出版社出版。

（2）发展历程：《化学学报》是我国创刊最早的综合性化学学术期刊，创刊于 1933 年，原名《中国化学会会志》（*Journal of the Chinese Chemical Society*）。1932 年中国化学会在南京成立，翌年创刊《中国化学会会志》，并在北平出版。刊登以英文、法文和德文发表的我国化学研究成果。我国化学界一代宗师曾昭抡先生从创刊之日起担任主编长达 20 年。以后的历任主编有张青莲、梁树权、汪猷、黄维垣和沈延昌等先生。1952 年《中国化学会会志》改名为《化学学报》（*Acta Chimica Sinica*），继续由中国化学会主办，并从外文版改成中文版。1965 年由中国科学院上海有机化学研究所任承办单位。1967～1974 年由于"文化大革命"，停刊 8 年。1975 年《化学学报》复刊。1983 年创刊《化学学报英文版》（*Acta Chimica Sinica English Edition*），将《化学学报》上发表的部分优秀文章译成英文后发表。1990 年起《化学学报英文版》改名为《中国化学》（*Chinese Journal of Chemistry*），并且文章内容不再与《化学学报》重复。2011 年，受中国化学会和中国科学院上海有机化学研究所的邀请，周其林院士出任《化学学报》主编，丁奎岭、高松、何川、江桂斌、刘忠范、帅志刚、张希等先生担任副主编，43 位专家学者担任编委。经过半年多的筹备，2012 年 7 月，改版后的《化学学报》（第 70 卷第 13 期起）正式刊出。新版《化学学报》以"打造一本高水平的中文化学期刊，为化学工作者提供一流的学术交流平台"为宗旨，编委会由周其林教授等目前非常活跃的、年富力强的、学术水平高且热心于为中国化学工作者服务的中青年专家组成，新设"研究通讯（Communication）""研究亮点（Highlight）""研究评论（Accounts）""研究展望（Perspectives）""综述（Review）"栏目，保留原有"研究论文（Article）"栏目，取消原"研究简报"栏目。审稿采用副主编负责制，由专门领域的专家学者担任副主编，负责稿件的预审、送审和终审，并对于特别新颖或有由于竞争原因需要尽快发表的研究工作（无论是中文还是英文），在作者申明其重要性和紧迫性的情况下，由相关副主编为其开辟绿色通道，在 1～2 周内终审，录用后立即上网实现在线发表。尽力加快审稿速度，发表周期缩短为 1～3 个月，优秀文章的相关图片可在封面发表宣传，不再向作者收取审稿费和版面费。同时设立"《化学学报》年度最有影响力论文奖"，对 3 年内发表的、引用次数较多的高质量文章作者给予荣誉和物质奖励。

（3）收录特点：《化学学报》为一级学科期刊，主要刊载化学领域各分支学科的基础研究类相关工作。要求收录文章必须具有原创性和新颖性，稿件以中文为主，同时刊登少量特别优秀的英文稿件。刊物设有研究通讯、研究论文、研究亮点、研究评论、研究展望和综述等栏目。旨在报道化学学科领域基础理论研究和应用理论研究方面的原始性、首创性研究成果，综述化学学科领域的研究热点和前沿课题，报道各分支学科发展动态等。

《化学学报》在促进我国化学学科的发展和学术交流、最新知识传播中起着不可替代的重要作用。在每年刊出的论文中，为数众多的文章得到国家自然科学基金、国家杰出青年基金、国家"863"计划基金、国家"973"计划基金、国家攀登计划基金等多种国家级基金资助，获省部级以上基金资助的论文占全部论文的比例多年维持在 85% 以上。《化学学报》的高质量得到国内外同行和期刊管理部门的认可。1998 年《化学学报》重新被美国科学引文索引（SCI）核心版全文收录，当年被收录的我国科技期刊仅 11 种。《化学学报》还被国际著名的检索系统 CA、日本科学技术情报中心（JICST）、AJ 等国际知名的检索刊物和文献数据库摘引和收录。《化学学报》连续多年获得国家自然科学基金重点学术期刊专项基金、中国科协精品科技期刊工程、中国科学院出版基金（一等）资助。《化学学报》2000 年荣获首届国家期刊奖，2001 年入围科技期刊方阵"双高"期刊，2011 年荣获第二届中国出版政府奖期刊奖提名奖。

4.《催化学报》

刊期：月刊　　CN：21-1601/O6　　ISSN：0253-9837

主管单位：中国科学院

主办单位：中国化学会、中国科学院大连化学物理研究所

数据库收录：中文核心期刊、EI、SCI（历年影响因子见图 10-4）

英文期刊全称 | ISO 缩写：*Chinese Journal of Catalysis* | *Chin. J. Catal.*

官方网站：http://www.chxb.cn/CN/volumn/current.shtml

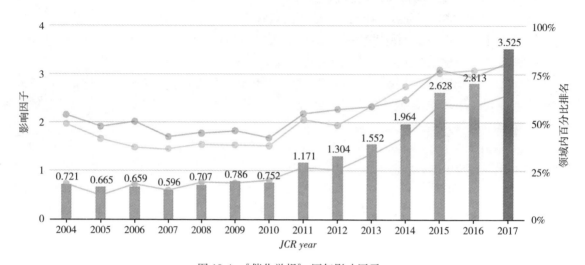

图 10-4 《催化学报》历年影响因子 *

* 数据来源：InCites Journal Citation Reports dataset updated Sep 20，2018

（1）简介：《催化学报》是中国化学会催化学会会刊。由科学出版社与 Elsevier 出版社出版，所有文章电子版在 Elsevier 的 ScienceDirect 网络平台上出版，纸版期刊国内外公开发行，现为英文刊（为兼顾国内读者，同时刊登英文文章的扩展版中文摘要）。主要刊登催化领域有创造性，立论科学、正确、充分，有较高学术价值的论文，反映我国催化学科的学术水平和发展方向，报道催化学科的科研成果与科研进展，跟踪学科发展前沿，注重理论与应用结合，促进国内外学术交流与合作。

（2）发展历程：《催化学报》1980 年创刊，全年共 12 期（月刊）。2008 年 9 月起，与中国化学会催化学会合作成为其会刊，中国化学会催化学会云集了中国催化领域的众多优秀专家，这些专家在专业把关和吸引优秀稿件方面均是《催化学报》的坚强后盾。《催化学报》在中国化学会催化学会主办的全国催化大会、环境催化大会和青年催化会上向参会者充分展示自己，催化专业委员会将会议征集到的部分优秀科研成果推荐在本刊发表，从而大大拓宽《催化学报》的传播范围并进一步提高期刊的影响力。自 2006 年与 Elsevier 出版集团合作，在其 ScienceDirect 在线全文平台上出版《催化学报》国际版英文电子期刊 *Chinese Journal of Catalysis*。该英文版期刊与中文版期刊同步出版，其文章由本刊编委会从中文版中挑选并由作者进行翻译。英文版期刊中文章的引用信息与中文版期刊中的同一篇文章完全相同。

《催化学报》自创刊以来，在主办单位、各届编委会和我国催化界同仁的积极支持下，办刊质量及国际影响力日益提高，现已得到广大读者、作者的广泛认可，并多次得到上级部门嘉奖。1996 年荣获中国科学院优秀自然科学期刊二等奖，2000 年荣获中国科学院优秀期刊一等奖，2004 年获第三届国家期刊奖提名奖，2004～2009 年连续六年获中国科学院科学出版基金二等资助，2009 年入选中国科协精品科技期刊示范项目，2012 年荣获中国科学院科学出版基金一等资助，2013～2018 年荣获中国科学院科学出版基金顺延支持，2016～2018 年荣获中国科技期刊国际影响力提升计划支持等。《催化学报》编委会一直坚持"严谨治学，追求一流"的办刊理念，努力将优秀的研究成果以最快的速度展示给世界范围的读者，从而被他们所参考和引用。编委会制订的办刊目标是将《催化学报》办成在国际上有重大影响力的国际化期

刊，所刊发的文章将引领并推动国际相关学科热点问题讨论，为争取我国催化相关科技创新成果首发权、保护我国原创知识产权、推进我国科学技术发展做出重要贡献。

（3）收录特点：《催化学报》设有研究快讯、研究论文和综述等栏目。主要报道多相催化、均相络合催化、生物催化、光催化、电催化、表面化学、催化动力学以及有关边缘学科的基础性及应用基础性的最新研究成果。以催化学术领域从事基础研究和应用开发的科研人员及工程技术人员为读者对象，也可供大专院校有关催化专业的本科生及研究生参考。

《催化学报》在国内近年的核心期刊、期刊影响因子、期刊总被引频次及自然科学学术期刊显示度等排名表中均位居化学类期刊前十名。2001 年起被美国 SCIE 收录，连续 6 年位居 SCI 收录的中国化学类期刊前两位。根据 2016 年中科院 JCR 期刊分区报告，在国际工程技术类 1845 种期刊中排名第 354 位，居工程技术大类二区。期刊连续 5 年被评为中国最具影响力学术期刊。此外，《催化学报》现被美国 SCIE、CA、美国剑桥科学文摘（CSA）、日本科学技术情报中心（JICST）、俄罗斯文摘杂志（AJ）、英国催化剂与催化反应（CCR）、中文核心期刊要目总览、中国学术期刊文摘（CSA）、中国科学引文数据库（CSCD）、中国期刊全文数据库（CNKI）、中国化学文献数据库（CCBD）等多个重要国内外数据库收录。《催化学报》曾荣获第三届国家期刊奖提名奖、中国科学院优秀期刊一等奖和中国期刊方阵双效期刊称号。

5.《中国科学：化学》（中文版）和 *Science China Chemistry*（英文版）〔曾用刊名：中国科学 B 辑；中国科学（B 辑：化学）〕

刊期：月刊　　　CN：11-5838/O6　　　ISSN：1674-7224（2011 年至今）、1001-652X（1997～1998 年）、1006-9291（1999～2011 年）

主管单位：中国科学院

主办单位：中国科学院、国家自然科学基金委员会

中文版数据库收录：中文核心期刊、CA

英文版数据库收录：EI、SCI

英文期刊全称 | ISO 缩写：*Science China-Chemistry* | *Sci. China-Chem.*（历年影响因子见图 10-5）

曾用刊名英文期刊全称 | ISO 缩写：*Science in China Series B-Chemistry* | *China Ser. B-Chem.*（历年影响因子见图 10-6）

官方网站：http://zgkxhx.qikanc.com/

（1）简介：《中国科学：化学》（中文版）和 *Science China-Chemistry*（英文版）是化学综合性学术期

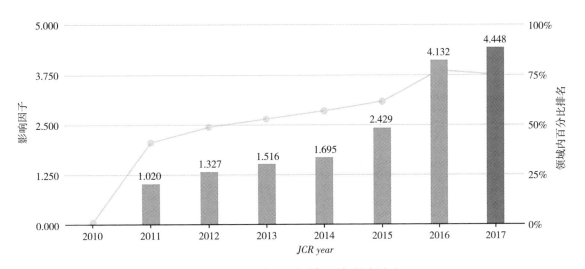

图 10-5　《中国科学：化学》历年影响因子 *

＊数据来源：InCites Journal Citation Reports dataset updated Sep 20，2018

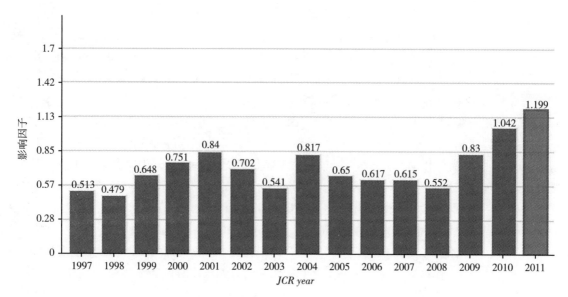

图 10-6　曾用刊名《中国科学（B 辑：化学）》历年影响因子 *

* 数据来源：InCites Journal Citation Reports dataset updated Jun 06，2018

刊，是中国化学领域学术水平最高的知名刊物之一。主要报道化学基础研究及应用研究方面具重要意义的创新性研究成果，涉及的学科包括理论化学、物理化学、无机化学、有机化学、高分子化学、生物化学、环境化学、化学工程等。主要刊载自然科学各领域基础研究和应用研究方面具有创新性、高水平、有重要意义的研究成果，由中国科学杂志社出版。

（2）发展历程：《中国科学》系列刊物创刊于 1950 年，刊期为季刊；1951 年 12 月停刊；1952 年10 月《中国科学》英文版创刊，刊期为季刊，至 1966 年 9 月停刊；1973 年 1 月《中国科学》复刊，以中、英文两个版本出版，为季刊；1974 年改为双月刊；1979 年 1 月改为月刊。半个多世纪以来，《中国科学》立足于中国科学院，面向全国，已发展成为在学术水平、编辑质量、出版质量上国内一流的学术刊物。《中国科学》由 1 辑发展成 17 辑，分别为《中国科学：数学》中英文版、《中国科学：化学》中英文版、《中国科学：生命科学》中英文版、《中国科学：地球科学》中英文版、《中国科学：技术科学》中英文版、《中国科学：信息科学》中英文版、《中国科学：物理学力学天文学》中英文版和《中国科学：材料科学》英文版，在报道中国的科研成果、加强学术交流、促进科研事业的发展方面做出积极的贡献。

《中国科学：化学》中英文版均为月刊，1950 年 8 月创刊，每期 112 页，每月 20 日出版。主编为周光召院士，执行主编为徐光宪院士。

（3）收录特点：《中国科学：化学》与 Science China-Chemistry（英文版）是两个相对独立的刊物，前者被《中文核心期刊要目总览》等检索系统和数据库收录；后者被 SCI、CA、工程索引（EI）等检索系统和数据库收录，英文版由 Springer 出版公司负责全球发行。

《中国科学：化学》与 Science China-Chemistry（英文版）力求及时报道化学基础研究及应用研究方面具有重要意义的创新性研究成果。对收录的原创性研究论文要求为化学基础研究或应用研究方面的最新成果，具有重要科学意义，有创新（新概念、新发现、新方法、新技术等），同时对本领域和/或相关领域研究具有促进作用。

《中国科学：化学》主要设置有 4 个栏目。"专题论述"一般为特邀文章，作者应结合自己的工作，对特定领域进行系统评述。"评述"栏目旨在综述所研究领域的代表性成果和研究进展，评论研究现状，提出今后研究方向的建议，要求作者在该领域从事过系统的研究工作，或者所做工作与该领域的研究紧密相关。"快报"要求简明扼要地及时报道化学基础研究及应用研究各领域具有创新性和新颖性的科研成果。"论文"栏目主要报道化学基础研究及应用研究各领域具有创新性、高水平和重要科学意义的最新科研成果。

6.《化学进展》

刊期：月刊　　CN：11-3383/O6　　ISSN：1005-281X

主管单位：中国科学院

主办单位：中国科学院基础科学局、中国科学院化学部、中国科学院文献情报中心、国家自然科学基金委员会化学科学部

数据库收录：中文核心期刊、CA、SCIE（历年影响因子见图 10-7）

英文期刊全称 ｜ ISO 缩写：*Progress In Chemistry* ｜ *Prog. Chem.*

官方网站：http://www.progchem.ac.cn/

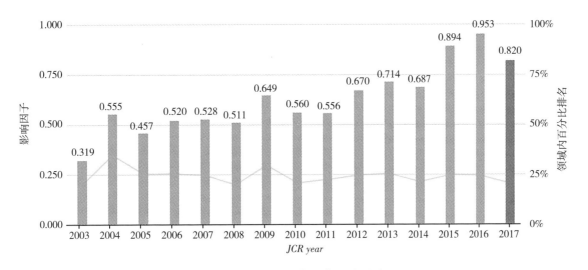

图 10-7 《化学进展》历年影响因子 *

* 数据来源：InCites Journal Citation Reports dataset updated Sep 20，2018

（1）简介：《化学进展》是以刊登化学领域综述与评论性文章为主的学术性期刊。读者可从中了解化学专业领域国内外研究动向、最新研究成果及发展趋势。

（2）发展历程：《化学进展》1989 年创刊，在创办初期为不定期出版的内部刊物，以学科情报调研报告的形式相继出版了《新材料》《催化化工》《生命科学中的化学问题》《有机化学》等 4 个专辑，受到领导和读者的好评。为此，于 1993 年报批新闻出版署要求正式出版、公开发行，当年获准。先按季刊出版，自办发行，1993 年 7 月起在国内外公开发行。1994 年申报邮局公开发行。创刊以来，《化学进展》连续多次获得国家自然科学基金委员会重点学术期刊项目的支持，连续多年入选中国科学院科学出版基金科技排行前两名，2012～2016 年连续获得"中国最具国际影响力学术期刊"称号。

（3）收录特点：《化学进展》设有综述与评论、专题论坛、科学基金、基础研究论文评介、动态与信息等栏目。该刊可供化学及相关学科领域的科研、教学、决策管理人员及大学生、研究生阅读。

1995 年入编中国期刊网和万方数据库。现已全部达到电子版稿件、网上传输。从 2001 年起，《化学进展》已被以下 4 种 ISI 检索刊物收录：ISI Web of Science（ISI 网络版）、SCIE、ISI Alerting Services（ISI

快讯）、Current Contents/Clinical Medicine（近期目次/临床医学）。另外，《化学进展》还被美国化学文摘（Chem. Abstr.）、中国化学化工文摘、中国化学文摘、中国物理文摘、中国药学文摘、中国科学引文索引等重要检索刊物收录。

据美国科学信息研究所期刊引文报告（JCR）报道，《化学进展》2004年度的影响因子为0.555（2003年为0.319）。按影响因子排序，《化学进展》在2004年被SCIE收录并有JCR指标的71种中国大陆出版的期刊中名列第27位（2003年排名第47位）。据中国科技信息研究所、万方数据股份有限公司期刊上网组出版的"中国科学引文索引"（CSCI）报道，《化学进展》2004年度的影响因子为1.436，在化学类期刊中排名第一。据中国科技信息研究所信息分析中心"中国期刊引证研究报告"（CJCR）报道，《化学进展》2004年度的影响因子为1.090，在化学类期刊中排名第一。

7.《药物分析杂志》

刊期：月刊　　CN：11-2224/R　　ISSN：0254-1793

主管单位：中国科学技术协会

主办单位：中国药学会、中国食品药品检定研究院

数据库收录：中文核心期刊

英文期刊全称：*Chinese Journal of Pharmaceutical Analysis*

官方网站：http://www.ywfxzz.cn/

（1）简介：《药物分析杂志》是中国食品药品检定研究院（原中国药品生物制品检定所）《药物分析杂志》编辑部编辑出版、国内外公开发行的专业性学术期刊。是中国食品药品检定研究院资深专家、我国药物分析领域首批学科带头人创办的学术期刊，由始创于1951年的《药检工作通讯》发展而来，1981年更名为《药物分析杂志》，2005年由双月刊改为月刊，是中国自然科学核心期刊和中国中文核心期刊。主要作者、读者为从事科研和应用，以及高等教育的药物分析学科专业技术工作者和科技管理者。

（2）收录特点：《药物分析杂志》栏目设置以论文报道主题和编辑策划为分类依据，主要栏目包括：成分分析（ingredient analysis）、活性分析（activity analysis）、快速分析（rapid analysis）、代谢分析（metabolism analysis）、质量分析（quality control）、安全监测（safety monitoring）、生物检定（bioassay）、过程控制（process evaluation）、标准研讨（standard deliberation）、经验交流（experience notes）、技术研发（research technology），以及特约报道（special report）、学科动态（science dynamic）、专家点评（expert comments）、研究快报（research letters）、综述专论（review & monography）等。主要报道药物分析学科新成果，探讨药物分析新理论，介绍药物分析新进展，传播药物分析新技术，推广药物分析新方法。发表文章涵盖药物分析学及相关学科的科技文章，包括药物研制、药品生产、临床研究、药物安全、质量评价、市场监督等所涉及的药物分析学科的研究论文、科研简报、学科动态与综述评述等。

1998年加入国家科委信息司组织的万方数据网，并被国内外主要检索系统收录。先后被中国科学引文数据库、中国学术期刊数据库、中文核心期刊要目学文摘、北京大学图书馆、中国科学院文献情报中心、中国社会科学院文献信息中心、清华大学同方知网、重庆维普资讯数据库等收录；同时被中国药学文摘、中国分析化学文摘、中国生物学文摘、中国学术期刊文摘，以及美国化学文摘、美国分析化学文摘、美国国际药学文摘、英国皇家化学会期刊库等收录。

8.《分析试验室》

刊期：月刊　　CN：11-2017/TF　　ISSN：1000-0720

主管单位：中国科学技术协会

主办单位：中国有色金属学会、北京有色金属研究总院

数据库收录：中文核心期刊

英文期刊全称：*Chinese Journal of Analysis Laboratory*

官方网站：http://www.analab.cn/

（1）简介：《分析试验室》是综合性学术期刊，面向国内外公开发行。1982 年创刊，全年共 12 期（月刊），每月 15 日出版。目前已成为我国著名的分析化学专业刊物。影响遍及冶金、地质、石油化工、环保、药物、食品、农业、商品检验和海关等社会各行业及各学科领域。读者对象为科学院所、高等院校、企事业单位等从事分析化学研究工作的科技人员、院校师生、分析测试基层科研人员及分析仪器的研发、管理人员等。

（2）收录特点：《分析试验室》以突出创新性和实用性为办刊宗旨，作者来自全国各行业的生产、科研第一线。刊物设有研究报告、研究简报、定期评述、综合评述、仪器装置与实验技术等栏目。主要报道冶金、地质、石油、化工、环保、医药卫生、食品、农业等领域中分析化学专业及交叉学科的最新研究成果及进展，具有实用推广价值的创新性分析方法，以及分析仪器与部件的研制和开发。为广大读者提供最新的分析化学的理论、方法和研究进展，为分析化学工作者提供国内外最新分析仪器信息，促进学术交流和科技进步。

《分析试验室》为全国中文核心期刊、中国科技论文核心期刊。清华知网、中国学术期刊（光盘版）数据库全文收录。在国际上常年被 CA 等国内外多家检索数据库、文摘收录，影响因子连续多年列化学类前列。

9.《化学通报》

刊期：月刊　　CN：11-1804/O6　　ISSN：0441-3776

主管单位：中国科学院

主办单位：中国化学会、中国科学院化学研究所

数据库收录：中文核心期刊

英文期刊全称：*Chemistry*

官方网站：http://www.hxtb.org/ch/index.aspx

（1）简介：《化学通报》是综合性学术期刊，创刊于 1934 年。以大专以上化学化工工作者为主要读者对象，以反映国内外化学及交叉学科的进展、介绍新的知识和技术、报道最新科技成果为报道宗旨，为我国现代化建设服务。1992 年荣获国家优秀科技期刊一等奖。1997 年创办《化学通报》网络版（*Chemistry Online*），是中国最早上网的科技刊物，目前在国内外有 5 个镜像站点。

（2）收录特点：《化学通报》以新、基、通、普为特色，突出学术性、实用性、知识性和信息性，主要设有进展评述、知识介绍、研究快报、获奖介绍、化学史、信息服务等栏目，以普及化学知识和提高化学工作者的业务水平为宗旨。主要刊登国内外化学及交叉学科的进展、新的知识和技术以及最新科技成果，兼顾基础理论知识与实验方法的普及与交流。在化学化工、医药农药、生化环保、能源材料、分析检测等领域，拥有广大读者。

（二）色谱分析类杂志

1.《色谱》

刊期：月刊　　CN：21-1185/O6　　ISSN：1000-8713

主管单位：中国科学技术协会

主办单位：中国化学会

数据库收录：中文核心期刊、CA、ESCI

英文期刊全称：*Chinese Journal of Chromatography*

官方网站：http://www.chrom-china.com/

（1）简介：《色谱》是中科院大连化学物理研究所和国家色谱研究分析中心承办、科学出版社出版的专业性学术期刊，于 1984 年创刊，国内外公开发行。主要报道我国色谱学科的最新科研成果，介绍色谱

基础理论及其相关技术在石油、煤炭、化工、能源、冶金、轻工、食品、制药、化学、生化、医疗、环保、防疫、公安、农业、商检等领域应用的原始性、创新性科研成果。

（2）收录特点：《色谱》主要报道色谱学科的基础性研究成果、色谱及其交叉学科的重要应用成果及其进展，包括新方法、新技术、新仪器在各个领域的应用，以及色谱仪器与部件的研制和开发。适于科研院所等从事色谱基础和应用技术研究的科研人员、色谱及其相关学科的硕士及博士研究生、分析测试领域的基层科研人员、色谱仪器开发及经营单位的有关人员阅读。

《色谱》设有研究论文、研究快报、专论与综述和技术与应用等多种栏目，不定期刊登有关色谱领域热点及重点的专题论文，并载有色谱方面的书讯、国内学术活动简讯（包括会议征文及报道）等内容。

《色谱》是中文核心期刊、中国科技核心期刊、中国精品科技期刊、中国科协精品科技期刊示范项目中的化学类精品科技期刊，并连续荣获百种中国杰出学术期刊、中国精品科技期刊殊荣。现已被 CA、美国医学索引（Medline）、美国 Emerging Sources Citation Index（ESCI）、荷兰 Elsevier Scopus、俄罗斯文摘杂志（AJ）、日本科学技术情报中心（JICST）、波兰哥白尼索引（IC）和英国分析文摘（AA）等 20 余种国内外重要检索刊物和数据库收录。2017 年 10 月，"2015 年版中国科技期刊引证报告（核心版）"在北京发布，《色谱》影响因子为 1.798，在中国化学类核心期刊中排名第二。

2.《分析测试学报》

刊期：月刊　　　CN：44-1318/TH　　　ISSN：1004-4957

主管单位：广东省科学院

主办单位：中国分析测试协会、中国广州分析测试中心

数据库收录：中文核心期刊、CA

英文期刊全称：*Journal of Instrumental Analysis*

官方网站：http://www.fxcsxb.com/

（1）简介：《分析测试学报》是专业性学术类核心期刊，国内外公开发行。

（2）发展历程：《分析测试学报》创刊于 1982 年，1983 年起公开发行（季刊），1985 年改为双月刊。为了缩短出版周期，进一步增强刊物的学术影响力，《分析测试学报》于 2008 年起变更为月刊。原名《分析测试通报》，1992 年更名为《分析测试学报》。

（3）收录特点：《分析测试学报》旨在报道分析测试的新理论、新方法、新技术、新仪器及其在各领域中的应用研究成果。设有研究报告、研究简报、综述、仪器装置及实验技术等栏目。宗旨是刊登质谱学、光谱学、色谱学、波谱学、电子显微学及电化学等方面的分析测试新理论、新方法、新技术及其在各领域中的应用研究成果，反映国内外分析测试的进展和动态，供从事分析测试和分析化学研究的科技人员、大专院校师生和管理人员阅读。读者遍及全国科研院所、大专院校、分析测试中心、医疗、卫生、商检、公安、防疫、环保、制药、化工、药检、食品等部门。

2004 年继续入选化学类核心期刊，中国科技论文统计源期刊（中国科技核心期刊），中国科学引文数据库来源期刊，中国科技期刊数据库来源期刊，中国学术期刊（光盘版）全文收录期刊，中国期刊网全文收录期刊，CA 收录期刊，俄罗斯《文摘杂志》收录期刊，日本科学技术社科学技术数据库收录，英国分析文摘（AA）及质谱公报（MBS）系统摘录期刊，广东省优秀期刊，广东省优秀科技期刊。

（三）质谱分析类杂志

《质谱学报》（曾用名《质谱》《质谱学杂志》）

刊期：双月刊　　　CN：11-2979/TH　　　ISSN：1004-2997

主管单位：中国科学院

主办单位：中国物理学会质谱分会、北京中科科仪技术发展有限责任公司

数据库收录：中文核心期刊、EI

英文期刊全称：*Journal of Chinese Mass Spectrometry Society*

官方网站：http://www.jcmss.com.cn/

1. 简介　《质谱学报》主要刊登物理、化学、生物化学、材料学、核科学、地球科学、生命科学等基础学科中质谱法的新理论、新方法、新技术及其在各领域的应用研究成果，同时介绍质谱学及其相关技术在上述前沿课题研究中的最新进展。反映质谱技术广泛应用于农业、石油、地质、药物、化工、临床医学、生物工程、原子能、同位素分析、环境监测、食品质控、材料分析、公安司法、军事部门等国民经济多领域的研究成果。

2. 发展历程　在中国质谱学会成立之前，于 1980 年 9 月出版了我国第一个质谱学期刊《质谱》，为中国质谱学会的成立提供了必要的条件。作为中国质谱学会的学术性刊物，进行了大量富有成效的学术交流，为促进我国质谱学事业的发展发挥了积极的作用。

自创刊以来，在中国科协、中国物理学会、中国科学院和主办单位北京中科科仪技术发展有限责任公司（原为"中科院科学仪器厂"）的关怀下，在理事会的直接领导下，得到全国广大质谱学工作者的大力支持，在编委会和编辑部的共同努力下，本刊经《质谱》——《质谱学杂志》——《质谱学报》，不断健康成长。《质谱学报》随质谱学会的改选几经更换办刊地点，伴随着学会的发展壮大而成长。现在《质谱学报》是经国家科委批准，中国物理学会质谱分会、北京中科科仪技术发展有限责任公司共同主办，中国原子能科学研究院承办的专业性学术期刊，中国科学院《核心期刊》之一。

3. 收录特点　《质谱学报》设有研究报告、研究简报、综述、讲座、技术交流、新仪器新产品介绍、实用信息等栏目。先后被美国化学文摘、俄罗斯文摘杂志、英国分析文摘、中国科技论文统计源期刊、中国科学引文数据库、中国学术期刊综合评价数据库（CAJCED）、中国期刊全文数据库（CJFD）、中国学术期刊（光盘版）、中文科技期刊数据库、中国无机分析化学文摘、方正 Apabi 电子期刊等收录。

（四）化学计量学类杂志

《计算机与应用化学》

刊期：月刊　　　CN：11-3763/TP　　　ISSN：1001-4160

主管单位：中国科学院

主办单位：中国科学院过程工程研究所

数据库收录：中文核心期刊、CA

英文期刊全称：*Computers and Applied Chemistry*

官方网站：http://www.jsjyyyhx.cn/

1. 简介　《计算机与应用化学》1984 年创刊，是化学、化工类中文核心期刊。该刊重点刊登应用化学，以及应用计算机技术在化学、化工、材料、医药、生物技术、生命科学、石油化工、能源、冶金、农药、资源与环境、系统工程、安全技术等领域中应用的原创性研究论文、研究快报、学术论坛、应用技术、软件介绍、信息交流、书讯、讲座、广告以及评述性综述文章。

2. 收录特点　《计算机与应用化学》是化学化工类中文核心期刊、科技论文统计源期刊，重点刊登将先进的计算方法和信息技术运用于化学及相关过程的原创性研究论文以及评述性文章，传播相关知识领域的技术和方法，主要内容包括但不限于分子模型化、过程模拟与系统集成、信息系统、化学计量学、计算机辅助教学等。设有系统分析与设计、软件工程、网络与通信、控制技术、计算机辅助设计、中文信息技术、人工智能、信息与 ERP 等栏目。曾两次获得中国科学院优秀期刊奖，1998 年中国科技期刊影响因子排序第 32 名，获得全国工程类评比第二名，2001 年由国家新闻出版署列入中国期刊方阵，评为"双效"精品期刊和中国科学院精品期刊。

二、分析类 SCI 期刊

在国际科学界，如何正确评价基础科学研究成果已引起越来越广泛的关注。而被 SCI 收录的科技论文的多寡则被看作衡量一个国家基础科学研究水平、科技实力和科技论文水平高低的重要评价指标。

（一）SCI

SCI 是美国科学信息研究所（ISI）出版的一种世界著名的期刊文献检索工具，也是当前世界自然科学领域基础理论学科方面的重要期刊文摘索引数据库。

1. 创建历史　SCI 是由美国科学信息研究所（ISI）1961 年在美国费城创办出版的引文数据库，其创始人为美国科学情报研究所所长尤金·加菲得（Eugene Garfield，1925~2017）。主要收录文献的作者、题目、源期刊、摘要、关键词，不仅可以从文献引证的角度评估文章的学术价值，还可以迅速方便地组建研究课题的参考文献网络。可以检索数学、物理学、化学、天文学、生物学、医学、农业科学、计算机科学及材料科学等学科自 1945 年以来重要的学术成果信息。SCI 还被国内外学术界当作制订学科发展规划和进行学术排名的重要依据。

经过 40 年的发展完善，已从开始时单一的印刷型发展成为功能强大的电子化、集成化、网络化的大型多学科、综合性检索系统，成为当代世界最为重要的大型数据库，被列在世界四大重要检索系统之首，其收录论文的状况是评价国家、单位和科研人员的成绩、水平以及进行奖励的重要依据之一。世界四大重要检索系统分别为：①SCI；②ISIP（ISI proceedings），创刊于 1978 年，由美国科学情报学会编辑出版，会议录收录生命科学、物理与化学科学、农业、生物和环境科学、工程技术和应用科学等学科，其中工程技术与应用科学类文献约占 35%；③EI，创刊于 1884 年，由美国工程信息公司（Engineering Information Inc.）创办，是一个主要收录工程技术期刊文献和会议文献的大型检索系统；④科学评论索引（Index to Scientific Reviews，ISR），创刊于 1974 年，由美国科学信息研究所编辑出版，收录世界各国 2700 余种科技期刊及 300 余种专著丛刊中有价值的评述论文。高质量的评述文章能够提供本学科或某个领域的研究发展概况、研究热点、主攻方向等重要信息，是极为珍贵的参考资料。

2. 收录内容　SCI 所收录期刊涵盖学科超过 100 个，选用刊物来源于 40 多个国家，50 多种文字，其中主要的国家有美国、英国、荷兰、德国、俄罗斯、法国、日本、加拿大等，也收录部分中国（包括港澳台）刊物。ISI 通过它严格的选刊标准和评估程序挑选刊源，而且每年略有增减，从而做到其收录的文献能全面覆盖全世界最重要、最有影响力的研究成果。所谓最有影响力的研究成果，是指报道这些成果的文献大量地被其他文献引用。即通过先期的文献被当前文献的引用，来说明文献之间的相关性及先前文献对当前文献的影响力。其所收记录包括论文与引文，其引文记录所涉及的范围十分广泛，包括书籍、期刊论文、会议论文、专利和其他各种类型的文献。

SCI 以期刊目次（current content，CC）作为数据源，自然科学数据库有 5000 多种期刊，其中生命科学辑收录 1350 种；工程与计算机技术辑收录 1030 种；临床医学辑收录 990 种；农业、生物环境科学辑收录 950 种；物理、化学和地球科学辑收录 900 种期刊。SCI 将来源期刊数量划分为 SCI 和 SCIE。SCI 指来源于 3700 多种的 SCI 印刷版和 SCI 光盘版（SCI compact disc edition，SCI CDE），SCIE（SCI Expanded）是 SCI 的扩展库，收录 5700 余种来源期刊，可通过国际联机或因特网进行检索。SCI 是一种为国际公认并被广泛使用的科学引文索引数据库和科技文献检索工具，所以确切地说不应该叫作"SCI 期刊"，被 SCI 收录的学术论文可以称作"SCI 论文"。

3. 出版形式及索引　从出版形式来说，SCI 包括印刷版、光盘版、网络版及联机版四种出版形式（表 10-1），1997 年，ISI 推出了 SCI 的网络版数据库——Web of Science 检索系统。该检索系统中的 Science Citation Index Expanded，其信息资料更加翔实，收录期刊更多，检索功能更加强大，更新更加及时。

表 10-1　SCI 出版形式

版本名称	出版周期	收录期刊数	馆藏年限
印刷版（SCI Print）	双月刊，发行年度索引	3700 种	1961—
光盘版（带文摘）（SCI CDE）	月更新	3700 种（同印刷版）	1994—
网络版（SCI Expanded）	月更新	5700 种	1994—
联机版（SCI Search Online）	周更新	5700 种	1974— （通过 Dialog 系统）

SCI 主要摘录科技期刊和专利。被选用的期刊上所刊载的每篇文献，包括论文（无代号）、摘要（A）、评论（B）、编辑部文章（E）、通讯（L）、会议资料（M）、专利（P）、评论和书目（R）都逐一加以摘录。尤其把每篇文献后所附的参考文献——认真著录，并按照一定格式编排起来。在论文索引方面，它是以来源索引为基础，另配有四种引证索引（即作者引证索引、专利引证索引、主副事物引证索引及机构引证索引）。

SCI 的索引方式有 4 种。引文索引（citation index）按第一作者的英文字母顺序排列，用于检索作者发表的论文；期刊源索引（source index）按每篇论文的完整文题排列，用于检索论文主要内容；轮排主题词索引（permuterm subject index）通过标题词汇或主题词查找某学科、某专业方向涉及文献，光盘版已通过 SCI's Key Words Plus 追溯出现在论文所引参考文献中的单词、词组与短句，扩充了印刷版的容量；机构索引（corporate index）按地域、字母顺序排列，检索每篇论文的所属机构，或某机构用于统计所发表的论文，也可用光盘版与在线版方便地查找此索引。

作为一种独特的检索工具，SCI 同 CA（化学文摘）、BA（生物学文摘）、EI（工程索引）、SA（科学文摘）有着明显的区别，其独特性在于引入了"引文索引"概念。其作用是将一篇文献作为查找的线索，通过收录其所引用的参考文献和跟踪其发表后被引用的情况，来掌握该研究课题的来龙去脉，从而迅速发现与其相关的研究文献。因此 SCI 每年均对其收录的期刊进行较为客观地评估，以当年一种期刊过去 2 年内发表论文的被引用总次数除以这 2 年内该期刊发表论文的总篇数，作为该期刊的影响因子（impact factor）。影响因子越高，说明该期刊中的论文被引用的机会越大，影响力也越大。

4. 主要作用　SCI 不仅是一部重要的检索工具，而且已成为科学研究目前国际上最具权威性、用于基础研究和应用基础研究成果评价的一项重要依据，也是评价一个国家、一个科学研究机构、一所高等学校、一本期刊，乃至一个研究人员学术水平的重要指标之一。其主要作用具体体现在以下几个方面：

（1）有利于了解某位著者或某一机构发表论文的数量及其影响情况。SCI 收录的期刊均是学术价值较高影响较大的国际科技期刊。因此，一个国家和地区乃至个人的学术论文被 SCI 收录和引用的数量多少，则是其科研水平、科研实力和科研论文质量高低的重要评价指标。同时也可反映出一个国家或地区或单位的科学活动在世界上的地位和比重。近年来，我国高等院校和科研单位都十分重视本单位科研人员被 SCI 收录的论文数量，并制订了相应的奖励政策，以便迅速提高本单位在相关研究领域的知名度与国际影响。

（2）有利于了解世界范围内某一学科的研究动态。SCI 收录世界各国自然科学领域所有最新研究成果，反映学科最新研究水平。例如，利用 SCI 进行循环检索，就能逐步了解动物学前沿的进展情况，并能及时了解和捕捉国内外动物学领域及相关领域最新科研信息和研究动态，从而准确把握学科研究的方向和可能出现的重大进展，使科研成果在深度和广度上得到开拓。

（3）有利于了解研究热点及某篇论文的被引用情况。进入现代社会，几乎所有科学研究活动都是在继承、借鉴和积累的基础上得到提高和发展的。科技论文的发表必须建立在科学论证的基础上，在科技论文后面往往列有多篇参考文献。SCI 就是从这个角度，对公开发表又被他人引用过的文献建立起的一种独特索引，它可以把绝大多数内容相关的文献联系起来，将引用同一篇旧文献的所有新文献全部组合在一起，以便通过一篇文献找到其引用的参考文献。因此，利用 SCI 可以使我们清楚地了解某项研究成果的继承与发展全貌。就某篇论文而言，被引用的次数越多，说明该论文受关注的程度越高，其学术影响力越大。高引频论文常常表现为该论文研究的内容是某一时期该领域的研究热点。

（二）Web of Knowledge

Web of Knowledge 是由汤森路透集团提供的一个基于 Web 而构建整合的网络数字检索平台。汤森路透集团是全球最大的专业信息服务提供商。集团总部位于纽约，主要分支机构设于英国伦敦、美国明尼苏达州伊根等地。集团在 100 个国家和地区设有分支机构。

Web of Knowledge 以 Web of Science® 为核心，凭借独特的引文检索机制和强大的交叉检索功能，把学术期刊（web of science, current contents connect）、发明专利（derwent innovations index）、化学反应（current chemical reactions）、学术专著（current contents connect）等多个重要的学术信息资源有效地整合在一起，提供自然科学、工程技术、生物医学、社会科学、艺术与人文等多个领域中的学术信息。

Web of Science（WOS）是基于 ISI Web of Knowledge（WOK）平台的综合性文摘索引数据库，由美国科学信息研究所（ISI）于 1997 年推出。由 7 个子数据库组成，包括 3 个期刊引文数据库（citation databases）、2 个会议论文引文子数据库（conference proceedings citation databases）、2 个化学数据库（chemistry databases），收录来自各个研究领域的数千种学术期刊及会议录上的文献信息。

3 个期刊引文数据库分别为：science citation index expanded（SCIE，科学引文数据库，1900 至今）、social sciences citation index（SSCI，社会科学引文数据库，1998 年至今）和 arts & humanities citation index（A&HCI，艺术与人文引文数据库，1998 年至今）。数据来源于自然科学、社会科学、艺术及人文科学等多学科领域的超过 1.2 万种期刊。数据每周更新。

2 个会议论文引文子数据库分别为：conference proceedings citation index-science（CPCI-S，科学会议录数据库，1998 年至今），收录自然科学与工程技术领域的国际会议录，涉及的学科有农业与环境科学、生物化学与分子、分子生物学、生物技术、医学、工程、计算机科学、化学、物理等；conference proceedings citation index-social science & humanities（CPCI-SSH，社会科学与人文会议录数据库，1998 年至今），收录社会科学、艺术与人文领域的国际会议录，涉及的学科有心理学、社会学、公共卫生、管理学、经济学、艺术、历史、文学、哲学等。数据每周更新。

2 个化学数据库分别为：current chemical reactions（CCR，1985 年至今），收录来自期刊和专利文献的一步或多步反应的新合成方法，每一步反应都提供精确的反应式及反应详细信息，数据源自重要期刊和 39 个专利授权机构的专利；index chemicus（IC，化合物索引数据库，1993 年至今），收录世界上有影响的期刊报道的新颖有机化合物结构及重要的相关数据，许多记录具有从原料到最终产物的反应过程，是关于生物活性物质和天然产物新信息的重要来源。两个化学数据库可以用结构式、化合物和反应的详情和书目信息进行检索。

1. 检索方法与技巧

（1）查询作者：ISI 系列数据库采用特殊的作者著录形式：无论是外国人还是中国人一律是"姓（全）—名（简）"的形式，即姓用全部字母拼写，名仅取首字母。对于中国人的名字，有时 ISI 公司的著录人员难以区分出姓与名，或者各种期刊对作者形式的要求也不完全一致，所以检索时要注意使用各种可能出现的形式才会查全，以"王启亮"和"王艳"为例，如表 10-2 所示。

（2）查收录情况：检索方法：选择"Full Search"的"General Search"，可以同时任选几年、最近 4 周、2 周、本周等时间，在 Author 字段处输入"wang ql"或"wang-ql"等形式，点击"Search"图标即可。查到后做标记，下载数据时，同样要注意加上单位字段（Address）。

表 10-2　SCI 中作者的著录形式

中文姓名	在 SCI 中的可能形式	注
王启亮	Wang QL（常用） Wang-QL；Qiliang W（不常用）	大小写均可；光盘版中姓与名之间用"-"；网络版中可用"-"或空格；其他版本均是空格
王艳	Wang-Y；Yan W	

（3）查引用情况：SCI 中的引文著录格式是：作者姓名首字母. 题目. 期刊名（斜体）. 出版年，卷号（期号）：起止页（电子期刊页码）. 如 Wang QL, Xie SH, Wahlin K, et al. Global time trends in the incidence of esophageal squamous cell carcinoma. Clin. Epidemiol, 2018, 10：717-728.

网络版在引文检索方面功能优越。进入 Full search 后，点击"cited research"，有三个输入框，分别是被引作者、被引著作和被引文献出版年，三者之间系统默认逻辑与的关系。其中，被引作者不限于第一作者，可按其他合作者检索。这是网络版独特之处。如检索"wang ql"的被引用情况时，若出现被引用条目"... wang ql"，则表示"wang ql"不是第一作者，因此可以用合作者来提高查准率（限用于同时被 SCI 收录的文献，在系统中是蓝色，有链接的条目）。

2. 检索途径

（1）快速检索（quick search）：提供标题、文摘、关键词的词或短语检索，可输入 1 个或多个检索词，检索可在标题、文摘、关键词中进行。检索时，应注意使用组配符，如 AND、OR、SAME。

（2）普通检索（general search）：提供主题、作者、团体作者、刊名、作者地址的检索，可以结合主题、作者、刊名、地址进行检索，还可以进行语言及文献类型限制，并定义检索结果的排列方式。不同字段之间缺省的逻辑关系是 AND，同一字段里可用 AND、OR 来表示不同的检索词。最大的特点是具有检索结果分析功能。

（3）引文检索（cited reference search）：引文检索是 SCIE 的特色。从引用作者（Cited Author）、引用文献（Cited Work）、引用年份（Cited Year）进行检索。

1955 年现代情报学家尤金·加菲尔德（Eugene Garfield）提出从文献相互引证关系角度检索科技文献的全新检索途径。它采用文献的参考文献来编制索引，通过文献之间的引证与被引证关系来检索内容相关领域的文献，这种利用文献引证关系检索相关文献的索引称为引文索引。即以一篇已知的发表较早的文献（即被引文献）为起点，通过引文索引查找所有引用过该文献的文献（即引用文献）。假设有文献 A 和文献 B，若文献 B 提到或引用了文献 A，则我们称 A 是 B 的"引文"（citation）或"参考文献"。因为文献 B 提供了包括文献 A 在内的若干引文，故被称为"来源文献"（source item 或 source document）。刊载来源文献的出版物称为"来源出版物"（source publication）

（4）高级检索（advanced search）：高级检索用于复杂检索，可用多字段组合检索。检索式由一个或多个字段标识以及一个检索字符串（检索词、检索式）组成。允许使用逻辑运算符和通配符。

例如，检索有关"制备纳米氧化铝"方面的文献。

检索词为：纳米（nano）、氧化铝（alumina、aluminum oxide、Al_2O_3）、制备（prepare）、工艺（process）、合成（synthesis）、制造（manufacture）、生产（produce）。

检索式：（nano and alumina or aluminum oxide or Al_2O_3）and（prepare or process or synthesis or manufacture or produce）。

（5）结构检索（structure search）：通过化学物质的结构式来检索相关文献。

3. 数据库使用技巧[1]

（1）如何了解您的论文被 SCI 收录的情况？

如我们希望检索"中国科技大学""侯建国"院士在 SCI 中收录文章的情况。

步骤 1 访问 Web of Science 数据库检索论文：网址 www.isiknowledge.com，进入 Web of Science 数据库（图 10-8）。

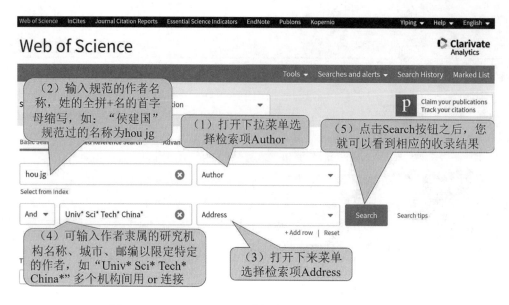

图 10-8 ISI Web of Science 数据库 v5. 32 版论文检索界面

步骤 2 检索结果及输出：如图 10-9 检索结果所示，我们找到了 258 篇"侯建国"院士的文章（如果有重名的现象，请参考我们随后提供的有关作者甄别工具的应用技巧。）

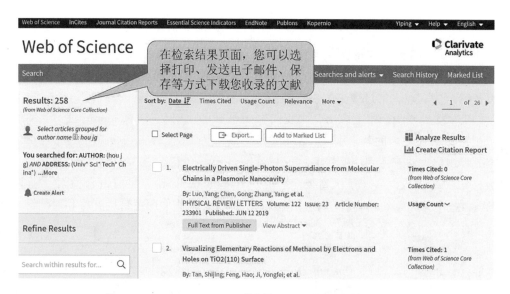

图 10-9 ISI Web of Science 数据库 v5. 32 论文检索结果界面

我们可以选择先做 Mark 标记所有相关文章，再选择打印输出的方式，见图 10-10。

图 10-11 是检索到可打印的 258 篇侯建国院士所发表文章被 SCI 收录的记录。

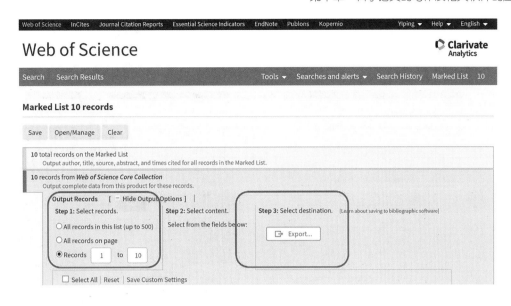

图 10-10 ISI Web of Science 数据库 v5.32 论文检索标记选择界面

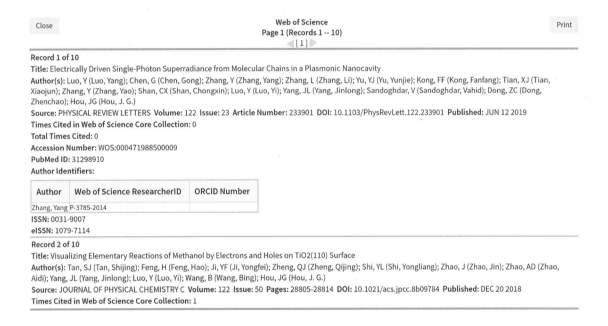

图 10-11 ISI Web of Science 数据库 v5.32 论文检索打印输出结果界面

结论：通过在 Web of Science 中用作者、机构名称或地址的限制，检索到某一作者的文章，并做 Mark 标记后，选择打印输出，就可以了解您的论文被 SCI 收录的情况了。

（2）如何了解国际上都有哪些科学家在关注您的课题？

通过 Web of Science 的引文跟踪服务（citation alerts），您可以及时地跟踪您的一篇论文被新发表论文引用的情况，从而了解国际上都有哪些人在关注您的研究工作，他们为什么要引用您的论文，是否在您的课题基础上做了新的改进，是否对您的假说或理论提出了事实证据，是否指出了您研究工作的不足，他论文中的工作展望是否对您的下一步工作有借鉴意义，引文跟踪服务会直接将跟踪结果发到您的邮箱中。

步骤 1 ▷ 注册个人账号：为了让 Web of Science 知道您的邮箱地址，在做引文跟踪之前，首先要用您已有的 E-mail 邮箱在 ISI Web of Science 中进行注册，注册方式如图 10-12。登录 http://www.newisi-knowledge.com，进入 ISI Web of Science 数据库 v5. 32。

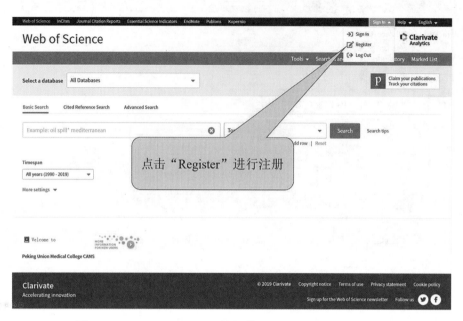

图 10-12　ISI Web of Science 数据库 v5. 32 注册账号界面

注意（图 10-13）：如果您已在 End Note Web 上注册过，就不用再次在 ISI Web of Science 中注册，可以使用同样的 email 和 password 登录。

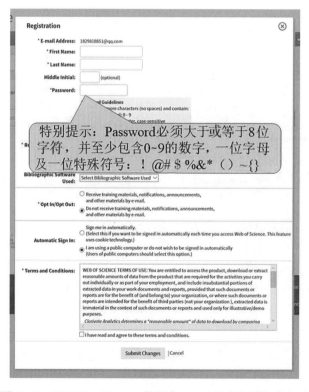

图 10-13　ISI Web of Science 数据库 v5. 32 注册账号注意事项

步骤2 登录个人账号：注册成功后，每次访问 ISI Web of Science 时，点击 Sign in，利用已注册的电子邮箱及在 Web of Science 注册时留下的密码登录自己的账户，就可以创建或查看自己保存的引文跟踪服务了（图 10-14）。

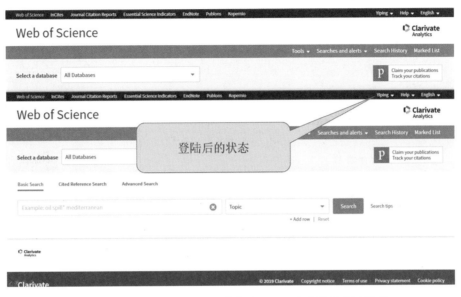

图 10-14 ISI Web of Science 数据库 v5.32 个人账号登录界面

步骤3 创建引文跟踪服务（citation alerts）：在 Web of Science 数据库中找到您感兴趣的论文，在这篇论文的全记录页面里面点击 Create Citation Alert，今后数据库进行数据更新时，如果发现新的论文引用了这篇文献，会自动发邮件到您的邮箱通知您最近又有哪篇文章引用了这篇文献（图 10-15）。

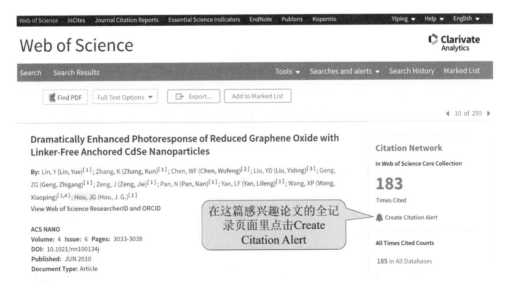

图 10-15 ISI Web of Science 数据库 v5.32 创建引文跟踪服务界面

步骤 4 ▷ 收到引文跟踪服务的通知邮件：图 10-16 是最近收到有关上述文章的引文跟踪服务的通知邮件。

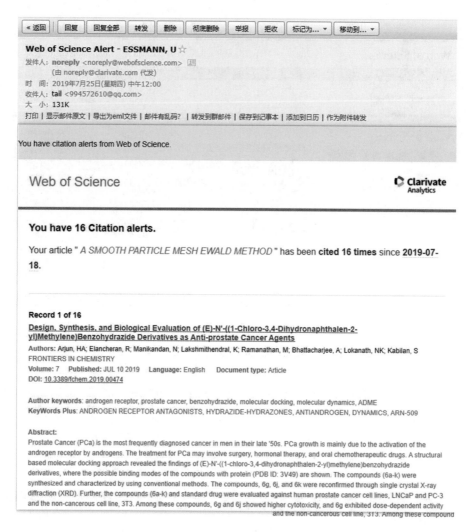

图 10-16 ISI Web of Science 数据库 v5.32 引文跟踪服务的通知邮件界面

结论：通过 Web of Science 的引文跟踪服务，您可以及时地跟踪一篇论文被新发表论文引用的情况。引文跟踪服务会直接将跟踪结果发到您的邮箱中。

（3）如何从检索结果中快速找到某个学科的相关文献？

您可能经常遇到检索结果太多但又不是您需要的资料的情况，怎样可以改变这种状况呢？其实利用 Web of Science 提供强大的精确检索功能（Refine），您可以简便快速地从检索结果中锁定您所关心的学科领域的文献。

如我们想快速了解 2007 年诺贝尔物理奖获奖课题"巨磁电阻效应"（Giant Magnetoresistance）在材料科学（MATERIALS SCIENCE）领域的全貌，您可以这样操作：

步骤 1 ▷ 访问 Web of Science 数据库检索课题：网址 www.isiknowledge.com，选择 Web of Science 数据库（图 10-17）。

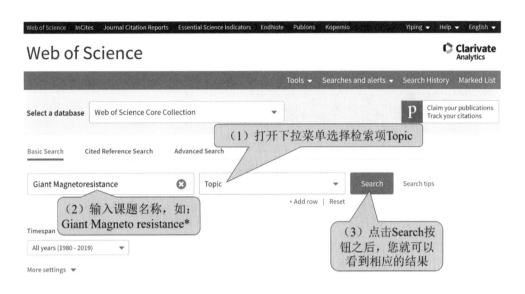

图 10-17　ISI Web of Science 数据库 v5.32 课题检索界面

步骤 2　　精确检索（Refine）：在检索结果界面上，通过左侧的精确检索（Refine）功能，您可以快速地了解该课题的学科、文献类型、作者、机构、国家等，甚至通过 Subject Areas 选项锁定某一学科的相关文献（图 10-18）。

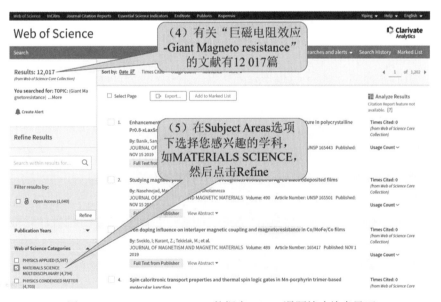

图 10-18　ISI Web of Science 数据库 v5.32 课题精确检索界面

结论：通过 Web of Science 提供的强大的精确检索功能，您可以在 Subject Areas 选项下进行选择，立即从众多的检索结果中锁定您关注学科的文献（图 10-19）。帮助您在检索时更加精准，从而提高您的科研效率。

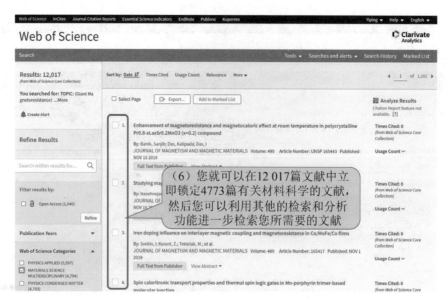

图 10-19　ISI Web of Science 数据库 v5.32 课题精确检索锁定关注学科文献的界面

（4）怎样找到某个研究中的高影响力论文？

当我们查询文献时，往往会面临海量的检索结果。在这些检索结果中，有哪些文章是高影响力的文献？有哪些文献是研究中的经典论文？有哪些研究论文最经常被同行们写作时引用？其实不难，通过统计每篇文章在 Web of Science 范围内的被引用次数，您就可以直观看到一篇论文的被引用情况。而通过对 Time Cited 进行排序，您可以简便快速地从检索结果中锁定高影响力的论文。

如我们想快速了解 2007 年诺贝尔物理奖获奖课题"巨磁电阻效应"（Giant Magnetoresistance）中的高影响力论文，您可以这样操作：

步骤 1　访问 Web of Science 数据库检索课题：网址 www.isiknowledge.com，进入 Web of Science 数据库（图 10-17）。

步骤 2　立即锁定高影响力的文章：在检索结果界面上，右上侧是排序选项 Sort by，您可以按照时间、被引次数、作者、期刊等对检索结果进行排序，默认的排序选项是时间排序。如果您想找到高影响力的文章，可以选择被引次数排序 Time Cited（图 10-20）。

结论：通过 Web of Science 提供的强大的排序 Sort by 和被引次数 Time Cited 功能，您可以立即从众多的检索结果中锁定高影响力的文章（图 10-21）。这些功能可以帮助您在检索时更加精准，从而提高您的科研效率。

（5）如何找到某个课题的综述文献？

在科学研究过程中往往需要从宏观上把握国内外在某一研究领域或专题的主要研究成果、最新进展、研究动态、前沿问题或历史背景、前人工作、争论焦点、研究现状和发展前景等内容，如何获取这样的信息呢？您可以通过获取综述性文献来方便高效地找到信息。

如我们想快速找到有关 2007 年诺贝尔物理奖获奖课题"巨磁电阻效应"（Giant Magnetoresistance）的综述文献，您可以这样操作：

步骤 1　访问 Web of Science 数据库检索课题：网址 www.isiknowledge.com，进入 ISI Web of Science 数据库 v5.32（图 10-17）。

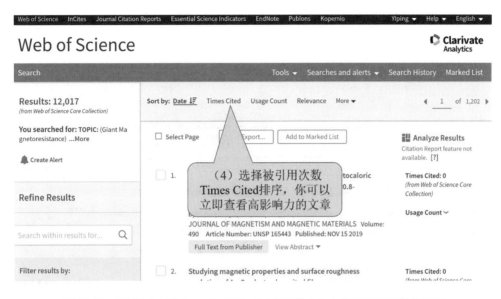

图 10-20　ISI Web of Science 数据库 v5.32 高影响力文章按时间排序的界面

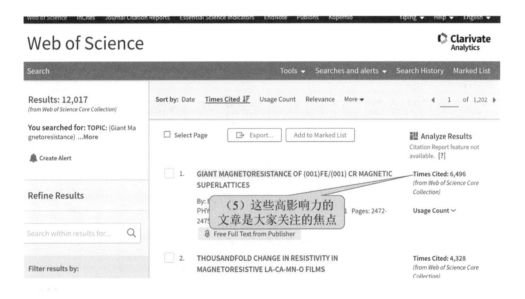

图 10-21　ISI Web of Science 数据库 v5.32 锁定高影响力文章的界面

步骤 2　　精确检索（Refine）：在检索结果界面上，通过左侧的精确检索 Refine 功能您可以快速地了解该课题的学科、文献类型、作者、机构、国家等，甚至通过 Document Types 选项锁定该课题的高质量综述文献（图 10-22）。

结论：通过 Web of Science 提供的强大的精确检索功能，您可以在 Document Types 选项下选择 Review，立即从众多的检索结果中锁定高质量的综述（图 10-23）。帮助您在检索时更加精准，从而提高您的科研效率。

（6）如何随时了解某个课题的最新进展？

科学研究是一项持续的工作，我们需要时常跟踪国内外某个研究领域的进展，把握最新的研究动态和成果。利用 Web of Science 数据库的跟踪服务，可以帮您时刻掌握国际动态。您的操作步骤如下：

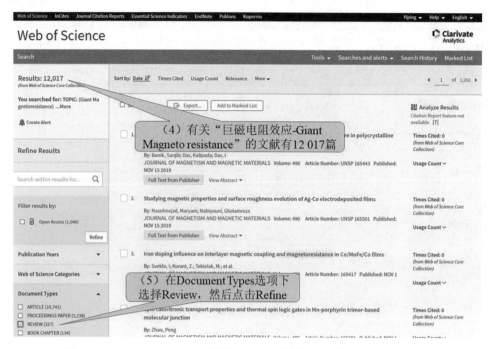

图 10-22　ISI Web of Science 数据库 v5.32 课题综述文献精确检索的界面

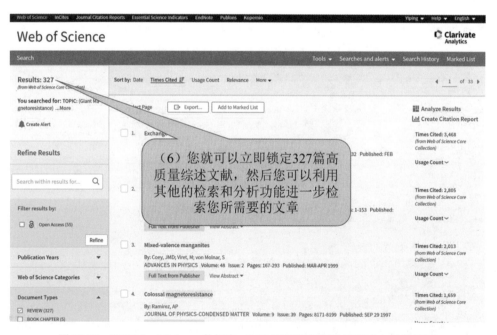

图 10-23　ISI Web of Science 数据库 v5.32 课题锁定高质量综述文献的界面

步骤 1　　登录个人账号：为了让 Web of Science 知道您的邮箱地址，在做引文跟踪之前，首先要用您已有的 E-mail 邮箱在 ISI Web of Science 中进行注册，登录 http://www.isiknowledge.com 进入 ISI Web of Science 数据库 v5.32，点击 Sign in，利用已注册的电子邮箱及在 Web of Science 注册时留下的密码登录自己的账户，就可以创建或查看自己保存的引文跟踪服务了。

步骤 2　　创建定题服务（Create Alert）。

示例：我们想通过 SCI 了解关于 "wireless sensor"（无线传感器）这个课题研究的最新进展的情况。通过检索 "wireless sensor" 我们进入检索结果界面（图 10-24）。

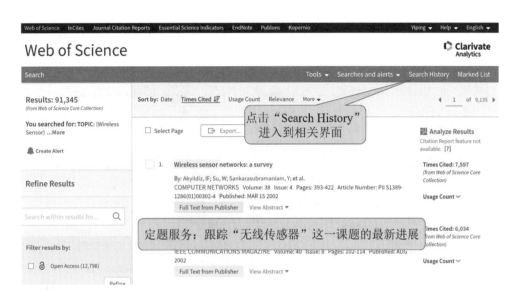

图 10-24 ISI Web of Science 数据库 v5. 32 检索课题新进展的界面

在检索和分析过程中，保存我们的检索结果和检索式，然后通过定题服务我们可跟踪某课题、作者或研究机构（图 10-25）。这样每当有新的符合我们条件的论文被收录进 SCI 后，系统都会第一时间把这篇论文发到您的邮箱里。

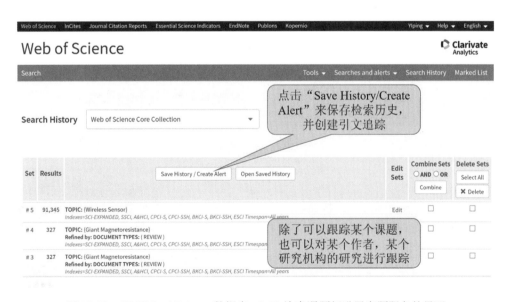

图 10-25 ISI Web of Science 数据库 v5. 32 检索课题新进展定题服务的界面

步骤3 创建引文跟踪服务（citation alert）：跟踪某个课题最新进展的方式还包括对自己最感

兴趣的一篇文章创建引文跟踪服务。我们可以在论文界面里找到 Citation Alert 引文跟踪，通过点击它我们就可以收到系统发送的最新的引用了这篇论文的文章（图 10-26~图 10-28）。

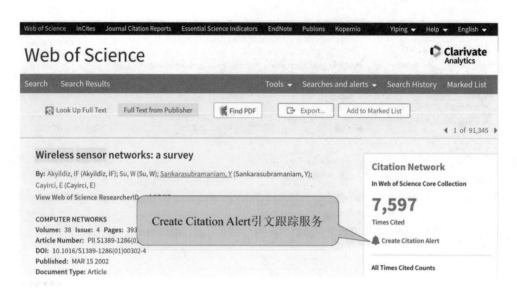

图 10-26　ISI Web of Science 数据库 v5. 32 创建引文跟踪服务的界面

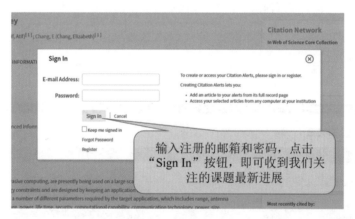

图 10-27　ISI Web of Science 数据库 v5. 32 创建引文跟踪服务登录账号的界面

结论：通过 Web of Science 的引文跟踪服务，您可以及时地了解某个课题的最新进展。引文跟踪服务会直接将跟踪结果发到您的邮箱中。

（7）如何选择合适的期刊发表论文？

我们完成了某项研究之后，通常需要选择一个合适的途径发表自己的研究成果，那么怎样找到最合适自己研究领域的期刊发表发表论文呢？您可以利用 Web of Science 数据库的检索结果分析功能（Analyze）来解决这一问题。

如最近在研究"无线传感器"这个课题，并想通过 SCI 来选择合适的期刊发表我的论文，可以这样操作：

步骤 1　访问 Web of Science 数据库检索论文：网址 www.isiknowledge.com，进入 ISI Web of Science 数据库 v5. 32（图 10-29）。

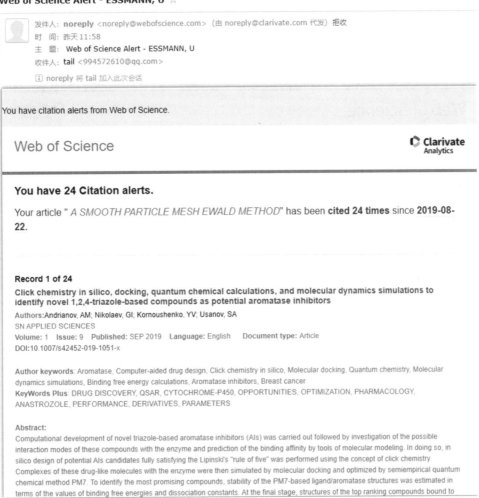

图 10-28　ISI Web of Science 数据库 v5.32 收到引文跟踪服务的邮件通知界面

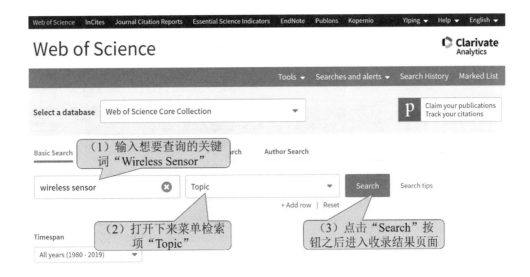

图 10-29　ISI Web of Science 数据库 v5.32 论文检索界面

步骤2　检索结果：通过"Topic"检索，找到 90 661 篇"wireless sensor"的文章（图 10-30）。

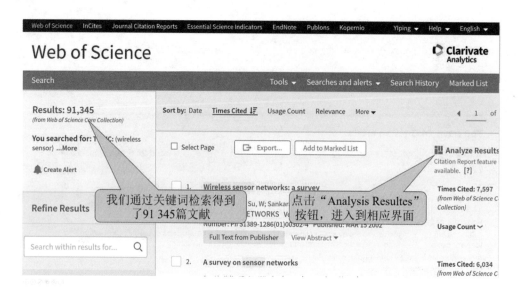

图 10-30　ISI Web of Science 数据库 v5. 32 论文检索结果界面

步骤3　分析结果：我们可以在分析界面中看到有哪些期刊收录了关于"无线传感器"的文章，并可以很清晰准确的看出其中又有哪几份期刊收录该课题文章的比例更高（图 10-31），并可点击 View Records 浏览这些期刊（图 10-32）。

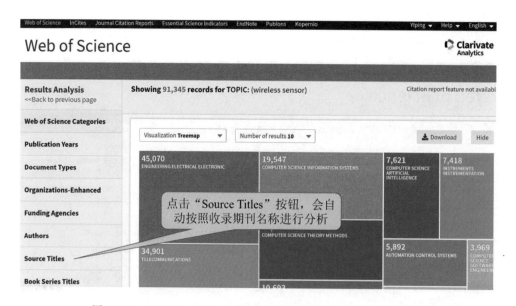

图 10-31　ISI Web of Science 数据库 v5. 32 论文检索结果分析界面

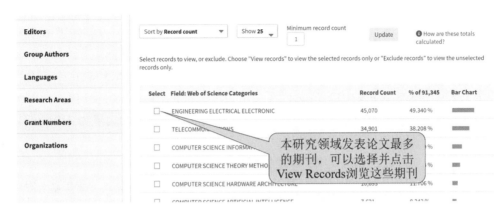

图 10-32　ISI Web of Science 数据库 v5.32 论文收录期刊分析界面

结论：Web of Science 的分析功能可以帮助您清晰准确地了解检索到的记录的相关信息。根据我们上面所述的 Source Title 进行分析，您可以选择在本研究领域中发表论文最多的期刊，同时通过全记录页面的链接了解期刊的影响因子（图 10-33），在综合考虑之后就可以选择最佳的投稿方式了。

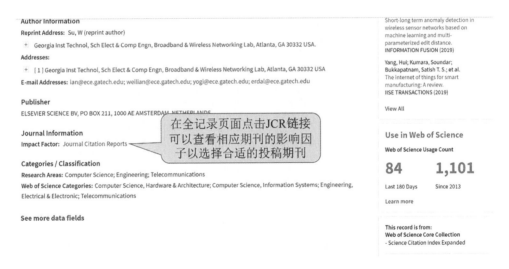

图 10-33　ISI Web of Science 数据库 v5.32 论文收录影响因子查询界面

（三）SCI 影响因子及分区

1. 影响因子计算方法　影响因子（impact factor，IF）由美国科学信息研究所（ISI）创始人尤金·加菲得（Eugene Garfield）在 1961 年创立，其后为文献计量学的发展带来一系列重大革新，是由汤森路透（Thomson Reuters）出品的期刊引证报告（Journal Citation Reports，JCR）中的一项数据。IF 指某一期刊的文章在特定年份或时期被引用的频率，即某期刊前两年发表的论文在该报告年份（JCR year）中被引用总次数除以该期刊在这两年内发表的论文总数，是目前国际上通行的对期刊质量的评价指标，是衡量学术期刊影响力的一个重要指标，可公平地评价期刊影响力。由于 IF 是一个相对统计量，通常影响因子越大，其学术影响力和作用也越大。

影响因子是以年为单位进行计算的。期刊在某年的影响因子定义为：期刊前两年发表的论文在统计当年被引用的总次数除以该期刊在前两年内发表的论文总数。以 2002 年的某一期刊影响因子为例：

IF（2002 年）= A/B，其中 A 为该期刊 2000 年至 2001 年所有文章在 2002 年被引用的次数；B 为该期刊 2000 年至 2001 年发表的所有文章数。

期刊影响因子对作者了解相关专业的动态及选择期刊具有重要的参考作用。但对于一些综合类或者大项的研究领域来说，因为研究的领域广，所以引用率也比较高。例如，生物和化学类期刊，一般情况下就比较容易有较高的影响力。影响因子虽然可在一定程度上表征其学术质量的优劣，但影响因子与学术质量间并非呈线性正比关系，不能说影响因子为 5.0 的期刊一定优于影响因子为 2.0 的期刊，影响因子不具有这种对学术质量进行精确定量评价的功能。

2. SCI 分区　SCI 目前有两种分区规则：JCR 分区和中科院的分区。

（1）JCR 分区：根据影响因子（IF 值），某一个学科的所有期刊都按照上一年的影响因子降序排列，然后平均 4 等分（各 25%），分别是 Q1、Q2、Q3、Q4。

（2）中科院分区：一区刊，各类期刊三年平均影响因子的前 5%，二区刊，前 6%~20%，三区刊，前 21%~50%，四区刊，后 51%~100%。

（四）分析类 SCI 期刊介绍

1. 化学分析类杂志

（1）*Trends in Analytical Chemistry*

【ISO 缩写】*Trac-Trends Anal. Chem. / TrAC*

【中文名】《分析化学发展趋势》

【国家】英格兰

【出版者】Elsevier Science

【检索数据库】Elsevier

【ISSN】0165-9936

【出版次数】全年 12 期

TrAc 中的文章是对分析化学新发展的简要概述。帮助分析化学家和其他分析技术使用人员探索和跟踪分析化学的最新研究领域。影响因子不是太高（图 10-34），但是杂志要求很高，投稿比较困难，审稿速度较慢，6~12 周。几乎是约稿。

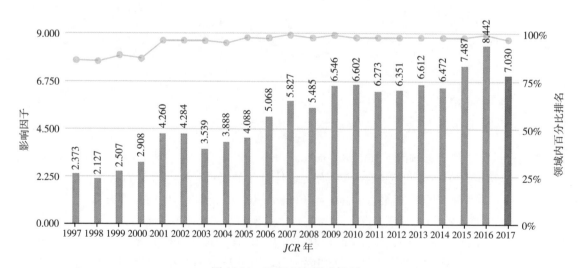

图 10-34　*TrAC* 历年影响因子 *

* 数据来源：InCites Journal Citation Reports dataset updated Sep 20，2018

（2）*Analytical Chemistry*

【ISO 缩写】*Anal. Chem.*

【中文名】《分析化学》

【出版社】美国化学学会

【检索数据库】ACS

【收费情况】摘要免费

【ISSN】0003-2700（印刷版）；1520-6882（网络版）

Analytical Chemistry 属于化学行业，"分析化学"子行业的顶级杂志。影响因子不太高（图 10-35），一级杂志，要求很高，投稿比较困难，审稿速度快，1~2 周。要求文章创新非常大，提出一种新的分析方法或分析手段，或比之前的分析方法有明显的进步，具有重大意义，应用体系非常有创意。

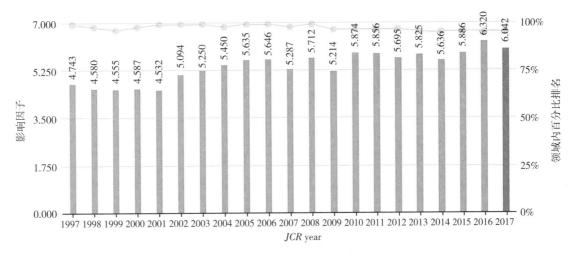

图 10-35 *Anal. Chem.* 历年影响因子 *

* 数据来源：InCites Journal Citation Reports dataset updated Sep 20，2018

（3）*Analytica Chimica Acta*

【ISO 缩写】*Anal. Chim. Acta*

【中文名】《分析化学学报》

【国家】荷兰

【出版者】Elsevier Science

【检索数据库】ScienceDirect

【ISSN】0003-2670

【出版次数】周刊

Analytica Chimica Acta 鼓励研究开发新的、重要的分析方法。侧重实验的新颖性和重要性以及对现有分析化学的扩展性。分析化学子行业的优秀级杂志。影响因子不高（图 10-36），但投稿要求很高。

（4）*Analytical Sciences*

【ISO 缩写】*Anal. Sci.*

【中文名】《分析科学》

【国家】日本

【ISSN】0910-6340

【收费情况】全文免费

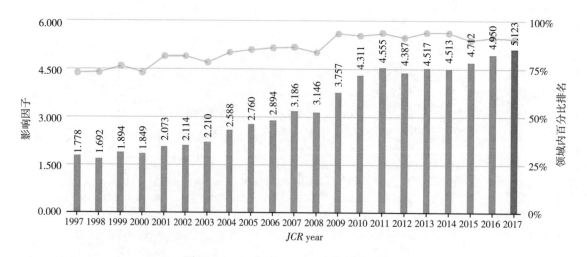

图 10-36 *Anal. Chim. Acta* 历年影响因子 *

* 数据来源：InCites Journal Citation Reports dataset updated Sep 20，2018

【出版次数】全年 12 期

【创刊】1985（历年影响因子见图 10-37）

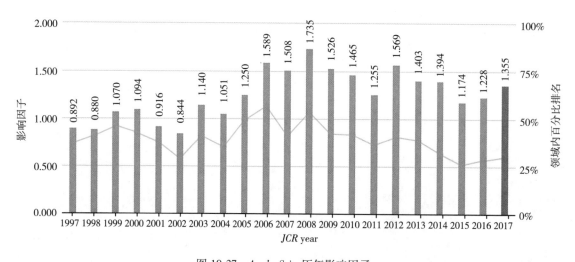

图 10-37 *Anal. Sci.* 历年影响因子 *

* 数据来源：InCites Journal Citation Reports dataset updated Sep 20，2018

（5）*Analytical Letters*

【ISO 缩写】*Anal. Lett.*

【中文名】《分析快报》

【国家】法国

【ISSN】0003-2719

【创刊】1967

【出版次数】全年出版 24 期（历年影响因子见图 10-38）

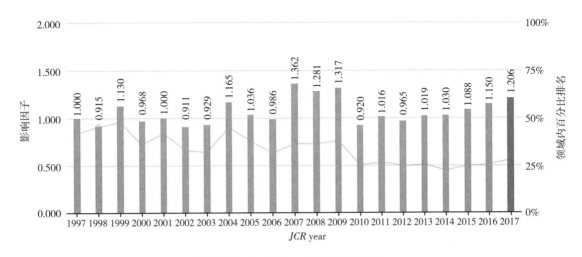

图 10-38　*Anal. Lett.* 历年影响因子 *

* 数据来源：InCites Journal Citation Reports dataset updated Sep 20，2018

提供最快速、最近时期内高效率的报道。审稿速度较慢。

2. 色谱分析类杂志

（1）*Journal of Chromatography A*

【ISO 缩写】*J. Chromatogr. A*

【中文名】《色谱 A》

【国家】荷兰

【数据库】Elsevier

【收费情况】摘要免费

【出版次数】每年出版 52 期（历年影响因子见图 10-39）

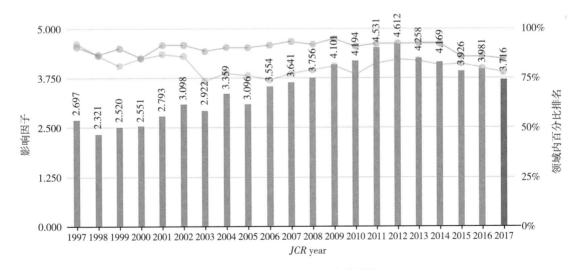

图 10-39　*J. Chromatogr. A* 历年影响因子 *

* 数据来源：InCites Journal Citation Reports dataset updated Sep 20，2018

侧重在分离科学方面新的、重大的研究进展和分离科学理论和方法学的基础研究。特别关注对目前分离科学有创新程度和重要意义的论文。投稿需注意，报道新的分析方法时需要应用该方法适当分析样品基质的复杂性，并运用适当的统计学方法处理数据以证明该方法具有一定的适用性；需要评价该新方法的各分析特征参数，如灵敏度、定量限或检测限、准确度、精密度、专属性等。在向 JCA 投稿时，应该关注该杂志新的发展方向和要求，而不是仅仅通过浏览 JCA 以前的文章来了解。

（2）*Journal of Chromatography B*

【ISO 缩写】*J. Chromatogr. B/JCB*

【中文名】《色谱 B》

【国家】荷兰

【数据库】Elsevier

【收费情况】摘要免费

【创刊】1977

【出版次数】每年 32 期（历年影响因子见图 10-40）

重点关于分离和纯化生物系统中化合物使用的制备分离相关技术（包括色谱分析、电泳、亲和分离等）。

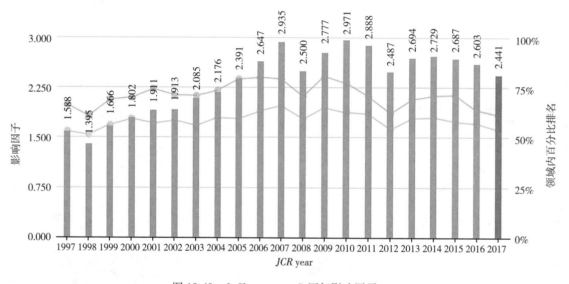

图 10-40 *J. Chromatogr. B* 历年影响因子 *

* 数据来源：InCites Journal Citation Reports dataset updated Sep 20，2018

（3）*Electrophoresis*

【中文名】《电泳》

【出版者】Wiley-Vch and BEC（英国电泳协会）

【收费情况】摘要免费

【ISSN】0173-0835

【出版次数】每年 20 期（历年影响因子见图 10-41）

发表有关电泳各个方面的文章，包括综述、原文、短通讯和会议记录等。范围为新的或改进的分析和制备方法、电泳方法在各方面的创新。

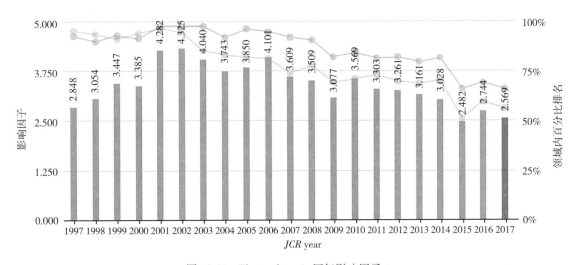

图 10-41　Electrophoresis 历年影响因子 *

* 数据来源：InCites Journal Citation Reports dataset updated Sep 20，2018

（4）*Journal of Separation Science*

【ISO 缩写】*J. Sep. Sci.* ／*JSS*

【中文名】《分离科学杂志》

【出版者】Wiley-Vch

【ISSN】1615-9306（印刷版）；1615-9314（网络版）

【收费情况】摘要免费

【出版次数】每年 12 期（历年影响因子见图 10-42）

JSS 是分离科学最全面的信息来源，涵盖色谱和电泳分离法涉及的所有领域，偏重分析化学、生物化学、药学学科。

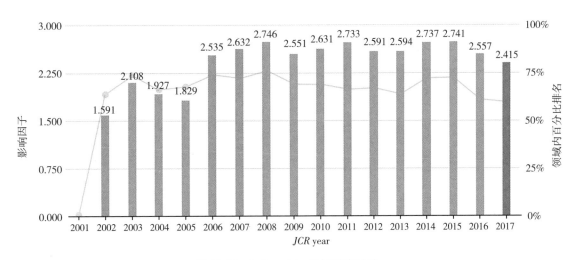

图 10-42　*J. Sep. Sci.* 历年影响因子 *

* 数据来源：InCites Journal Citation Reports dataset updated Sep 20，2018

（5）*Journal of Liquid Chromatography & Related Technologies*

【ISO 缩写】*J. Liq. Chromatogr. Relat. Technol.*

【中文名】《液相色谱和相关技术》

【出版者】Taylor & Francis

【ISSN】1082-6076（印刷版）；1520-572X（网络版）

【出版次数】全年 24 期（历年影响因子见图 10-43）

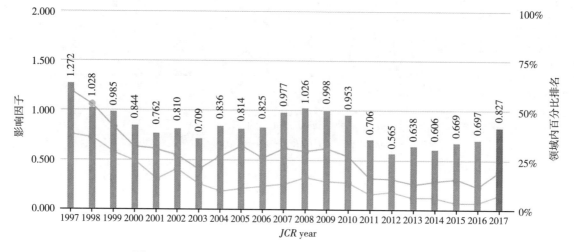

图 10-43　*J. Liq. Chromatogr. Relat. Technol.* 历年影响因子 ∗

∗ 数据来源：InCites Journal Citation Reports dataset updated Sep 20，2018

（6）*Chromatographia*

【中文名】《色谱家杂志》

【国家】德国

【出版者】维尤戈（Vieweg Verlag）

【ISSN】0009-5893（印刷版）；1612-1112（网络版）

【创刊时间】1968 年

【出版次数】全年 12 期

主要内容 55% 为液相色谱，25% 为气相色谱。影响因子不高（图 10-44），容易投中。审稿速度较快，2~4 周。

3. 质谱分析类杂志

（1）*Journal of Mass Spectrometry*

【ISO 缩写】*J. Mass Spectrom.* ／ *JMS*

【中文名】《质谱杂志》

【国家】美国

【出版者】John Wiley & Sons Ltd

【收费情况】摘要免费

【期刊号】1076-5174

【出版次数】每年 12 期（历年影响因子见图 10-45）

基本涵盖各个方面的质谱。可以作为工具书，用来了解自己领域的新发现和研究动态，了解质谱基础和应用方面。

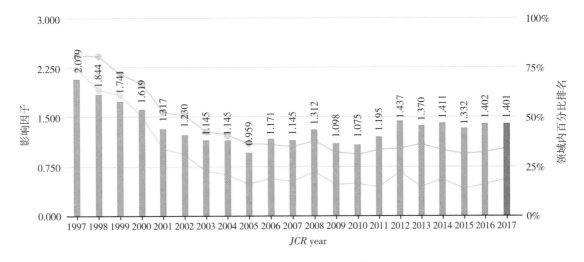

图 10-44 *Chromatographia* 历年影响因子 *

* 数据来源：InCites Journal Citation Reports dataset updated Sep 20，2018

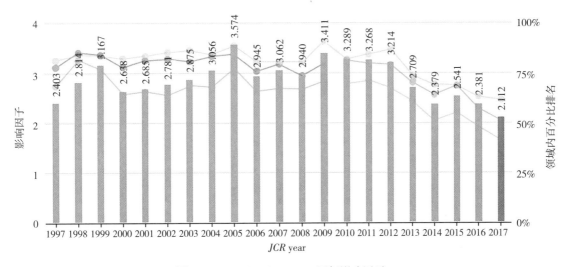

图 10-45 *J. Mass Spectrom.* 历年影响因子 *

* 数据来源：InCites Journal Citation Reports dataset updated Sep 20，2018

（2）*Rapid Communications in Mass Spectrometry*

【ISO 缩写】*Rapid Commun. Mass Spectrom.*

【中文名】《质谱快讯》

【国家】英国

【出版者】John Wiley & Sons，Ltd.

【收费情况】摘要免费

【期刊号】0951-4198（印刷版）；1097-0231（网络版）

【创刊】1987 年（历年影响因子见图 10-46）

出版有关气相离子学科方面的原始研究思路和结果。范围为直接依赖于测定气体离子或与其测定有关的任何科学领域，如分析化学、有机化学、药学等。要求文章提出一种新的分析方法或分析手段，扩展了质谱的应用或对离子化学及相关学科的新认识。

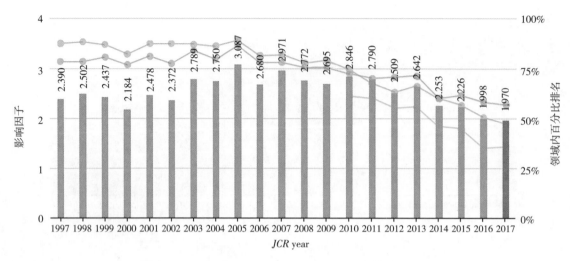

图 10-46　*Rapid Commun. Mass Spectrom.* 历年影响因子 *

* 数据来源：InCites Journal Citation Reports dataset updated Sep 20，2018

（3）*Analytical and Bioanalytical Chemistry*

【ISO 缩写】*Anal. Bioanal. Chem.*

【中文名】《分析和生物分析化学》

【数据库】SpringerLink

【ISSN】1618-2642（印刷版）；1618-2650（网络版）

【国家】德国

【出版次数】半月刊（历年影响因子见图 10-47）

杂志目的是快速发表基础分析、应用分析和生物分析科学领域高质量的研究论文。涵盖分析和生物分析研究的全部范围，并鼓励多学科解决方案来解决在这一领域的问题。

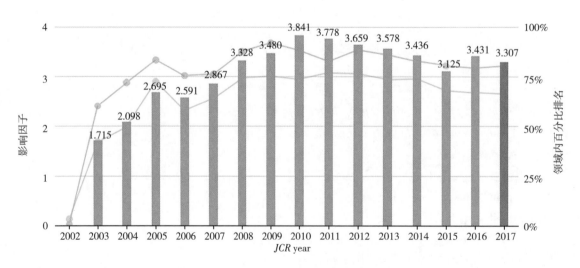

图 10-47　*Anal. Bioanal. Chem.* 历年影响因子 *

* 数据来源：InCites Journal Citation Reports dataset updated Sep 20，2018

（4）*Biomedical Chromatography*

【ISO 缩写】*Biomed. Chromatogr.*

【出版社】John Wiley and Sons

【ISSN】0269-3879（印刷版）；1099-0801（网络版）

【国家】英国

【出版周期】半月刊（历年影响因子见图 10-48）

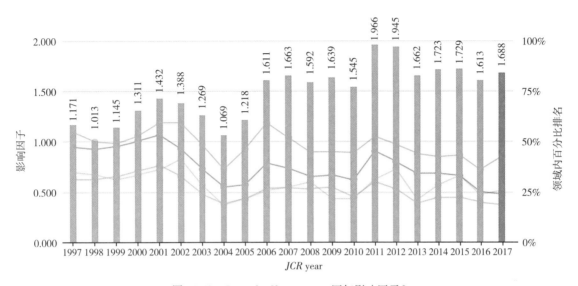

图 10-48　*Biomed. Chromatogr.* 历年影响因子 *

* 数据来源：InCites Journal Citation Reports dataset updated Sep 20，2018

生物医学色谱杂志，是很适合做药物分析的投稿杂志，创新要求不高，但是尽量能够有生物体系里面的应用会比较容易接受。

4. 化学计量学类杂志

（1）*Journal of Chemometrics*

【ISO 缩写】*J. Chemometr.*

【国家】英国

【出版者】Wiley

【期刊号】0886-9383（印刷版）；1099-128X（电子书）；0886-9383（网络版）

【出版次数】每年 12 期

该期刊于 1987 年创刊，化学计量学的权威杂志，集中报道化学计量学技术及相关应用，虽然影响因子不高，但投稿比较难，其比较偏重化学计量学的算法理论研究，理论性很高，如对经典算法的深入研究及新算法的开发。涉及论文方向为化学、分析化学等多学科，领域关键词为 chemometrics、cheminformatics、multivariate、statistics、multiway、modelling、calibration、wavelet、non-linear 等。中科院 SCI 期刊分区（2017 最新版本）为 4 区期刊，2016～2017 年最新影响因子为 1.884，审稿速度约 3 个月。

（2）*Journal of Multivariate Analysis*

【ISO 缩写】*J. Multivar. Anal.*

【国家】美国

【出版者】Elsevier INC.

【期刊号】0047-259X（印刷版）；0047-259X（网络版）

【出版次数】每年 8 期

该期刊于 1971 年创刊，涉及研究方向为数学－统计学与概率论等多学科，领域关键词为 asymptotic theory、bayes models、cluster analysis、decision theory、discriminant analysis、distributions and tests、estimation、factor analysis、limit laws、measures of association、multidimensional scaling and general multivariate methods、multivariate ANOVA、sequential analysis、stochastic analysis and inference、testing of hypothesis 和 time series 等。中科院 SCI 期刊分区（2017 最新版本）为 3 区期刊，2016~2017 年最新影响因子为 0.901，审稿速度 3 个月左右。

小　结

科技论文是阐述具有原创性科研成果的重要形式，在衡量国家、科研机构或大学的科研实力、评价科研人员学术水平等方面发挥着重要作用。同时科技论文也是科技工作者获取同行科技成果、重复科技实验、评估科技过程的重要途径，而选择合适的期刊对科技论文的发表至关重要。本节通过介绍国内外中药分析学科的主要期刊，总结分析了化学分析类杂志、色谱分析类杂志、质谱分析类杂志、化学计量学等相关期刊的收录特点，并详细介绍了国外著名的综合性文献数据库及平台使用技巧，旨在帮助中药质量控制与分析学科本科生、研究生和科学研究人员更好地了解中药分析学科发展的前沿，更充分地熟悉本学科的期刊特点，为他们在论文投稿时选择更合适、更具影响力的期刊提供参考。

思考题

1. 化学分析类期刊分为几大类？如何选择合适的化学分析类期刊？
2. 目前常用的检索平台有哪些？如何利用检索平台查询文章的收录及引用？
3. 如何利用数据库找到和一个课题密切相关的核心热点论文？
4. 怎样利用数据库了解一个课题的发生发展和最新进展？

第二节　科学论文的撰写与发表

科学论文是科研工作的总结和产物，是表达研究成果的最重要的方式，是人类知识积累和传承的重要载体之一。因此，了解并掌握合理的科研方法和撰写科技论文与投稿发表的技巧能有效提高其工作效率、论文质量和投稿发表的成功率。本节就中药质量分析与评价中英文科学论文的撰写及发表的流程进行简要介绍。

一、中文科学论文的撰写与发表

中文科学论文书写格式一般包括的内容有标题、署名、中文摘要、中文关键词、引言、正文、结论、致谢、参考文献等，一般学术论文就是按照这些内容的顺序而书写的[2]。

（一）标题与作者姓名、作者工作单位、作者简介、基金项目

标题，又称题名或题目。用于高度概括文章主题，一般不超过 20 个字。标题是读者判断是否应读该文的主要依据，其是否确切、简洁、鲜明是衡量一篇文章标题好坏的准则。标题也是文摘、索引或题录等信息资料的重要组成部分。从不同职能看，标题一般可分为三类：一是总标题，即论文题目；二是副标题，即进一步对总标题的内容说明或补充，一般在总标题不能完全表述论文主题时采用；三是分标题，

它是论文的段落标题，也是论文的内容提纲[2]。

英文标题与中文标题应一致，并符合英文表达方法；不应轻易使用未得到科技界公认的缩略词语。

（二）摘要和关键词

摘要位于标题和前言之间，是文章主要内容的摘录，起报道和检索作用。摘要应具备三大特点：短、精、完整。短，指篇幅短、字数少。摘要字数一般在 200~300 字。除非另有要求，一般摘要的字数应为正文的 5%~10%。精，指内容精，囊括文章的精华。完整，是指它可独立成篇，可供检索性刊物文摘杂志专门刊登。摘要应包括内容、目的及其重要性、方法、过程、更加概括的结论以及意义。

关键词是为了满足文献标引或检索工作的需要而从论文中萃取出的、表示全文主题内容信息条目的单词、词组或术语。小论文通常 3~5 个，大论文通常不超过 8 个。关键词是词或词组而不是句子。不一定是在标题里出现过的词，而是出现频率最多、最能让读者理解主题的词。

有英文摘要的论文，应在英文摘要的下方著录与中文关键词相对应的英文关键词。

摘要的范例[3]见图 10-49。

摘要　目的：建立以反相高效液相色谱-蒸发光散射检测法（RP-HPLC-ELSD）测定不同产地蕤仁中亚油酸含量的测定方法，为有效控制蕤仁饮片的质量提供科学依据。方法：采用回流法提取亚油酸；色谱条件为：AichromaBond-AQ C_{18}色谱柱（4.6 mm ×250 mm，5 μm）；流动相：乙腈-0.1%甲酸水（90:10）；流速：1.0 mL·min^{-1}；柱温：25℃；ELSD检测器。结果：亚油酸对照品在0.9989～49.945 μg内线性关系良好（r=0.9984），平均回收率为 100.1%，RSD 为 1.2%。结论：本方法准确，重复性好，简便易行，适用于蕤仁中亚油酸的含量测定。

图 10-49　中文科学论文摘要范例

（三）引言

引言，又称前言、绪言、导言和绪论等，是文章的开场白，说明写文章的理由，以引起读者的注意，为读者看完标题、摘要后决定是否读正文提供必要的信息。引言应包括研究背景（具体的小背景）和研究课题的基础、目的与意义、研究范围和方法等。引言最后应写用什么研究方法做了什么事，有什么意义。引言应言简意赅，内容不得烦琐，文字不可冗长。学术论文的引言根据论文篇幅的大小和内容的多少而定。值得注意的是，引言不要写成公知性的东西，审稿人会觉得作者学术水平有限，也可能查重不过。引言具体包括以下几部分内容：

1. 研究背景　指出前人或他人在该领域内已经做了哪些工作，还有哪些问题尚未得到解决，或者是原有科学体系本身弊端所隐藏着的问题，使读者知道文章的来龙去脉，对所论述的问题有全面的认识，从而衡量该项研究成果的重要程度。

2. 研究目的　说明从事该项研究的理由。目的与背景是密不可分的，可以顺理成章地理解。这也是读者判断是否应读该论文的重要依据，同时也便于读者去领会作者的思路，从而准确地领会文章的实质。

3. 研究范围　指研究所涉及的范围或所取得成果的适用范围。它既可进一步限制标题，又可客观地告诉读者，该论文讨论的内容对哪些读者适用。

4. 研究方法　指研究采用的实验方法或实验途径。前言中只提及方法的名称即可，无须展开细述。

5. 取得成果的意义　这部分内容带有自我评价的性质，主要是强调作者的工作意义，引出本文的主题给读者以引导。

引言的范例[3]见图 10-50。

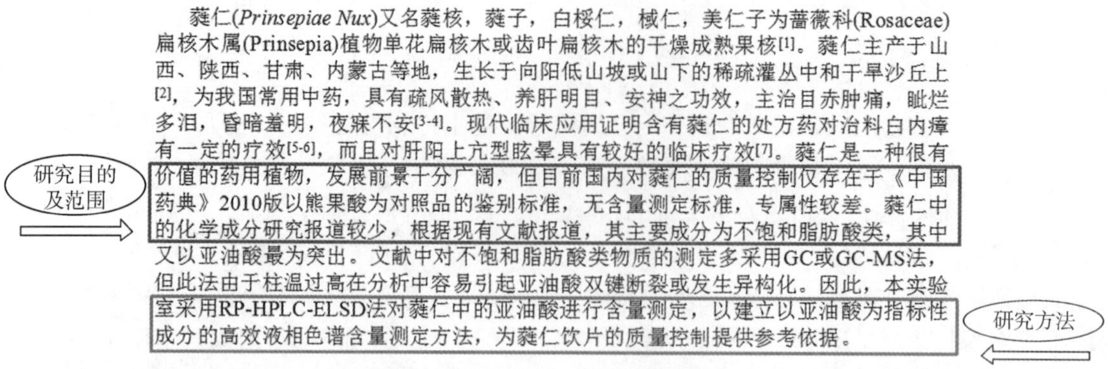

蕤仁(*Prinsepiae Nux*)又名蕤核，蕤子，白桵仁，栘仁，美仁子为蔷薇科(Rosaceae)扁核木属(Prinsepia)植物单花扁核木或齿叶扁核木的干燥成熟果核[1]。蕤仁主产于山西、陕西、甘肃、内蒙古等地，生长于向阳低山坡或山下的稀疏灌丛中和干旱沙丘上[2]，为我国常用中药，具有疏风散热、养肝明目、安神之功效，主治目赤肿痛，眦烂多泪，昏暗羞明，夜寐不安[3-4]。现代临床应用证明含有蕤仁的处方药对治料白内障有一定的疗效[5-6]，而且对肝阳上亢型眩晕具有较好的临床疗效[7]。蕤仁是一种很有价值的药用植物，发展前景十分广阔，但目前国内对蕤仁的质量控制仅存在于《中国药典》2010版以熊果酸为对照品的鉴别标准，无含量测定标准，专属性较差。蕤仁中的化学成分研究报道较少，根据现有文献报道，其主要成分为不饱和脂肪酸类，其中又以亚油酸最为突出。文献中对不饱和脂肪酸类物质的测定多采用GC或GC-MS法，但此法由于柱温过高在分析中容易引起亚油酸双键断裂或发生异构化。因此，本实验室采用RP-HPLC-ELSD法对蕤仁中的亚油酸进行含量测定，以建立以亚油酸为指标性成分的高效液相色谱含量测定方法，为蕤仁饮片的质量控制提供参考依据。

（研究目的及范围）

（研究方法）

图 10-50　中文科学论文引言范例

（四）正文

正文是科技论文的主体，是用论据经过论证证明论点而表述科研成果的核心部分。正文占论文的主要篇幅。以实验为研究手段的科技论文，包括以下几部分：

1. 实验原材料及其制备方法。

2. 实验所用设备、装置和仪器等。如果是通用设备，只注明规格、型号即可。如果是自己特制的，需给出示意图，并详细说明测试、计量所用仪器的精度，使读者知道实验结果的可信度和准确程度。

3. 实验方法和过程，说明实验所采用的是什么方法，实验过程是如何进行的，操作上应注意什么问题。要突出重点，只写关键性步骤。如果是采用前人或他人的方法，只写出方法的名称即可；如果是自己设计的新方法，则应写得详细具体。

上述三点的详略程度应以别人能再现文中的实验结果为标准，但涉及保密和专利的内容不要写进去。这是因为科技文章既有理论上（学术上）的馈赠性，又有技术上的经济性（专利性）。要正确处理学术交流与技术诀窍保密的关系，对于技术上的要害问题应含而不露、引而不发[4]。

实验材料、设备和方法范例[3]见图 10-51。

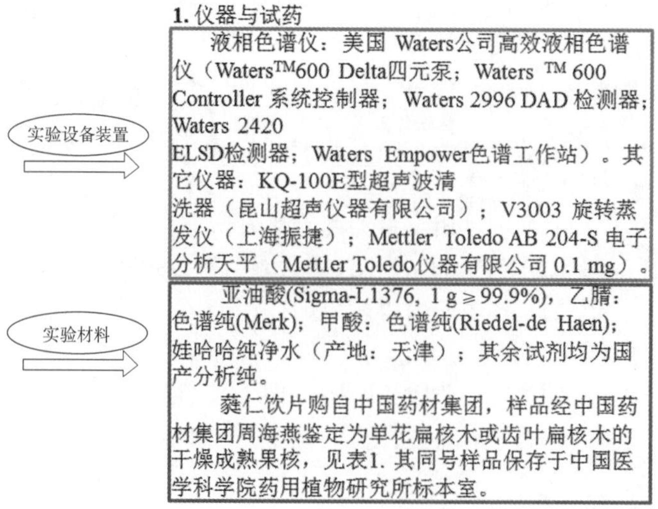

1. 仪器与试药

液相色谱仪：美国 Waters公司高效液相色谱仪（Waters™600 Delta四元泵；Waters™600 Controller 系统控制器；Waters 2996 DAD 检测器；Waters 2420 ELSD检测器；Waters Empower色谱工作站）。其它仪器：KQ-100E型超声波清洗器（昆山超声仪器有限公司）；V3003 旋转蒸发仪（上海振捷）；Mettler Toledo AB 204-S 电子分析天平（Mettler Toledo仪器有限公司 0.1 mg）。

（实验设备装置）

亚油酸(Sigma-L1376, 1 g ≥ 99.9%)，乙腈：色谱纯(Merk)；甲酸：色谱纯(Riedel-de Haen)；娃哈哈纯净水（产地：天津）；其余试剂均为国产分析纯。

蕤仁饮片购自中国药材集团，样品经中国药材集团周海燕鉴定为单花扁核木或齿叶扁核木的干燥成熟果核，见表1. 其同号样品保存于中国医学科学院药用植物研究所标本室。

（实验材料）

2.1. 对照品溶液的制备

精确称取49.95mg亚油酸对照品，用甲醇溶解并定容至10mL容量瓶中，得到质量浓度为4.995mg/mL的亚油酸对照品储备液。分别取上述对照品溶液适量，用甲醇稀释至10mL容量瓶中，得到质量浓度分别为0.0999mg/mL，0.4995mg/mL，0.9989mg/mL，1.998mg/mL，4.995mg/mL的系列标准溶液。

2.2. 供试品溶液的制备

蕤仁粉碎成粉末，取粉末约1.0 g，精密称定，置索氏提取器中，加石油醚（30～60℃）适量，加热回流2小时，滤过，滤渣用石油醚（30～60℃）5mL洗涤，合并洗液与滤液，回收溶剂至干，残渣加甲醇溶解，转移至10mL容量瓶中，加甲醇至刻度，摇匀，滤过，取续滤液，即得。

2.3. 色谱条件及系统适用性实验

色谱柱：AichromaBond-AQ C18色谱柱(4.6 × 250 mm, 5 μm)；流动相：乙腈-0.1%甲酸水 (90:10)；流速：1.0 mL/min；柱温：25℃；检测器条件：雾化温度21.0℃，漂移管温度40.0℃，载气压力20 psi，增益值设置为20。在上述条件下，亚油酸色谱峰能够与其它色谱峰达到很好的分离。亚油酸对照品及蕤仁样品色谱图见图1。

（实验方法 →）

图 10-51　中文科学论文实验材料、设备和方法范例

（五）实验结果与分析（讨论）

实验结果就是实验过程中所测取的数据和所观察到的现象。写文章时，需对实验结果进一步加以整理，从中选出最能反映事物本质的数据或现象，并将其制成便于分析（讨论）的图或表，有的还要拍成照片。分析是指从理论（机制）上对实验所得的结果加以解释，阐明自己的新发现或新见解，强调实验结果的重要性和创新性。

撰写实验结果与分析这部分内容时应注意以下几个问题：

1. 观点明确，论据充分，论证合理。

2. 事实准确，数据准确，计算准确，语言准确。

3. 内容丰富，文字简练，避免重复、烦琐。

4. 条理清楚，逻辑性强，表达形式与内容相适应。

5. 不泄密，对需保密的资料应进行技术处理。

总之，在结果与分析中既要包含所取得的结果，还要说明结果的可信度、再现性、误差，以及与理论或分析结果的比较、经验公式的建立、尚存在的问题等。实验结果与分析可以合在一起写，内容较多时，也可以分开写，各成一节。这部分内容是论文的重点，是结论赖以产生的基础。

实验结果与分析范例[3]见图10-52。

（六）结论

结论位于正文之后，又称结语、结言。结论是实验、观测结果和理论分析的逻辑发展，是将实验、观测得到的数据、结果，经过判断、推理、归纳等逻辑分析过程而得到的对事物本质和规律的认识，是整篇论文的总论点。结论的内容主要包括：研究结果说明的问题，得出的规律，解决的实际问题或理论问题；对前人的研究成果做的补充、修改和证实，有什么创新；本文研究的领域内尚待解决的问题，以及解决这些问题的基本思路和关键。

对结论部分写作的要求是：

1. 应做到准确、完整、明确、精练。结论要有事实、有根据，用语斩钉截铁，数据准确可靠，不能

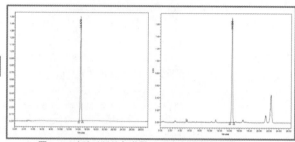

图1. 亚油酸对照品色谱图(A)和蕤仁样品色谱图(B)
Fig1. linolic acid standard （A）and sample (B)

2.4. 方法学考察

2.4.1. 线性关系 分别精密吸取"2.1"项下各浓度的亚油酸对照品溶液 10 μL，在"2.3"项色谱条件下进样测定，记录峰面积，以亚油酸峰面积A的对数lgA为纵坐标，亚油酸质量m(μg)的对数lgm为横坐标，绘制工作曲线，其线性回归方程为：lgA=1.045lgM+3.135，相关系数r=0.998 4。结果表明，亚油酸对照品在0.9989～49.945 μg范围内线性关系良好。

3. 讨论

对种子中油脂的提取，通常选用超声，回流和蒸馏三种提取方法，实验室通过对上述三种提取方法的比较发现，回流提取法所得的蕤仁脂肪酸中亚油酸的含量最高，故选用回流法提取蕤仁中的脂肪酸。回流提取分别考察了0.5、1、1.5、2、3小时五个时间段，结果表明：水浴加热回流2小时和3小时，蕤仁中亚油酸的提取率基本一致，故选用提取时间为2小时。在亚油酸的测定上，本实验并没有将油脂皂化或衍生化后进行测定，而是将油脂溶解后直接运用蒸发光散射检测器进行测定，前处理简单，同时避免了皂化或衍生化过程中的损失，减少了操作误差。

表2. 蕤仁药材中亚油酸的含量测定实验回收率测定结果.n=3， x̄ ± s
Fig1. Average recovery of linolic acid in Prinsepiae Nux. n =3, x̄ ± s

Component	m(added)/mg	m(found)/mg	Recovery/%	Average recovery /%	RSD/%
Linolic acid	1.665	3.187	99.6	100.1	1.2
	1.998	3.917	100.3		
	2.398	2.398	100.4		

图 10-52 中文科学论文实验结果与分析范例

含糊其辞、模棱两可。

2. 在判断、推理时不能离开实验、观测结果，不做无根据或不合逻辑的推理和结论。

3. 结论不是实验、观测结果的再现，也不是文中各段小结的简单重复。

4. 对成果的评价应公允，恰如其分，不可自鸣得意。证据不足时不要轻率否定或批评别人的结论，更不能借故贬低别人。

5. 写作结论应十分慎重，如果研究虽然有创新但不足以得出结论的话，宁肯不写也不妄下结论，可以根据实验、观测结果进行一些讨论。

（七）参考文献

参考文献均附在结论之后，它有三个作用：其一，反映作者的科学态度和求实精神，表示作者对他人成果的尊重。科技文章既有为全人类所公有的一面，又有作者具有优先权的一面。所以在文章中必须分清楚哪些是别人的研究成果，哪些是自己的研究所得。能否如实分清这一点标志着作者的科学道德水平高低。其二，便于读者了解该领域的情况，它是读者进行追溯性检索的有效途径，读者可以根据所列文献找到原文。其三，它从一个侧面反映出作者对本课题的历史和现状的了解程度，便于读者衡量论文的水平和可信度。文献的来源有：期刊、图书、论文集、论文和其他。

通常对引用的文献按其在论文中出现的顺序，用阿拉伯数字连续编码，并顺序排列。引用文献编排要求格式具体如下：

1. 被引用的文献为期刊论文的单篇文献时，著录格式为："［顺序号］作者. 题名. 刊名，出版年，卷号（期号）：引文所在的起止页码."

2. 被引用的文献为图书、科技报告等整本文献时，著录格式为："［顺序号］作者. 文献书名. 版本（第一版本不标注）. 出版地址：出版者，出版年."。

3. 被引用的文献为会议记录时，著录格式为："［顺序号］析出文献著者. 题（篇）名［A］. 见（英文用 In）：原文献著者. 论文集名［C］. 出版地：出版者，出版年，引文所在的起止页码."。

4. 被引用的文献为学位论文时，著录格式为："［顺序号］作者. 题名［学位论文］. 保存地点：保存单位，年份."。

（八）其他格式要求

1. 表格　正文或附录中的表格一般包括表头、表体和表注三部分，编排的基本要求是：

（1）表头：包括表号、表题、计量单位，用小 5 号黑体（居中），在表体上方与表格线等宽编排。其中，表号居左，格式为"表 l"，全文表格连续编号；标题居中，格式为"XX 表"；计量单位居右，参考格式如"计量单位：元"。

（2）表体：表体的四周端线使用粗实线（1.5 磅），其余表线用细实线（0.5 磅）。表中数码文字一律使用小 5 号字。表格中的文字要注意上下居中对齐，数字个位对齐。

（3）表注：表注的文字写在表体下方，不必空行，用小 5 号宋体，按"（1）、（2）……"排列，表注的宽度不可大于表体的宽度。

2. 插图　插图包括图片（稿）、图号和图题，文章中的插图应遵循"图随文走"和"先见文后见图"的原则。图片（稿）画面应清晰、美观，幅面大小适当，应根据内容要求和版面允许放缩至需要大小和放置于适当位置。图号及图题置于图的下方居中，使用小 5 号黑体，其中，图号居左，图题居右，如："图 1　空白色谱图（A）、亚油酸对照品色谱图（B）和蕤仁样品色谱图（C）"。全文插图按出现的先后顺序统一编序，如"图 1、图 2……"，图题以不超过 15 个汉字为宜。

3. 数字　论文中的数字，除部分结构层次序数词、词组、惯用词、缩略语、具有修辞色彩语句中作为词素的数字、模糊数字必须使用汉字外，其他均应使用阿拉伯数字。同一论文中，数字的表示方式应前后一致。

4. 标点符号　论文中的标点符号应正确使用，忌误用、混用标点符号，中英文标点符号应加以区分。

5. 计量单位　除特殊需要，论文中的计量单位应使用法定计量单位。

（九）写作过程中注意事项及常见问题

1. 对于初写科技论文的人来说，论文题目不宜太大，篇幅不宜太长，涉及问题的面不宜过宽，论述的问题也不求过深。应尽可能在前人已有知识的基础上提出一点新的看法。

2. 论文的题目既可以概括也可以深入。论文题目也可以着重谈某一点，如某个重要问题的某一个重要侧面或某一当前疑难的焦点，解决了这一点，有推动全局的重要意义。

3. 对某专业的基本问题和重要疑难问题有独到的见解，对这个专业的学术水平的提高有推动作用。

4. 对某一学科有关的领域有深邃广博的知识，并能运用这些知识对某学科提供创造性见解，对此学科的发展有重要的推动作用，或对此学科水平的提高有重要的突破。

注意不必要去追求写全面论述性的大问题，所写的主题，可以聚焦某一个关键而又重要的问题。建议选择自己熟悉和与所从事的工作相关，并对今后工作有益的选题，既能总结工作的得失又能促进工作。

二、英文科学论文的撰写与发表

英文科学论文写作是进行国际学术交流必需的技能。一般而言，发表在专业英语期刊上的科技论文在文章结构和文字表达上都有其特定的格式和规定，只有严格遵循国际标准和相应刊物的规定，才能提高所投稿件的录用率。

英文科技论文的基本格式包括：标题页（title page），摘要（abstract），关键词（keyword），正文（body），致谢（acknowledgements）和参考文献（reference）等。

其中正文为论文的主体，分为若干部分。一篇完整的科技论文的正文部分由以下内容构成：引言/概述（introduction）、材料和方法（materials and methods）、结果（results）、讨论（discussion）、结论/总结（conclusions）[5]。

下面对科技论文写作构成部分的写法和注意事项以及投稿过程进行详细介绍。

（一）投稿信

投稿信（cover letter）主要向编辑介绍论文题目、主要内容，突出论文的创新性和价值，希望发表在该杂志的什么栏目或类型，要发表这篇论文的原因，声明没有一稿两投。还可以简要指出目前该领域的发展方向，说明该杂志什么领域的读者群对这篇论文感兴趣。

（二）论文准备（结构和框架）

论文具体格式依据各杂志"投稿须知（instructions for authors）"中的要求而定。论文修改定稿之前要仔细阅读所投杂志的"投稿须知"，它规定了杂志的范围、论文类型、提交方式、审稿过程、格式要求、版权转让等信息。论文准备工作具体包括以下几部分：

1. 标题页（title page）　包括题目（title）、作者（author）、单位（institution）、通信作者信息（corresponding author）、大标题（running head）、统计数据（字数、页码、图表数）、资金来源（grant or support）等。

由于只有少数人研读整篇论文，多数人只是浏览原始杂志或者文摘、索引的论文题目。因此须慎重选择题目中的每一个字，力求做到长短适中，概括性强，重点突出，一目了然，以便于论文的索引、流通和传播。有些杂志在"投稿须知"中会注明对题目字数的要求，需要特别注意。

论文题目一般由名词词组或名词短语构成，避免写成完整的陈述句。在必须使用动词的情况下，一般用分词或动名词形式。题目中介词、冠词小写，如果题目为直接问句，要加问号，间接问句则不用加问号。

具体写作要求如下：

（1）题目要准确地反映论文的内容。作为论文的"标签"，题目既不能过于空泛和一般化，也不宜过于烦琐，使人得不出鲜明的印象。为确保题目的含义准确，应尽量避免使用非定量的、含义不明的词，如"rapid""new"等；并力求用词具有专指性，如"a vanadium-iron alloy"明显优于"a magnetic alloy"。

（2）题目用语应简练、明了，以最少的文字概括尽可能多的内容。题目最好不超过 10~12 个单词，或 100 个英文字符（含空格和标点），如若能用一行文字表达，就尽量不要用 2 行（超过 2 行有可能会削弱读者的印象）。在内容层次很多的情况下，如果难以简短化，最好采用主、副题名相结合的方法，主副题名之间用冒号（：）隔开，其中的副题名起补充、阐明作用，可起到很好的效果。

（3）题目要清晰地反映文章的具体内容和特色，明确表明研究工作的独到之处，力求简洁有效、重点突出。为表达直接、清楚，以便引起读者的注意，应尽可能地将表达核心内容的主题词放在题名开头。

题名中应慎重使用缩略语。尤其对于可有多个解释的缩略语，应严加限制，必要时应在括号中注明全称。对那些全称较长，缩写后已得到科技界公认的，才可使用。为方便二次检索，题名中应避免使用化学式、上下角标、特殊符号（数字符号、希腊字母等）、公式、不常用的专业术语和非英语词汇（包括拉丁语）等。

（4）由于题目比句子简短，并且无需主、谓、宾，因此词序就也变得尤为重要。特别是如果词语间的修饰关系使用不当，就会影响读者正确理解题目的真实含意。

论文作者和单位属于论文署名、成果归属等方面问题。署名目的之一是为了表明文责自负，之二是记录作者的劳动成果，之三是便于建立作者检索。论文作者姓名按照欧美国家的习惯，名字（first name）在前，姓氏（surname/family name /last name）在后。但我国人名地名标准规定，中国人名拼写均改用汉语拼音字母拼写，姓在前名在后。因此，建议参考杂志"作者须知"。如果论文由几个人撰写，则应逐一写出各自的姓名。作者与作者之间用空格或逗号隔开。在作者姓名的下方还应注明作者的工作单位，邮政编码，电子邮件地址或联系电话等。要求准确清楚，使读者能按所列信息顺利地与作者联系。也有刊物在论文标题页的页脚标出以上细节，在论文最后附上作者简介和照片。大标题是论文页眉位置显示的一句话，相当于一个范围更大的标题，便于编辑归类论文所属领域。

标题页范例[6]见图 10-53。

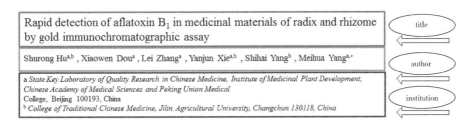

图 10-53　英文科学论文标题页范例

2. 摘要（abstract）　摘要应写得简练，只须说明论文的研究目的、所用的方法及取得的结果和结论即可。摘要不宜太详尽，也不宜太简短，一般限制其字数不超过论文总字数的 5%（多为 200～300字）[7]。摘要一般要求不带参考文献、公式、脚注、图表、不常见的缩略词等。定义第一次出现的缩写（在正文中第一次出现时再定义一次）；同题目类似，论文摘要也是读者最先关注的内容，决定读者是否有兴趣继续阅读全文。

摘要又称内容提要，是对论文的内容不加注释和评论的简短陈述。其作用主要是为读者阅读、信息检索提供方便。

（1）摘要的构成要素

1）研究目的：准确描述该研究的目的，说明提出问题的缘由，表明研究的范围和重要性。

2）研究方法：简要说明研究课题的基本设计，结论是如何得到的。

3）结果：简要列出该研究的主要结果，有什么新发现，说明其价值和局限。叙述要具体、准确，并给出结果的置信值。

4）结论：简要地说明经验，论证取得的正确观点及理论价值或应用价值，是否还有与此有关的其他问题有待进一步研究，是否可推广应用等。

（2）摘要的基本类型：摘要主要有两大类，资料性摘要（informative abstract）和说明性摘要（descriptive abstract）。一般刊物论文所附摘要都属于这两类。还有一种为二者的结合，称为结合型摘要。新出现了结构型摘要，遵循一定的格式和套路，便于计算机检索。

1) 说明性摘要：只向读者指出论文的主要议题是什么，不涉及具体的研究方法和结果。一般适用于综述性文章，也用于讨论、评论性文章，尤以介绍某学科近期发展动态的论文居多。

2) 资料性摘要：适用于专题研究论文和实验报告型论文，它应该尽量完整和准确地体现原文的具体内容，特别强调指出研究的方法和结果、结论等。这类摘要大体按介绍背景、实验方法和过程、结果与讨论的格式写。

3) 结合型摘要：是以上两种摘要的综合，其特点是对原文须突出强调的部分做出具体叙述，对于较复杂、无法三言两语概括的部分则采用一般性描述。

4) 结构性摘要：随着信息科学和电子出版物的发展，近年来新出现的一种摘要形式。这类摘要先用短语归纳要点，再用句子加以简明扼要的说明，便于模仿和套用，能规范具体地将内容表达出来，方便审稿，便于计算机检索。

（3）摘要的撰写要求

1) 确保客观而充分地表述论文的内容，适当强调研究中创新、重要之处（但不要使用评价性语言）；尽量包括论文中的主要论点和重要细节（重要的论证或数据）。

2) 要求结构严谨、语义确切、表述简明、一般不分段落；表述要注意逻辑性，尽量使用指示性的词语来表达论文的不同部分（层次）。

3) 排除在本学科领域方面已成为常识的或科普知识的内容；尽量避免引用文献，若无法回避使用引文，应在引文出现的位置将引文的书目信息标注在方括号内；不使用非本专业的读者尚难于清楚理解的缩略语、简称、代号，如确有需要（如避免多次重复较长的术语）使用非同行熟知的缩写，应在缩写符号第一次出现时给出其全称；不使用文献中列出的章节号、图、表号、公式号以及参考文献号。

4) 要求使用法定计量单位以及正确地书写规范字和标点符号；众所周知的国家、机构、专用术语尽可能用简称或缩写；为方便检索系统转录，应尽量避免使用图、表、化学结构式、数学表达式、角标和希腊文等特殊符号。

5) 摘要的长度：ISO 规定，大多数实验研究性文章，字数在 1000~5000 字的，其摘要长度限于 100~250 个英文单词。

6) 摘要的时态：摘要所采用的时态因情况而定，应力求表达自然、妥当。写作中可大致遵循以下原则：①介绍背景资料时，如果句子的内容是不受时间影响的普遍事实，应使用现在式；如果句子的内容为对某种研究趋势的概述，则使用现在完成式；②在叙述研究目的或主要研究活动时，如果采用"论文导向"，多使用现在式（如：This paper presents……）；如果采用"研究导向"，则使用过去式（如：This study investigated……）；③概述实验程序、方法和主要结果时，通常用现在式，如：We describe a new molecular approach to analyzing……；④叙述结论或建议时，可使用现在式、臆测动词或 may、should、could 等助动词，如：We suggest that climate instability in the early part of the last interglacial may have……。

7) 摘要的人称和语态：作为一种可阅读和检索的独立使用的文体，摘要一般只用第三人称而不用其他人称来写。如果摘要出现"我们""作者"作为陈述的主语，这会减弱摘要表述的客观性，逻辑上有时也会讲不通。由于主动语态的表达更为准确，且更易阅读，因而目前大多数期刊都提倡使用主动态，国际知名科技期刊 *Nature*、*Cell* 等尤其如此。

摘要范例[8]见图 10-54。

3. 关键词（keyword）　是为了满足文献标引或检索工作的需要而从论文中取出的词或词组。国际标准和我国标准均要求论文摘要后标引 3~8 个关键词。关键词既可以作为文献检索或分类的标识，它本身又是论文主题的浓缩。读者从中可以判断论文的主题、研究方向、方法等。关键词包括主题词和自由词两类：主题词是专门为文献的标引或检索而从自然语言的主要词汇中挑选出来的，并加以规范化了的词或词组；自由词则是未规范的即还未收入主题词表中的词或词组。关键词以名词或名词短语居多，如果使用缩略词，则应为公认和普遍使用的缩略语，如 IP、CAD、CPU，否则应写出全称，其后用括号标出其

A gold-based nanobeacon probe for fluorescence sensing of organophosphorus pesticides

A nanomaterials-based novel molecular beacon has attracted growing attentions in fluorescent assays as many nanomaterials possess excellent quenching efficiency. In this work, a gold-based nanobeacon probe was established to detect organophosphorus pesticides for the first time. The constructed gold-based nanobeacon acted as a signal indicator and could display the decreasing of the intensity in the presence of targets, which competitively bound to single strand DNA. To achieve a high sensitive probe, some parameters including solution pH, temperature and reaction time were investigated and optimized. The gold-based nanobeacon probe assay was proved to be rapid and sensitive to achieve a detection limit of 0.035 m M for isocarbophos, 0.134 m M for profenofos, 0.384 m M for phorate and 2.35 m M for omethoate, respectively. The prepared nanobeacon effectively reduced the background and improved the detection sensitivity and selectivity. The probe is stable, easy to operate and does not need sophisticated instruments. These features makes the probe feasible for screening trace organophosphorus pesticides in real samples.

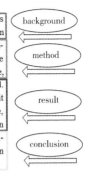

图 10-54　英文科学论文摘要范例

缩略语形式。关键词用词要准确、规范，不应偏颇，否则会影响论文的引用和检索。可以从论文的题目、摘要或全文中选择。

4. 引言（introduction）　引言位于正文的起始部分，主要叙述自己写作的目的或研究的宗旨，使读者了解和评估研究成果。其作用是开宗明义提出本文要解决的问题，主要叙述立题依据、基础、背景、研究目的、主要结果和创新点。引言要有层次感和逻辑性，应开门见山、简明扼要。提出问题，介绍论文的背景，本领域的前人研究历史与现状，尚有哪些问题有待解决，进而提出本文研究的问题和目标，介绍本项研究的重要结果或发现，并表述自己当前研究的与众不同之处和重要性。

写作要求如下：

（1）尽量准确、清楚且简洁地指出所探讨问题的本质和范围，对研究背景的阐述做到繁简适度。

（2）在背景介绍和问题的提出中，应引用"最相关"的文献以指引读者。要优先选择引用的文献包括相关研究中的经典、重要和最具说服力的文献，力戒刻意回避引用最重要的相关文献（甚至是对作者研究具有某种"启示"性意义的文献），或者不恰当地大量引用作者本人的文献。

（3）采取适当的方式强调作者在本次研究中最重要的发现或贡献，让读者顺着逻辑的演进阅读论文。

（4）解释或定义专门术语或缩写词，以帮助编辑、审稿人和读者阅读稿件。

（5）适当地使用"I""We"或"Our"，以明确地指示作者本人的工作。叙述前人工作的欠缺以强调自己研究的创新时，应慎重且留有余地。

（6）引言的时态运用：①叙述有关现象或普遍事实时，句子的主要动词多使用现在时；②描述特定研究领域中最近的某种趋势，或者强调表示某些"最近"发生的事件对现在的影响时，常采用现在完成时；③在阐述作者本人研究目的的句子中应有类似 This paper、The experiment reported here 等词，以表示所涉及的内容是作者的工作，而不是指其他学者过去的研究。

前言范例[9] 见图 10-55。

5. 材料和方法（material and method）　主要描述研究过程中所使用的实验对象、材料、试剂、仪器、设备、实验条件、数据分析方法及软件等。材料来源和观察统计分析方法要准确详细地交待清楚，符合其逻辑步骤，以便于读者重复该实验。实验对象一般是人、动物或组织等，它们的基本信息要描述清楚。要注意设立对照组，选择合理的具有统计学意义的数量。多数国外杂志对有关人或动物的实验有伦理福利方面的特殊要求，需要认真阅读投稿须知，以免因为违反其中的规定而被拒稿。

具体要求如下：

（1）对材料的描述应清楚、准确。材料描述中应该清楚地指出研究对象（样品或产品、动物、植物、

GC-FID coupled with chemometrics for quantitative and chemical fingerprinting analysis analysis of *Alpinia oxyphylla* oil

1. Introduction

Alpinia oxyphylla Miq. (Zingiberaceae) is widely distributed in East Asia [1]. After cooking or decoction of its fruit (called Yizhi in Chinese), it is popular as a health food and is used in traditional Chinese medicine to treat intestinal disorders, diuresis and dementia, especially in Hainan and Guangdong provinces in South China [2]. *A. oxyphylla* is reportedly abundant in volatile oils, flavonoids, diarylheptanoids, sesquiterpenes, diterpenes and phenolics [3]. The volatile oil fraction is its principal component and is mainly made up of various terpenoids, which have important pharmacological properties [4]. Among the terpenoids contained in A. oxyphylla, p-cymene and nootkatone are present in large quantities. Up to 44.87% of the volatile oil is p-cymene, which is a compound that is mucokinetic, a cough suppressant, and a bacteriostatic agent [5]. Nootkatone is a ketone derivative of valencene, and is commoly used as a flavorant in food and tobacco [6]. It is also an antiulcer agent [7] and has insecticidal activity against Drosophila melanogaster [8].

Phytomedicine manufacturers often use active marker substances for quality control [9]. Therefore, detailed knowledge of the volatile profiles of *A. oxyphylla* oil is required for its quality

background

evaluation. Although a full description of the organoleptic characteristics of the volatile oil of *A. oxyphylla* can be obtained by sensory analysis, qualitative and quantitative determination of its compounds can provide much more useful information on its quality. Its chemical fingerprint can also be used for quality evaluation [10]. The application of chemical fingerprinting to the volatile oil of *A. oxyphylla* will allow detection of significant differences among samples. Chromatographic fingerprinting is a rapid and reliable method for quality control of medicinal plants [11]. Gas chromatography (GC) techniques are appropriate for qualitative and quantitative analysis and chemical fingerprinting of *A. oxyphylla* oil.

In the present study, *A. oxyphylla* oil was profiled using gas chromatography-flame ionization detection (GC-FID). A method was established for simultaneous determination of two components, p-cymene and nootkatone, in the volatile oil of *A. oxyphylla*. The chemical fingerprints of the volatile oils from various sources were established and investigated by similarity analysis (SA), hierarchical cluster analysis (HCA) and principle component analysis (PCA). GC–MS was used to identify the principal compounds in the volatile oil. This profiling of A. oxyphylla oil will be useful for understanding the quality of medicinal plants. There are many reports on *A. oxyphylla*, but few of its volatile oils. This paper is the first comprehensive study of *A. oxyphylla* oils, and expands the theoretical basis of *A. oxyphylla* analysis.

the purpose of the research

Assess the effectiveness of the research

图 10-55　英文科学论文前言范例

病人）的数量、来源和准备方法。对于实验材料的名称，应采用国际同行所熟悉的通用名，尽量避免使用只有作者所在国家的人所熟悉专门名称。

（2）对方法的描述要详略得当、重点突出。应遵循的原则是给出足够的细节信息以便让同行能够重复实验，避免混入有关结果或发现方面的内容。如果方法新颖且不曾发表过，应提供所有必需的细节；如果所采用的方法已经公开报道，引用相关的文献即可（如果报道该方法期刊的影响力很有限，可稍加详细地描述）。

（3）力求语法正确、描述准确。由于材料和方法部分通常需要描述很多的内容，因此通常需要采用很简洁的语言，故使用精确的英语描述材料和方法是十分重要的。需要注意的方面通常有：①不要遗漏动作的执行者；②在简洁表达的同时要注意内容方面的逻辑性；③如果有多种可供选择的方法能采用，在引用文献时提及一下具体的方法。

（4）时态与语态的运用：①若描述的内容为不受时间影响的事实，采用一般现在时；②若描述的内容为特定、过去的行为或事件，则采用过去式；③方法章节的焦点在于描述实验中所进行的每个步骤以及所采用的材料，由于所涉及的行为与材料是讨论的焦点，而且读者已知道进行这些行为和采用这些材料的人就是作者自己，因而一般都习惯采用被动语态；④如果涉及表达作者的观点或看法，则应采用主动语态。

材料和方法范例[10]见图 10-56。

6. 结果（result）　本部分描述研究结果，可自成体系，读者不必参考论文其他部分，也能了解作者的研究成果。对结果的叙述也要按照其逻辑顺序进行，使之既符合实验过程的逻辑顺序，又符合实验结果的推导过程。本部分还可以包括对实验结果的分类整理和对比分析等。结果部分的叙述要翔实准确。翔实就是要提供最为全面的分析结果，不要故意隐瞒或者遗漏某些重要的结果。准确就是结果必须是要真实的，不能是伪造和篡改的。详细叙述所取的所有数据，并分析原因和所暗含的意义。注意结果部分不要与讨论部分重复，以显累赘。

写作要求如下：

2. Materials and methods

2.1. Reagents and instrument

High-purity concentrated nitric acid (HNO_3) and hydrogen peroxide (H_2O_2) were purchased from Duksam Pharmaceutical Co., Ltd. (Kyungkido, Ansan, South Korea). Deionized water was prepared using the Milli-Q system (Millipore Corporation, Bedford, MA, USA). All glassware were soaked with 10% HNO_3 for 24 h and then rinsed with deionized water prior to use. Individual stock solution of Mg, K, Ca, Na, Fe, Al, Zn, Ba, Mn, Cu, Mo, Cr, Ni, As, Se, Cd, Hg, Tl, Pb and V (1000 mg/L) were obtained from National Center of Analysisand Testing for Nonferrous Metals and Electronic Materials (Beijing, China). The standard reference material of Poplar leaves (GBW 07604) was obtained from National Institute of Standards and Technology (Beijing, China), and was used to verify the accuracy of the results of analyses.

An Agilent 7500ce model ICP-MS system (Agilent, Santa Clara, CA, USA) was used for simultaneous determine the elements selected. The digestion was carried out using an Anton Paar MW3000 microwave system (Multi-wave 3000, Anton paar, Graz, Austria). The measurements for all elements were performed with an inductively coupled plasma mass spectrometer (ICP-MS, Agilent 7500ce, Agilent, Santa Clara, CA, USA). Internal standard solutions (100 mg/L) of Li, Sc, Ge, Y, In, Tb, Bi and tuning solution (10 mg/L) of Li, Y, Tl were purchased from Agilent (Agilent, USA).

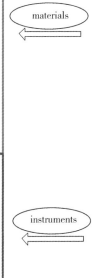

图 10-56　英文科学论文材料和方法范例

（1）对实验或观察结果的表达要高度概括和提炼，不能简单地将实验记录数据或观察事实堆积到论文中，尤其是要突出有科学意义和具代表性的数据，而不是没完没了地重复一般性数据。

（2）对实验结果的叙述要客观真实，即使得到的结果与实验不符，也不可略而不述，而且还应在讨论中加以说明和解释。

（3）数据表达可采用文字与图表相结合的形式。如果只有一个或很少的测定结果，在正文中用文字描述即可；如果数据较多，可采用图表形式来完整、详细表述，文字部分则用来指出图表中资料的重要特性或趋势。切忌在文字中简单地重复图表中的数据，而忽略叙述其趋势、意义以及相关推论。

（4）适当解释原始数据，以帮助读者理解。尽管对于研究结果的详细讨论主要出现在"讨论"部分，但"结果"中应该提及必要的解释，以便让读者能清楚地了解作者此次研究结果的意义或重要性。

（5）文字表达应准确、简洁、清楚。避免使用冗长的词汇或句子来介绍或解释图表。为简洁、清楚起见，不要把图表的序号作为段落的主题句，应在句子中指出图表所揭示的结论，并把图表的序号放入括号中。

（6）时态的运用：①指出结果在哪些图表中列出，常用一般现在时；②叙述或总结研究结果的内容为关于过去的事实，通常采用过去时；③对研究结果进行说明或由其得出一般性推论时，多用现在时；④不同结果之间或实验数据与理论模型之间进行比较时，多采用一般现在时（这种比较关系多为不受时间影响的逻辑上的事实）。

（7）结果常用语范例[11]：

1）图和表的说明

As shown in Fig. X

As listed in Table X

As presented in

As given in

As evidenced in

It can be seen from

By referring to table X, we can say

From Fig, X it is apparent that

As is clear from Fig. X

It is evident from Fig. X that

2）说明图形的变化

Increase with　　　随增加

Change with　　　随变化

Vary with　　　　随改变

With a rise of　　　随的升高而

… first increase slightly up to and then decrease sharply…, and finally remain approximately constant

Be directly proportional to　与……成正比

Be inversely proportional to　与……成正比

Be in inverse proportional to　与……成正比

In parallel with　　和……平行

In relation to　　和……有关

Independent of　　和……无关

3）结果和结论

It turns out

The results show

It has been found that

It has noticed that

It may be noted that

It appears

Come to conclusion

We draw conclusion

We conclude that

4）结果与文献比较

一致：

In approximate (or rough, good, excellent) agreement with

Agree (exactly, well) with

Consistent with

In keeping with

In accord with

In concert with

不一致：

In conflict with

Contrary to

At variance with

7. 讨论（discussion）　讨论的重点在于对研究结果的解释和推断，并说明作者的结果是否支持或反对某种观点，是否提出新的问题或观点等。因此撰写讨论时要避免含蓄，尽量做到直接、明确，以便审稿人和读者了解论文为什么值得引起重视。讨论的内容主要有：①回顾研究的主要目的或假设，并探讨所得到的结果是否符合原来的期望，如果没有的话，其原因是什么；②概述最重要的结果，并指出其是否能支持先前的假设以及是否与其他学者的结果相互一致；如果不是的话，原因是什么；③对结果提出说明、解释或猜测；根据这些结果，能得出何种结论或推论；④指出研究的限制以及这些限制对研究结果的影响，并建议进一步的研究题目或方向；⑤指出结果的理论意义（支持或反驳相关领域中现有的理论、对现有理论的修正）和实际应用。讨论中要突出自己研究的创新性，尤其是对前人的突破。以最重要的实验结果为依据，着重讨论其中的新发现，而不要重复叙述实验结果。实验结果和讨论要前后呼应，不要讨论出与结果相悖的结论。讨论部分能够反映作者研究问题的深度和广度。深度就是论文对于提出问题的研究到了一个什么样的程度，广度就是是否能够从多个方面来分析解释实验中的结果。

（1）具体的写作要求

1）对结果的解释要重点突出，简洁、清楚。为有效地回答研究问题，可适当简要地回顾研究目的并概括主要结果，但不能简单地罗列结果，因为这种结果的概括是为讨论服务的。

2）推论要符合逻辑，避免实验数据不足以支持的观点和结论。根据结果进行推理时要适度，论证时一定要注意结论和推论的逻辑性。在探讨实验结果或观察事实的相互关系和科学意义时，无须得出试图去解释一切的巨大结论。如果把数据外推到一个更大的、不恰当的结论，不仅无益于提高作者的科学贡献，甚至现有数据所支持的结论也受到怀疑。

3）观点或结论的表述要清楚、明确。尽可能清楚地指出作者的观点或结论，并解释其支持还是反对先前的工作。

4）对结果科学意义和实际应用效果的表达要实事求是，适当留有余地。避免使用"for the first time"等类似的优先权声明。在讨论中应选择适当的词汇来区分推测与事实。

5）时态的运用：①回顾研究目的时，通常使用过去时；②如果作者认为所概述结果的有效性只是针对本次特定的研究，需用过去时；相反，如果具有普遍的意义，则用现在时；③叙述由结果得出的推论时，通常使用现在时，因为作者得出的是具普遍有效的结论或推论（而不只是在讨论自己的研究结果），并且结果与结论或推论之间的逻辑关系为不受时间影响的事实。

（2）讨论常用的单词和词组范例：

1）Consist of　　由……组成

Composed of　　由……组成

2）In terms of　　依据

Based on　　依据

On the basis of　　依据

From the point of the view of　　根据……观点

According to　　根据

3）By the aid of　　借助于

With the aid of　　借助于

4）For convenience　　为方便起见

For simplicity　　为简单起见

For short　　为简单起见

5）... be accompanied by　　伴随有……

... be ascribed to　　归属于

... belong to　　属于

6）... is said to be　　称之为

... is called 称之为

So called 所谓的……

What is called 所谓的……

7）... is defined as 定义为……

Define... as 把……定义为……

8）It is not easy to predict exactly… 很难准确预料……

It is difficult to determine… 很难确定……

... be difficult to verify 很难证实

... be on the way of developing ……正在发展中

9）Suppose that 假定

Assuming that 假定

Knowing that 已知

10）Notice that 请注意……

Remember that；remembering that 请记住……

11）For clarity 为了把问题说明得更清楚……

For no other reason than 唯一的理由是……

12）Regardless of 不管……

Ignore 忽视

13）Except for this stage 除这一步外……

Except for 除……外，……

Except that 除……外，……

14）Carelessness about this point can lead to … 忽视了这一点就会造成……

Is left out；leave out；omit 省去……

As long as 一旦……

Along with 连同……

Appear as 以……形式表现出来

15）Apply to 应用于……

Apply... to 将……应用于……

16）... be very similar to 和……非常相似

Approach to 趋近于……

be close to 接近于……

Arrive at；arrive in 达到……

17）Arrange in order 整理

As a result 结果

As a result of 由于……原因

18）Come of 来自……；起因于……

Come out of 来自……；起因于……

Come from 来自……

Arise from 起因于……

19）In one sense 从某种意义上讲

In most cases 在大多数情况下

In the most general sense 最常见的情况下

In some cases   有时

For the special case of   在……特定条件下

In any case   在任何情况下……

In certain cases   在某种情况下

In common usage   通常用法

20）Here is the calculation accomplished in one step 全部计算合并为一个总式子

Here is the entire problem done in one operation 问题的全过程合并为一步

21）Generally speaking 一般来说

Strictly speaking   严格地讲

Specifically；or more specifically 具体地说

More correctly   确切地说

Roughly speaking   大致来说

22）In a few words   简而言之

In a word   总而言之

In summary   综上所述

In general terms   概括地说

23）As you have just seen   如上所述

As mentioned above   如上所述

As has been said before 如前面所述

As has been already pointed out 正如前面也已指出……

… has never been reported before 从前未见报道

24）… be summarized as   ……给出结果如下

… be listed as follows   ……给出结果如下

… be presented in the following ……给出结果如下

25）Go over these   熟悉了这些……

Look back at   回过头来看前面……

Recall section X   回过头来看前面X部分

26）… be comparable to   可与……进行比较

… compare…with   将……与……进行比较

… be compared with   与……进行比较

27）As against   与……对比

As compared with   与……对比

28）By comparison with   借助于和……比较

By contrast with   借助于和……比较

29）As distinct from   与……不同

As distinguished from   与……不同

30）… be directly proportional to   ……与……成正比

… be inversely proportional to   ……与……成反比

change directly with   ……与……成正比

change inversely with   ……与……成反比

in inverse proportion of   ……与……成反比

in opposition to   与……相反

31）... remain to be discussed further……有待进一步讨论

... remain to be examined further……有待进一步考察

32）...be open to question ……有争议的问题

... be an open question ……有争议的问题

... be subject question ……有争议的问题

33）... past question 无疑

... no doubt　　无疑

Beyond question 无疑

... without question 无疑

34）Rounded to four significant figures 取四位有效数字

A plot of... against　　……对……做图

On the basis of this analysis　　基于这种分析

devinted from　　偏离……

To help us keep track of　　为了便于掌握……

In the rest of　　其余部分

It is not necessary to　　并不需要……

As an example of why... and how　　举例说明为什么……以及如何……

... as... as possible　　尽可能……

As far as we know　　据我们所知

As it is known　　众所周知

Convert... into　　将……转化为……

... for the lack of　　由于缺乏……

... from a different cause　　由于不同的原因

In favour of　　有利于……

In the same way as　　和……一样

In unit time　　在单位时间内

Much has been said about　　在……中也已谈了许多

8. 结论（conclusion）　作者在文章的最后要单独用一章节对全文进行总结，其主要内容是对研究的主要发现和成果进行概括总结，让读者对全文的重点有一个深刻的印象。有的文章也在本部分提出当前研究的不足之处，对研究的前景和后续工作进行展望。论文的结论应具有严密的科学性和客观性，反映一个研究课题的价值，同时提出以后的研究方向。值得注意的是，撰写结论时不应涉及前文不曾指出的新事实，也不能在结论中重复论文中其他章节中的句子，或者叙述其他不重要或与自己研究没有密切联系的内容，以故意把结论拉长。

9. 致谢（acknowledgement）　论文作者可以在论文末尾对他人给予自己的指导和帮助表示感谢。一般置于结论之后，参考文献之前。其内容可以包括：资金资助、合作单位、协助完成研究工作或提供便利条件的组织或个人；在研究工作中提出建议和提供帮助的人；给予转载和引用权的资料、图片、文献、研究思想和设想的所有者；其他应感谢的组织和人。写课题资助时，要写上课题号（grant number）。其基本形式如下：

（1）致谢者，被致谢者，原因。

（2）也可以是作者具体指出某人做了什么工作使研究工作得以完成，从而表示谢意。

（3）如果作者既要感谢某机构、团体、企业或个人的经济资助，又要感谢他人的技术、设备的支持，则应按惯例先对经济资助表示感谢，再对技术、设备支持表示感谢。

（4）致谢的文字表达要朴素、简洁，以显示其严肃和诚意。

10. 参考文献（reference）　凡是引用他人的观点、事实、数据，均须注明出处。关于参考文献的内容和格式，建议作者在把握参考文献著录基本原则的前提下，参阅所投刊物"投稿须知"中对参考文献的要求，或同一刊物的其他论文参考文献的注录格式，使自己论文的文献列举和标注方法与所投刊物相一致。可以使用参考文献编辑器（reference manager）软件。这里只对基本规则进行简单介绍。

ISO5966-1982 中规定参考文献应包含以下三项内容：作者/题目/有关出版事项。其中出版事项包括：书刊名称、出版地点、出版单位、出版年份以及卷、期、起止页等。

（1）参考文献的具体编排顺序：有两种。

1）按作者姓氏字母顺序排列（alphabetical list of references）。

2）按序号编排（numbered list of references），即对各参考文献按引用的顺序编排序号，正文中引用时只要写明序号即可，无须列出作者姓名和出版年代。

（2）目前常用的正文和参考文献的标注格式：有三种。

1）MLA 参考文献格式：MLA 参考文献格式由美国现代语言协会（Modern Language Association）制订，适合人文科学类论文，其基本格式为：在正文标注参考文献作者的姓和页码，文末单列参考文献项，以 Works Cited 为标题。

2）APA 参考文献格式：APA 参考文献格式由美国心理学会（American Psychological Association）制订，多适用于社会科学和自然科学类论文，其基本格式为：正文引用部分注明参考文献作者姓氏和出版时间，文末单列参考文献项，以 References 为标题。

3）Chicago 参考文献格式：该格式由芝加哥大学出版社（University of Chicago Press）制订，可用于人文科学类和自然科学类论文，其基本格式为：正文中按引用先后顺序连续编排序号，在该页底以脚注（footnotes）或在文末以尾注（endnotes）形式注明出处，或在文末单列参考文献项，以 Bibliography 为标题。

（三）版权转让协议

几乎所有的杂志都需要作者签署版权转让协议（copyright transfer），一般是论文被接受后签字，有的杂志要求所有作者签字，有的杂志要求通信作者签字即可。

（四）利益冲突

对于从事同一种课题研究同行，在投稿时要注明利益冲突（conflicts of interest），避免论文被这些同行评审。因为可能会使评审结果带有偏见或者被拒，以有利于利益冲突者的论文发表。

（五）推荐审稿人

不少杂志要求投稿同时推荐 3~5 名同行审稿人（reviewers）供杂志的编辑选择使用。

（六）附加信息

附件信息（supplementary information）是一些支持论文内容，而又不能写入正文的材料或数据。它有助于审稿人理解正文内容，并且发表后跟正文一起放在网上供大家点击查看，而不会被印刷在杂志中。

（七）费用问题

目前多数国际期刊不要审稿费，但少数收取版面费。以《美国病理学杂志》为例，一个彩图页750 美元，普通页 65 美元。投稿前一定要注意，要考虑支付能力问题。

（八）在线投稿的过程

目前国际上大多数较为知名的期刊都采用在线投稿系统（rapid review system），少数杂志采用电子邮件的方式（如美国 ILAR J，要求邮件主题写明 "Prospective MS"），极少数还采用邮寄的方式。投稿前作者除准备好 cover letter、manuscript、figures 外，还需要准备好以下信息：①所有作者的姓名、单位、电子邮件等；②文字声明：没有一稿多投，并得到所有作者的许可；③利益冲突声明；④推荐审稿人；⑤题目、摘要、关键词。进入在线投稿系统后，首先要注册，然后登录，填写有关信息，将稿件和图片等上传。上传后会需要一个较长的时间，由系统将 word、tiff 格式的文件转化成 PDF 文件。时间快慢多取决于网速，一般需要半个小时左右。转化后，作者需要逐个点击 PDF 文件，仔细检查确认无误后，点击"approve immerge"将正文和图片合并成一个大的 PDF。再次打开合并后的 PDF 文件，仔细检查无误后，点击"approve"，才算投稿完毕。SCI 投稿过程投稿前询问。

（九）其他格式要求

1. 表格　实验数据较多时，用表格表示，直接明了，且节省篇幅。表格由表序、表题、顶线、项目栏、栏目线、表身、底线和表注组成。表格不能跨页，必须分页时，要分别制表，表序不变，表题为续前表（continued）。

2. 插图　用插图表现实验结果，形象直观，简单明了，有很强的视觉效果。同时，也能活跃和美化版面。每幅插图应有图序、图题和图注。插图有结构示意图、照片、谱图、线条图等。

（1）结构示意图：表示物体外形的轮廓、生物的结构特征等。

（2）照片：彩色照片更逼真，能使版面更具生气，但制版要求高和成本高。

（3）谱图：质谱图、色谱图、DNA 序列图、氨基酸序列图。

3. 附录（appendix）　补充有关数据、图、表、照片或其他辅助性材料等，或是技术、数学推导、结构图、统计表等。

4. 注释（notes）　注释用于补充说明正文中某些需解释但不适合在正文中叙述的内容。注释可以为脚注或尾注形式，其内容可包括相关背景、人物、专有名称的解释，也可作为参考文献的一种列写形式。当以后者形式出现时，其书写形式遵循参考文献注录的基本格式，只是每一条注释都应加有编号。

5. 符号和术语（notation/nomenclature）　有些刊物要求文章作者把本文中出现的各种符号、希腊字母所代表的含义单独列出，并标明为 notation 或 nomenclature，以便读者参阅。该部分一般放在正文之后，参考文献之前，也有的放在引言之后，甚至可能不出现 notation 或 nomenclature 字样，只用一方框列出，而通用符号可以不做解释。

（十）写作过程中注意事项及常见问题

1. 不要用中国式的思维去写英文句子，多参考英文文献，避免出现 Chinglish（中式英语）。

2. 套用老外的写作思路（例如，前言第 1 段写对研究目标的认识及重要性，第 2 段介绍基本背景知识，第 3 段如何引出研究问题。讨论部分往往每一段第一句为该段的中心句。）

3. 格式一定要严格按照所投杂志的要求来排版（可以参考投稿须知的要求和该杂志最近发表的文章，应做到格式一致，有助于编辑认为你是认真对待）。

4. 避免使用"首次发现""该研究特别有意义"的语句（国外编辑喜欢你陈述事实，首次发现应由后续研究验证，是否有意义需要时间来检验）。

5. 首页有什么特殊要求，如是否写清了通信作者和页眉标题，页眉标题是否符合字符数要求，一般50 个字符以下；首页是否要求标明全文字符数；首页是否要求提供关键词。现在很多杂志在正式出版的时候是看不到关键词的。多数目的是为了编辑好选择审稿专家。

6. 摘要是否为有特殊格式（如格式摘要：目的、方法、结果、结论），是否有字数限制（如 250 个字以下）。

7. 注意参考文献一定要符合杂志的格式，参考文献的数目是否有限制。是否能引用正在出版的文章或未公开的数据。

8. 是否引用了较多著名杂志的文章为参考文献（通常影响因子越高的杂志文章，他们引用的文献多数也是高影响因子的杂志）。

9. 最好引用几篇该杂志的文章作为参考文献（有的杂志有明确要求要引几篇，有的没有要求，通常编辑还是偏好作者多引用投稿杂志的文章）。

10. 论文写完后最好先找该领域专业人士（实验室的导师或师兄师姐）修改语言（这样能纠正明显写作错误和表达，又明白你的写作意思），然后最好再找英语为母语的专业人士修改（这样能够纠正一些微小错误和表达习惯）。最终的目的是即使退稿也不是因为语言问题。请人修改完注意在回信中致谢。

11. 注意文章中不要有中文输入法情况下的标点符号（国外编辑的计算机操作系统可能识别为乱码或者为非法程序）。

12. 论文完成后应检查标点符号是否正确，空格是否恰当。

13. 论文完成后还应注意缩写的格式、时间表示的格式、希腊字母的格式，尤其须注意字体格式（in vitro，in vivo 等）。

14. 材料与方法中试剂后标注的厂家是否符合该杂志的要求（部分期刊不但要标明公司名字和国家，还要注明城市名，货号）。

15. 是否进行了伦理道德的申明（如果文章进行了动物实验和人体实验，应附上伦理道德的申明）。

16. 图表是否符合杂志的数目、大小和分辨率要求以及彩图的数量（建议能设置为灰度的图就改成灰度的图，如一些统计结果图，因为彩图收费相对较贵）。

17. 图的格式类型是否有要求，一般只接收 EPS 或 TIFF 格式。图的模式是否有要求，如过去一般要求是 CMYK 模式，现在很多期刊要求 RGB 模式。

18. 图表的位置是放在后面，还是插入文章，具体参考投稿须知要求。

19. 论文的字数是否符合杂志要求 [有的期刊对字数也有要求，如最多 8 个版面。期刊通常会告诉作者怎么推测自己的文章占几个版面，如有的期刊大约是 8000 个字符数（包括空格）为一个版面]。

20. 全文的字号是否符合要求（一般是 12 号字，双倍行距）。

（十一）修稿时注意的问题

请一定按照审稿人的意见逐一进行修改，该补充实验的就补充实验，不能完成的要解释。回信中一定要注意语气，不要用刻薄的词语，要感谢审稿人的意见，并逐条回答。让编辑一目了然，明确作者做了那些修改（一般情况是审稿人一审到底，一直到审稿人没有意见）。

（十二）英文投稿过程中的十种投稿状态

1. Submitted to Journal　当上传结束后，显示的状态是 Submitted to Journal，这个状态是自然形成的，无须处理。

2. With editor　如果在投稿的时候没有要求选择编辑，就先分配到主编那里，主编会分派给别的编辑。这当中就会有另两个状态：

（1）Editor assigned 编辑分派。

（2）Editor declined invitation（编辑拒绝邀请），这时主编不得不将投稿文章重新分派给其他编辑。

3. Reviewer（s）invited　说明编辑已接手处理，正在邀请审稿人中。有时该过程会持续很长时间，如果其中原因是编辑一直没有找到合适的审稿人，这时投稿者可以向编辑推荐审稿人。

4. Under review　说明审稿人已接受审稿，正在审稿中，这应该是一个漫长的等待（期刊通常会限定审稿人审稿时间，一般为一个月）。当然前面各步骤也可能会很慢，要看编辑的处理情况。如果被邀请审稿人不想审，就会 decline，编辑会重新邀请别的审稿人。

5. Required review completed　审稿结束，等编辑处理，该过程短则几天，长则无期。

6. Decision in process　显示这个状态就预示快要有结果了，编辑开始考虑是给修改还是直接拒，当然也有可能直接接受的，但可能性很小。

7. Minor revision/Major revision　小修/大修。有修改就有发表可能。修改论文时谦虚谨慎是必不可少的（因为修改后一般会再发给审稿人看，所以一定要细心地回答每一个审稿人的每一个问题，态度要谦逊，然后针对他的问题，一个一个地做出答复，能修改的就修改，不能修改的给出理由，而且都要列出来，文章的哪一段哪一行修改了最好都说出来，切记：给审稿人减少麻烦就是给你自己减少麻烦！另注：有时，审稿人会在修改意见里隐讳里说出要你仔细阅读某几篇文献，这时可要注意了，其中某些文章可能就是评审者自己发表的，这时你最好在你的修改稿中加以引用），修改后被拒绝的例子也多不胜数的。

8. Revision Submitted to Journal　修改后重新提交，等待编辑审理。

9. Accepted　如果不要再审，只是小修改，编辑看后会马上显示这个状态，但如果要再审也会有上面的部分状态。有快有慢，一般参考期刊的进度。

10. Rejected　建议耐心将评审意见看完，一般评审者会给出有益的建议，相信看后都会有所收获。

小　结

目前国内科技工作者书写的论文尤其是英文论文被国际期刊收录前会遇到很多问题。除语言因素外（占35%左右），科研论文的质量是决定其能否发表的关键所在，创新性和原创性是决定论文质量的重要因素。此外，还可能存在缺乏高度、语言偏激、缺乏实用性等问题。因此，有必要深入了解撰写和发表中英文科研论文写作方法或技巧。在学习了解之后，还需要反复加以实践练习，不断向不同档次的杂志投稿，逐渐锻炼自己发表高质量论文的能力。

思考题

1. 中英文科技论文的书写格式有哪些相同点和不同点？
2. 英文科技论文投稿有多少种状态？分别代表什么意义？

（邢小燕　郭一飞　戴子茹）

参 考 文 献

［1］董文军. 基于 Web of Science 及 ESI 的学科数据统计分析［J］. 情报杂志，2009，28（增刊）：27-29.

［2］张俊东，杨亲正，国防. SCI 论文写作和发表：You Can Do It［M］. 北京：化学工业出版社，2016.

［3］刘慧灵，马国需，孙忠浩，等. 反相高效液相色谱-蒸发光散射检测法测定不同产地薏仁药材中亚油酸的含量［J］. 中国药学杂志，2014，49（8）：1355-1357.

［4］刘振海. 中英文科技论文写作教程［M］. 北京：高等教育出版社，2007.

［5］金坤林. 如何撰写和发表 SCI 期刊论文［M］. 北京：科学出版社，2017.

［6］Shurong H, Xiaowen D, Lei Z, et al. Rapid detection of aflatoxin B_1 in medicinal materials of radix and rhizome by gold immunochromatographic assay［J］. Toxicon, 2018, 150: 144-150.

［7］任胜利. 英语科技论文撰写与投稿［M］. 北京：科学出版社，2018.

［8］Dou X, Chu X, Kong W, et al. A gold-based nanobeacon probe for fluorescence sensing of organophosphorus pesticides［J］.

Analtica Chimica Acta，2015，891：291-297.

[9] Qing M，Weijun K，Xiangsheng Z，et al. GC-FID coupled with chemometrics for quantitative and chemical fingerprinting analysis of *Alpinia oxyphylla* oil［J］. Journal of Pharmaceutical and Biomedical Analyis，2015，102：436-442.

[10] Zhao X，Wei J，Shu X，et al. Multi-elements determination in medical and edible Alpinia oxyphylla and Morinda officinalis and their decoctions by ICP-MS［J］. Chemosphere，2016，164：430-435.

[11] 郭慕孙，王仁伟. 怎样写好科技英文论文［M］. 北京：科学出版社，2009.

第十一章

常规实验及分析仪器的使用与操作

实验操作是中药质量控制与分析的重要环节和基本前提，是分析理论变为分析数据的必经过程，实验操作的规范与否直接影响实验结果的准确性。本章内容主要介绍常规实验操作以及大型分析仪器的使用，其中常规实验操作包括取样、样品前处理、鉴别、检查等。仪器分析主要介绍联用技术气相色谱-质谱/质谱（GC-MS/MS）、液相色谱-质谱/质谱（LC-MS/MS）及电感耦合等离子体质谱（ICP-MS）的工作原理、操作方法、应用举例及注意事项。本章节内容旨在为实验课程的学习提供参考。

<h3 align="center">第一节　常规实验操作</h3>

中药分析是以中医药理论为指导，运用现代科学技术，研究中药质量评价与控制，以保证中药的稳定性、有效性和安全性。因此，掌握中药分析实验的常规操作，如取样、样品前处理、定性鉴别、检查和含量测定方法等，有利于进一步研究中药质量评价、中药质量控制体系、中药分析新技术和新方法等。

一、取样

（一）"四分法"取样

参照《中国药典》（2015 年版，四部）[1] 操作，若样品总量超过分析用量数倍时，可按四分法再取样，即将所有样品混匀后摊成正方形，依对角线划"×"，使其四等分，取用对角线两份；再如上操作，反复数次，直至最后剩余量能满足供分析用样品量，通常不少于分析用量的 3 倍。

（二）电子天平的使用（直接称量法）

（以 Metler MS204TS 型电子天平为例，图 11-1）

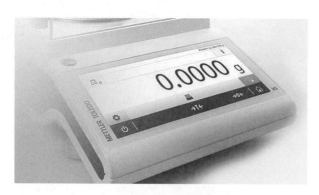

图 11-1　Mettler MS204TS 型电子天平

1. 准备　准备待测物、容器及取样工具等。若待测物经加热或冷藏，则在称量前需放置至室温。要求容器干燥洁净，且其重量不超过天平的量程，其大小不超过天平的托盘。

2. 检查

（1）检查：①检查天平环境，要求天平应放置在低振动、低气流的室内平台，周围清洁整齐，内部无残留杂质；②检查天平水平，调节天平下方两个螺旋支脚直至水平仪中气泡处于中心位置，表明天平处于水平状态[2]。

（2）预热：接通电源，预热30分钟以上。

（3）开机：按下开机键，开启天平显示器，显示称量模式"0.0000g"。

3. 称量　将称量容器放置在天平托盘中央，按下清零/去皮键，读数显示为零后，向容器中加入待测物，关闭天平侧门，待读数稳定并出现质量单位"g"之后即可读数。

二、样品前处理

（一）回流提取

回流装置一般由热源、烧瓶和冷凝器组成。将药材-溶剂混合物加入圆底烧瓶内，装好冷凝装置，加入沸石或沸珠，开启冷凝水后选择合适的加热方式加热，待液体沸腾后，减慢加热速度，防止因液体过沸导致冷凝不充分，并控制回流速度1~2滴/秒为宜；从第一滴冷凝液滴下时开始计算回流时间。提取结束后，应先移除热源，待冷凝管中不再有冷凝液滴落时，关闭冷凝水，拆除装置[3]。

（二）超声波提取

中药材成分大多为细胞内产物，提取时大多需要将细胞破碎，现有的机械或化学方法有时难以取得理想的破碎效果，利用超声波产生的强烈振动、高的加速度、强烈的空化效应、搅拌等特殊作用，可以破坏植物药材的细胞，使溶媒渗透到药材细胞中，以便使药材中的化学成分溶于溶媒中，再通过分离提纯得到化学成分。

（三）液-液萃取

先将分液漏斗放置在铁圈中，关闭活塞，将待萃取溶液和萃取剂自上口依次倒入漏斗中，关闭玻璃塞；然后取下分液漏斗，用右手掌顶住玻璃塞并握住分液漏斗上端，左手握住活塞处，拇指紧压活塞；然后将分液漏斗缓慢振摇几次，将漏斗下口端向上倾斜，打开活塞"放气"，通常可以听到气体冲出漏斗的声音；再反复振摇和"放气"直至漏斗内外压力差很小，关闭活塞，剧烈振摇2~3分钟后置于铁圈上静置；当两相液体完全分离后，打开上口端玻璃塞的气孔，由下口端活塞放出下层液体，留于漏斗中的上层液体从上口端倾倒而出。

注意事项：

1. 萃取前，应检查分液漏斗的活塞和玻璃塞是否密闭，以免在萃取过程中出现漏液而造成样品损失。

2. 在"放气"操作时，放气口的朝向需远离人群，避免因气体喷出或附着液体喷溅导致他人受伤。

3. 萃取时，需掌握振摇的力度，若振摇过轻缓，则萃取不充分，若振摇过剧烈，则易出现乳化现象。

4. 实验过程中若产生乳化现象，可以用以下方法消除：①长时间静置，将乳浊液放置过夜，一般可分离成澄清的两层；②水平旋转摇动分液漏斗，当两液层由于乳化而形成界面不清时，可将分液漏斗在水平方向上缓慢地旋转摇动，以消除界面处的"泡沫"，促进分层；③对于由于有树脂状、黏液状悬浮物存在而引起的乳化现象，可将分液漏斗中的物料用质地密致的滤纸进行减压过滤，过滤后的物料则易分层和分离；④水平摇动向乳化混合物中缓慢地补加水或溶剂，再进行水平旋转摇动，则易分成两相；⑤将乳化混合物转移入离心管中，进行高速离心分离；⑥用电吹风加热乳化层[4]。

5. 由于漏斗活塞下部附着下层残液，因此上层液体只能从上口端倾倒出，以免上层液体被污染。

（四）过滤

1. 常压过滤　首先将滤纸对折两次，把滤纸打开呈圆锥体，放入玻璃漏洞中，滤纸的边缘应略低于漏斗边缘 0.3~0.5cm，用少量的溶剂润湿滤纸，并轻压滤纸四周，排出滤纸与漏斗壁之间的气泡，使其紧贴漏斗。然后将漏斗固定于铁圈内，把洁净的容器放置于漏斗下，并将漏斗颈部紧贴于容器的内壁，使滤液能够沿容器内壁流下，以免溅出。过滤时，应将玻璃棒靠在三层滤纸一侧，用玻璃棒引流，将溶液缓慢转移至漏斗中，且漏斗中的液面应低于滤纸边缘约 0.5cm，待溶液滤完后，用少量的溶剂洗涤盛装容器和玻璃棒 2~3 次。最后，若盛装容器中有残留的沉淀，应向沉淀中加入少量的溶剂，充分搅拌静置，过滤上清液，重复操作 2~3 次，最后将沉淀转移到滤纸上或将溶液和沉淀一并转移到滤纸上，用洗瓶从滤纸上部沿漏斗壁呈螺旋式向下缓慢吹洗。

2. 减压过滤　减压过滤装置由布氏漏斗、抽滤瓶、安全瓶和真空泵组成。过滤前，取一张略小于漏斗内径的滤纸，用少量溶剂润湿，再打开真空泵，使漏斗与滤纸紧贴。过滤时，先打开真空泵，再将溶液沿玻璃棒转移至漏斗中，其中，漏斗内液面高度不超过漏斗容量的 2/3。过滤完毕后，应先拔下抽滤瓶上的橡胶管，再关闭真空泵，防止倒吸。

3. 热过滤　先向铜质保温漏斗中加入热水，用酒精灯加热，并将玻璃漏斗放置在保温漏斗内，固定于铁圈中。在漏斗上放一折好的扇形滤纸，使滤纸向外突出的棱边紧贴于漏斗壁，增大滤纸与溶液的接触面积，以提高过滤速度，且滤纸的高度应略高于漏斗。随后，将沸腾的溶液迅速倒入滤纸中，趁热过滤，漏斗中的液面应略低于滤纸上部边缘。

4. 注意事项

（1）热过滤时，为避免溶液在漏斗颈部因遇冷析出晶体而造成漏斗堵塞，宜选用短颈或无颈的玻璃漏斗。

（2）过滤时，若溶剂易挥发，可在漏斗上方加盖一表面皿以减少溶剂挥发。

三、鉴别

（一）显微鉴别

中药的显微鉴别是一种用于鉴定中药材真伪优劣的传统鉴别方法，主要对象是药材（饮片）切片、粉末、解离组织或表面制片，以及含饮片粉末的制剂中饮片的组织、细胞或内含物，利用显微镜观察其特征从而进行鉴别。

1. 横切片或纵切片制片　取供试品欲观察部位，切成适当大小、切面平整的块或段。质地软硬适中的样品可直接进行切片；质地坚硬的样品需软化处理，如置于吸湿器中闷润，或置于水中浸软、煮软；质地柔软的样品可浸入 70%~95% 乙醇中 20 分钟使其稍变坚硬。以徒手切片法为例，切片时，一手持刀片，另一手拇指和示指夹持样品，中指托住样品的底部，使样品略高出示、拇二指；肘关节应固定，使样品的切面保持水平，刀口向内并使刀刃自前向后切削，即可切得薄片。选取薄而平整的切片（厚度为 10~20μm）置载玻片上，根据观察对象不同，滴加适宜的试液 1~2 滴，盖上盖玻片；如需透化，滴加水合氯醛试液 1~2 滴，将载玻片于酒精灯外焰上方 1~2cm 处往返平移加热，至边缘微沸即停止加热，补充试液后再加热，直至切片透化完全后，静置冷却，滴加甘油乙醇试液或稀甘油 1~2 滴，盖上盖玻片，即完成装片。

2. 粉末制片 取供试品粉末过四号筛或五号筛，混合均匀，用解剖针挑取少量置于载玻片中央，滴加甘油醋酸试液、水合氯醛试液或其他适宜的试液1~2滴，用针搅匀，待液体渗入粉末后，用左手示指与拇指夹持盖玻片的边缘，使其左侧与试液层左侧接触，再用右手持镊子或解剖针托住右侧，缓慢放下盖玻片，使液体逐渐充满盖玻片内侧，用滤纸片吸去溢出的液体，完成装片。

3. 磨片制片 坚硬的动物、矿物类药，可采用磨片法制片。取厚度1~2mm的供试品，置于粗磨石（或磨砂玻璃板）上，加适量水，用示指、中指夹住或压住材料，在磨石上往返磨砺，待两面磨平且厚度小于1mm时，将材料移至细磨石上，用软木塞压住，加水往返磨砺至透明或半透明后，用水冲洗，再用乙醇处理磨片，最后用甘油乙醇试液进行装片。

（二）薄层鉴别

1. 薄层板的制备 以自制薄层板为例，将1份固定相和3份水（或加有黏合剂的水溶液，如0.2%~0.5%羟甲基纤维素钠水溶液，或为规定浓度的改性剂溶液）在研钵中沿同一方向研磨混匀，去除表面的气泡后，置玻璃板上涂布均匀；或倒入涂布器中，在玻璃板上平稳地移动涂布器进行涂布（厚度为0.2~0.3mm），取下涂好的薄层板，置水平台上于室温下晾干后，在110℃下活化30分钟，随即置于有干燥剂的干燥箱中备用。

2. 点样 除另有规定外，用专用毛细管或配合相应的半自动、自动点样器械点样于薄层板上。用毛细管或注射器时应垂直接触薄层板表面，边点样边用吹风机吹干溶剂；在同一原点进行多次点样时，要尽可能使每次的点样环中心重合、直径大小一致，以免形成多个环状，在原点的不均匀分布将使展开后的色谱条带不够整齐清晰。

原点位置对样品容积的负荷量有限，体积不宜太大，对于经典薄层一般0.5~10μl，样品量通常为0.5~2mg；点样基线距底边10~15mm（高效板一般基线距底边8~10mm）。点样量较小时，可采用点状点样，圆点状直径一般不大于4mm，（高效板一般不大于2mm）；点间距离可视斑点扩散情况以相邻斑点互不干扰为宜，一般供试品间隔不少于8mm（高效板不少于5mm）。点样量过大时，建议采用条带状点样，条带状宽度一般为5~10mm（高效板条带宽度一般为4~8mm）。

3. 展开 展开方式通常为上行展开，即将点好供试品的薄层板放入展开缸中，浸入展开剂深度为距点样基线5mm为宜，密闭。一般当待鉴别的特征斑点移行至比移值（R_f）在0.2~0.8之间即可取出薄层板，晾干，待检测。

对于样品成分复杂的混合物，可进行双向展开。采用方形薄层板，在薄层板的相邻两边分别划一条底线，相交于一点为原点，将供试品溶液点样于原点，先用一种溶剂沿着一个方向展开，完毕后取出，完全挥干或吹干残留展开剂，将薄层板旋转90°，再沿着另一方向展开，可获得较好的分离效果。

4. 显色与检视

（1）有颜色的物质可以在日光下直接检视；无色物质可用喷雾法或浸渍法以适宜的显色剂显色，或加热显色，在日光下检视。

（2）有荧光的物质或显色后可激发产生荧光的物质可在紫外光灯（365nm或254nm）下观察荧光斑点。

（3）在紫外光下有吸收的成分，可用带有荧光剂的薄层板（如硅胶GF$_{254}$板），在紫外光灯（254nm）下观察荧光板面上的荧光物质淬灭形成的斑点。

5. 注意事项

（1）对于供试品溶液的制备，应选择适宜的方法进行样品前处理，以避免薄层色谱斑点不清晰或因杂质较多导致背景较深。

（2）展开前如需要溶剂蒸汽预平衡，则应在展开缸中加入适量的展开剂，密闭15~30分钟。

（3）展开时若点样原点浸入展开剂，供试品成分将被展开剂溶解而不能随展开剂在薄层板上分离。

（4）展开后，有时会出现边缘效应，即同一物质的斑点，靠近薄层边缘处斑点的比移值 R_f 大于中心区域斑点，其产生原因是展开剂蒸发速度不同，被吸附剂吸附的弱极性溶剂或沸点较低的溶剂在薄层边缘较易蒸发，从而使得边缘部分溶剂的极性比中心区大。

（5）可通过将薄层板置于展开剂蒸汽中吸附饱和后展开或待展开缸中展开剂达到饱和后再进行展开以消除边缘效应。

（6）展开后，展开剂中各溶剂比例发生变化，再次使用将导致色谱斑点比移值（R_f）发生明显变化，因此展开剂需要新鲜配制，不能重复使用[5]。

四、检查

（一）干燥失重测定

1. 常压干燥法（烘干法）　取供试品，混合均匀，精密称定 1g 供试品，平铺在扁形称量瓶中，厚度不超过 5mm（疏松物质厚度不超过 10mm），在 105℃ 干燥至恒重或至规定的时间，测定减失重量即可。除另有规定外，恒重是指供试品连续两次干燥后称重的差异在 0.3mg 以下的重量。

2. 室温减压干燥法　将供试品置于内贮硅胶、无水氯化钙或五氧化二磷等干燥剂的玻璃干燥器中，利用真空泵减压至规定的时间而除去供试品中的水分或其他可挥发性物质，测定减失重量。熔点较低、加热易分解或升华的供试品，可采用此法在室温条件下置于干燥器中减压干燥。

3. 恒温减压干燥法（减压加热干燥法）　将供试品置于减压干燥箱中按规定的温度减压干燥至恒重或至规定的时间，测定减失重量。本法适用于熔点较低、仅能耐受一定温度或水分较难除尽的供试品，在减压的条件下，可降低干燥温度和缩短干燥时间。

4. 注意事项

（1）供试品在未达到规定干燥温度即熔化时，表面结成一层膜，使其含有的水分不易继续挥发，除另有规定外，应先将供试品在低于熔化温度 5~10℃ 的温度下干燥至大部分水分除去后，再按规定条件干燥。

（2）减压干燥时，除另有规定外，压力应在 2.67kPa（20mmHg）以下。

（3）如供试品为大颗粒结晶，应研磨至粒度约为 2mm。

（二）浸出物测定法

1. 水溶性浸出物测定法

（1）冷浸法：取供试品粗粉（过二号筛）约 4g，精密称定，置 250~300ml 锥形瓶中，精密加水 100ml，密塞，冷浸，前 6 小时内时时振摇，再静置 18 小时，用干燥滤器迅速滤过，精密量取续滤液 20ml，置已干燥至恒重的蒸发皿中，在水浴上蒸干后，于 105℃ 干燥 3 小时，移置干燥器中，冷却 30 分钟，迅速精密称定重量。以干燥品计算供试品中水溶性浸出物的含量（%）。

（2）热浸法：取供试品粗粉（过二号筛）2~4g，精密称定，置 100~250ml 锥形瓶中，精密加水 50~100ml，密塞，称定重量，静置 1 小时后，连接回流冷凝管加入沸石，加热至沸腾，并保持微沸 1 小时。静置冷却后，取下锥形瓶，密塞，再称定重量，用水补足减失的重量，摇匀，用干燥滤器滤过，精密量取续滤液 25ml，置于已干燥至恒重的蒸发皿中，在水浴上蒸干后，于 105℃ 干燥 3 小时，移置干燥器中，冷却 30 分钟，迅速精密称定重量。

2. 醇溶性浸出物测定法　照水溶性浸出物测定法（热浸法），以各品种项下规定浓度的乙醇代替水为提取溶剂。

3. **挥发性醚浸出物测定法**　取供试品粉末（过 4 号筛）2~5g，精密称定，置五氧化二磷干燥器中干燥 12 小时，置索氏提取器中，加乙醚适量，加热回流 8 小时，取乙醚液，置干燥至恒重的蒸发皿中，放置，挥去乙醚，残渣置五氧化二磷干燥器中干燥 18 小时，精密称定，缓缓加热至 105℃ 并干燥至恒重。测定减失的重量，即为挥发性醚浸出物的重量。

小　结

本节主要介绍了常规的实验操作，包括取样、样品前处理、鉴别、检查等，可为从事中药质量分析的研究人员提供参考。

思考题

1. 称量过程中哪些因素会引起系统误差？哪些因素会引起偶然误差？如何消除或减少这些误差？
2. 萃取过程中出现乳化现象应如何消除？
3. 干燥失重测定法与水分测定法有何异同点？

第二节　气相色谱-质谱/质谱工作原理和操作规程

气相色谱-质谱/质谱（GC-MS/MS）联合色谱的高效分离能力和串联质谱的检测能力，可同时达到定性和定量分析目的，由于其高灵敏度、高选择性和高性价比已备受青睐。GC-MS/MS 在环境、食品、化工、医药等各个领域都得到广泛应用。本节主要以安捷伦 Agilent 7010 三重四级杆串联质谱仪为代表，对其工作原理、组成、实际操作以及维护注意事项展开介绍，涉及技术要点以 Agilent 仪器供应商操作说明为参考。

一、GC-MS/MS 工作原理

气相色谱仪充当分离工具，可将性质不同或接近的复杂混合体系，经过在色谱固定相与载气之间反复分配、吸附、解吸附可完成分离。质谱检测器通过接口（传输线）与气相色谱柱流出物端相连，流出物进入离子源接收样品，进行离子化，符合质荷比（m/z）条件设定的离子通过第一级四极杆（质量过滤器），进入离子碰撞池，在此和氮气碰撞诱导解离，通过第二级四极杆扫描产物离子，最终进入离子收集器、打拿极、电子倍增器等检测端，信号放大检测[6]（图 11-2）。

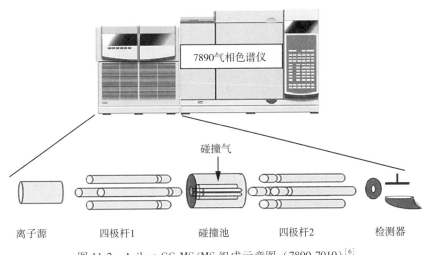

图 11-2　Agilent GC-MS/MS 组成示意图（7890-7010）[6]

二、GC-MS/MS 核心组成

由几个核心部件组成，包括气相色谱、离子源、第一级四级杆、碰撞池、第二级四级杆、检测器、仪器控制及数据处理软件。

（一）气相色谱

对于质谱仪来说，气相色谱主要作用是进样和样品分离。根据分析目的、待测样品含量及溶剂体系等，气相色谱进样口模式有分流和不分流。对于痕量分析，最常用模式是不分流进样，主要是由于待测物含量低，不分流进样能达到相应高要求的灵敏度。而常量化学成分分析时，由于其含量水平可能造成衬管或色谱柱过载，需要通过设置隔垫吹扫和分流比来获得一定浓度样品下适宜的信号强度。分流比是指分流出口流量与柱流量的比值，如分流比设置为 10∶1，则表明气化后的样品有 10 份流出色谱系统，仅有 1 份流入色谱柱。在实际操作中选择不同的分流模式时还需注意进样口安装的衬管是否配套。如果两者混用，在实际中可能导致检测重现性变差。对于进样口，日常接触的部件为进样隔垫和衬管，为了保证充分汽化和密封性，需对其定期更换。

（二）离子源

GC-MS/MS 最常用的离子源是电子轰击离子源（EI），加热灯丝发射电子，轰击样品分子，使待测样品分子丢失电子形成带电离子，轰击电子能量增加，离子数量增加，在离子透镜作用下，形成离子束，进入质量分析器被分离。由于现有的标准 EI 质谱图都是在 70eV 电子的轰击下产生，通常在样品测定时我们把电子能 electron energy 自动设为-70eV，EI 源的电离效率高，质谱图重现性好且结构简单，操作方便。除 EI 离子源外，化学电离源（CI）也可以作为气质联用的离子源。化学源离子室内的反应气（通常是甲烷）受到电子轰击，产生反应气离子，再与试样分子碰撞，产生准分子离子，其是一种软电离方式，主要产生分子离子峰，具有较高的灵敏度和选择性。CI 源产生的分子离子峰最强，谱图简单，是软电离方式，不适用于难挥发样品的测定。实验中，可根据需要或待测物性质选择离子源。

（三）四级杆质量分析器

四级杆质量分析器是质谱仪的核心，它将离子源产生的离子按质荷比（m/z）的不同进行分离。四极杆质量分析器由四根金属或表面镀金属的平行杆组成，杆表面理想为双曲面，相对的两组杆上分别加有电压（DC+RF）和-（DC+RF），DC 是直流电压，RF 是高频电压。只有与四级杆上所加的对应电压相匹配的离子才能通过四级杆分析器，其余离子被过滤掉。通过对四级杆质量分析器设置不同的扫描方式可以实现不同检测目的。在定量分析中常采用第一级四极杆来选择母离子，并将其传输到碰撞反应池进行碎裂，然后通过第二级四极杆来扫描子离子（产物离子）。

（四）碰撞池

Agilent 7010 使用六极杆碰撞池，使用高纯氮做碰撞气体，氦气做碰撞池抑制气体，少量氦气可以降低离子源的噪声。使用氮气和氦气来激发碰撞，碰撞池气体通过电子气路控制（electric pneumatic control，EPC）。碰撞池使用六极杆优势在于兼顾离子聚焦和离子传输两方面，在过滤器中较少数量的杆会改善离子聚焦，较多杆有助于宽质量范围离子传输。

（五）检测器

Agilent 7010 使用的是三重离轴检测器（HED-EM），消除了光子和中性离子的干扰，具有良好的信噪比。由于 EM 易受潮，易被氧化，因此在日常维护清洗离子源时或关机放空后，需要把两块侧板的固定螺丝旋紧。GC 设定较大柱流速，让腔体内氦气充满后再关 GC。

（六） Mass Hunter 软件

Agilent 气相串联质谱仪的仪器控制和数据分析软件是 Mass Hunter，主要由三部分组成：仪器控制软件（data acquisition）、定性分析软件（Qualitative Analysis）、定量分析软件（quantitative analysis）。图 11-3 为 Agilent GC-MS/MS 仪器控制软件的操作界面，最常用的为 GC 参数设置图标和 MS 参数设置图标，图 11-4 为点击 GC 参数设置图标后的 GC 参数设置界面，包括前进样口、色谱柱和升温程序等参数。

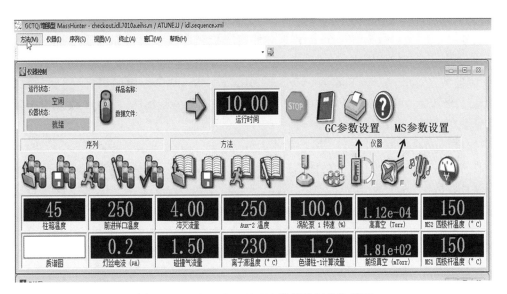

图 11-3　Agilent GC-MS/MS 仪器控制操作界面

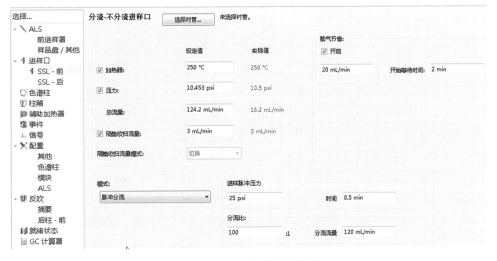

图 11-4　GC 色谱参数界面

三、串联质谱扫描模式及数据采集方法开发

（一）扫描模式

1. 全扫描模式（full scan）　全扫描是可以扫描一段质荷比范围，如 50~550amu。与其他扫描模式相比，全扫描模式得到的检测碎片信息最多，定性更准确，可以与 NIST 等数据库结合，当未知物测定时首先要进行全扫描，以定性确定化合物及保留时间等信息。全扫描模式可以获得化合物分子量信息。全扫描的灵敏度低，易受干扰。

2. 选择离子监测（selected ion monitor，SIM）　对于已知的化合物，为了提高某个离子的灵敏度，并排除其他离子的干扰，就可以只扫描一个离子。这种离子检测可以有效去除基质干扰，可获得较高灵敏度，但是定性准确性不及全扫描模式。

3. 多重反应监测（multiple reaction monitoring，MRM）　MS1（第一级四级杆）选择母离子，在碰撞池中产生碎片离子，MS2（第二级四级杆）监测该母离子的特征碎片离子。MRM 模式对于复杂基质样品来说选择性好，灵敏度高，常用于定量。

4. 子离子扫描（product ion scan）　子离子扫描是固定母离子时（MS1 选择母离子），在碰撞池中产生碎片离子，在 MS2 扫描该母离子产生的所有碎片离子。

5. 母离子扫描（precursor ion scan）　MS2 测定特定碎片离子，MS1 测定能产生该特定碎片离子的所有母离子。该模式常用于对于复杂体系的化合物的结构鉴定。

6. 中性丢失扫描（constant neutral loss）　中性丢失常用来寻找可失去一个共同中性碎片的带电荷母离子。比较常见的是失去一个 CO_2、H_2O 或其他不带电荷碎片。MS1 扫描产生中性丢失的母离子，MS2 扫描丢失了指定中性碎片的子离子。

（二）MRM 方法的开发过程

在三重四级杆串联质谱的应用中，以 MRM 扫描方式最为常见。下面重点举例说明 Agilent 7010 质谱中正十四烷烃 MRM 方法开发过程。

1. 对待测样品的标准品溶液配制成适宜浓度色谱进样，质谱扫描方式选择 full scan 全扫描方法，根据已知待测正十四烷烃的分子量（m/z 198）设置全扫描范围（m/z 40~500），获得全扫描色谱图，提取色谱峰（保留时间 6.127 分钟）的质谱图。确定母离子的 m/z 值，母离子一般选丰度高、质荷比高的特征离子，如正十四烷烃选择 m/z 85 的特征离子作为该化合物的母离子（图 11-5）。全扫描设置方法见图 11-6。

2. 根据所选正十四烷烃的母离子 m/z 85，建立子离子扫描 product ion scan 模式。打开碰撞气，通过调节碰撞池能量 CE 步长 Ramp（5V），使母离子获得不同的碎片离子，高 CE（如 15V）易产生小碎片离子，低 CE（如 5V）易产生大碎片离子或母离子。记录所有不同 CE 值的子离子扫描图（图 11-5）。选择丰度高的特征子离子作为 MRM 方法的子离子 m/z 43（实际实验中实验人员可以多选几个母离子进行子离子扫描），子离子扫描图谱见图 11-7，具体的参数设置方法见图 11-8。

3. 基于上述确定的母离子 m/z 85 和子离子 m/z 43，采用多反应监测（MRM）扫描方式，考察不同 CE 对离子对信号强度的影响，确定最佳碰撞能。录入母离子和子离子对，设定不同碰撞池电压的运行序列。根据上述中的子离子扫描图选择离子对 m/z 85>43，实际过程中还可以多选择几对离子，以增加结果的准确性，如也可同时选择 m/z 85>57 的离子对。以 m/z 85.0>43 为例说明 MRM 模式下 CE 值的确定，应选择最佳响应下的 CE 值（图 11-9）。正十四烷烃在 CE 值为 5V 时响应最高，所以选择 CE 值为 5V，其他离子对 CE 优化方法与此相同，实际方法开发中可以选择多个 CE 值优化，最高可达 60V。MRM 参数设置界面及方法见图 11-10。

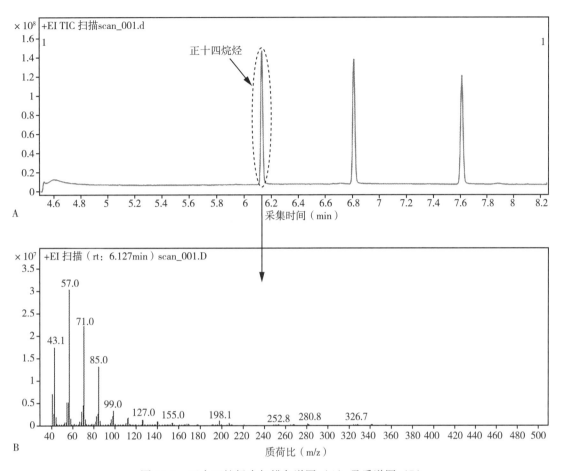

图 11-5 正十四烷烃全扫描色谱图（A）及质谱图（B）

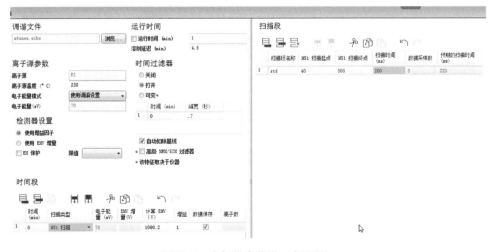

图 11-6 全扫描参数设置方法界面

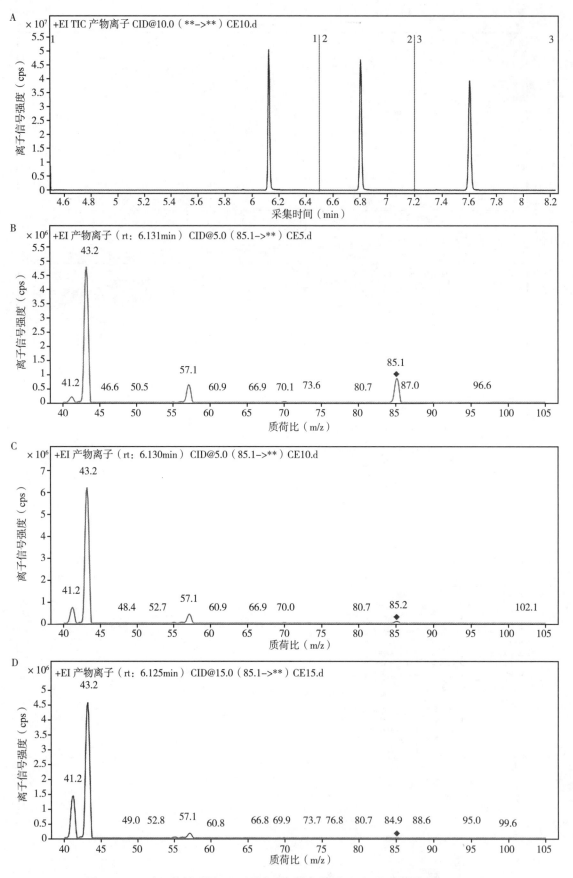

图 11-7　正十四烷烃不同 CE 下子离子扫描色谱图（A）及质谱图（B、C、D）

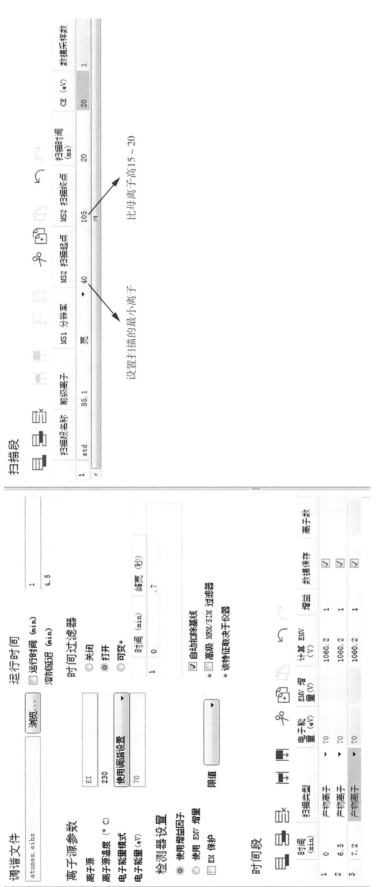

图11-8　子离子扫描参数设置界面

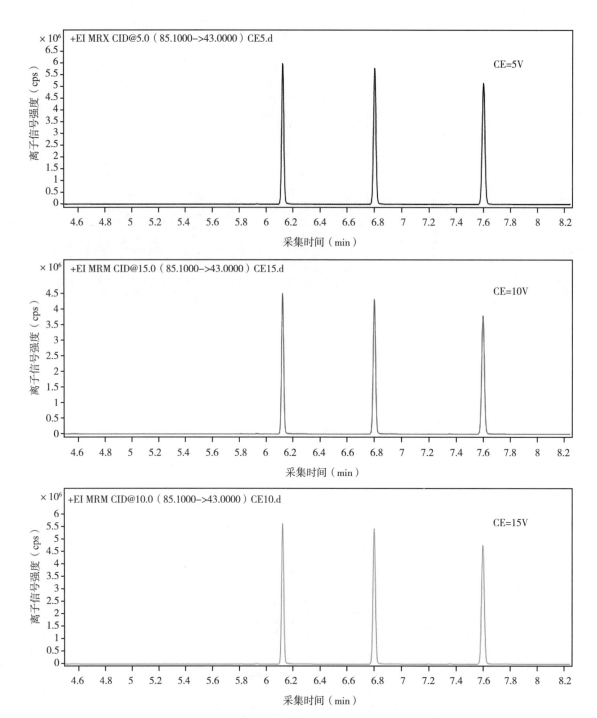

图 11-9　正十四烷烃不同 CE 下多反应监测扫描色谱图

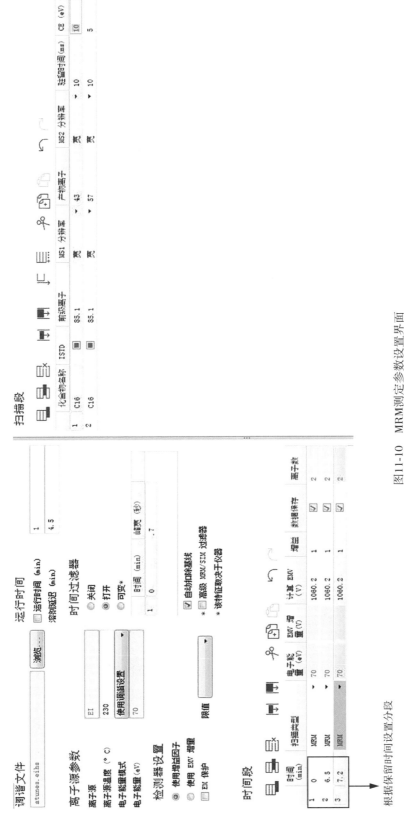

图11-10 MRM测定参数设置界面

仅以第一个扫描段为例，2、3扫描段还没有设置，所以出现警示符号本部分以正十四烷烃为例介绍了 MRM 方法的开发过程，在实际方法开发中通常会同时测定多个成分甚至多达几百个成分，其开发过程与单个化合物基本相同。多个化合物 CE 值优化还可以借助仪器配套的工具助手批量优化，如 Agilent 公司开发的实验设计助手和实验分析助手可以帮助实验人员快速筛选出最优的 CE 值。另外在多成分分析时，为了使各化合物的色谱峰获得足够的采样点数，需要设置分段扫描，使仪器在某一时间段内只扫描特定的一定数量的离子对，来确保正态分布的色谱峰型，实现准确积分和定量。

四、GC-MS/MS 主要操作

（一）编辑及新建方法

点击软件上的"编辑"图标，根据出现对话框提示进行每一步的设置。具体设置参数包括色谱参数、碰撞池 EPC 流量、色谱柱、柱箱及 MS 配置等。

色谱参数设置包括进样方式（手动进样或自动进样）、进样口位置（前进样口或后进样口）、选择分流与不分流（农药等痕量分析通常为不分流）、根据待测化合物选择进样口温度（通常为 230~280℃）、进样量（通常为 1μl）。自动进样则还需设置进样前清洗体积、用样品洗针次数、溶剂洗针次数、赶气泡针抽吸次数、进样针抽打速度及次数、进样后洗针速度等参数。设置碰撞池 EPC 流量（He：2.25ml/min，N_2：1.5ml/min）。色谱柱：根据实验需要选择合适型号的色谱柱，载气为恒流模式（通常在 1~1.2ml/min，可以根据分析要求适当调整，既可以为一根色谱柱也可以由两根色谱柱串联而成）。柱箱：设置升温程序，可以参考已有文献或安捷伦数据库推荐的升温程序，并根据待测化合物性质等进行调整，其中最高温度与待测基质及柱子的耐受温度有关。在不超过柱子耐受范围的前提下，升温程序中的最后温度不推荐太低，尤其是复杂基质中化合物分析，基质中的高沸点成分可能会残留在柱子中，适当地提高最高柱温可减少高沸点杂质对柱子的污染。另外，需要设置后运行温度，即升温程序结束后仍运行一段时间以减少各类化合物或杂质的残留，其中后运行温度通常大于或等于升温程序的最高温度。辅助加热器打开，温度通常在 230~280℃。

MS 配置设置包括：选择最新一次调谐好的文件；设置溶剂延迟时间，目的主要是使溶剂先挥发，防止大量溶剂进入质谱烧坏灯丝，同时延长检测器寿命。离子源为 EI 离子源，离子源温度为 230~280℃（最高温度为 350℃）；选择扫描模式，定量时最长用的扫描模式为多重反应监测（MRM）。选择扫描模式后，编辑 QQQ 质谱扫描参数，根据前期子离子扫描、CE 值优化等参数设置离子对及碰撞能量（CE）值，并设置驻留时间；编辑 QQQ 质谱扫描参数的时间表。每个时间段编辑内容包括：化合物名称、内标、停留时间，并设置母离子、子离子及碰撞能。串联 MS 时须设置前级离子及产物离子。全部编辑好后给方法取名并保存。方法设定好后即可运行方法。每天走样结束后须降低柱箱温度至 40℃、进样口温度为 70℃。

运行方法：自动进样时在序列菜单下编辑一个运行序列，依次输入样品名称、瓶号、方法名、文件名、样品类型等相关信息，点击确定运行序列。在运行过程中可以点击编辑进行运行样品的添加及删除。

（二）关机步骤

选择关机程序文件，在"调谐"→"手动调谐"→"真空控制"下点击放空（放空时间一般为 40 分钟）。涡轮泵转速、离子源加热器、MS1 及 MS2 温度会自动降低，同时确认进样口加热器、柱箱温度及辅助加热器温度是否关闭。待涡轮泵转速小于 20%、离子源加热器温度小于 150℃、MS 加热器温度小于 100℃时，关闭电脑和运行设备。关闭电源、气体。

（三）色谱柱老化

在色谱柱首次安装和色谱柱填料流失（当色谱柱加热时载气带走色谱柱上固定相的现象）严重时，需对色谱柱进行老化。因为色谱柱流失会将微量的固定相沉淀于 MS 离子源中，污染离子源并降低 MS 的灵敏度。在色谱柱初次老化时，色谱柱与 MS 不连接，由于新色谱柱中可能含较多杂质，大量杂质如果进入 MS 也会污染离子源。如果不是新色谱柱老化，可不必断开与 MS 的连接。设置柱箱程序升温，从室温开始，最高温度应高于平时运行最高温度 20～30℃，低于仪器最高温度 20～30℃，升温速率一般为 10~15℃/min，并在最高温度保持 3~4 小时。

五、GC-MS/MS 的仪器维护

GC-MS/MS 主要维护的部件包括易污染的进样口和离子源。受待测样品的影响，进样口常可能出现漏气、进样不准确、重复性差、衬管污染等情况。当检测灵敏度下降明显、调谐通不过、基线升高等情况也可能是离子源部件污染，因此须定期对该部分进行维护，以确保检测的准确性。

进样口维护须将柱箱温度设置为 35～40℃，也可借助于柱箱风扇来达到冷却目的，将所有进样口温度设置为 50℃以下，并关闭压力，进行隔垫或衬管更换。如果对色谱柱进行维护，还需等待柱箱和色谱柱冷却下来后，关闭位于源位置的色谱柱载气流，取下色谱柱两端的盖子，使气体出来。如果不需色谱柱维护，使惰性载气流（氦气或氢气）始终流动以保护色谱柱。维护检测器时，灯丝处于炙热状态若将其暴露在空气中则会损坏灯丝，维护前要保护灯丝，须先将其关闭。柱箱、进样口或检测器可能很热，为避免烫伤需戴上防护手套。

GC-MS/MS 的离子源是质谱仪的核心部件之一。气质联用仪所分析的样品往往十分复杂，在前处理中未完全去除的样品基质会随着气相色谱的载气进入离子源，长此以往，离子源处就聚集了大量的污染物质。同时，离子源灯丝所发出的高能电子长期轰击离子源内的腔体，也会留下非常难以去除的斑痕。这些污染物与斑痕积累到一定程度，会造成离子源的离子化效率降低，导致检测的灵敏度下降，此时应该考虑维护清洗离子源。离子源的拆装及清洗步骤可参考仪器厂家的操作规程。

小 结

GC-MS/MS 在农药分析中发挥越来越重要的作用，尤其适合多种农药的高通量分析。仪器的维护及部件厂家往往会提供较详细的说明和介绍，实验人员在实验中最主要的还是仪器的应用及方法的建立。其中 MRM 模式是化合物定量测定时最常用的扫描模式，化合物分析时首先进行全扫描，对不同保留时间的化合物进行定性确认，根据全扫描的质谱图选择丰度比高的母离子进行子离子扫描，确定离子对，并对不同的 CE 值进行优化，根据优化的参数结果在 MRM 模式下进行样品测定。最后用各品牌配置的分析软件进行定性定量分析得到最终结果。方法的建立往往是把待测物标准品溶于溶剂中进行测定，在实际基质样品的测定中，所选择的离子对可能会受基质化合物的干扰，此时实验人员应考虑更换离子对或改变前处理方法来避免干扰。

思考题

1. GC-MS/MS 常用的扫描方式有几种？各种扫描方式有何应用目的？
2. MRM 开发方法中离子对中的母离子选择原则是什么？

第三节　液相色谱-质谱/质谱工作原理和操作规程

液相色谱-质谱/质谱（LC-MS/MS）是将液相色谱仪和质谱仪联用的分析技术，其系统组成主要包括进样系统、离子源、质量分析器、离子检测和数据分析系统以及真空系统。LC-MS/MS 的电喷雾离子源（ESI）和大气压化学电离源（APCI）可应用于不挥发性化合物、极性化合物、热不稳定化合物、大分子量化合物（包括蛋白、多肽、多糖、多聚物等）的分析测定。AB SCIEX Q TRAP 系统是将串联四极杆质谱技术与线性加速离子阱技术相结合，由于其离子阱的富集能力及快速扫描速度，使其具备定量和同时辅助定性的功能。本节以 5500 Q TRAP® 为例对 LC-MS/MS 的操作规程进行介绍，部分原理和操作参考 AB SCIEX Triple Quad 5500 说明书。

一、LC-MS/MS 工作原理

AB SCIEX Triple Quad™ 5500 系统不仅具有高灵敏度，而且能分析检测复杂基质的样品，能满足中药分析、环境监测、目标定量蛋白质组学、临床研究和食品安全等的多组分定量检测分析要求。5500 Q TRAP® 独特的硬件结构和灵敏度，以及快速扫描速度，使得在其他质谱系统上所不能解决的难题得以解决。可应用于中药中痕量外源污染物的分析（如黄曲霉毒素、部分农药残留）及中药有效/毒性成分的代谢动力学研究。5500 Q TRAP® 的母离子扫描和中性丢失扫描模式也具有较高的扫描灵敏度，能很好应用于体内代谢研究。另外，该仪器支持 ESI 正负离子切换，可以在同一个方法中同时实现正离子和负离子监测。

二、LC-MS/MS 仪器简介

（一）接口

由于提高了能有效聚焦离子的电位，低质荷比的离子传输效率有极大地提高，减小碰撞室、IQ2 和 IQ3 聚焦孔径，相对地提高分子泵在分析器区域的抽力，当进行 MS/MS 扫描时，也提高分析器的真空度，从而提高 MRM 灵敏度。

（二）QJet™-2 Ion Guide

极大地提高系统的灵敏度，改善真空的分配；在四极杆上只加 RF 射频电压；大孔径设计使更多离子能进入质量分析器；离子传输效率比 skimmer 更有效；QJet™-2 Ion Guide 用气体动力学原理和 RF 射频电压将离子捕获并聚焦进入质量分析器的高真空区域（这是提高仪器灵敏度的基础）。

（三）Qurved LINAC® 碰撞室

采用一个分子泵的设计节省了仪器的空间；弯曲的碰撞室设计极大地降低中性物质的进入；硬件的改进以及新的线性加速器的设计再结合软件和电子学的完善，在进行 MRM 实验时，具有更短的停顿时间和驻留时间。提高了碰撞室轴向电压，所以有更快的离子传输速度。

（四）三重四极杆的工作模式

三重四极杆的工作模式主要包括 Q1 全扫、Q3 全扫、离子扫描、母离子扫描、中性丢失扫描和多反应检测（MRM）。其中，子离子扫描和母离子扫描分别是在 Q1、Q3 中进行选择离子监测（SIM），在 Q3、Q1 中分别进行全扫。多反应检测在 Q1 和 Q3 中均进行 SIM，分别过滤母离子和子离子，Q2 为碰撞池。中性丢失则以固定质量数差异扫描 Q1 和 Q3。其工作模式示意见图 11-11。

（五）线性加速离子阱技术

线性离子阱的工作模式主要包括增强子离子扫描（EPI）、MS/MS/MS（MS3）、增强全扫描（EMS）、增强多电荷扫描（EMC）和增强分辨率扫描。另外，采用信息相关扫描方式（information dependent acquisition，IDA）可将三重四极的功能与离子阱的功能相关联，如 MRM-EPI。

（六）IDA 的工作流程及应用

对比较熟悉的 LC-MS 定性方法，通常是需要 LC 将各组分分开，通过 MS 得到各组分的分子量及碎片信息，对于不太复杂比较少的组分，比较容易；若很

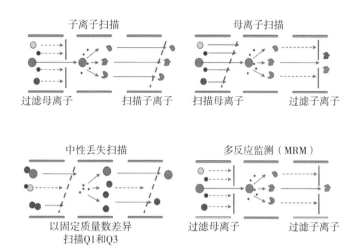

图 11-11　串联四级杆质谱的工作模式[7]

多组分同时定性，则往往需要做几遍才行。以往的多组分同时定量定性，采用 LC-MRM，至少两对 MRM，其中一对定量，一对定性，这样一次分析的化合物有限。5500 QTRAP 采用信息关联扫描方式（IDA），可实现多组分同时定性定量分析。采用 IDA 模式检测 OTA 见图 11-12。

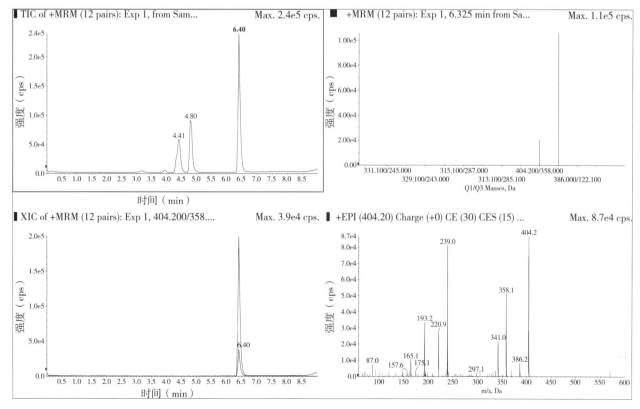

图 11-12　赭曲霉毒素（OTA）MRM-EPI 检测实例

（七）Linear Accelerator™ Trap

更快的扫描速度，更快的分析时间；AcQuRate™脉冲离子计数检测器：确保系统的重现性和精确性；eQ™ Electronics：确保进行快速扫描，ESI 的快速正负切换。

三、针泵进样 ESI 源 MRM 定量方法手动优化

（一）建立文件

在 Analyst 软件 Tools 菜单中选择 Project→ Create Project，在 Project name 项下输入新建的 Project 名称。点击 OK，确认新建 Project。

（二）仪器连接

在 Analyst 软件界面下，双击导航栏内 Hardware Configuration。在弹出窗口中选择 Mass Only，点击 Activate Profile 激活 Mass Only（只联接质谱主机）。

（三）优化方法（针泵）

1. 在导航栏内单击 Tune and Calibrate 进入调谐模式。点击上方工具条中的 T 钮。双击 Manual Tuning 进入质谱参数设置及运行窗口。

2. 使用玻璃进样针吸取适当标准溶液，置于进样针座上。点击 MS Method 下拉菜单，选择 Syringe Pump Method 设定针泵流速（Flow Rate）。

3. 点击 Start Syringe Pum 钮开始针泵进样。

4. 返回 MS Method 选择扫描模式（Scan Type）为 Q1MS，设定扫描速度（Scan rate）为 10 Da/s，选择 Central Width 设置为 6Da，DP 输入 60。

5. 点击 start 开始采集数据。运行稳定后，注意观察是否有预期的母离子出现。点击 stop，选择第一个峰的平稳段，双击，选中母离子。如需获得一个更稳定的母离子图，可以勾选 MCA，输入累加值重新采集。

6. 在 Parameter 项下选择 Declustering Potential，优化并保存 DP，选择 Intensity 强，区域稳定的值（系统默认值为 130）。完成后选择菜单 File/save 保存采样方法。

7. 设定 Scan Type 为产物离子扫描 Product Ion（MS2），扫描速度 200Da/s，选择扫描正/负离子，输入母离子（product of），设定扫描范围 start 为 50 stop 为 Q1+50，覆盖可能的子离子质量范围，点击 Compoud 标签，设定 DP 值和 CE 值。

8. 点击 Start，开始采集数据，注意观察是否有预期的母离子出现。手动调节 CE，开始时可以 5eV 为步长，逐渐增加。微调 CE 值，获得最丰富的离子碎片信息（母离子的丰度为最强子离子峰度的 1/4 左右较为合适）。保存图谱，记录子离子。

9. 选择 Scan Type 为 MRM。设定参数表格中的 Q1（母离子），Q3（子离子），time（ms），ID 值设为名称 1（定量），名称 2（定性）。

10. 点击 Edit Ramp，在 Parameter 下选择 Collision Energy（CE），点击 OK。点击 Start 开始采集数据，记录每个 MRM 通道的最佳 CE 电压。在 MRM 参数设定表中，右键点击。选择 CE，调出表格中的 CE 列，输入每个 MRM 通道的最佳 CE 电压值，精确到个位数。优化依据为均分扫描曲线下峰面积的 CE 值，完成后选择菜单 File/save 保存采样方法。

11. 保持其他参数不变，点击 Edit Ramp，在 Parameter 下选择 Collision Cell Exit Potential（CXP），点击 OK，优化 CXP 值（方法类似 DP 值的优化）。

四、LC-MS 方法的建立

Analyst 操作界面见图 11-13。

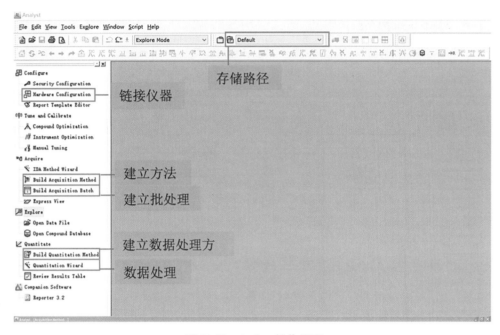

图 11-13　Analyst 操作界面

（一）仪器连接

启动液相质谱，灌注流动相、洗针液，将 HPLC 系统接上柱子。打开 Analyst 软件，操作界面如图 11-14所示，双击 Hardware Configure 在硬件配置菜单下单击 LC-MS（液相与质谱联用），单击 Activate

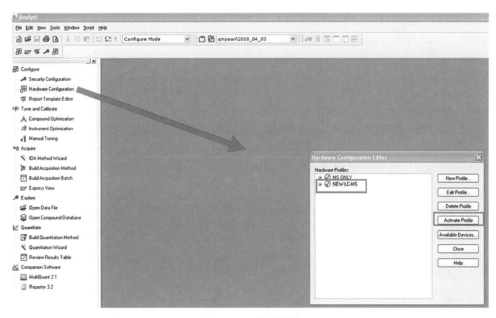

图 11-14　仪器链接

Profile 激活仪器，对号图形会变绿，会听到一个信号声，说明仪器已经连接上。

（二）设置 MRM 参数

点击方法模板左侧的 MRM，在模板右侧 Scan Type 下选择 MRM；在 Polarity 下选择化合物极性：Positive（正离子）、Negative（负离子）；Duration 与液相分离时间相同。表格中 Q1：母离子分子量，Q3：子离子分子量，ID 栏为化合物名称，在表格中右键分别单击 DP、CE；最后点击 Edit Parameter 设置离子源参数：Source/Gas 项参考以下推荐值，CUR 35，IS 5500（正离子）或 -4500（负离子），TEM 500~550，GS1~50，GS2~50，点击 OK（图 11-15）。

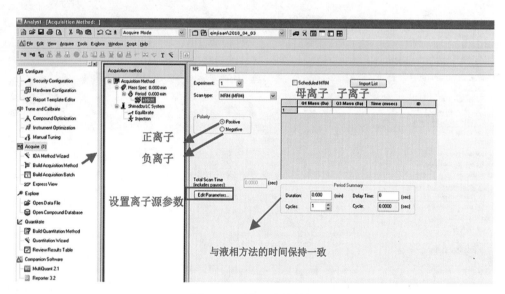

图 11-15　设置质谱参数

（三）设置液相条件

点击模板左边的 Shimadzu LC syste：①在右边的 pumps 栏下设置 stop time（运行时间），Flow 为流速，泵最大压力为 50。点击 time program 设置液相梯度，A 为有机相，B 为水相。②接着在右边的 Auto sampler 栏下，设置清洗时间，在 Rinse mode 下选择 Before and after（前后都洗），并设置清洗时间为 5s，清洗液可选用 50%甲醇溶液。最后点击保存按钮在保存窗口输入该方法的名称。

（四）建立批处理

1. 双击 Build acquisition batch，在右边窗口 set 栏为批处理保存的文件夹命名以便识别，再点击 Add set，最后点击 Add sample，再选择之前建立的 LC-MS 方法，在弹出的窗口内的 number（进样样品数）处填入需要进样的样品个数，点击 OK。

2. 在加入的样品列表内依次填写 sample name（样品名称）、via position（样品瓶的位置）、inj. volunme（μl）（进样体积）。

3. 点击 submit 按钮以提交样品序列。

4. 在进样之前用建好的方法对仪器进行平衡。

批处理设置见图 11-16。

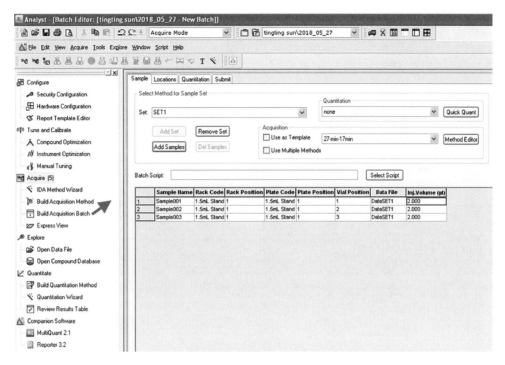

图 11-16　批处理设置

五、LC-MS/MS 应用举例

（一）样品前处理

6'-Hydroxy justicidin B（HJB）标品分离于中药爵床药材，纯度不低于 95%。HJB 溶解在 DMSO∶water（5∶95，V/V）溶液中，大鼠灌胃给药剂量为 1.20mg/kg。Buspirone（IS，批号 039K1325）购自 Sigma 公司。

大鼠血浆前处理方法：取 50μl 大鼠血浆与 5μl 甲醇、10μl IS 和 400μl 乙酸乙酯混合。旋涡 1 分钟后，13 000×g 条件下离心 10 分钟。取 300μl 上清液，氮气吹干（40℃），加 100μl 甲醇∶水（50∶50，V/V）溶液复溶，取 5μl 进样分析。

（二）HJB 质谱针泵条件优化

1. 精确母离子　HJB 的分子量为 380，在正离子模式下需要寻找 381 的［M+H］$^+$峰。选择 Q1 Scan 扫描模式，针泵的速度设置为 7μl/min，Central 值设置为 381，Width 值设置为 6Da，扫描速度为 10Da/s，点击 Run，寻找到目标峰后，点击 Stop。勾选 MCA，设置值为 10，得到累加图见图 11-17。

2. DP 值优化　选择 Q1 Multiple ion 扫描模式，点击 Edit Ramp，在 Parameter 项下选择 Declustering Potential，扫描范围为 0~300，步长为 5，点击 OK，运行的结果如图 11-18，从图中可发现 DP 值在 40~180 之间，HJB 的响应较高，最终选择 5500 的默认值（130），并将该值设置在系统中。

3. 精确子离子　选择子离子扫描（Product ion）模式，将精确母离子 381.1 填入，选择 parameter range 模式，扫描范围设置为 50~400。CE 值从 15 逐渐增加，以 5 为单位，之后再精细调节。每设置一次 CE 值，待观察窗曲线稳定，读取离子碎片图（图 11-19）。当 CE 为 33 时，碎片信息最丰富。选择的子离子分别为 137.1，307.2，337.1。

■ +Q1：10 MCA scans from Sample 1（TuneSampleID）of MT20130401150152.wiff（Turbo Spray） Max 2.6e7 cps.

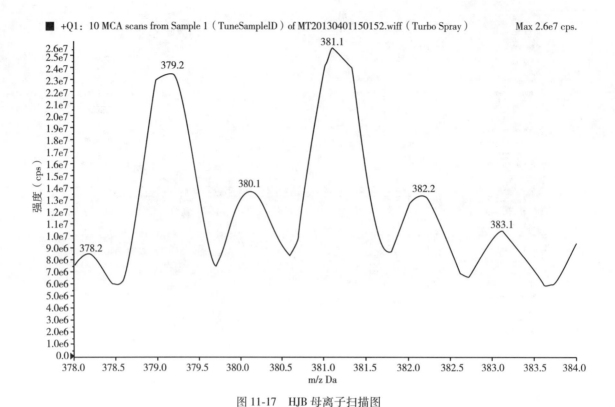

图 11-17 HJB 母离子扫描图

■ XIC of +Q1 MI(1 ion):381.00 Da from Sample 1(TuneSampleID)of MT20130401150252. wiff(Turbo Spray) Max 2.6e6 cps.

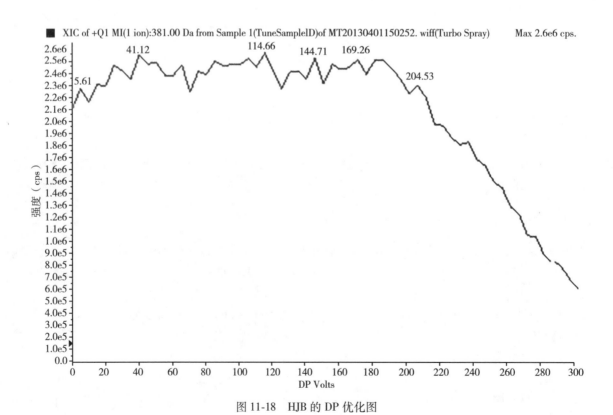

图 11-18 HJB 的 DP 优化图

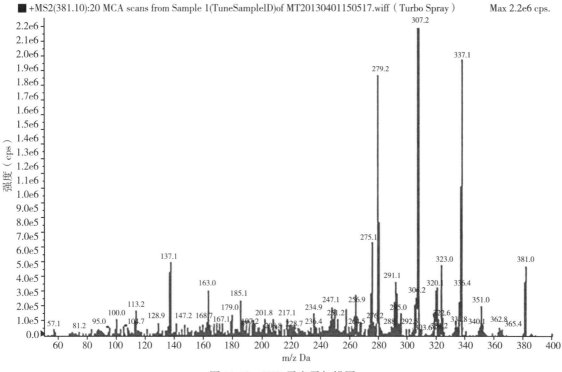

■ +MS2(381.10):20 MCA scans from Sample 1(TuneSampleID)of MT20130401150517.wiff（Turbo Spray） Max 2.2e6 cps.

图 11-19 HJB 子离子扫描图

4. CE 值优化 选择多反应检测（MRM）扫描模式，将上面优化的离子对（381.1→137.1，381.1→307.2，381.1→337.1）录入，点击 Edit Ramp，在 Parameter 项下选择 Collision Energy，选择扫描范围为 0~60，步长为 1，运行的结果如图 11-20 所示。结果表明，其 CE 分别为 30、33、33。从结

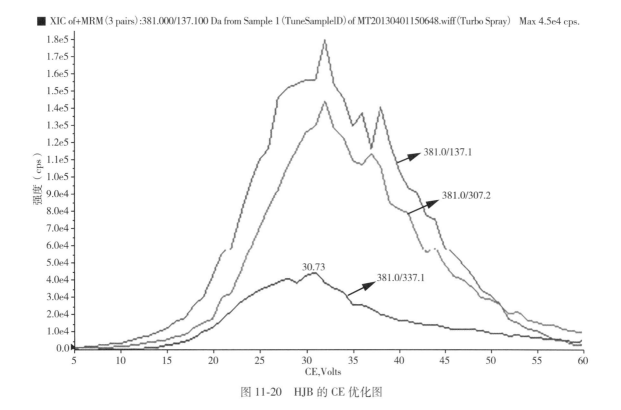

■ XIC of+MRM（3 pairs）:381.000/137.100 Da from Sample 1(TuneSampleID) of MT20130401150648.wiff(Turbo Spray) Max 4.5e4 cps.

图 11-20 HJB 的 CE 优化图

果中也可以看出，381.1→307.2 的响应最高，而且 3 对离子的对称性相当，因此选择 381.1→307.2 为定量离子对。

5. CXP 值优化　在 CE 值优化的基础上，保持 ramp 里的设置参数不变，在每个对应的 CE 下优化相应的 CXP 值。点击 Edit Ramp，在 Parameter 项下选择 Collision Cell Exit Potential，运行的结果如图 11-21 所示，选择依据参考 DP 值优化过程。

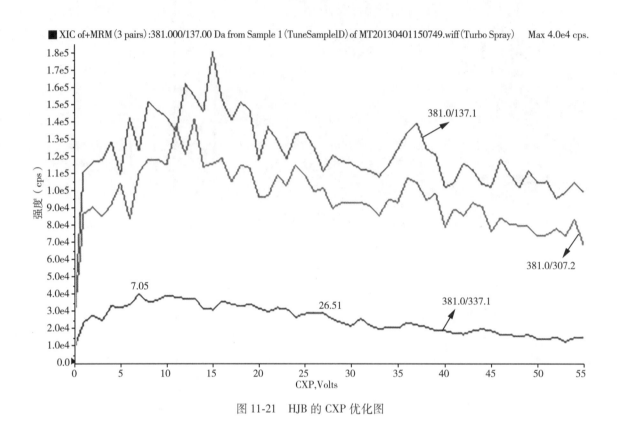

图 11-21　HJB 的 CXP 优化图

（三）LC-MS/MS 条件优化

在 Analyst 软件界面下，双击导航栏内 Hardware Configuration。在弹出窗口中先去激活 Mass Only，然后选择 LC-MS/MS，点击 Activate Profile 激活 LC-MS/MS。

1. MRM 参数设置　正离子模式，电压 5500V，curtain gas 为 35psi，雾化气 50psi，加热气 50psi，源温度设定为 550℃，以上气源均为氮气。多反应监测（MRM）的条件为 m/z 381.2 → 307.1，内标丁螺环酮为 m/z 386.3 → 122.0。

2. 液相条件设置　LC-20AD 二元泵，SIL-20AC 自动进样器，CTO-20A 柱温箱。采用 Agilent 300SB-C_{18}（2.1mm×50mm，3.5μm）色谱柱，流动相（0.5%甲酸，10mmol 醋酸铵）（A）和甲醇（B），梯度：0.01~2.00min，线性从 80%A 到 60%A；2.00~8.00min，线性从 60%A 到 50%A；8.00~12.00min，线性从 50%A 到 20%A；12.00~12.01min，从 20%A 切换至 80%A，保持 80%A 至 18.00min。进样量为 5μl。

建立批处理，进样；处理数据；数据采集后，使用分析员数据采集和处理软件（1.6 版，Applied Biosystems/MDS Sciex）。检测结果见图 11-22 和图 11-23。

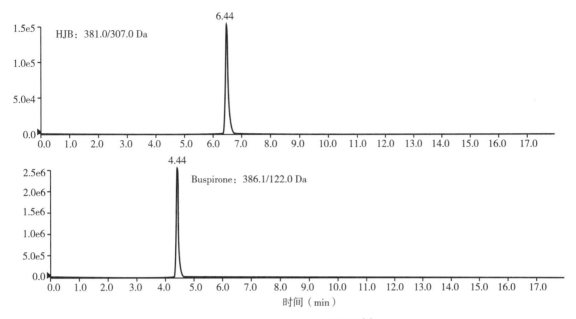

图 11-22　HJB 的 MRM 检测图[8]

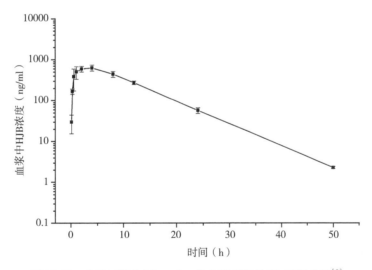

图 11-23　大鼠口服 1.20 mg/kg 的血浆 HJB 浓度-时间曲线[8]

六、LC-MS/MS 使用注意事项

1. 不加热 ESI 的最佳流速是 1~50μl/min，应用 4.6mm 内径 LC 柱时要求柱后分流，目前大多采用 1~2mm 内径的微柱，TIS 源最高允许 1ml/min，建议 200~300μl/min。

2. APCI 的最佳流速为 1ml/min，常规的直径 4.6mm 柱最合适。

3. LC/MS 接口避免进入不挥发的缓冲液，避免含磷和氯的缓冲液，含钠和钾的成分必须<1mmol/L，含甲酸（或乙酸）<2%，含三氟乙酸≤0.5%，含三乙胺<1%，含醋酸铵<10mmol/L。

4. 进样前通常要优化好 LC 条件，能够基本分离，缓冲体系符合 MS 要求。

5. 总离子流（TIC）可以与 UV 图相对照，但不一定完全对应，特征离子的质量色谱在复杂混合物分析及痕量分析时是 LC/MS 测定中最有用的谱图。

6. 进行样品预处理的原因

（1）防止固体小颗粒堵塞进样管道和喷嘴。

（2）获得最佳的分析结果。

（3）从 ESI 电离的过程分析需要进行样品预处理的原因：①ESI 电荷是在液滴的表面；②样品与杂质在液滴表面存在竞争；③不挥发物妨碍带电液滴表面挥发；④大量杂质妨碍带电样品离子进入气相状态；⑤大量杂质离子的存在增加电荷中和的可能。

7. 样品的预处理常用方法　包括：①超滤；②溶剂萃取/去盐；③固相萃取；④灌注（perfusion）净化/去盐；⑤色谱分离；⑥反相色谱分离；⑦亲和技术分离；⑧沉淀蛋白。

小　结

LC-MS/MS 是当前应用最为广泛的化合物定性与定量技术，适合多种类型的化合物分析。本节以 AB SCIEX Q TRAP5500 系统为例，首先对工作原理、仪器组成、扫描模式进行了介绍，内容涵盖三重四级杆和离子阱的功能应用；其次对最常用的工作模式——多反应监测（MRM）在定量分析中的应用进行了介绍，并结合实例进行讲解；最后，对 LC-MS/MS 使用常见注意事项进行了介绍。本节内容可为 LC-MS/MS 的仪器使用和 MRM 实验提供参考。

思考题

串联质谱分析为什么要进行样品的预处理？

第四节　电感耦合等离子体质谱工作原理和操作规程

电感耦合等离子体质谱（ICP-MS）是一种将 ICP 技术和质谱结合在一起的分析仪器。ICP 利用在电感线圈上施加的强大功率的射频信号在线圈包围区域形成高温等离子体，并通过气体的推动，保证等离子体的平衡和持续电离，在 ICP-MS 中起到离子源的作用，高温的等离子体使大多数样品中的元素都电离出一个电子而形成一价正离子。质谱是一个质量筛选器，通过选择不同质荷比（m/z）的离子通过并到达检测器，来检测某个离子的强度，进而分析计算出某种元素的强度。本节以 iCAP Q（四极杆）为例对 ICP-MS 的实验操作规程进行介绍，部分原理和操作参考 Thermo 公司的 X Series ICP-MS 培训课程。

一、ICP-MS 工作原理

ICP-MS 是一种灵敏度高的可多元素同时分析的仪器，可以测量溶液中含量在 ppb 或 ppb 以下的微量元素。广泛应用于半导体、地质、环境以及生物制药等行业中[10-14]。

在 ICP-MS 中，ICP 起到离子源的作用，高温的等离子体使大多数样品中的元素都电离出一个电子而形成一价正离子。质谱是一个质量筛选器，通过选择不同质荷比（m/z）的离子通过并到达检测器，来检测某个离子的强度，进而分析计算出某种元素的强度。样品通过离子源离子化，形成离子流，通过接口进入真空系统，在离子阱中，负离子、中性粒子以及光子被拦截，而正离子正常通过，并且达到聚焦的效果。在分析器中，仪器通过改变分析器参数的设置，仅使我们感兴趣的质核比的元素离子顺利通过并且进入检测器，在检测器中对进入的离子个数进行计数，得到最终的元素含量（图 11-24）。

ICP 作为离子源的 ICP-MS 已经有 20 年的发展历史了，在长期的发展中，人们不断地将新技术应用于

ICP-MS 的设计中，形成各类 ICP-MS。ICP-MS 的特点和分类按照质谱部分使用的质量筛选器不同，主要分为以下几种：四极杆 ICP-MS；高分辨 ICP-MS（磁质谱）；ICP-Tof-MS（飞行时间）。以下内容以 iCAP Q（四极杆）为例。

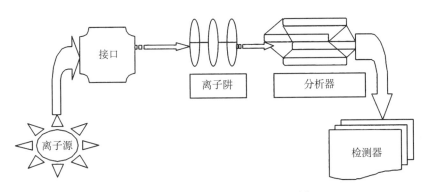

图 11-24　ICP-MS 的主要组成模块[9]

二、ICP-MS 操作流程

（一）仪器开启

①打开 Ar 气阀门，分压调至 0.6MPa（勿大于 0.7MPa）；②打开排风；③打开稳压电源，检查电源电压稳定状况和零地电压（小于 5V）；④打开仪器主电源开关，观察前面板的三个 LED 指示灯；Power 绿色、Vacuum 绿色、System 蓝色时说明仪器正常；⑤启动程序 Instrument Control，检查真空度，达到 $6.0E^{-7}$ mbar 时可进行后续操作。

（二）点火

①备好调谐溶液、高纯水，检查 Ar 气是否足够，确认排风正常；②风压（0.4~0.7mbar）；③打开循环水；④安装好蠕动泵管；⑤进样毛细管插入纯水中；⑥单击 ON，等待仪器自动调整完毕将进入运行状态；⑦进样毛细管放入 1ppb 调谐溶液中，观察 Li、Co、In、U 的信号强度和稳定性。如果结果不满意可执行自动调谐，自动调谐如果达不到预期，可手动微调。

（三）仪器校正

①质量校正：将进样毛细管放入调谐液中，点击 Mass Calibration，依向导界面提示进行操作；②检测器校正：将进样毛细管放入 Setup Solution 中，点击 Detector Setup，依向导界面提示进行操作。

（四）样品分析

①启动 Qtegra Experiment Editor 程序，打开已有方法文档或新建文档；②点击 Lab Book 上方 Run 按钮，Lab Book 会立刻发送至待测的采集序列中；③单击序列面板中的 Run 按钮以启动数据采集，根据软件提示进行样品测试。

（五）KED/CCT 模式操作

①将仪器在标准模式（STD）下准备好，点火进入运行状态；②打开 He 气，调节分压至 0.1MPa；

③样品测试模式选择 KED，系统会自动进入该模式测试，步骤同 STD 模式。

（六）熄火

①所有样品分析完成后，进样系统用纯水冲洗 5 分钟以上。存在记忆效应的情况下先用 3% HNO_3 溶液冲洗，之后用纯水清洗；②单击 Off，仪器会自动执行关闭；③待仪器回到 Standby 状态，关闭循环水，松开蠕动泵泵管，关闭气体阀门，但不关闭排风。

（七）关机

①确认仪器处于 Standby 状态后退出操作软件；②关闭仪器主电源开关，气体、排风开关，但不关闭机械泵开关。

（八）分析方案制定

①样品（液体）浓度最好小于 100ppb，Hg 等记忆效应较强的元素最好小于 10ppb；②尽可能用 HNO_3 或 H_2O_2 分解样品；③配制外标曲线（混标）中应包含内标；④样品稀释倍数应适宜，样品必须完全消解，不能存有混浊现象，样品的固体物含量应小于 0.1%，样品当中含内标。

（九）试验方案制定及样品分析

①在 Lab book 中选择和制订实验方法。新建方法需编辑待测元素及选择合适的内标元素并编辑参数；②在"Sample List"中输入测试样品的信息，包括标准品系列溶液。

（十）数据整理及导出

测试完成后，在"Evaluation Results"目录下选择"Concentrations"，该栏中显示的数据即为测试结果，包括校准曲线信息、内标校正回收率、测试结果等。

三、应用实例

（一）ICP-MS 测定连翘中 6 种重金属及有害元素总量

1. 药材预处理　连翘样品置于 50℃ 干燥箱中烘干至恒重，粉碎过 4 号筛，置于密封袋中，4℃ 冷藏备用。

2. 标准溶液及内标液的制备　精密吸取各标准储备液，用 5% HNO_3 溶液将相应元素稀释配制成以下质量浓度的混合系列溶液：铜、砷、镉、铅、铬均为 0、0.5、1、5、10、50、100μg/L；汞为 0、0.1、0.5、1、5、10μg/L。精密吸取锗（^{72}Ge）、铟（^{115}In）、铋（^{209}Bi）内标溶液，超纯水稀释为质量浓度 10μg/L 的混合内标溶液。

3. 供试品溶液制备　精密称取连翘样品粉末 0.5g，置于用 10% HNO_3 浸泡过夜并用超纯水反复冲洗的消解瓶中，加入浓 HNO_3 溶液 5.0ml、H_2O_2 溶液 2.0ml，浸泡过夜后置于微波消解仪中消解。消解完成后，冷却至室温，将消解液移入 50ml 离心管中，超纯水定容，摇匀即得。

4. ICP-MS 工作参数　等离子体功率 1550W；载气流量 1.10L/min；冷却气体流量 13.98L/min；辅助气体流量 0.80L/min；雾化室温度 2.63℃；采样深度 5.0mm；蠕动泵转速 40r/min；He 气流量 5ml/min；重复次数 3 次；氧化物 <1.9 %；ICP-MS 所用辅助气、冷却气和载气均为氩气，分析模式为碰撞气（KED）模式，监测 ^{35}Cl 和 ^{75}As。

5. 其他设置　同以上 ICP-MS 操作说明。

6. 结果与讨论 测定了 89 批次连翘中的 6 种有害元素 Cu、Pb、Cr、As、Cd、Hg 含量，结果显示，29 批老翘中 6 种有害元素含量范围为，Cu 2.908~6.781mg/kg；Pb 0.526~3.200mg/kg；Cr 0.258~1.306mg/kg；As 0.069~0.191mg/kg；Cd 0.023~0.080mg/kg；Hg 0.005~0.065mg/kg。60 批青翘中 6 种有害元素含量范围为，Cu 2.678~8.867mg/kg；Pb 0.115~0.954mg/kg；Cr 0.100~0.909mg/kg；As 0.024~0.641mg/kg；Cd 0.006~0.039mg/kg；Hg 0.001~0.015mg/kg（图 11-25）。

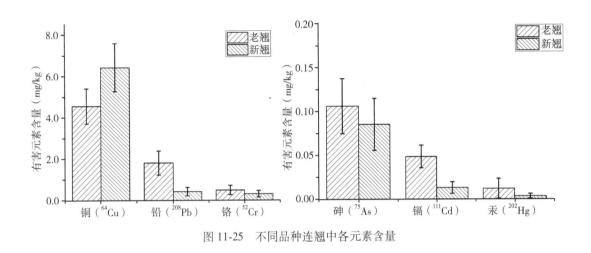

图 11-25 不同品种连翘中各元素含量

（二）HPLC-ICP-MS 测定海参中 3 种汞形态[15]

本研究通过高效液相色谱（HPLC）对海参中的汞形态进行分离，而后通过 ICP-MS 对其进行检测，研究海参中汞形态的分布和含量。

1. 药材预处理 将海参样品剖腹清除内脏，用纯水洗涤干净，在 -80℃ 冰箱中预冷冻 12 小时，用冷冻干燥机在 0.12mbar、-40℃ 条件下冷冻干燥 24 小时，冻干后粉碎机粉碎，储存在 -20℃ 冰箱中待检。精确称量海参样品的湿重和干重以计算水分含量。样品均质化，所得结果代表整个可食用样品的平均值。

2. 标准溶液的制备 精密称取离子汞（Hg^{2+}）、甲基汞（MeHg）和乙基汞（EtHg）标准溶液，用 8% 甲醇 +92% H_2O［0.12% L-半胱氨酸（M/V）+0.01mol/L 乙酸铵］混合溶液（流动相）配制成汞形态质量浓度均为 1μg/ml 的混合标准溶液，并逐级稀释成汞形态质量溶度为 0、0.1、1、5、10μg/L 的系列溶液。

3. 供试品溶液制备 将约 0.5g 均质干燥的海参样品或扇贝标准物质放入 15ml 聚丙烯管中，加入 10ml 含有 0.10% 盐（V/V），0.12% L-半胱氨酸（M/V）和 0.10% 2-巯基乙醇（V/V）的纯水，涡旋混匀静置 30min 后 35℃ 40kHz 超声提取 30min，5000r/min 离心 5min，取 2ml 上清液于冻干机中冻干，加 0.5ml 流动相溶液｛8% 甲醇 +92% H_2O［0.12% L-半胱氨酸（M/V）+0.01mol/L 乙酸铵］｝复溶，加至 0.5ml~3kDa Millipore 超滤离心管 14 000r/min 离心 20min，HPLC-ICP-MS 进样检测。

4. 质谱条件 射频功率 1550W，冷却气流速 14L/min，雾化气流速 1.00L/min，辅助气流速 0.8L/min，上述气体均为氩气。分析模式 STD，监测质量数 ^{202}Hg。

5. 此时需要将 ICP-MS 的进样管连接至 HPLC，并相应设置 HPLC 各项参数，使各元素形态被色谱柱依次分离进入 ICP-MS 完成检测。其他同 ICP-MS 操作。

6. 结果与讨论 本研究测定了从大连和烟台采集的海参样品中的 Hg^{2+}、MeHg 和 EtHg，结果如图 11-26，在所有样品中检测到 MeHg，对样品中的 MeHg 和 Hg^{2+} 进行定量。Hg^{2+} 和 MeHg 含量分别为 2.96~40.30 和 2.96~13.67μg/kg，在所有测试样品中均未检测到 EtHg。

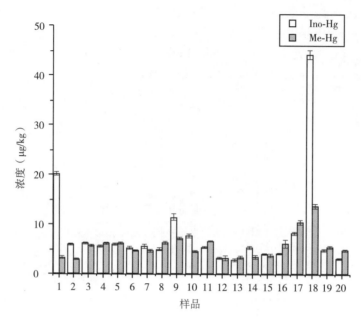

图 11-26　20 批海参样品中汞形态含量

四、注意事项

（一）仪器操作

1. 仪器的校正　检测器校正在仪器有提示时操作，质量校正定期执行。

2. 关机　仪器维修、维护及一个月以上不使用才需关机。

3. 仪器所处环境要求　温度 15~35℃，湿度 20%~80%。

4. 点火时密切察看火焰情况，如发现火焰不稳，应立即打开炬室门强制关闭以防止矩管损坏。

5. 为改善检测限，而采用加大进样量和溶剂量的方法会导致仪器污染、使用寿命缩短和数据真实性降低。

6. 分析数个样品间应添加一次质控样（标准溶液中间点），并用 3% 硝酸溶液进行记忆效应检测。质控样误差应不超过 ±10%。3% 硝酸作为空白分析时应扣除纯水本底，汞、铅、砷等元素应小于 0.1ppb。

7. 禁止含 HF 酸样品上机（除配耐 HF 酸系统外）。

8. 严禁使用玻璃容器盛装含 HF 酸样品溶液。使用一次性塑料样品容器可减少样品污染的发生。

9. 分析前应对仪器进行记忆效应检验：纯水进样，一般 Pb<500cps，Hg<100cps，As<500cps。

（二）样品处理

1. 无机酸的使用　对 ICP-MS 的干扰从小到大的顺序为 $H_2O_2 < HNO_3 < HF < HCl < HClO_4 < H_3PO_4 < H_2SO_4$，其中 H_2SO_4、H_3PO_4、HF 对锥口腐蚀作用较强。

2. 酸度　一般总酸度应控制在 5% 以内，少量样品可以超过 10%。H_3PO_4 不能超过 1%。

3. 稀释倍数　总可溶性固体<0.2%，针对不同类型的样品，需选择合理的稀释倍数。通常植物药、动物药样品稀释 100~200 倍，矿物药稀释 1000~2000 倍。大批量样品分析，足够的稀释倍数非常重要。

（三）试剂

试剂选择应考虑在优级纯以上。绝大多数样品经湿法消解或者干法消解后的溶液都是无机酸基体。

1. 硝酸 适合处理有机质样品以及部分金属样品，多数金属的硝酸盐具有较好的溶解性，因此一般复溶样品使用硝酸。硝酸中的 N、O 是空气成分中的元素，因此在引入仪器后不会带来新的非金属元素的干扰。

2. 盐酸 适合溶解多种金属以及氧化物，但在样品溶液中易引入 Cl 的干扰。

3. 氢氟酸 主要应用于地质样品、植物样品等分析，使用时需配置特殊的惰性进样系统。

4. 过氧化氢溶液（双氧水） 增强硝酸氧化性，用于有机质样品处理。

（四）中药样品

1. 中药样品分析制备后应尽快完成检测。

2. 部分中药样品在放置过程中会产生絮状物或沉淀，此时应采用一次性微孔滤膜过滤或离心去除，以免造成仪器进样管堵塞。

3. 含矿物质中成药样品，应进行足够倍数的稀释，特别是含朱砂成分的中成药，过高的 Hg 含量容易引起记忆效应，此时应采用3%的稀硝酸冲洗至小于 0.1ppb。

4. 时刻监测每批次中药样品，当出现汞、铅、砷等元素含量较高时，应及时清洗，消除记忆效应再进行下一批次样品的检测。

小 结

ICP-MS 作为一种先进的分析方法，在不同领域分析中的应用地位毋庸置疑。然而仪器精密度本身要求极高，所以对于样品的前处理，依然是保证测量结果准确的一个不容忽视的重要环节；另外，检测时过高的空白试剂会导致标准曲线的线性相关度差，直接影响测量结果，这要求分析测试人员有足够的经验，能够有效、合理地校正空白溶液，尽量减少测量误差；对于其他的影响因素，如基质效应干扰、峰干扰以及同位素干扰等问题如何消除，则是在利用该方法时必须考虑的问题。

思考题

1. ICP-MS 在中药样品分析时会遇到哪些问题？
2. ICP-MS 做 Hg 时系统清洗有什么好办法？

（吴海峰 豆小文 骆骄阳）

参 考 文 献

[1] 国家药典委员会. 中国药典（2015 版，四部）[S]. 北京：中国医药科技出版社，2015.
[2] USP40-NF35 [S]. 2017.
[3] 张梅. 基础化学实验 [M]. 北京：科学出版社，2008：65-72.
[4] 国家药典委员会. 中国药典分析检测技术指南 [S]. 北京：中国医药科技出版社，2017.
[5] 中国药品生物制品检定所. 中国药品检验标准操作规范（2010 版）[S]. 北京：中国医药科技出版社，2010.
[6] 安捷伦科技（中国）有限公司. Agilent 7000B 三重串联四级杆气相质谱仪现场培训教材.
[7] AB SCIEX Triple Quad 5500 Site Guide.
[8] Luo JY, Qin JA, Fu YW, et al. 6'-Hydroxy justicidin B triggers a critical imbalance in Ca²⁺homeostasis and mitochondrion-dependent cell death in human leukemia K562 cells [J]. Frontiers in Pharmacology, 2018, 9：601.
[9] Thermo Electron Cooperation. X Series ICP-MS Traning Course Lectures，2002.

［10］ 段红福，荣春蕾. ICP-MS 在中药重金属及有害元素限量检测中的应用［J］. 中国医药科学，2015，（1）：95-96.

［11］ 肖亚兵，蔡国瑞，王伟. 电感耦合等离子体质谱（ICP-MS）技术进展［J］. 食品研究与开发，2013，（8）：124-129.

［12］ 郭志英，于水. HPLC/ICP-MS 在环境样品的痕量元素形态分析中的应用［J］. 质谱学报，2006，27（1）：56-64.

［13］ Jackson B，Liba A，Nelson J. Advantages of reaction cell ICP-MS on doubly charged interferences for arsenic and selenium analysis in foods［J］. Journal of Analytical Atomic Spectrometry，2014，2015（5）：1179-1183.

［14］ Chevallier E，Chekri R，Zinck J，et al. Simultaneous determination of 31 elements in foodstuffs by ICP-MS after closed-vessel microwave digestion：Method validation based on the accuracy profile［J］. Journal of Food Composition and Analysis，2015，41：35-41.

［15］ Liu H，Luo JY，Ding T，et al. Speciation analysis of trace mercury in sea cucumber species of *Apostichopus japonicus* using high-performance liquid chromatography conjunction with inductively coupled plasma mass spectrometry. Biological Trace Element Research，2018，186：554-561.

英 文 索 引

中 文 索 引

彩　图

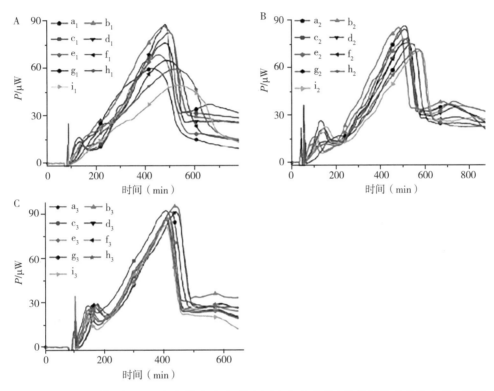

图 5-4　胆酸（A）、甘氨酸（B）和牛磺酸（C）作用下白色念珠菌生长代谢的"产热功率-时间"曲线

a~i. 浓度 0、20、60、90、120、150、180、210、240μg/ml

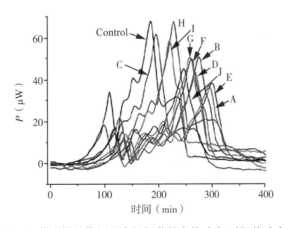

图 5-7　10 批黄连样品作用下大肠杆菌的产热功率-时间热动力学曲线

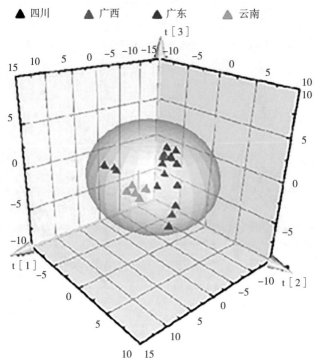

R2×[1]＝0.494976   R2×[2]＝0.219004   R2×[3]＝0.0811628

图 5-10　24 批姜黄药材的主成分分析结果

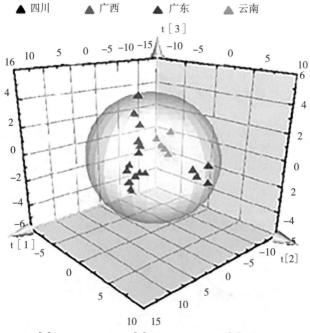

R2×[1]＝0.494976   R2×[2]＝0.219004   R2×[3]＝0.0811628

图 5-11　24 批姜黄药材的判别分析结果

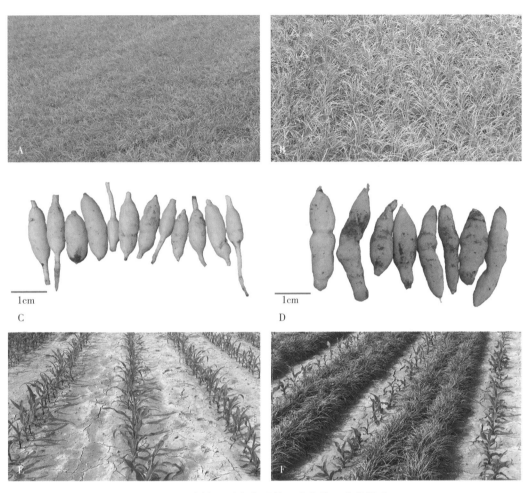

图 6-17　多效唑对麦冬及第二茬作物玉米的影响

　　A. 未喷施多效唑的麦冬植物；B. 麦冬植物喷施多效唑后在叶面析出形成白霜；C. 未喷施多效唑麦冬新鲜药材；D. 喷施多效唑后麦冬新鲜药材，单个药材明显变大；E. 未喷施过多效唑土地第二茬作物玉米植株生长正常；F. 喷施过多效唑土地第二茬作物玉米生长受到影响，植株变矮，变粗壮

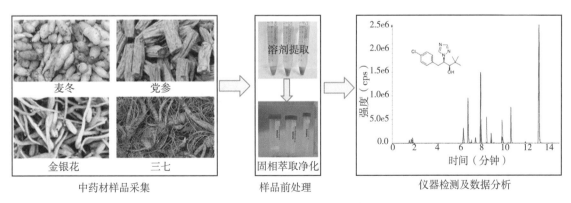

图 6-18　中药材中植物生长调节剂测定基本流程